免　疫　学

―基礎と臨床―

Gordon MacPherson・Jon Austyn 著

稲 葉 カ ヨ 訳

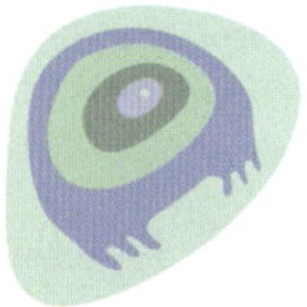

東京化学同人

Exploring Immunology
Concepts and Evidence

G. Gordon MacPherson
Sir William Dunn School of Pathology, University of Oxford
and Oriel College

Jonathan M. Austyn
Nuffield Department of Surgical Sciences,
University of Oxford, John Radcliffe Hospital
and Wolfson College

Illustrations by Ruth Hammelehle

Ralph Steinman（1943～2011）をしのんで
私たちの一人にとっては卓越した師であり，
二人にとって素晴らしい友であり研究の仲間であった．

要 約 目 次

目　　次

序

私たちは，この分野の初学者からエキスパートまで，さまざまな知識レベルをもつ読者のそれぞれの学習において本書が価値あるものとなることを願っている．第一にそして最も重要なことは，この著書が免疫学の学習を始める生命科学，医学，獣医学などの学部学生を対象とすることを意図した点である（無論この領域に興味をもっている他学部の学生もその対象である）．第二に，免疫学的な内容を含む領域で研究に入ろうとしている大学院生にとっても価値あるものとなることである．最後に，免疫学についてもう少し知りたいと考えている年長の科学者や医師にとっても有益であって欲しいと願っている．本書を執筆するに当たって，私たちは，これらすべてのグループの人たちが，免疫系がどのようにして機能しているのかを，基礎科学や臨床的概念として理解するだけでなく，どのようにしてなぜ免疫応答が進化してきたのかについて，われわれの知識を増進させたいくつかの証拠を吟味することによって理解できるよう，その助けとなれるように努めてきた．私たちはまた，読者が現在の臨床現場や生命科学の研究を実証する科学としての免疫学を面白いものと考えられるよう願ってもいる．

本書では，免疫防御機構がウイルス，細菌や他の病原体による絶えざる選択圧に直面して，互いの関係の中でいかに進化してきたのかを示そうとした．本書では種々のタイプの病原体に対する防御において，どのようにして異なる免疫機構を必要としているのかを説明し，いかに病原体がこれらの機構を回避しようと進化してきたのかを明らかにする．免疫応答に関与する多種多様の解剖学的，細胞学的，分子生物学的要素を記載している．また，疾患をひき起こす感染から守るためにいかに多くの免疫機構が進化してきたか，さらに，疾患を防ぎ，処置するために利用できる免疫学的な知識がいかに増大してきているかについても本書で記述している．

私たちは，免疫学についてのわれわれの理解のたゆまざる発展は，実験的解析と臨床的観察との連携の上に成り立ってきたことを明らかにしてゆきたい．本書では歴史的関心事だけでなく，免疫学研究において現在用いられているいくつかの手法についても紹介している．また種々のタイプの感染性疾患や免疫関連疾患がどのようにして，また，なぜ起こるのかについての理解が深まるように，個々のケースに対応するよう選択した臨床例（症例検討）も併せて記載しており，これらが医学部学生にとり特に役立つよう願っている．免疫学分野の基礎的ならびに臨床学的な事象は，多くの場合，別々の教科書で扱われることが多いが，本書のような編集方針をとることによって，読者が，免疫学分野の基礎的ならびに臨床学的な重要項目の統合的な理解ができるようになることを祈っている．さらに感染や疾患における免疫応答の役割を理解するだけでなく，現在の免疫についての理解が非常に多くの分野においていかに未だ不十分であるのかを，最後に読者が理解してくれることを期待している．より効果的な免疫相互作用というゴールを目指してわれわれの知識を増やしていく唯一の方法は，臨床と実験研究のバランスのよい組合わせを通してしかないというのが，私たちの強い考えである．

最初の章では，有益ではあるが有害でもある免疫と免疫応答を直截に概観する．第2章では，病原微生物についての性質をより深く扱い，病原体が免疫応答から自らを守るように進化してきた機序を含めて免疫との相互作用を取上げる．つづく四つの章では，個体として，あるいは組織，細胞，分子レベルにおける免疫応答の誘導と制御についてより深く紹介している．そして，最後の章では，アレルギー，自己免疫疾患などの免疫の歓迎されない側面についてもふれるとともに，移植反応や腫瘍免疫の一般的原則についても述べる．

謝　辞

本書を完成させるに当たって多くの仲間が，公式にあるいは非公式に私たちを支援してくれた．Helen Chapel, Paul Crocker, Tim Elliott, Simon Hunt, Sarah Marshall, Alan Mowat, Caetano Reis e Sousa, Adrian Smith, Tony Williams にはいろいろな提案をいただき，草稿を吟味してもらった．私たちは，彼らの事細かな指示や示唆に深く感謝している．また，出版社 Wiley の特に，Gregor Cicchetti, Andreas Sendtko, Anne Chassin du Guerny のチームには多くの助言や支援をいただいたこと，グラフィックデザイナーの Ruth Hammelehle には私たちの鉛筆書きの粗いスケッチを意味ある図に構成してくれた立派な仕事をありがたく思っている．そして Thomson Digital 社の Nitin Vashisht にも感謝する．最後に，私たちの妻 Shelley と Karen の忍耐強さと，激励，惜しみない支援がなければ，この本は多分完成することはなかったことを述べておきたい．

訳 者 序

本書は，医学のみならず，薬学，歯学，獣医学，農学，理学などの生命科学諸分野の学部学生を読者と考えて書かれた免疫学の教科書である．

免疫システムは，ウイルス，細菌，寄生虫など種々の病原体に対する感染症を防御するために発達してきた．しかし，高度に進化した免疫システムは，時として自己免疫疾患，アレルギーに加えて移植臓器の拒絶など，生体にとってマイナスの影響をも及ぼす．本書では，これらの疾患を念頭に，しかも基礎的な免疫原理の解明につながった実験手法や結果についてだけでなく，臨床例をあげてその原因を簡潔に説明している．そのため，免疫学の分野についての知識を広げたいと考える臨床の医師をはじめ，医薬品開発など生命科学の分野において働く人たちにとってもよい入門書となると思われる．

20 世紀後半から 21 世紀にかけて免疫学の進展には目覚ましいものがある．それは，20 世紀後半に革新的な技術が開発され，それらの手法がつぎつぎと実験に用いられるようになってきたためである．その結果，免疫学の分野は大きく広がり，しかもそれぞれの奥行きに深まりが生まれた．ところが，あまりに広範な研究領域から得られた知見を理解することが難しくなってきていることも事実である．そのため，免疫の教科書といえども，多くの分野をカバーするためにそれぞれの専門家によって執筆されることが多くなっている．しかし，本書はオックスフォード大学に所属する非常に近い関係にある二人の著者の執筆による．しかも，二人はともに樹状細胞の研究者である．そのうちの一人 J. M. Austyn オックスフォード大学教授は，2011 年ノーベル生理学・医学賞の受賞者の一人であり，樹状細胞発見者のロックフェラー大学 R. M. Steinman 教授の最初の博士研究員であった．彼は，マクロファージ研究の第一人者である S. Gordon 教授（オックスフォード大学 Sir William Dunn School of Pathology）のもとでマクロファージに特異的な F4/80 モノクローナル抗体を樹立して博士学位（Ph. D.）取得後直ちにニューヨークに来ていた．訳者が Steinman 教授との共同研究のためにニューヨークの JFK 空港に降り立ったとき，最初に出迎えてくれたのが彼であった．もう一人の著者である G. G. MacPherson 教授は S. Gordon 教授と同じ研究所で，ラットにおける樹状細胞サブセットとその役割についての研究を行ってきた人物である．S. Gordon 教授は，Steinman 教授がインターンシップを終えて博士研究員としてロックフェラー大学 Z. A. Cohn 教授のもとへ着任したとき，同じ研究室で研究を行っていた研究者である．本書の翻訳を依頼されたとき，著者の二人の名を見て，人のつながりの妙味を強く感じた．

翻訳の過程では，忠実な読者として夫の力を借り，また出版については，東京化学同人の住田六連氏，村上貴子氏をはじめ，多くの方々にお世話になった．この場を借りてお礼を申し上げたい．

2014 年 2 月

稲 葉 カ ヨ

略　　号

ADCC	抗体依存性細胞傷害作用
AIDS	後天性免疫不全症候群
AP-1	アクチベータータンパク質 1
APC	抗原提示細胞
APECED	自己免疫性多発性内分泌症・カンジダ症・外胚葉ジストロフィー
BCR	B 細胞受容体
CDR	相補性決定領域
CEC	皮質上皮細胞
CGD	慢性肉芽腫症
CLIP	クラスⅡ結合インバリアントペプチド
CLP	リンパ球系共通前駆細胞
CMP	骨髄球系共通前駆細胞
CMV	サイトメガロウイルス
CNS	中枢神経系
CSF	コロニー刺激因子
CTL	細胞傷害性 T 細胞
CTLA-4	細胞傷害性 T 細胞抗原 4
DAG	ジアシルグリセロール
DAMP	損傷関連分子パターン
DC	樹状細胞
DTH	遅延型過敏症
DTX	ジフテリア毒素
ELISA	酵素結合免疫吸着測定法
ERAP-1	小胞体関連アミノペプチダーゼ 1
FACS	蛍光活性化セルソーター
FcR	Fc 受容体
FDC	沪胞樹状細胞
G-CSF	顆粒球コロニー刺激因子
GM-CSF	顆粒球マクロファージコロニー刺激因子
GVHD	移植片対宿主病
HIV	ヒト免疫不全ウイルス
HLA	ヒト白血球抗原
HPV	ヒトパピローマウイルス
IBD	炎症性大腸炎
IFN	インターフェロン
Ig	免疫グロブリン
IL	インターロイキン
iNKT cell	インバリアント NKT 細胞
iNOS	誘導性一酸化窒素シンターゼ
IP_3	イノシトールトリスリン酸
IRF	インターフェロン制御因子
ITAM	免疫受容体活性化チロシンモチーフ
ITIM	免疫受容体抑制性チロシンモチーフ
KIR	キラー細胞抑制性受容体
KLR	キラーレクチン様受容体
LAD	白血球接着不全症
LAT	T 細胞活性化に関連するリンカー
LCMV	リンパ球性脈絡髄膜炎ウイルス
LPS	リポ多糖
LRC	白血球受容体複合体
LRR	ロイシンリッチリピート
MAC	膜侵襲複合体
MadCAM	粘膜細胞接着アドレシン
MALT	粘膜関連リンパ組織
MASP	MBL 結合セリンプロテアーゼ
MBL	マンノース結合性レクチン
MBP	ミエリン塩基性タンパク質
M-CSF	マクロファージコロニー刺激因子
MEC	髄質上皮細胞
MHC	主要組織適合遺伝子複合体，主要組織適合性抗原
MS	多発性硬化症
NET	好中球細胞外トラップ
NF-AT	活性化 T 細胞核内因子
NKC	ナチュラルキラー細胞受容体
NK cell	NK 細胞
NLR	Nod 様受容体
PAMP	病原体関連分子パターン
pDC	形質細胞様樹状細胞
PDGF	血小板由来増殖因子
PI3K	ホスファチジルイノシトール 3-キナーゼ
PMN	多形核白血球

PRM　パターン認識分子
PRR　パターン認識受容体

RLH　RIG-Ⅰ様ヘリカーゼ
ROI　活性酸素中間体
RSS　組換えシグナル配列

SCF　幹細胞因子
SCID　重症複合免疫不全症
SLE　全身性エリテマトーデス

TCR　T細胞受容体
TGF　形質転換増殖因子
TLR　Toll様受容体
TNF　腫瘍壊死因子
Treg　制御性T細胞
TUNEL　末端デオキシヌクレオチドトランスフェラーゼ dUTP ニック末端標識法

WASP　ウィスコット・アルドリッチ症候群タンパク質

本書の構成

章

われわれは本書を書くに当たって，最初から最後まですべてを読むこともできるが，おのおのの章は別々に，しかもどのような順序であっても読むことができるように，努力した．免疫学についてのわずかな基礎知識しかない人は，“免疫システム”の概念を記述した序章と1章を読むことから始めることができる．免疫の主要領域の概観を得たい読者は，“2章 感染と免疫”や“7章 免疫，疾患および治療”を読むのもよいだろう．このような読者やすでに専門家としての知識をもった人は，さらに詳細なことに興味をもっている人と同様に，“3章 免疫系の機能的解剖学”や，“4章 自然免疫”，“5章 細胞性免疫”，“6章 抗体依存性免疫”に移ることもできる．

ボックス

ボックスに提供されている情報は，免疫学で用いられるいくつかの主要な手法の例を示しており，本文で述べられているいくつかの観点について少しだけ詳細に説明した．それによって，進化の観点などの関連する広い領域について，読者自身が考えてみることを奨励する．

症例検討

2章と7章には，病因や治療の理解に関連して異なるタイプの感染性と免疫疾患の典型的な臨床例のいくつかを選んで症例検討として取上げた．いくつかが3～6章にも含まれている．

本文中の問題

本書の各章に，おのおのの話題に関連した質問をあげてある．これらは，読者が重要な問題について，批判的かつより深く考えるためであるとともに，個人指導や演習において自己学習のために用いることができるようにデザインされたものである．われわれが知る限りにおいて，これらの多くの質問は決定的な解答はない（もしあったとしても，人がまさに学び始めたところでの知識を調べることでしかないと信じているので，われわれの理解の欠如を詫びるものではなく，われわれは自身の課題についての不完全な把握を恥じるものでもない）．いくつかの質問は，初心者の読者にとっては実に難解で興味をそそるものであるかもしれないし，そのような読者にとっては多くの質問に答えようとする前に，章全体に目を通す絶好の機会でもある．

学習成果

おのおのの章の最後に，個々の話題に対する理解を読者自身が調べることができるようにいくつかの重要な質問を配した．その中には少数ではあるが“一般問題”と“統合問題”も含まれている．これらは，読者がその章で解説されているより広い領域について，さらに本書のどこか別のところで説明されている他の関連する領域についても考えることを推奨するものであって欲しいと思っている．

さらなる学習問題

3～6章の最後に，それぞれいくつかの“さらなる学習問題”がある．これらは，読者が自らさらに学習を進めるように意図されたものである．したがって，チューターによって設定されるであろうより広い範囲を含む課題の例ともなる．これらの多くの質問は意図的に制限がないので，読者がいかに挑戦したらよいのかについてのいくつかのヒントをあげてある．

ウエブサイト

本書には，付随したウエブサイト*（www/wiley-vch.de/home/immunology）がある．

* このサイトは英語版読者のために原出版社により運営されているものです．また，日本語版には対応しておらず，日本語版読者の使用は保証されていません．

さらなる情報

本書では，詳細な参照文献をあげることを意図的にやめた．その理由は学生に利用されることはまれであるというのがわれわれの経験からわかっており，免疫学の変化のスピードがはやくて，本書が読まれるときには多くが古くなってしまっているからである．まず成書についていえば，興味をもっている読者は，より包括的な情報を盛り込んだ“Immunological Reviews”をはじめ“Annual Reviews”や“Advances”シリーズの本で専門の論文を調べようとしているかもしれない．また，*Immunology Today*のような*Trends*シリーズの雑誌や*Nature Reviews*シリーズの雑誌は重要な領域のタイミングがよい最新情報を提供しているのに対して，*"Current Opinion"*シリーズは，現在の一次論文に向き合う準備ができている読者にはいくつかの役立つ指針を示すものである．*Nature Immunology*, *Immunity*, *Journal of Experimental Medicine*などの現在の一流一次論文誌のいくつかも価値ある総説を掲載している．読者は他にも多くを見いだすことができると思う．われわれは，免疫学の文献を読むことに習熟することは学習過程の主要な部分であると考えており，本書を読んだ後には，免疫学の探究を楽しむことを継続して欲しいと望んでいる．

序　章

1　序　説

なぜ免疫学を学ぶのか．この問いに対して著者らはこう答えよう．“免疫学は臨床的に重要であり，学術・科学の面からは，やりがいがあり興味深く刺激的な学問分野であるから”，である．さらに，免疫学は疾患の理解とその治療の面においても重要な進展を担う学問であることも，免疫学を学ぶ動機となるだろう．本書で，著者らが目的とするのは，1）免疫系がどのように作動するか，2）臨床的および実験的両者からのエビデンスをもとに免疫系の作動機構がどのように明らかにされてきたか，3）免疫系におけるわれわれの理解・知識のどのようなところが欠落し，あるいは問題があるのか，などの点に関して読者の理解を深め，その一助とするところにある．免疫学という体系の中にはいろいろな分野があり，またその分野における免疫学の概念・考え方がある．これらに関しては後の章で詳しく述べることにするが，まず序章で免疫学のさまざまな分野における概念・考え方を紹介してゆくことにする．また著者らの方針として，生物学・医学の分野に興味をもつ読者を念頭におき，実際の臨床例あるいは実験例を用いて免疫学の重要性を例解するようにしたい．

2　免疫応答

インフルエンザからの回復や再感染への抵抗性の付与，ワクチン，花粉症や喘息，関節リウマチの治療，腎臓移植の際の拒絶，白血病の診断や悪性腫瘍の治療の可能性など，これらすべては免疫学に関連する．免疫学とは免疫システムを学ぶことであり，また免疫システムに内在する多様で入り組んだ応答を学ぶ学問でもある．われわれが暮らす環境には種々の感染因子（病原体）があり，その中には生体にとって実際に害をなす感染源も当然存在している．それはウイルス，細菌，真菌（カビ），あるいは寄生虫といったいわゆる**病原体**（pathogen）とよばれるものであり，“免疫システムとはこのような感染因子・感染源から生体を守るように発達してきたシステムである”と，免疫学者は考えている．しかし，免疫システムは感染因子・感染源以外にもタンパク質，炭水化物（糖鎖など），核酸を含むほとんどすべての外来物質に対して応答することが可能であり，その中にはジニトロフェノール のように自然界には存在しない物質に対しても応答することができる．現段階でこれらの外来物質を大まかに**抗原**（antigen）と総称する．

免疫システムはわれわれの全身を常にパトロールし，感染の兆候を警戒している．もし，感染が起こった場合には，感染局所における速やかな変化がみられる．これが炎症（応答）であり，われわれが目にする発赤，腫脹，あるいは皮膚のいわゆる“おでき”や目の麦粒腫がある場合の熱感や痛み（および膿）も典型的な炎症応答である．これと同時に別の変化が体内で誘導される．この変化は感染局所と離れた免疫に特化した器官，すなわちリンパ節などにおいてみられ，症状としては痛みを伴う頸部の腫脹であり，時にはのどの痛みとして体感される．これらすべての変化は免疫系に特有の細胞によってひき起こされるが，感染のタイプあるいは感染部位により特徴的な細胞の関与が認められる．これらの細胞は多種多様な特異的な分子により近隣の細胞と，あるいは遠隔部位にある細胞と相互作用し，また場合によっては遠隔部位にある器官に対しても変化を誘導する場合がある．感染による発熱は脳の特定部位に対する作用であり，感染部位とは異なる遠隔器官に対する働きかけの好例である．さまざまな器官，細胞，分子のすべてが協働して高度に調節され，緊密に制御された一連の事象，すなわち免疫応答をひき起こし，これにより病原体の排除がもたらされるわけである．

免疫応答は生体の内的あるいは外的環境に応じた変化に対する反応性かつ生体恒常性維持のための応答である．非常に重要なことは，われわれのような脊椎動物においては，ある種の免疫応答は再感染の防止を保証することである．ある病原体が排除された場合，その個体は同一の病原体に対して防御される．少年期に麻疹（はしか）に罹患したヒトは（ほぼ間違いなく）二度と麻疹にかからないということである．**免疫記憶**（immunological memory）と名づけられたこの現象は，生涯にわたる免疫状態の確立を保証している．

3 感染と免疫

3·1 微生物に囲まれた生命体

ヒトの体はおよそ60兆（6×10^{13}）個の細胞から構成され，またヒトの大腸には約10^{14}個の細菌が生息している．すなわち，われわれは常にウイルス，細菌，真菌，そして小型寄生虫に囲まれ，その影響の中で生活している．発展途上国においては蠕虫類などの大型寄生虫との接触は絶え間なくあり，生活の一部である．これら微生物は多くの場合，生体にとり無害であるが，それ以上に有益な場合もある．大腸に多く生息し，あるいは外界に接する多くの部位を覆う常在細菌は有害な微生物による感染からわれわれを防御している．

すべての多細胞生物は微生物が生息しコロニーを形成する生活環境，ニッチ（niche）をもち，また細菌ですらウイルス病原体であるバクテリオファージの感染を受ける．われわれの体は微生物や寄生虫にとり，食料ともいえ，免疫システムがなければわれわれはこれらに“食べられ”，死に至ることになろう．多くの微生物は宿主（host）と平和的に共存しているが，傷害やあるいは死までもまねく可能性をもつものもある．これに対し，われわれは進化の過程で，傷害を与える可能性をもつ感染に対して抵抗する能力を増加させ，また病原体による攻撃を防げる無害な細菌の生息を許容する，といった生体にとって有利な突然変異を選択することで対応してきた．これと並行して，多細胞生物宿主内での生き残りをかける微生物は生存のチャンスを増大させるように，また結果として自身の遺伝子プールを他の宿主に蔓延させるような突然変異により対抗してきている．実際微生物の“進化”は哺乳類よりも早く，われわれは突然変異により微生物の突然変異に対応することは難しい．したがって宿主の免疫システムは別の対応策，すなわち微生物が起こしうる突然変異をあらかじめ予期して対策を講ずる，という道を選択した．注目すべきことに，免疫システムの採ったこの方向性は，多くの場合うまく働いているようである．

3·2 感染症

幸いなことにほとんどの人間は疾患をひき起こす病原体からの感染を防御する能力を付与されており，毎年繰返されるインフルエンザ感染の発生から回復することができる．しかし，いまだに全世界で1年に1400万人以上が結核に感染し，そのうちおよそ160万人が死亡する．さらに毎年100万人以上がマラリアの感染により死亡し，アフリカに限っても30秒に1人の子供が死亡していることになる．後天性免疫不全症候群（acquired immunodeficiency syndrome, AIDS）は発展途上国で劇的に増え続けている．これらに密接に関連して薬剤抵抗性の問題があり，感染症のすべてにおいて薬剤抵抗性は増加している．実際に一部の結核菌（*Mycobacterium tuberculosis*）は現在使用されているすべての抗生物質に抵抗性を示す．また，いくつかの系統のマラリア原虫はほぼすべての薬剤に抵抗性を獲得しつつある．薬剤抵抗性黄色ブドウ球菌（methicillin-resistant *Staphylococcus aureus*）は院内感染の重要な課題であり，またヒト免疫不全ウイルス（*Human immunodeficiency virus*, HIV）も現在の治療薬の多くに対し抵抗性となりつつある．問題なのはわれわれが使用する抗生物質が病原微生物の薬剤抵抗性に対し無力になりつつあることである．実際この20年新しいタイプの抗生物質は臨床の現場に投入されていない（これに関していくばくかの光明はあるのだが）．微生物は常に抗生物質から自身を守るべく進化（突然変異）している．したがって，絶え間なく突然変異する病原体に対し，よりよい防御反応を形づくるには，どのように免疫システムを操作していくかを学び理解することが現今の必須の課題となっており，このことが今日の免疫学研究の主要な焦点の一つである．

4 免疫病理学と免疫療法

4·1 免疫関連疾患

病原体はその定義どおり疾患をひき起こしうるものである．しかし，病原体に対し効果的な免疫応答をひき起こすことができないということも疾患の原因であり，免疫不全症とよばれる．幸運なことにこの疾患はまれであるが，容易にこの患者の状況，免疫系の欠失のため無菌テント内に起居する子供たちの姿を想像することができる．さらに疾患の原因として免疫システムが自身の生体成分に対して不適切な応答をしてしまうことによってもひき起こされるものもある．糖尿病あるいはある種の関節炎にみられる関節破壊がこの例であり，これらは自己免疫疾患として総称される疾患の各種典型例である．さらに周知のアレルギー疾患があり，一見無害な抗原である花粉によりひき起こされる花粉症はその好例である．さらに宝飾具に使われるニッケルのような金属に対する過敏症もあり，これらの状態は免疫関連過敏症とよばれる（これらは時には金属アレルギーまたは過敏症とよばれる）．われわれの多くはこれらの疾患は先進国で増加していることを耳にするであろうし，喘息はその典型例である．しかし発展途上国では一般にこれら疾患の増加はみられないことに注目している人は数少ない．われわれにとりこのような疾患がなぜ起こるかを理解し，またわれわれはこれをいかに防ぎどう説明するかという点に関しては，いまだ手探り状態というのが現状である．

われわれが免疫システムにより病原体を適切に処理することは重要なことであるが，免疫システムがしばしば原因不明の理由により，花粉のような本来無害のものやわれわれの生体成分に対して強い応答を起こす場合，それはわれわれにとり不都合な，時には生命にかかわる問題をひき起こす．したがって免疫学の研究におけるもう一つの大きな目標は，これらの望ましくない応答のみを選択的に遮断することである．上記疾患に対する現在の治療薬は非特異的なものであり，ステロイドに代表される多くの薬剤は深刻な副作用をもち，患者に感染のリスクをもたらすものである．したがって免疫システムによる新たな戦略が重要となる．

4·2　移植への挑戦，癌への課題

研究者と臨床医がそれぞれの立場において“いかに免疫応答を操作するか”，について真剣に知りたいと思う場面が臓器移植後である．われわれの多くは腎不全により腎移植が必要なこと，あるいは必要な人がいることを知っており，さらに移植臓器が生着するためにはシクロスポリンやタクロリムスといった強力な免疫抑制剤の使用が不可欠であることを理解している．通常移植臓器のドナー（供与者）は他人であり，当然移植を受ける患者（レシピエント）とは多かれ少なかれ遺伝子に相違がある．当然のことながら，受容者の免疫システムは他者に由来する移植臓器を生体の正常構成成分とは認識せず，これを排除しようと努める．実際，免疫システムの劇的な力が発揮されるのは移植にひきつづく拒絶事象である．化学薬剤によりこの応答を停止させようとする試みには，必然的に患者に感染増大のリスクを高め，また癌誘発（あるものはウイルス感染がその引き金となるが）の危険性も与えることになる．

癌に関してはどうであろうか．われわれを困惑あるいは不安にさせるのは“潜在的な悪性腫瘍細胞はわれわれの体内で不断に生まれている”という事実であるが，それにもかかわらず，実際悪性腫瘍が発生する人の割合は1/3である．免疫システムはわれわれの生体を常に査察し生まれてきた悪性腫瘍細胞を排除しようとしている現象をさして，免疫監視（immune surveilance）という考えが1950年代に最初に提唱された．これら腫瘍細胞も当然ながらわれわれの生体に由来するものであることを考えると，この発想は誠に挑戦的といえよう．この考え方には正しいとする証拠があるにもかかわらず，悪性腫瘍は多くの人々（特に老年期あるいは更年期以降の人々）に多くみられるのである．問題は“腫瘍を発生する人とそうでない人という違いがなぜ起こってくるのか”という点であり，この問題はいまだ解決されないでいる．むろん喫煙者と肺癌の相関関係など因果関係が明らかになっていることもあるが，他の場合は明確でないことが多い．

近年注目されるようになった考えの一つが，腫瘍に対してのワクチンの有用性である．子宮頸癌に関連するヒトパピローマウイルス（*Human papillomavirus*, HPV）に対するワクチンの開発がそのよい例であり，HPVの感染を防ぐことにより，このワクチンは子宮頸癌の発生を予防する．このタイプのワクチンは実際の感染が起こる前に投与されるため，**予防的ワクチン**（prophylactic vaccination）とよばれる．さらに大いなる挑戦としては，すでに悪性腫瘍があるヒト，あるいはすでに感染症（HIV感染症など）にかかったヒトに対するワクチンをいかに開発するかである．このタイプのワクチンはすでに成立している腫瘍あるいは感染症を治療する目的でデザインされており，それゆえ**治療用ワクチン**（therapeutic vaccination）とよばれる．

4·3　疾患における免疫的干渉

ワクチンはむろん最もよく知られ，そして効果的な免疫的介在の例である．ワクチンにより痘瘡はすでに世界から根絶され，小児麻痺はごく限られた国の限られた地域にのみみられる疾患となり，破傷風はワクチンにより完全に予防可能である．さらに，われわれはジフテリア，麻疹，流行性耳下腺炎（おたふくかぜ），風疹など他のいくつかの感染症に対して有効なワクチンを手にしている．ではなぜ，HIV，結核，マラリアや他の多くの感染症に対して有効なワクチンをもたないのであろうか．むろんこれらのワクチンを望まなかったわけではない．全世界で莫大な開発費が投入されているが，これに携わる研究者にいわせれば，これらの感染症に対するワクチン開発には5年，10年，あるいはそれ以上の年月を要するとのことで，いいかえればそれがいつ実際に実用化されるかわからないということである．

免疫を基礎にした治療法の開発は増加しつつあり，感染に対するワクチンの成功例とは別に，治療用抗体（therapeutic antibody）が作成されたことは今日免疫学の最も劇的な成功例である．例証として，現在使用されているすべての標準的な薬剤が薬効を示さない関節リウマチがあるが，炎症を助長する過程に関連するあるタンパク質に対する抗体を遺伝子工学的に作成し，これを投与することで直ちに症状が緩和することが認められている．最新の分子的手法は真に重要であり，先例が示すように，免疫学の基本的なメカニズムをいかに理解するかという

点を通じて，免疫システムそれ自体に由来する手段・手法を用いて新しい治療法をデザインすることが可能になる．

4·4 診断に向けた免疫学的手法

白血病は血液細胞の悪性腫瘍である．リンパ球は通常感染からわれわれを守るように働くが，このリンパ球に由来する白血病では，白血病細胞はT細胞あるいはB細胞のどちらかが起源となる．この疾患に対する治療の成功の可否は適切な薬剤の使用に依存するが，使用する薬剤はT細胞あるいはB細胞由来白血病により異なっている．T細胞とB細胞はそれぞれ細胞膜表面に異なるタンパク質を表出しており，どちらかの細胞にのみ発現しているタンパク質に対して結合する非常に特異的な人為的なモノクローナル抗体が遺伝子工学的に開発されてきた．この抗体を用いることで二つの白血病タイプ(T細胞あるいはB細胞由来白血病）を簡便に見分けることが可能になり，おのおのに応じた適切な治療法の選択に寄与している．

もう一つの例として乳癌の診断をあげておく．乳癌と診断された患者において予後の評価はきわめて重要であり，ポイントの一つは腫瘍が腋下リンパ節にまで到達しているかを見極めることである．これまでの組織学的な手法による検索では，リンパ節に少数の腫瘍細胞が存在するかを判断することはきわめて困難であった．乳癌は上皮細胞をその起源とするため，乳癌の細胞も上皮細胞に特異的なサイトケラチンという分子を発現している．リンパ節の切片をこのサイトケラチンに対する抗体で染色すると，腫瘍細胞がきわめて容易に識別される（リンパ組織が青く染色され，腫瘍細胞は明るい赤色を示す）．これにより臨床医は腫瘍がリンパ節にまで分布しているかを見極めることができ，したがって，症状に合わせた適切な治療法の選択が可能になる．

5 免疫学の探究

免疫学は難しい学問であるのか．確かに免疫学は複雑で，また完全には解明されていない学問分野であるために，多くの人が理解するのが難しいと認識する．しかし，あえていえば，もし免疫学がやさしいとするならば，それは免疫学を適切に認識していないことでもある．すべての免疫学者を当惑させるような領域が免疫学にはたくさん存在する．したがって免疫学が難しいと認識することはきわめて理にかなっている．われわれはすでに免疫学とは医学，生物医学のすべての領域を向上させるような重要な学問領域であることを示してきたつもりである．

免疫学を解釈しようとする人にとってのもう一つ困難なことは免疫学を直線的にあるいは知識が少しづつ積み重なるように教えたり，学んだりすることがなかなか難しい（少なくとも著者の意見では）という点である．免疫応答を理解するうえで，一つの部分の理解は他の部分の理解に依存し，さらに他の部分の理解は最初の部分の理解に依存するということになる．最初はすべてが混乱していると感じられ，免疫学の多くの部分を学んだ後になってようやく筋の通った全体像が描けることになる．免疫学とはごちゃごちゃした学問であると最初に感じた読者のために，1章では著者らは免疫システムと免疫応答の簡略な概要を示し，後の章でこれらについてより詳しく述べるようにしようと思う．最後に，読者諸氏が本書を読み終わった際に，本書が臨床的にあるいは科学的に重要な興味を持続し発展させる動機づけになれば幸甚である．免疫学はいらだたしいと感じるときもある学問である，しかし，またさらなる探求を重ねることにより常に興味をそそる分野であることもまた確かである．

1

免疫システム

1・1 序　論

すべての生物，動物も植物に加えて細菌さえも感染性微生物の宿主（ホスト）となりうる．したがって感染から自身を守るメカニズムを進化させてきたわけである．感染は他の生物あるいは無生物（ウイルス）そしておそらく分子（プリオン）によってもひき起こされる．われわれ人間にとって自身の生存はむろん非常に重要であり，このためわれわれはヒトにおける研究，特に疾病の原因と予防に関連したものを通じて，免疫を理解してきた．しかしマウス（ハツカネズミ）のような動物を用いた実験的な研究を通しても免疫研究をより深く掘り下げることが行われてきた．このことを念頭におき，本書では，ヒトとマウスの免疫システムに的を絞って記述する．ヒトやマウスは，最近研究が進展してきた他の生物（鳥類や両生類など）とともに，最も複雑かつ洗練された免疫システムをもっている．しかし，免疫システムは進化の歴史の中で最も古く，最も縁遠い種にさかのぼってもその起源を求めることができる．

この章では免疫学の概略を記述するが，その中でおもにマウスとヒトの免疫系における立役者を紹介していくことにする．まず，感染がその宿主である生体によっていかに感知されるか，また多くの多様な感染因子を宿主がいかにして見分けていくのか，について考えていこう（§1・2）．さらに免疫応答が起こる組織や特異的な器官についても紹介する（§1・3）．多種多様な感染を効果的に排除するため，免疫システムは特定の感染のタイプに即した対応が求められる．このためには，多様な細胞や機能分子が適切に相互作用して個々の感染を排除するためのメカニズムを構築してゆく必要がある．これらのメカニズムは病原体（感染因子のうち病原性のあるもの）の排除をもたらしこれを成し遂げる（effect）ため，これらは**エフェクターメカニズム**（effector mechanism）とよばれる．

感染に対する防御は大きく二つの形態に分類される．**自然免疫**（innate immunity）と**獲得免疫**（acquired immunity；**適応免疫** adaptive immunity ともいう）である．自然免疫的防御メカニズムは，それぞれタイプは異なるものの植物を含むすべての多細胞生物に備わっている．獲得免疫的防御メカニズムは進化のより新しい段階で脊椎動物にみられるものである．脊椎動物においては，自然免疫メカニズムと獲得免疫メカニズムの相互作用が感染に対する効果的な免疫系の発動に必須である．免疫系のメカニズムを紹介する最初のステップとして，まずは感染に対処する自然免疫と獲得免疫に登場するいろいろな免疫系細胞とその機能について記述する（§1・4）．さらに感染を探知したり，感染局所に細胞を遊走させたり，細胞と組織，あるいは細胞間の情報伝達の仲介をしたり，病原体を排除したりなど，さまざまな機能をもつ免疫系における主要な分子についても §1・5 で記述する．

ヒトにおいて進化してきた免疫システムは，残念なことに完全とはいえず，この“不完全さ”についてもこの章の最後（§1・6）でふれることにする．免疫システムはいわば非常に効果的“殺傷マシーン”であり，もしそれが誤って機能すると生体に深刻な疾病をひき起こしたり，あるいは死をまねくこともある．このような問題を取扱うためにも，まず最初に免疫システムがどうやって“生体から排除されるべきもの”と“そうでないもの”を見分けるか，について特に獲得免疫の立場から考察していこう．とりわけ獲得免疫の場合は，無作為に分子構造を認識するように進化してきたことに留意したい．さらに免疫システムが病原体ではなくほかの無害な標的（われわれの周囲やわれわれの体内組織にある多くの無害な物質）に向けられた際に免疫システムがひき起こす事象について記述する．また，移植の問題（ある場合はドナー移植片が宿主を攻撃する場合もある）や，なぜ免疫システムが悪性腫瘍（癌）を拒絶できないか，という問題についても考察する．最後に，提起した問題の解決策を提示し，さらに免疫系全体と免疫系における構成成分がわれわれ自身の利益のため結びつけられ，またそこから疾患を治療するための手段が引き出される二つの領域を紹介する．

この章において著者が希望することは，免疫システムの基礎的な特性と機能に関する理解を得ていただきたいということである．また感染症に対する防御における免疫システムの原理についても理解を深められることと思う．なぜ免疫システムが生命，疾病そして死に対し重要であるのか，そしていかに免疫システムが疾病の予防にのみならずその病因に重要であるのかを考えつつ本書を読み進めていただきたい．この章は免疫系のいろいろな分野をより深く考究している後章のための道標である．

1・2 感染に対する生体防御

免疫システムは感染からわれわれ自身を守るために必要である．多種多様そして多数の病原体はわれわれに感染する可能性があり，感染が起こった場合は生体に種々の障害を与えることになる．これら生体を脅かす危険性のあるものを処理するため，感染源の宿主であるわれわれは多彩な生体防御機構を必要とし，このことはわれわれ以外のどんな生命体に対しても当てはまることである．

1・2・1 感染因子（病原体）

免疫システムが感染に際してどのように働くかを理解するため，どのようなものが感染源——生体への侵略者になるかを知っておかねばならない．以下に示すものが代表的な感染因子（病原体，感染源）である．

・ウイルス：周知のように，それ自体では生きられないが，独立した存在である．よく知られたウイルスとして，インフルエンザウイルス，ヒト免疫不全ウイルス（*Human immunodeficiency virus*, HIV），ヘルペスウイルス（*Herpes simplex virus*, HSV：単純疱疹や生殖器潰瘍の原因となる）をあげておこう．

・細菌：単細胞の原核生物である．代表例としてブドウ球菌（*Staphylococcus*），レンサ球菌（*Streptococcus*）があり，急性感染により膿瘍や咽頭痛をひき起こす．また好酸菌マイコバクテリア（マイコバクテリウム）は結核やハンセン病などの慢性感染の原因となる．

・真菌：カンジダ症をひき起こすカンジダ（*Candida*）などの単細胞性のものや多細胞のものもある．

・寄生虫：真核生物であり，マラリアの原因となる単細胞の原生動物やより大型のサナダムシのような多細胞生物（後生動物，metazoa）もある．

本書では，便宜的にウイルスを含むより小型の病原体を**微生物**（microbe）と表記する〔それらが顕微鏡的サイズ（microscopic）であるため〕．しかし後生動物である多くの寄生虫はこれよりもはるかに大きいものもある．

1・2・2 生体防御

すべての生命体は感染から自身を守る機構を備えている．そして免疫系はこの生体防御機構に特化したシステムである．哺乳類では生体防御機構は**受動的**（passive）なものと**能動的**（active）なものの二つが考えられる．受動的生体防御機構として感染を妨害する障壁（バリアー）があげられる．たとえば皮膚は病原体の皮下への侵入を妨げ，胃の中の胃酸は食物と一緒に取込んだ病原菌を殺傷する．これらの障壁は感染の有無にかかわらず

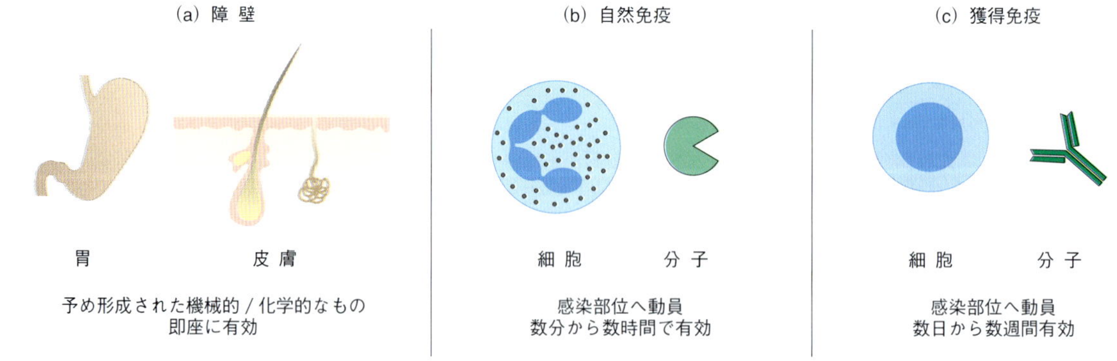

図 1・1 感染に対する防御メカニズム (a) 自然障壁：これらの障壁は生体への病原体の侵入を阻止し，もしくは病原体にとり不利な環境を提供する（低 pH の胃酸の中ではほとんどの病原菌は殺傷される）．物理的障壁としては，皮膚，あるいは肺，気道，消化管，泌尿生殖器系の上皮結合がこれに当たる．これらの障壁に存在する細胞は病原体を殺傷するような物質を分泌する場合もある．(b) 自然免疫：病原体により誘導される第一段階の免疫系である．食細胞や補体に代表される細胞や機能分子が感染を排除する応答を素早くひき起こす．(c) 獲得免疫：病原体が自然免疫により殺傷されずに残った場合，自然免疫応答の後で獲得免疫応答が発動される．リンパ球や抗体といった細胞や機能分子が効果を発揮するためには時間が必要であるが，獲得免疫は再感染に対する長期にわたる抵抗性を生体に付与することができる．これが免疫記憶である．

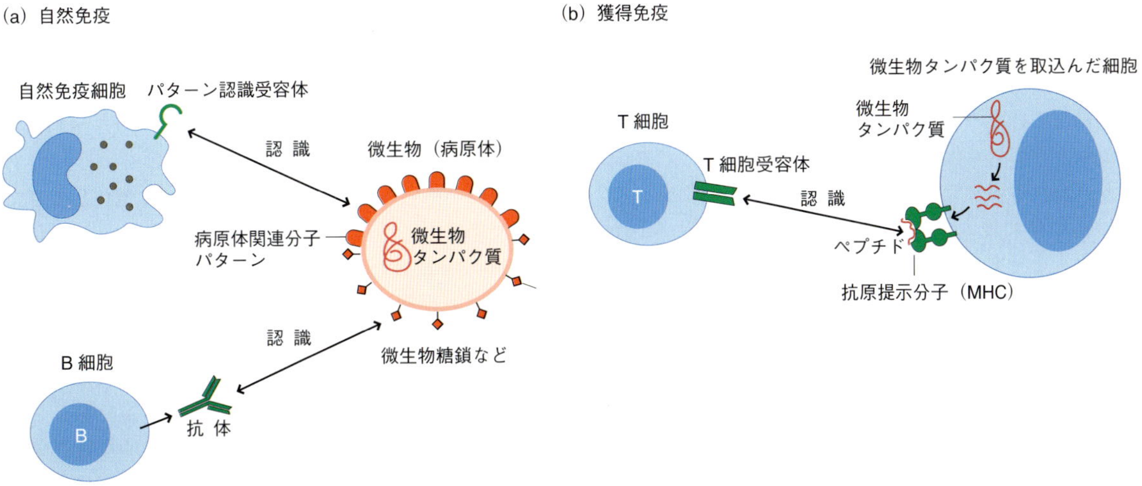

図1・2　免疫系による認識　(a) 自然免疫: パターン認識受容体（PRR）は感染因子（病原体）が保有する特有の構造・性状（病原体関連分子パターン，PAMP）を直接あるいは間接的に認識する．パターン認識受容体は自然免疫システムに関与する多くの細胞が保有している受容体である．(b) 獲得免疫: B 細胞，T 細胞という二つの主要なタイプのリンパ球は微生物の構成成分もしくは抗原を認識するきわめて特異性の高い受容体をもつ．B 細胞の受容体を B 細胞受容体（BCR），T 細胞のそれを T 細胞受容体（TCR）という．BCR と TCR が抗原を認識する機構はまったく異なっている．BCR は可溶性の抗体としても分泌され，いろいろなタイプの抗原，たとえば糖タンパク質上の糖鎖のような分子表面の抗原に直接結合する．これに対し，一般に TCR は図に示すように微生物のタンパク質が分解されて生じる小型のペプチドを認識するが，その認識の仕方が特徴的であり図に示すように，微生物を取込んだ細胞中で，微生物タンパク質からペプチドが形成され，これが細胞上に発現された抗原提示分子（MHC 分子）上に結合し，ペプチド-MHC 分子複合体の形をとる．TCR はこのペプチド-MHC 分子複合体を認識し，もともとの微生物タンパク質自体を認識することはできない．

に存在している．能動的生体防御機構は免疫システムによりもたらされる．免疫システムは感染により誘導される多様なエフェクターメカニズムから成り，病原菌を排除するように働く．したがって，能動的免疫系の形態は感染事象・病原体中の特異的な分子の認識に依存し，感染を排除しうる種々のエフェクターメカニズムを構築するための細胞と機能分子との相互作用につながる応答が誘導される．

先に述べたように免疫系は二つの異なる形態，自然免疫と獲得免疫に大別される．自然免疫応答は即時型の応答であり，効果的なエフェクターメカニズムを，感染後“分”もしくは“時間”のオーダーで発動する．これに対し，獲得免疫応答の発動にはやや時間が必要であり，それが効果を発揮するためには4〜5日を要する．感染は多くの様態を示すが，これに対処する免疫系においては，自然免疫と獲得免疫の両者の存在が必要不可欠である．獲得免疫応答の主要な利点あるいはわれわれにとっての利益となる点は免疫記憶の形成である．同一の病原菌による再感染の際にはより強く，素早くそしてより効果的な応答が誘導され，このような応答は自然免疫応答にはみられず獲得免疫応答のみがもつ“強み”である（図1・1）．

1・2・3　免疫系による認識

さまざまなタイプの細胞や機能分子が自然免疫応答や獲得免疫応答の始動に寄与しており，上述のようにそれらの相互作用が多くの病原体に対する防御において非常に重要である．では自然免疫応答や獲得免疫応答において，どのような要因が働いているのであろうか．まずは大まかに自然免疫システムにおけるいくつかの要因についてみていこう．これらの中には生体にとって有害物質，たとえば生体に感染した種々の病原体をそれが生体にとって“危険（danger）”なものであることを認識する役割をもつものがある．また別の要因としては病原体を除去しようと努めるものがある．これに対して，獲得免疫システムは個々の微生物をきわめて詳細に見分け，そして自然免疫システムが，これは“危険”である，といった情報をもたらしたものについてのみ応答をひき起こす．したがって，獲得免疫応答は初期の自然免疫応答によって排除しきれなかった病原体を除去する一助となるわけである．病原体の認識はいずれの免疫システムにおいても重要であるため，生体防御にとっても重要ということになる．一般に，自然免疫応答と獲得免疫応答では，認識に要する受容体のタイプが異なっている（図1・2）．

1·2·3·1　自然免疫における認識：パターン認識受容体

自然免疫システムにおける主要構成要素には，食細胞に代表される細胞や補体などの機能分子がある．これらは協働して感染の有無を感知するよう働く．生体にとって危険となる病原体の認識は通常炎症を誘導し，これはよくみられる現象である．多細胞生物の自然免疫システムは病原体の侵入など危険状態に応じて警鐘（alarm）シグナルを発するように形づくられてきたとするのが一つの見方であり，これら警鐘シグナルの一部として炎症がひき起こされる．警鐘という言葉は免疫学的に従来用いられてきたわけではないが，適切な表現と思われるので本書では折にふれて使用することにする．炎症によりエフェクター細胞や機能分子は感染部位を標的とするようになる．先に言及したように自然免疫応答の過程で生起された他のシグナルも獲得免疫の立役者であるリンパ球の応答の可否や応答の形態を決定する．

自然免疫における感染因子は**パターン認識受容体**（pattern recognition receptor, PRR）とよばれる受容体により認識される．これらの受容体は一般に**病原体**（pathogen）が保有する特有の構造・性状（異なるタイプの病原体に共通していることがある）を認識する．また病原体がもつ特有の構造を**病原体関連分子パターン**（pathogen-associated molecular pattern, PAMP）と称する．PAMP は PRR の**アゴニスト**（agonist）として働き，直接あるいは間接的に自然免疫応答を刺激する．アゴニストとは受容体に結合して反応を推し進めるものをさし，また逆に反応を阻害するものを**アンタゴニスト**（antagonist）という．PAMP は PRR に直接結合し，それゆえ受容体に対して直接的なリガンドとして作用する．しかしある種の PAMP は PRR に近接した別の受容体に結合することで応答をひき起こす場合もある．したがってリガンドよりも一般的なアゴニストという術語を使うことにする．このようなことから，自然免疫を誘発する病原体の構成成分と獲得免疫において認識される抗原とよばれる分子構造を明確に区別することができる（§1·2·3·2）．

自然免疫システムの活性化を担う細胞は組織や器官に広く分布し，即時型の応答の引き金を引くさまざまなタイプの PRR を数多く保有している．このため素早い活性化と自然免疫システムのエフェクターメカニズムの進行が可能となる．多くの場合，自然免疫システムは何も臨床的な兆候をみることなく感染性微生物を排除することができ（すなわち潜在性あるいは無症状），感染部位の組織に損傷がある場合には，自然免疫システムはこれを修復し治癒させる．重要なのは，自然免疫システムの活性化は獲得免疫応答の始動にも必須であるという点である．

1·2·3·2　獲得免疫における認識：抗原認識受容体

獲得免疫システムにおける立役者はリンパ球である．学習の初期のこの段階では便宜的にリンパ球を二つのグループに大別する（他のタイプも存在する）．一つは**T 細胞**（T cell, **T リンパ球** T lymphocyte ともいう）であり，他のいろいろな細胞と相互作用すべく進化してきた細胞である．もう一つは**B 細胞**（B cell, **B リンパ球** B lymphocyte ともいう）であり，可溶性抗体を産生する細胞の前駆細胞である（抗体産生細胞は B 細胞から分化してくる）．病原体を認識するリンパ球上の機能分子は病原体の抗原に対する認識受容体であり，自然免疫に関与する細胞はこのようなタイプの受容体を保有しない．また，抗原とは，“それに対して特異的な獲得免疫応答をひき起こすことができる分子構造”と定義することができる．上述（§1·2·3·1）の自然免疫における PRR アゴニストとは異なり，リンパ球の応答を刺激する抗原は一般に個々の病原体において特有なものであり，病原体がいかに近縁であっても個別に特有な抗原が存在する．

リンパ球は全体としてさまざまな特異性をもつ膨大な範囲あるいはレパートリーをもつ抗原認識受容体を発現しているが，一つのリンパ球は 1 種類の抗原認識受容体しか発現していない．1 個のリンパ球上には多数の抗原認識受容体が発現されているが，その特異性は皆同一である．特異性という言葉は個々のリンパ球が認識しうる特有の抗原と相関する．これら種々の特異性をもつ受容体は**生殖細胞系**（germline）DNA の**再編成**（rearrangement）によってつくられ，この**遺伝子再編成**（gene rearrangement）というプロセスは他のどのようなタイプの分子にもみられず，リンパ球に特有の機構である．受容体の特異性は多くの場合無作為に形成され，実際に感染が起こる前に，前もってこれら種々の特異性をもったリンパ球のセットが準備されている．したがってリンパ球による抗原の認識は将来を見越したタイプの，いわば先行型認識システムである．リンパ球の抗原認識受容体は特異性がきわめて高く，ペプチド中の 1 アミノ酸置換，有機分子の特徴的な側鎖，といった抗原中のきわめて小さな変異すら認識することができる．

T 細胞受容体（T cell receptor, TCR），**B 細胞受容体**（B cell receptor, BCR）はそれぞれ莫大なレパートリーをもつ．ということは翻って考えると，ある抗原に特異的な受容体をもつリンパ球の頻度はきわめて低いということになる．さらにリンパ球は通常の状態では小型で活性化されていない状態に保たれている．したがって，獲得免疫応答においては B 細胞もしくは T 細胞の中の抗原特異的クローンはその活性化と増殖により感染因子

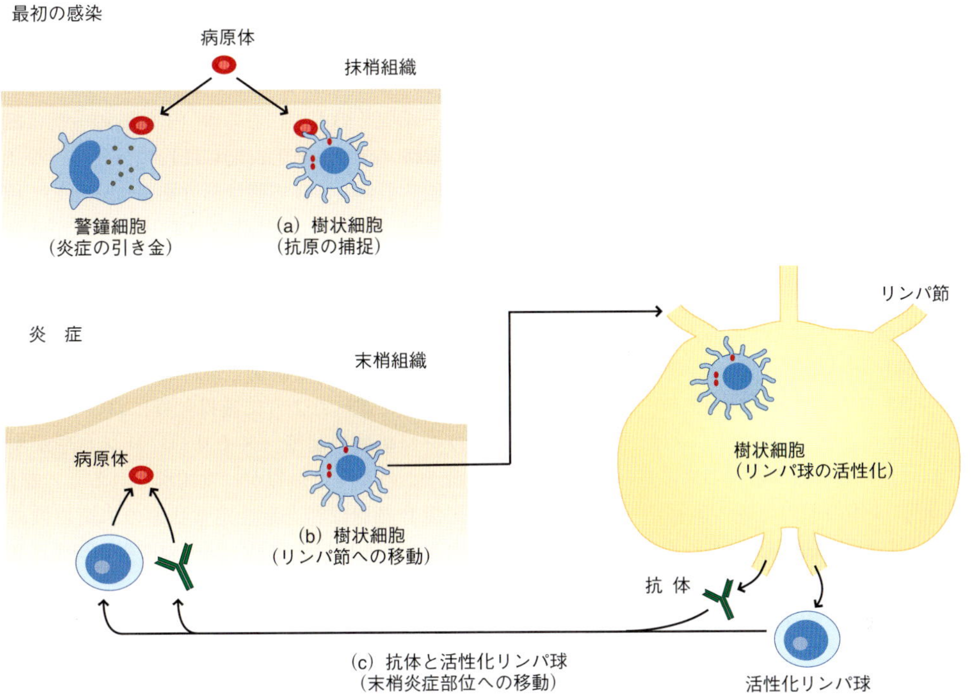

図1・3 免疫のステージ 自然免疫と獲得免疫は互いに緊密にリンクしている．自然免疫システムにおける末梢組織の特殊な細胞（“警鐘”細胞）が感染因子（病原体）の存在を感知する．感染によりひき起こされる炎症応答は末梢血中の自然免疫エフェクター細胞やエフェクター分子を末梢組織へと移行させる．(a) 感染部位にある樹状細胞は病原体の存在を感知してこれに由来する分子（抗原）を捕食する．(b) 樹状細胞は二次リンパ組織に移行し，病原体に特異的なリンパ球を活性化する．(c) リンパ球の一部は抗体を産生し，産生された抗体は血流に乗って感染局所に至り，病原体を攻撃する．他のリンパ球は感染部位に侵入して病原体を殺傷するような他の細胞を動員させたり，また感染細胞を直接殺したりする．

(病原体）を処理できるサイズにまで増大する[*1]．このため獲得免疫が働くようになるためには時間がかかるのである．さらに獲得免疫では感染要因を除去するため最適なエフェクターメカニズムを構築する必要があり，これもまた獲得免疫発動に時間を要する一因となる．以上のことから，一般に獲得免疫応答が効果を発揮するのに要する時間は自然免疫応答より長いことになる．しかし，感染後は分裂増殖して増加したリンパ球が生体に残存することになり，同一の感染源による再感染に際しては，より強くまた素早い応答がなされる[*2]．

1・2・3・3 自然免疫と獲得免疫における認識のタイプ

§1・2・3 の前の方に自然免疫のいくつかの構成要素は生体にとって，“危険（danger）”なものを認識しうるものであり，一般に有害な刺激と無害なものを識別するものである，と述べた．“危険”であると認識されるのは，病原体の存在だけではなく，細胞の損傷やストレスの徴候も“危険”と認識される．ただしこれらには感染に付随しない場合もある．これと対照的に獲得免疫応答システムにおけるリンパ球の抗原認識受容体は“自己（self)”（すべての正常生体成分）と“非自己（non-self)”（たとえば微生物の生体成分）をきわめて的確に認識するが，自然免疫システムにみられるような，無害なものと有害なものの識別を行うわけではない．それゆえ，おもに自然免疫におけるシグナルというものは，リンパ球が認識した抗原が有害な因子に由来するのかそれとも無害な因子に由来するのかという情報をリンパ球に提供するものであり，その結果リンパ球が活性化されるのか否か，さらに正確にいえば，特異的な“危険”にさらされているという状況においてリンパ球がどのように活性化される必要があるかを決定している．リンパ球が“危険”ではないと知らされたり，あるいは“危険”で

＊1 訳者注：同一の抗原特異的受容体をもつ細胞集団をクローンとよぶ．すなわち一つのクローンは一つの抗原に特異的な受容体をもつ細胞集団であり，クローンと抗原特異性（抗原特異的受容体）は 1：1 に対応する．クローンのサイズ，すなわちクローン中の細胞数は論理的に細胞 1 個以上であればよい．

＊2 訳者注：これが獲得免疫応答システムにおける免疫記憶であり予防的ワクチン接種の基礎となる原理である．

あるという情報がもたらされなかった場合，リンパ球は自身が認識したものに対し無応答あるいは“**免疫寛容**(immunological tolerance, **免疫トレランス**)”になる(§1･6･1).

1･2･4　免疫のステージ

病原体に対する免疫応答では解剖学的に感染局所とは，別の体内部位で起こる連続的な事象である．免疫研究に携わる者は体の組織をリンパ系組織と非リンパ系組織もしくは末梢組織に大別している．以下に示すようにリンパ球は**一次リンパ組織**(primary lymphoid tissue；胸腺や骨髄)で生まれ，特有の体内部位，**二次リンパ組織**(secondary lymphoid tissue；リンパ節，脾臓，パイエル板など)に移行し分布する．これに対して自然免疫に関与する細胞は体のどの組織・器官にも分布している．病原体により自然障壁が突破された場合(自然障壁の好例である皮膚に傷がつき，そこから病原菌が侵入した場合など)，病原体に由来するPAMPのような自然免疫アゴニストは自然免疫システムの活性化を始動させる．感染は多くの場合末梢非リンパ組織で起こり，マクロファージや肥満細胞といった末梢組織に常在する細胞が自然免疫アゴニストを最初に認識する．その後に起こる炎症応答は，局所に存在する病原微生物の排除を促進するために，高機能の食細胞や補体といった自然免疫の他のエフェクター細胞や機能分子を感染部位へと移行させるのに必須の応答である.

獲得免疫もまた感染により始動し，応答が顕著になるまで数日から1週間程度を要する．獲得免疫が起こるためには，自然免疫応答が起こっている過程で抗原が二次リンパ組織(すなわちリンパ節や脾臓；下記参照)に運ばれる必要があり，ここに集積しているリンパ球により認識される．抗原認識を担う機能分子は，二つの主要なリンパ球グループがそれぞれ保有する抗原に対する受容体，**T細胞受容体**と**B細胞受容体**(後に抗体として分泌される)である．活性化されたリンパ球はエフェクター細胞そのものになるか〔T細胞の一部は**細胞傷害性T細胞**(cytotoxic T cell, CTL)に分化し，ウイルス感染細胞を殺傷し，B細胞は形質細胞に分化して抗体を産生する〕，あるいは活性化されたリンパ球が感染部位に移行して，自然免疫に関与する細胞を含む他のエフェクター細胞を活性化する．炎症応答の結果，これら二つのエフェクターメカニズムがともに炎症局所に移行し，多くの場合，炎症を制御し最終的に感染を終息させる．最後に上に述べたように獲得免疫においては多くの場合，リンパ組織に記憶(メモリー)リンパ球が生み出される．このような過程が一度誘導されると，記憶T細胞，記憶B細胞は非炎症性定常状態の末梢組織あるいは二次リンパ組織に分布し，同一の微生物による再感染に際し，より早く，またより強い獲得免疫応答をひき起こす(図1・3, p. 9).

1・3　免疫の解剖学的基盤

免疫応答は複雑な有機生命体で起こる応答であり，感染がこれら免疫応答を起こすような組織や器官の進化を駆り立ててきたともいえる．それゆえ，免疫応答を理解するためには免疫応答に関連する組織や器官の構造を理解する必要がある．解剖学や組織学を学んでいない読者のために，この領域の一般的な紹介から論を進めていく.

1･3･1　末梢組織

免疫研究に携わる者にとって，末梢組織とは，一次リンパ組織と二次リンパ組織(§1･3･2)以外の生体のほ

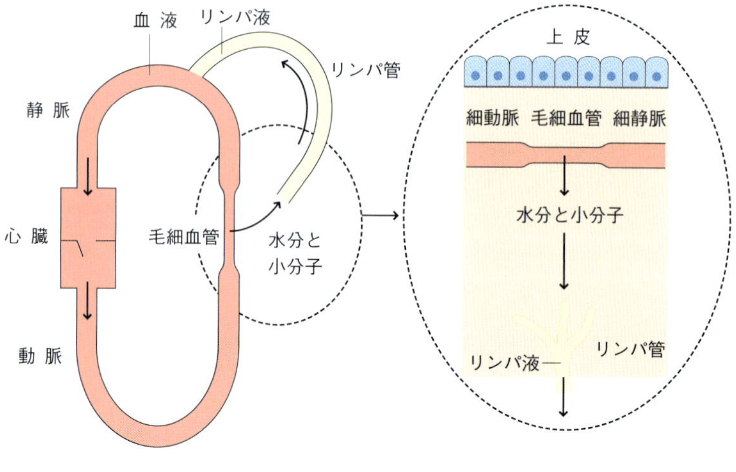

図1・4　血液とリンパ液　血液は水分，酸素，および小血管の内皮細胞層を越えて血管外組織へと拡散するような小さな分子の運搬を担っている．また血液は白血球も運搬するが，これら白血球や抗体などの比較的大きな分子が多数あるいは大量に組織に浸潤するのは炎症応答時のみである(図1・3)．血管外溶液はリンパ管に集められ，最終的に血管へと戻っていく．リンパ液もまた感染部位からリンパ節へと細胞を運搬し，獲得免疫応答を開始させる.

とんどの組織や器官のことをいう．一般に組織や器官は連続した細胞の層から成る上皮により覆われ，多くは上皮を介して外部環境と接している．皮膚の外層，消化管，気道，泌尿生殖器系管の上層がその例である．上皮の下には，通常基底膜があり，さらにその下には疎性の結合織があり，マクロファージ，肥満細胞や**線維芽球**(fibroblast）あるいはコラーゲン繊維のような構造要素などが含まれる．

すべての組織や器官には血管が通っており，血液の補充がなされている．血中の酸素や栄養物といった溶質や水分が血管の内層を通過して周囲の組織に運ばれることは必須であり，それによって血管外に分布する細胞は養分を補給され維持されている．溶質を含む血管外溶液はリンパ液として集められ，血液へと回収される．それゆえ，すべての組織と器官は血管とリンパ管という二つのタイプの脈管系をもつ（図1・4）．

心臓を離れた血液は動脈を経て組織に運ばれ，さらに，細動脈を経て最終的に毛細血管へと分枝してゆく．毛細血管は血中の分子が血管外組織に浸潤したり，血管外組織から血中に戻ったりする部位である．毛細血管は集合して細静脈となる．これが定常状態あるいは炎症状態において細胞が組織へと浸潤する脈管系である．毛細血管が集合した細静脈はさらに静脈として集合し，最終的に心臓へと戻っていく．リンパ管は組織の先にある閉じた管がその始まりである．リンパ管は組織の血管外領域からいろいろな分子や可動性の細胞を集め，それらは輸入リンパを介してリンパ節へと運搬される．リンパ節はフィルターとして，また獲得免疫応答が始動される部位として機能している．リンパ節から出ていく輸出リンパは細胞や分子をより大きな脈管系へと運搬する．その主要なものが胸管であり，そこから血中へと戻っていく．

免疫応答の過程で，血液は運搬システムとして働いている．血管とリンパ管の内層は扁平な内皮細胞によって形成されている．血液は白血球や赤血球を運搬する．白血球の細胞膜上の機能分子が血管内皮の相補的な分子を認識すると，白血球は内皮に接着し，その後局所組織の血管外スペースに移行することがある．上述のように，小分子は通常毛細血管あるいは小静脈から自由に血管外へと拡散することができるが，大型の分子の多くは血液中に保持される．しかし，炎症部位では小静脈内皮細胞の間が広がって空隙を生ずるため，このような大型の分子も選択的に炎症部位へ輸送されうる（図1・6参照）．

組織のあるものは粘膜系と称される．常にではないが，一般的にこれらの組織の上皮は上皮表面へと粘液を分泌する**杯細胞**（goblet cell，ゴブレット細胞）をもち，粘液は潤滑剤として，また感染に対する障壁として働いている．粘膜組織には，消化管系，気道系，泌尿生殖器系，眼，および乳汁分泌中の乳腺があげられる．免疫学的見地から粘膜組織は重要である．というのも粘膜組織は他の末梢組織とは異なる重要な局面で免疫応答と関連しているからである．

1・3・2　リンパ組織

リンパ組織のおもな機能は獲得免疫応答に関連することである．一次リンパ組織はリンパ球がつくられる場である．成人では**骨髄**（bone marrow）と**胸腺**（thymus）とよばれる特殊な器官がこれに当たり，胸腺ではT細胞が生成・分化する．骨髄はB細胞に加え単球（マクロファージへと分化する）や顆粒球（いくつかのタイプ

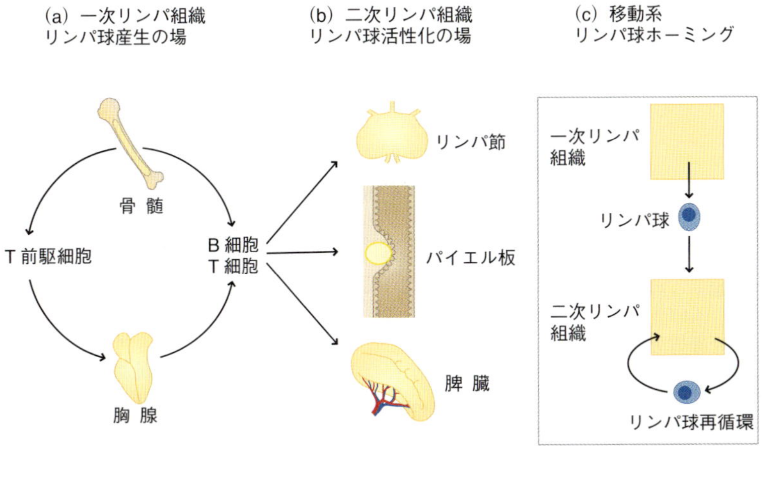

図1・5　一次リンパ組織と二次リンパ組織　(a) 一次リンパ組織はリンパ球（T細胞やB細胞）が産生される場である．成人もしくは成獣マウスでは，その主要な部位は骨髄と胸腺であり，骨髄ではB細胞が，胸腺ではT細胞が生成され，ほとんどもしくはすべての分化過程がそれぞれの組織で進行する．(b) 二次リンパ組織もしくは二次リンパ器官は獲得免疫応答が誘導され，また制御される場である．主要な二次リンパ組織にはリンパ節，脾臓や小腸におけるパイエル板といった特殊な粘膜関連リンパ組織がある．これらすべてはT細胞とB細胞を含む高度に組織構築された領域をもっている．リンパ球は血液とリンパ液を再循環してさまざまな解剖学的な生体区画において感染をモニターし，また適切な応答を開始する．

から成る．好中球，好酸球，好塩基球）といった他の白血球が生成してくる場である．血液細胞が生成・分化してくるプロセスは造血（§1·4·1·1）とよばれ，そのため骨髄は造血器官とも称される．これに対して，二次リンパ組織は獲得免疫応答がひき起こされ，また制御される場である．二次リンパ組織には，生体に広く分布するリンパ節や脾臓がある．さらに**粘膜関連リンパ組織**（mucosal-associated lymphoid tissue，MALT）と名づけられた粘膜にかかわる二次リンパ組織もあり，小腸のパイエル板や，咽頭の扁桃腺や鼻の扁桃組織（アデノイド）などがこの例である（図1・5, p. 11）．

1·3·3 炎症部位

通常自然免疫システムによる末梢での感染の認識は局所的炎症をひき起こす．臨床的には感染局所における発赤，発熱，腫脹，痛みといった症状が出現する．**炎症**（inflammation）のおもな機能の一つは，病原体を処理するのに必要な細胞や機能分子を，適切な時期に感染局所へと移送することにある．病原体処理に当たる細胞や分子とは，特殊な食細胞や補体成分そして後で登場するリンパ球や抗体である．

もし病原体が素早く（数日から1週間以内程度で）排除できるときは，その応答は**急性炎症**（acute inflammation）として知られ，組織の修復と治癒がこれに続く（図1・6）．ほとんどすべての人に知られている典型例が膿瘍（せつ）であり，咽頭のびらんである．しかし炎症要因が存続し，炎症が持続する場合は**慢性炎症**（chronic inflammation）とよばれ組織傷害が持続することになる．この典型例が結核感染であり，数カ月あるいは数年にわたることもある．

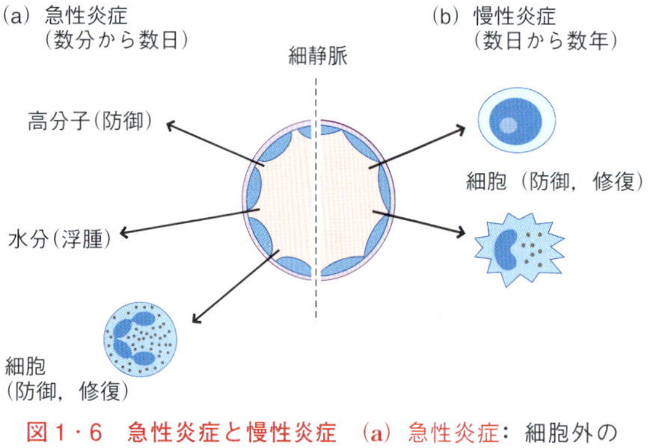

図1・6 急性炎症と慢性炎症 (a) 急性炎症：細胞外の細菌のような病原体は炎症の引き金を引き，炎症は即座に起こり，比較的短時間持続する．その主要な特徴は好中球や補体に代表される細胞や機能分子の局所への動員であり，血管外液の蓄積（浮腫）である．(b) 慢性炎症：病原体が直ちに排除されず，またそれが獲得免疫応答を誘導するような場合は，比較的長期間持続する慢性炎症がひき起こされうる．慢性炎症のおもな特徴はマクロファージへと分化する血中単球や活性化リンパ球，特にT細胞の局所への動員であり，時には長期間持続する肉芽腫の発生が認められる．

感染局所とは遠く離れた部位でも炎症による影響を受ける場合があり，このような変化を炎症の全身性効果とよぶ．このようなとき，骨髄には，より多くの白血球の生成がなされるような造血刺激が伝えられ，また肝臓に対しては，病原体排除に寄与する可溶性エフェクター分子を大量に産生するような指令が，そして脳の視床下部には発熱の指令が伝達される．

1・4 免疫の細胞的基盤

免疫システムの第一義的な機能は自然障壁を突破した病原体を排除することである．これにはさまざまな細胞や機能分子の作用が適切に統御されており，これによって直接的あるいは間接的に感染からの回復が誘導される．実際に病原体の排除をもたらすものがエフェクター細胞やエフェクター分子である．理解を平易にするため，免疫システムに関与する機能分子に目を向ける前に，まず免疫に関与する細胞に焦点を当てていくことにする．ただし，通常，細胞，機能分子の両者とも免疫応答に関与しているため，細胞と機能分子とを区別することは，ある意味作為的ではある．

1·4·1 免疫細胞の起源

1·4·1·1 造　血

造血（hematopoiesis）とは血液細胞の発生に対して与えられた名称である．成熟した哺乳類では，造血は骨髄（これは一次リンパ組織でもある）で起こるが，胎生期には肝臓でなされる．造血において最も未熟・初期の細胞は**多能性幹細胞**（multi-potential stem cell）であり，すべてのまたどのような血液細胞もこの細胞から分化してくる．通常，細胞が分裂するとき母細胞からは2個の同一の子孫細胞ができるが，幹細胞の場合はこれとは異なっており，2個の子孫細胞のうち，1個は幹細胞の属性を保ったまま幹細胞集団を維持し，もう1個の子孫細胞がいろいろなタイプの細胞への分化を開始し，最終的に種々の系列のすべての細胞を生成する．

幹細胞は分裂して初めに“骨髄球（ミエロイド）系”細胞あるいは“リンパ球系”細胞を生成するような細胞をつくる．前者が**骨髄球系共通前駆細胞**（common myeloid progenitor, CMP）であり，後者が**リンパ球系共通前駆細胞**（common lymphoid progenitor, CLP）である．骨髄球系共通前駆細胞からは最終的に単球やマクロファージ，種々のタイプの顆粒球，そして赤血球，巨核球（血小板の前駆細胞）やある種の**樹状細胞**（dendritic cell, DC）を含む細胞がつくられる．一方，リンパ球系共通前駆細胞からはリンパ球（T 細胞，B 細胞），ナチュラルキラー細胞，そして先のものとは別のタイプの樹状細胞が分化してくる*．個々の過程における細胞の発生は，多かれ少なかれその活性が限局された**増殖因子**（growth factor）により制御されている．すなわち，**インターロイキン 3**（interleukin-3, IL-3）や**幹細胞因子**（stem cell factor, SCF）は幹細胞を刺激して多くの系列への細胞分化を誘導することができるが，**顆粒球マクロファージコロニー刺激因子**（granulocyte macrophage colony-stimulating factor, GM-CSF）は選択的に単球，顆粒球，そしてあるタイプの樹状細胞への分化を誘導し，エリスロポエチンは赤血球への分化に寄与する（図 1・7）．

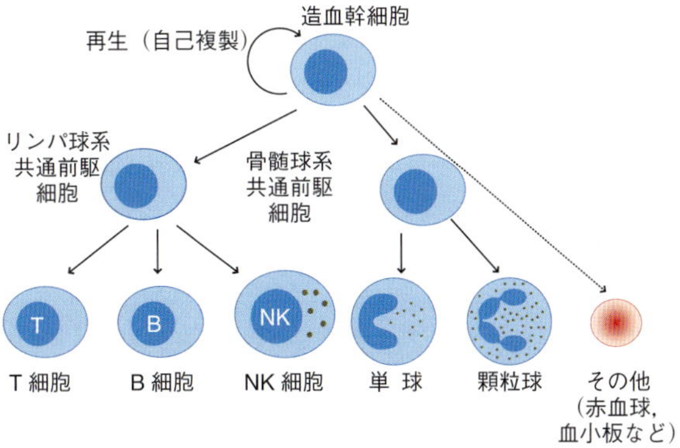

図 1・7 造 血 すべての血液細胞は造血幹細胞からつくられる．分裂に際し，幹細胞は自身に由来する一つの幹細胞（自己複製）と血液細胞分化系列に規定された前駆細胞をつくる．リンパ球系共通前駆細胞は種々のタイプのリンパ球やナチュラルキラー細胞を生成し，一方，骨髄球系共通前駆細胞からは単球，マクロファージ，顆粒球などの細胞が分化してくる．種々の血液細胞の生成はこれに対応した増殖因子により調節され，それは多くの場合フィードバックコントロールにより制御される．

1・4・1・2 リンパ球生成

lymphopoiesis という言葉はリンパ球の生成を，一方 myelopoiesis とは骨髄球系細胞の生成を意味する（§1・4・1・1）ので，両者は造血におけるサブセットとみなしうる．成人ではリンパ球系共通前駆細胞は骨髄に存在する．B 細胞は骨髄で分化を開始し，いくぶん成熟した段階（移行期 B 細胞）で血液中に移行する．しかし，T 細胞の前駆細胞は直接胸腺（一次リンパ組織）に移動し，胸腺内で完全に分化過程を進める．リンパ球は一次リンパ組織以外の場でもさらなる分裂と発生を行うということを念頭に置くことは重要である．これはリンパ球が病原体の構成分子のような抗原を特異的に認識した後で普通に起こることであり，リンパ節，脾臓，パイエル板（これらはともに二次リンパ組織）などでこの現象がみられる．**クローン増殖**（clonal expansion）という現象は獲得免疫応答のきわめて重要な特徴であり，抗原特異的なリンパ球のクローンは増殖し，感染の排除を効果的に行うことを促進しうるサイズにまで増加する．

1・4・1・3 細胞性免疫

細胞が感染防御を促進する基本的なメカニズムは以下のとおりである．

i） 病原微生物を直接殺傷する（例：細菌が食細胞により取込まれ細胞内で殺傷される）．

ii） 病原微生物を保持する細胞を殺傷する（例：ウイルス感染細胞を殺すことにより，新たなウイルスの放出を妨げる）．

iii） 病原微生物の生体への侵入を防御あるいは生体から病原微生物を排除し，腸管にみられる蠕虫のような大型寄生虫に対する防御を準備する．

これらの細胞性応答は，全体として細胞性免疫に寄与するものであり，緊密に調節・協働していなければならず，多くの場合，病原体の排除に至る応答全般の誘導を促進するには種々の細胞の協働が必要とされる（図 1・8, p. 14）．

1・4・1・4 免疫システムにおける細胞の紹介

免疫システムにおけるさまざまな細胞は，重複する原則により分類しうる．最も重要な分類は機能的な観点，すなわち細胞が何をするのか，という点からの分類である．この分類は別の観点，細胞の生成起源や相互の関係，あるいは生体内における分布という観点とも関連している．細胞はその形態からも分類されるが，この分類は誤解をまねくこともある．たとえばナイーブ B 細胞とナイーブ T 細胞は光学顕微鏡による観察ではほとんど同一に見える．したがって細胞の形態を，細胞上に発現している膜表面分子の同定など別の手法と組合わせることでより確かな情報が得られる．この先についての，より詳しい考察は後述することとして，免疫応答に関与する主要なグループの細胞を簡略に紹介しておく．免疫系の細胞は第一義的に自然免疫に属するものと獲得免疫に属すると思われるものに大別されるが，実際はこの二つのグループはオーバーラップしていることも多い．

＊ 訳者注：当初，リンパ球系と考えられた形質細胞様樹状細胞（§5・4・1・4）は，骨髄球系共通前駆細胞に由来することが明らかになっている．

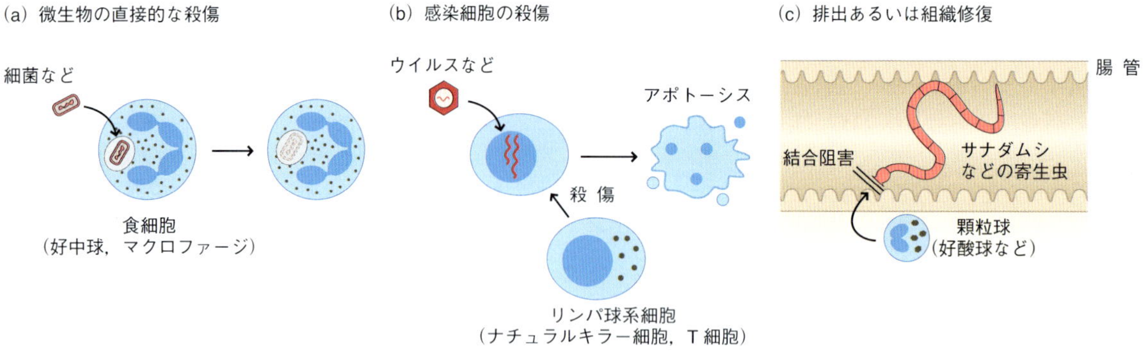

図 1・8　細胞性免疫のメカニズム　細胞が病原体を排除したり，またこれに対して防御するメカニズムにはおもに 3 通りの方法がある．(a) 直接的な殺傷：おもにマクロファージや好中球といった特殊な食細胞は細菌などの微生物を細胞内に取込み，これらを細胞内で殺傷する．(b) 感染細胞の殺傷：ナチュラルキラー細胞や細胞傷害性 T 細胞は 感染細胞を殺傷し，これによりウイルスにみられるような微生物の複製と放出を防止する．(c) 自然障壁の維持：腸内の蠕虫などの大型寄生虫は上皮に損傷を与え，体内に侵入する危険が生じる．好酸球のような細胞は損傷の修復を促進することが可能であり，ある場合は病原体を排除し，また有毒物質を分泌することにより，これらを殺傷する．

1·4·1·5　自然免疫に関与する細胞

a. マクロファージ（macrophage, **大食細胞**ともいう）　マクロファージは二つのタイプに大別される．

・常在性マクロファージは定常状態（すなわち感染が起こる以前の状態）の組織に存在し，病原微生物の有無を検知することができる．すなわち，炎症応答の始動を促進しうる細胞である．

・動員あるいは誘導性マクロファージは組織常在性の細胞ではなく，感染局所に動員された血流中の前駆細胞である単球から分化したものである．マクロファージに分化後はエフェクター細胞として働き，感染の除去を促進する．

マクロファージは 2 種の主要な特徴的食細胞のうちの一つであり，細菌など微生物を細胞内に取込み，その後これらを殺傷する．

b. 肥満細胞（mast cell）　肥満細胞もまた定常状態の組織に常在し，微生物の存在を感知しうる細胞である．肥満細胞は刺激を受けた場合に放出される顆粒をもち，この顆粒内容物が局所炎症の始動に寄与している．

c. 顆粒球（granulocyte）　顆粒球は血中白血球，循環白血球の主要な細胞集団である．この細胞は光学顕微鏡下の観察により細胞質顆粒をもつために顆粒球と名づけられた．顆粒球は二つあるいはそれ以上に分葉した核をもち，多形核白血球ともよばれ，分葉した核をもたず単核球ともよばれる単球やリンパ球とはこの点で区別される．顆粒球は共通の前駆細胞に由来する三つのグループに分けられる．その一つは**好中球**（neutrophil）であり血中に数多く存在し，食細胞タイプの非常に重要な細胞である．他の二つは血中に少数認められる**好酸球**（eosinophil）と**好塩基球**（basophil）であり，機能上多少とも肥満細胞と関連している．顆粒球は通常血中を循環しているが，さまざまなタイプの感染に応じて感染局所に動員される細胞であり，これが顆粒球の重要な特性である（つぎの点に注意してほしい．すなわち肥満細胞もまた顆粒を保持するが，成熟形態の肥満細胞は血中を循環せず，それゆえ定義のうえからは顆粒球には含まれない．またおそらく肥満細胞は顆粒球とは異なる前駆細胞に由来する）．

d. ナチュラルキラー細胞（**NK 細胞**，natural killer cell, NK cell）　NK 細胞はその生成過程においてリンパ球と近縁であるが多くの観点からリンパ球と異なっている．NK 細胞は常在性の細胞として組織に認められ，また炎症局所にも動員される．NK 細胞はウイルス感染細胞など他の細胞を殺傷する細胞傷害活性をもち，また免疫応答を調節する．

1·4·1·6　獲得免疫に関与する細胞

リンパ球　リンパ球は獲得免疫応答に関与する最も重要な細胞である．以前に指摘したように，リンパ球は高度に識別力のある抗原受容体をもち，二つの主要なグループ，B 細胞と T 細胞に大別される．B 細胞は抗体を産生する**形質細胞**（plasma cell：**プラズマ細胞**ともいう）の前駆細胞である．T 細胞はさらに二つの主要なグループに分類される．一つは $CD4^+$ T 細胞であり，原則的に獲得免疫における調整役あるいはまとめ役として働く．他の一つは $CD8^+$ T 細胞でありウイルスや他の微生物に感染した細胞を殺傷する能力をもった細胞傷害性細胞に分化しうる細胞である．上述のように，**細胞傷害性 T 細胞**（cytotoxic T lymphocyte, CTL）と NK 細胞は免疫システムにおける二つの主要な細胞傷害性細胞である．

1・4・1・7　自然免疫応答と獲得免疫応答を直接結びつける細胞

樹状細胞はいくつかのサブグループに分けられる．樹状細胞の多くは獲得免疫応答の始動とその制御に関与している．樹状細胞は感染に際して即座に応答し，その後その性状を変化させてリンパ球，特に $CD4^+$ T細胞を活性化しうるようになることから，自然免疫応答と獲得免疫応答を結びつける細胞とみなされている．

1・4・2　食細胞

生体のすべての細胞はその細胞外環境にあるものを採取することが可能であり，このプロセスは**エンドサイトーシス**（endocytosis）とよばれる（図1・9）．細胞は液状物体や液中の溶質を，細胞内の**エンドソーム**（endosome）とよばれる膜結合小胞へと取込む．この過程が液相エンドサイトーシスもしくは**飲作用**（pinocytosis, **ピノサイトーシス**）である．細胞は栄養を摂取するためこのプロセスを用いるが，ある場合は**受容体依存性エンドサイトーシス**（receptor-mediated endocytosis）とよばれるこれと関連したプロセスにより，細胞表面の受容体を用いて必要な栄養分子を細胞外液中から抽出する．ある特殊な細胞は**食作用**（phagocytosis, **ファゴサイトーシス：貪食，大食作用**ともいう）とよばれるプロセスを通じて粒子状物質を取込むこともでき，粒子状物質は**ファゴソーム**（phagosome）とよばれる細胞膜に由来する小胞内に含有される．食作用を含むすべてのエンドサイトーシスにおいて，消化酵素を内包する**リソソーム**（lysosome）という小胞がエンドソーム系小胞やファゴソームと融合し，この酵素を融合したエンドソーム系小胞に放出する．この過程によっては小胞内容物が分解される．注意すべきこととして，エンドサイトーシスという術語は一般的に食作用を含む広い意味で使われているが（著者らもそうしている），場合によっては食作用以外のプロセスに使われる場合もある*1．

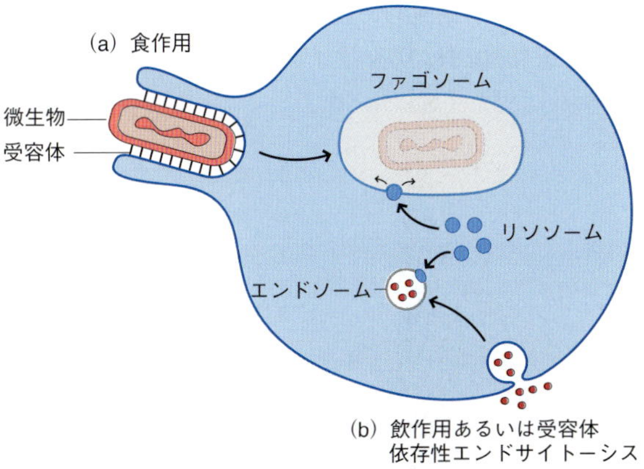

図1・9　エンドサイトーシスのメカニズム　(a) 食作用：食細胞は細菌のような粒子状物質をファゴソームという小胞内に取込むことができる．**(b) 飲作用**：すべての細胞は少量の液体や溶け込んでいる溶質を取込むことができる．これらは（初期）エンドソームとよばれる小胞に取込まれる．すべての事例において，初期エンドソームやファゴソームはリソソームとよばれる別の細胞内小胞と融合し，後期エンドソームあるいはファゴリソソームを形成する．これらの中で，細胞に取込まれた内容物は分解される．またこのメカニズムにより，捕食された微生物は殺傷される．

食細胞（phagocyte）は細菌や小型の原生動物といった粒子状物質を取込むことができる特殊な細胞であり，細胞内でこれら微生物を殺傷することができる．二つの主要な食細胞はマクロファージと好中球である．他の細胞，たとえば好酸球も弱い食作用をもつが，食作用自体は好酸球の主要な目的の一つであるとは考えられていない．

1・4・2・1　マクロファージ

マクロファージは生体のほとんどすべての組織に存在し，自然免疫応答と獲得免疫応答両者において重要な細胞である．マクロファージの前駆細胞は血中を循環する単球とよばれる細胞であり，単球は骨髄で生成される．単球が組織に侵入すると成熟マクロファージとよばれる細胞に分化する*2．

組織中のマクロファージは概して長寿命である（生涯にわたって保持される入れ墨はマクロファージ内のインクが描き出すものである）．結合組織や硬組織に常在するマクロファージは発生の過程における器官の成育や形成もしくは正常な組織機能の調節（ホメオスタシス）においてきわめて重要な役割を担っている．組織常在性マクロファージはアポトーシスの過程を通じて死に至る細胞を認識する特殊な受容体をもち，損傷のない場合の組織形成（胚形成過程など）を補助している．

感染はほとんどの場合末梢組織に起こり，常在性マクロファージは自然免疫応答の始動に際してきわめて重要な役割を演ずる．マクロファージはさまざまなタイプの病原体を認識する受容体（パターン認識受容体，PRR）

*1　訳者注：飲食作用はendocytosisが本来で，この中にphagocytosisとpinocytosis, macropinocytosis（大飲作用）などが含まれる．たとえば，飲食作用（endocytosis）には（大）食作用や飲作用（小食作用，pinocytosis）が含まれる．

*2　訳者注：肺，脾臓，肝臓，脳に分布するマクロファージについては，最近になって血液中の単球に由来するものではなく，発生の過程で初期に前駆細胞がおのおのの組織に分布し，それらが，その後も供給源となっていることが明らかになっている．

をもち，たとえば広範なウイルス，細菌，真菌の識別を可能にしている．これらの受容体のあるものを用いてマクロファージは病原体を捕食することができ，その結果病原体を細胞内で殺傷することも可能である．また別のパターン認識受容体には，遺伝子発現を変化させるようなシグナルを核内に伝達するものもあり，これにより，たとえば他のタイプの細胞に働きかけるホルモン様低分子量タンパク質（サイトカイン）の分泌を誘導する．また非常に重要なことは，常在性マクロファージが感染の初期に分泌するある種のサイトカイン（警鐘シグナルとして，§1·2·3·1）は血管内皮細胞の構造と機能を改変することにより局所炎症の活性化を助長する．その後，これらは局所より離れた組織を刺激し，全身性の炎症応答を誘発する（図1・10）．

一度炎症のプロセスが開始されると，多数の単球が血中から感染局所に動員される．これらの細胞は炎症性マクロファージに分化し，常在性マクロファージよりもはるかに多くの機能をもつようになる（それらがどのようにして観察されたかによるが，時にはこれらの細胞は誘導性マクロファージとよばれる）．これら炎症性マクロファージはより高い食作用能（貪食能）をもち，炎症応答の増幅を促進する非常に多様な機能分子を分泌し，他のタイプのエフェクター細胞を感染部位に誘引して病原体を排除させる．さらにマクロファージは組織の修復と治癒にも寄与する．

ある状況のもとでは，マクロファージは新たな非常に効果的な対細菌殺傷メカニズムを獲得することができる．これは応答早期に起こる可能性はあるが，一度獲得免疫応答が始動されるとさらに際立つ現象である．このような応答により産生される重要なキーとなるマクロファージ活性化因子はインターフェロン-γ（interferon-γ, IFN-γ）という**サイトカイン**（cytokine）である．一般に誘出性マクロファージは種々の多彩な**メディエーター**（mediator）を産生するが，活性化マクロファージはこのような能力に乏しく，食作用によって取込んだ微生物を殺傷することを専門としている．このため活性化マクロファージは，微生物の成長や複製を妨げるような栄養減弱分子，微生物を殺傷する**活性酸素中間体**や**活性酸素種**（reactive oxygen intermediate/species, ROI/ROS）のような高毒性因子，さらに微生物を消化する種々の酵素などを産生する．活性化マクロファージはマイコバクテリアのようなある種の細菌（結核やハンセン病の原因菌となるものもある）に対する防御においてきわめて重要である．他の環境下では別のタイプのマクロファージの活性化（代替活性化）あるいは不活化が誘導され，これは，おそらく局所環境状況（たとえばどのようなサイトカインが存在するか）に依存した連続的な段階と思われる．これらのことから，マクロファージはきわめて環境順応性の高いタイプの細胞であることが理解できる．

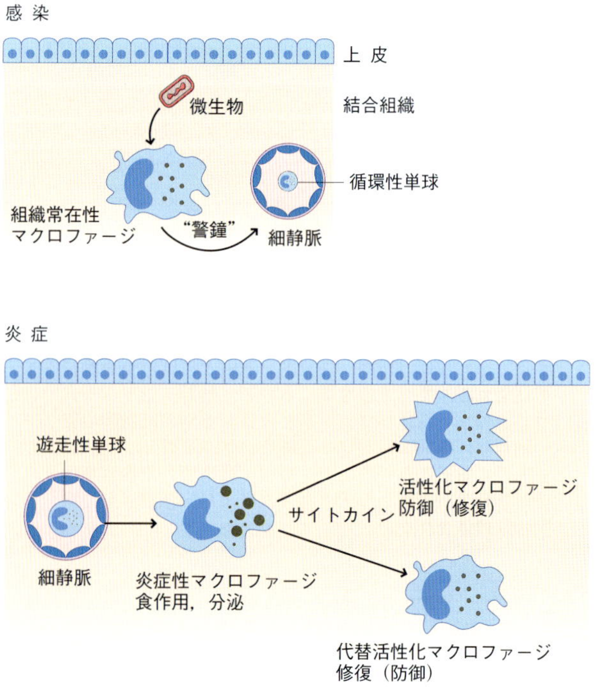

図1・10 種々のタイプのマクロファージ マクロファージは可塑性の細胞であり，さまざまな特異機能を発揮することができる．組織常在性マクロファージ：結合組織に存在する長命の細胞である．定常状態においてホメオスタシスにかかわっており，組織の構造を維持し，また病原体を感知して炎症の始動を促進する．炎症性マクロファージ：局所における炎症は血液中の単球を組織に動員する．病原体に応じて単球は補体成分など多くの自然免疫エフェクターを産生する高能力な分泌細胞となる．活性化マクロファージ：自然免疫応答および獲得免疫応答により，効果的な抗微生物活性をもつようになったマクロファージである．代替活性化マクロファージ：損傷の修復や治癒の機能をもっており，おそらく炎症を鎮静化することを促進する．

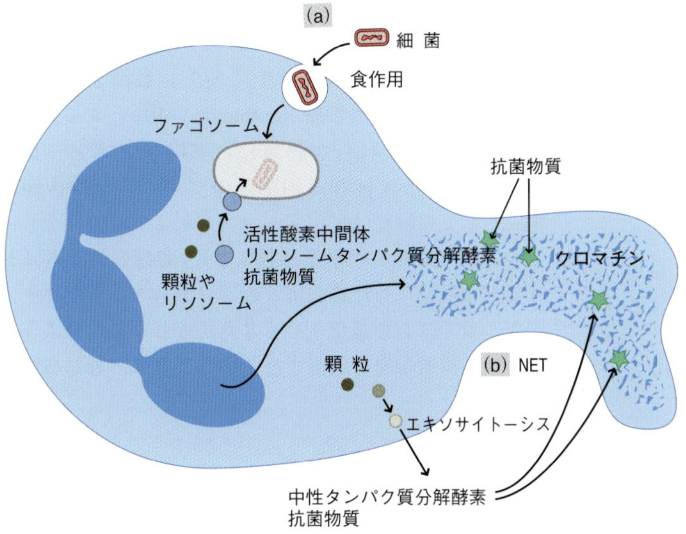

図1・11　好中球による殺傷　好中球は細胞内で，またおそらく細胞外でも微生物を殺傷することができる．(a) 細胞内殺傷：微生物の捕食後，ファゴソームは抗微生物因子を保有したりあるいはこれを産生できる細胞質顆粒と融合する．対微生物因子には活性酸素中間体や微生物に対して毒性を示す化合物や微生物を分解するタンパク質分解酵素などがある．(b) 細胞外殺傷：好中球は細胞外微生物を捕獲すると考えられるクロマチン（**DNA**・核タンパク質複合体）から成る好中球細胞外トラップ（**trap, NET**）をつくりだすことができる．他の顆粒の内容物として，その後，微生物殺傷を助長する対微生物因子やタンパク質分解酵素が放出される．

1・4・2・2　好 中 球

好中球はヒト血液中で最も多い白血球であり，白血球の約 70 % を占める．好中球はブドウ球菌やレンサ球菌といった化膿性細菌（膿をつくり出す）に対する防御において必要不可欠である．これらの細菌は概して膿瘍の原因となり，感染により急性炎症をひき起こす．好中球は成熟細胞として骨髄から血中に遊離され，その寿命は大変短い（1〜2 日）．好中球は正常組織にはみられないが，炎症応答部位には直ちに動員される細胞である．

好中球は高い食作用能をもち，微生物に対する広範な殺傷メカニズムを恒常的に備えている（この点でマクロファージとは異なる．マクロファージの殺傷メカニズムは通常誘導性である）．殺傷メカニズムを構築するのに必要な機能分子の多くは前もってつくられ，種々のタイプの細胞内顆粒に蓄えられている．微生物が補食されると，これらの顆粒はファゴソームと融合し毒性の内容物〔このうちあるものは活性化マクロファージがもつものと同一である（例：活性酸素中間体）〕により捕食した微生物を殺傷する．好中球はおそらく細胞外の微生物を殺傷する能力ももっている．対微生物因子に加え，好中球の顆粒は周囲の組織を分解する（溶解する）タンパク質分解酵素を併せもつ．好中球が殺傷に抵抗性の細菌を迎えた際には，好中球は壊死し，黄色ブドウ球菌の感染において典型的にみられるように，溶解された組織は膿を形成するが，これは膿瘍から放出されたものである（図1・11）．

1・4・3　肥満細胞，好酸球，好塩基球

別の食細胞に関して（§1・4・2），肥満細胞，好酸球，好塩基球はそれぞれ特有の性状をもってはいるが，その機能は多くの場合重複している．肥満細胞は組織に定住する細胞とみなされるが，好酸球と好塩基球は炎症局所に動員される典型的な細胞である．これらの細胞は通常生体の解剖学的な障壁，すなわち粘膜上皮直下または皮膚に認められる．

1・4・3・1　肥満細胞

肥満細胞は粘膜組織や疎性結合組織に分布する常在性の細胞である．肥満細胞の機能は，少なくともその一部は感染や組織の損傷を感知し，炎症を開始させることにある．肥満細胞はヒスタミンやサイトカインを含有する細胞質顆粒をもつ．おそらく肥満細胞は自身のもつパターン認識受容体や補体成分のような低分子により活性化される．活性化が起こると，肥満細胞は即座に貯留していたメディエーター（伝達因子）を放出し，さらにサイトカインや脂質メディエーターを合成する．分泌されたこれらの機能分子は一般に急性炎症の惹起に関与する．脂質メディエーターはまた肺，気道や腸の平滑筋の収縮をひき起こす．これにみられる平滑筋の収縮は寄生虫の排除にもかかわっていると思われる．しかし，肥満細胞は，病的なアレルギー応答において役割を果たす細胞としてよりよく知られている細胞でもある（図1・12, p. 18）．

1・4・3・2　好 酸 球

好酸球は顆粒球の一種であり，白血球中の 1〜3 % を占める．好酸球は，通常二つに分葉した核と酸性色素である**エオジン**（eosin）で染色される（eosinophil という名の由来である）種々のタイプの大型の細胞質顆粒をもつ．好酸球はあるタイプの炎症部位，特に寄生虫感染やアレルギー応答に付随した炎症部位に動員される．肥満

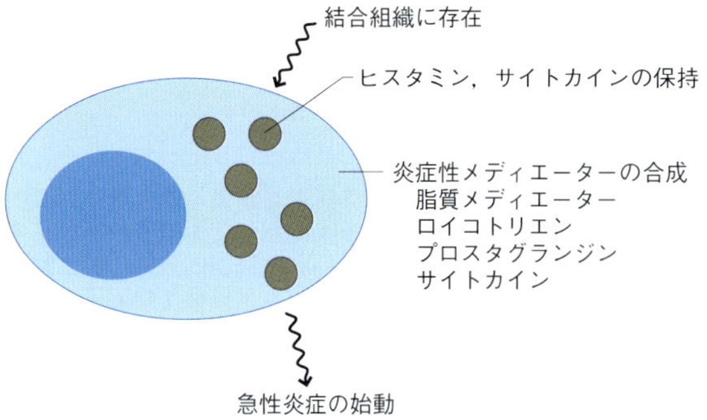

図 1・12　肥満細胞により産生されるメディエーター　肥満細胞はすべての結合組織に存在する．肥満細胞はヒスタミンやサイトカインといった炎症性メディエーターをあらかじめ貯留している大型の細胞質顆粒を保有しており，肥満細胞が活性化されると，これらが放出される（脱顆粒）．活性化肥満細胞は，活性化に際し，脂質メディエーターや他のサイトカインを含む炎症性メディエーターの合成も行う．肥満細胞は病原体関連分子により，もしくは急性炎症の過程で産生される分子によっても活性化されうる．さらに肥満細胞は花粉症のようなアレルギー反応によっても活性化される．

細胞との関連において，好酸球がサイトカインにより活性化される際に，肥満細胞の顆粒内容物が放出される．その他のメディエーターはその後に合成される．多くの好酸球機能は肥満細胞のそれと重複しており（§1·4·3·1），その一つである粘液の産生増多は粘液直下にある上皮細胞への病原体の接着を妨げる効果がある．さらに好酸球は蠕虫の腸管への侵襲・感染によってひき起こされるような組織損傷の修復に働いていることも考えられる．したがって好酸球は腸内寄生虫のような寄生虫感染防御において重要と思われる（図 1・13）．

1·4·3·3　好塩基球

好塩基球は二つに分葉した核と塩基性（basic）色素で濃い青色に染色される（basophil という名の由来である）大型の顆粒を細胞質にもつ．好塩基球は血中を循環する細胞であるが，その数は非常に少なく（一般に白血球の 1％以下），通常組織では検出されない．しかし，好塩基球は，好酸球とともに炎症部位に動員される．いくぶんの違いはあるものの，好塩基球は機能的には肥満細胞と似ており，炎症の効果的な刺激細胞でもある*．

1·4·4　ナチュラルキラー細胞

すべてのウイルスは複製のため細胞への感染が必須である．ウイルスの複製や新たなウイルス粒子の放出を制限するため，免疫細胞はウイルス感染細胞やおそらくある種の癌細胞をも殺傷しうるように進化してきた．このように免疫細胞において別の細胞を殺傷する能力を**細胞傷害性**（cellular cytotoxicity）と称し，殺傷を行う細胞を一般に**細胞傷害性細胞**（cytotoxic cell）とよぶ．細胞傷害性細胞はそれらが認識した細胞に**アポトーシス**（apoptosis）とよばれる細胞死のプロセスをひき起こす．すべての細胞はアポトーシスを起こす可能性をもっているが（組織の再構築過程など），免疫システムにおけるある種特化した細胞はこのプロセスをひき起こすようなメカニズムを進化させてきた．それゆえこのような細胞は，標的細胞を殺傷するというよりは，むしろ標的

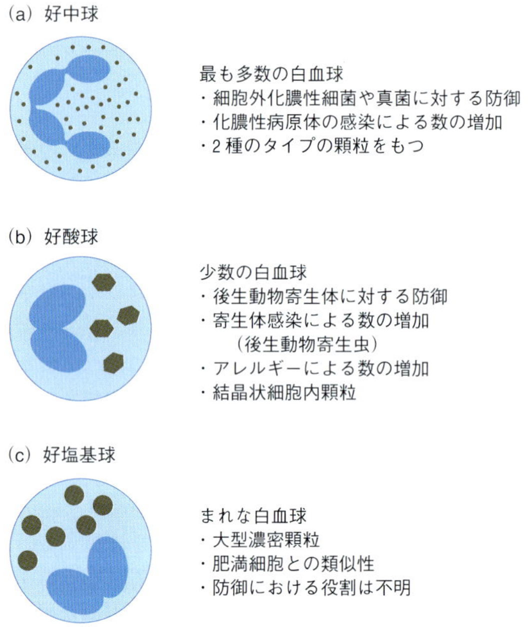

図 1・13　顆粒球のタイプ　顆粒球は染色に応じた特有の性状を示すさまざまな細胞質顆粒を保有する白血球である．これらすべての顆粒球はいろいろな炎症部位に動員される．(a) 好中球は血液中で最も多い白血球である．多数の好中球が急性炎症の場に素早く動員され（図 1・6），細菌感染に際しては骨髄からの好中球生成が大幅に増大する．好中球は非常に食作用能の高い細胞である（図 1・11）．(b) 好酸球は通常血液中に少数存在するが，特に粘膜組織に動員されやすい．特に好酸球が抵抗性や防御を付与すべき大型寄生虫感染の過程や喘息などのアレルギー反応が起こった場合，多数の好酸球が骨髄から生成される．(c) 好塩基球は通常は血液中でごく少数が認められる．好塩基球もまた，通常好酸球とともに炎症部位に動員される．好塩基球は肥満細胞とよく似た性状を示すが，生体防御におけるその役割はよくわかっていない．

＊　訳者注：最近の研究では，好塩基球がアレルギー反応の誘導に大きな役割を担っていることが明らかになってきている．

細胞の自殺を強要しているといえよう．この形態の細胞死（アポトーシス）を誘導する利点は，死細胞もしくは死につつある細胞の内容物を素早く排除することが可能であり，通常炎症をひき起こすことがない，という点である．**ナチュラルキラー細胞**（**NK細胞**，natural killer cell, NK cell）は培養中で癌細胞を殺傷する能力をもつ細胞として最初に見いだされ，同様の細胞がすぐに血液中で同定された．しかし，抗癌作用がNK細胞の一義的な役割ではないかもしれない．NK細胞は正常血液中や脾臓，肝臓などの組織に認められるが，炎症部位に動員されるNK細胞もある．この細胞にもともと備わっている細胞傷害機能のため，この細胞はナチュラルキラー細胞とよばれ，細胞傷害性T細胞がその殺傷能を発揮するためには活性化される必要があることと好対照である（§1・4・5・2）．

NK細胞はリンパ球と似ているが，定常状態においても大型の細胞質顆粒をもっている．これらの顆粒はパーフォリンとよばれる分子に代表されるような特殊な機能分子を含有している．パーフォリンは標的細胞の細胞膜に入り込んで重合して細孔を形成し，そこから標的細胞の細胞死を誘導するような機能分子（特にグランザイムとよばれる特殊な酵素）を注入する．このメカニズムはウイルス感染のあるもの（たとえばヘルペスウイルス）に対する防御において重要と思われる．NK細胞の顆粒に含まれる機能分子はあらかじめ貯留されているため，素早く標的細胞を殺傷することができる．さらにNK細胞は，標的細胞上のFas分子（これはアポトーシスを誘導し細胞死をひき起こす）に結合するFasリガンドのような膜表面分子をもっており，これによっても標的細胞を殺傷することができる（これとは対照的に，これらの殺傷関連因子は細胞傷害性T細胞では時間を経て誘導される）．重要なことは，NK細胞はこれに加えて，他の免疫細胞の活性を誘導したり，また調節したりする多様なサイトカインを産生する，ということである（図1・14）．

それでは，NK細胞はどのようにして標的細胞を認識しこれを殺傷するのであろうか．これに関しては後の章（4章）で述べるので，ここではNK細胞はパターン認識受容体ともリンパ球の抗原認識受容体ともまったく異なり，これらとは別の構造ファミリーに属する特殊な受容体の広範なセットを保有している，と述べるにとどめる．基本的にNK細胞は他の細胞表面上に発現している特異な分子（特に**主要組織適合遺伝子複合体**，major histocompatibility complex, MHC）の発現レベルをモニターしている．もしその発現レベルが正常であれば，NK細胞の細胞傷害機能はある種の**阻害受容体**（inhibitory receptor）により抑制されている．しかし，MHCの発現レベルが著しく低下した場合（たとえばウイルスが細胞に感染した際など），NK細胞上の活性化受容体は抑制状態を解除するように働き，細胞傷害機能を発動する．このような正常成分を欠失した（あるいは非常にその発現レベルが低下した）細胞を殺傷する，というNK細胞の能力は元来**自己欠失仮説**（missing self hypothesis）と名づけられている．

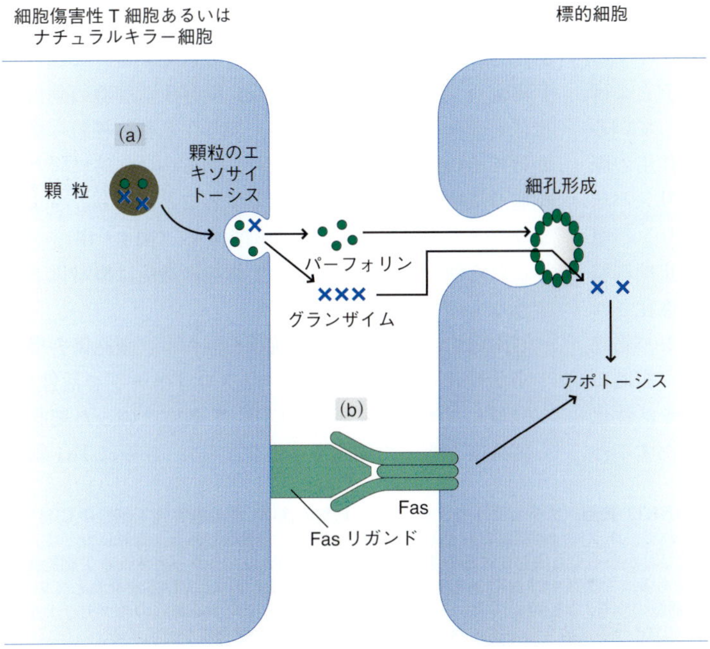

図1・14　細胞傷害性のメカニズム　ナチュラルキラー細胞と細胞傷害性T細胞は細胞傷害とよばれるプロセスにおいてアポトーシスを誘導することで感染細胞を殺傷する．**(a) 顆粒依存性機構**：あらかじめ用意された（ナチュラルキラー細胞の場合）あるいは新たに合成された（細胞傷害性T細胞の場合）顆粒は，アポトーシスを誘導するような機能分子を貯留する．これら機能分子の一つがパーフォリンであり，パーフォリンは標的細胞の細胞膜において重合して細孔を形成し，グランザイムのような分子の細胞質への注入をひき起こし，これにより標的細胞のアポトーシスを誘導する．**(b) 顆粒非依存性機構**：細胞傷害性T細胞とナチュラルキラー細胞はFasリガンドのような細胞表面分子を発現しており，これが標的細胞上のFasに結合することで標的細胞のアポトーシスを開始させる．

1·4·5 リンパ球

リンパ球は獲得免疫を成立させる細胞である．定常状態においては，活性化されていないナイーブな前駆細胞であり，これらが完全に活性化されるためには，抗原によりあるいは通常他のいくつかのシグナルにより刺激される必要がある．活性化のメカニズムは複雑であるが，その不適切な活性化（たとえば自己免疫疾患の誘発など，7章）は非常に危険であるため，活性化過程の多くのポイントで調節が行われている．ひとたび活性化されるとリンパ球は通常短命のエフェクター細胞となったり，再感染に際して再活性化される能力をもった長命の**記憶細胞**（memory cell, **メモリー細胞**ともいう）となる．

この節では，二つの主要なクラスのリンパ球を紹介し，簡単にその性状と機能について述べる．先に記載したように，リンパ球には，$CD4^+$ T細胞と $CD8^+$ T細胞から成るT細胞とB細胞の二つのおもなタイプがある．これらはともに通常型（conventional type）のリンパ球であり，獲得免疫において中心的役割を担う．通常型T細胞はまた，$\alpha\beta$ T細胞ともよばれる．これらに加え，他のタイプのリンパ球，$\gamma\delta$ T細胞やナチュラルキラーT細胞（NKT細胞と略す．NK細胞と混同しないように）といったいわば通常型とは異なる（もしくは非通常型の）リンパ球もあり*，これらについては5章と6章で考察する（図1・15）．

1·4·5·1 $CD4^+$ ヘルパーT細胞と $CD4^+$ 制御性T細胞

活性化されると通常型の**ヘルパーT細胞**（helper T cell, Th cell）もしくは**制御性T細胞**（regulatory T cell, Treg cell）となる $CD4^+$ T細胞は二つの主要なタイプのT細胞の一つである．このT細胞が $CD4^+$ T細胞とよばれるゆえんは多数のCD4分子を膜表面に発現しているためであり，このCD4分子自体は細胞間相互作用の際の細胞認識に関与している．すべてのナイーブリンパ球と同様に，$CD4^+$ T細胞は血流を循環して二次リンパ組織を回遊する．これら $CD4^+$ T細胞は小型の静止期細胞である．$CD4^+$ T細胞が機能するためには，活性化される必要があり，一次免疫応答においては二次リンパ組織で $CD4^+$ T細胞の活性化が行われる．二次リンパ組織において，樹状細胞（下記参照）は $CD4^+$ T細胞を活性化し，さらに $CD4^+$ T細胞がさまざまな機能を果たすことのできる細胞（エフェクター細胞）へと分化する過程を調節する．これらエフェクターT細胞は二次リンパ組織内に局在する細胞と相互作用を行ったり〔たとえば，$CD4^+$ T細胞はB細胞の活性化を助ける（help）．下記参照〕，また末梢の炎症部位や感染局所に移行して，他のタイプの細胞と相互作用を行う．

$CD4^+$ T細胞がその機能を発揮するルートには四つの

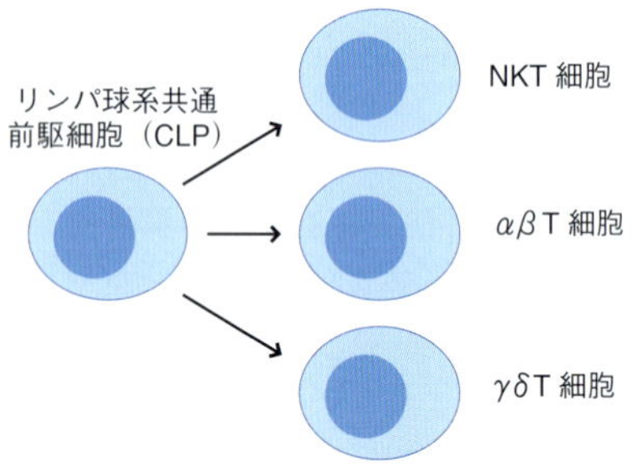

図1・15 いろいろなタイプのT細胞 **$\alpha\beta$ T細胞**：ヒトとマウスにおいて $\alpha\beta$ T細胞はT細胞のほとんどを占める．$\alpha\beta$ T細胞は多種多様に変異した抗原（認識）受容体（**$\alpha\beta$ TCR**）をもつ．$\alpha\beta$ T細胞はすべての二次リンパ組織を繰返し通過する（再循環）．**$\gamma\delta$ T細胞**：胎生期のマウスでは多様性のいくぶん少ない抗原（認識）受容体（**$\gamma\delta$ TCR**）をもった分化過程の異なる非通常型T細胞が上皮に分布する．これらのT細胞は $\alpha\beta$ T細胞が生まれる前に分化してくるT細胞である．**NKT細胞**：NKT細胞は別の分化過程にある非常に特種なT細胞である．インバリアントナチュラルキラーT細胞（iNKT細胞）は $\alpha\beta$ TCRをもつが，その抗原認識の多様性は非常に限定されている．

主要なものがあり，それぞれ，T細胞サブセットとしてTh1，Th2，Th17，Tregと名づけられている．これらのT細胞サブセットは，自然免疫に関与する細胞の動員や機能を改変したり，獲得免疫に関与する他の細胞へ働きかけてその応答を開始させたり，あるいは応答に新たな細胞や機能分子をもち込んだりすることにより，さまざまなタイプの獲得免疫応答を刺激する（図1・16）．

これら活性化された $CD4^+$ T細胞の機能は概略以下のようなものである．

- Th1細胞は免疫における抗菌機能および細胞傷害機能を活性化する（たとえば，マクロファージを活性化，動員し，またNK細胞，$CD8^+$ T細胞といった細胞傷害機能をもった細胞を活性化する）．さらにTh1細胞

* 訳者注：**細胞傷害性T細胞，ナチュラルキラーT（NKT）細胞，ナチュラルキラー（NK）細胞の違い**：細胞傷害性T細胞は $CD8^+$ で $\alpha\beta$ T細胞受容体を発現する通常のT細胞が活性化されて，キラー（細胞傷害）としての機能を獲得した細胞である．これに対して，ナチュラルキラー（NK）細胞は，細胞を予め活性化しておかなくても細胞傷害活性をもつ細胞で，T細胞のマーカーとされるT細胞受容体やCD3分子を発現しない大型の顆粒性リンパ球である．マウスではNK1.1/1.2（CD161），ヒトではCD16とCD56を発現している．一方，ナチュラルキラーT（NKT）細胞は通常のT細胞のうち，NK細胞関連マーカーであるCD161を発現する細胞のサブセットをさす．ただし，細胞傷害性T細胞とは異なり，多くはCD1d分子に結合した生体内あるいは外来性の脂質や糖脂質を認識する．

は，B細胞から形質細胞への分化を起こさせ，上記の括弧内の細胞（マクロファージ，NK細胞など）のあるものと相互作用することができるタイプの抗体（抗体にはいくつかのタイプがある．§1･5･5･3）を産生させるよう導く．Th1応答は特にある種の細菌やウイルス感染（たとえば結核やインフルエンザ）に対する応答後期の防御において重要と思われる．

・Th2細胞は免疫の障壁機構を活性化する（たとえば，好酸球を動員し，マクロファージを代替活性化し，それらの細胞（マクロファージなど）と相互作用しうるタイプの抗体の産生を形質細胞に促す．§1･5･5･3）．Th2応答は特に蠕虫感染にみられるような寄生虫感染に対する生体防御や抵抗性において重要と思われる．

・Th17細胞は好中球の感染局所への動員を効果的に行う．したがって好中球は（他の自然免疫にかかわる細胞と同様に）自然免疫と獲得免疫の両者において動員される細胞である．Th17応答は特にある種の細菌，とりわけブドウ球菌やレンサ球菌（おそらくある種の真菌に対しても）のような急性炎症をひき起こすタイプの細菌に対する防御において重要である．

・Treg細胞は樹状細胞や他のリンパ球を含むいろいろな細胞の応答を抑制する．Treg応答は感染因子が排除された際の免疫応答の停止や，無害な成分（生体成分など）に対して有害な応答が起こらないよう保証することなどにおいて重要と思われる．

これらはおそらく最もよく知られているサブセットであるが，5章で述べられている特種な機能をもった別のタイプの$CD4^+$ T細胞も存在する*．

1･4･5･2 $CD8^+$ T細胞

$CD8^+$ T細胞は別のタイプの通常型T細胞（図1・16）である．このT細胞は多数のCD8と称される分子を表出し，CD8分子は$CD8^+$ T細胞が相互作用する相手の細胞を認識する際に関与する．活性化の後，$CD8^+$ T細胞は，認識した標的細胞にアポトーシスを誘導しうる細胞傷害性T細胞となる（これに対してNK細胞は細胞傷害機能を果たす前に活性化される必要がない．§1･4･4）．$CD8^+$ T細胞は，$CD4^+$ T細胞のように，血流を循環し二次リンパ組織を回遊する．$CD8^+$ T細胞が完全に活性化されると，強い細胞傷害活性をもつ細胞になる．この細胞は二次リンパ組織を離れ，末梢の炎症・感染部位に至り，そこでウイルス感染細胞を殺傷する．殺傷のメカニズムには二つの方法，パーフォリンとグランザイムによる殺傷とFasリガンド–Fas相互作用がある（これらはナチュラルキラー細胞による殺傷のメカニズムと同様である．図1・14参照）．

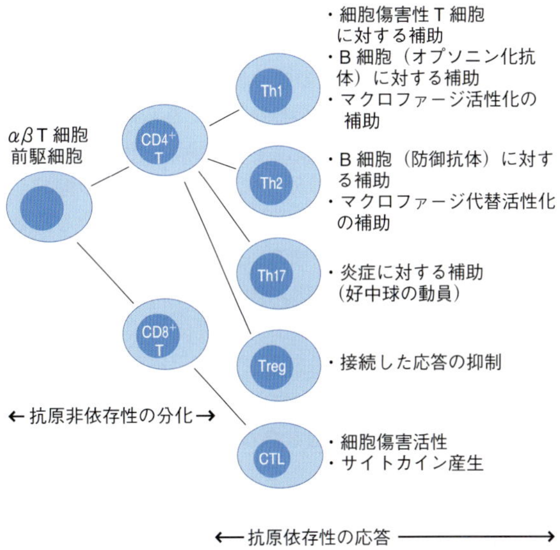

図1・16 通常型αβT細胞のサブセット αβT細胞の二つの主要なサブセット$CD4^+$ T細胞と$CD8^+$ T細胞は，胸腺で生成される．それぞれのサブセットは免疫応答において特異な（偏向した）機能を獲得している．$CD4^+$ T細胞は感染のタイプに応じてTh1細胞，Th2細胞，Th17細胞へと分化する．$CD4^+$ T細胞は他のタイプの細胞の機能を制御し，またさまざまなエフェクター細胞の動員を助け，それらを統御する．これらの働きのいくつかを図に示す．$CD4^+$ T細胞は免疫応答を抑制する働きをもつ制御性T細胞（Treg）へも分化しうる細胞である．$CD8^+$ T細胞は細胞傷害性T細胞（CTL）に分化しうる細胞であり，$CD4^+$ T細胞がそうであるように，ある種の偏向した特有の機能をもつ．ただしその機能に関しては$CD4^+$ T細胞ほど明らかにされていない．

細胞傷害性細胞として，$CD8^+$ T細胞はインフルエンザウイルスのようなウイルスに対する獲得免疫の中枢の要員である．しかし$CD8^+$ T細胞は，(i) 他の細胞表面上にある細胞死誘導受容体に結合してアポトーシスを誘導する**腫瘍壊死因子α**（tumor necrosis factor−α，TNF−α）のような，細胞に直接毒性を示すサイトカインを産生したり，(ii) 自然免疫に関与する細胞の機能を調整したり高めたりして（たとえば，IFN−γはマクロファージに対する主要な活性化因子である），病原体排除を助長するメカニズムをも提供している．サイトカイン産生する$CD8^+$ T細胞はその産生するサイトカインのパターンからサブセットに分類され，$CD4^+$ T細胞

＊ 訳者注：これら以外に産生するサイトカインが異なるTh3，Th9，Th22やTr1と名づけられた$CD4^+$ T細胞サブセットも存在することが知られるようになっている．

のサブセットに対応して名づけられている（Tc1，Tc2など）．

1·4·5·3 B 細 胞

B細胞もまた小型で活性化されていない細胞であり，形態的にはT細胞と区別することができない．B細胞が適切に活性化された際の第一義的な機能は抗体を産生する形質細胞に分化することであり，さらにあるものは記憶細胞になることである．多くの場合，B細胞の活性化あるいは形質細胞への分化にはT細胞からの助けが必要であり，またT細胞はまた形質細胞がつくる抗体のタイプをコントロールする（図1・16参照）．このタイプの応答は一般に二次リンパ組織の特定の部域（沪胞とよばれる）において，タンパク質抗原に対するB細胞によりひき起こされる応答であり，それゆえ**T細胞依存性**（T cell-dependent, TD）**応答**とよばれる．しかし，他のタイプのB細胞もある．このB細胞は脾臓の

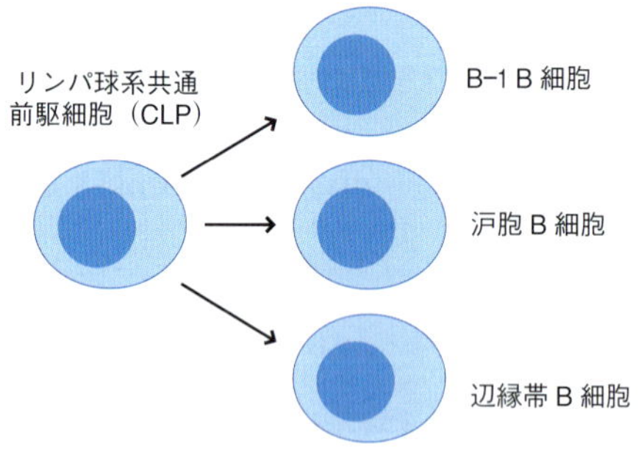

図1・17 種々のタイプのB細胞 種々のタイプのB細胞は胎生あるいは新生児期に分化してくる（図1・15，T細胞の分化と比較）．すべてのB細胞は形質細胞へと分化し抗体を産生する．B細胞はさまざまなタイプの抗原と反応することができる．沪胞B細胞：ヒトとマウスにおける主要かつ通常型のB細胞であり，高度に多様化したB細胞受容体をもち，二次リンパ組織を頻回に通過する（再循環）．B-1 B細胞：マウスにおいて，非通常型のB細胞でありより限局された特異性のB細胞受容体をもち，腹腔もしくは胸腔に分布する．このB細胞は通常型B細胞が分化する以前に最初に生成されるB細胞である．辺縁帯B細胞：辺縁帯B細胞は脾臓の辺縁帯に固有のB細胞であり，別の分化経路により沪胞B細胞に分化する細胞である．

辺縁帯とよばれる特定の領域に分布し，多糖類などの抗原に対し抗体を産生する．その際T細胞の助けを必要としないため，**T細胞非依存性**（T cell-independent, TI）**応答**とよばれる．最後に，通常型のB細胞ではない別のタイプのB細胞（マウスにおいてはB-1 B細胞とよばれる）は，明らかな抗原刺激がない状態で自然抗体と称される抗体を産生する．種々のタイプの抗体の機能は6章に詳しく述べられている（図1・17）．

1·4·5·4 記憶リンパ球

獲得免疫の基本的な特徴は免疫記憶という現象である．これはリンパ球のもつ重要な性質であり，また，一般に獲得免疫応答の主要な機能である．前述のように一次獲得免疫応答により最初の感染を乗り越えると，同一の微生物による再感染に対してしばしば長期の抵抗性（免疫）が獲得される．その好例は麻疹（はしか）にみられるような幼児期の感染に対する免疫であり，また痘瘡や破傷風に対するワクチン接種により誘導される長期持続免疫である．これらの事例における免疫は多年にわたり持続し，これは獲得免疫応答の過程で生み出されたT細胞，B細胞両者の記憶リンパ球によるものである．

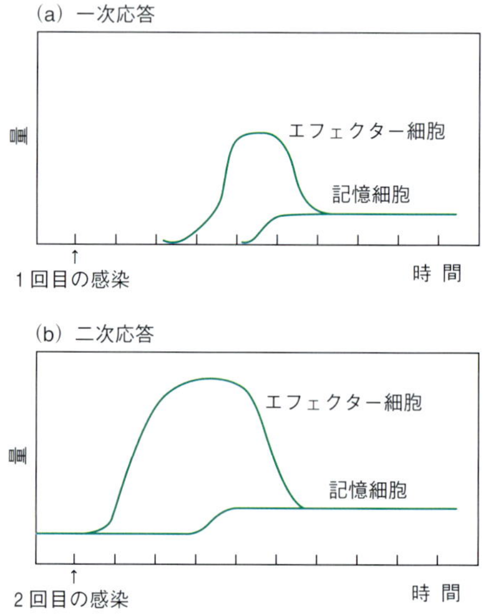

図1・18 エフェクターリンパ球応答と記憶リンパ球応答 (a) 一次応答：新たな感染に対する応答において，感染時より少し遅れて（細胞が活性化され増殖するのに必要な時間である）エフェクターリンパ球が生成され，感染微生物の排除に応じてその数は徐々に減少する．そして記憶リンパ球集団が出現し，維持され，これら記憶リンパ球はしばしば生涯にわたって保持される．(b) 二次応答：同一の感染が再び起こると，記憶リンパ球は迅速にエフェクター細胞へと分化し，より効率よく感染の排除に努める．その後再び記憶細胞に戻り（もしくは新しい記憶細胞に置き換わり），将来のいかなる時期においても同一の感染が起こった場合は同様に強い応答をすることができる．これらは**T**細胞応答，**B**細胞応答の両者に当てはまる原則である．二次応答の効率は抗体産生応答においてより顕著に認められ，一次応答において産生される抗体に比べ，より高い親和性をもったより適切なタイプの抗体が産生される（この図中には示されていない．6章）．

病原体が排除されると，エフェクターT細胞や形質細胞は死に至る．しかし，抗原特異的な記憶T細胞の集団，$CD4^+$ T細胞，$CD8^+$ T細胞の両者あるいは一方，

および記憶B細胞集団は生体に維持される．これら抗原特異的クローンを形成するリンパ球の数は感染以前よりも増加し，病原体に再び遭遇した際には，記憶細胞はより急速に再活性化される．したがって，二次応答はより強くまた迅速であり，通常病原体の効果的な排除が導かれるわけである（図1・18）．

1・4・6 樹状細胞

樹状細胞（dendritic cell, DC）にはいくつかのタイプがあり，その命名に関しては混乱しがちである．ここではまず**古典的樹状細胞**（classical dendritic cell, cDC）に的を絞っていくことにする．古典的樹状細胞の第一義的な機能は多くのタイプの獲得免疫応答，特に$CD4^+$ T細胞応答の開始あるいは制御をつかさどることである．末梢組織に一時的に存在するこのような樹状細胞は自然免疫に関与する細胞にも発現しているパターン認識受容体（PRR）を用いて種々のタイプの病原体を感知している．樹状細胞はこれら病原体（ウイルス，細菌など）あるいはこれらに由来するより小さな抗原（たとえば，細菌の毒素，寄生虫の成分）を取込むことができる（図1・19）．

樹状細胞は，生起した個々の感染のタイプに依存し，あるいは炎症局所において産生される特定のサイトカインのような刺激に反応して，その性状を変化させる．多数の樹状細胞が末梢組織から二次リンパ組織へと移動し（たとえば，皮膚からリンパ管を通じて所属リンパ節へ），末梢炎症局所で捕捉した抗原をT細胞が認識しうるような形，すなわちペプチド−主要組織適合性抗原（MHC）分子にして輸送する．これらのリンパ系器官において，樹状細胞は抗原特異的T細胞，特に$CD4^+$ T細胞と相互作用し，かつこの段階（二次リンパ組織に到達した段階）で樹状細胞はナイーブT細胞を完全に活性化させるのに必要な特有の機能分子を発現しているため（補助刺激とよばれるプロセス），樹状細胞は多くのタイプの獲得免疫応答を始動させることができる．感染のタイプに応じて，樹状細胞は活性化$CD4^+$ T細胞に特定の機能を付与することもあり，これにより感染微生物は適切に排除される．これらの役割を終えると，樹状細胞は二次リンパ組織で一生を終わる．

形質細胞様樹状細胞（plasmacytoid dendritic cell, pDC）は古典的樹状細胞とは異なるタイプの樹状細胞である．これらが形質細胞様といわれるのは，形質細胞に似て多くの粗面小胞体をもつためである．形質細胞様樹状細胞はウイルス感染時にⅠ型インターフェロン（type Ⅰ IFN）と総称されるサイトカインを大量に産生し*，対ウイルス防御に携わる役割をもつ．パターン認識受容体（PRR）を介して刺激されると，形質細胞様樹状細胞はさまざまな炎症性サイトカインをも急激に産生し，これらサイトカインもまたT細胞活性化の調節に関与すると思われる．しかし免疫応答におけるこれらの真の機能はいまだ不明の点が多い．

これに関してはあらためて後の章で考察するが，最後に**沪胞樹状細胞**（follicular dendritic cell, FDC）とよばれる別のタイプの樹状細胞が存在することにふれておく．樹状細胞という名前にもかかわらず，沪胞樹状細胞は古典的樹状細胞や形質細胞様樹状細胞とはまったく異

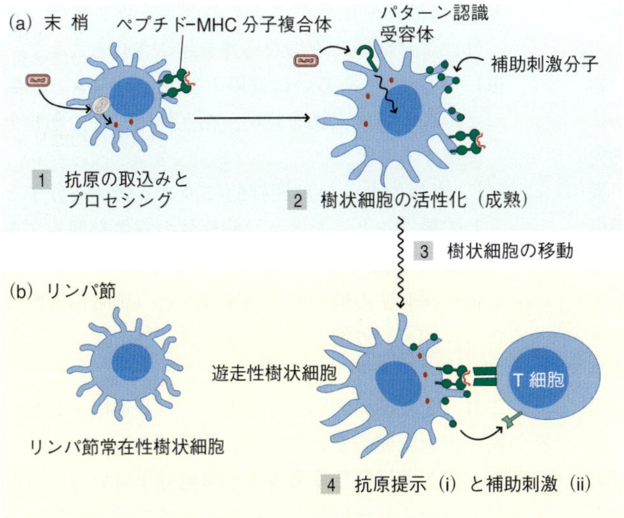

図1・19 古典的樹状細胞の機能 古典的樹状細胞はほとんどすべての末梢組織に認められる．皮膚の上皮においてはランゲルハンス細胞とよばれる．(1) 感染が起こると，これらの細胞は微生物抗原を取込み分解して**T**細胞に認識されうる形（ペプチド-**MHC**分子複合体）にする．(2) パターン認識受容体を介する病原体の感知は**T**細胞の活性化に必要な特定の補助刺激分子の発現を増加させる．(3) その後樹状細胞は二次リンパ組織へと移行する（たとえば，皮膚から輸入リンパ管を通って局所リンパ節へ）．(4) 移行してきた樹状細胞は抗原特異的**T**細胞を活性化することができ，これにより獲得免疫を開始させる．これに加え，リンパ節には別の常在性（定住型）樹状細胞の集団が存在するが，上述の遊走性樹状細胞に比べ，**T**細胞活性化やその調節における役割はまだ十分に解明されていない．

＊ 訳者注：実際は形質細胞様樹状細胞の前駆細胞がウイルス感染などに応じてⅠ型IFNを大量に産生する．その産生能は成熟とともに急激に減少する．

なるタイプの細胞であり，古典的樹状細胞や形質細胞様樹状細胞と混同しないよう注意を要する．沪胞樹状細胞は二次リンパ器官の特定の領域（沪胞）に分布し，そこでB細胞応答において中心的な役割を果たす細胞である．これは，種々のタイプの古典的樹状細胞がT細胞応答に関与していること（上述）と，ちょうど対照的な関係にあるといってよい．

1·4·7 免疫応答における協働作用

免疫の細胞的基盤の節（§1・4）を終えるにあたり，いくつかの基本原則を要約しておくことにする．

第一は，感染後に起こる自然免疫応答あるいは獲得免疫応答はそれを始動させる病原体のタイプに適した形で起こるということである．すなわち，免疫システムは病原体を排除するのに最適の応答をひき起こす．たとえば，これまでに指摘したように，食細胞は細菌を直接殺傷することに関与し，細胞傷害機能をもつ細胞はウイルスに感染した細胞を殺傷することができる．さらに好酸球や好塩基球は寄生虫感染に対する抵抗性を助長する．おのおのの細胞はその機能を発揮するためそれぞれ異なったメカニズムを使用しているのである．

第二は，いかなる免疫応答に関与する細胞も他の細胞と無関係に機能することはなく，他の細胞から制御されたり，また他の細胞の機能を制御したりしていることである．骨髄からの自然免疫関連細胞の生成は自然免疫応答，獲得免疫応答の両者の過程で増加したり減少したりし，感染局所におけるこれらの細胞の停留は炎症により制御されており，その機能も改変させられていることである．このように，個々の細胞は，感染後さまざまな時系列のポイントで誘導されるべき免疫応答のタイプを細かく調節している．

第三は，すべての免疫応答は，特に感染に応じて，始動されることが必要であり，かつ応答全般として適切に協働し制御される必要があるということである．自然免疫においてさまざまなタイプの応答が起こるように，獲得免疫においてもまさに同様のことが認められる．獲得免疫においては，リンパ球応答を始動させるためには特有の細胞が必要であり，特定のリンパ球の集団がその後に起こる応答全体のタイプをコントロールする．最も重要な制御細胞は樹状細胞であり，また応答を助長・促進あるいは制御機能をもつ$CD4^+$ T細胞である．これらの細胞はともに，他のタイプの細胞からの助力を得て，獲得免疫応答の共働作用に必須の役割を果たしている（ビジネスの世界にたとえてみると，樹状細胞は経営陣であり，$CD4^+$ T細胞は中間管理職，そしてこれまでに述べてきた他のすべてのタイプの細胞は一般労働者とみなされる．相当な範囲で，樹状細胞はリスクを評価し，戦略的な決定を下し，$CD4^+$ T細胞に何をなすべきかを指令する．これを受けて，$CD4^+$ T細胞はさまざまなタイプの労働者を指揮して，おのおのがその任務を達成するのを助ける）．

最後に，当然のことながら，機能分子がなければ，これらのことは何も起こらない．したがって，つぎの章で免疫におけるいくつかの枢要な機能分子について考察してゆく．

1・5 免疫の分子的基盤

免疫システムの第一義的な機能は自然免疫の障壁を突破してきた病原体を排除することにある．この機能はさまざまな細胞や機能分子の統合的な作用によって起こるものであり，これにより直接あるいは間接的に病原体を排除することにつながる．ここでは免疫の分子的基盤について検討していくことにする．上述の機能分子のいくつかについて少し詳しく記述し，また免疫において重要な役割を果たす他の分子についても紹介してゆく．

1·5·1 免疫における細胞関連あるいは可溶性機能分子

免疫細胞に発現している最も重要な種類の機能分子は以下の機能をもつものである．

i） 生体内において免疫細胞の位置（分布域）をコントロールする機能，たとえば細胞を正常組織内に分布させるか，あるいは感染局所に送るかを決定すること．

ii） 病原体や他のシグナルの認識を作動させ，それにより細胞に適切な応答を起こさせること．

iii） 近接したあるいは遠隔の組織に分布する細胞との間の情報交換を行い，相互作用による応答を促進すること．

iv） 直接的あるいは間接的にエフェクター分子として働くこと．たとえば病原体の殺傷を助長すること（細胞内あるいは細胞外で），あるいは病原体を保有する細胞を殺傷すること（細胞傷害性）．

これらに加え，可溶性機能分子の受容体を含む多くの細胞関連分子は細胞内シグナル伝達系とリンクしており，これにより特異的応答に必要とされる遺伝子発現やその他の細胞機能の変化が頻繁に誘導される．

免疫システムに関与する多くの機能分子はいろいろなスーパーファミリーに属している．あるスーパーファミリーに属する機能分子は基本的な構造は共通であるが，それぞれのファミリーメンバー間の機能は大きく異なっていることもある．たとえば，免疫グロブリンスーパーファミリーに属する分子は，いわゆる免疫グロブリン領域を共通構造としてもつが，保有する免疫グロブリン領域数は個々の分子で異なっている．しかし，免疫関連分子を紹介するという目的のため，ここではこれらの分子をその機能をもとに六つのグループに分けて記述していくことにする（図1・20）：

・**接着分子**（adhesion molecule）は，たとえば，白血球を血管内皮細胞と相互作用させて，血管から特定の部位に遊走させたり，細胞外マトリックスのような結合織や他の細胞との相互作用を促進する分子である（図中の⑤）．

・**自然免疫アゴニスト受容体**，特にパターン認識受容体は自然免疫システムを活性化する機能分子である（①）．

・**抗原受容体**（抗原認識受容体）は，リンパ球に病原体を認識させたり，他の細胞内に存在する病原体を検知させたりする機能分子である（②）．

・**サイトカイン**は近辺あるいは遠隔の免疫関連細胞や組織細胞に情報を伝達する機能分子である．これらの一部はケモカインとよばれ，細胞移動の方向性に関与する（たとえば感染局所への遊走をひき起こす，④）．

・**エフェクター分子**は直接病原体を殺傷したり，病原体の排除に働く特異的な細胞の標的を定めさせる．

・**細胞内シグナル伝達分子**は免疫関連細胞だけでなく，他のすべてのタイプの細胞が機能を果たすうえで必須の分子である（⑥）．

1・5・2 接着分子

すべての事例において，血中から組織へと細胞が移行する際には，血管の内側にある内皮細胞の障壁を通過して血管の外へと出ていく必要がある．このプロセスは**血管外遊出**（extravasation）もしくは**経内皮遊走**（transendothelial migration）とよばれる．明らかなことは，どのような細胞もある側と別の側を見分ける必要があることである（たとえば，末梢と二次リンパ組織，定常状態の組織と炎症時の組織など）．また細胞は組織内を移動して適切な領域に落ち着く必要がある．これらの機能が接着分子に依存している．

いろいろな細胞が，いろいろな部位に，かつ時系列のいろいろなポイントで，選択的に分布するためには優れた認識メカニズムによる調節が行われている．このある部分には，白血球の接着分子が関与しており，接着分子は二つの主要なグループに分けられる．すなわち**セレクチン**（selectin）と**インテグリン**（integrin）である．これらは内皮細胞上の対応するリガンドである血管アドレシンと総称される分子に結合する．なお，アドレシンの名称は，白血球に移行すべき部位の"住所（address）"を提供し，白血球がさまざまなタイプの組織を通過し，また侵入するルートを見いだすことを助長するという働きをもつことに由来する．細胞のホーミングに関与する3番目のグループの機能分子は接着分子ではなく，ケモカインとよばれる特定のセットのサイトカインに対する受容体である（§1・5・2・2）．

まとめてみると，さまざまな種類のセレクチンやイン

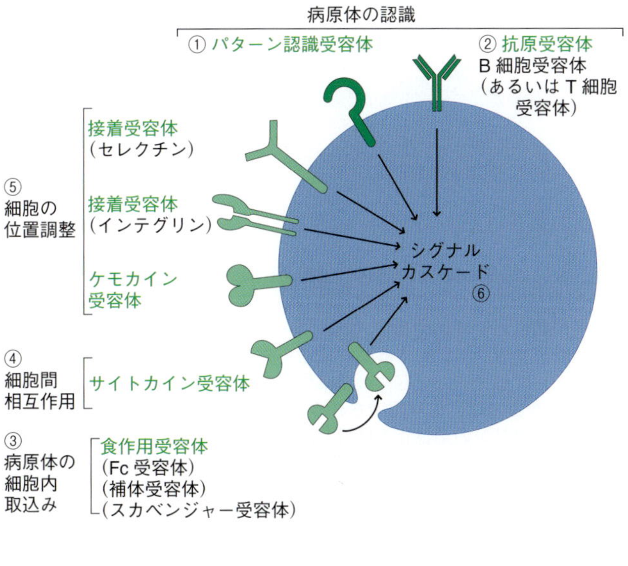

図1・20 免疫応答に関与する機能分子 病原体の認識：① パターン認識受容体は多くのさまざまな細胞（特に自然免疫に関与する細胞）に発現しており，さまざまなタイプの病原体の認識を行っている．② 抗原受容体（**TCR**，**BCR**）はリンパ球にのみ発現しており，これにより病原体の特定の成分を認識する．③ 捕食受容体：これらの受容体は，しばしば他の免疫関連成分（たとえば，抗体や補体）で被覆された分子や粒子の取込みを促進する．④ 情報伝達分子：サイトカイン受容体は自身が産生するもしくは他の細胞から産生されるサイトカインを結合し，その結果細胞の機能を変化させる．ケモカインとよばれるサイトカインは一般にケモカイン受容体に結合した後，細胞の遊走をコントロールする．⑤ 細胞位置調節分子：これらの機能分子は，細胞が定常状態あるいは炎症状態の組織へと移行する際に，もしくは定常状態あるいは炎症状態の組織から移行してくる際に，さらに他の細胞に対する接着や相互作用の際に，などに必要である．⑥ シグナル伝達分子：受容体に対するリガンドの結合は一般的に細胞内シグナル伝達分子が関与する細胞内の生化学的カスケードを始動させる．これらシグナルカスケードは最終的に細胞の挙動（たとえば運動・移動）や遺伝子発現を変化させる経路を形成し，細胞は新しい役割を獲得することが可能となる．

テグリン，またケモカインとケモカイン受容体が作用する順序やこれらの組合わせが高度な識別システムを形成しており，これにより適切な細胞が，適切な部位に，かつ適切なときに配置されることを可能にしている．このシステムは郵便番号（あるいはZIPコード）原則と名づけられる（図1・21）．

1･5･2･1　セレクチン

血液中の白血球は血管の内皮に一過性に接着し，内皮表面に沿って回転（ローリング）する．この回転は通常セレクチン（レクチンとは糖質リガンドに結合するタンパク質である）を介して行われる．細胞の回転は内皮表面に発現して内皮のタイプを特徴づける分子と相互作用する時間を細胞に提供し，これにより細胞は自分がいる組織（たとえば皮膚であるか腸であるか）や組織の状態（定常状態か炎症状態か）を確認することができる．さまざまな部位で恒常的に発現あるいは誘導される相補的な分子は，セレクチンのリガンドとして機能しうる糖鎖残基をもつ．

1･5･2･2　ケモカインとケモカイン受容体

ケモカインはその濃度勾配に応じた方向に細胞を遊走させるように刺激する特異なグループのサイトカインである．方向づけられた細胞遊走は**走化性**（chemotaxis，**ケモタクシス**）とよばれる．ケモカインは組織中の多種類の細胞（たとえば，炎症に応じてマクロファージや肥満細胞など）により産生される．組織内においてケモカインはその産生部位への細胞の遊走を促進するとともに，組織から血管内皮を通って血管内腔に移行し，内皮に付着することもある．好中球や応答後期の活性化T細胞といった種々のタイプの白血球はさまざまなタイプのケモカイン受容体を保有している．血管内皮細胞に付着したケモカインはこれと対応するケモカイン受容体と結合し，これにより白血球上のインテグリンを活性化する．細胞がひとたび活性化されるとインテグリンは非常に強固にそのリガンドに結合する（§1･5･2･3）．

1･5･2･3　インテグリン

ケモカインを通じて適切なシグナルを受取ると白血球は回転を停止し内皮細胞に強く接着するようになる．白血球上のインテグリンと内皮上に発現するその相補的なリガンド間に起こる結合は強固であるため白血球の回転が停止される．インテグリンは高親和性か低親和性か，二つのうちどちらかの状態で存在する．循環している白血球上に発現するインテグリンは低親和性状態にあり強い結合は不可能である．しかし白血球が自身のケモカイン受容体を通じてシグナルを受容することで，高親和性状態のインテグリンへの転換が誘導される．

組織内で高親和性状態への転換が起こると，さまざまなインテグリンの作用により，白血球は細胞外マトリッ

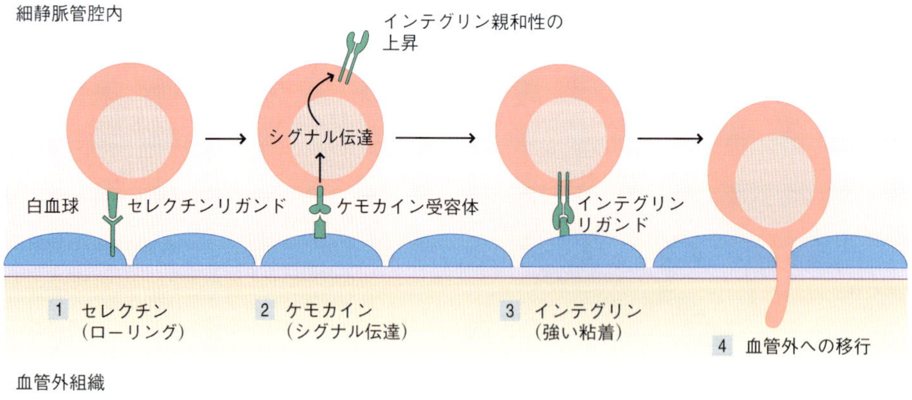

図1・21　白血球細胞外遊出の“郵便番号”原則　感染過程において免疫応答を開始させるためには（末梢組織における自然免疫応答と二次リンパ組織における獲得免疫応答），血中の白血球が特定の組織や器官に移行（血管外遊出）しなければならない．血管内皮細胞に発現している種々のタイプの機能分子の組合わせは郵便番号（**ZIP** コード）に似ており，これが白血球によって読み取られる．(1) セレクチン：セレクチンは，糖質リガンドに対する弱い結合を介して，白血球の血管内皮への接着と血管内皮に沿った回転（ローリング）を媒介する．(2) ケモカイン受容体：感染局所で産生されたケモカインは内皮を越えて血管内腔に輸送され，そこで対応する受容体をもった白血球により認識されるように内皮上に表示される．(3) インテグリン：ケモカイン受容体からの細胞内シグナルはインテグリンの活性化を誘導し，これにより白血球は内皮上の相補的インテグリンリガンドに強固に結合し，内皮に強く接着する．(4) 細胞の移行に関与する機能分子：他のタイプの機能分子（本図にはない）の働きにより，白血球は内皮細胞間あるいは直接内皮細胞を通過することができるようになり血管外組織へと移行する．

クス成分への接着や，さらに後では，免疫応答の過程で細胞間の物理的相互作用を必要とする細胞への接着が可能となる．炎症局所で産生されるケモカインも含め，ケモカイン分子の濃度勾配が組織内で形成される．これらケモカイン濃度勾配により，炎症部位への白血球の遊走方向が定められる．他のタイプのインテグリンは細胞の遊走には関与せず，別の機能をもつ．

1・5・3　パターン認識受容体（PRR）と抗原認識受容体

すべての免疫応答（自然免疫応答と獲得免疫応答の両者）は分子の認識，特に病原体の成分の認識により始動される．病原体の成分のあるものは自然免疫におけるアゴニストとして働き，一方他のものは獲得免疫において抗原としてリンパ球に認識される．ここでは免疫システムにおける四つの異なるタイプの細胞関連認識システムの機能に焦点を当てる．

i）PRR は自然免疫の始動と調節において中心的な役割を果たし，かつある部分では獲得免疫応答を制御する．

ii）B 細胞表面上の **B 細胞受容体**（B cell receptor, BCR）は抗原を直接認識することができる．B 細胞が形質細胞へと分化した後，BCR は抗体として分泌される．他の分子は，抗原認識が起こった際に，BCR から B 細胞へのシグナル伝達に関与するが，B 細胞の活性化と応答を調節する別の機能分子も存在する．

iii）T 細胞の **T 細胞受容体**（T cell receptor, TCR）は細胞表面に保持され分泌されない受容体である．TCR は抗原を直接認識することはできない（TCR は抗原由来ペプチドが MHC 分子に結合した形態を認識し，B 細胞の BCR のように抗原そのものを認識することはできない）．そのため，抗原（通常は抗原由来のペプチド）は MHC 分子に結合した形をとらねばならない．これに加え，B 細胞の場合と同様に他の分子も T 細胞の活性化と応答に関与している．

iv）MHC 分子はペプチドを結合し，従来型 T 細胞による抗原認識を可能にさせている．

1・5・3・1　パターン認識受容体（PRR）

PRR は免疫関連細胞を含め他の細胞にも広く分布している．可溶性のタイプで存在する場合もあり，時には**パターン認識分子**（pattern recognition molecule, PRM）ともよばれる．PRR の基本的な性状は，一般に宿主（たとえばヒト）自身によってつくられることのない病原体の成分に対する応答に関与するというものである．ある種の PRR は宿主自身に対する応答に関与するものもあるが，これら生体に由来する成分は通常感染の過程としての細胞・組織損傷やストレス時に限って産生されるものである．PRR は系統発生的に早くから認められ，無脊椎動物もこれを保有している．最もよく知られているタイプの PRR の一つは，**Toll 様受容体**（Toll-like receptor, TLR）であり，最初に昆虫で同定された．

PRR は，細胞表面，エンドソーム中，あるいは細胞質に存在する．PRR はそれ自体，細胞に取込まれたり（たとえばマクロファージの食作用によって），あるいは直接的にあるいは関連分子を介して間接的に細胞に感染したりする細胞外病原体を認識する能力をもつ．PRR による認識の結果は，この過程に関与する細胞によりまちまちである．最もよく知られた PRR の機能は自然免疫に関係するものであり，炎症の誘導と獲得免疫の始動である．すなわち，食細胞に発現している PRR は食作用を促進し，炎症を誘導するサイトカイン産生を刺激する（§1・5・4・1）．一方，肥満細胞に発現している PRR は顆粒内容物の放出を助長する．また樹状細胞に発現する PRR はサイトカイン産生を含む細胞性応答を刺激し，これらは T 細胞応答の調節を補助する（図 1・22）．

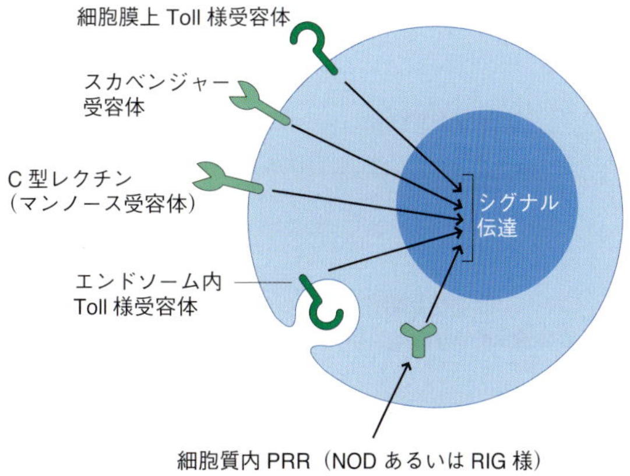

図 1・22　パターン認識受容体（PRR）のタイプとその局在　**PRR** はさまざまな細胞領域に局在する．さまざまな種類の感染要因に広く発現する成分は種々の **PRR** のアゴニストとして働き，いろいろな細胞性応答を活性化する（たとえば，食作用，脱顆粒，サイトカイン産生など）．細胞膜 **PRR**：細胞膜 **PRR** には **Toll** 様受容体，**C** 型レクチン，スカベンジャー受容体の **3** 種があり，これらは概して，細菌，真菌，原虫に対する応答に関与している．エンドソーム内 **PRR**：**Toll** 様受容体の一部はエンドソーム内膜上に発現している．これらの **Toll** 様受容体は概してウイルスや細菌に由来する核酸（**RNA**, **DNA**）に応答する．細胞質内 **PRR**：細胞質内 **PRR** には，たとえばウイルスの核酸を認識する **RNA** ヘリカーゼや，細胞質へ漏出した細菌の成分を認識する **NOD** 様受容体などがある．多くの **PRR** は核にシグナルを伝達して遺伝子発現を変化させるが，アクチンのような細胞質成分に作用して細胞の形態変化を導くような，細胞機能の改変を行うような **PRR** もある．

PRRはまた，上皮細胞にも発現しており，抗細菌因子の分泌を誘導し，内皮細胞に発現するPRRは炎症応答におけるさまざまなタイプの白血球の動員の調節を介助する．リンパ球上にもPRRは認められるが，その機能はいまだよくわかっていない．

1･5･3･2 B細胞受容体（BCR）

B細胞は，組織液を含む生体の細胞外成分に由来する病原体の成分を認識するように進化・発達してきたものである．これらの病原体とは，たとえば血液中や細胞外液中に存在する遊離のウイルスや細菌といったものである．これらの認識は膜結合型BCRによってなされる．BCRは外来抗原の三次元構造の相補的部位〔それはウイルス表面や細菌表面にある分子の一部にみられるようなものであり，配座（conformational）エピトープと名づけられる〕を認識する．BCRが抗体として分泌された後の認識もこれと同様である（下記参照）．BCRとこれと対応する抗体の違いは，分子中に細胞表面に結びつけられる小分子領域をもつか，もたないかの差である．ただ，抗体は時には付加的な成分（J鎖）により二量体あるいは五量体の形態をとる．

リンパ球抗原受容体の多様性の生成　異なる構造，そしてそれゆえ異なった抗原特異性を認識する莫大な数の抗原受容体はB細胞においては骨髄での分化初期過程で，T細胞においては胸腺における分化初期過程で構成される（下記参照）．一般にB細胞は一つの特異性をもったBCRの多数のコピーを発現し，これはT細胞でも同様である．リンパ球抗原受容体のレパートリー生成は，リンパ球のみにみられる非常に特異な多様化プロセス（図1・23）を通じてひき起こされ，このプロセスは他の細胞では起こらないことが知られている．ゲノム中の他のすべての遺伝子とは異なり，リンパ球抗原受容体をコードする遺伝子は，機能的遺伝子としてではなく遺伝子断片として生殖細胞系DNA中に存在している．リンパ球で，機能的な抗原認識受容体遺伝子をつくり出すためには，これらの遺伝子断片はDNAレベルで**再編成**（rearrangement）される．ヒトおよびマウスにおいて，このプロセスは体細胞遺伝子組換えとよばれる遺伝子的なメカニズムにより起こされるものである．

B細胞に接着した膜結合型の形態においては，BCRは**重鎖**（heavy chain，H鎖）と**軽鎖**（light chain，L鎖）と名づけられた1対の分子，2組から構成されている．

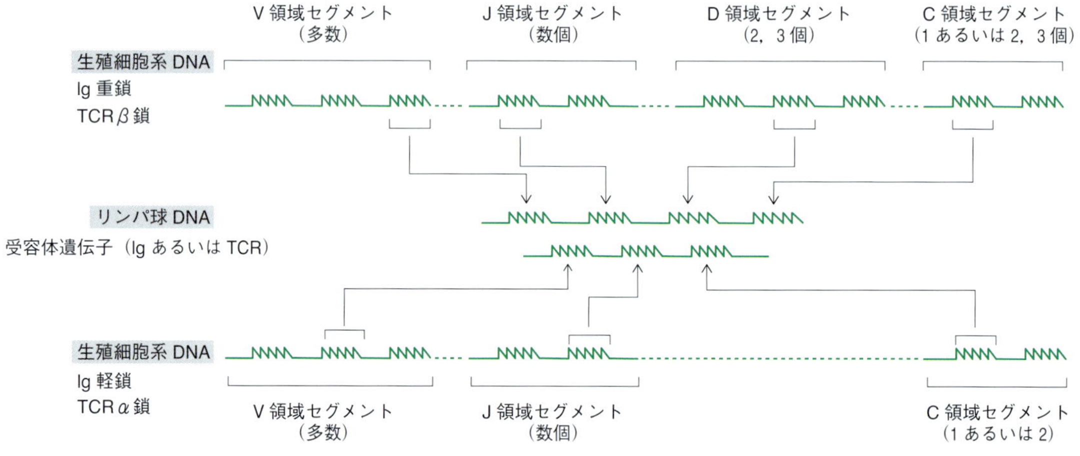

図1・23　抗原認識受容体遺伝子の再編成　B細胞受容体（BCR）やT細胞受容体（TCR）は二つの異なった分子から構成されている．BCRは免疫グロブリン（Ig）重鎖（H鎖）と軽鎖（L鎖）から，TCRはTCRα鎖とTCRβ鎖から，である．個々の分子（鎖）は可変領域（V領域）と定常領域（C領域）から成る．個々の分子（鎖）は生殖細胞系DNAにある別々の染色体の特定に領域（遺伝子座）によりコードされ，この段階では受容体遺伝子は機能的遺伝子として存在していない．リンパ球において，機能的な抗原認識受容体遺伝子は遺伝子セグメントの再編成により結合されて生み出される．Ig重鎖とTCRβ遺伝子：これらには三つの遺伝子セグメントがある．可変部領域遺伝子座のV，D，Jの各セグメントである．多くの場合無作為に，一つのDセグメントが一つのJセグメントに結合してDJセグメントとなり，これが一つのVセグメントに結合する．このセグメント結合体（V-D/J）がIg重鎖あるいはTCRβ鎖の可変領域をコードする．Ig軽鎖とTCRα遺伝子：Dセグメントは含まれないが，同様の原則がIg軽鎖とTCRα遺伝子の再編成にも応用される．一つのVセグメントが一つのJセグメントに結合したVJセグメントがIg軽鎖ともしくはTCRα鎖の可変領域をコードする．定常領域（C領域）セグメント：V，D，あるいはJセグメントの下流に一つ以上のC領域セグメントが存在する（訳者注：Igの場合C領域にμ，δ，α，εなどの遺伝子が並んでいる．TCRでは一つ）．新しく構成されたVDJあるいはVJセグメントは最も近傍のC領域に接近・並置し，機能的な遺伝子が形成される．Ig重鎖遺伝子座の場合は，同一のV領域と接合して異なったタイプのBCR（訳者注：抗原特異性は同じであるが，BCRのクラスが異なる）の形成を可能にする数種のC領域が存在する．これらは同一の抗原特異性をもつが個々の抗体で異なった機能をもつものとして分泌される．

重鎖と軽鎖の対はもう一つの重鎖と軽鎖の対と結びついて“Y”字形の分子となる（たとえば図1・24参照）．**可変領域**（variable region，V領域）と名づけられた“Y”字の上部の二つの領域が抗原の認識（抗原の結合）を行う部位である．この“Y”字の上部の二つの領域はそれぞれ重鎖の可変領域と軽鎖の可変領域から成り，この二つ一緒になった可変領域がBCR分子の抗原特異性を決定している．**定常領域**（constant region，C領域）とよばれる“Y”字の根元の方の領域でBCRは細胞に結合している．さらにこの領域は分泌された抗体の生物学的あるいは免疫学的機能のすべての側面を規定している．BCR，抗体分子は対応するDNA断片（セグメント）の再編成の後に形成される免疫グロブリン遺伝子によりコードされる．

BCRの可変領域を形成するため，いくつかの異なるDNAセグメントの再結合が起こる．重鎖において，これらの断片は，**Vセグメント**，**Dセグメント**，**Jセグメント**とよばれ，また軽鎖ではVセグメント，Jセグメントがある．重鎖と軽鎖それぞれの染色体の中にはおのおののセグメントが多数個あり，その中から一つだけのセグメントを選んで再結合が起こる．各セグメント中のどの一つを選ぶかは無作為であるが，各セグメント中から選択されるのは一つのみである．再結合が起こる部位では，特殊なメカニズムが働いてDNAにさらなる突然変異を誘導し，これによりV領域遺伝子の構造が変化して，抗原特異性をコードし，BCRとして合成されるようになる．非常によく似たプロセスがTCRの生成に関しても行われる（§1･5･3･3）．BCRに関しては，再結合により集合した可変領域遺伝子は抗体の定常領域をコードするいくつかの定常領域遺伝子のうちの一つに接合する．どのC領域遺伝子が使われるかによって別々のクラスあるいはタイプの抗体が産生される．機能的なBCRの生成はB細胞分化において必須であり，もし機能的なBCRが生成されないと分化過程にある細胞は死に至る．このことはT細胞においても同様である（図1・23）．

BCRの機能　B細胞が生まれたときは，B細胞は小型で静止期の細胞である．これら成熟かつナイーブ（抗原に接触していない・認識していない）なB細胞はそれ自身のみでは多くのことができない細胞である．抗体を産生する形質細胞への分化，あるいは記憶細胞に分化するためには，B細胞はまず活性化されなければならず，BCRによる抗原の認識はB細胞活性化にとって重要なステップである．B細胞表面上のBCRはCD 79分子と会合して複合体を形成し，これにより抗原を認識した際のシグナルが伝達されB細胞の活性化が促進される（図1・24, p. 30）．BCRのもう一つの重要な機能は，認識した抗原の細胞内取込みと分解を開始させることである．細胞内に取込まれた抗原は後にMHC分子に結合したペプチドとして細胞表面に表出されて（下記参照），抗原特異的T細胞による認識を起こさせ*，とりわけタンパク質抗原に対する抗体産生応答においては，T細胞はB細胞に対しつぎに何をなすべきかを指示する．

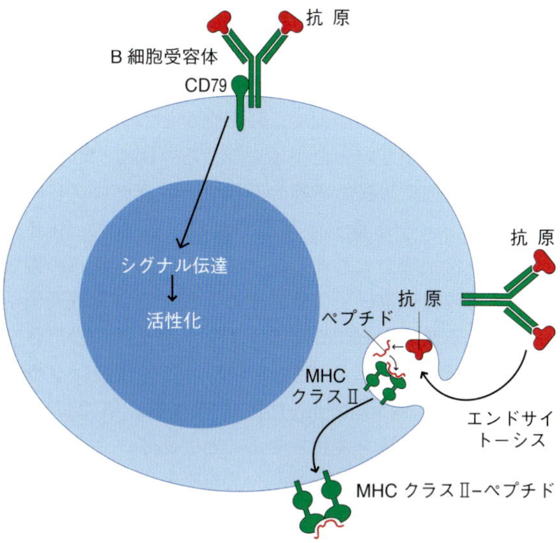

図1・24　B細胞受容体の機能　すべてのB細胞は膜結合型B細胞受容体（BCR）を発現している．抗原認識：BCRは高次構造決定基として知られる抗原のエピトープを認識する．これらには折りたたまれた微生物由来タンパク質の三次構造表面や，糖鎖あるいは糖脂質などがある．細胞内シグナル伝達：BCRはCD79と接合して複合体を形成し，これが抗原認識後の細胞内シグナル伝達の引き金を引く．これらのシグナルはナイーブB細胞の活性化を助長し，その後BCRを抗体として分泌する形質細胞へと分化する．抗原の細胞内取込み：BCRに結合した抗原は細胞内に取込まれ，分解される．タンパク質抗原に由来するペプチドはペプチド–MHC分子複合体として細胞表面に表出され，T細胞はこれを介して抗原特異的B細胞を認識することができ（T細胞とB細胞の相互作用），その結果B細胞の機能の変異が誘導される（たとえば異なるタイプの抗体を産生するようにB細胞に指示する）．

しかし一般にリンパ球応答の制御は厳しくコントロールされたプロセスであり，自然免疫応答において何が起こったか（あるいは現在起こっているか）にある程度依存している．たとえば，もし補体が活性化されているならば，ある特定の補体成分がB細胞上の受容体複合体（CD19/CD21/CD81）に結合し，B細胞活性化を増幅さ

＊　訳者注：ペプチド–MHC分子複合体の認識を介してT細胞はB細胞と相互作用できる．

せる強力なシグナルを伝達する．CD40，CD40リガンドといった他のB細胞機能分子も活性化$CD4^+$ T細胞との情報交換に関与する．なお活性化$CD4^+$ T細胞は獲得免疫応答の多くの場面で，B細胞がどのタイプの抗体を産生すべきかといった指示を与える（図1・26参照）．

B細胞の抗原特異的応答の過程で，免疫グロブリン遺伝子にはさらなる変異が誘導される．第一は，BCRや抗体の定常領域を入替えることである．あらかじめ編成された可変領域遺伝子に結合する新たな定常領域遺伝子が，異なる機能をもつ異なるタイプ（クラス）の抗体を産生すべく選択される（§1･5･5･3）．この現象は**クラススイッチ**（class switching）とよばれる．第二はBCRや抗体の可変領域を変化させることである．このプロセスでは可変領域遺伝子に対し，突然変異が導入されるため，**体細胞高頻度突然変異**（somatic hypermutation）とよばれる．この現象は，可能性として，BCRの認識力の強さ（親和性）や形質細胞へと分化したときに産生しうる抗体の親和性を増加させる．頻回にわたる抗原刺激の後にみられる抗体の平均親和性の増大を一般に**親和性成熟**（affinity maturation）といい，これは体細胞高頻度突然変異の直接の結果である．クラススイッチと体細胞高頻度突然変異はTCRでは起こらないということをここで強調しておく．

1･5･3･3 T細胞受容体（TCR）

B細胞とは異なり，T細胞は，おそらく外来抗原をその中に取込んだ他の細胞を認識・相互作用するように進化してきた．T細胞が認識する特異な細胞としては，たとえば細菌を取込んだ食細胞や，ウイルスに感染している細胞があげられる．T細胞による認識は膜に結合したTCRにより行われる．TCRには二つの異なったタイプがあり，またこれら異なったTCRを発現している二つの主要なタイプのT細胞集団がある．これらのT細胞集団は一般に非常に異なった機能をもつ．ヒトおよびマウスにおける通常型T細胞のTCRは**α鎖**（α chain），**β鎖**（β chain）とよばれる1対の分子から構成され，これらがペアとなってαβ TCR分子となる．これらのT細胞はそれゆえ，αβ T細胞とよばれる（他のタイプのT細胞があるが，これらに関しては5章で考察する）．通常型αβ T細胞は他の細胞表面上のペプチド-MHC分子複合体を認識するように進化してきた（図1・25）．

互いに異なる構造，すなわち異なる抗原特異性をもつ，莫大な数のTCRは胸腺におけるT細胞分化過程で形成される．しかしながら，BCRにみられたように，これらの変異はTCR分子先端（N末端，細胞外方向）の可変部抗原認識領域にのみ認められ，根本の領域は基本的に一定である．一般にすべてのT細胞では，ある一つの抗原特異性をもったTCRがT細胞上に数多く発現していると考えられている．TCR遺伝子はDNA再編成を通じて生成され，その様式はBCR遺伝子で述べられたものと非常に類似している（§1･5･3･2）．すなわち，β鎖におけるV，D，Jセグメントの関与とα鎖におけるV，Jセグメントの関与である．しかし，再編成したTCR可変領域は，分泌型タンパク質を生成しない

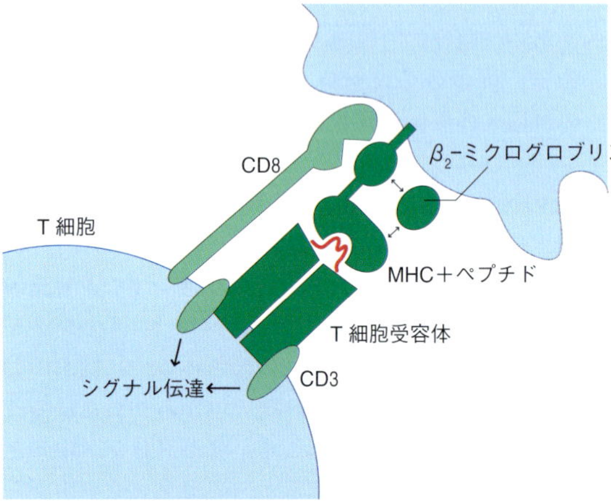

図1・25 T細胞受容体の構造と機能 通常型T細胞は細胞膜に**αβ T**細胞受容体（**αβ TCR**）を発現している．これらは構造的に免疫グロブリン分子に類似性をもつが，機能的には異なっている．抗原認識：**αβ TCR**はそのままのタンパク質を認識しない．微生物タンパク質の分解により生じた小ペプチドが種々の細胞成分に存在する．これらのペプチドは**MHC**分子に結合し，ペプチド-**MHC**分子複合体は細胞表面へと輸送される．通常型**αβ TCR**はこれらペプチド-**MHC**分子複合体を認識する（ペプチドのみ，**MHC**分子のみは不可）．このペプチドは**MHC**分子の溝にはまった形で**T**細胞エピトープとなっている．細胞内シグナル伝達：**TCR**は**CD3**という複合体分子と会合している．**CD3**複合体分子は**TCR**による認識がなされた際，細胞内シグナル伝達の開始を担う分子群である．これらのシグナルには**CD8**分子（あるいは**CD4**分子も；図中にはない）も寄与しているが，**T**細胞応答をひき起こすのに必要な"シグナル**1**"であり，通常これのみではナイーブ**T**細胞を活性化するのに十分ではない．

一種だけのタイプのC領域と効果的に結びつけられる．したがって，T細胞のTCRは常に膜結合型であり（抗体のように分泌されることはない），またT細胞はクラススイッチを起こさない（T細胞は生涯にわたり同じTCRを保持する）．これに加え，TCR可変領域では体細胞高頻度突然変異が誘導されないので，T細胞応答の経過中に親和性成熟も起こらない．

T細胞上の補助受容体の機能　これまでに述べてきたように，通常型αβ T細胞には二つの主要なサブセッ

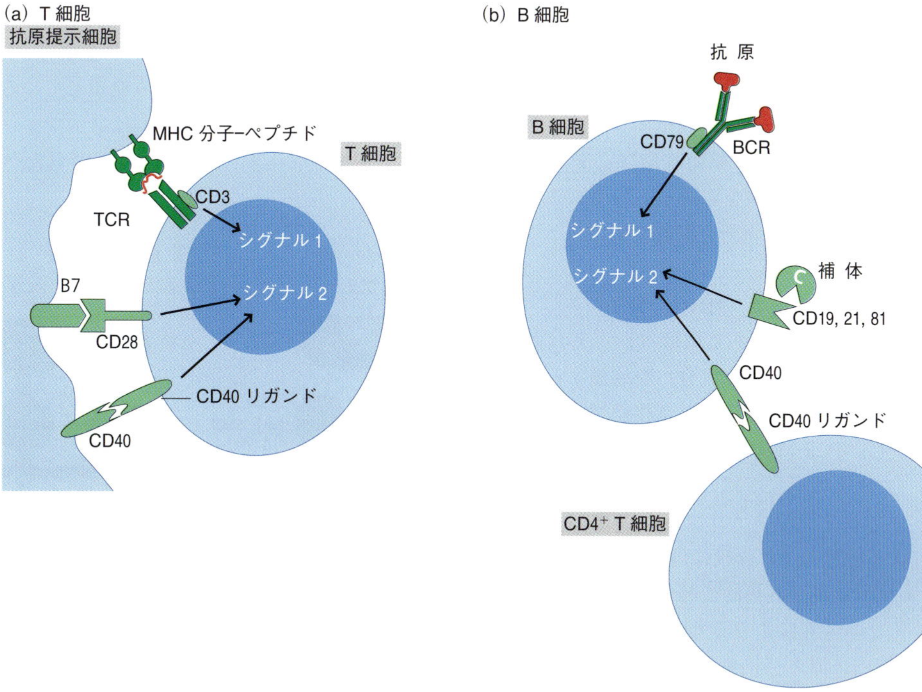

図 1・26 リンパ球の補助刺激 ナイーブ **T** 細胞と **B** 細胞に関して，それぞれ **T** 細胞受容体（**TCR**）や **B** 細胞受容体（**BCR**）を介した抗原認識（シグナル **1**）では完全な活性化を誘導するには通常不十分であり，補助刺激を提供する付加的なシグナル（シグナル **2**，補助刺激）が必要である．**(a) T 細胞**に関して最も重要な補助刺激は，活性化樹状細胞上に特徴的に発現している **B7** 分子（**CD80**，**CD86**）であり，これらが **T** 細胞上の **CD28** 分子に結合することにより **T** 細胞に補助刺激がもたらされる．もう一つは **CD40** と **T** 細胞上の **CD40** リガンドの相互作用である．**(b) B 細胞**に関しては，活性化 **T** 細胞上に発現する **CD40** リガンドが **B** 細胞上の **CD40** に結合し，この刺激がタンパク質抗原に対する抗体産生において最も重要な事象の一つである．さらに活性化された補体成分が **CD19** を含む機能分子複合体に結合することによって伝達されるシグナルは **B** 細胞応答を著しく増大させる．十分な補助刺激を受けられなかった細胞は完全な活性化に至らず，不応答状態（アネルギー）に陥るかあるいは細胞死に至る．これにより，抗原特異的不応答あるいは免疫寛容が招来される．

ト，CD4$^+$ T 細胞と CD8$^+$ T 細胞がある．この二つの T 細胞サブセットをそれらが発現している TCR をもとにして区別することはできない．しかし，これらのサブセットは非常に異なった機能をもっている．すでに §1･4･5 で述べたように，CD8$^+$ T 細胞は外来抗原を細胞内にもつ細胞（たとえばウイルス感染細胞）を殺傷可能な傷害性細胞に分化できる．これに対して，CD4$^+$ T 細胞は多様なサイトカインを産生し他のタイプの細胞と相互作用することにより，ヘルパー細胞あるいは制御性細胞として働く．たとえば，上述のように，特にタンパク質抗原に対する応答の過程で，CD4$^+$ T 細胞は B 細胞に働きかけ，あるいはマクロファージのような他の細胞の機能を調節することができる．CD4 と CD8 分子の発現がまさに T 細胞の異なるサブセットを区別している．これら CD4，CD8 分子は T 細胞が起源およびタイプの異なる抗原を提示する細胞を識別する際の助けとなり（§1･5･3･4），また T 細胞活性化の開始を助長するシグナルを伝達する．

TCR と補助刺激分子の機能 Th，Treg，あるいは傷害性細胞へと分化するためには，ナイーブ T 細胞はまず活性化されなければならない．TCR による抗原の認識は T 細胞活性化に必須である．T 細胞表面上の TCR は CD3 とよばれる複合分子と会合しており（B 細胞における CD79 と比較せよ．§1･5･3･2），抗原認識に伴い，この CD3 複合分子*によりシグナルが伝達され，T 細胞の活性化が促進される．しかし，この刺激のみではナイーブ T 細胞を完全に活性化するには不十分である．TCR−CD3 複合体に加えて，抗原認識の際に，T 細胞は活性化シグナルを伝達する別の必要不可欠な機能分子をもつ．これらの機能分子が他の細胞上にある相補的な分子と相互作用すると，T 細胞の完全な活性化が誘導される．これらの機能分子は**補助刺激分子**（costimulatory molecule）とよばれ，その例として，T 細胞上の CD28 分子と相互作用する B7 ファミリー分子や，T 細胞上の

* 訳者注：図では CD3 分子は一つのように描かれているが，実際は γ，δ，ε，ζ の各分子が $\gamma-\varepsilon$，$\delta-\varepsilon$，$\zeta-\zeta$ という形でペアをつくり，これらから成る複合体である．

CD40 リガンドと相互作用する CD40 分子があげられる（図 1・26, p. 31）．つまり初期の T 細胞活性化には抗原認識と補助刺激が必要である．一般にこの原則は B 細胞活性化にも適用できる．最も重要なポイントは一度 T 細胞が活性化されると，もはや補助刺激は必要ではなく，T 細胞は他の抗原表出細胞を認識し応答することができる．これは記憶 T 細胞の場合も同様である*．

1·5·3·4　主要組織適合性抗原（MHC）分子

B 細胞上の BCR は細胞外にある抗原（たとえば組織液中のウイルスや細菌に由来する成分）を認識するように進化してきたため，B 細胞は抗原を直接認識することができる．しかし，TCR に特異的な抗原は他の細胞の中にあるため（たとえば感染細胞の細胞質に存在するウイルスやマクロファージのファゴソームに存在する細菌），T 細胞による抗原認識は直接には起こりえない．

T 細胞による抗原認識が直接的に起こりえないのだから，何らかのメカニズムにより T 細胞に対して，他の細胞中にある細胞内抗原を“見せる”あるいは“提示する”ことが必要となる．これが生体のほとんどすべての細胞に発現している古典的主要組織適合性抗原分子の機能である．これら**主要組織適合性抗原**（major histocompatibility complex, MHC）分子の機能は提示すべき分子（通常はタンパク質，これには細胞内で合成されたり，あるいは細胞に取込まれたものがある）に由来する物質（通常はペプチド）を結合し，細胞表面に輸送することである（いわゆる非古典的 MHC 分子はこれとは異なる機能をもっており，それについては 5 章で考察する）．一つのペプチドは一分子の古典的 MHC 分子に結合する．すべての細胞は細胞質内で合成されたタンパク質を分解する能力をもつが，限られた細胞（たとえばマクロファージ）はファゴソームに取込んだタンパク質を分解することができる．もしこれらが生体外の病原体に由来するものであれば，それらのペプチドと MHC 分子の複合体が細胞表面に表示される．αβ TCR はこれら外来ペプチド–MHC 分子複合体を認識して結合することができ，これによって T 細胞は細胞内に存在する抗原を認識することが可能になる．

二つのタイプの古典的 MHC 分子があり，それは MHC クラス I 分子と MHC クラス II 分子である（図 1・27）．MHC クラス I 分子と MHC クラス II 分子はそれぞれ異なった細胞内画分を経て表出される．それは異なった部位に由来するペプチドを結合するからである．一般的なルールとして，種々の細胞に広く発現している MHC クラス I 分子は細胞質（ここでウイルスが感染し複製する）内で生成されたペプチドを結合する．一方，より限られたタイプの細胞にのみ発現している MHC クラス II 分子はエンドソームあるいはファゴソーム（ここに病原微生物が取込まれる）内で生成されたペプチドを結合する．

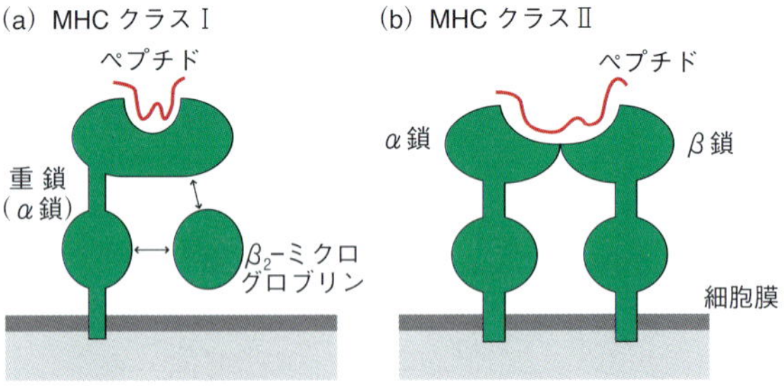

図 1・27　古典的 MHC 分子のタイプ　古典的 MHC 分子はペプチドを結合し，ペプチドと MHC 分子の複合体が通常型 **αβ T** 細胞により認識される．MHC クラス I 分子は **1** 本の重鎖であり，これに $\boldsymbol{\beta_2}$–ミクログロブリンが非共有結合的に会合している．一方，MHC クラス II 分子は **α** 鎖と **β** 鎖（**T** 細胞受容体を構成する分子と混同しないように）から成るヘテロ二量体である．両タイプの古典的 **MHC** 分子は多くの種類のペプチドを結合することができる抗原結合溝をもつ（**1** 度には一つのペプチドが結合）．これら **MHC** 分子は高度な多型性をもち，多くの場合，これは抗原結合溝を構成するアミノ酸残基の **MHC** 分子相互間の差異によるものであり，これにより結合するペプチドの精密な性状を決定することになる．

MHC 分子と T 細胞認識　では，別々のサブセットである $CD4^+$ T 細胞と $CD8^+$ T 細胞は，異なった MHC 分子とそれに結合したペプチドをどのように見分けるのであろうか．その方法はきわめてシンプルかつエレガントである．$CD8^+$ T 細胞は CD8 分子を用いて（TCR と協働して）ペプチド–MHC クラス I 分子複合体を認識している．したがって細胞質内に外来抗原をもつどのような細胞も細胞傷害性 T 細胞に分化した後の $CD8^+$ T 細胞により殺傷されうることになる．これに対して，たとえば Th1 もしくは Th2 細胞に分化しうる $CD4^+$ T 細胞は CD4 分子を用いて（TCR と協働して）ペプチド–MHC クラス II 分子複合体を認識している．エンドソームあるいはファゴソーム内に外来抗原を保有しているすべての MHC クラス II 分子発現細胞はそれゆえ $CD4^+$ T 細胞に認識され，またその機能は $CD4^+$ T 細胞により改変を加えられることがある（図 1・28）．

抗原提示における MHC 分子の機能　T 細胞依存性の免疫応答は感染防御において不可欠である．MHC 分子が病原体に由来するペプチドを結合し T 細胞にこれ

*　訳者注：エフェクター記憶 T 細胞では補助刺激は必須ではないが，後述の中枢性（セントラル）記憶 T 細胞では必要とされる．

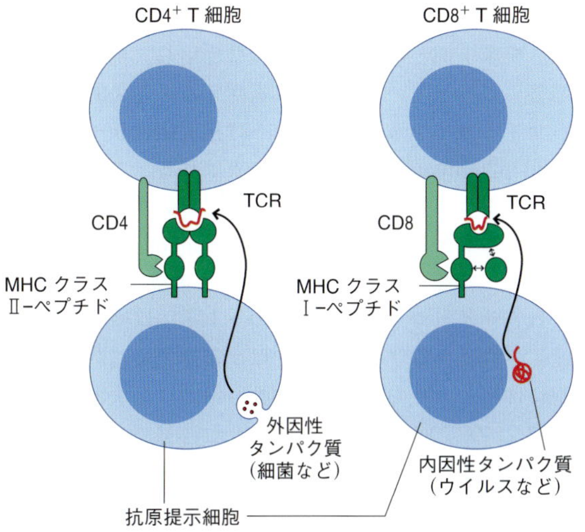

図1・28 CD4$^+$ T 細胞と CD8$^+$ T 細胞による抗原認識
通常型 $\alpha\beta$ T 細胞は **CD4** もしくは **CD8** 分子のどちらかを発現している. (a) **CD4$^+$ T 細胞**はペプチド-**MHC** クラスII分子複合体を認識する. **CD4$^+$ T** 細胞上の **CD4** 分子は **MHC** クラスII分子の保存領域に結合して, **T** 細胞受容体 (**TCR**) がペプチド-**MHC** クラスII分子複合体を認識する際の補助を行う. **MHC** クラスII分子に結合したペプチドは細胞外環境にある外来抗原に由来するものである (たとえば捕食された微生物成分など). 数種の特定のタイプの細胞のみが恒常的に **MHC** クラスII分子を発現している. 活性化 **CD4$^+$ T** 細胞はしばしばヘルパー**T** 細胞として知られる. (b) **CD8$^+$ T 細胞**はペプチド-**MHC** クラスI分子複合体を認識する. **CD8$^+$ T** 細胞上の **CD8** 分子は **MHC** クラスI分子の保存領域に結合して, **CD4** 分子と同様の機能を果たし (§**1·5·3·4** 参照), **T** 細胞による認識を補助する. しかし **MHC** クラスI分子に結合するペプチドは一般に細胞内環境にある内因性抗原に由来するものである (たとえば細胞質中のウイルス成分). ほとんどすべてのタイプの細胞が **MHC** クラスI分子を発現している. 十分に活性化された **CD8$^+$ T** 細胞は一般に細胞傷害性 **T** 細胞として知られる.

を提示することはT細胞活性化に必須のステップであり, したがって生体防御一般において重要である. 病原体は通常迅速にその数を増やし, 突然変異を起こす. その結果的, MHC 分子に結合しえないようにペプチドを改変する突然変異は免疫応答からの回避を促進することで病原体の生存を有利にする. 多くの微生物には高頻度の突然変異がみられるが, MHC 分子は十分のスピードで突然変異を起こしてこれに対処することはできないため, 感染防御において MHC 分子の有効性を維持するための別の方法が必要となる.

その方法とは, 第一に MHC 分子はペプチドに対する特異性がきわめて“ゆるい”受容体であることである. 一つの MHC 分子は一度に一つのペプチドではあるが何千種ものペプチドを結合することができる. したがって, 数種の MHC 分子が莫大な数の病原微生物由来ペプチドの結合をカバーすることができ, これにより任意の病原微生物が対応する抗原特異的T細胞に認識される機会を増加させている. しかし, ペプチドを結合する能力は無限ではなく, したがってどのような MHC 分子にも結合しないペプチドも存在する. 第二の保証策は, すべての個体は多数の MHC 分子を発現しており, かつそれらは共優性 (両方の染色体に由来するどちらの分子も発現すること) パターンで発現することである. すなわち, 個々人の細胞上には母方と父方の両者に由来する1セットの MHC 分子が発現していることであり, これによって発現する MHC 分子の数を増加させている. 第三は, MHC 遺伝子は非常に**多型** (polymorphic) であり, ある生物集団 (たとえば人類) 内における任意の MHC 分子には時には百以上の対立遺伝子が存在することである. このことは任意の個人が他の個人とまったく同じセットの MHC 分子を共有する確率が, 一卵性双生児の場合を除き, きわめて低いことを意味する. したがって, 個々人はそれぞれ特有のセットの MHC 分子をもっているため, 必然的にある個体はある病原体に対し他の個体よりもよりうまく応答することができることにもなる. さらに生物集団内において MHC 分子が広範な多様性をもつことは, ある生物種全体としての生存に保証を与える意味でもきわめて重要である. すなわち, 集団内のいくぶんかの個体がある病原体により死亡することになっても, 他の個体は生き残り, またその数を増やすことができる可能性が高いことになる.

1·5·4 サイトカインとサイトカイン受容体

サイトカインは小型のホルモン様タンパク質であり, 免疫関連細胞を含む多くのさまざまなタイプの細胞により産生される. サイトカインはサイトカイン受容体に結合することによりその機能を発揮するが, サイトカイン受容体もまた免疫関連細胞を含む多くのさまざまなタイプの細胞に発現している. 免疫システムにおいてサイトカインは感染のタイプに適応した総合的かつ協働的な応答をひき起こすことを促進する. サイトカインは産生細胞自身あるいは産生細胞とは別の細胞に対して局所的に作用する, すなわち**オートクリン** (autocrine, **自己分泌**ともいう) または**パラクリン** (paracrine, **傍分泌**ともいう) 様に働く. あるサイトカインは内分泌のように遠隔にある細胞や組織に作用することもできる. サイトカイン自体と同様にサイトカイン受容体もその分子構造をもとに種々のファミリーにグループ分けされる. たとえば, あるサイトカイン受容体は多数のサブユニットから成り, サブユニットの一つがファミリーに属するすべてのサイトカイン受容体に共通, といった具合である.

サイトカインのあるペアあるいはあるグループは免疫システムにおける特定のタイプの細胞間の**クロストーク**(cross-talk，**相互情報伝達**）に関与し，ある細胞から産生されるサイトカインが別の細胞に第二のサイトカインの産生を促し，さらにこの第二のサイトカインが最初の細胞にフィードバックしてその機能を促進したりあるいは抑制したりする．

すべてのサイトカインは多様な機能をもち，その機能の発揮はどの種の細胞が対応するサイトカイン受容体をもつかに依存している．サイトカインの全般的な効果はおのおのの細胞が起こす種々の応答によって仲介されている．サイトカインは自然免疫あるいは獲得免疫もしくはしばしばその両者に関連する．以下にいくつかの例をあげて，サイトカインの関係する応答を自然免疫あるいは獲得免疫に分けて簡略に考察する．しかし，これは非常に人為的かつ単純化した区分けであることを強調しておく．さらに免疫において重要な役割を演じるサイトカインのなかには免疫関連細胞ではない細胞から産生されるものがあることをも強調しておく（図 1・29).

1・5・4・1 自然免疫におけるサイトカイン

サイトカインはマクロファージ，好中球，肥満細胞，ナチュラルキラー細胞などすべての自然免疫関連細胞から産生される．あるサイトカインは炎症応答を刺激する際に特に効果的であり，それゆえ**炎症性サイトカイン**(pro-inflammatory cytokine，**向炎症性サイトカイン**，**炎症誘発性サイトカイン**）と名づけられている．たとえば，あるサイトカインは局所的な内皮細胞の応答を誘導し，これによって血管透過性を増大させて白血球の遊走・動員を促進する．またあるサイトカインは骨髄，肝臓，視床下部といった遠隔組織に作用し，全身性の炎症応答に寄与している．さらに炎症応答を効果的に抑制するサイトカインもあり，これらは**抗炎症性サイトカイン**(anti-inflammatory cytokine）とよばれる．これら抗炎症性サイトカインは，新生血管の生育を促進（あるいは阻止）するなど（**血管新生効果**，angiogenic effect)，損傷の修復・治癒に働き，また組織の再構築を活性化する．これらサイトカインのあるもの，あるいは樹状細胞から産生されるあるサイトカインは，獲得免疫に関与する細胞に作用し，その応答の方向性（偏向）を決定するうえできわめて重要である（たとえば異なるタイプの $CD4^+$ T 細胞応答の誘導など).

サイトカインのある特有のグループの一つが**インターフェロン**(interferon, IFN）であり，すべての IFN は抗ウイルス活性をもつ．IFN-α と IFN-β などの I 型 IFN は非常に強力な抗ウイルス因子である．これらはウイルス感染細胞により産生され，また一部の活性化白血球（マクロファージや形質細胞様樹状細胞）によっても産生される．これらは他の細胞に作用し，その細胞にウイルスタンパク質合成の阻止に関与する機能分子発現を誘導してウイルスに対する抵抗性を付与する．しかし，I 型 IFN は他の免疫関連細胞の機能を制御することもある．一方，II 型 IFN（IFN-γ）は抗ウイルス因子としては比較的活性が低い．しかしより重要なことは，IFN-γ は強力なマクロファージ活性化因子であり，強い微生物殺傷効果をマクロファージに付与する作用をもつことである．IFN-γ はナチュラルキラー細胞ならびに活性化 T 細胞によっても産生される．

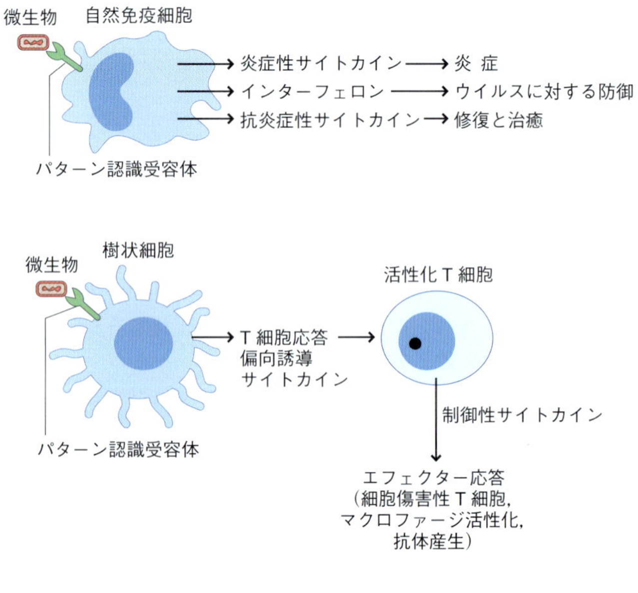

図 1・29 サイトカイン機能の例 すべてのタイプの免疫関連細胞（そして他の多くの細胞もまた）はサイトカインを産生することができ，サイトカインは細胞同士が直接接触しない場合の細胞間の主要なコミュニケーションの手段である．サイトカインは他の細胞に作用してその性状や機能を変化させる能力をもつタンパク質であり，産生細胞自身に作用するもの（オートクリン）や，局所にある他の細胞に作用するもの（パラクリン）あるいは遠隔の細胞に作用するもの（全身性，内分泌様エンドクリン）がある．サイトカインは細胞機能の活性化や抑制に関与している．サイトカインの一般的な機能として，特に自然免疫や獲得免疫において重要な役割を果たし，またこれら両免疫応答の連結を助長することが示唆されている．本図に示すサイトカインの作用は全般的でいささか簡略化してある．細胞の移動と局在の制御において重要な役割を果たす他のタイプの特徴的なサイトカインであり，すべてのタイプの細胞が産生しうることが指摘されているケモカインについては本図には記載されていない．

1・5・4・2　獲得免疫におけるサイトカイン

多くのサイトカインは活性化リンパ球により産生される．機能的に最も明らかにされているサイトカインは $CD4^+$ T細胞サブセットにより産生されるものである（$CD8^+$ T細胞やB細胞もまたサイトカインを産生するが）．ある方向に偏向した $CD4^+$ T細胞のサブセットは異なったセットのサイトカインを産生する．たとえば，Th1 T細胞からはIFN-γ が産生され，またTh2 T細胞からはIL-4が産生される．これらのサイトカインのセットはともに種々のタイプの獲得免疫応答を指揮する．たとえば，あるセットのサイトカインはB細胞（すでに活性化されている）を刺激して，食細胞やナチュラルキラー細胞と選択的に相互作用できるタイプ（クラス）の抗体や，肥満細胞や好酸球と選択的に相互作用できる別のタイプの抗体の産生に関与している．

一般的に，サイトカインは対応する細胞受容体に結合する可溶性分子である．しかし，細胞間のコミュニケーションに関与するある種の細胞表面機能分子もまた分子構造的にある種のサイトカインやサイトカイン受容体に類似し，したがって，これらもサイトカイン–サイトカイン受容体ファミリーに属するといえる．この例がTNF-TNF受容体ファミリーである．このファミリーに属する多くの分子は細胞の生存と死の決定に重要な役割を果たしている．たとえば，このファミリーの原型メンバーであるTNF-α はある場合は炎症性サイトカインとして機能しうるが，他のケースではアポトーシスによる細胞死を誘導する．§1・4・4で，細胞傷害性細胞が他の標的細胞を殺傷する際に用いる分子として紹介したFasとFasリガンドもまた構造的にこのファミリーのメンバーである．

1・5・4・3　ケモカインとケモカイン受容体

§1・5・2・2でふれたように，サイトカインのある特徴的なサブセットが免疫関連細胞のいろいろな組織・器官における局在と方向性をもった組織・器官への移動（走化性）に関与している（たとえば感染局所への移動や二次リンパ組織内での局在）．これら**走化性サイトカイン**（chemoattractant cytokine）はその作用から**ケモカイン**（chemokine）と名づけられている．ある種のケモカインはまたこれ以外の機能をもつ（たとえば直接的な抗微生物活性をもつ）．ケモカインは種々のタイプの細胞に広く発現しているケモカイン受容体に結合する．しばしば数種のケモカインが1種のケモカイン受容体に結合し，また定められたケモカインは数種の異なるセットのケモカイン受容体に結合することができる．したがって結合可能なケモカイン–ケモカイン受容体の順序と組合わせの数は莫大なものになる．

一般的にサイトカインに関しては，種々のケモカインは自然免疫や獲得免疫に関与するいろいろな細胞により産生され，免疫応答の制御を介助している．たとえば，偏向したT細胞サブセットにより産生されるケモカインは，相互作用すべき他の細胞（たとえば単球や顆粒球）を誘引するように，同じサブセットのT細胞をより多く感染局所へと誘引する．

1・5・5　免疫のエフェクター分子

病原体の排除を助けるいくつかのタイプのエフェクター分子については前の節ですでに述べてきた．たとえば，細胞傷害性細胞が感染細胞を殺傷する際に用いるパーフォリンやグランザイムである（§1・4・4）．他のエフェクター分子，たとえばデフェンシンなどは，微生物に対して毒性であることにおいて直接抗微生物機能をもつといえる（4章）．おそらくこれらのエフェクター分子には食細胞により産生される**活性酸素中間体**（reactive oxygen intermediate, ROI）や他の毒性分子も含まれる．しかし，この節では免疫における非常に重要な別の二つのセットのエフェクター分子，補体と抗体，に焦点を絞ってゆく．補体は主として自然免疫における機能成分であり，血液中や組織液中に検出される多分子複合体から成るタンパク質である．B細胞が形質細胞に分化した際に分泌される抗体は主として獲得免疫における機能成分である．しかし，補体と抗体の両者はどちらのタイプの免疫にも関与する（下記参照）．

1・5・5・1　補体と抗体における共通機能

補体と抗体はそれぞれ特有の性状と機能をもつが，あるものは両者に共通である．両者に共通なものを下記に列挙する．

・**感染部位への動員**：両者は血液中を循環する可溶性タイプの分子であるが，感染局所へと動員される．局所炎症応答は血管内皮の透過性を増大させ，このため補体や抗体は血管外組織隙に移行することができる．

・**免疫複合体の形成**：補体と抗体の両者は可溶性抗原に結合して複合体を形成することができ，これにより炎症を誘導する．

・**オプソニン化**：オプソニン化とは微生物を被覆するプロセスであり，これにより食細胞による病原微生物の取込みとその後の排除が促進される．補体もしくは抗体で被覆された微生物はおのおのに対応するオプソニン受容体とよばれる受容体に結合する．補体に対応する受容体が補体受容体，抗体に対応する受容体がFc受容体であり，各受容体にはいくつかの種類がある．

・**獲得免疫の促進**：補体と抗体の成分はこれらが抗原に結合すると，いろいろなタイプの獲得免疫応答を促進する．

1･5･5･2　補体と補体受容体

補体システムはカスケードであり，補体の一つの成分の活性化がつぎの成分の活性化を誘導するように順次応答が続いていく．また，一つの活性化された分子が数種のあるいは多くの他の分子を活性化できるため，システム内に増幅機序があらかじめ組込まれているといえる．補体システムは三つの異なった経路により活性化される（図1・30）．第一は**マンノース結合レクチン経路**（mannose-binding lectin pathway, MBL pathway）であり，これは微生物の表面に可溶性パターン認識受容体であるMBLが結合することにより開始される．第二は**代替経路**（alternative pathway）であり，自発的にひき起こされ，他の二つの経路を増幅するように働く．第三は**古典経路**（classical pathway）であり，微生物の表面に結合している抗体にさらに補体が結合することにより活性化される．微生物のオプソニン化やB細胞応答の促進（§1･5･5･1）といったこれらの役割に加え，ある種の微生物に補体が直接結合することにより，補体構成成分の集合が起こり，これにより微生物膜に小孔を形成して直接微生物の**溶解**（lysis）を誘導することができる．他の補体成分は，内皮細胞や肥満細胞上のいくつかのタイプの補体受容体に結合することなどにより，活性化局所から拡散し，炎症刺激に関与する．補体はまた免疫複合体を可溶化し血液中からこれを除去する際に重要な役割を演ずる．すべてのカスケードシステムにみられるように，補体系路は宿主の細胞へのダメージを限局するように緊密に制御されており，多くの場合この制御は活性化された成分を分解したりまた不活化したりする酵素により仲介されている．

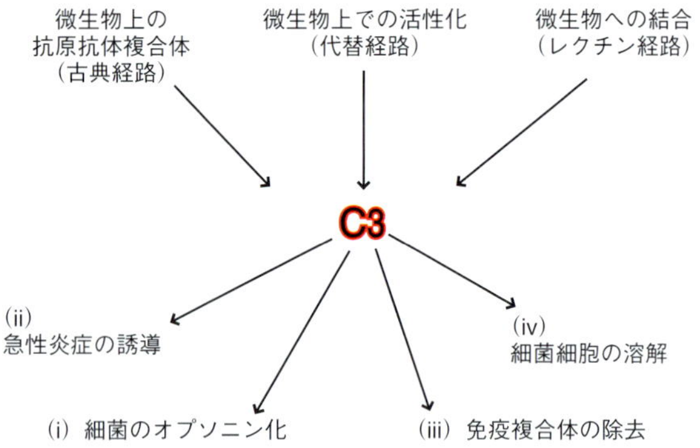

図1・30　**補体の活性化と機能**　補体システムは多くの異なったタンパク質から構成されており，これらのあるものは自然免疫および獲得免疫の過程で活性化されタンパク質分解カスケードを形成する．補体は三つの経路により活性化される．一般にレクチン経路はある種の微生物構造により直接始動され，古典的経路はあるタイプの抗体により開始され，また代替経路は前二つの経路に対する増幅回路として作用する．**C3を中心とした補体活性**：三つのどの経路による補体の活性化も中心にあるC3成分（補体第三成分）の活性化を誘導する．その後の作用経路は同一である．**補体の機能**：補体の活性化は四つの主要な結果を生じる．(**i**) 補体成分の微生物表面への結合はオプソニン化を生じ，補体受容体を介して食作用を促進する．(**ii**) 小型補体成分断片は局所炎症応答を開始させる．(**iii**) 補体の活性化は大型の抗原抗体免疫複合体の可溶化と除去を促進する．(**iv**) 補体活性化カスケードの後半に働く成分は集合して微生物膜に小孔を形成し（ある場合は）これを殺傷する．

1･5･5･3　抗体とFc受容体

抗体の定常領域のタイプに応じて抗体は異なるタイプすなわちクラスに分類される．ヒトおよびマウスにおける抗体のクラスは**IgM**，**IgG**，**IgA**，**IgD**，**IgE**である（魚類のような種では他のタイプの抗体も存在する）．これらは可溶性抗体として分泌されるが，IgDはおもに細胞結合型として存在する．このような大きな抗体の分類に加え，このうちのあるものにはサブクラスが存在し，たとえばIgGには異なった機能をもつ数種のサブクラスがある．個々の抗体にみられる機能の差はもっぱら定常領域により決定される．

一般に抗体のクラスにより生体のどの位置に検出されるかが異なっている．たとえばIgMとIgGは通常に血液中と炎症局所に検出され，またIgGは胎盤を通過して胎児に移行することができる．これに対し，IgAは一般に粘膜領域（たとえば腸管）や哺乳類の乳汁中に分泌され，乳汁中のIgAは飲乳により新生児に供与される．IgEは血液中ではあまり検出されないが組織の肥満細胞に高親和性をもって結合している．

抗体はそのクラスに応じてその機能も異なっている．上述のように，抗体のあるものは直接的あるいは間接的に補体を活性化することにより微生物のオプソニン化を助長する．一般に五量体構造をとる（五つのY字形単量体が結合している）IgMはそれ自身オプソニン化能を示すことはできないが，補体活性化においては際立って効果的である．IgGのあるタイプ（サブクラス）は非常に強いオプソニン化能をもち，ある場合は食細胞による微生物の殺傷を促進する．粘膜組織に存在するIgAの多くは二量体であり，またあるタイプのIgGは効果的な**中和**（neutralization）能，すなわちウイルス，細菌，細菌毒素に結合し，これらが細胞へ感染したり，また細胞に作用するのを妨げる能力をもつ．IgEは肥満細胞の非常に優れた感作体であり（IgEが肥満細胞に結合

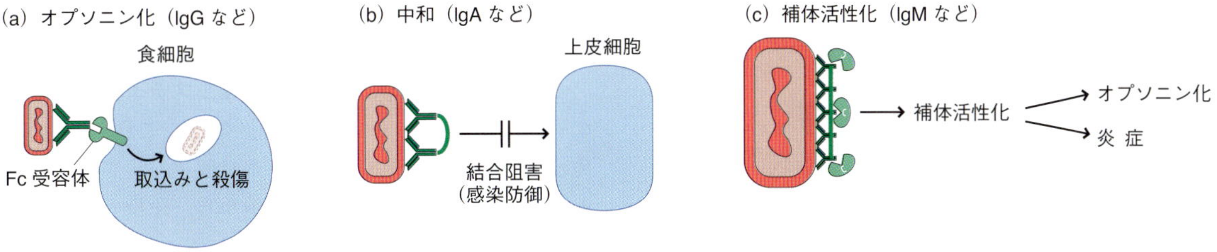

図1・31 抗体の機能 抗体には五つの異なったクラスがある．**IgM**，**IgG**，**IgA**，**IgD**，**IgE** である．これらすべては典型的な免疫グロブリン単量体 (**Y** 字形分子) から構成されるが，多量体を形成する場合もあり，特に **IgA** と **IgM** は多量体をとる．(a) **IgG** のあるタイプのようにオプソニンとして重要なものもあり，微生物に結合する．抗体が結合した微生物は対応する **Fc** 受容体を介して食細胞の標的となる．(b) 腸管における **IgA** のように，微生物に結合し宿主細胞への接着を妨げる抗体もある．このようにして感染を防ぐことにより，微生物を中和している．(c) **IgM** にみられる特徴的な性質は補体の活性化にきわめて効果的であり，これにより間接的にオプソニン化あるいは炎症応答を誘導することである (活性化補体成分により伝達される)．

した形で存在する場合)，肥満細胞や好酸球に結合している IgE が抗原を認識 (結合) すると脱顆粒をひき起こし，遊離された伝達物質は炎症の促進を助長し，おそらく，微生物やより大型の寄生虫に対して毒性作用を及ぼす* (図1・31)．

1・5・6 細胞シグナル伝達因子

一般に細胞に存在する受容体分子はシグナルを伝達しうる細胞内因子と連携している．シグナル伝達は受容体がリガンドを認識して開始される．リガンドの認識はいくつかの細胞内生化学的カスケード (シグナル伝達経路) を活性化する．これらのシグナルのあるものは最終的に細胞骨格に作用するので，細胞はその形態を変化させ，また分子や顆粒を取込み，移動することも可能となる．ある場合はアポトーシスに対する細胞の感受性を増加あるいは減少させ，これにより細胞の生存をコントロールする．さらに核にシグナルを伝達し，転写因子の活性化と遺伝子発現を変化させ，これにより細胞で合成されるタンパク質の変動を誘導する．

受容体は一般に二つ以上のタイプの細胞に同一のものが発現し，これら同一の受容体はしばしば同様のシグナルを伝達する．しかし，シグナル伝達の結果はこれに関与する細胞のタイプにより大きく異なる．シグナル伝達を理解するうえで困難なことはシグナル伝達因子の名称が非常に複雑なことである．しかしその原則はかなり単純である．多くのシグナル伝達経路には**チロシンキナーゼ** (tyrosine kinase) のような酵素が介在しており，チロシンキナーゼは他のタンパク質の細胞内チロシン残基をリン酸化し，また**チロシンホスファターゼ** (tyrosine phosphatase) はキナーゼと逆にリン酸基を除去する働きをもつ．リン酸化されたチロシン残基は他のシグナル伝達因子のいわゆる SH2 領域により認識されるようになる．この例が JAK−STAT 経路であり多くのサイトカイン受容体 (§1・5・4) でこの経路が用いられている (図1・32, p. 38)．**JAK** (Janus kinase) はチロシンキナーゼであり，**STAT** (signal transducers and activators of transcription) は JAK に結合する SH 領域をもつ．つぎに STAT がリン酸化されると (SH 領域を介して STAT が JAK に結合し，JAK が STAT をリン酸化すると)，二量体を形成し，核へと移行して転写因子として機能し遺伝子発現を調節する．分子スイッチとして作用する G タンパク質を用いるシグナル伝達過程もある．G タンパク質結合型受容体 (G−protein-coupled receptor, GPCR) の例としてはケモカイン受容体 (§1・5・4・3) があげられる．シグナル伝達経路にはアダプター分子も介在し，アダプター分子は細胞内の特異的な部位に局在してシグナル伝達経路の因子が他の因子に結合するのを補助し，また反応の足場としていくつかのシグナル伝達因子が集合し協働して機能することを促進したりする．

1・6 免疫応答と疾患

他の章で明らかにされるように，免疫システムの絶対的な必要性は，これに欠陥があると感染により生命が脅かされるようになる，ということからも明らかである．これに加え，免疫システムは，何もなければ無害である生体因子に応答して生体自体を攻撃し，もしくはダメージを与え，場合によっては死をまねくような莫大な力をもっている．免疫システムはまた非常に複雑でもある．移植片の拒絶や悪性腫瘍の進行を理解したり，またこれ

* 訳者注：IgE は抗原抗体複合体として好塩基球にも結合して，IL−4 などのサイトカイン産生を誘起する．

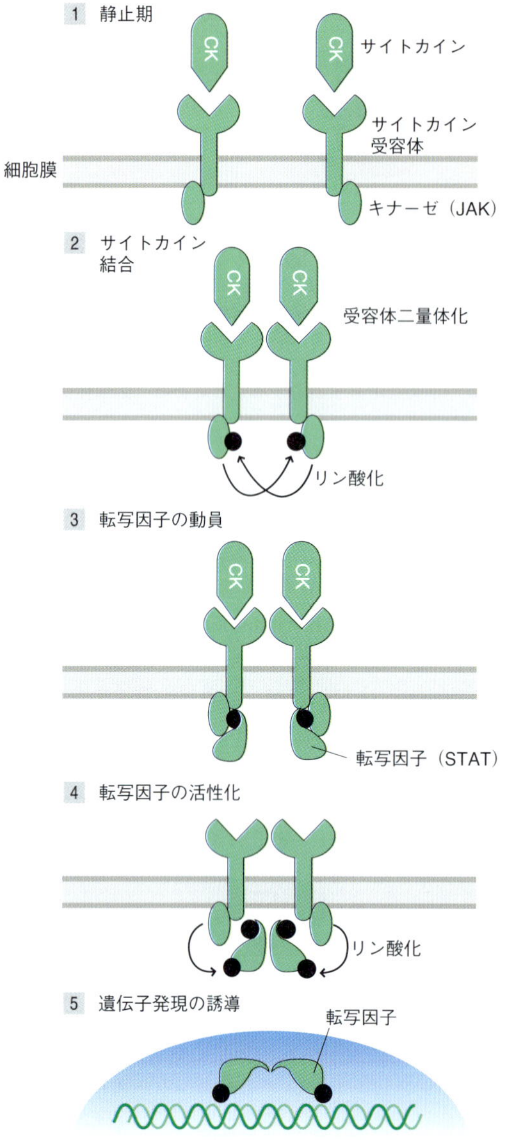

図 1・32　細胞内シグナル伝達経路の例　多くのサイトカイン受容体は JAK－STAT 経路によりシグナルを伝達する．これらの受容体は JAK とよばれるチロシンキナーゼと接合している．サイトカインの結合は受容体の二量体化と JAK の並列接近を誘導し，これにより互いを活性化・リン酸化する．このことにより STAT（STAT はリン酸化されたチロシンを認識する SH2 領域をもつ）が JAK に結合できるようになる．さらに JAK は STAT をリン酸化し，リン酸化された STAT は二量体となって核に移行し，DNA に結合して転写因子として働き遺伝子発現を変化させる．これはきわめて単純なシグナル伝達経路を示すもので，本図に示すこの経路には，他のシグナル伝達因子との結合や局在に介在するアダプター分子あるいは足場的な分子は描かれていない．

を防止したりする問題を通じても免疫システムの複雑さが明らかになる．しかし，これまでに一部分しか実現していないとはいえ，免疫システムは疾患の治療に向けた戦略の構築において大きな可能性をもっている．

この章の最後の節において，免疫システムがその進化の過程で直面した一つの特有の問題と，これとは別に，免疫応答の欠如，その異常，あるいは望ましくない免疫応答から生起する諸問題という見地から，免疫のいくつかの課題を概観する．

1・6・1　獲得免疫システムには教育が必要

1・6・1・1　自己−非自己識別の問題

免疫システムは感染性微生物に対する防御任務をもつように，しかし生体に対しては害を及ぼさぬように進化してきた．このため免疫システムは生体の無害な成分（自己，self），食物成分や常在性細菌（これらは攻撃の対象としてはならないものである）と病原体となりうるような外来因子（これらは攻撃の対象としなければならないものである）とを識別しなければならない．この問題はしばしば自己−非自己識別とよばれるが，より正確には有害−無害識別と称されるべきである．無害な抗原に対する免疫システムの正常な無応答性は**免疫寛容**（immunological tolerance，**免疫トレランス**）とよばれる．

1・6・1・2　免疫寛容

どのようにして免疫システムは有害なものと無害なものを識別するのか．この問題には以前に少しふれた（§1・2・3・3）．自然免疫の進化はパターン認識受容体（PRR）の発生を促し，これらは宿主により生成されない病原体成分を認識する．この意味で PRR は本質的に無害な自己と有害な感染性非自己の完璧な識別というものを提供している．したがって，自然免疫における無応答性は基本的に受動的といえよう．しかし，獲得免疫の観点からは重大な問題がある．すべてのリンパ球抗原認識受容体，いわゆるリンパ球の TCR と BCR は大部分が無作為に生成される（§1・5・3・2）．このことはこれらの受容体の多くが自己を認識する可能性をもつことを意味し，また後でふれるように（§1・6・4）このようなことが起こるという非常によい証拠もある．これらの受容体は自己応答性受容体と名づけられる．この中には損傷をひき起こして自己免疫疾患を誘発する自己抗体も含まれる．それゆえ，免疫寛容の二つの能動的なメカニズムの存在がなければならない．一つがこれらの受容体をもつリンパ球がその最初の発生場所において誕生させないようにする，二つめがこのような受容体をもって分化してきたリンパ球の応答を阻害するというものである．両方の免疫寛容メカニズムが作動するが，それは異なる時間と場所おいてである．

免疫寛容を誘導する最初のメカニズムは骨髄におけるB細胞発生の初期過程，あるいは胸腺におけるT細胞発生の初期過程で起こる（図1・33）．発生過程のB細胞やT細胞が，任意の自己成分と十分な強さ（親和性）をもって結合しうる抗原認識受容体を発現している場合は，これらの細胞は殺傷されるかあるいは不活化される．これら二つの結果はそれぞれ**クローン除去**（clonal deletion）あるいは**クローンアネルギー**（clonal anergy）とよばれる．B細胞の場合は，T細胞とは異なり，抗原認識受容体が自己抗原を認識してしまうような場合，受容体を変更させるさらなる選択肢がある．すなわち**受容体編集**（receptor editing）という現象である．このプロセスは中枢性あるいは一次リンパ組織（末梢部位あるいは二次リンパ組織と対照的に）で起こるため，これらの形態の免疫寛容は中枢性免疫寛容として知られる．しかし中枢性免疫寛容のプロセスは完璧ではない．たとえば，個体の生涯を通じて産生される自己成分のすべてのものをリンパ球が発生・分化する組織に提示することを確実に行うのは不可能である．たとえば，思春期や妊娠もしくは授乳期に産生される新たなホルモンやタンパク質のことを考えればこのことが理解される．それゆえ，中枢性免疫寛容は効率的ではあるが，成熟した自己応答性T細胞やB細胞が必然的に骨髄や胸腺から生み出されることになる．

免疫寛容誘導の第二のメカニズムは末梢で起こる（末梢性免疫寛容）．これに関してT細胞とB細胞はいくぶん異なっている．ナイーブT細胞の場合，これを正常に活性化するには二つのセットのシグナルが必要であり，その一つは，他の多くの細胞ではなく一般に樹状細胞に発現する補助刺激分子に由来するものである*．したがって，もしT細胞が補助刺激分子を発現していな

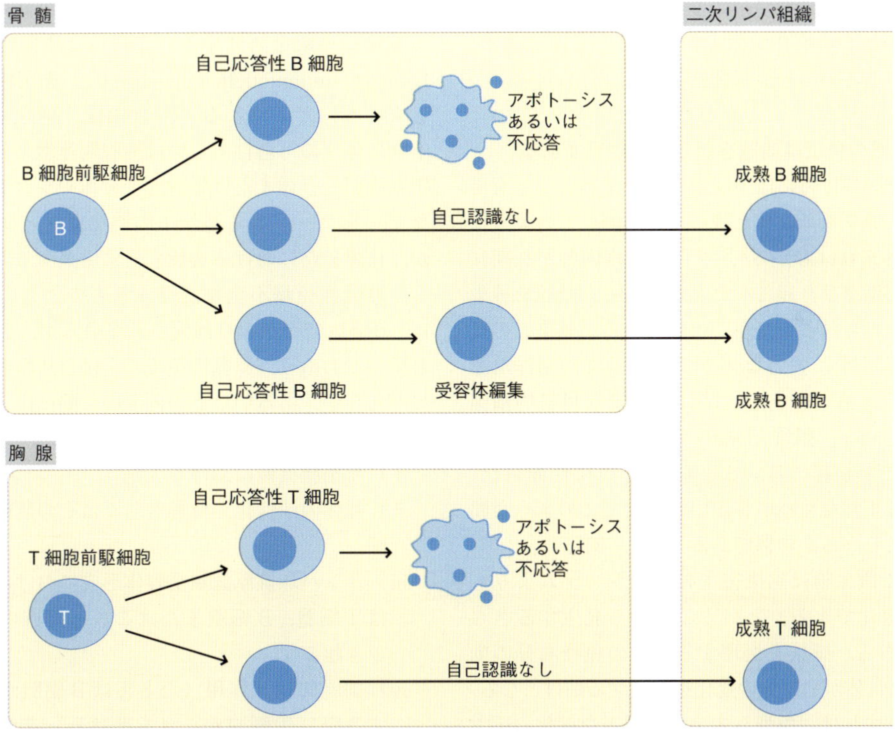

図1・33 免疫寛容誘導のメカニズム B細胞とT細胞は多くの場合，抗原（認識）受容体の多様性を無作為に形成し（図1・23），このためこれらB細胞とT細胞の多くは自分自身の生体成分（組織の構成成分もしくは生体の他の細胞）を認識してしまうという高い危険性をもつ．このような受容体は自己応答性と名づけられる．一般的にいえば，リンパ球の発生・分化過程において自己応答性受容体をもつ細胞は，アポトーシスを誘導されることにより細胞死に至るか（クローン除去）あるいは不応答状態（クローンアネルギー）に置かれる．骨髄におけるB細胞発生・分化過程でも同様のことが起こる．クローン除去は特に胸腺におけるT細胞の発生・分化過程で起こる現象である．これに加え，B細胞は自己応答性でない別の受容体を形成することができる（受容体編集）．これらをくぐり抜けた細胞は一般に自己成分を認識できない受容体を発現し成熟する．これらは自己成分に対しては免疫寛容になっているが，将来遭遇すべき外来抗原を認識することができる能力を保持している．

い他の多くの細胞上にある自己抗原を認識したとしても，活性化は起こりえない．そのかわりこのようなT細胞は無応答となるかあるいは細胞死に至る．これに加え，別のタイプのT細胞である制御性T細胞が分化し免疫応答を抑制する．B細胞の場合は，その多くの応答にはT細胞の“介助（help）”が必要である（たとえばタンパク質抗原に対する抗体産生において）．T細胞による介助がないと，抗原を認識したB細胞は活性化されず，もしくはアネルギー状態となりその後細胞死に至る．このことから，T細胞免疫寛容はB細胞免疫寛容に比べより完全でなければならず，このことは実証されている．

1·6·2　感染に対する免疫応答は損傷をひき起こす

1·6·2·1　免疫は一般に有益である

免疫応答を保持することはむろん感染防御のために必要不可欠である．自然免疫応答と獲得免疫応答を素早く活性化することは，感染が起こった場合にもそれに気づくこともないまま病原体が除去されることを意味する．これは潜在性あるいは無症状性感染と名づけられる．

1·6·2·2　正常の免疫は問題を起こす可能性がある

しかし免疫応答は時には不快な症状をまねくこともあり（風邪やインフルエンザと戦っている際にどのように感じるかを考えればわかる），さらに免疫応答が長期にわたる組織損傷をひき起こすことさえある．結核を罹患した人の肺にみられる損傷がこの例である．感染との戦いに関与する非常に強力なメカニズムはまた副作用をひき起こしうるものであり，時には重篤な**付帯的損傷**（collateral damage，**誤爆** friendly fire）を誘導するため，このようなことが起こる．これらは，“感染性非自己”抗原に対する正常な免疫応答がいかにしてこのような問題をひき起こしうるかの例である（図1・34）．

ウイルスや微生物は感染宿主の免疫システムよりもずっと速く進化できる，ということから発生するさらなる問題もある．感染を処理する多くの免疫成分の効率・手際それ自体が病原体の進化を推進する助けとなる．別のいい方をすれば，免疫システムが相当な進化の圧力（選択要因）となり免疫応答を回避できるような突然変異をもつ病原体を選択している，ともいえる．そうでなければ除去されてしまう．病原体はこのように免疫応答を回避あるいは忌避することに成功し，これらが誘発する疾患が時には感染宿主免疫によりひき起こされる付帯的損傷の原因となりうる．

免疫の利点をこれらの問題と関連させて考察し，特に2章において，これらのさらなる例証を提示する．また3～6章においても折にふれこれらの問題に出会うことと思われる．現段階では，免疫における欠陥（不全）が疾患を誘導する機作を紹介し，方向を誤った免疫応答や望ましくない免疫応答がどのように傷害をひき起こすかも併せて概述していくことにするが，これらは7章においてより詳しく取上げる．

1·6·3　免疫における欠陥（不全）は重篤な感染をひき起こす

免疫不全患者において高頻度に認められる感染症という事象が効果的な免疫システムの重要性を最も明確に示している．

1·6·3·1　原発性免疫不全症

病原体の排除に通常関与する免疫の構成要素があるが，その機能を改変するような遺伝的欠陥は病原体による重篤な感染を誘発する．これらは**原発性免疫不全症**（primary immunodeficiency disease，**先天性免疫不全症**ともいう）とよばれる（図1・34）．通常，原発性免疫不全は免疫の可溶性あるいは細胞関連型成分（たとえば細胞表面受容体または細胞内受容体やシグナル伝達因子など）をコードする遺伝子の突然変異と関連しているが，代謝経路における突然変異に由来する場合の例もある．原発性免疫不全を誘発するものとして少なくとも180の突然変異が今日同定されているが，おそらくもっと多いであろう．原発性免疫不全は自然免疫，獲得免疫のどちらか，あるいはその両者の欠陥に由来するものであり，一般的につぎに示すタイプがある．

i）食細胞機能における欠陥
ii）補体の活性化，機能もしくはその制御における欠陥
iii）リンパ球抗原認識受容体形成における欠陥．これはT細胞，B細胞またはこれら両方の分化不全をひき起こす．
iv）細胞間相互作用（たとえばB細胞が抗体を産生する際にT細胞がこれを助ける）をする能力における欠陥．

それゆえ，当然のことながら，原発性免疫不全は**重篤**（severe），**持続性**（persistent），**例外的**（unusual）あるいは**再発性**（recurrent）（**SPUR**）の感染をひき起こし，感染のタイプは，これに関連する生体成分や細胞の正常状態における機能を反映している．あるタイプの病原体

＊　訳者注：もう一つはむろんT細胞受容体による抗原ペプチド–MHC分子複合体の認識である．

に対する防御における種々の免疫関連因子の関与を実証するものとして，2〜6章において，これらを用いることにする．

1・6・3・2 二次性免疫不全症

遺伝的欠失に起因せずに誘発される免疫不全は**二次性免疫不全症**（secondary immunodeficiency disease；**獲得性免疫不全症**，**後天性免疫不全症** acquired immunodeficiency disease ともいう）と名づけられる．一般に，これらの免疫不全は早期の幼少時には認められない．正常な免疫システムを備えて誕生するが，その後の事象が免疫に欠陥を誘導するような損傷をひき起こす．その原因がわからない場合も多いが，たとえば腫瘍に対する侵襲的な治療の結果もたらされるものや，進行した疾患自体の合併症として現れてくる例もある．二次性免疫不全症は病原体の感染によっても誘発される．そのよく知られた例が**ヒト免疫不全ウイルス**（*Human immunodeficiency virus*, HIV）感染であり，重要な免疫構成要素（$CD4^+$ T 細胞）の破壊をもたらすため，**後天性免疫不全症候群**（acquired immunodeficiency syndrome, AIDS）に進行した患者でみられるように，HIV に感染した個体は生命を脅かす他のタイプの感染に罹患しやすくなる．

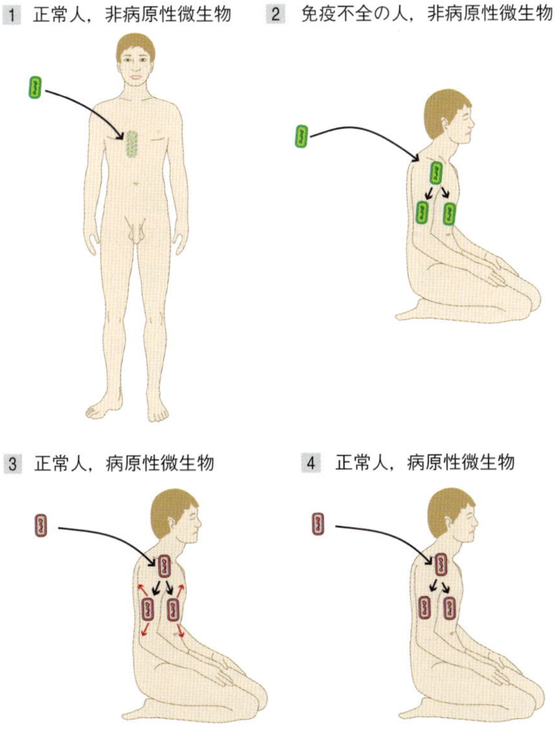

図1・34 感染，疾患と組織損傷 (1) 機能的な免疫システムをもつ正常（健常）個体においては，多くの非病原性微生物は，生体に疾患を誘発することなく無症状のまま除去される．(2) 免疫不全状態にある個体では，これら非病原性微生物は疾患をひき起こす可能性がある（§1・6・3）．(3) 正常個体に病原性微生物が感染した場合，毒性分子の産生あるいは他のメカニズムにより疾患が誘発される．(4) ある個体では微生物に対する免疫応答が臨床的な疾患の事実上の病因となる．これを付帯的損傷という．

1・6・4 免疫応答は時には誤った抗原に対して起こされる

免疫応答が生体自身を攻撃したり，また無害な要因に対してひき起こされたりする状況があり，これらは疾患を誘発したり，時には生命に危険を及ぼす状態を誘導する．その状態には二つのおもなタイプがある（図1・35, p. 42）．

- 自己抗原に対する異常な応答．これは自己免疫疾患をひき起こす．
- 明らかに無害な非自己抗原に対する異常な応答．これはアレルギーや他の免疫関連過敏症（時には過敏性症候群と名づけられる）をひき起こす．

これらすべての状態は主として異常な獲得免疫応答によりひき起こされるが，自然免疫システムの不適切な活性化を反映したものもある．しかし，アレルギーにおいては，自己免疫疾患や他の免疫関連過敏症に関与するいくつかの免疫学的メカニズムが重複して働いている．上述の二つのタイプの異常な応答を区別する一つの便利な方法は，抗原が最終的に“内在性”（すなわち生体自身の自己抗原）なものとして認識されるか，あるいは“外因性”（すなわち宿主環境に由来する非感染性，非自己抗原，たとえば花粉症を起こす花粉）なものとして認識されるか，を考慮することである．多くの事例において疾患に至るメカニズムの解明は進んでいるが，なぜこのような異常な応答が起こされるかは十分にわかっていない．これらの状態については7章でより深く説明することにする．

1・6・4・1 自己免疫疾患

さまざまな免疫寛容のメカニズム（§1・6・1・2）が働いているにもかかわらず，免疫応答は時に正常な自己成分に対して起こることがあり，これが自己免疫疾患をひき起こす．これを理解するうえで最もシンプルなメカニズムの一つは，おそらく免疫寛容誘導の正常メカニズムに不備があったときであろう．これはT細胞における中枢性，末梢性免疫寛容のいずれかあるいは両者の欠陥に起因すると思われる．中枢性免疫寛容の欠陥の例としては，正常であればT細胞に免疫寛容状態を誘導されるべき場である胸腺において，自己抗原が表示されない

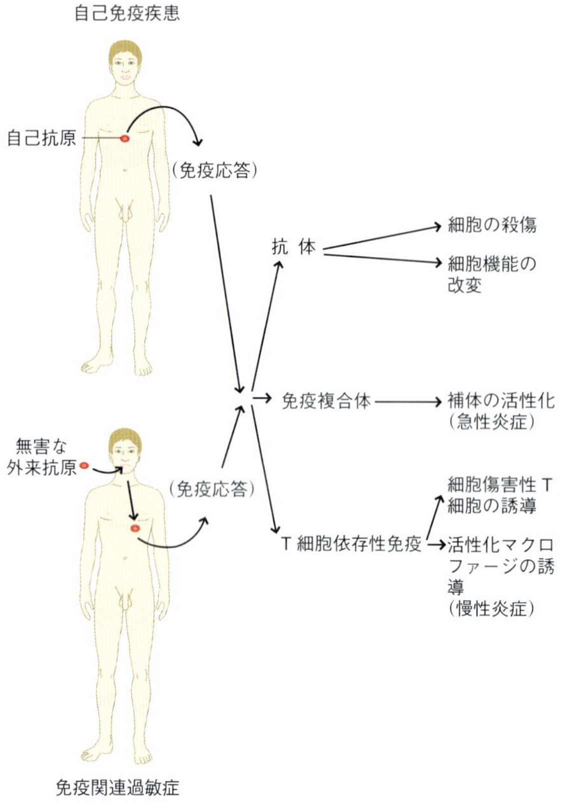

図1・35 自己免疫疾患と免疫関連過敏症 自己免疫疾患は生体自身の無害な成分("内因性")や外環境の非感染性外来要因("外因性")に対する獲得免疫応答の活性化に起因する．組織損傷をひき起こすエフェクターメカニズムは種々のタイプの抗体や大型の免疫複合体，あるいはマクロファージや細胞傷害性**T**細胞を異常に活性化する**T**細胞，もしくはこれらが複合することにより媒介される．症状としては軽度(たとえば皮膚の発疹)から生命に危険を及ぼすもの(たとえば，以前にスズメバチに刺され感作されている個体が，再びスズメバチに刺されることにより起こるアナフィラキシー)までいろいろである．疾患の臨床的なパターンは通常認識された抗原の体内分布，すなわち抗原が特定の器官に局在するか，あるいは全身に広く分布するか(全身性)を反映する．

ケースがあげられるであろうし，また末梢性免疫寛容欠陥の例としては制御性T細胞が作動しないケースがこれに当たるであろう．中枢性，末梢性免疫寛容両タイプの欠陥は非常に重篤な自己免疫疾患を誘発し，広範な組織損傷をひき起こす．これらについては5章でより詳しく説明する．

他のタイプの自己免疫疾患はこれらとは異なるメカニズムを介して起こされ，これらについては7章で説明することにする．疾患を起こすメカニズムはつぎのように分類されているが，おのおのの疾患には複数のメカニズムが関与していると考えられる．

・自己応答性B細胞の活性化と正常自己成分に対する抗体(**自己抗体**，autoantibody)の産生．自己抗体は細胞傷害性効果を及ぼし，また自己抗体と相互作用する細胞を仲介として組織に損傷を与えたり，生体の他の細胞が正常に機能しようとするのを直接阻害する(たとえば，受容体にリガンド分子が結合することを自己抗体が阻害する)．後者の例が，**重症筋無力症**(myasthenia gravis)であり，この症例では神経インパルスの筋肉への伝達が自己抗体により阻害され，進行性の麻痺をひき起こす．
・特異的な組織もしくは血液中における抗原–抗体，あるいは抗原–抗体–補体から成る免疫複合体の生成．血液中を循環する免疫複合体が効率よく除去されないとこれらは炎症を誘導したり，さらに正常に機能することを妨げられる器官もある．この例が全身性エリテマトーデスの重篤例にみられる腎障害である．
・自己抗原に対するT細胞依存性応答の誘導．これはインスリン依存性(1型)糖尿病の原因である．この症例では，T細胞応答が，組織障害の主役である細胞傷害性T細胞やマクロファージの活性化をひき起こしている．

1·6·4·2 免疫関連過敏症(過敏性症候群)

理由は不明であるが，病原体とは無関係の明らかに無害な抗原が異常な応答を始動し組織障害をひき起こすケースがある．このケースの最もよく知られている例はたぶん**アレルギー**(allergy)である(これに関しては自己免疫疾患のメカニズムに相当するものは知られていない)．花粉症や食物アレルギーがこの例である．アレルギーは，花粉あるいはピーナッツの成分のような外来抗原に対して特定の抗体(IgE)がつくられたときにひき起こされる．IgEがつくられ肥満細胞上に結合*しても，これは有害な効果を起こさない．しかし，もし抗原が再度侵入した場合，抗原は肥満細胞上に存在しているIgEに結合し，この細胞の急激な脱顆粒をひき起こす．これにより放出された伝達物質がアレルギーの症状や副作用をもたらし，重篤な症例では気道の閉塞や心血管ショックにより死に至る場合もある．

他のタイプの免疫関連過敏症の根底となるメカニズムは自己免疫疾患と共通のものがある．すなわち抗体，免疫複合体，T細胞によるものである．抗体が関与するアレルギー疾患としては薬物アレルギーがあり，ペニシリンに対しIgG抗体がつくられる例があげられる．免疫

* 訳者注：Y字形IgE抗体のYの下端部(Fc領域)が肥満細胞上にあるFc受容体に結合する．

複合体の関与するアレルギー疾患としては広く職業関連過敏症があげられる．農夫肺（farmer's lung）はその一例であり，カビの生えた枯れ草の中の真菌胞子を吸入することにより免疫複合体が形成され，肺の炎症をひき起こす．T細胞依存性の疾患には接触過敏症があり，これにはT細胞が関与して宝飾品中の金属のような小分子に対して応答することにより，組織障害を与えるような炎症応答をひき起こす．外来抗原に対してあらかじめつくられていた抗体は一般に即時型過敏症とよばれる急速な応答を誘導するが，外来抗原に対するT細胞依存性応答（結核菌のような病原体にみられるように）はゆるやかな応答を誘導し，**遅延型過敏反応**（delayed hypersensitivity response, DTH response）とよばれる．これは抗原の侵入後応答が明らかになるまで1～数日を要するためである．

1・6・5 移植応答

他者の臓器が移植された際に起こり，移植臓器の拒絶を誘導するタイプの免疫応答はまったく正常な免疫応答である．しかし，臓器移植という場においてはこの応答は望ましいとはいえない．また，これとは異なる免疫学的（あるいは非免疫学的な）な根拠に基づく拒絶応答のタイプも存在する．

1・6・5・1 急性拒絶

移植臓器の**急性拒絶**（acute rejection）は，一般に同種（ヒトからヒト，マウスからマウスなど）ではあるが遺伝的に異なる個体（allogenic，**異系**，**アロ**）からの**移植片**（graft）を移植（同種異系移植）後，数日あるいは数週間以内に起こる．これは，移植臓器中に存在する移植抗原と名づけられる外因性（非自己）分子に対する宿主T細胞の活性化により開始される．最も重要な移植抗原は移植組織の外因性（非自己）MHC分子である．病原体に対する応答過程でT細胞はペプチド-MHC分子複合体を認識するが，T細胞上の抗原認識受容体（TCR）は外因性MHC分子（およびこれと複合体を形成するペプチド）と交差反応することができるため，移植臓器に対して応答を開始する．この形態の認識は**同種（異系）反応性**（alloreactivity）と名づけられる．各個体において同種反応性T細胞は比較的多数存在するため，外来（移植）器官に対し多大な応答がひき起こされる．$CD4^+$ T細胞は他のタイプの細胞の応答を制御するため，異系移植片の拒絶には通常自然免疫，獲得免疫両者の種々の関連成分の活性化が関与する（図1・36）．

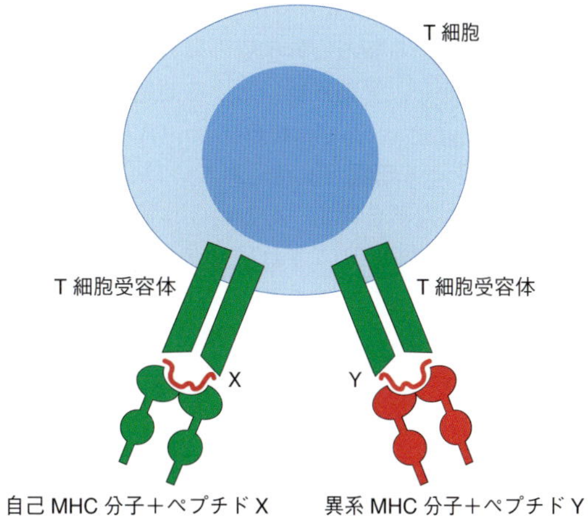

図1・36 同種（異系）反応性 同種の異なる個体間での移植（異系移植片）は驚くべき強さで拒絶されるが，これは遺伝的に異なる（異系）個体の**MHC**分子を認識しうる**T**細胞が各個体に高頻度で存在するためである．この頻度の高さは交差認識が可能であることを意味し，自己**MHC**分子上に結合した外因性（たとえば微生物）ペプチドを認識することができる**T**細胞は別のペプチドを結合した異系**MHC**分子をも認識する．

1・6・5・2 他のタイプの拒絶

他のタイプの拒絶には超急性拒絶というより迅速な現象がある．これは移植臓器が数分あるいは数時間以内に拒絶されるものであり，また移植後数年を経て起こってくるよりゆっくりとした慢性拒絶という現象もある．これらのタイプの拒絶は7章で説明する．しかし，現段階で言及すれば，超急性拒絶は移植片に対してあらかじめつくられていた既存の抗体が宿主内に存在することでひき起こされる（たとえば，前回の移植に対する免疫応答の結果）．同様のメカニズムにより異種間の移植臓器（**異種移植片**，xenograft）は急速に拒絶される．これはブタの腎臓がヒトに移植されたようなケースである．慢性拒絶がなぜ起こってくるかに関しては，現状では正確にはわかっていない．

1・6・5・3 移植片対宿主病

正常な個体から幹細胞を移植することにより，欠陥があったり損傷を受けたりした細胞や組織をもとどおりにしうることは疾患治療のうえで大きな可能性をもっている．骨髄移植は，実際の移植治療として最も成功した例である．骨髄中の幹細胞はいかなる，そしてすべてのタイプの血液系細胞を置き換えることができ，したがってこの手法は欠陥のある成分・因子をそっくり置き換える必要がある多くの原発性免疫不全症の治療に広く用いられている．さらに骨髄移植は白血病の治療後にも頻繁に用いられる．というのも，白血病細胞を殺傷するために用いられる治療薬は正常の幹細胞も殺傷してしまうため，骨髄移植による新たな幹細胞の補充が必要になるからである．しかし，骨髄移植における問題の一つが**移植片対宿主病**（graft versus host disease, GVHD）である．骨髄移植を受ける**宿主**（host，あるいは**レシピエント** recipient）は免疫不全状態，あるいは移植の拒絶を防止するため免疫抑制状態にされているので，移植された細胞を拒絶することができない．供与者（**ドナー**，donor）の骨髄中には成熟T細胞が存在し*，これらT細胞は拒絶されず，この中には同種反応性をもつT細胞があるため，宿主のMHC抗原（分子）を認識することができる（§1·6·5·1）．したがって，これらドナーT細胞は活性化され，宿主の組織，しばしば皮膚や腸管に対して免疫応答をひき起こす．これが移植片対宿主病であり，種々のタイプの移植片拒絶過程に起こる**宿主対移植片応答**（host versus graft response）の対照的な現象である．

1·6·6　腫瘍は免疫システムを回避できる

腫瘍（tumor）は細胞増殖の制御不能に起因する．**良性腫瘍**（benign tumor）は局所にとどまるが，**悪性腫瘍**〔malignant tumor，**癌**（cancer）〕は生体の他の部域に広がり（転移），このため癌は致死性となる．腫瘍の起源はもちろん自分自身の細胞であり，免疫応答が自己に対して起こらないようにしている免疫寛容という強力なメカニズムが存在するため，腫瘍が自己の細胞に由来するということが重大な問題となる．しかし多くの場合，腫瘍は免疫システムにより認識されうる抗原を発現している．これらの抗原には，**腫瘍形成性ウイルス**（oncogenic virus）が細胞の異常増殖を誘発するような場合にみられるウイルス抗原や，突然変異したり，過剰もしくは異常発現したりした生体の成分（たとえば正常では胎児にのみ発現しているものが異常に発現する）などがある．したがって，免疫システムにより認識されうる腫瘍も存在する．T細胞や抗体により認識される腫瘍の抗原は**腫瘍抗原**（tumor antigen）とよばれる．

さらなる問題は腫瘍が免疫を巧妙に回避することから起こってくる（図1·37）．すなわち，腫瘍は，通常T細胞が抗原を認識する際に必要なMHC分子のような，免疫認識に必須の分子の発現を低下させている．これに加え，腫瘍は樹状細胞のような免疫システムの要となる細胞に強力な阻害効果を及ぼす機能分子を分泌したり，また制御性T細胞は免疫応答を抑制するが，腫瘍はこの細胞の生成を促す機能分子を産生したりする．以前に，免疫システムそれ自体は防御メカニズムに抵抗性の変異微生物を選択すると述べたが，まさに同様なことが腫瘍においても起こっている．悪性腫瘍は非常に高い頻度の突然変異をもち，このようにして突然変異し防御メカニズムへの抵抗性を付与された腫瘍は他の腫瘍よりも選択における利点をもつことになる．これは一系統の生物内に起こるダーウィン選択である．

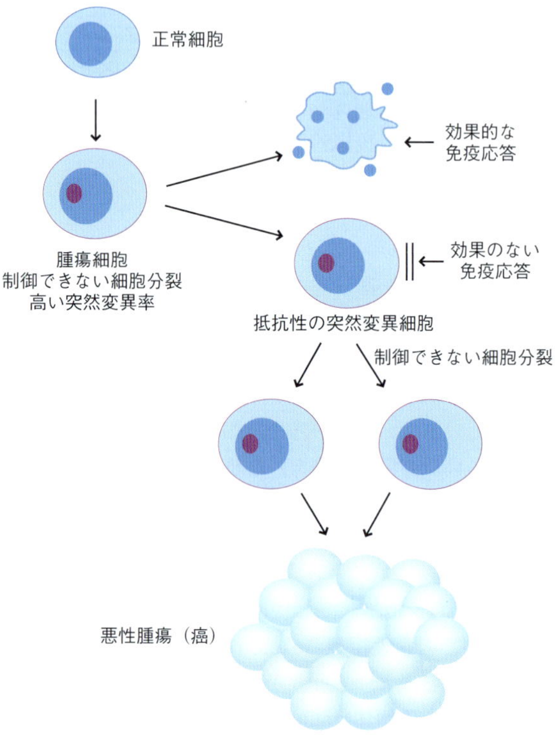

図1·37　腫瘍による免疫回避　悪性腫瘍（癌）は高頻度の突然変異をもつ細胞のクローンである．このことは，癌細胞の多くは突然変異したタンパク質を発現し，これは正常細胞には存在しないペプチドを生成し，おそらく抗原性をもつものであることを意味する．これらのペプチドは腫瘍に対する獲得免疫応答を誘導する．また癌細胞が高頻度の突然変異をもつことは，新たな腫瘍変異細胞が常に生成され，必然的にこれらのあるものは免疫応答を回避あるいはこれを無効にするような能力をもつことが考えられる（たとえばこれらは，腫瘍抗原を欠失し，MHC分子の発現を低下させ，抗炎症性サイトカインを分泌し，あるいはエフェクターT細胞のかわりに制御性T細胞を誘導する）．これらの突然変異サブクローンは選択の観点から有利な立場にあり，もともとの親クローンを凌駕する．したがって，腫瘍はしだいに免疫応答を回避する多様な手段を開発・発達させ，癌が進行する．これはある個体の中でダーウィン選択が作用している好例である．

* 訳者注：ヒトの場合，骨髄は通常ドナーの骨盤より採取し，血液幹細胞を精製して用いるが，この過程で骨髄中に存在していた成熟T細胞の混入が避けられない場合がある．

1・6・7 免疫に基づいた治療

§1・6を終えるにあたり，治療にむけた二つのアプローチを簡単に紹介しよう．それはわれわれ自身の利益となるように免疫を改変するものである．一つはワクチンであり，疾患の防御に大きく成功したものもあれば，効果のなかったもの，あるいは疾患によってはそれに対するワクチンがないものもある．もう一つは疾患の治療において真実有益であることを示した治療用抗体である．ワクチンの開発は免疫システム自体に関して何も知られていなかった時代の経験的な知見にその起源があるが，治療用抗体の開発は免疫に対する高度な理解が進むことによって初めて可能になったものである．

1・6・7・1 ワクチン

感染に対する防御は，免疫システムの直接的な活性化にみられるような能動的なものか，あるいは感染宿主に抗体や免疫細胞を移入するといった受動的なものか，どちらかである．感染に対する能動的な抵抗性を形成する最も効果的な方法の一つは，実際の感染から回復することである．免疫の始動を試みるために感染していないヒトに故意に感染を起こすことは危険であるが，実際行われてきたことである．強毒性痘瘡の小児への感染（人痘接種）は実際広く行われ，それはJennerが今日われわれの知っている近縁の牛痘ウイルスによる**ワクチン接種**(vaccination) 法を開発するまで続いていたのである．これとは別に，感染に対する抵抗性は受動的にも獲得可能である．すなわち，ヒト胎児は胎盤を通過して移行する母性由来IgGを獲得し，また新生児は授乳初期の乳汁（初乳）中に含まれる母性由来IgAを得る（図1・38）．抗体（たとえばウマでつくられたもの）も感染に対する危険を防止するために投与される．これは破傷風に対するワクチン接種を受けていないヒトが負傷した場合などである．

ワクチン接種（予防接種）は能動的なプロセスであり，病原体にできる限り近似させるようにして，病原体に対して防御を誘導し最大の免疫効果を発揮することを目指す．この方法のように疾患の治療のため免疫システムを操作することによる対疾患防御の可能性は非常に大

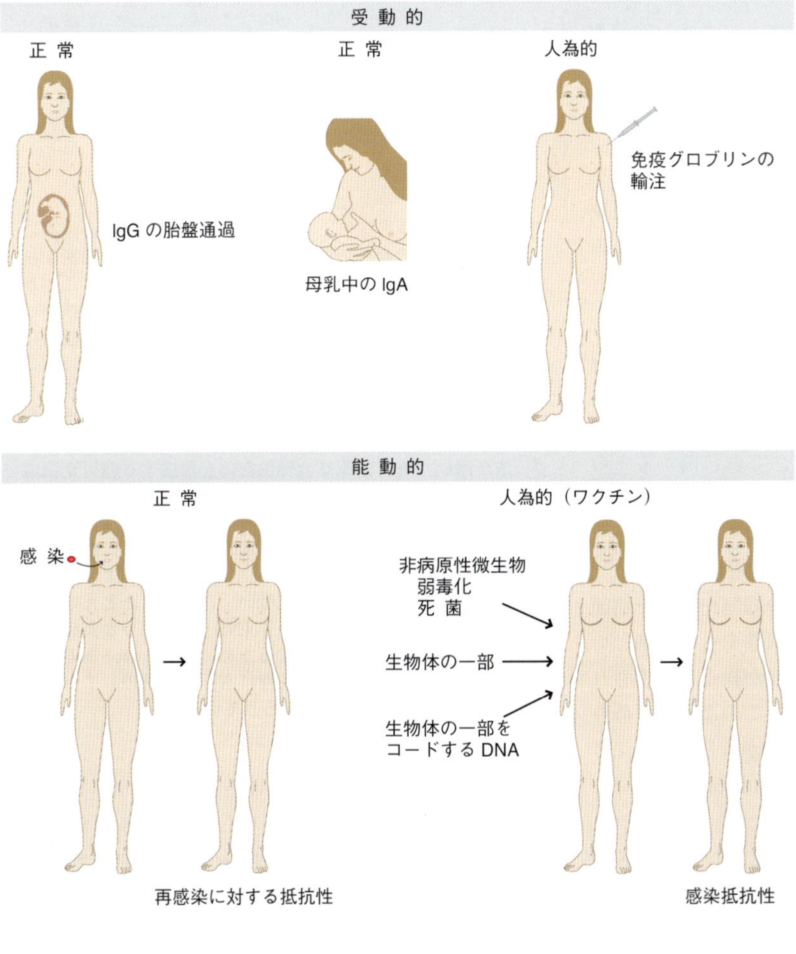

図1・38 感染に対する抵抗性 感染に対する抵抗性は自然にあるいは人為的な手法を通じて，受動的あるいは能動的に獲得されうるものである．たとえば，受動免疫は胎児期においては胎盤を通過して胎児に移行する母親由来の抗体や，新生児においては母乳に含まれる抗体により自然に獲得される．受動免疫はまた抗体を欠損する患者に混合ヒト免疫グロブリンを投与するような人為的な方法によっても行われる．能動免疫は一般に感染からの回復にひき続き自然に獲得される．能動免疫はまた防御応答を誘導するようにデザインされたワクチンの接種過程で人為的に活性化される場合もある．

きく，それはワクチン接種により全世界から痘瘡が撲滅されたという例で実証される．今日，多くのワクチンは感染性疾患に感染する前に免疫を準備させるようにデザインされている（予防的ワクチン）．しかし，近年は疾患をもつヒトの治療に向けたワクチンを開発する試みが増加している（治療用ワクチン）．重要なことは，効果的なワクチンにはつぎの二つのことが必要であるということを理解することである．

- それに対して応答がひき起こされるべき抗原
- 効果的な免疫応答を開始させる**アジュバント**（adjuvant，免疫増進薬ともいう）

感染性疾患に対する予防的ワクチンの多くの事例では，感染防御は能動的な免疫をひき起こすワクチンの投与により達成される．これらワクチンは生ワクチンタイプ，弱毒化あるいは死菌ワクチンもしくは微生物成分の一部（サブユニット）をワクチンとしたものがある（サブユニットワクチン）．必要な抗原を保有し，しばしば内因性のアジュバント活性ももつこれらのワクチンに関しては2章でより詳しく述べることにする．抗腫瘍効果を目的として開発されてきたワクチンもある．すなわち，現在女性は少女期にヒトパピローマウイルス（*Human papillomavirus*, HPV）に対するワクチン接種を受ける．HPVの感染は子宮頸癌の原因となるが，このワクチンはウイルス感染を防ぐことにより，腫瘍の形成を阻害する．

治療用ワクチンとはどのようなものか．感染や腫瘍を根絶するために，理論的には罹患患者にワクチンを接種することが考えられる（たとえば悪性腫瘍やHIVにみられるような慢性感染）．一般に，免疫応答を現在進行中の疾患治療に用いることは，予防的にワクチンを用いる場合に比べてより困難であると思われ，実際，治療用ワクチンを用いた多くの試みがなされたが，これまでに本当に効果があった兆候はほとんどみられない．それにもかかわらず，5章で述べるように，これに関するさらなる試みがなされている．

1·6·7·2　モノクローナルあるいは治療用抗体

抗体は特異性を備えるため，生体の細胞や分子を調節することのできる効果的で高度な選択性をもつ薬剤といえる．ここ最近まで，抗体は同じものが繰返し産生されず，またその量も不十分であるため，このような可能性はごく少数の事例を除いて認識されなかった．このような治療形態は**モノクローナル抗体**（monoclonal antibody，**単クローン抗体**）の開発により大変革がもたらされた．モノクローナル抗体の作成には通常免疫したマウスから得られた抗体産生細胞（B細胞）を**骨髄腫細胞**（myeloma cell，**ミエローマ細胞**）とよばれるB細胞の腫瘍細胞と融合させる．その結果生まれた融合細胞は**ハイブリドーマ**（hybridoma，**融合雑種腫瘍細胞**ともいう）とよばれる．これらは単一の特異性をもち不死性であり，産業レベルの規模でクローンとして生育させることが可能である．したがって，多量のモノクローナル抗体を産生することができる（図1・39）．抗体の中には

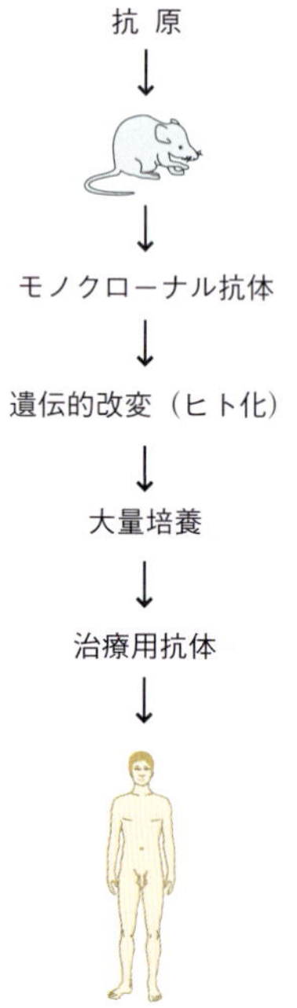

図1・39　治療用抗体　モノクローナル抗体開発の技術により，ヒトの疾患の治療に用いることのできる細密な抗原特異性をもった均一な抗体を多量に産生させることができるようになった．このようなモノクローナル抗体は外来性のタンパク質という問題がある（通常ヒト抗原に対するモノクローナル抗体はマウスで産生される）．このモノクローナル抗体に対して誘導される免疫応答（たとえば抗-抗体の産生）によりモノクローナル抗体は急速に分解される．これを回避するため，遺伝子工学的手法が用いられ，抗原結合部位自体を形成する超可変領域のみをヒト以外のパーツで構成するような抗体が作成された（訳者注：すなわち抗体のほとんどの領域はヒト型であり，V領域中の超可変領域のみがマウスに由来する遺伝子工学的抗体である）．したがってこのような抗体はヒトに対しより抗原性が低い．これらはたとえば，ある種の自己免疫疾患においてTNF-αのような炎症性サイトカインの活性を阻害するために用いられ，あるいはある種の癌において腫瘍細胞に選択的に発現している分子を標的とするように用いられている．

細胞応答を阻害したりあるいは活性化したりすることができるものがあり，このためモノクローナル抗体は治療用抗体として多大の可能性をもつ．モノクローナル抗体の使用は免疫療法に革命をもたらし，現在20種以上の

モノクローナル抗体が臨床で使用され，さらに多くのモノクローナル抗体が開発途上にある．これらの治療用抗体はある種の自己免疫疾患の治療にますます使われるようになっており，また移植の拒絶を防げたり，ある種の癌の治療において腫瘍細胞の除去を促進するためにも用いられている．

1章の学習成果

この章を読み終えて，つぎのような話題（該当する節を示す）について，理解し，簡略に説明したり，またいくつかの側面に関して考察を加えることができるようになっているはずである．

感染に対する生体防御（§1・2）
- 自然免疫と獲得免疫のおもな相違点は何か．

免疫の解剖学的基盤（§1・3）
- 一次リンパ組織と二次リンパ組織のおもな相違点は何か．
- 感染に対する生体防御においてなぜ炎症が重要なのか．

免疫の細胞的基盤（§1・4）
- 白血球とは何か．
- 食細胞とは何か，そしてなぜこれらが重要なのか．
- 顆粒球とは何か．
- リンパ球とは何か，通常型リンパ球にはいくつのタイプがあるか．
- 免疫記憶とは何か．

免疫の分子的基盤（§1・5）
- 血液中から感染部位（局所）への白血球の移行に関与する分子はどのようなタイプの分子か．
- 自然免疫と獲得免疫において病原体の認識にはどのような相違があるか．
- 獲得免疫において抗原認識に用いられる受容体の形成にはどのようなメカニズムが関与しているか．
- サイトカインとは何か，また何をしているのか．
- 補体とは何か．
- 抗体は何をしているのか．

免疫応答と疾患（§1・6）
- 免疫応答は，自己や無害な外来分子に対する有害な応答が起こることを，通常どのようにして回避しているのか．
- 免疫不全症とは何か．
- 自己免疫疾患やアレルギーにはタイプの異なるどのような抗原が関与しているのか．
- 移植片はどのようにして，またなぜ拒絶されるのか．
- 免疫システムはどのようにして腫瘍を認識しうるのか．
- 治療目的のために免疫はどのように操作されるのか．

2 感染と免疫

2・1 序論

われわれの住む地球という惑星はおよそ45億年の歴史をもつと推定されており，この惑星上の生命の誕生は少なくとも38億万年前と考えられている．新種の発生と多くの種の絶滅は自然選択によりもたらされ，免疫システムもまたこの過程の賜と考えられている．

進化により登場した新しい種は，他の種によって使用されてきた生態環境（たとえば食物もしくは居住地として，あるいは遺伝子伝達の運搬体として）を新たにわがものにしようとする．このような種は一般に**寄生体** (parasite) と考えることができる．**宿主** (host) と寄生体両者の出現は自然選択によりひき起こされる．寄生体とその宿主は，ある意味進化における軍拡競争の真っただ中にある．多くの場合，その宿主を殺してしまうことは，寄生体の遺伝子の拡大が阻害されるという意味において，寄生体にとっての利益とはならない．しかし，もし宿主が感染を防止したりあるいは感染を限局したりする新しい防御メカニズムを発達させると，寄生体はこれら防御メカニズムを打ち負かす手段を開発し，このような寄生体は選択のうえでの優位に立ち，増殖・繁殖により成功することが考えられる．これと相対して，一般的により時間を要するが，宿主もまた寄生体に対してより有効に抵抗するよう突然変異を起こし，これも選択のうえで有益となる．したがって，宿主の免疫防御メカニズムの進化・発達を遂行させてきたのは宿主–寄生体相互作用である．

ウイルスや，細菌，小型原虫といった微視的生物は微生物 (microbe) と総称され，これらはその宿主である哺乳類よりもより速く進化する．微生物の進化は宿主の免疫システムにはとらえられないものであり，宿主が効果的な防御を発達させるまでには多くの世代を経ることが必要である*．しかし，宿主が，微生物中に登場することが予想されるどのような突然変異体も認識することができるいわば予想的対応メカニズムをあらかじめ発達させてきたならば，多くの突然変異体をうまく処理することができると考えられる．これこそがまさに，非常に多様な特異性をもつ抗原認識受容体を発現するリンパ球を無作為に生成することによって，哺乳類における獲得免疫システムが達成してきたものである．

この章では，哺乳類における感染に対する免疫について検討してゆく．まず，われわれに感染する可能性のあるいろいろなタイプの微生物について紹介することから始める．これら微生物のほとんどは疾患を起こさないものであるが，これらのあるもの（病原体という）は正常個体に重篤な疾患や死をまねくようなものもあり，このような微生物について説明する（§2・2）．また，われわれは体内に常に生息する常在菌と相互互恵関係をもつ，ということを言及しておく．免疫における欠陥である**免疫不全** (immunodeficiency) は日和見感染をひき起こす，という概念もこの章で紹介する．なお日和見感染を起こすような微生物は通常機能的な免疫システムにより速やかに排除される．さらに強調しておきたいのは，免疫不全の宿主においてひき起こされる感染症のタイプの検討により，免疫においてどの成分・因子が正常に機能しているかの実証を得ることができる，ということである．

さらに，自然発生的なヒトにおける欠陥と遺伝的に改変したマウスの応答を実証として用い，感染に対する防御において免疫の個々の主要構成要素の機能を説明する（§2・3）．また感染因子（病原体）の主要なもののいくつかがどのようにして疾患を起こしうるかについて概略を述べ，先に個別に考察した免疫の種々の成分・因子が病原体の排除を行うに際し，どのように協働するかを説明する（§2・4）．宿主と種々の病原体とのいろいろな相互作用を例証するため，それぞれの病原体がひき起こす疾患のタイプ典型的な症例を選んで用いることにする．なぜ疾患が発症するか，種々のタイプの応答の過程

* 訳者注：微生物の突然変異による進化に対して，哺乳類がこれと同様に防御メカニズムを進化させることで対応することは不可能である．

で免疫のさまざまなメカニズムがどのように相互作用するか，またわれわれの免疫の知識を基にした戦略により，これらの疾患がどのように予防されまた治療されるか，などについて述べていく．

最後に，感染症のいくつかを成功裡に撲滅させたが，その他の多くのものには適応できていないワクチンについて簡単に論じ，将来に向けて開発が進められているワクチンデザインの新しいアプローチについて概観する（§2・5）．

この章において，現存する感染因子の多様性を認識し，これらのうちのあるものがなぜ疾患を誘発し，どのようにして宿主防御の正常なメカニズムが非常に多くの感染因子からわれわれの身を守るか（またワクチンはいくつかの感染因子に対して防御可能か）を理解できるようになるであろう．

2・2 病原体と感染症

2・2・1 病原体とは何か

病原体（pathogen）の数は決して多くはない．正常個体においては，おそらくすべての感染可能性要因の99.9 %は実際病原性ではなく，またほんの数 %が免疫不全状態にある個体で疾患をひき起こす**日和見感染**（opportunistic infection）要因であるにすぎない（§2・2・4）．

病原体とは疾患をひき起こす感染因子をさす．しかしこの定義は簡単にすぎる．狂犬病ウイルスのようなある種の病原体は哺乳類の宿主の組織に侵入した際（かみ傷による）にはほとんどの場合疾患を誘発するが，このウイルスを飲込むことによって障害が起こる可能性は非常に低い．他の病原体，しばしば結核菌（結核の原因菌）のような高い病原性をもつ細菌のことを考えてみても，これを吸入した健常人のうち，ごく少数が臨床的な疾患に罹患するだけである．通常無害な微生物が常とは異なる部位に存在した場合に疾患を起こしうる場合もあり，その場合はこれも病原性となる．たとえば，大腸の常在菌である大腸菌が尿管に侵入すると，膀胱の急性炎症をひき起こす（膀胱炎）．

他の微生物はわれわれの多くに対し比較的あるいはまったく無害であるが，免疫に遺伝的欠陥がある人，いい換えれば原発性免疫不全のヒトには疾患を起こしうる．ニューモシスチス・イロベチイ（*Pneumocystis jirovecii*, 以前はニューモシスチス・カリニとよばれていた）はわれわれの周辺環境に広く分布する真菌である．われわれはこれを常に吸入しているが有害事象は起こらない．しかし，ニューモシスチス・イロベチイは**ヒト免疫不全ウイルス**（*Human immunodeficiency virus*, HIV）に感染し，後天性免疫不全である **AIDS**（**後天性免疫不全症候群**，acquired immunodeficiency syndrome）（$CD4^+$ T 細胞が失われているため）へと進行したヒトにとっては主要な疾患原因である．ニューモシスチスがこの事例でひき起こすような感染の種別は日和見感染とよばれる．これには広く認められているとは思えない観察も含まれている．免疫不全の患者は，他の健常人には無害な微生物により臨床的な感染状態となる．そこで，このことは，免疫適格状態の健常人においては，防御メカニズムが現在作動中か，もしくはこれまでに作動したかにまったく気づくことなく，免疫システムが絶えず潜在的に働いている，ということ意味することになる．これは免疫システムに関する見方を根本的に変えなければならないことを示唆している．免疫システムは病原体に遭遇したときのみに作動するようになるシステムではない．免疫システムは体温調節や食物摂取の制御のように，通常の恒常性の一部に匹敵する生理的なシステムである．

問 題 2・1 直感的に免疫システムを考えた場合，それはどのくらい価値があり有益なものと考えられるか．

病原体として成功するためには，微生物は宿主の防御を回避し忌避することができるようなメカニズムを発達させてこなければならない（ここではそのサイズにかかわらずすべての感染因子をカバーするため微生物という用語を用いる）．これらのメカニズムは宿主への感染と疾患の誘発を起こさせるものであり，これらのメカニズムをもたない非病原性の微生物は宿主への感染と疾患を誘発しない．病原体が発現する機能分子で病原体の感染と宿主内の生存を可能にし，かつ疾患を誘発させるものは，**ビルレンス因子**（virulence factor）として知られている．病原体は免疫を弱体化させるために多くのさまざまなメカニズムを用いるが，これらのメカニズムを検討することにより，感染に対する免疫に関して多くを学ぶことができる．ワクシニア（種痘）ウイルスに関する権威者はつぎのように述べている．すなわち，ワクシニアウイルスのゲノムを解読することからワクシニアウイルスに対する免疫に関してより多くを学ぶことができ，したがって，ウイルス自体に向けられた免疫応答を学ぶことよりも，ウイルスが免疫システムを破壊したり回避したりするのに用いた成分・因子を同定することによって多くのものが得られる．では正常な免疫をもつヒトに対して感染性であるさまざまなタイプの病原体とはどのようなものか，そしてそれらはどのように感染を成立させるのだろうか．

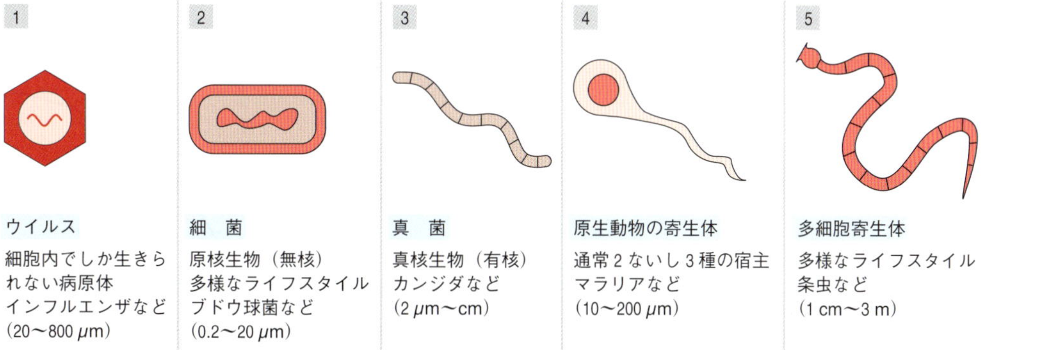

図 2・1　病原体のおもな分類　病原性の感染因子はごくわずかである．病原体は生息場所や食物を獲得しまた自身の複製のため宿主に侵入し，これによりさらに他の宿主に感染して生存する．(**1**) 最も小さな病原体はウイルスであり，その複製のためには宿主細胞の機構を用いている．(**2〜4**) そのつぎのサイズは，細菌，真菌，および単細胞の原生動物である．あるものは細胞外で生存し，またあるものは細胞内で生存する．(**5**) 最も大きな寄生体は多細胞後生動物であり，細胞に感染するには大きすぎるものであるが，腸管の蠕虫のように体腔で生息するものがある．これらすべては免疫応答をひき起こす．当然のことながら，これら種々の感染因子に対処するためにはさまざまなタイプの免疫が必要である．

2·2·2　どのようなタイプの病原体が疾患を誘発するのか

微生物には著しい多様性がある．そのため微生物の中には疾患を誘発するものが存在し，また病原性をもつものも含まれている．むろん，個々の微生物のうち比較的少数のものが，任意の種，たとえばヒトに対し，病原性であるにすぎない．真の意味での微生物ではないが，病原体のうちおそらく最も小さなものは**ウイルス**（virus）であり，この中には種々のタイプがあり，またおそらくいまだ発見されていないものが多数あると思われる（図 2・1）．つぎの病原体としては**細菌**（bacterium, *pl.* bacteria）がある．細菌は多数のさまざまなタイプの単細胞原核生物であり，宿主の細胞外あるいは細胞内で生存することができる（原核生物は核膜に囲まれた細胞核をもたない）．構造の複雑さが増すと，単細胞や多細胞の真核生物である**酵母**（yeast）や**真菌**（fungus, *pl.* fungi）が登場する（真核生物は核膜に囲まれた細胞核をもつ）．これに加えて，真性の寄生虫に分類される微生物の大きなグループがあり，寄生虫は微視的なもの（たとえば，原生動物，マラリア原虫）から大型のものまである（後生動物；腸管に生息するサナダムシのような蠕虫類）．ヒトの**ウシ海綿状脳症**（bovine spongiform encephalopathy, BSE）や羊のスクレイピー（伝染性海綿状脳症）のような疾患が，**プリオン**（prion）とよばれる誤って折りたたまれた（misfolded）タンパク質によってひき起こされることが事実であるならば，さらに分子自体も病原体として考慮されねばならない．驚くべきことであり，しかし重要なことは，免疫システムは，そのサイズ（nm から m サイズまで）や感染後の部位（細胞外，細胞内，さまざまな組織）に関して非常に大きく相違する多様多彩なタイプの病原体を攻撃し，しばしばその根絶に成功するような多様なメカニズムを進化・発達させてきたことにある．

これら多くの感染性微生物がやがて成功裡に根絶されたにしても，それでも多くのものは排除される前に疾患をひき起こすことがある．風邪を引いたり，インフルエンザに罹患したときに被る症状はこのタイプの疾患の例である．ここで病原体のおもな分類（あるものは病原性であるが）についてもう少し詳しく検討しよう．

2·2·2·1　ウイルス

ウイルスはタンパク質で被覆された核酸（DNA もしくは RNA）をもつ細胞下レベルの粒子である．ウイルスには宿主細胞に由来する外側脂質被膜（エンベロープ）をもつものも，もたないものもある．ウイルスの複製は完全に宿主細胞に依存している．他の病原体と同様に，ウイルスが生体に侵入するには多くのルートがある．吸気，食物もしくは水（たとえばポリオにおける糞便–口腔経由の感染），性交や媒介動物（たとえば昆虫に刺されたことによる黄熱病や，哺乳類のかみ傷からの狂犬病）によるものなどである．ウイルスを含むほとんどのあるいはすべての感染因子は，その病原保有体（自然感染因子源）から媒介動物（種々のルートを介して感染要因を宿主へと伝播させるようにする）を介して宿主（たとえば読者や著者ら）へと巡るサイクルにより生存を図っている（図 2・2, p, 52）．

ウイルスの侵入に対する重要な障壁はもちろん上皮である．上皮とは生体の内外の表面を覆う細胞のシートで

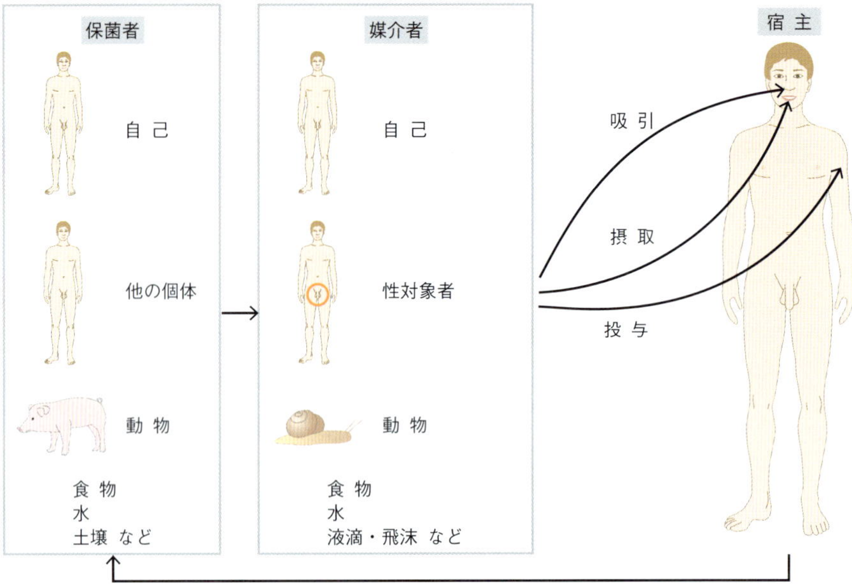

図2・2 感染症の伝搬 病原体は感染源（それは宿主自身の場合もある）から宿主へと伝搬される．伝搬の媒介者は物理的なもの（たとえば飛沫）もしくは生物があげられる．病原体はさまざまなルートで宿主に侵入するが，それは通常食物摂取，呼吸あるいは注入・投与（性交による伝搬も頻繁である）による．

あり，皮膚，気道や消化管の内層，さらに乳腺のような分泌腺や腎尿細管にみられる構造がこれに当たる．狂犬病ウイルスにみられるようなある種のウイルスは，かみ傷を介して生体外側上皮層の障壁を通って感染する（この事例では，ウイルスは他への伝染の機会を増加させるように，その宿主の行動様式を変化させることすら行う．宿主を攻撃的にさせてかみつく機会を増やす）．しかしほとんどのウイルスは，体内に侵入するためには，最初に上皮層に感染する必要がある（たとえば気道や消化管で）．多くのウイルス（たとえばインフルエンザウイルス）はこのような上皮層に感染するのみである．ウイルスが上皮に与える損傷はつぎに細菌による二次感染を促進することがある．これは普通の風邪の場合にしばしば起こることである．

問 題2・2 もしインフルエンザウイルスが気道上皮にのみ感染するとしたら，インフルエンザウイルス感染が起こった場合，なぜ体全体の具合が悪いと感じるのか．

ウイルスによっては，いろいろなタイプの細胞に連続的に感染するような**生活史**（life history）をもつものもある．たとえば，ポリオウイルスは腸管上皮にまず感染し，ひき続きリンパ管を介して腸管所属リンパ節に移行し，リンパ節内の細胞に感染する．少数の症例では，ポリオウイルスは脊髄の運動ニューロンにも感染し，筋肉麻痺，それゆえ呼吸阻害をひき起こす．1950年代，このようなケースでは患者は人工呼吸を行うために“鉄の肺（iron lung）”とよばれる鉄製呼吸補助装置内でその残りの人生を費やすことを余儀なくされた．インフルエンザウイルスのようなウイルスはいわば“一撃（one-hit）”のウイルスであり，感染は起こすが免疫システムにより速やかに除去される．ウイルスによっては感染すると長期間あるいは生涯体内に保持されるものもある．単純ヘルペスウイルスは口腔咽頭や生殖器道の上皮細胞に感染し，その後感覚ニューロンに感染して，脊髄の背側根部神経節へと移行する．通常は気づかないがもし一度感染するとウイルスは上記部位に生涯とどまり，しばしば免疫システムから逃れて隠れ潜んでいる．これを潜伏（期）という．もしこれまでに**単純疱疹**（cold sore）にかかったことがあるなら，これからも常時ウイルスを保有することを意味する．折にふれて，ウイルスは再活性化され，再び神経を経て皮膚に戻り，単純疱疹にみられる典型的な損傷をひき起こす．これは**水痘**（chickenpox）でも同様に認められ，一度感染すると常時ウイルスを保有することになるが，この事例ではウイルスが再活性化されると帯状疱疹として知られる有痛性の疾患を誘発する．

細胞に感染するためには，ウイルスはまず細胞に接着しなければならない．通常，細胞表面にある特異的な分子への結合により細胞への接着がひき起こされる．すなわち，インフルエンザの場合では，**赤血球凝集素**（hemagglutinin, HA：ウイルスエンベロープにある分子）が**シアル酸**（sialic acid, 細胞表面の多くの糖タンパク質分子の一部を形成する糖鎖）に結合する．HIVの場合は，エンベロープタンパク質であるgp120がヒトT細胞上のCD4分子に結合する．さらに樹状細胞やマクロファージにも結合する（ヒトではこの両細胞ともCD4を発現している）．このような結合特異性が特有の細胞へのウイルス感染を規定している．これは**ウイルス親和性**（viral tropism）として知られる．たとえばポリオウイルスはヒトあるいはある種の霊長類の細胞のみに感染する．しかし，もしポリオウイルスRNAが鳥類の細胞に感染すると，その複製のための細胞機構が使用できるため，十分な感染性をもったウイルスが細胞内で形成される．その結果生じるウイルスはヒト細胞に感染可能であるが，他の鳥類の細胞には感染できない．これは鳥類の細胞が対応する受容体をもたないためである．このことは，ウイルス親和性（tropism，宿主の範囲に対する指向性）は宿主細胞に発現している分子への結合能によって規定されていることを示している（図2・3）．同様に，マウスは通常ポリオに対しては完全に抵抗性である．しかし，もしヒトポリオ受容体を発現するような**遺伝子導入マウス**（transgenic mouse，**トランスジェニックマウス**）が作製されれば，このマウスはポリオウイルスに感染し，さらに感染細胞は十分に感染性をもったウイルスを放出する．

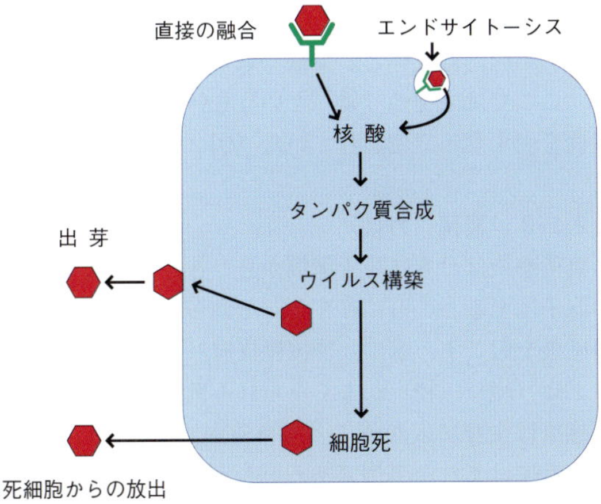

図2・3　病原性ウイルスの生活環　ウイルスは伝搬後，宿主細胞に発現している特異的分子（これによりウイルスが感染する細胞が規定される．すなわちウイルス親和性である）に結合し，その後エンドサイトーシスもしくは細胞膜との直接の融合により細胞内に取込まれる．ウイルス核酸は遊離し，ウイルスタンパク質が合成される．タンパク質のいくつかはウイルス核酸の複製に関与し，また他のものは新しいウイルス粒子の構築に用いられる．その後，細胞膜からの出芽あるいは細胞の殺傷のいずれかにより，ウイルスが細胞から放出される．

接着したウイルスは細胞膜に結合し，その後ウイルスエンベロープは細胞膜に直接融合するかあるいはエンドサイトーシスにより細胞内に侵入する．エンドサイトーシスの過程で，結合したウイルスと接合した細胞膜は陥入し，陥入口を閉じて，ウイルスと細胞外液を含む**被覆小胞**（endocytic vesicle）を形成する（これに対し，細菌のような小顆粒の取込みは**食作用**とよばれ，形成される小胞は，ファゴソームと称される；§2･3･1）．ウイルスのタンパク質はウイルスが被覆小胞膜と融合するのを促進し，ウイルス核酸が細胞質に侵入可能となる．たとえば，インフルエンザにおいては，被覆小胞内の低pHのためウイルス赤血球凝集素（HA）の構造変化を誘導し，これにより被覆小胞膜との融合が助長される．ウイルスの核酸は細胞の代謝機構を乗っ取り，ウイルスタンパク質の合成を起こさせる．多くの場合，いわゆる初期タンパク質が代謝の制御とウイルスゲノムの複製に関与し，その後，ウイルス粒子の構築を行う後期タンパク質の合成が起こる．ウイルスは出芽あるいは細胞死により細胞から放出され，いずれの場合にも感染した細胞の細胞膜の一部がウイルスエンベロープを形成する．これにより新たなウイルスが細胞外領域に放出され，そこから別の細胞や宿主に感染する．

2･2･2･2　細　菌

細菌は小型自己充足型の微生物であり，一般に宿主を必要とせず複製が可能である．細菌はわれわれの生活環境の至る所に生息するが，ほとんどすべての細菌は無害であり，また実際生体にとり非常に有益なものもある．細菌はその形態と生化学的な性状によって分類される〔たとえばcocci（coccusの複数）は球菌であり，bacilli（bacillusの複数）は細長い，すなわち桿菌を意味する〕．また，細菌はグラム陽性細菌とグラム陰性細菌に分類される．これは特有な色素による染色性を示すものであり，細菌の細胞壁の生化学的な性状を反映している．しかし病原性と免疫の観点からすれば，疾患をひき起こすメカニズムに関して細菌を分類するのが最も有益である．この手法は次の節（§2･4･2）で用いられる．ウイルスとは異なり，細菌は非常に多様なパターンの生活行動様式をもつため，細菌一般に当てはまるような生活環はない．しかし感染の成立はウイルスにみられるのとほとんど同様なメカニズムにより達成され，以下にその例を示す．感染は，咽頭痛（化膿性レンサ球菌，*Streptococcus pyogenes*）や結核（結核菌，*Mycobacterium tuberculosis*）を誘発する細菌にみられる空気中の飛沫によるもの，食中毒（サルモネラ，*Salmonella*）や下痢（コレラ菌，*Vibrio cholerae*；コレラ）をひき起こす細菌の場合は汚染された食物や水によるもの，性交渉を介するもの（梅毒トレポネーマ，*Treponema pallidum*；梅毒），切り傷や創傷（破傷風菌，*Clostridium tetani*；破傷風）あるいは虫さされ（ペスト菌，*Yersinia pestis*；ペスト）によるものがある．さらにしばしば感染が自分自

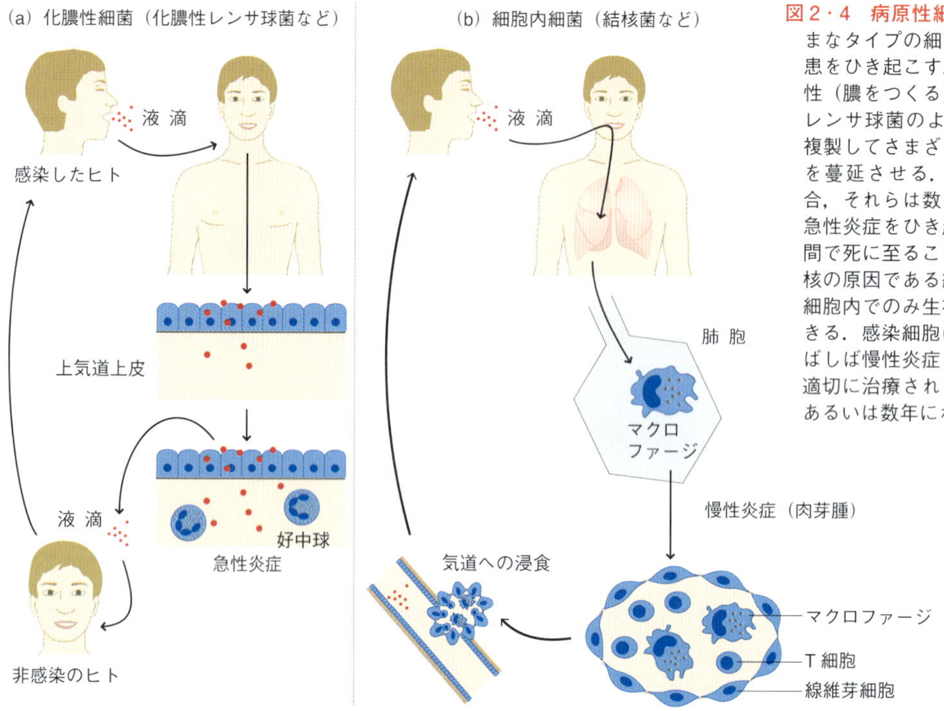

図2・4 病原性細菌の生活環 さまざまなタイプの細菌が種々のタイプの疾患をひき起こす．**(a)** あるものは化膿性（膿をつくる）細菌であり，化膿性レンサ球菌のように細胞外で生存し，複製してさまざまな組織に有害な感染を蔓延させる．治療が行われない場合，それらは数日中に軽快するような急性炎症をひき起こすが，時には数日間で死に至ることもありうる．**(b)** 結核の原因である結核菌のような細菌は細胞内でのみ生存，複製することができる．感染細胞に対する免疫応答はしばしば慢性炎症をひき起こし，これは適切に治療されないと，概して数カ月あるいは数年にわたることがある．

身に由来する場合も実際に起こる．大腸の常在菌による尿路感染（大腸菌，*Escherichia coli*；膀胱炎）は先に言及したとおりである．

細菌の中には感染をひき起こすために，上皮表面に感染したりこれを越えたりする必要のないものもある．吸気の後で，大葉性肺炎の原因菌である肺炎レンサ菌（*Streptococcus pneumoniae*）は肺の最も小さな空気スペース（肺胞）に定住する．食物摂取の後，コレラ菌は腸上皮に接着するが，上皮内に侵入はしない．また食物摂取後，赤痢菌（*Shigella disenteriae*；赤痢の原因細菌）は腸管上皮に侵入するがそれ以上には進入しない．一方，チフス菌（*Salmonella typhi*；腸チフスの原因菌）のような細菌はさらに体内に進入する．これらは最初に腸管上皮に侵入し，その後内皮（リンパ管や血管の内側にある細胞層）を越えて血流内に入り，肝臓などの他の部位に感染する．腸管上皮を越えた細菌の多くは大部分が細胞外にとどまり，このためそれらは細胞外細菌と名づけられる．しかし他の細菌，特に結核やハンセン病の原因となるマイコバクテリア（抗酸菌）は選択的に宿主の細胞内で生存することが知られている．このタイプの細胞に対する防御にはマクロファージが非常に重要な役割を演じるが，これらのマイコプラズマは，まず，このマクロファージに感染する．したがってこれらは細胞内細菌と名づけられる．これらの細菌やリーシュマニア（*Leishmania*）のような原虫類のいくつかの寄生体は，条件的細胞内寄生体として扱われる．寄生体という術語は，ここでは生物の“属”という意味よりもむしろその特性を表す意味で使われている（図2・4）．

2·2·2·3 真菌（カビ）

真菌感染はおもに局所環境からひき起こされる．真菌の胞子は至るところに存在し，それらの多くは体表面への感染を起こす．水虫，洗濯屋皮膚炎（鼠径部）やカンジダ症（膣や口腔）がよくみられる例である．時には真菌感染は全身に広がることもあるが（全身性），これは健常者にはまれな事例である．しかしAIDSのような免疫不全の患者では大きな問題となる．

2·2·2·4 寄生体（寄生虫）

上述のように，さまざまな微生物が寄生体（寄生虫）としてまとめられ，また分類されている．しかしこの場合，寄生体（parasite）という術語は細菌（§2·2·2·2）の一部も含むように，よりあいまいに用いられている．実際は，真の意味ですべての寄生体（寄生虫）は定義上からは真核生物である．このような寄生体は，原生動物（原虫）のような単細胞の真核生物から蠕虫のような多細胞の後生動物まで幅広いものがある．**寄生**（parasitism）とは感染生物がその宿主上または宿主内で生活し，宿主より栄養を得，しばしば宿主に障害を与えるような**共生**（symbiosis, *pl.* symbioses）**関係**を意味する．共生の別の形態は**片利共生**（commensalism）であり，これは一つのパートナーが他に明白な影響を与えることなく，利益を得ることである．たとえば共生細菌（常在菌）は，病原菌のような他の細菌と競合することで宿主に利益を与えている．それにもかかわらず，共生細菌（常在菌）はこの関係から利益を得ていることは明らかである（たとえば宿主は生息場所と栄養源を供与している）．この関係は実際，**相利共生**（mutualism）とよばれる共生関係のもう一つの形態を反映しているものであり，個々では両者が利益を得ている．しかし本当に寄生体（寄生虫）がいかなる手段でその宿主に利益を供与しているかを検証するのは難しいことである．

寄生体の生活環は非常にバリエーションに富んでいる．時にはさまざまな段階で種々の形態的（性的）変化を起こす．したがってこれら寄生体がどのように宿主に受入れられ，またどのように感染を起こすかを，全体として一般化する試みは賢明とは思われない．それにも関わらず，ヒトへの原虫の感染は虫さされを介して行われるものがみられる．たとえば，マラリアを起こす原虫（**マラリア原虫**，*Plasmodium*）は蚊により媒介され，またアフリカ嗜眠病やシャガス病を起こす原虫（**トリパノソーマ**，*Trypanosoma*）はツェツェバエや吸血昆虫によりそれぞれ媒介され，さらにリーシュマニアはスナバエを介して感染する．アメーバ赤痢（赤痢アメーバ）やトキソプラズマ病（トキソプラズマ原虫）を起こすような原虫は口腔から感染する．宿主への感染の後，リーシュマニアのように特定の細胞内，すなわち前述（§2・2・2・2）のようにマクロファージに選択的に感染し，その細胞内で生存するものがある．また，原虫の生活環のいろいろな段階に応じて多様なタイプの細胞に感染する．後に紹介するが（§2・4・5），マラリア原虫（**熱帯熱マラリア原虫**，*Plasmodium falciparum*）は肝細胞に感染後，赤血球に感染して分裂増殖のサイクルを繰返す．

伝搬のルートに関して，上と同様の原則が寄生虫（蠕虫）感染にも当てはまる．たとえば，フィラリアを起こす蠕虫（**オンコセルカ科**，Onchocercidae）は虫さされにより媒介されるが，旋毛虫病を起こすもの（旋毛虫，*Trichinella spiralis*）は食物により口腔から感染する．他方，直接経皮的に感染するメカニズムを発達させてきたものもある．カタツムリにより水中に放出された後，住吸血虫症を起こす寄生虫（セルカリア，*Schistosome cercariae*）はヒトの皮膚に接触し，皮内へと侵入する（図2・5）．一般に，これらは一度感染すると，その生活環の各段階に応じて多様な組織に侵入する．腸管粘膜，肝臓や骨格筋に感染する，旋毛虫（*Trichinella spiralis*）がこの例である．またサナダムシは非常に大型であるため，腸管の内腔にとどまる．

2・2・3 感染と疾患

感染と疾患の区別をつけることは重要である．正常な免疫システムをもつ健常人（免疫適格な健常人，immunocompetent）が大勢部屋にいるところに病原性細菌（たとえば結核菌）を含むものを噴霧し，そこのすべての人がこれを吸入しても，そのわずか一部，おそら

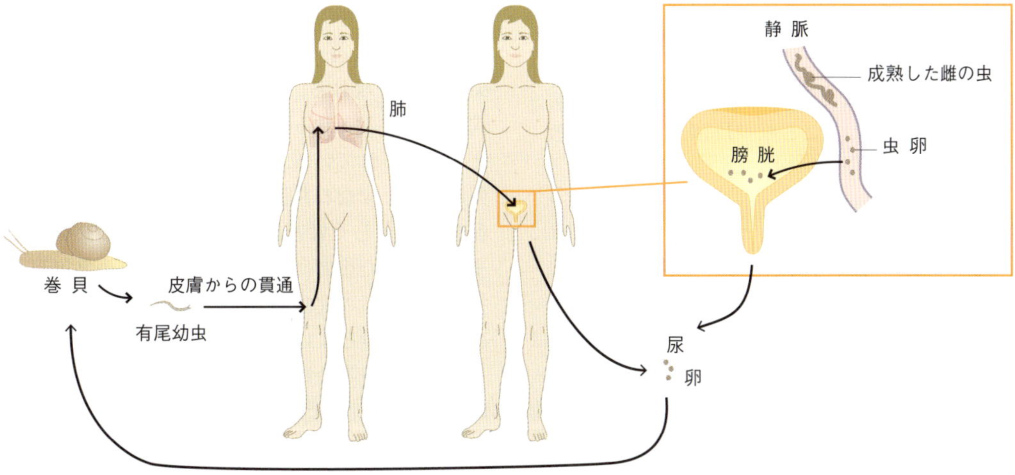

図2・5 寄生体（寄生虫）の一般的な生活環　寄生虫は非常に多様な生活環を示す．多くの場合，寄生虫の生息元である動物とさまざまな動物から成る媒介者がある．住吸血虫にみられるように，多くの場合，寄生虫は生息元，媒介者，そしてヒト宿主でさまざまな形態をとって存在している．住吸血虫は後生動物に属する寄生虫であり，水生巻貝（カタツムリ）中に生息し，有尾幼虫（**cerceriae,** セルカリア）の形態で伝搬され，水中でヒトの皮膚に侵入する．これらは肺に移行して成熟し，さまざまな部位の血管内で成熟生殖形態をとり生息する．ある種では膀胱周囲の血管に生息し，虫卵が膀胱に侵入して尿を通じて再び水中に移行してさらに水生巻貝に感染する．

く10％内外が臨床症状を発するにすぎない．残りの人では感染が起こっても，疾患の臨床的な兆候を示すことなく細菌を制御している．後者の事例では，生体への侵入を達成したという意味で微生物の感染は成立しているが，免疫システムが十分に機能したため，疾患の臨床的な兆候を示すことなく回復が可能であったことを示しており，したがって感染は必ずしも疾患の誘導を意味しない（図2・6）．

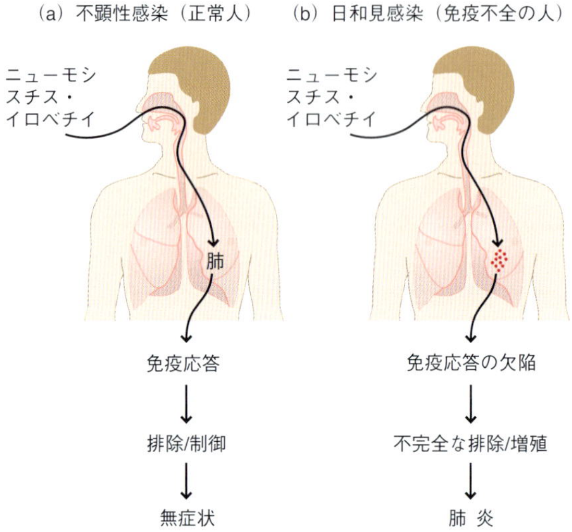

図2・6　臨床的感染と不顕性感染　体内に侵入した多くの微生物は何の症状もひき起こさない．それらは不顕性のまま免疫システムにより処理され，したがって感染は潜在性である．しかし感染すると常に症状をひき起こすものもある：感染が臨床的に明らかなものである．真菌やニューモシスチス・イロベチイ（***Pneumocystis jirovecii***）のような細菌は正常人（健常者）には臨床的な感染を誘発しないが，**AIDS**にみられるように免疫システムに欠陥がある場合は臨床的な感染症状を示す．このような感染を日和見感染という．正常人においては，多くの微生物を排除あるいは制御するため免疫システムが常に働いているということを，日和見感染の事例が教えてくれている．

では健常人に疾患を起こすような能力を示すためには，微生物はどのような性状をもつ必要があるのか．

i）宿主に侵入し，宿主内で生存しうること．

ii）健常人がもつ防御メカニズムを，回避あるいは弱体化させうることができること．

iii）直接的あるいは間接的に疾患の伴う組織損傷をひき起こしうること．この直接的な原因としては，たとえば毒素の分泌によるものが考えられる．間接的な原因としては，しばしば副次的な損傷があげられ，これは微生物に対する免疫応答が実際の組織障害の原因となることによる．

自覚症状がないまま臨床的に感染から回復したり，あるいは臨床的な症状をまったく示さず，さらに他者に対しては感染力をもつことは，まれなことではない．このような個体はキャリアー（保菌者）として知られる．最も有名な例が，チフスのメアリー（Typhoid Mary）である．彼女は20世紀初頭にニューヨークのコックであり，チフスから回復した後も，チフス菌が胆嚢に保持され，これが糞便に排泄された．彼女は40人以上にチフスを感染させたと伝えられ，おそらく個々の不適切な衛生状態のため，これらの人々の多くは死亡した．キャリアー状態の例はこのほかにも多くみられる．B型肝炎，C型肝炎，HIV感染，メチシリン耐性黄色ブドウ球菌（methicillin-resistant *Staphylococcus aureus*, MRSA）感染，梅毒，髄膜炎（髄膜炎菌，*Neisseria meningitidis*），淋病（淋菌，*Neisseria gonorrhoeae*）などがよく知られている．

2・2・4　免疫不全症

頻度やパターンのまれな疾患にかかる人もおり，多くは幼少期における罹患で明らかになる．これらは，感染に対して効果的な免疫応答を開始することができないことによるもので，遺伝性あるいは先天性であり，原発性免疫不全症という．感染に対する免疫において重要な機能分子をコードする遺伝子に突然変異を起こした子供が生まれると，この突然変異は健常人に比べ普通の病原体により感染しやすいという欠陥となって現れる．さらに正常の免疫を備える個体では臨床的な感染をひき起こさないような微生物に対しても易感染性を示す．このような状態はしばしば重篤，持続的，希少，かつ再発性の感染（severe, persistent, unusual, recurrent, **SPUR感染**）として現れる．常染色体もしくはX染色体連鎖形式で遺伝するこれらの遺伝的欠陥は，原発性免疫不全症として知られている．これらは別の事例である二次性の免疫不全，すなわち進行癌患者や濃厚治療を受けている癌患者，もしくは前述のようにHIVに感染しAIDSにまで進行した患者にみられるような感染とは異なるものである．後者の免疫不全は後天性（獲得性）あるいは二次性免疫不全とよばれる．

原発性免疫不全は，自然免疫だけでなくより頻度が高い獲得免疫に関与する遺伝子の欠陥に起因する．自然免疫における欠陥としては，食細胞の炎症局所への動員・遊走，あるいは食細胞の殺菌能に関与するタンパク質をコードする遺伝子の突然変異があげられる．たとえば**白血球接着不全症**（leukocyte adhesion deficiency, LAD）や**慢性肉芽腫症**（chronic granulomatous disease, CGD）がそれぞれの例である．また補体システムの構

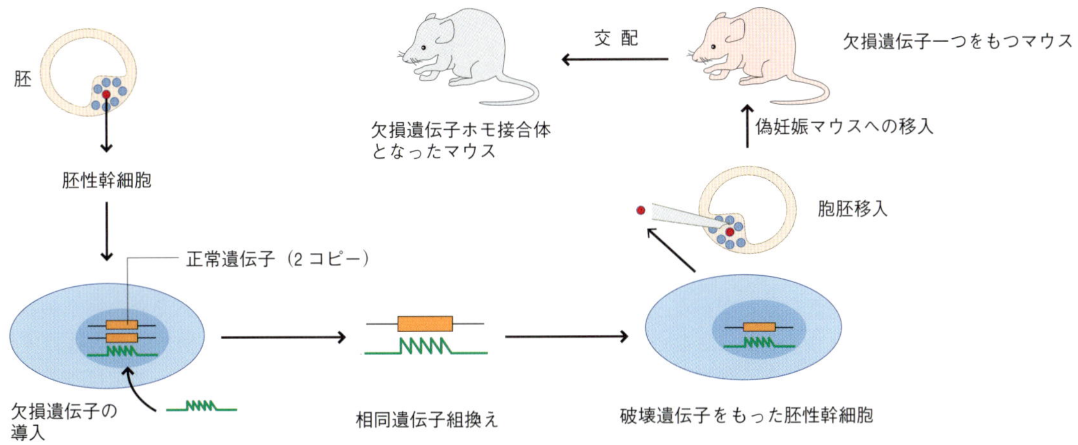

図 2・7　遺伝子標的，ノックアウトマウス　胞胚（胚発生の初期段階）より得られた胚性幹細胞（**ES** 細胞）は生体のどのような細胞や組織にも分化できる能力をもっている．培養技術の進歩により，現在このような細胞を培養により無期限に維持することができるようになっている．特定の配列を破壊された目的遺伝子（欠損遺伝子）を含む **DNA** を胚性幹細胞に挿入（形質移入）する．培養中に，幹細胞は分裂し，まれではあるが，相同遺伝子組換えの過程で挿入された欠損遺伝子が正常遺伝子と置き換わることがある．変化した胚性幹細胞を初期のマウス胚に注入し，これを偽妊娠状態の雌マウスに移植し，これらが生殖細胞系列に入る．欠損した遺伝子の一つのコピーがこのマウスの子孫に発現する．欠損した遺伝子の一つのコピーを発現するマウス同士を掛け合わせ，生まれた子の中から，欠損遺伝子をホモにもったマウスを選択する．これらのマウスは目的とした遺伝子がノックアウトされているため，正常遺伝子によってコードされるタンパク質は発現しない．

造的もしくは調節性因子に関与するタンパク質をコードする遺伝子の突然変異でも同様に自然免疫における欠陥が認められる（**補体欠損症**，complement deficiency）．獲得免疫における欠陥としてはリンパ球が正常に分化するために必須なタンパク質をコードする遺伝子の突然変異があり，このため T 細胞もしくは B 細胞あるいはその両者が欠失するかあるいは欠陥をもつ．たとえば**重症複合免疫不全症**（severe combined immunodeficiency disease，SCID）がこの例である．また B 細胞が種々のタイプ（クラス）の抗体を産生するためには T 細胞の助けが必要であるが，これに関与するタンパク質をコードする遺伝子の突然変異では，高 IgM 症候群（HIGM）を誘発する*．

およそ 200 種類の原発性免疫不全症が現在知られており，また半分以上の不全症に関して遺伝的根拠が同定されている．これらの免疫不全症は非常にまれであるが，遺伝子の役割に関する根拠を提供するという意味で，また正常な免疫システムにおいて着目した遺伝子が制御するメカニズムに関する根拠を提供するという意味においても，非常に有用な情報に富んだ疾患といえる．今後も上述の課題や他の免疫不全症に後の章でふれることになろうし，これらのいくつかについては，3～6 章で時には症例を例示しつつより詳しく述べることにする．

問 題 2・3　もし免疫不全により多くの人が死亡したりあるいは疾患を患ったりするならば，なぜ進化において免疫不全が排除されるような選択が起こらなかったのか．

二次性（後天性）免疫不全はその性状において原発性免疫不全と同様にバラエティーに富んでいる．ほんの少ししか対処できないにもかかわらず，AIDS のようによく知られているものもある．麻疹のように感染に付随して起こるものに関しては，よくわからないことが多い．

2・2・5　感染に対処する免疫手法

実際の感染と戦う手段について論を始める前に，個々の病原体に対する防御においてどの分子，細胞あるいは組織が重要であるかについての根拠に関して考えることが重要である．これらに関しては別の状況から根拠が得られる．

§2・2・4 で概説したように，まずはヒトの疾患について学んできた．いくつかの原因のため個々のメカニズムを構築できない個体を観察することにより，感染と戦うさまざまな防御メカニズムの役割がよく理解される，ということも学んだ．ではどのような種類の感染にこれらの人達は罹患するのであろうか．感染のパターンを考慮することで，個々のタイプの病原体に対する生体防御に

* 訳者注：抗体のクラススイッチに欠陥があるため IgM から他のクラスの抗体にスイッチできず，結果的に血中 IgM が高値となる．

おいて，特定のメカニズムが通常果たす役割がどのようなものであるかが明らかになる．すなわち，感染に対する免疫を理解するうえで，これらの患者について学ぶことの価値はいくら強調してもしすぎることはないのである．しかし，免疫不全が一人や二人といったきわめてまれな個人にのみ同定される事例もあり，それゆえ，これら少数の知見から全体への応用を推定する場合には配慮や注意が必要である．

第二に実験動物から学んできたことがある．解剖が可能であり，ヒトでは決して行うことができない手法を用いた免疫応答の解析といった点から，動物実験はきわめて重要である．このよい例が遺伝子改変マウスの使用である（たとえば，遺伝子をノックアウトされたマウスでは，その遺伝子産物はもはや発現されない）．すなわち，もしある特有な種類の病原体に対する感染感受性が増加している患者で，ある種のタンパク質，かりにサイトカインに対する受容体，たとえばIFN-γ受容体の産生に欠陥があると見いだされたら，この欠陥は感受性増加の分子的根拠の候補としてあげられる．むろん同定されていない他の欠陥もありうる．しかし，マウスを用いて，このタンパク質をコードしている遺伝子のみを不活化し，このマウスが同様の感染に対して感受性の上昇を示したならば，候補として選んだ遺伝子がこの種の感染に対する免疫の進行に実際必須であることを示すより強力な根拠となる．しかし注意しなければならないことがある．それは，ヒトで進化・発達してきた免疫のメカニズムは時にはマウスで見いだされたものと相違することであり，それゆえ，マウスにおける遺伝子ノックアウトはヒトの疾患を完全に総括しているとは限らない，ということである．（図2・7, p. 57）

第三のもう一つのアプローチは，より能動的なものである．抗体あるいはT細胞といった適切な免疫エフェクター要素を移入することにより，感染に対する抵抗性を付与できることが実験的に多くの事例で示されている．これは**養子移入**（adoptive transfer）として知られ，免疫学の研究において最も重要な手法である．すなわち，リンパ球もしくはリンパ球の亜集団のような細胞，あるいは抗体を含有する血清などは免疫動物から非免疫動物へと移入することができ，移入された宿主動物の免疫を調べることができる（図2・8）．この方法は実験的に非常によく用いられるが，あるケースではこの養子移入はヒト疾患の治療や予防にも用いられている．たとえば，ウマもしくはヒトで作成された抗体は破傷風，ジフテリアまた肝炎の治療に使われてきた．それゆえ，これらの治療の有効性は，これら原因菌に対する防御を伝搬する抗体の効力を示す非常に強い根拠といえる．

2・3 感染に対する生体（宿主）防御

この節では感染症を防御するために用いられるさまざまなメカニズムを概観する．免疫システムのおのおのの要素が生体防御にどのように寄与しているかを例証するため，免疫システムを構成する各要素の一つ一つに注目し，ある一つの要素によって排除される特定のタイプの感染因子に着目していくことにする．病原体に対する免疫応答には多様なメカニズムが関与しているため，むろんこの手法は簡略にすぎるかもしれないが，一般原則を理解するためにはよい方法と思われる．一般原則を理解すれば，例外に対してもより理解が深められるからである．したがって §2・4 において，これらのメカニズム

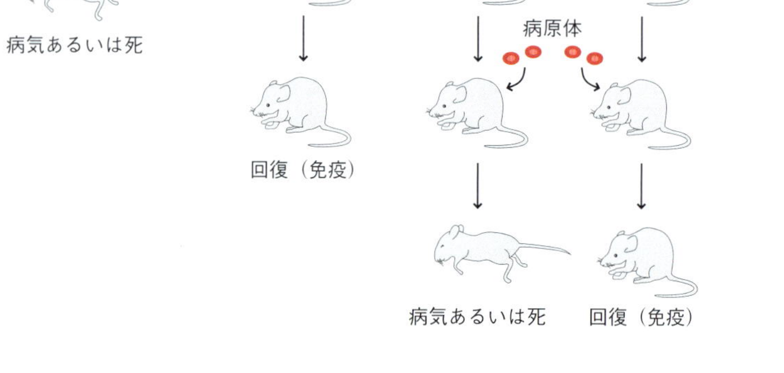

図2・8　養子移入の原理　病原微生物に対するワクチンを投与された（あるいは感染から回復した）動物は，通常同一の病原微生物による再感染に対して抵抗性を示す．この抵抗性が免疫システムのどのパートにより伝達されるかを見いだすため，血清中の抗体や，リンパ組織から単離された**T**細胞などの，種々の免疫要素が正常動物に移入される．この手法が養子移入として知られるものである．その後，宿主動物は病原微生物に対する抵抗性を試験される．ここに示す事例では，抗体ではなく**T**細胞が実験に用いた病原体に対する防御に必要であったことが示されている．

を総合し，病原体に対する効果的な防御を示すために，自然免疫メカニズムと獲得免疫メカニズムが統合される道筋について強調しよう．注目されるべき一つの重要な原則は，さまざまなタイプの病原体はそのサイズや生活環の点で大きく相違しているため，これらを処理するためには非常に多様なメカニズムが必要とされる，ということである．さらにもう一つ重要なことは，病原体とその宿主はともに進化してきたため，病原体が疾患を誘発するにもかかわらず，一般に，これら両者はある意味バランスのとれた関係に至っていることである（ボックス2・1）．

2･3･1 自然免疫のメカニズム

2･3･1･1 食細胞と食作用

食作用（phagocytosis）とは細胞による粒子の取込みである．マクロファージ，好中球（**多形核好中球**，polymorphonuclear neutrophil）はこれに特化した食細胞であり，これらは感染に対する防御において最も重要な食細胞である．これらの細胞は細菌，小型寄生虫（原虫），ある種の真菌のような小型の微生物を捕食し，またウイルスも細胞内に取込む．食作用はあるタイプの感染因子の細胞内除去を誘導する重要なメカニズムである（図2・9, p. 60）．その重要性は，食作用に欠陥があったり，食細胞を感染局所に動員できなかったりする患者をみればおのずと明らかになる．たとえば，後者のタイプの患者（白血球付着異常症：leukocyte adhesion deficiency, LAD, §2･2･4および第4章）では，感染罹患率が上昇している．

食作用において，微生物はある種のパターン認識受容体（PRR）を含む細胞表面受容体により認識される（§1･2･3･1）．その後これら微生物はファゴソームとよばれる膜結合型小胞として細胞内に移行する．ファゴソームは，抗細菌毒素や消化酵素を含有するリソソームとよばれる細胞小器官と融合し，微生物はしばしばこのような手段で殺傷され消化される．とりわけ，感染局所に早期に動員される多数の好中球や数は少ないものの感染局所や動員されてくるマクロファージは素早く病原体を捕食・殺傷するため，健常者では感染症を発症することがない．したがって，食作用というメカニズムが初期の感染防御を担っていることを示している．さらにマクロファージによる食作用は，老化赤血球の除去や組織再生過程の死細胞（アポトーシスによる細胞死）の排除などにみられる恒常性維持の重要なパートであることも強調しておかねばならない．

ボックス2･1 宿主–病原体関係におけるバランス

さまざまな宿主とそれに感染する微生物は，非常に長期間にわたりともに進化してきた．宿主との間にバランスのとれた関係を維持することは微生物にとって有益である．もし宿主の防御が優勢であれば，ワクチン接種が普及した後の痘瘡においてみられるように，微生物は絶滅する．他方，もし微生物が優勢であると，これは微生物の遺伝子が他の個体へ伝搬することができなくなるポイントまで宿主の数が減少し，宿主の十分な供給ができなくなる（このことがある種の絶滅の原因であるかは不明である）．

この点で最も成功したといえる微生物は，生体にそれが生息していることを知られないようなものである．これらの微生物には多くの休眠（silent）ウイルスや常在菌があり，ヒト大腸では莫大な数のこれらウイルスや細菌が生息している．これらは通常直接胎児あるいは新生児に伝搬され，通常の状況では疾患を誘発しない．

一つの種の中でも，共進化は微生物とその宿主間での関係を形成する．このよい例がヒトの疾患で示されている．病原体が新たにある集団に広がった場合，新たに感染した集団の疾患重篤度はそれを広めた集団よりしばしばより重篤となる．スペイン人の征服者によりメキシコにもち込まれた痘瘡は，それをもち込んだスペイン人よりもメキシコ原住民でより重篤な疾患をひき起こし，比較的武力の劣った侵入者によるメキシコ征服に寄与した．黄熱病は1878年にメンフィスで大流行をひき起こし，アフリカ系アメリカ人の間の死亡率は10％内外であった．しかし白人の死亡率は70％に達し，これはヨーロッパでよりもアフリカでウイルスとその宿主の共進化がなされてきたことを反映している．人畜共通感染症（自然宿主が他の種である微生物によるヒトへの感染）は非常に重篤な疾患をひき起こす．**HIV**，**エボラ熱**（Ebola fever），**マールブルグ病**（green monkey disease）や**ラッサ熱**（Lassa fever）の原因ウイルスはその自然宿主である霊長類においてよりもヒトでより重篤な疾患を起こす．病原体と共進化するときをもたなかった新たな宿主は，病原体との間にバランスのとれた関係を維持することができないのである．

これらの知見から，最も成功した感染因子は，通常自然宿主に致死あるいは重篤な疾患をもたらさないような形で，他の宿主に感染する確率を最大限にするような方法で微生物とその宿主が共進化してきた，ということが推測される．

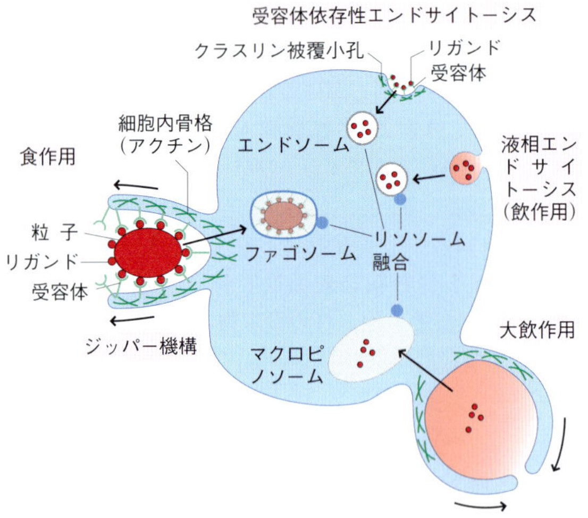

図2・9 エンドサイトーシスと食作用 すべての細胞はエンドサイトーシスの過程を通じて細胞外環境にあるものを採取する．すべての細胞は飲作用により液相にある分子を取込み，あるいは受容体依存性エンドサイトーシスによりこれらをエンドソームへと取込む．好中球やマクロファージのような特化した細胞は食作用により顆粒状物質を取込むことができる．食作用の過程で，顆粒状物質上のリガンドと細胞表面受容体の連続的な相互作用（ジッパー機構）はアクチン細胞骨格系が関与する陥入口閉塞をもたらし，これにより顆粒状物質は細胞内のファゴソームに囲い込まれる．ある種の細胞（特にある種の樹状細胞）では細胞質の大きなシートを延伸させて多量の液体を囲んで融合する．これが大飲作用（マクロピノサイトーシス）である．細胞内に取込まれた小胞は消化酵素を含有するリソソームと融合する．これはエンドリソソームとして成熟し，酸性化が増大して消化酵素の活性化を誘導し（たとえば酸性プロテアーゼ），その内容物の消化に至る．時には細胞内移行した受容体は細胞表面へとリサイクルされ再び使用される（図には示されていない）．

2·3·1·2 オプソニン化，補体，自然抗体

食作用は多くのウイルスや他の微生物の殺傷において重要な最初のステージである．ウイルスは非常に小さいため，多くのウイルスは実際，受容体依存性エンドサイトーシスを通じて細胞内に取込まれる．当然のことながら，多くの病原体はたとえば外表面の構造を変化させることなどにより，食作用を回避するように進化してきた．病原体がこのような変化を起こしたのに対して，脊椎動物の宿主は，このような病原体を食作用のルートに向かわせるような付加的なメカニズムを進化させてきた．これが**オプソニン化**（opsonization）である．たとえば，微生物は**補体**（complement）成分のような特殊な宿主生体分子や通常感染後には**抗体**（antibody）で被覆される（図2・10）．これら被覆された微生物はその後食細胞上の細胞表面受容体により認識され，食作用が活性化される．

補体系は血液中を循環する多数の可溶性分子から構成されている．これらは協働してタンパク質分解カスケードを構成し，三つの異なる経路からの初期活性化は各段階において生成される多くの活性化分子の増幅をもたらす．ある種の活性化補体成分の微生物上への沈着により，これらがオプソニンとして働けるようになる．その後の補体受容体によるこれらの認識は，オプソニン化された微生物の食作用を可能にする（図2・11）．一方，他の補体成分は急性炎症の誘導に関与する．補体経路の後期に活性化される補体成分は集合して膜侵襲複合体を形成し，細菌の表面に小孔を開け，ある種の細菌に溶菌をもたらす．補体系は細胞外化膿性細菌に対する防御において特に重要と思われる．というのも，三つの補体活性化経路に共通のいわゆる中心成分と後期成分の遺伝的欠損をもつ個体は，このような感染の罹患率が増加しているからである．pyogenic（化膿性）とは膿を産生するという意味であり，化膿性細菌には黄色ブドウ球菌（*Staphylococcus aureus*）や化膿性レンサ球菌（*Streptococcus pyogenes*）が典型的なものである．これらは急性炎症と表在部位に膿をつくり出す．

問 題2·4 補体のもう一つの重要な機能は血流中から免疫複合体を除去することである．ある特定の補体成分を欠損する個体は，しばしば皮膚発疹が，またあるケースでは重篤な腎障害が認められる．ではなぜこのようなことになるのか．

抗体もまたそれ自身で，あるいは補体を活性化し，その後補体受容体を介して取込みを誘導することにより（上述），オプソニンとして作用することができる．獲得免疫がひき起こされる前であっても，いわゆる**自然抗体**（natural antibody）が産生されており，これらはさまざまな感染因子に対して低親和性で，補体を活性化することができる．他のタイプの抗体は微生物への沈着により，Fc受容体と名づけられる別の食細胞受容体によって認識されるようになり，これらのある種のものは食作用を誘導する．

2·3·1·3 好中球，細胞外細菌，真菌

好中球（neutrophil）は血液中に最も多く認められる白血球であり，それゆえ，この細胞は感染・炎症局所に最も早く動員される．感染が進行するにつれ，実質的により多くの好中球が骨髄から動員される．宿主細胞外で急速に増殖する細胞外化膿性細菌に対しては，宿主の素早い応答が求められる．数が多いこと，急速な動員が可能であることにより，好中球はこのような細菌やあるタ

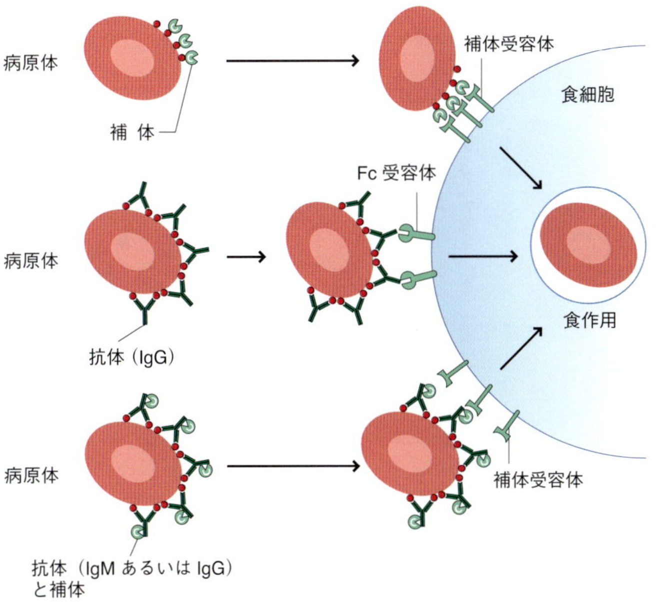

図2・10　オプソニン化　オプソニン化とは，食細胞がもつ細胞内取込みに介在できる受容体に結合するような分子で粒子状物質に被覆することにより，食作用を促進させることである．たとえば，ある種の細菌はパターン認識受容体（図には示していない）を介して直接捕食されるが，これらはたいていの場合非病原性である．病原性細菌はこの手法による取込みから自身を守るための皮膜を発達させてきたが，オプソニン化された後，これらは細胞内に取込まれるようになる．おもなオプソニンは抗体およびある種の補体成分であり，微生物の表面に直接結合する．もしくは微生物の表面にあらかじめ結合している抗体（おもに **IgM** とあるサブクラスの **IgG**）に対して結合する補体成分もオプソニンの一種である．多種多様な **Fc** 受容体と補体受容体が，それぞれ抗体や補体によりオプソニン化された粒子状物質の細胞内取込みに介在する．

イプの真菌の排除に枢要な役割を演じている．好中球は細菌を殺傷するためいくつものメカニズムを備えている（図2・12, p. 62）．特に重要なものは，**活性酸素中間体**（reactive oxygen intermediate, ROI）であり，これには過酸化水素（髪を脱色するのに使われる）や次亜塩素酸（家庭にある漂白剤の主成分）などがある．これら活性酸素中間体は**食胞**（phagocytic vacuole）内に分泌され，多くの細菌に対して非常に高い毒性を示す．小胞内に分泌される**リソソームタンパク質分解酵素**（lysosomal protease）は細菌の消化分解に重要であるが，さらに直接細菌を殺傷する役割ももつ．好中球においては，活性酸素中間体は小胞内の酸性度を上昇させることにより，実際にこれによる殺傷を促進していると思われる．これに加え，好中球はクロマチンやある種の酵素を細胞外に突出させ，細胞外で細菌を捕獲し，消化分解する．このような構造体はごく最近明らかにされたもので，**好中球細胞外トラップ**（neutrophil extracellular trap, NET）と名づけられている．これらの仕事を終えた後は，好中球は死に至る．局所の組織を修復と再生に備えて，好中球が産生する他の伝達物質は消化分解され，溶解する．この溶解物が，壊死した好中球や壊死しつつある好中球と一緒になり，膿汁がつくられる（図2・12）．

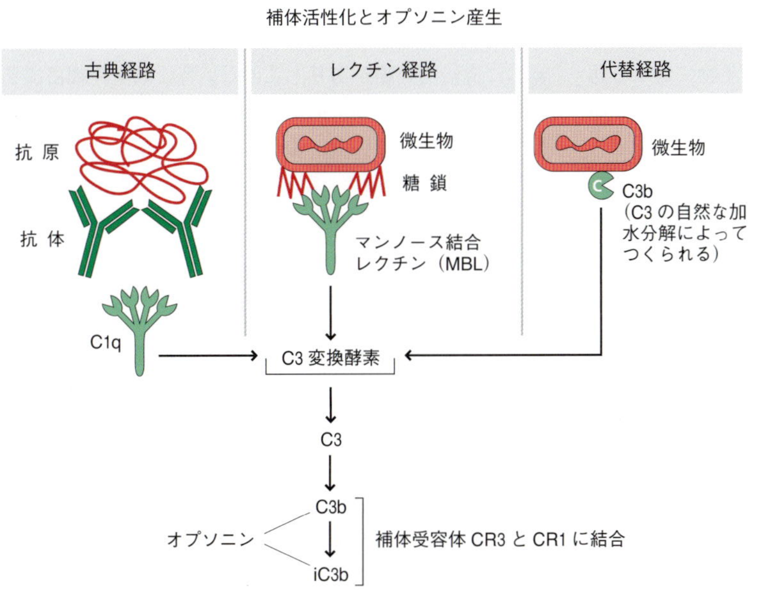

図2・11　補体の活性化とオプソニン産生　補体は数多くのグループのタンパク質から構成され，このうちのいくつかが活性化経路において順次連続的に活性化される．活性化には三つの主要な経路がある．古典経路は一般に顆粒状物質の表面上の抗体に **C1q** が結合することにより開始される．レクチン経路はしばしばマンノース結合レクチンが粒子状物質上の糖鎖に結合することで活性化される．代替経路は粒子状物質上の **C3** の継続的な活性化を利用し，他の二つの経路を増幅させるように働く．これらの経路はすべて **C3** 成分の活性化に集約される．**C3** 活性化の産物である **C3b**，特に **iC3b** は，**CR3** や **CR1** といった補体受容体への結合を通じて強力なオプソニンとして作用する．

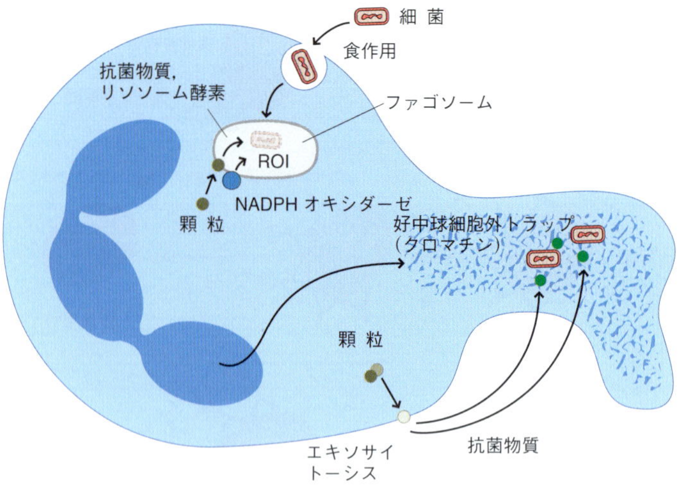

図 2・12　好中球の微生物殺傷メカニズム　捕食された細菌はファゴソーム内のさまざまな殺菌メカニズムに直面する．すなわち，活性酸素中間体（**ROI**），抗微生物タンパク質，抗微生物ペプチド，リソソーム酵素などの殺菌メカニズムである．好中球はまた細胞外で働く抗微生物物質を分泌あるいは放出することもできる．これらは抗微生物タンパク質やデフェンシンのような抗微生物ペプチドである．また好中球細胞外トラップという核に由来する物質が細胞外に突出したシート状の構造物があり，これは細菌の捕獲に働き，その殺傷を促進する作用がある．

特定のタイプの感染において好中球が重要であることが知られている．というのも，好中球数が減少した患者や活性酸素中間体の生成が不全であるような遺伝的欠陥をもった患者は，細胞外化膿性細菌や真菌に対して非常な易感染症を示すからである．慢性肉芽腫症（CGD，4章）はこのタイプの欠陥の一例である．これらの患者においては直ちに疾患をひき起こすような病原体であっても，正常な免疫システムを備えた健常人においては非病原性である（これらが好中球に異常のある人達に感染するということは，正常な免疫システムを備えた健常人において好中球はそれと知らぬ間に常に働き続けていることを示している）．特にこれらの患者は黄色ブドウ球菌のような化膿性細菌に易感染性となる．しかし好中球に異常のある患者は細胞内細菌（たとえば抗酸菌）やウイルスのような別の病原体に対しても易感染性を示すわけではない，ということを理解することは重要である．このことは，好中球はこれらのタイプの微生物に対する防御において通常主要な役割を果たす細胞ではない，ということのよい証拠でもある．

問 題 2・5　好中球は細胞外細菌に対する宿主防御において重要な役割を果たすが，細胞内細菌に対処する場合の寄与が少ないのはなぜか．

2・3・1・4　マクロファージ，細胞内細菌とウイルス

好中球とは対照的に，**マクロファージ**（macrophage）は通常は組織常在性であり，生体のほとんどすべての組織に分布し，これらのマクロファージはパターン認識受容体を発現している．パターン認識受容体による微生物の認識は炎症の始動に重要な刺激であり，マクロファージはこれにより活性化され，サイトカインやケモカインを産生する．感染が炎症をひき起こす場合は血液中の単球は感染局所に動員されてマクロファージとなり，場合によっては樹状細胞へ分化する．ただし，樹状細胞への分化がどのように誘導されているのかはよくわかっていない．

好中球とは異なり，組織常在性マクロファージの抗微生物防御は限られたものであり，これはおそらくマクロファージが通常は生体恒常性維持（組織修復など）というあらかじめ決められた役割を果たすためと考えられる．しかし，マクロファージ（おそらくはおもに新たに動員されてきたマクロファージ）においては，活性酸素中間体の産生にみられるような強力な抗微生物活性が，他の細胞により産生されるサイトカイン，特に IFN-γ により誘導される．このサイトカインは，感染初期にナチュラルキラー細胞により，その後は活性化 T 細胞のサブセット（Th1 細胞）により産生される．IFN-γ 受容体に遺伝的欠陥があり，このため特に細胞内細菌に易感染性となるという事例は，このようなシグナルの重要性を明白に示している．これらの細菌の多くは健常人では常在菌と考えられ，このことは臨床症状の不顕在化に関する免疫システムの重要性を再度認識させるものである．

しかしマクロファージによる食作用は両刃の剣ともなりうる．もし病原体がマクロファージ内で生存できるならば，マクロファージが長寿命であるということは細菌にとり安全な場所を提供していることになるからである．このような病原体は，マクロファージ内でその生存を可能にするさまざまなメカニズムを進化発達させてきた（図 2・13）．たとえば，リステリア菌はファゴソームから細胞質内へと逃れてファゴリソソームでの殺菌メカニズムを回避し，また病原性マイコバクテリアはファ

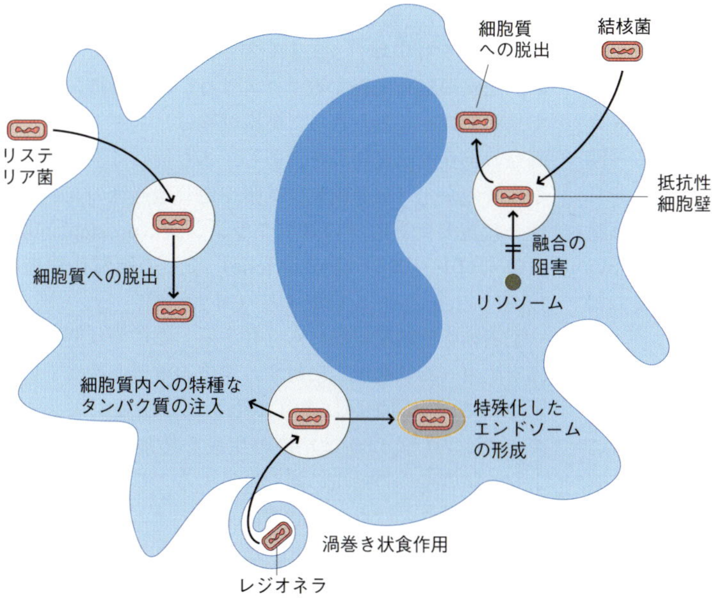

図2・13　微生物のマクロファージによる殺傷回避メカニズム　微生物はマクロファージによる殺傷を回避し自身を助けるためのメカニズムを発達させてきた．三つの異なるタイプの細菌，リステリア菌，結核菌，レジオネラ（これらはそれぞれリステリア症，結核，レジオネラ症の原因菌である）がもつ一般的メカニズムを示す．レジオネラにより誘導される食作用の渦巻き状メカニズムの関連性は知られていない．本図以外の他の多くの回避メカニズムも見いだされてきている．たとえばある種の細菌は **IFN-γ** によって活性化されるようなシグナル伝達経路を阻害し，これによりマクロファージの活性化を抑制する（本図には示されていない）．さらにまだ発見されていない多くの回避メカニズムもおそらく存在する．

ゴソームとリソソームの融合を阻害する．これに加え，活性化マクロファージはまわりの細胞に対して害を及ぼす．すなわち，マクロファージは活発に，過酸化水素のような分子を放出する．これらは周囲の多くの細胞にとって毒性が高く，またコラゲナーゼやエラスターゼのようなタンパク質分解酵素を産生して結合組織を破壊する．したがって，活性化マクロファージは，結核菌のような病原体を殺傷することができる唯一の細胞であると同時に，慢性炎症においては，非常に典型的な組織破壊を主導する細胞でもある．これに関しては後の節（§2・4・2・3）で説明しよう．

問題2・6　マクロファージが細胞外細菌に対する宿主防御において，あまり寄与していないのはなぜか．

2・3・1・5　ナチュラルキラー細胞とウイルス

自然免疫に関与するもう一つの細胞は**ナチュラルキラー（NK）細胞**（natural killer cell）である．NK細胞の一部は血液中や血液が浸透する器官，脾臓，肝臓，肺，

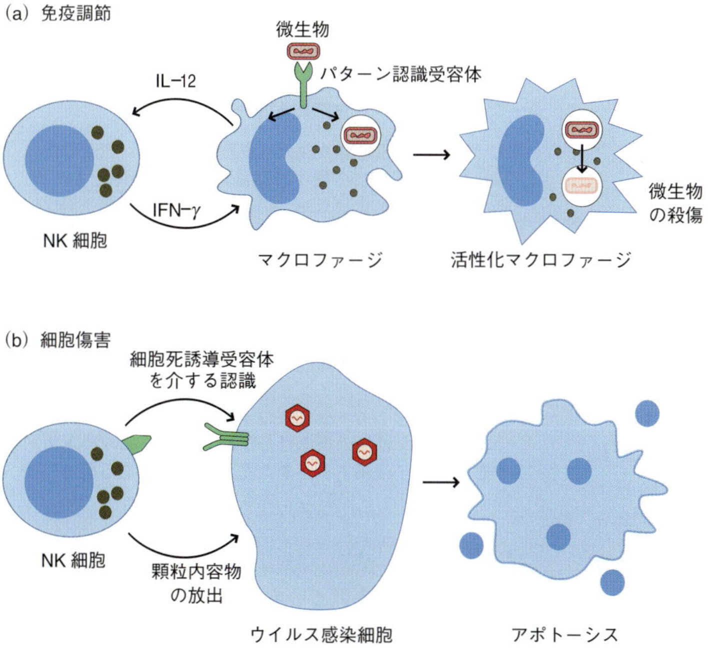

図2・14　ナチュラルキラー細胞の機能　ナチュラルキラー（NK）細胞は発生的にはリンパ球に関連するが，自然免疫領域に属する細胞と考えられている．本図では二つの主要な機能に着目している．**(a) 免疫調節**：NK細胞は他のタイプの細胞の機能を制御している．たとえば，マクロファージからの **IL-12** 産生により開始されるフィードバック回路は NK細胞による **IFN-γ** 産生を誘導し，これはさらにマクロファージの活性化を促進する．**(b) 細胞傷害性**：NK細胞は他の細胞を殺傷することができる．さまざまな認識システムによりNK細胞は既存の顆粒内容物を放出し，あるいは細胞死誘導受容体に結合しアポトーシスを誘導する（たとえばあるタイプのウイルス感染した細胞において）．

骨髄に存在し，また炎症局所への動員もなされる．NK細胞はサイトカイン産生を通じてある種の細菌に対する初期応答に寄与している．たとえば，マクロファージや樹状細胞などにより産生されるIL-12というサイトカインはNK細胞に働いてIFN-γ産生を開始させる（図2・14, p. 63）．NK細胞のもう一つの重要な性状は，この細胞が直接感染宿主細胞を殺傷することである．細胞傷害性を獲得するためには活性化されなければならない細胞傷害性T細胞とは異なり，NK細胞はそのままで細胞傷害活性をもつ．

細胞内に侵入したウイルスは，細胞傷害性T細胞による感染細胞の殺傷などの多くの宿主防御メカニズムを回避することができる．しかし，時としてNK細胞はこれらウイルス感染細胞を認識し殺傷しうる．もしNK細胞が，新たなウイルス粒子の放出に至る前に感染細胞を殺傷すれば，これはウイルスの複製と蔓延を制限することになる．NK細胞によるウイルス感染細胞の殺傷には，細胞内で形成されている顆粒内容物の放出と**細胞死誘導受容体**（death-inducing receptor）との相互作用の両者が関与し，標的細胞のアポトーシスを誘導する．NK細胞はある種のウイルスに対する宿主防御において特に重要な役割を果たしていることが，臨床的および実験的根拠により示されている．すなわち，非常にまれではあるがNK細胞数が低下したり，あるいは殺傷機能に欠陥のあるNK細胞をもつ患者からの知見である．これらの患者はヘルペスウイルスの感染に際し非常に重篤な症状を示し，場合によっては死に至ることもある．しかし，もし獲得免疫応答が働きウイルスを駆逐するまでもちこたえられるならば，このような患者であっても健常人と同様に生存すると思われる．

問 題2·7 NK細胞がヘルペスウイルス以外のウイルスに対する宿主防御において，あまり寄与していないのはなぜか．

問 題2·8 ウイルスに対するのと同様に，腫瘍細胞に対する宿主防御においてもNK細胞は役割を果たすことが予想されるか．

2·3·1·6 肥満細胞と好塩基球，細胞外細菌と寄生虫

肥満細胞（mast cell）はすべての**疎性結合組織**（loose connective tissue）に存在する．肥満細胞はパターン認識受容体を発現し，感染を感知した際に炎症応答を開始させる炎症性サイトカインを速やかに産生する（たとえば，これらサイトカインは病原体に由来する“危険のサイン”に応じて産生された警鐘シグナルとみなされる）．肥満細胞は細胞外細菌を最適に処理すると思われる好中球（§2·3·1·3）の動員に必要であるため，肥満細胞を欠損するマウスは特に細胞外細菌に対して易感染性となる．さらに肥満細胞はヒスタミンなどの既存の炎症性伝達物質を備蓄し，また後には炎症における血管の変化（細静脈血管拡張や血管透過性の亢進）の仲介に重要である**プロスタグランジン**（prostaglandin）や**ロイコトリエン**（leukotriene）などの**脂質代謝産物**（lipid metabolite）を合成する（図2・15）．

肥満細胞は粘膜組織にも存在する．ここでは肥満細胞は寄生虫（特に蠕虫）に対する免疫の重要な役割を担当している．肥満細胞により産生される脂質由来メディエーターのいくつかは粘液の生成を増加させ，これにより，腸管壁への蠕虫の接近に対するより効果的な障壁を付加することになる．脂質由来メディエーターはまた平滑筋の収縮をひき起こし，これにより糞便中からの蠕虫の駆逐が助長される．実験条件下では，肥満細胞を欠損するマウスは正常マウスのように効果的に腸内の蠕虫を除去することができない．しかし，われわれは通常ほとんどの蠕虫を除去することができないことから，その効率も疑わしいといえるかもしれない．

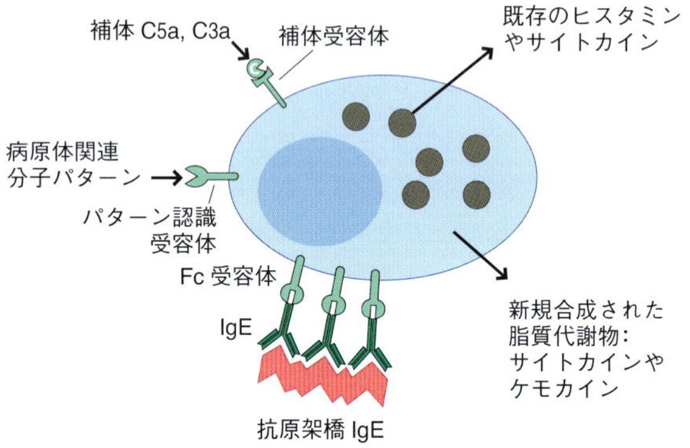

図2・15 肥満細胞の活性化，脱顆粒と分泌 肥満細胞は結合組織に常在し，種々の経路によって活性化される．肥満細胞は補体成分**C3a**，**C5a**に対する受容体や病原体関連分子パターンを認識する**Toll**様受容体などのパターン認識受容体のいくつかを選択的に発現している．肥満細胞はまた細胞上の**Fc**受容体にあらかじめ結合している**IgE**に抗原が結合したことで起こる架橋（クロスリンク，**cross-link**）により活性化される．活性化により肥満細胞は速やかに脱顆粒し，既存の顆粒内容物であるヒスタミンやサイトカインなどを放出する．その後肥満細胞は脂質メディエーター（ロイコトリエン，プロスタグランジン）など他の炎症性分子やより多くのサイトカインを合成し，分泌する．また肥満細胞に対する機械的損傷も，ヒスタミンの放出を誘導する．

好塩基球（basophil）は血中では少数の白血球であり，肥満細胞にいくぶん似ている．好塩基球は血液中からあるタイプの炎症や感染部位に動員される．好塩基球がど

んな細胞であるかに関しての知見は比較的少ない．しかし，好塩基球は肥満細胞と多くの性状において類似しているため，おそらく好塩基球は局所に動員され，通常肥満細胞により活性化される局所応答の増幅を助長していると考えられる．さらに最近の知見によれば，好塩基球は $CD4^+$ T 細胞応答を Th2 タイプに偏向させる役割をもつことが示唆されている．Th2 タイプへの偏向は通常寄生虫感染の過程で起こる事象である（§2·3·2·1）．

2·3·1·7 好酸球，寄生虫と組織修復

好酸球（eosinophil）はほとんどの結合組織中ではまれな細胞であるが，粘膜組織では普通に認められる．感染に対する免疫における好酸球の役割の詳細はいまだ不明のまま残されている．好酸球はメディエーターを含有する細胞内顆粒をもち，このメディエーターは少なくとも培養実験においては，より大型の寄生虫に対し毒性を示すことが知られている．好酸球の機能のいくつかは肥満細胞（§2·3·1·6）と重複する．これら両タイプの細胞に，好酸球も加わって，ダニが吸血する皮膚局所で脱顆粒により吸血ダニに対する応答を行っているようである．しかし，これらの細胞がどの程度防御の役割を担っているのかや，どのようにその役割を果たすのかに関しては完全に明らかにされているわけではない．

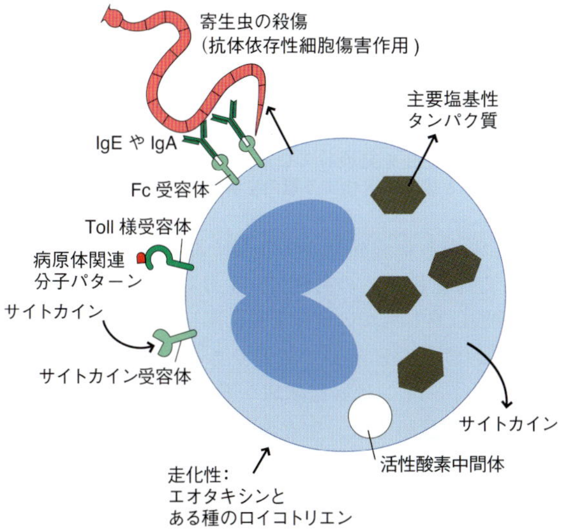

図 2・16 好酸球の性状と機能 好酸球の機能は完全に解明されているわけではない．好酸球は寄生虫感染や喘息に伴う炎症の局所に動員される．**Toll** 様受容体を発現し，また **IL-4** などのサイトカインやケモカインであるエオタキシン，ある種のロイコトリエンに対し応答性を示す．活性化されると好酸球は **IL-4**，**IL-13** といったいくつかのサイトカインを分泌し，これらは寄生虫防御に関与する主要かつ基本的なタンパク質である．この他にも好塩基球は **IgE** や **IgA** で被覆された寄生虫に対して抗体依存性細胞傷害作用（**ADCC**）を示す．

好酸球（および肥満細胞）はさらに，組織再構築に重要な分子（たとえば線維芽細胞に対する増殖因子）を合成してこれを貯留し，かつ組織修復の過程にある部位に存在する．実際，好酸球（および好塩基球）が動員されるTh2 タイプの獲得免疫応答は炎症からの回復を促進し（向炎症性サイトカインよりもむしろ抗炎症性サイトカインの産生により），組織修復と創傷の治癒を助長する．しかし，慢性喘息において起こりうるように，コラーゲンの過剰な貯留が組織機能欠損をまねくような場合もある（図 2・16）．

2·3·2 獲得免疫のメカニズム

リンパ球は獲得免疫においてきわめて重要であり，特に 1 章で紹介した通常型 T 細胞と B 細胞が重要である．ここでは $CD4^+$ T 細胞と $CD8^+$ T 細胞のいくつかの重要な基本機能に焦点を当て，また B 細胞が形質細胞（プラズマ細胞，抗体産生細胞）に分化して産生する種々のクラスの抗体の機能にも着目して述べることにする．

2·3·2·1 $CD4^+$ T 細胞

$CD4^+$ T 細胞の必要性は，$CD4^+$ T 細胞が HIV により最終的に殺されてしまう AIDS 患者について考えればすぐに理解できる．これらの患者では結核などに感染する機会が増大するのみならず，健常人に対しては無害な微生物による致死性の日和見感染に至ることが多い．しかし，通常 $CD4^+$ T 細胞は非常に順応性に富み，個々のタイプの病原体を最適に処理することを助長する特異的な機能セットを携えている．いい換えれば，$CD4^+$ T 細胞応答は偏向することができるということである．極端な例では，偏向した $CD4^+$ T 細胞は，最もよく知られている **Th1 細胞**（Th1 cell），**Th2 細胞**（Th2 cell），**Th17 細胞**（Th17 cell），**制御性 T 細胞**（regulatory T cell, Treg 細胞）に代表されるような個別のサブセットとして取扱われる．これらのサブセットは培養や免疫を行った実験用マウスで明確にされ，その存在に関する根拠が得られてきた．しかし，臨床的には，ほとんどのヒト感染疾患において，通常これらの応答が混ざり合った形で観察される．

問 題 2·9 $CD4^+$ T 細胞応答のすべてが偏向してしまわないことは，宿主にとってなぜ利点となるのか．

Th1 細胞：細胞内細菌とウイルス Th1 細胞は通常細胞内細菌やある種のウイルスによる感染の後で誘導される．IFN-γ など，Th1 細胞が産生するいくつかのサイトカインはマクロファージによる強力な抗微生物メカ

ニズムを活性化，誘導する（§2·3·1·4）．さらにTh1細胞はしばしば細胞傷害性T細胞応答の開始を促進するために必要である（下記参照）．これに加え，Th1細胞はB細胞を活性化し，特異的なタイプの抗体産生を調節する．これは，最も効果的なオプソニン抗体であるIgGサブクラスの産生調節であり，これにより病原体が好中球やマクロファージの標的となるようにするものである．Th1サイトカインの重要性は遺伝的欠陥（たとえばIFN-γやその受容体に関する欠陥）をもつ患者やサイトカイン遺伝子（もしくはその受容体）を欠損させたマウスの研究により明らかにされ，これらの患者やマウスは微生物に対し易感染性となる．IFN-γが効果的であることの逆説的なたとえとして，ワクシニアウイルスはIFN-γに結合しその活性を阻害するタンパク質をコードしている．ウイルスが選択の過程で有益性を供与しないような**遺伝的荷重**（genetic burden）を保持し続けることはない．IFN-γが効果的であるため，これに打ち勝つようなシステムをウイルスは発達させてきた．すなわち逆説的にIFN-γの有効性を示していることになる（図2・17）．

Th2細胞：大型の原虫と蠕虫　Th2細胞は真菌や寄生虫感染のある過程で，また人によってはアレルギー（たとえば花粉症）の過程で，より頻繁に誘導される．Th2細胞は高レベルの抗体産生に関与しており，特にマウスにおけるIgE産生で顕著である．Th2細胞が産生するサイトカインは好塩基球や肥満細胞を活性化して，これらの細胞の生成，生存および活性を促進する（図2・18）．肥満細胞はIgEに対するFc受容体を発現し，蠕虫などの大型寄生虫に対する防御において重要な役割をもつ．IgEで被覆された（細胞表面のFc受容体にあらかじめIgEが結合している）肥満細胞に蠕虫の抗原が結合すると，肥満細胞が活性化され，脱顆粒を起こし，これが平滑筋の収縮を誘発して腸管からの蠕虫の駆逐を助長する．これに加え，好塩基球もIgEで被覆された大型寄生虫に目標を定め，非常に毒性の高い顆粒内容物（**神経毒** neurotoxin など）を寄生虫に伝搬する．寄生虫感染を除去するための薬剤により治療されている

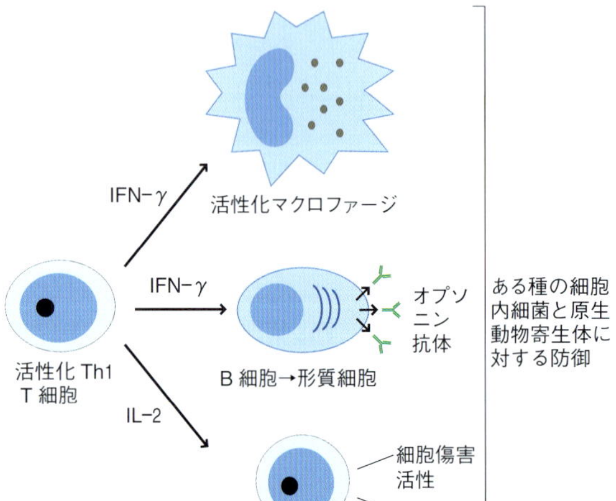

図2・17　Th1 CD4⁺ T細胞の機能　**Th1**細胞は**IFN-γ**を分泌してマクロファージを活性化するだけでなく，**B**細胞分化，すなわちオプソニン抗体（たとえば，活性化マクロファージ上の**Fc**受容体に結合できる抗体）を産生するような形質細胞への分化にも関与する．**Th1**細胞はまた**IL-2**も分泌し，これは感染局所における細胞傷害性**CD8⁺ T**細胞の活性化やクローン増殖において重要なサイトカインである．**Th1**細胞は**T-bet**という転写因子を発現している（本図には示されていない．訳者注：**T-bet**は**Th1**細胞へと偏向・分化する際の主要調節因子であり，これを欠損する**T**細胞は**Th1**細胞に移行できない）．

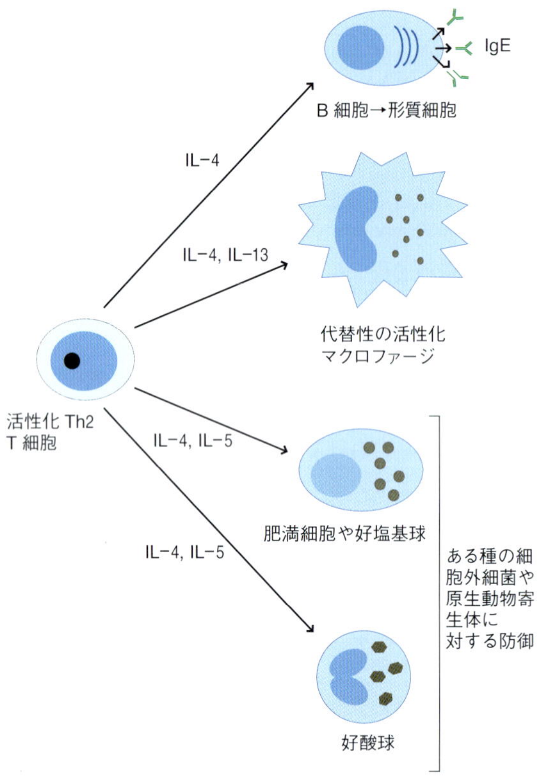

図2・18　Th2 CD4⁺ T細胞の機能　**Th2**細胞は**IL-4**，**IL-5**，**IL-13**を分泌し，これらのサイトカインは**IgE**（およびあるサブクラスの**IgG**）を産生する形質細胞への分化を促進する．**Th2**細胞は，また肥満細胞の活性化や好塩基球と好酸球の生成および動員に関与する（これらの細胞はすべて**IgE**に対する**Fc**受容体をもつ）．上記のサイトカインはまた組織修復に重要であるマクロファージの代替活性化にも関与する．**Th2**細胞は転写因子**GATA3**を発現している（訳者注：**GATA3**は**Th2**細胞へと偏向・分化する際の主要調節因子である）．

患者において，再感染に対する抵抗性は抗寄生虫 IgE 抗体の量に相関する．

Th17 細胞：細胞外細菌と真菌　IL−17 を産生することから名づけられた Th17 細胞の機能は，Th1 細胞や Th2 細胞に比べて，完全に解明されていない．Th17 細胞は自己免疫疾患における介在細胞としてもともと同定されたが，進化の過程でこの役割のために選択されたものではないことは明らかと思われる．IL−17 欠損マウスの研究から，Th17 細胞は好中球の動員と活性化を促進し，これにより Th17 細胞は細胞外細菌やある種の真菌に対する防御に，間接的ではあるが重要な役割を担当していることが明らかになった（図 2・19）．

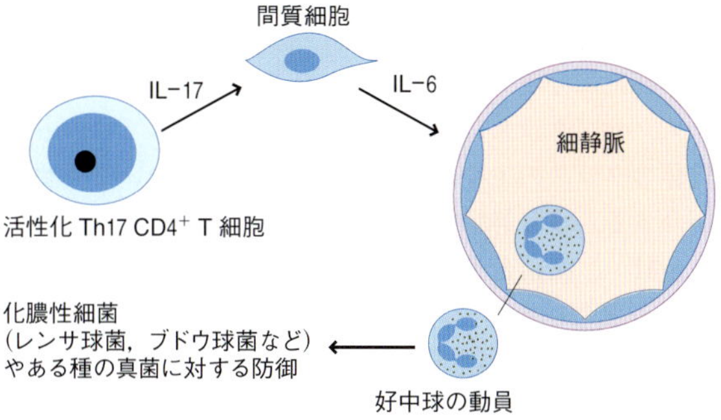

図 2・19　Th17 CD4⁺ T 細胞の機能　**Th17** 細胞は **IL−17** を分泌し，**IL−17** は間質細胞（ストローマ細胞）を刺激して **IL−6** の産生を促す．**IL−6** は急性炎症，特に化膿性細菌やある種の真菌感染によりひき起こされる急性炎症の局所への好中球の動員に関与する．**Th17** 細胞は転写因子 **RORγt** を発現している（訳者注：**RORγt** は **Th17** 細胞へと偏向・分化する際の主要調節因子である）．

制御性 T 細胞：応答の遮断　病原体が排除された際，何が免疫応答を停止させるのか．抗原の消失は明らかにその主要な要因であるが，ある種の CD4⁺ T 細胞が他の T 細胞や樹状細胞の活性を制御する重要な役割をもつことが明らかにされている（図 2・20）．これらの細胞は制御性 T 細胞（Treg 細胞）として知られる．制御性 T 細胞のあるものは胸腺で生成されるが（自然生成型 Treg, naturally occurring Treg），獲得免疫応答の過程で誘導される制御性 T 細胞もある（誘導型 Treg, inducible Treg）．制御性 T 細胞の重要性は多くのマウスモデルで実証され，またヒトの非常に珍しい疾患である **IPEX**（immune dysregulation, polyendocrinopathy, enteropathy, X−linked）**症候群**における知見からもその重要性が確認された．IPEX 症候群患者では両相同染色体において制御性 T 細胞の分化に必須の *FoxP3* 遺伝子の突然変異が認められている．これらの小児は多発性自己免疫疾患に罹患し，通常発症 1 年以内に死亡する．このことは制御性 T 細胞が，生体成分そのものに対して T 細胞が攻撃することを妨げる（末梢性免疫寛容の形態，5 章），という非常に重要な役割を担っていることを示すものである．もし制御性 T 細胞の機能が免疫応答を抑制するものであるなら，多くの慢性炎症が制御性 T 細胞活性の増加と関連するという知見は驚くには当たらないし，また“微生物は自身の生存の機会を高めるために制御性 T 細胞を誘導する”，という仮説もまた正当と思われる．同様の現象が悪性腫瘍（癌）の患者に観察される．制御性 T 細胞を誘導できるような腫瘍変異体はその生存に有利である．

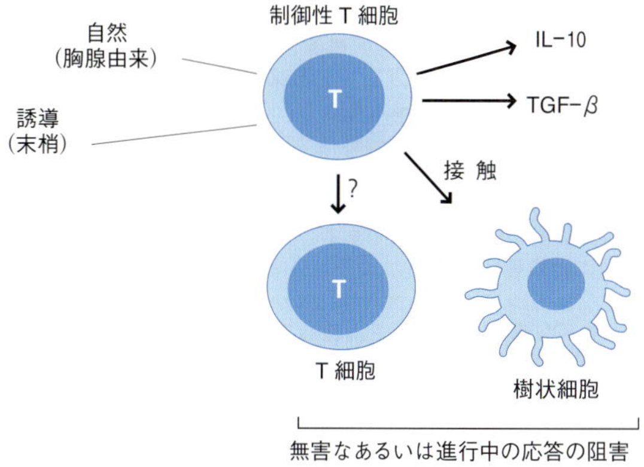

図 2・20　制御性 CD4⁺ T 細胞の機能　自然生成型制御性 **T** 細胞は胸腺で生成される．これらは一般に高親和性 **IL−2** 受容体のサブユニットである **CD25**（**IL−2α** 鎖）を発現している．補助刺激が不十分な条件下でナイーブ **T** 細胞が活性化され，またおそらく形質転換増殖因子 **β**（**TGF−β**）が存在する場合は，末梢組織においてナイーブ **T** 細胞は制御性 **T** 細胞へと分化する．他の制御性 **T** 細胞集団もおそらく存在するが，一般にこれらすべては他の **T** 細胞に働きかけたり，あるいは樹状細胞のような他のタイプの細胞に作用して免疫応答を制御するとされている．自然生成型制御性 **T** 細胞は転写因子 **FoxP3** を発現している（本図には示されていない．訳者注：**FoxP3** は制御性 **T** 細胞へと偏向・分化する際の主要調節因子である）．

2・3・2・2　CD8⁺ T 細胞

CD8⁺ T 細胞はウイルスに対する防御において，非常に重要な役割を演じる細胞である．CD8⁺ T 細胞は活性化により細胞傷害性機能をもつようになり，CD8⁺ T 細胞が認識しそれらと接触した他の細胞を殺傷することができる（図 2・21, p. 68）．もし CD8⁺ T 細胞が新たな感染性ウイルスが構築される前にウイルス感染細胞を殺傷することができるならば，感染の拡大は阻止されることになる．さらに CD8⁺ T 細胞はいくつかのサイトカインの強力な産生源でもある．それ自身抗ウイルス効果をもつ分子である IFN−γ の産生は，マクロファージを活性化し，ウイルスの複製に対する抵抗性を増進させる．

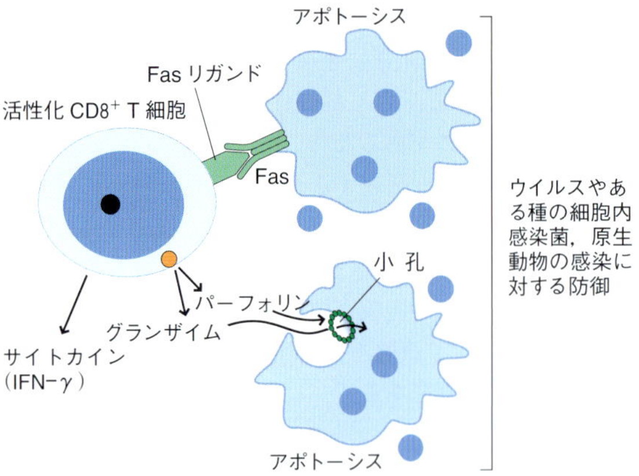

図 2・21　CD8⁺ T 細胞の機能　活性化 CD8⁺ T 細胞は細胞表面上に Fas リガンドを発現する．Fas リガンドは他の細胞表面上の Fas に結合し，アポトーシスを開始させる．活性化 CD8⁺ T 細胞はまた強力な IFN−γ の分泌細胞でもある．CD4⁺ T 細胞における Th2 分化と類似した様式でナイーブ CD8⁺ T 細胞は活性化されるが，これらの細胞の機能は不明である．また，活性化 CD8⁺ T 細胞は細胞質顆粒をもつようになる．これらの顆粒はパーフォリンやグランザイムといった細胞殺傷（細胞傷害性）に関与する分子を内包している．細胞傷害性 T 細胞が標的細胞に結合すると，二つの細胞間の免疫シナプスに向けて顆粒の内容物が分泌される．単量体のパーフォリンは標的細胞の細胞膜内で重合して小孔を形成し，これを通ってグランザイムが細胞質に進入し，一連のアポトーシス過程を開始させる．

CD8⁺ T 細胞はまた細胞内細菌や原虫に対する防御においても重要な役割を演じる．感染細胞の殺傷によって放出された微生物は，マクロファージによって捕食され，マクロファージが IFN−γ によって活性化されると，これらの微生物を殺傷する．

CD8⁺ T 細胞はウイルス感染に対する防御において重要であることを示す多くの証拠がある．“種々のウイルスが，CD8⁺ T 細胞機能に必要な MHC クラス I プロセシングと提示の経路を阻害するようないくつもの手段を発達させてきた”，ということが，逆に CD8⁺ T 細胞の重要性を示す間接的ではあるがおそらく最も有力な証拠であろう．というのも，ウイルスが選択の過程で有益性を得られないような遺伝的荷重を保持し続けることはないからである（§5･2･7, p. 184）．これに加え，CD8⁺ T 細胞の数は，多くのウイルス感染の過程で大規模に増加する．実際，抗原特異的細胞傷害性 T 細胞はある種の感染の最中には全循環 T 細胞プールのほとんど 50 % を占めることもある．CD8⁺ T 細胞が他の感染においても重要であることは，細胞の殺傷に必須の顆粒成分であるパーフォリンを欠損するマウスの研究から示唆されている．細胞質に侵入することができるリステリア菌に感染した際，これらのマウスは感染から回復することができない．

2･3･2･3　抗　体

B 細胞は感染のタイプに応じたさまざまなクラスあるいはサブクラスの抗体を産生する形質細胞に分化できる細胞であり，このため通常の免疫において非常に重要である．さまざまなタイプの B 細胞と，形質細胞として産生するさまざまなタイプの抗体に関しては 1 章で紹介した．これら抗体は総体としては類似の形態をとるが，抗体のおのおののクラス（あるいはサブクラス）の構造は独特である．それぞれに固有の性状，たとえば生体のどの部位に分布するかなど，これを決定しているのがクラス，サブクラスに特有の構造である．ここではおもな抗体のクラスの主要なエフェクター機能について概要を紹介する．より詳細には 6 章で述べる．

IgM　膜結合型 IgM は二つの H 鎖と二つの L 鎖から成る典型的な Y 字形単量体である．しかし，分泌型 IgM はこの Y 字形単量体が五つ集まって五量体を形成している（図 2・22）．五量体形成は分子全体としての結合の強さ（**結合力**，avidity）を増加させる．生体防御において，IgM は化膿性細菌感染後に最初に産生される抗体であるので，IgG が産生される前に機能することができる．IgM に対する特異的な Fc 受容体は同定されていないため*，おそらく IgM は補体を活性化し，これによってオプソニン化を誘導することにより，主として化膿性細菌に対する防御を促進していると思われる．実際に，細菌の多くは多糖類の被膜により覆われており（たとえば肺炎レンサ球菌），これらの感染からの回復はオプソニン化に依存している．脾臓中の特種な**辺縁帯**（marginal zone）B 細胞はこれらの多糖類に対する IgM を産生している．したがって，もし個体から脾臓が除去されると，このタイプの細菌に易感染性となる．しかし，IgM が正常あるいは高レベルであっても，IgG が産生されないような個体では化膿性細菌に対して極度に易感染性となってしまう．**高 IgM 症候群**（hyper IgM syndrome, HIGM syndrome）はこのタイプの不全症の例である（6 章）．このことから，IgM は補体を活性化し，非常に効果的なオプソニンではあるが，それ自身のみでは多くの細胞外細菌の排除に不十分であることが理解される．

IgG　IgG は血中に占める割合が最も多いクラスの

* 訳者注：IgM に対する Fc 受容体として，マウスとヒトでは B 細胞やマクロファージ上に Fcμ 受容体が同定されている．この遺伝子欠損マウスでは，胚中心形成不全による特異的抗体産生応答の低下，ならびに加齢による自己抗体産生上昇が報告されていることから，IgM が免疫と免疫寛容を制御している可能性が示唆されている．

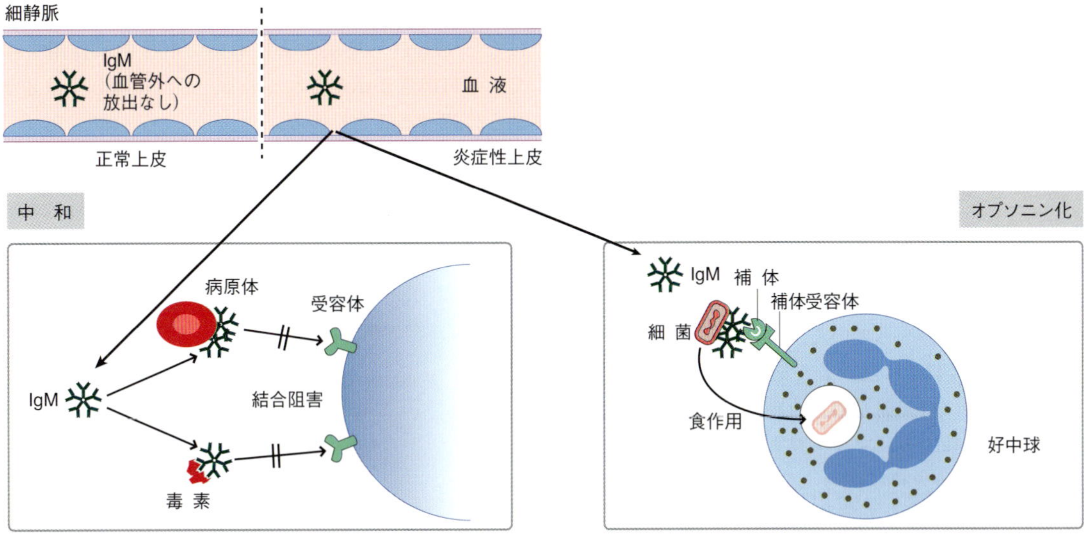

図2・22 **IgMの機能** 五量体**IgM**は炎症局所へと移行する．**IgM**は通常低親和性であるが，五量体のため多数の抗原結合部位をもち，多数の抗原エピトープを発現する微生物に対する結合力は高くなる．それゆえ，細菌やウイルスに対する強力な中和抗体である．**IgM**は直接微生物をオプソニン化することはできないが，強力な補体活性化能をもち，これにより間接的にオプソニンとして作用し，また急性炎症を開始させる．

抗体であり，単量体として分泌される．IgGはFc領域の異なるいくつかのサブクラスから構成される（ヒトおよびマウスでは4種のサブクラスがある）．これらのサブクラスはその機能において明らかに異なっており（図2・23），たとえばあるサブクラスのIgGは相対的に補体活性化能に優れていて炎症応答を開始させたり，またあるサブクラスは微生物を直接オプソニン化する（Fc受容体を介して）．IgGの生体防御における重要性は，細菌による気道感染で示されている．実際にIgG欠損患者に対しては，健常人からのIgGの受動移入（IgGの投与）が最も効果的である．この事例は，あるタイプの細菌感染に対してIgGが重要であることを示す有力な根拠である．

IgA IgAは粘膜関連抗体である．IgAは粘膜組織に分布する形質細胞により分泌され，粘膜上皮を越えて内腔表面に二量体として輸送され，そこで病原体や毒素

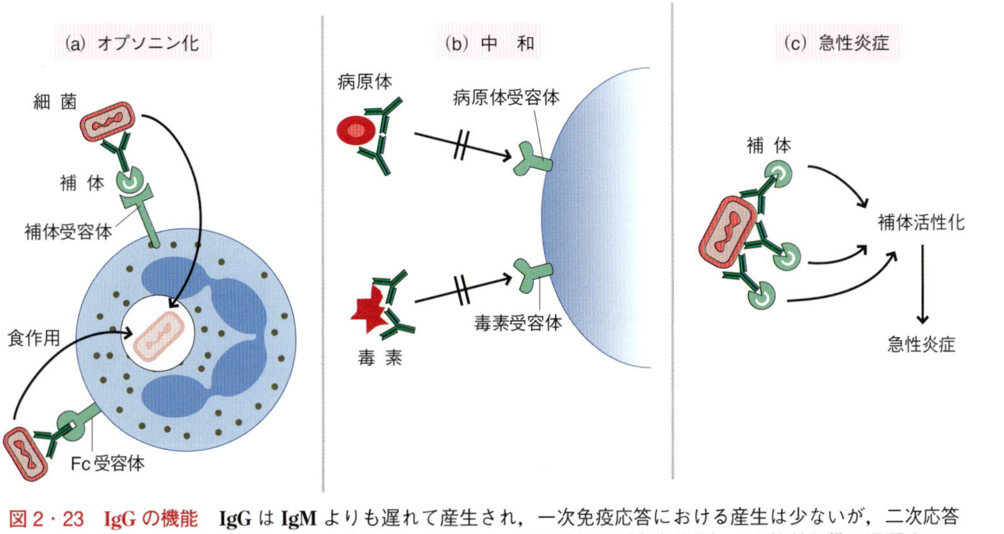

図2・23 **IgGの機能** **IgG**は**IgM**よりも遅れて産生され，一次免疫応答における産生は少ないが，二次応答においては急激にかつ大量の**IgG**が産生される．**IgG**は非炎症状態（定常状態）の血管外組織に浸潤することができる．また，**IgG**は胎盤通過性であり，胎児や新生児の感染に対する抵抗性を付与する．**IgG**は病原体を中和し（**b**），またこれらを直接的にオプソニン化し（**a**），あるいは補体を活性化した後に間接的にオプソニン化する．補体を活性化することにより**IgG**もまた急性炎症を誘導する（**c**）．**IgG**は抗体依存性細胞傷害（**ADCC**，たとえば単球による．本図には示されていない）を仲介する．

の上皮細胞への結合を阻害（中和）するように働く（図2・24）．母乳によって幼育されない発展途上国の幼児は感染性下痢症に罹患しやすくなる．これは母乳中の IgA がこれらの感染に対する防御を担っているためである．IgA 欠損のヒト（これは最もよくみられる原発性免疫不全であり，先進国ではおよそ 300〜400 人に 1 人の割合である）は気道や腸管における易感染性の増加がみられる．ワクチンの専門家はコレラやチフス熱などの粘膜感染に対処する IgA 産生を刺激するような経口ワクチンの開発に向けて努力をしている．

IgE　IgE は Th2 に偏向した応答において分泌される．寄生虫感染（特に腸管の蠕虫感染）において，血清 IgE の濃度が上昇する．マウスにおいては，IgE は腸管の寄生虫に対する免疫に関与しているようにみられるが，ヒトでは選択的な IgE 欠損が同定されておらず，ヒト寄生虫感染における IgE の役割は不明である．しかし，IgE のもっと重要な作用は，先進国におけるヒトアレルギー疾患において明瞭に示されている（図2・25）．

IgD　IgD はいまだに謎の多い分子である．IgD が他のすべての免疫グロブリンと異なっている点は，恒常的にナイーブ B 細胞上に発現しているが，他のクラスの抗体のように大量には分泌されず，血清中にごく少量しか認められない，ということである．ここ数十年，IgD はおもに B 細胞応答におけるシグナル伝達機能に携わっているだけと考えられてきている．しかし，最近になって IgD も感染防御において直接的な作用を担っている可能性が示唆されている．これに関しては 6 章でさらに述べることにする．

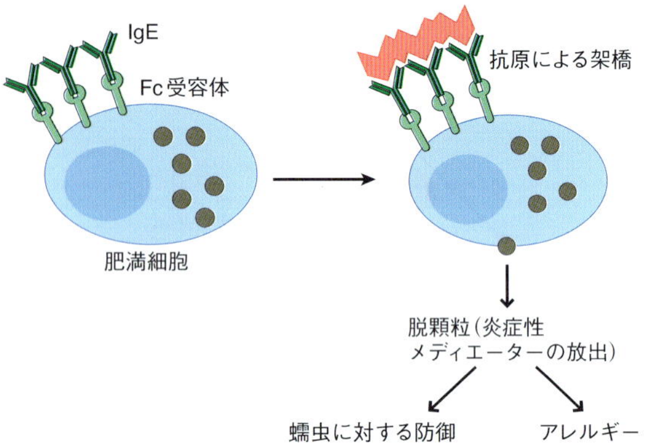

図 2・25　IgE の機能　結合組織の形質細胞により分泌される **IgE** は，抗原のない状態で肥満細胞上の高親和性 **Fcε** 受容体に結合する．正常人の血液中の **IgE** 量は非常に少ないが，寄生虫感染（特に蠕虫感染）に伴い **IgE** 量が増加する．**IgE** は上皮の障壁の維持を助長し，蠕虫の駆除を促進する．またある場合は抗体依存性細胞傷害（**ADCC**）によって寄生虫の幼虫を殺すことにより，寄生虫感染に対する防御の役割を担っている．さらに，肥満細胞上の **IgE** の架橋によって多くの炎症性メディエーターの放出を促すことから，**IgE** はアレルギー応答の鍵を握る分子である．

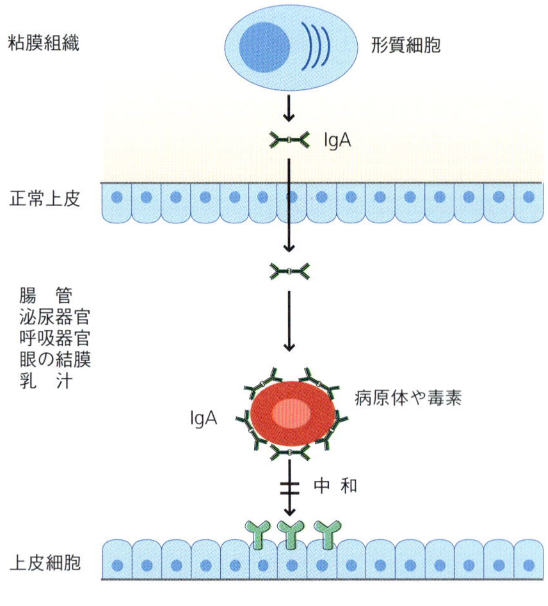

図 2・24　IgA の機能　粘膜組織の形質細胞は一般的に二量体 **IgA** を分泌する．これは特異的な受容体に結合し，粘膜上皮細胞を通過して輸送される．粘膜組織の内腔表面上で **IgA** は中和抗体として働き，病原体や毒素が上皮細胞に接着するのを阻害する．

2・4　感染と免疫，その作動

ここまででつぎのことが明らかになっているはずである．すなわち，病原体は感染をひき起こすが，これらの大多数はどのような種においても病原性を発揮するわけではない．それはこれら病原体が感染することに失敗するか，あるいは感染しても免疫のメカニズムに速やかに排除されるからである．この節では病原体（§2・2）が感染をひき起こすさまざまな道筋や自然免疫と獲得免疫というそれぞれのメカニズム（§2・3）が協働し，総合的に多様な病原体と戦いを試みる手法を概説していく．

2・4・1　病原体はどのようにして疾患をひき起こすのか

免疫防御メカニズムは進化の過程でさまざまに異なる病原体に対して生体を防衛するように選択されてきた．比較的少数の，それでもかなりの数の病原性微生物が疾患をひき起こす可能性があるが，それらが実際に疾患を誘発する手段はむしろ限られている．それゆえ，比較的少数ではあるが病原性発揮に至るいくつかのメカニズムを定義することができる．当然のことながら，これらさまざまなグループの病原体による感染に応答し作動する防御メカニズムは類似したものになりがちであり，これら自身もグループにまとめられる．これにより関与する原則を比較的単純化して理解できる．もちろん，個々の防御メカニズムの中にも，多くの多様性があるが，この多様性は個々に適応される基本的な原理の枠から逸脱するものではない．

2·4·1·1　病原性のメカニズム

まず最初に病原体が疾患をひき起こす二つの一般的な道筋を考えることができる．(i) 病原体は細胞を殺傷するかあるいは直接細胞機能を阻害すること（たとえば宿主細胞へのウイルス感染あるいは細菌毒素の産生），および/もしくは (ii) 病原体に対する宿主の自然免疫応答あるいは獲得免疫応答が宿主自身の細胞，組織または器官に損傷を与えることである（いい換えれば，付帯的損傷あるいは同士討ち）．いずれのケースにおいても病原体は病原体であることに留意することが重要である．というのも病原体は病原体自体に対する利益のため，宿主免疫応答を回避し，攻撃方向をそらすメカニズムを発達させてきたからである．

2·4·1·2　特定の病原体が特定の疾患をひき起こすことをどのようにして知るのか

二つの事象間の関連は，必ずしもこれらの間の因果関係を証明するものではない．特定の微生物が特定の疾患と関連することはおそらく偶然の一致であり，ある微生物がある疾患をひき起こすことを示すように，関連性の根拠が誤って解釈された多くの事例がある．1918 年に感染症であるインフルエンザがほぼ全世界に流行した．原因となる微生物は不明であったが，著名な米国人微生物学者は，感染は現在はインフルエンザ菌（*Haemophilus influenzae*）として知られている細菌によるものであることを確信するようになった．それはこの微生物学者がインフルエンザの多くの症例において唾液中からこの細菌を分離できたからである．実際，この細菌はおそらくは二次感染の結果として確かに存在したのである（疾患の第一義的な要因によりひき起こされた気道上皮への損傷の結果，二次感染が起こった）．この理論があったため，疾患の真の原因となる微生物，すなわちインフルエンザウイルス（influenza virus）の同定は著しく阻害された．

偉大なドイツ人の微生物学者である R. Koch は 1878 年に，細菌が疾患の原因であると同定することを満たす条件を規定した．コッホの原則（図 2・26）として知られる条件は今日もなお有効であり，細菌感染のみにとどまらずウイルスや他のタイプの感染に対しても応用されている．

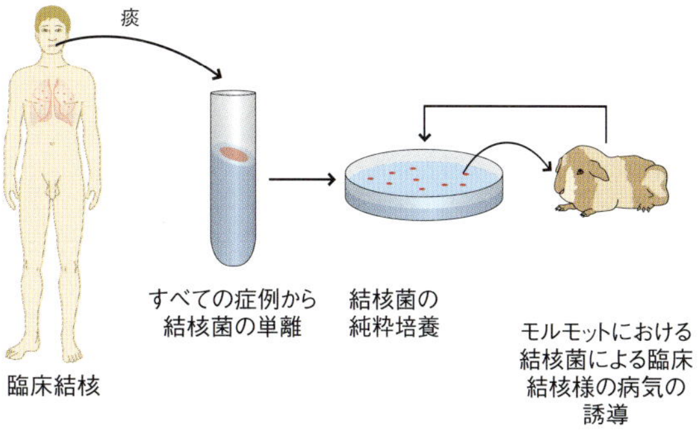

図 2・26　コッホの原則　**R. Koch** は，特定の微生物が特定の疾患の原因であることを示すため満たされなければならない条件を定義した．本図では結核を例として示す．疾患のすべての症例から結核菌が単離されなければならず，またこれらは純粋培養により試験管内で増殖させられなければならない．単離された結核菌は適切な実験モデルにおいて同様の疾患をひき起こさなければならない．さらに感染させた動物から再度原因となる微生物を単離し，培養できなければならない．

・疾患のすべての症例から微生物が単離されなければならない．
・微生物が純粋培養により試験管内で増殖させられなければならない．
・この微生物を適切な宿主に感染させることにより，もとの疾患と同様の性状をもつ疾患をひき起こすことができなければならない．

もちろんこの原則をすべての感染性疾患に応用することには困難である．すなわち，ハンセン病の原因菌（**癩菌**，*Mycobacterium leprae*）はハンセン病患者のすべてに検出されるが，これまでに試験管内での培養に成功した例はなく（この菌の培養に初めて成功した人物には大きな賞が与えられる），この菌が感染可能であると知られている動物種は唯一中央アメリカアルマジロのみである．同様に，**スピロヘータ**（spirochaete）である**梅毒トレポネーマ**（*Treponema pallidum*）もこれまでに試験管内での培養に成功しておらず，ヒト以外のどのような動物にも感染しないことが知られているが，性病である梅毒の原因としてあまねく受け入れられている．AIDS に関してさえも，ヒト以外の霊長類は HIV 類似の**サル免疫不全ウイルス**（*Simian immunodeficiency virus*，SIV）に感染し AIDS 様疾患を誘発するという証拠はあるものの，純粋培養した HIV を計画的にヒトに感染させることは明らかに倫理にもとる行いである．実際，世界のある一部では最近まで，HIV は AIDS の原因因子ではないと主張する政府があり，また AIDS が別の原因であることを明確に証明する実験もなされなかった．HIV 感染に関して**危険因子**（risk factor）をもたない健常研究者・

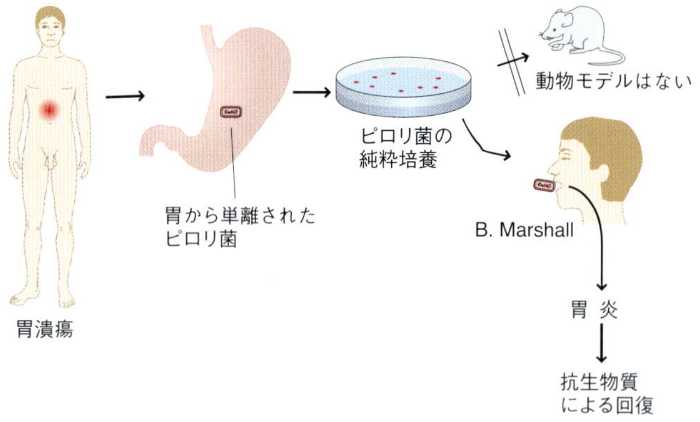

図2・27 ピロリ菌と消化性潰瘍 胃潰瘍（消化性潰瘍）は感染が原因とは考えられていなかった．しかしオーストラリアの研究者らが潰瘍患者の胃から新種の細菌であるピロリ菌を単離した．彼らはその純粋培養に成功したが，この菌が増殖し疾患をひき起こすような動物をみつけることができなかった．疑問をもつ人達を納得させるため，研究者の一人が純粋培養した細菌を飲込み，胃の炎症（胃炎）を発症させた．この研究者と，その後は他の消化性潰瘍患者も，抗生物質の処方により治癒した．

臨床従事者がAIDS患者からの混入物の付着した針により自傷し（いわゆる針刺し事故），その後AIDSにまで進行した事態は，決定的な実験にきわめて近い事象といえる．他方，B. Marshallは純粋培養したピロリ菌（*Helicobacter pylori*）を摂取して胃の炎症を誘発し，この実験結果により消化性潰瘍がこの細菌によってひき起こされることが一般に受入れられるようになった（図2・27）．MarshallとR. Warrenは消化性潰瘍の病因に関する研究により，その後ノーベル賞を受賞した．しかしこの取組み方は一般に推奨されるものではない．

この節の残りの部分（§2·4·2〜2·4·5）では，まずは細菌やウイルスのおもなグループにおける病原性発揮のそれぞれのメカニズムと，これらに対する宿主防御に焦点を当てて解説する．その後，真菌に関して概略を述べ，さらに原虫性寄生体の典型例にふれることにする．ただし，ここでは大型の蠕虫などの後生動物寄生体については述べない．それは，これら大型寄生虫は宿主と栄養の取合いという点で競合するが，事実上腸管内腔などの組織外区画に生息するためである．

2·4·2 細菌感染の病態

2·4·2·1 毒素を分泌する細菌

これらの感染においては，疾患はもっぱら，もしくは大部分が，感染した細菌から分泌されるタンパク質性毒素によりひき起こされる．コレラの毒素は**外毒素**（exotoxin）として知られ，これに対して**内毒素**

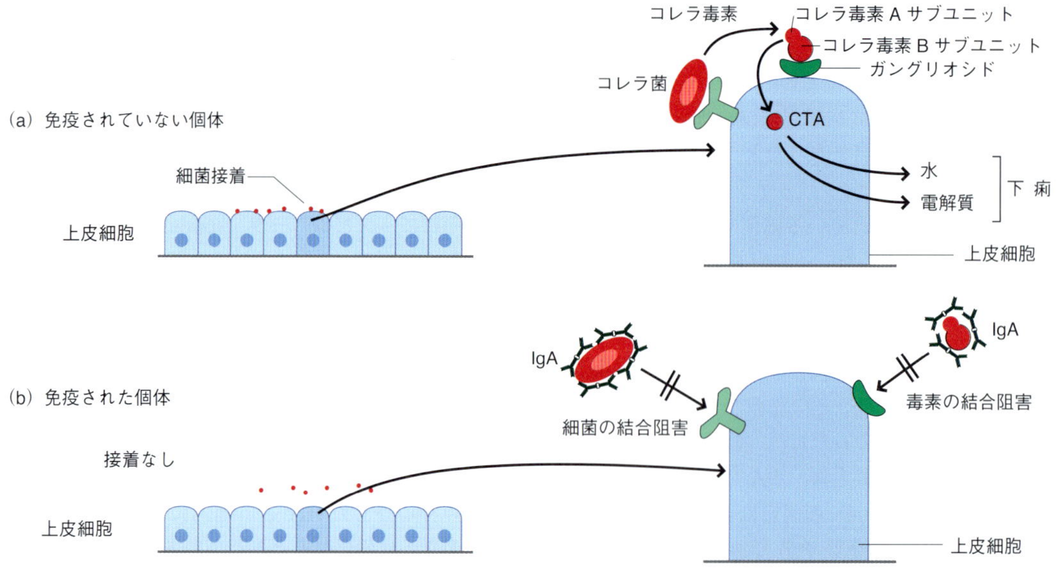

図2・28 コレラの病態 コレラ菌（コレラの原因菌）を含む水を飲んだ際には，細菌は腸管の上皮細胞に接着すると思われる．コレラ菌は二つの部分から成る毒素を分泌する．コレラ毒素Bサブユニット（**CTB**）は細胞表面上のガングリオシドに結合し，コレラ毒素Aサブユニット（**CTA**）の細胞内への取込みを促進する．**CTA**は大量のサイクリック**AMP**の細胞内合成を誘導し，その結果，腸管内腔への多量の塩化物イオンの分泌が起こる．水と他の電解質が塩化物イオンに続いて内腔へ移行し，重篤な下痢に至る．免疫のある個体では，**IgA**抗体は毒素とコレラ菌の両者が上皮細胞へ結合することを阻害する．

(endotoxin) とは細菌壁の一部であり分泌されないものである（§2･4･2･5）．この種の感染は発展途上国における疾病と病死の主要な原因であり，コレラ（コレラ菌 *Vibrio cholerae* が原因）などの下痢症がその例である．破傷風やボツリヌス中毒症もまた毒素による病原性という点で類似しており，百日咳やジフテリアの症状も多くは毒素によるものである．これらの毒素は宿主細胞上にある受容体分子に結合し（たとえばコレラ毒素は腸管上皮細胞に結合する），細胞を殺傷したりその代謝を撹乱する．これらの感染において，抗体は主要な防御メカニズムの一つである．コレラの場合，抗体は毒素に結合することにより宿主細胞への結合を阻害し（毒素の中和），疾患を完全に予防する（図2・28）．

問 題 2･10 腸での炎症を誘発するコレラにとって，何が選択的有利性になるのか．

破傷風に対するワクチンは，毒性はもたないが抗原性は残存する改変型毒素（**トキソイド** toxoid，**類毒素**ともいう）の投与により行われる．この方法により，IgG タイプの抗破傷風毒素抗体産生応答が誘導される．抗体は毒素に結合し，これにより毒素が神経上に存在する受容

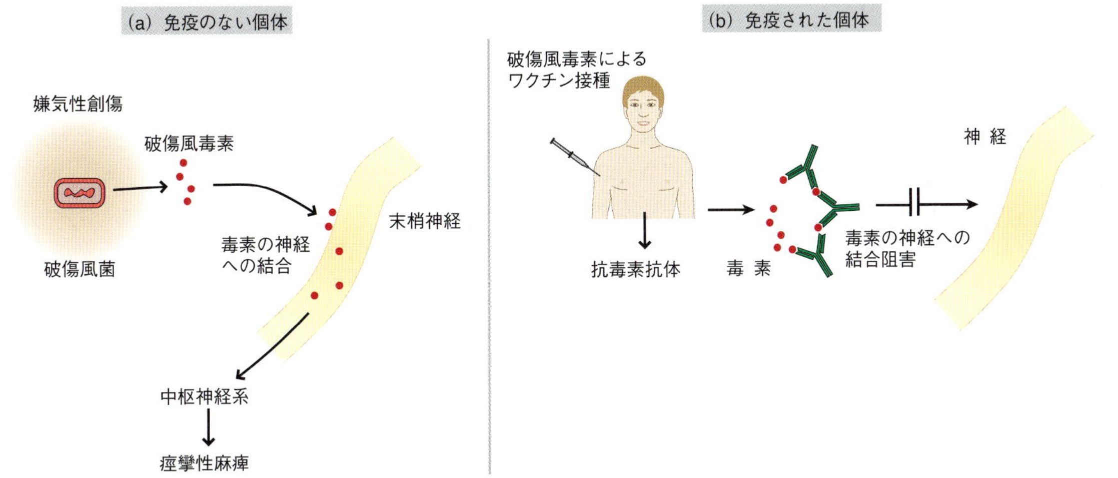

図2・29 破傷風における病原性と免疫 破傷風菌の芽胞は壊死組織という嫌気性環境下で出芽する．(a) 免疫のない個体では，破傷風菌は毒素を分泌し，近接した末梢神経へと拡散し，受容体に結合して神経内に取込まれる．取込まれた毒素は逆行軸索性に輸送されて中枢神経系の神経の細胞体に至り，抑制性神経伝達物質の放出を阻害し，制御不能の活性化と痙攣性の麻痺を誘導する．(b) 破傷風に対するワクチンを接種された人は毒素に結合できる既存の抗体をもっており，これが神経への毒素の結合を防止する．

症例検討 2･1 破 傷 風

臨床所見 57歳の英国人女性．肥沃なバラの花壇の土を掘っていたところ，園芸用の熊手でブーツを刺し，足を少し傷つけた．彼女は傷口を洗い手当てを行い，これで十分と考えた．数日後，自身の四肢に顕著な硬直が起こり，病院に収容された．医師に質問された際，過去いつごろに破傷風に対して免疫されたか（ワクチンを受けたか）覚えていなかった．彼女は完全に横紋筋弛緩を誘導するためクラーレ（神経毒）を処方され，人工呼吸器を装着して抗生物質による治療を受けた．14日後には完全に回復し，退院して家に帰ることができた．

説 明 肥料として使用する馬糞には破傷風菌（*Clostridium tetani*）の芽胞が多く含まれている．これらの芽胞は非活性化処理に対して非常に抵抗性であり，長期間馬糞中に生存する．この婦人の傷には壊死した組織が含まれ，これは嫌気性である．芽胞はこの壊死組織に進入し，嫌気性条件下で出芽した．これらの細菌は死物寄生性であり，壊死組織を栄養源とする．細菌は破傷風毒素を分泌し，近接の神経へと拡散した．毒素は逆行軸索性に輸送されて**脊髄**（spinal cord）に至り，運動ニューロンシナプスにおける**抑制性神経伝達物質**（inhibitory neurotransmitter）の放出を阻害した．これが運動ニューロンの過活性化とその結果痙攣性麻痺を誘導した．女性患者の筋肉を弛緩させ人工呼吸器を装着することで，毒素が代謝され抑制性神経伝達物質の放出阻害が回復するまで，生きながらえることができた．

著者注 これは英国においてさほどまれな症例ではない．実際，著者の一人の知人である女性に実際起こったことでもある．

体へ結合することを阻害する．この免疫自体は少なくとも10年間は持続するが，その効果はワクチン接種によってつくられた抗体が残在するかに依存する．それは再感染後，毒素が放出され神経に結合するまでの時間は短く，効果的な二次抗体産生応答が起こる以前に毒素による影響が現われるからである（図2・29および症例検討2・1，いずれもp.73）．

問 題2·11　ほとんどの感染とは反対に，破傷風から回復した患者は，再感染に対して通常は免疫とはなっておらず，強く免疫されることが必要である．これはなぜなのか．

2·4·2·2　急性炎症をひき起こす細菌

急性炎症は急速な発症状態であり，局所の痛み，**血管拡張**（vasodilatation）と透過性の亢進により組織の**浮腫**（edema）が生じる．急性炎症は多くの場合，発熱や食欲減退などの全身性の症状を伴い，これらの症状は通常数時間から数日持続する．膿瘍（できもの，麦粒腫），急性の中耳感染，髄膜炎や肺炎はすべて急性炎症の例である．急性炎症をひき起こす細菌は，膿瘍やまぶたの麦粒腫を含むできものなどを起こす黄色ブドウ球菌（*Staphylococcus aureus*），咽頭痛を起こし“人食いバクテリア（flesh-eating bacteria）”の一種である化膿性レンサ球菌（*Streptococcus pyogenes*），また髄膜炎の原因菌の一つである髄膜炎菌（*Neisseria meningitidis*）などがその代表例である．これらの細菌は細胞外組織に生息して増殖するため，細胞外細菌とよばれる．このタイプの感染は多くの場合，感染局所における膿汁の存在が認められる．以前に述べたように，このタイプの感染はpyogenic（化膿性）と名づけられ，発熱をひき起こすことを意味するpyrogenic（発熱性）と混同しないよう注意しておく（症例検討2・2）．

病態と回復　症例検討2・2においては，肺で自然免疫応答が起こり，好中球の動員が促進された．これと関連した非病原性細菌の症例では，好中球が感染を除去したと思われる．しかし，この症例では好中球から回避することで，細菌は駆除から逃れている．しかし，また同時に獲得免疫応答が開始されている（図2・30）．莢膜多糖類が二次リンパ器官に運ばれ，6〜7日後に抗原特異的B細胞が抗莢膜抗体の分泌を開始する．この応答は一次抗体産生応答であるため，最初はIgM抗体が出現し，IgGは**T細胞依存性二次応答**（T cell-dependent secondary response，TD secondary response）に際してのみ，大量に産生される．

症例検討2·2　大葉性肺炎

臨床所見　23歳の男性がヒマラヤに遠征旅行中である．ある夜，この男性に乾性咳嗽がおき，悪寒を訴え，激しくふるえていた．翌朝は非常な不快感があり，食欲が減退し，39.5℃の発熱があった．脈拍は1分間95である．また，血痰を排出した．不快感は続き，翌日には咳に伴って，右胸部に鋭い痛みが出現するようになった．遠征隊の医学生が胸部を打診し（1本の指を胸の上に置き，別の指でこれを強くコツコツたたく），右下部にわたる打診音が他の部位に比べ非常に濁った音を発することが明らかになった．抗生物質の備えを積んだそりはクレバスに転落して失われていた．つぎの3日間に，患者は嗜眠状態となり，発熱，血痰も持続し，遠征隊は患者が瀕死であることに心痛した．不快を訴えてから7日目の朝，患者は目覚めて状態がきわめて良好になったと告げ，多量の発汗がみられるようになり，朝食をも希望した．さらに咳とともに赤褐色の痰を大量に排出するようになった．患者は急速に回復し，遠征の残りの日々を健康に過ごした．

説 明　患者はおそらく無症状の保菌者である遠征隊の別のメンバーからの肺炎レンサ球菌の空気感染を受け，この細菌の性状に起因する**大葉性肺炎**（labor pneumonia）が進行した．吸気中の細菌は肺胞を通過し細胞外で増殖を開始した．細胞から放出された毒素が急性炎症応答をひき起こした．細静脈血管透過性の亢進は血漿と赤血球の肺胞への通過を起こさせ，このため血痰が排出された．常在性あるいは炎症局所に動員された細胞（おもにマクロファージ）から遊離されたサイトカインが中枢神経系に作用して，発熱および他の症状を誘発した．多数の好中球が肺胞内に動員された．しかし，肺炎レンサ球菌は厚い多糖類の莢膜をもち（これがこの菌のおもな毒性決定基である），好中球は多糖類に対する受容体をもたないため，肺炎レンサ球菌はチェックを受けることなく増殖した．肺炎レンサ球菌増殖の速度と炎症性滲出液により，肺の全葉に菌コロニーを形成するようになり，このため大葉性とよばれる．感染を受けた葉は滲出液で満たされ，このため打診により濁音が聴された．数日後には，細菌は効果的な抗体産生応答を誘導し，これにより患者は回復した．

問 題 2·12 肺炎レンサ球菌の莢膜多糖体に対して，正常な個体は IgM と IgG をもっている．そのような多糖体は T 細胞非依存性（TI）抗原であること（§1·4·5·3）を考えると，どのようにして IgG が産生されるのか．

IgM は血液中に分泌され，また肺においては，細静脈の血管透過性が亢進するため，抗体が肺胞内に進入し，細菌の莢膜に結合する．好中球は IgM に対する Fc 受容体を発現していないが，IgM は非常に効果的な補体活性化能をもつ．それゆえ，補体成分 C3b とその非活性型 iC3b は IgM 結合部位に近傍の細菌の細胞莢膜に沈着する．好中球は細胞表面上の補体受容体を通じてこれを認識して捕食し，その後殺傷する．これは，細菌が発達させてきた宿主防御を回避するメカニズムを凌駕することの試みとして，免疫システムが発達させてきた手法の一つである．

細胞死を起こし，また，起こしつつある好中球，および損傷を受け液化した組織は肺において多量の滲出液を形成する．多数の単球もまた肺胞内に進入し，炎症性マクロファージへと分化して壊死組織片を捕食する．肺という組織がユニークなのは，この壊死組織片が咳により処理されることである．症例中の患者において喀痰が多いことはこれにより説明され，また喀痰が赤褐色を示すことはヘモグロビンの破壊産物が混じっているためである．このような急速かつ効率的な“ゴミ処理システム”のため，感染後もコラーゲン沈着を伴うことなしに肺の構造と機能が完全に回復可能であり，したがって，瘢痕化も起こらない．この現象は炎症の消退（resolution）として知られ，急性炎症においては一般的ではない．通常急

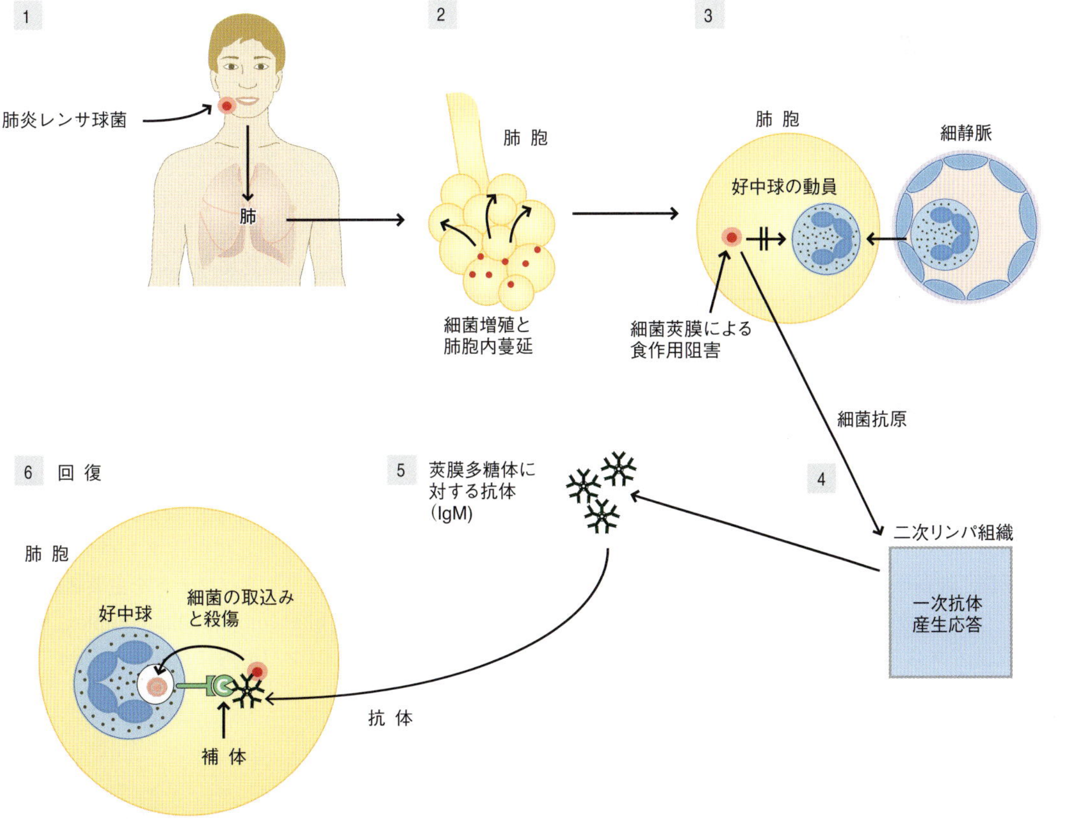

図 2·30 **大葉性肺炎** （1）肺炎レンサ球菌が吸入され，肺胞に入る．（2）菌は肺胞内空間で増殖し，毒素を分泌し，これが急性炎症をひき起こす．（3）炎症により好中球が肺胞内へと動員されるが，肺炎レンサ球菌は多糖類から成る莢膜をもつため，好中球はこれを捕食することができない．（4）細菌抗原が二次リンパ器官へと運ばれ，そこで莢膜多糖類に対する獲得免疫応答が始動される．（5）**IgM** 抗体が産生され，血流を経て炎症部位に運ばれる．炎症に伴い細静脈の血管透過性が亢進しているため，**IgM** 抗体は肺胞内に移行することができる．（6）**IgM** は細菌に結合するが，好中球は **IgM** に対する **Fc** 受容体を発現していないため，**IgM** 自体は直接オプソニンとして作用しない．しかし，補体もまた肺胞内に入るため，活性化された補体は細菌上の **IgM** に結合する．好中球は補体成分 **C3b** および **iC3b** に対する受容体をもち，これを通じて細菌は捕食され，殺傷される．細菌，好中球および他の分子を含む炎症性滲出液は肺から口外に吐き出され，多くの場合，肺機能の完全な回復に至る．

性炎症では多くの炎症部位で著名な瘢痕化が認められる．

肺炎レンサ球菌の莢膜多糖類には多種多様な形態があるため（少なくとも 23 種），この菌に対するワクチンは難しいことが判明している．23 種もの突然変異体を含むワクチンはある程度は予防に貢献できるが，上述のように，これら莢膜多糖体は**T 細胞非依存性応答**（T cell-independent response，TI response）をおもにひき起こす．そのため最近では，破傷風毒素などのタンパク質を担体（carrier）として含み，T 細胞の介助を活性化するような結合ワクチンを作成する試みがなされている（§2·5·2·2）．

2·4·2·3 慢性炎症をひき起こす細菌

慢性炎症は急性炎症よりもより長期にわたる炎症過程であり，一般に単核球性の免疫細胞（特にマクロファージや活性化リンパ球）の浸潤を特徴とする．これらの細胞は単核球性と名づけられるが，それは円形，楕円形，もしくは腎臓のような形の分葉していない核をもつためであり，好中球のような多形核白血球とは対照的な細胞である．結核菌（*Mycobacterium tuberculosis*，結核の原因菌）など慢性炎症を刺激する細菌やリーシュマニアなどの原虫は，宿主細胞内，おもにマクロファージ内で生息する（§2·3·1·4）．これらの微生物は細胞内で増殖し宿主細胞を破壊する．細胞壊死に至る過程でマクロファージから放出された分子は局所炎症を誘導するが，これは結核の臨床症状のおもな病因ではなく，その病因はもう少し複雑である．疾患，すなわちこの症例における組織障害は，おもに結核菌に対する宿主自身の免疫応答の結果である（症例検討 2・3）．

病態と回復　感染初期．症状を示す少し前に，この女学生（症例検討 2・3）は結核菌を吸入した．結核菌は肺胞内および結合組織内のマクロファージに捕食された．病原性，非病原性マイコバクテリアの相違はすべてが明らかではないが，病原性細菌はマクロファージがもつ細菌殺傷メカニズムを妨害できることは明らかである．結核菌はいくつかの手段――すなわち，ファゴソームの成熟とその後のリソソームとの融合の阻止，活性酸素中間体合成の阻害など――で免疫応答を回避する．これに加え，BCG（Bacillus Calmette-Guérin; ウシ結核菌であるバシラス属の *Mycobacterium bovis* の弱毒化生菌株より調整した結核に対するワクチン）のような非病原性のマイコバクテリアとは異なり，結核菌はファゴソームから逃れ出て細胞質に移行することにより，$CD4^+$ T 細胞に対する通常の MHC クラスⅡ抗原提示経路を回避する（図 2・31）．

症例検討 2・3 において，結核菌はマクロファージ内で増殖し，マクロファージを壊死させる．壊死途中のマクロファージから放出される分子（たとえばタンパク質分解酵素）は局所組織の損傷をひき起こす（炎症）．他の分子は局所細静脈内腔表面の接着分子の発現を変化させ，これにより血中の単球が内腔表面に接着後，細静脈血管壁を越えて組織に浸潤し，炎症性マクロファージへと成熟する．これらも結核菌を捕食するが殺傷することはできず，またマクロファージ自身が壊死に至るため炎症がさらに増悪する．この過程が何日，何週，何カ月と持続するため，このような過程は慢性炎症として知られる．

マクロファージが結核菌を殺傷することができないでいる過程と並行して，結核菌およびその抗原はリンパ管を通じて肺局所リンパ節へと輸送される．結核菌はそれ単体でリンパ管を通って，あるいは輸送細胞内（樹状細胞およびおそらく単球かマクロファージ）に取込まれた形でリンパ節に至る．リンパ節内では二つのプロセスが起こる．結核菌はマクロファージ内で増殖を続け，リンパ節内での炎症を誘導する．しかし，これに加えて結核菌に対する獲得免疫応答が開始される．樹状細胞は末梢で捕食した結核菌に発現しているタンパク質を分解し，このタンパク質に由来するペプチドを**主要組織適合遺伝子複合体**（major histocompatibility complex, MHC）分子に結合させる．リンパ節内に存在する $CD4^+$ T 細胞お

症例検討 2·3　結　核

臨床所見　15 歳の女学生が発熱と咳の症状を示し，これらは 2 週間しても治まらなかった．胸部 X 線写真の所見では硬結部位（気腔が滲出物で満たされる）が認められた．**マントー試験**（Mantoux test，**ツベルクリン反応** tuberculin reaction）では陽性を示した（マイコバクテリアの抗原に対する T 細胞応答を検出する試験である．p. 78 参照）．喀痰検査では結核に特有の細菌の存在が確認された．抗生物質による治療が開始され，完全な回復に至った．

説 明　患者は結核感染者に由来する結核菌を吸入した．感染はまた T 細胞依存性免疫応答をひき起こし，この応答が肺における副作用（付帯的損傷）として慢性炎症の進行を促した．この慢性炎症が組織損傷をひき起こし，X 線写真では硬結部位として観察された．抗生物質は細菌を殺傷するために使用された．

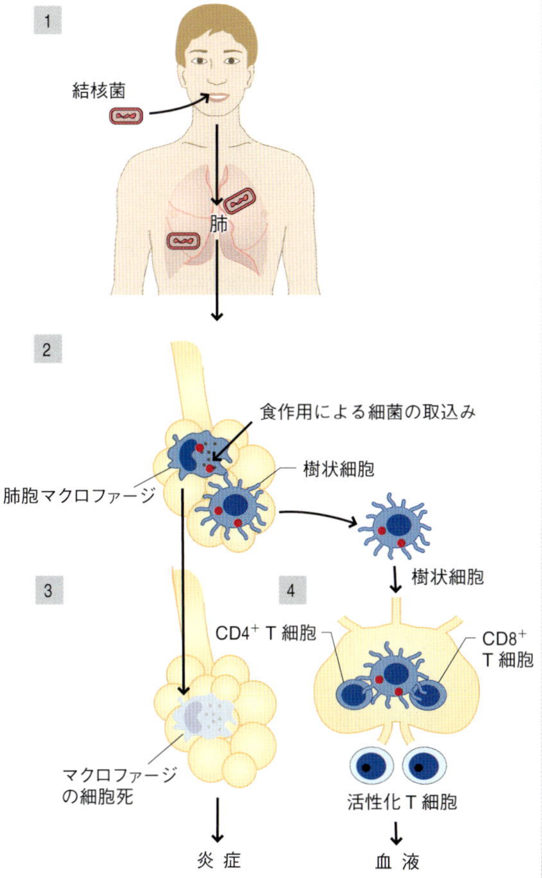

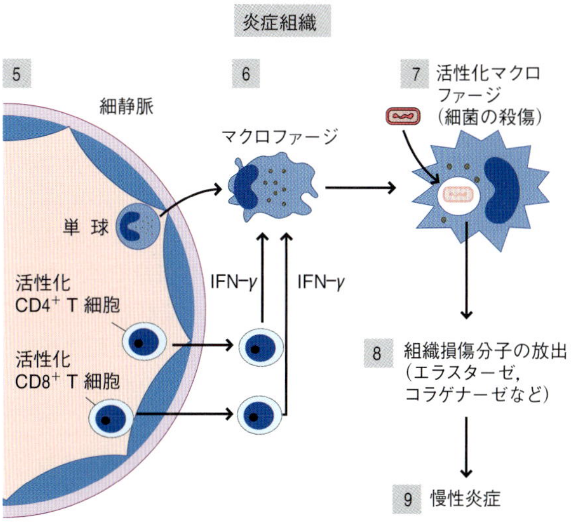

図 2・31　結核の病因・病態　(**1**) 吸気により結核菌が体内に侵入する．(**2**) 肺胞内において，結核菌は肺胞マクロファージに感染してこれを殺傷し，局所炎症を誘導する．(**3**) 結核菌の抗原は所属リンパ節に輸送されるが，(**4**) この輸送はおそらくパターン認識受容体を介して肺で活性化された樹状細胞により担当される．(**5**) この樹状細胞は **$CD4^+$** および **$CD8^+$ T** 細胞を活性化し，これらは炎症肺組織に移動する．(**6**) 局所炎症はまた血中の単球を動員する．活性化 **$CD4^+$** および **$CD8^+$ T** 細胞から分泌された **IFN−γ** は単球に由来するマクロファージを活性化し，おそらくは過酸化水素および活性酸素中間体による細菌殺傷能を亢進させる．(**7**) しかし細菌は殺傷から免れて自身の生存を助けるための多くのメカニズムを備えており，このため炎症は慢性化する．(**8**) マクロファージはまた結合組織の破壊をひき起こす組織損傷性酵素も分泌しており，これにより慢性炎症が誘導される（付帯的損傷）．(**9**) 感染が制御されるようになると，組織の治癒は線維化と瘢痕化を起こすようになる．しかし，結核菌の一部はおそらく休眠状態で組織に残存する．

よび $CD8^+$ T 細胞上の T 細胞受容体が樹状細胞に表出されたペプチド−MHC 分子複合体を認識する．これらの T 細胞は活性化され分裂を開始して同じ T 細胞受容体特異性を発現する T 細胞クローン増殖が起こる．$CD4^+$ T 細胞はまたその応答を偏向させられる．これには，$CD4^+$ T 細胞が受取るシグナルやパターン認識受容体を介する細菌抗原の認識に応じて樹状細胞が産生するシグナル（サイトカインなど）などが関与しており，その結果 Th1 細胞へと分化する．

活性化 T 細胞はリンパ節を出て血行性に肺へと移動し，炎症部位の内皮細胞上の相補的な分子に結合する接着分子を発現しているため，感染局所へ到達する．そこで活性化 T 細胞は多様な効果をもつ何種類かのサイトカインを分泌する．しかし，この中で重要なものは IFN−γ であり，IFN−γ はマクロファージ上の受容体に結合して，その活性化をひき起こし，活性酸素中間体の産生に関与するものを含む多種の新たな遺伝子発現を誘導する．それによって活性化マクロファージは捕食した結核菌を殺傷できるようになり，またその結果炎症も制御される．しかし驚くべきことに，すべての結核菌が殺傷されるわけではなく，活動を休止した状態で組織中に何年にもわたって残存するものもある．これらは宿主個体が免疫抑制状態（たとえば HIV 感染や AIDS の後，もしくは関節リウマチなどの疾患に対する抗炎症治療の後など）にならない限り，臨床的な疾患をひき起こすことはない．

問 題 2・13　免疫応答を刺激する抗原が，ある理由によって病原体ではなく自己抗原に由来することがあるとすると（たとえばインスリンを産生する膵臓ランゲルハンス島の β 細胞の分子が自己抗原となって），その結果としてどのようなことが起こるのか．

しかし，活性化マクロファージの誘導はすべてが望ましいこととはいえない．活性化マクロファージは結核菌を殺傷するのと同様に，活動的な分泌細胞となり，周囲の細胞を殺傷したり，また結合組織を破壊する酵素やその他の分子を産生するからである．したがって，感染領域では多くの組織損傷が認められる．しかし急性炎症の場合と異なり，膿汁はつくられない．そのかわり，炎症のプロセスが比較的緩徐であるため，その治癒応答の進行にはより時間を要する．多量のコラーゲンが沈着し（線維化），**肉芽腫**（granuloma）と名づけられる構造が生じる．結核および他の免疫伝達性慢性炎症では，肉芽腫内には多くのT細胞が認められる．これらが炎症を起こさせてきた細胞である．肉芽腫によりひき起こされた肺の硬結部位は，X線写真では白濁がみられる．

問 題2·14 最初の感染の後，結核菌が休眠状態でどのように維持されるかを説明する仮説を提示できるか．

マントー試験はある種の結核菌由来タンパク質を皮内に接種することである．陽性反応では，24～48時間以内に接種部位に炎症（発赤）がみられる．ではなぜこのようなことが起こるのだろうか．獲得免疫応答の過程で，クローン増殖により結核菌タンパク質に特異的な活性化T細胞および記憶T細胞の数が非常に増加する．多数のこれらT細胞が接種部位に移動し，マクロファージの活性化と動員を促進して慢性炎症をひき起こす．この種の応答は**Ⅳ型遅延型過敏反応**（type Ⅳ delayed-type hypersensitivity reaction, DTH reaction）として知られている（7章）．もし接種個体がこれまでに結核に感染したことがなく，あるいは結核予防ワクチンにより免疫されていない場合は，遅延型過敏反応をひき起こすのに十分な抗原特異的T細胞が存在せず，したがってマントー試験には反応しない．すなわち，結核においては炎症は細菌の直接的影響ではなく，T細胞によって活性化された宿主の細胞（おもにマクロファージ）から放出される伝達物質によるものである．

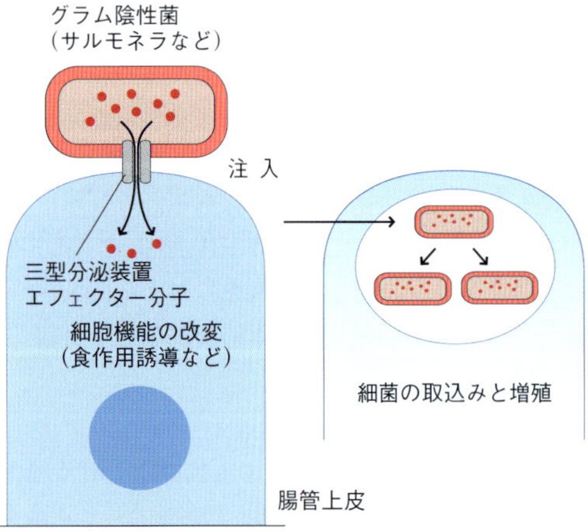

図2・32 細菌性三型分泌機構 腸管上皮に結合後，サルモネラのようなグラム陰性細菌は注射針様構造物（三型分泌装置）を形成し，これを宿主細胞の細胞質に挿入する．細菌からのエフェクター分子が宿主細胞に注入され，細菌の感染や宿主内での生存維持を助長するような変化が宿主細胞に誘導される．一例として，上皮細胞は食作用をもつようになり，この結果細菌が細胞内に入込み，そこでファゴリソソーム機能を阻害することにより生存することができる．

問 題2·15 名声の高いR. Koch（§2·4·1·2）は結核における遅延型過敏反応の重要性を認識し，発症している患者に結核死菌を接種することによって，結核を治せるような方法の開発に努めた．不幸にも，多くの患者が急激に重篤となり死亡した．なぜこのようなことが起こったのか．

2·4·2·4 腸管炎症をひき起こす細菌

サルモネラ（*Salmonella*）のような細菌は腸管上皮細胞に対して直接損傷をひき起こし，局所炎症に至る場合がある．多くの場合，臨床症状は下痢と嘔吐である．これら細菌の多くは，細菌自身の利益のために宿主上皮細胞の性状を変化させる．すなわち，サルモネラ菌は細胞に結合し，その細胞質に中空の針のようなチューブを挿入する（三型分泌機構とよばれる．図2・32）．その後細菌のタンパク質が上皮細胞内に注入され，これにより細胞の性状が著しく変化させられる．たとえば，食作用をもつようになり，あるいはアポトーシスが誘導され，また細胞内シグナル伝達が阻害される．

問 題2·16 腸の炎症を誘発することは，サルモネラ菌にとりどのような選択的有利性となるのか．

通常腸管では，侵入した細菌が腸管壁に接着するのを妨げる作用をもつ抗体（特にIgA）が大腸内腔に直接分泌されており，これによって多くの病原体による感染から守られている．いい換えれば，IgAは細菌感染を中和している．しかし，チフス熱をひき起こすようなある種の細菌（チフス菌，*Salmonella typhi*）は腸管壁に侵入して肝臓などの他の臓器に蔓延し，これらの部位で損傷を起こす．これらの感染からの初期回復に関与するメカニズムにはおそらく好中球とマクロファージが関係しており，その後は抗体がこれを担う．一般に細菌性食中毒をひき起こすような細菌（ネズミチフス菌，*Salmonella typhimurium*）の感染に対する抵抗性や再感染に対する抵抗性はおもに抗体により担当される（通常はIgA）．好中球はサルモネラに対する初期防御において重要な役割を演じる．しかし，化膿性細菌感染の場合とは異なり，好中球による防御は不十分である．

問 題2・17 下痢や嘔吐は重篤な脱水症状につながるが，これらの応答はしばしば宿主にとって有益でもあると考えられる．なぜか．

2・4・2・5 敗血症性ショックをひき起こす細菌

グラム陰性およびグラム陽性細菌はともにその細胞壁に Toll 様受容体（パターン認識受容体を形成する一つのグループである）に対するアゴニストとして作用し，自然免疫システムの強力な活性化を誘導することができる機能分子を保有している．グラム陰性細菌の場合，このような活性をもつ分子の一つは**リポ多糖**（lipopolysaccharide，LPS）もしくは**内毒素**（endotoxin）であり，グラム陽性細菌の場合にこれと対応する機能分子は**リポテイコ酸**（lipoteichoic acid）である．これらの分子は細菌の細胞壁の構成成分であり，生菌から分泌されたり，また放出されるものではない．しかし，これらは死菌あるいは致死の過程にある菌からは放出され，もしこれらが血流中に入ると，致死性心血管ショック（通常，**敗血症性ショック** septic shock あるいは**内毒素ショック** endotoxic shock として知られる）を起こすことがある（症例検討 2・4）．

敗血症性ショックはまた他の結果をもまねき，たとえば臓器に対する血流の低下は臓器障害（たとえば腎障害）をひき起こす．主要な問題は血圧の低下（**低血圧症** hypotension）が治療しがたいことであり，また通常使用される昇圧剤が効果を示さないことである．動物モデルにおいては，TNF-α に対する拮抗性モノクローナル抗体の早期投与（低血圧の起こる前に）により，低血圧を予防しうることが示されている．しかし，この治療法はヒトの敗血症性ショックに対しては効果がなく，これはおそらく，投与時期の問題であり，TNF-α はすでにその機能を果たしているためと思われる．多くの敗血症性ショックはグラム陰性細菌に由来するリポ多糖によりひき起こされるが，グラム陽性細菌からのリポテイコ酸によっても誘導される．

2・4・2・6 悪性腫瘍をひき起こす可能性のある細菌

ウイルス感染とは異なり，細菌感染が悪性腫瘍発生のリスクの増加と結びつくという直接の証拠はほとんどない．しかし，このような相関の一つはピロリ菌の感染と胃癌の発生である．**胃潰瘍**（gastric ulcer）は先進国では普通にみられる疾患である．ごく最近，これらの潰瘍はピロリ菌によりひき起こされることが示された（図 2・27 参照）．多くの胃癌は胃潰瘍に関連しており，胃のピロリ菌の存在と胃癌の発生には強い相関が認められる．しかし，細菌感染は多くの悪性腫瘍において主要な合併症であり，広汎な腫瘍の転移がみられる患者の死因の多くが感染によるものである．

問 題2・18 ピロリ菌が胃癌の発生と相関しているだけではなく，むしろ胃癌の原因となっていることはどのように示したらよいか．

2・4・3 ウイルス感染の病態

ウイルスは完全に細胞内寄生性病原体である（ウイルスは細胞内でのみ増殖が可能である．これを偏性細胞内

症例検討 2・4 敗血症性ショック

臨床所見 15 歳の少年がキャンプ旅行の際，ひどい腹痛を訴え，痛みは最初は中心部であったが，その後右下腹部の痛みとなった．また微熱もあった．その日は一晩中雪がひどく降り続き病院に到着するまでに何時間もかかった．初診時，腹部は硬化あるいは圧痛があり 39.5 ℃の発熱がみられた．血液検査では好中球数の増加が観察され，血圧は軽度上昇．これらの結果から，急性虫垂炎と診断された．手術の準備中に，患者は蒼白となり，血圧は急激に低下して呼吸困難に陥った．蘇生のためのあらゆる試みを施したにもかかわらず，患者は死亡した．剖検時，腹腔には混濁した体液が認められ，また虫垂は腫脹して赤みを帯び，断裂がみられた．血液培養の結果，グラム陰性桿菌が検出された．

説 明 この少年は急性虫垂炎を発症した．急性炎症は虫垂の壁を弱体化し，虫垂は破断して，炎症性浸出物が腹腔に進入し，急性腹膜炎をひき起こした（腹部の硬化はこのためである）．細菌の一部は血液中に入った（**敗血症**，septicemia）．リポ多糖が死菌あるいは致死の過程にある細菌から放出され，血液中を循環する単球上の TLR4（§4・2・2・2. TLR は Toll 様受容体の略）により認識された．TLR4 を介するシグナルは**腫瘍壊死因子α**（tumor necrosis factor-α，TNF-α）などのサイトカインの分泌を誘導した．TNF-α は静脈に作用して内皮細胞からの酸化窒素物の産生を誘導し，酸化窒素物によって静脈の平滑筋が弛緩し，これにより血管拡張と静脈循環における血液の貯留に至った．その結果，心臓への血液の流入が減少して，心臓からの血流低下を来し，死に至った．

寄生性という）．ウイルスが疾患をひき起こすメカニズムは細菌のものと多くは重複している．ウイルスはその生活環から大まかに二つの主要なグループに分類される．ある種のウイルスは最初に体内に侵入した局所にのみ感染する．その例が気道に感染した風邪やインフルエンザの原因となるウイルスであり，また腸管に感染したノロウイルスもこの例である．他方，最初に感染した部位から生体の種々の部域に広がり，遠隔器官に疾患を起こす（全身性感染）ウイルスもある．肝炎ウイルス，痘瘡ウイルス，あるいは麻疹ウイルスがこの例である．

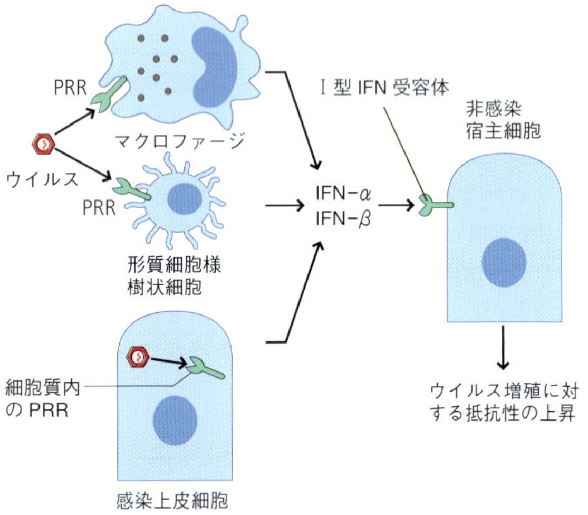

図2・33　ウイルス感染に対する初期抵抗性　ウイルスが感染を成立させるためには，一連の防御システムを回避したり，あるいはこれを覆したりする必要がある．胃酸などの自然障壁は多くのウイルスを不活化する．ウイルスがこれらの障壁を突破した場合，マクロファージ，形質細胞様樹状細胞や他の細胞に発現されているパターン認識受容体（**PRR**）を介して自然免疫が活性化される．この活性化の最も重要な効果がⅠ型**IFN**（**IFN-α**と**IFN-β**）の産生であり，これらは他の細胞に作用してウイルスの複製・増殖に対する抵抗性を付与する．感染細胞自身もまたⅠ型**IFN**を産生し，近接する他の細胞の防御を助長する．

細菌感染の過程で働く防御メカニズムに対して，ウイルス感染に際して機能するメカニズムはそれぞれが似通っている．免疫をもたない個体において，ウイルス感染に対する最初の抵抗性は大部分がIFNなどの自然免疫メカニズムに負うものであり，近傍の細胞に感染抵抗性を付与する（4章）．Ⅰ型IFNは，IFN-γとは対照的に，ウイルス感染に対応して感染細胞からだけでなくマクロファージやナチュラルキラー細胞からも分泌されるサイトカインである．とりわけ高レベルでⅠ型IFNを産生する細胞は樹状細胞の特殊なサブセットである**形質細胞様樹状細胞**（plasmacytoid dendritic cell, pDC）である（図2・33）．

しかし，ほとんどのウイルス感染からの回復は$CD8^+$ T細胞の活性に依存しており，その活性化には$CD4^+$ T細胞からの助けが必要である．活性化された細胞傷害性$CD8^+$ T細胞（CTL）はウイルス感染細胞を殺傷することができる（図2・34）．もし細胞内で感染したウイルス粒子の形成が起こる前にCTLが誘導されれば，感染の拡大は阻止される．ウイルス感染からの回復に関して抗体はおそらく小さな役割を担当しているにすぎない．しかし，ワクチン接種や以前の感染からの回復といったような，ウイルスに対して免疫をもつ個体では，抵抗性に介在するのは常に抗体であるといってもよく，通常，抗体がウイルスに結合して宿主細胞への結合の防止（中和）や捕食をされやすくしている（オプソニン化）．

2・4・3・1　直接細胞死をひき起こすウイルス

ある種の疾患においては，臨床病態はウイルスによりひき起こされる細胞死が単独の原因である．たとえば，小児麻痺において，ウイルスは脊髄の運動ニューロンを殺傷し，筋収縮を起こさせる（症例検討2・5）．HIVなど他の疾患においても，T細胞の特有のサブセット（$CD4^+$ T細胞）の欠失はウイルスによりT細胞が直接殺傷されることによるものである（感染した$CD4^+$ T細胞が他の細胞に殺傷されるため，その数が減少する可能性もある）．

病原性　症例検討2・5の感染源となった強毒性のウイルスをもっていたのは，セービンワクチンとよばれる弱毒化生ポリオワクチンにより最近免疫された小児であることが考えられる．セービンワクチンにより免疫された小児は糞便にウイルスを排泄し，非常にまれではあるが，ウイルスが強毒性に戻ることがある．症例検討2・5の患者はこのような強毒性ウイルスを吸入し，胃を通過したウイルスは腸管上皮細胞上のポリオウイルス受容体に結合した．おそらくパイエル板が初期感染において重要な部位である．ポリオウイルスはウイルス被膜（エンベロープ）をもたないウイルスであり，上皮細胞に直接侵入するか，あるいは上皮細胞により取込まれることにより細胞内に入る（実際にどちらが起こるかは定かではない）．ウイルスは上皮細胞内で増殖し，ウイルス形成がなされると細胞は溶解し，感染性ウイルス粒子が放出される．おそらくウイルスはその後リンパ管を経て腸間膜リンパ節に運ばれ，ここでさらなる増殖を遂げ，血流中に放出される．ウイルスは最終的に中枢神経系に到達し，前角運動ニューロンに感染してこれを殺傷し，この疾患に特徴的な弛緩性麻痺をひき起こす．しかし，事態のこのような推移はきわめてまれである．ポリオ感染のほとんどの場合は，中枢神経系は影響を受けず，感染は一過性の下痢にとどまるかあるいは無症状のままである．

最近の研究から，上記に付加する，あるいはそれとは別の病原性が示されている．マウスはウイルス感染に必要なポリオウイルス受容体を発現していないため，通常ポリオウイルスには感染しない．ヒトポリオウイルス受容体を体内に広く発現するような遺伝子導入マウスを作出すると，これらのマウスはポリオウイルスに感染する．この遺伝子導入マウスの四肢の一つにポリオウイルスを接種して感染させたところ，ウイルスは中枢神経系へと広がり，麻痺を誘発した．しかし，麻痺に冒された最初の四肢はウイルスを投与したところであった．この麻痺した四肢の一つと中枢神経系をつなぐ神経を切断すると，ウイルスは血液中に存在するにもかかわらず，麻痺は起こらなかった．以上の結果は，このモデルにおいては，ポリオウイルスは，狂犬病ウイルスと同様に，実際に感染部位から神経に沿って移行し中枢神経系にまで至ることを強く示唆している．しかし，同様のことがヒトの感染で起こるかどうかは不明である．

この症例検討 2・5 から明らかなことは，ポリオ感染の病原性に関して学ぶべきことが多く残されていること

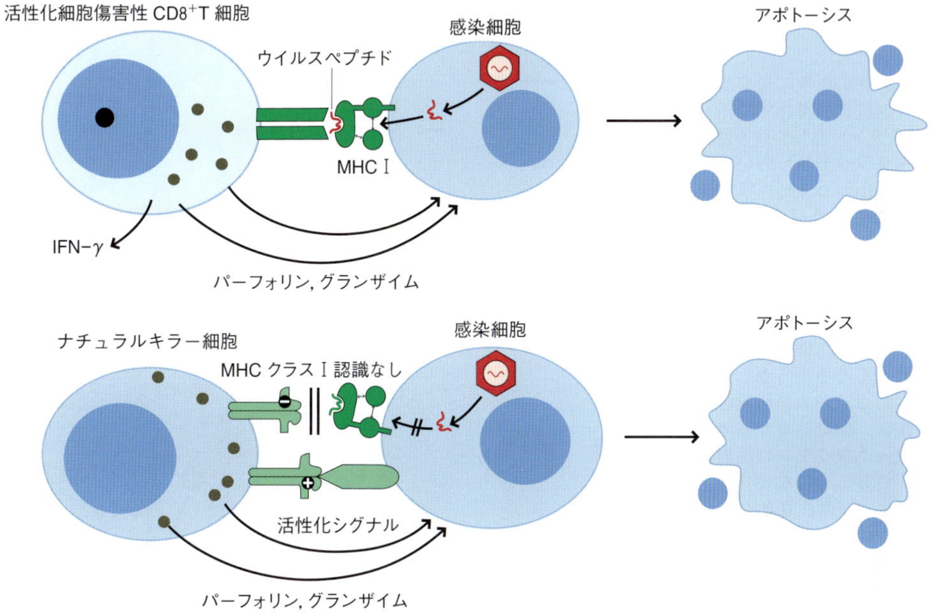

図 2・34 ウイルス感染からの回復　多くのウイルス感染の場合，回復をもたらすためには獲得免疫応答が必要である．この応答には **CD4⁺ T** 細胞と **CD8⁺ T** 細胞が関与する．**CD8⁺ T** 細胞は多くの場合ウイルス感染の回復に必須であり，二つの主要なエフェクターメカニズムを働かせる．活性化 **CD8⁺ T** 細胞は感染細胞を殺傷し，もし新たな感染性ウイルスが形成される前にウイルス感染細胞が除去されれば，感染の拡大は防止される（§1・4・5・2）．また，活性化 **CD8⁺ T** 細胞は **IFN-γ** を産生する．**IFN-γ** は抗ウイルス因子としては弱いが，より重要なことは，**IFN-γ** が I 型 **IFN** の強力な産生細胞であるマクロファージを活性化することである．**CD4⁺ T** 細胞は **CD8⁺ T** 細胞の活性化を促進するとともに，**B** 細胞の抗体産生をも助長する．これらは感染からの回復にもいくぶんの寄与はするが，むしろ再感染に対する抵抗性において枢要である．ある場合は，ナチュラルキラー細胞もウイルス感染細胞を殺傷し，感染からの回復を促進する（§1・4・4）．

症例検討 2・5　脊髄性小児麻痺

臨床所見　米国人の家族の中の 12 歳の少年は小児麻痺に対する免疫をもっていないと思われていた．少年は大勢のほかの子供が使用しているプールに出かけた数日後，頭痛と軽い頸部硬直を訴えた．さらにこの数日後，少年は彼の右腕に力が入らず，またさらにその数日後には脱力がさらに進み，ついにはまったく腕を動かすことができなくなった．

説 明　プールは他の子供達からの排泄物で汚染されており，これら子供達のうちの誰かが強毒性ポリオウイルスを排出していた．患者の少年はウイルスを摂取し，ウイルスは上皮細胞に感染後，中枢神経系に移行し，そこで前角運動ニューロンを殺傷し，弛緩性麻痺をひき起こした．運動ニューロンは再生不能であり，麻痺は永久的なものである．

と，感染性疾患の病原性を解明するには適切な動物モデルがない場合非常に困難である，という二点である．

予 防　一度発症すると麻痺性のポリオに対する治療法はない．しかし，ポリオはワクチンにより非常に効果的に予防することができる．現在2種類のワクチンが使用されている（図2・35）．弱毒化生ワクチン（セービンワクチン．現在使用が少なくなってきている）と不活化ワクチン（ソークワクチン）である．両ワクチンによる免疫は，上皮細胞へのウイルスの結合を防止する抗体の産生を誘導する．セービンワクチンの長所は経口投与（しばしばシロップ状にして内服）が可能である，ということであり，また自然感染によく似ていて，長期にわたる腸管の抗ポリオ IgA 抗体産生を誘導することである．一方セービンワクチンの短所は，生ウイルスであるため強毒性を再獲得するような突然変異が起こる可能性が否定できず，症例検討2・5で示したように，このワクチンで免疫を受けた個体が排泄物中に強毒性ウイルスを排出するおそれがあることである．ハイチとドミニカ共和国でともにごく最近にこのような事例が起こり，麻痺性ポリオの限定的な集団発生・流行が起こった．ソー

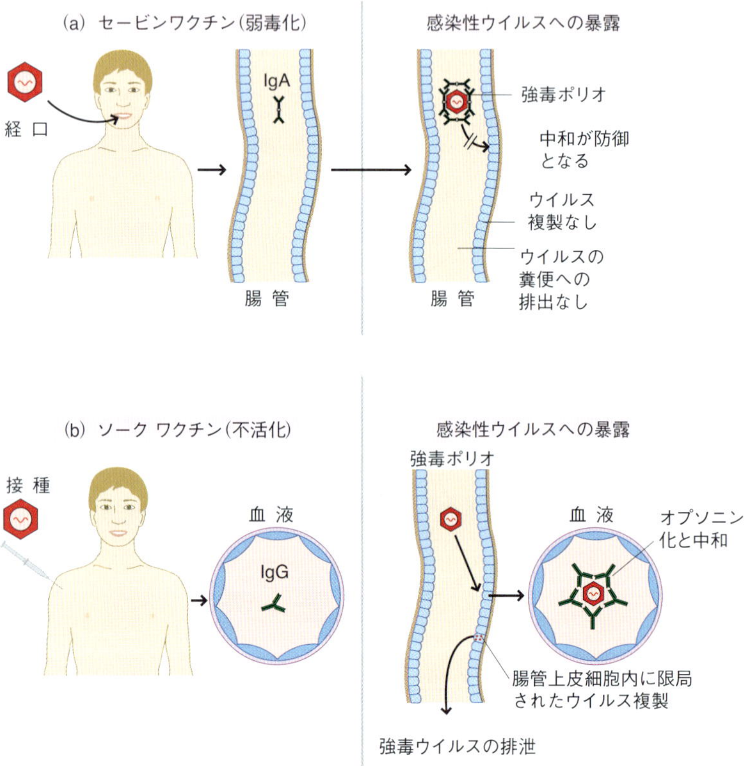

図2・35　ポリオウイルスに対する免疫　ポリオワクチンには弱毒化生ウイルス（セービンワクチン）もしくは不活化ウイルス（ソークワクチン）のいずれかが用いられる．(a) セービンワクチンは経口的に投与される（多くの場合，シロップ状にして）．自然感染と類似して，ウイルスは腸管上皮細胞に感染し，局所 **IgA** 応答を誘導する．これにより強毒性ウイルスの上皮細胞への接着や複製・増殖を予防し，強毒性ウイルスの排出はされなくなる．しかし，ワクチンに使用したウイルスが強毒性に回帰する危険性は，少ないながら考えられる．(b) ソークワクチンは注射により接種され，おもに **IgG** 抗体を産生する応答を誘導する．産生された **IgG** によるオプソニン化と中和によりウイルスが腸管を越えて，体内に蔓延することを予防するが，腸管上皮細胞への感染を防止せず，また生きている強毒性ウイルスの排出も予防しない．実際上は，両ワクチンともに個体レベルでもまた集団レベルでも，感染の予防に非常に有効である．

症例検討2·6　インフルエンザ

臨床所見　ある寒い冬，北ハンプシャーで，インフルエンザに感染した人と接触し，数日間は無症状のまま推移した．その後不快感と咳および咽頭痛を発症した．さらに激しい悪寒と筋肉痛も伴った．体温は高熱となり，食欲不振と眠気を感じるようになった．数日の間，症状はさらに重くなったが，その後回復し始め，やがて健常状態に復帰した．インフルエンザの流行はまだ猛威をふるっていたが，再感染することはなく，翌年同一株のインフルエンザが流行っても症候性の感染は起こさなかった．しかし明後年に別のインフルエンザの流行の際は感染し，同様の症状に陥った．この現象はどのように説明できるのか．

説 明　強毒性インフルエンザウイルスに感染した．実際にウイルスは気道上皮細胞にのみ感染するが，全身症状をひき起こす．感染後細胞性免疫応答がひき起こされてウイルス感染を除去し，また感染したウイルス株に特異的な免疫記憶が形成され，翌年同一株のインフルエンザ感染に対する予防がなされた．しかし，獲得免疫の特異性により，新しい株のインフルエンザに対しては免疫記憶は機能せず，明後年に感染した．

クワクチンにはこのような危険性はない．しかしソークワクチンの短所は頻回に接種を行わねばならないこと，および産生される抗体が IgA よりもおもに IgG であることである．しかし両ワクチンはともに感染を非常に効果的に予防する．ポリオに対するワクチン接種は最も成功した免疫の一つであり，全世界からポリオが駆逐されることは十分に達成可能である．このおもな理由の一つは，ポリオウイルスの媒介者として働く自然宿主がヒト以外にいないことである．

問 題 2・19 ポリオウイルスは経口でヒトに感染する．しかし，このウイルスに感染したほとんどのヒトは麻痺を発症しない．感染した個々人が麻痺になるかどうかを決定しているのは何か．

2・4・3・2 急性炎症をひき起こすウイルス

多くのウイルスは，それが局所的感染もしくは全身性感染の際に臨床的疾患を起こし，そのおもな症状は炎症である．これはほとんどの気道感染（たとえば風邪やインフルエンザ）および全身性感染（たとえば麻疹や痘瘡）に当てはまることである．しかし，炎症の病理像は化膿性細菌感染にみられる典型的な急性炎症とは異なり，ウイルス感染による急性炎症はリンパ球とマクロファージの蓄積を特徴としている．これは T 細胞依存性獲得免疫応答の関与を意味しており，炎症は実際のところウイルスを排除するための免疫応答の副産物である．

問 題 2・20 なぜ，風邪やインフルエンザは冬の季節に流行するのか．

問 題 2・21 無症状なインフルエンザの初期段階の社会的重大性は何か．

病 態

i）**感染とウイルス複製**　症例検討 2・6 において，インフルエンザに感染した個体への接触はウイルスを伝搬する．一般に，このタイプのウイルス感染は近くでくしゃみをした際の飛沫や直接の接触により起こる（たとえば鼻をかんだ後での握手）．ウイルスは上部気道の上皮細胞に接着し，これは細胞表面分子上のシアル酸に結合性をもつウイルスの**赤血球凝集素**（hemagglutinin, HA）により仲介される（図 2・36）．その後ウイルスは細胞内に取込まれるが，**被覆小胞**（endocytic vesicle）の pH が低いため赤血球凝集素の立体構造に変化が起こり，小胞の膜内にあるタンパク質と融合する．この結果ウイルスの内容物が細胞質内に入込み，ウイルス RNA（八つに分離した RNA 断片として）が核へと輸送される．ウイルス RNA は種々のタンパク質をコードする mRNA として複製される．これらのいくつかは RNA の複製に関与し，またあるものは新たにつくられるウイルス粒子に組込まれるタンパク質の合成に直接関与する．新しいウイルス粒子は細胞膜直下に集合し，細胞膜の一部をウイルス被膜（エンベロープ）として組入れながら，細胞から出芽する．上皮細胞は殺傷されず（少なく

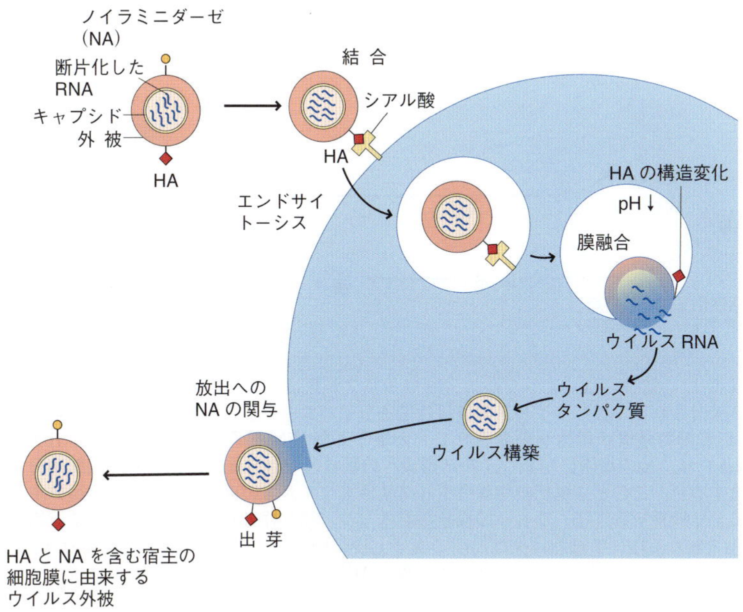

図 2・36 インフルエンザウイルスの生活環　ウイルス被膜上の赤血球凝集素（**HA**）は宿主細胞上のシアル酸に結合する．ウイルスはエンドサイトーシスにより細胞内に取込まれ，被覆小胞内が低 **pH**（酸性度増加）であるため **HA** の立体構造が変化し，ウイルス被膜が被覆小胞膜と融合するようになる．ウイルス **RNA**（八つの別々の **RNA** 断片）が放出され，**RNA** の複製に関与する初期タンパク質の合成が誘導され，また新たなウイルス粒子の構築に働く後期タンパク質の合成も誘導される．細胞膜の一部をウイルス粒子の被膜として組込んで，ウイルス粒子は感染細胞の細胞膜から出芽する．この際，ウイルスのノイラミニダーゼ（**NA**）は細胞からのウイルスの放出に関与している．**HA** と **NA** の多型性がインフルエンザウイルスの株を特徴づけ，**H1N1**，**H5N1** のようにウイルス株名がつけられる．

とも初期には），また感染の初期段階，すなわち感染性のウイルスが放出された段階では無症状である．

ii）**総体的症状** 無症状ではあるが，すべて何も動いていないというわけではない．感染した細胞はⅠ型IFNなどのサイトカインを産生し，局所内皮細胞の接着分子発現を変化させ，単球の動員と炎症性マクロファージの集積を起こさせる．これらの細胞は多様なサイトカイン（たとえばIL-1，TNF-α）やプロスタグランジンなどの炎症応答をひき起させる他の分子を産生するよう活性化されるので，局所的には神経を刺激して咽頭痛や咳嗽を起こさせる．これらの分子は血流中にも入り，発熱，食欲不振，頭痛などの全身症状をひき起こす（担癌患者が最初にⅠ型IFNで治療された際，報告されている主要な副作用は全身性のインフルエンザ様症状を示すことと関連する）．

問 題2·22 発熱すると，なぜ寒さやふるえを感じるのか．

問 題2·23 感染に対する防御において，進化の観点からみた発熱の機能は何か．

iii）**初発感染からの回復** 局所的に産生されたIFNは感染を緩やかにはするが，感染からの回復は獲得免疫応答に依存する．インフルエンザウイルス抗原（おそらく感染細胞でアポトーシスに陥った細胞も）は樹状細胞に取込まれ，局所リンパ節に輸送されて$CD4^+$ T細胞および$CD8^+$ T細胞の両者を活性化する．これら活性化されたT細胞は炎症部位の内皮に発現された接着分子を認識することにより感染部位に移行する．マウスにおける細胞移入の研究から，$CD8^+$ T細胞がインフルエンザからの回復に必須であることが明らかになっている．ではどのようにして$CD8^+$ T細胞はインフルエンザからの回復に作用するのか．

活性化$CD8^+$ T細胞は**細胞傷害性T細胞**（cytotoxic T lymphocyte, CTL）へと成熟し，細胞傷害性T細胞は感染細胞のMHCクラスⅠ分子の上に表出したウイルス由来ペプチドを認識し，これらの細胞にアポトーシスを誘導する（たとえば図2・34参照）．インフルエンザウイルス（および他のウイルスも）が細胞に感染すると，ウイルス構造が分解され，エクリプス期として知られる時期，すなわち感染性のあるウイルス粒子が感染細胞内に存在しない時期になる．もし感染細胞がこのエクリプス

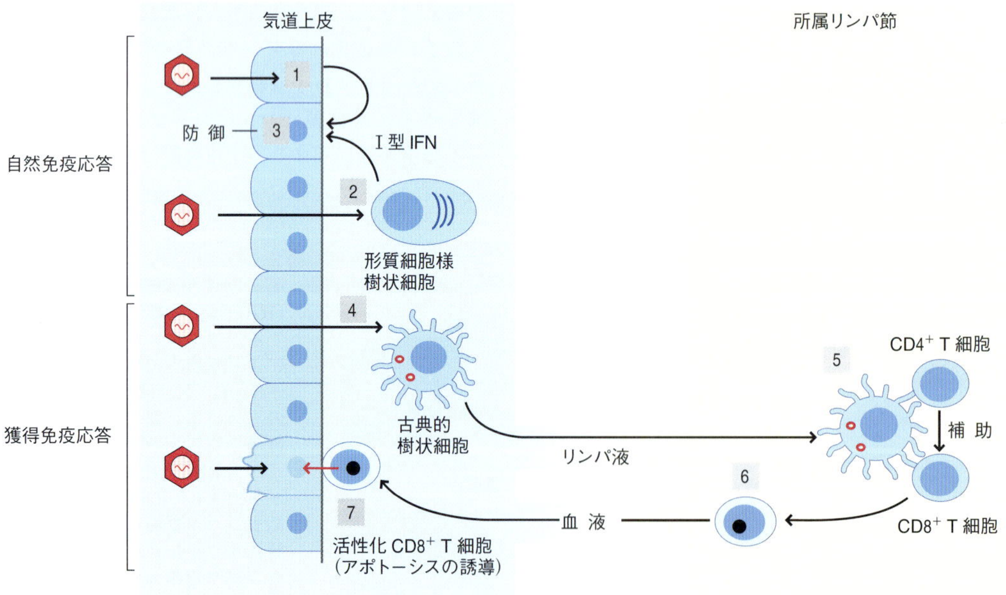

図2・37 インフルエンザに対する免疫（その1）：回復 (1) インフルエンザウイルスが気道上皮細胞に感染し，複製して出芽によりインフルエンザウイルス粒子が放出される．(2) ウイルスの病原性関連分子パターン物質が遊離されるとともにサイトカインが上皮細胞から放出され，形質細胞様樹状細胞が刺激されて，大量のⅠ型**IFN**を産生する．(3) Ⅰ型**IFN**（これは感染した上皮細胞からも産生される）は，他の細胞に対しウイルス感染への抵抗性を付与する．(4) 病原性関連分子パターンはまた古典的樹状細胞を活性化するが，このとき樹状細胞はウイルス抗原をウイルスの破片から，あるいはアポトーシスに陥った感染細胞を取込むことにより捕獲する．(5) これらの樹状細胞はリンパ節へ移動し，そこで$\mathbf{CD4^+}$ **T**細胞と$\mathbf{CD8^+}$ **T**細胞を活性化する．(6) 活性化された$\mathbf{CD8^+}$ **T**細胞は炎症局所である上皮に移動し，(7) 感染細胞を殺傷する．これは新たなウイルス粒子が構築される前であることが望ましい．$\mathbf{CD8^+}$ **T**細胞は**IFN**-γの産生も行い，**IFN**-γは抗ウイルス活性は弱いが，マクロファージを活性化してⅠ型**IFN**の産生を誘導する．

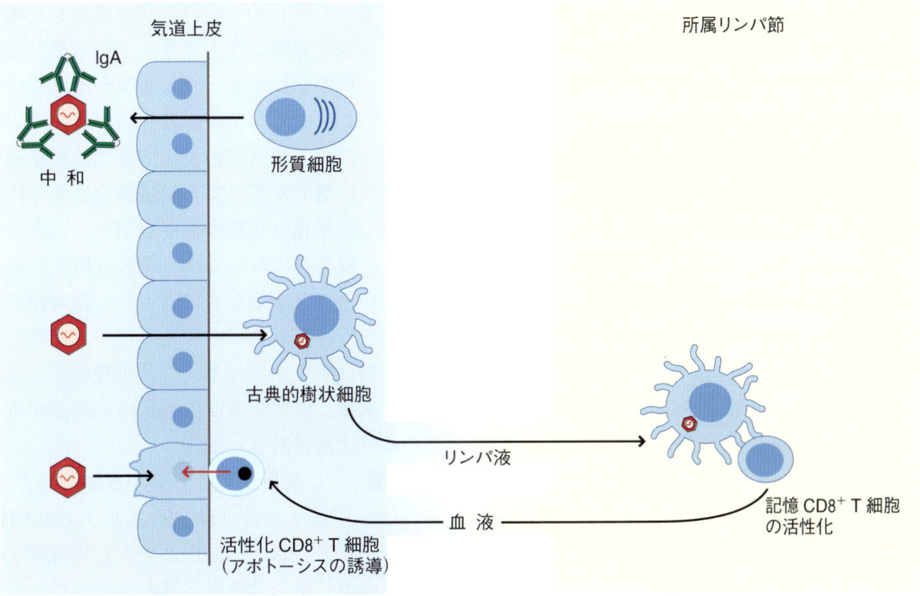

図2・38 インフルエンザに対する免疫（その2）：再感染に対する抵抗性 抗体，とりわけ赤血球凝集素に特異性をもつ **IgA** クラスの抗体は上皮細胞に対するウイルスの結合を妨げる．これに加え，これより後に樹状細胞はウイルス抗原を捕獲して，リンパ節に移動し記憶 **CD8⁺ T** 細胞を活性化する．記憶 **CD8⁺ T** 細胞は活性化エフェクター細胞となり，抗体による中和作用から逃れたウイルスにより感染した上皮細胞を殺傷し，ウイルス粒子のさらなる放出を防止する．

期の間に殺傷されてしまうと，感染性のウイルス粒子は構成されず，したがって感染の拡大も阻止される．いい換えれば，細胞は他の細胞への感染を防ぐために殺されるわけである．すなわち，患者は回復し，局所的あるいは全身性の症状は軽快する．活性化 CD8⁺ T 細胞はまた IFN-γ を産生し，これは細胞上の MHC クラスⅠ分子の発現を増強させ，殺傷に対する細胞の感受性をさらに増加させる（図2・37）．

iv）**再感染に対する抵抗性**　感染した人と頻回に接触するにもかかわらず，同一のインフルエンザには感染しない．この抵抗性はおもに以前につくられた抗体を保有することによるものである．感染初期過程で活性化 CD4⁺ T 細胞は B 細胞の活性化を助け，B 細胞は形質細胞へと分化して，おもに**赤血球凝集素**（HA）や**ノイラミニダーゼ**（neuraminidase, NA）といったウイルスの表面に発現している分子に対する特異的な抗体を産生する．これらの抗体が上皮細胞へのウイルスの結合を妨げるため，再感染に対する抵抗性となる（結合の防止にはおそらく IgA が特に重要である）．種々のウイルス株はこれらに対応した HA と NA の形態の組合わせをもち，これが悪名高い H5N1（トリインフルエンザ）や H1N1（ブタインフルエンザ）といった命名法となった．たとえば，H1N1 株に感染したとすると，H1 もしくは N1 のどちらかを発現している他のインフルエンザ株と接触することがあっても，感染からは守られる．しかし，たとえば，H2N2 のように H1，N1 をもたない株には感染が起こる（図2・38）．

v）**流行（エピデミック）と世界的流行（パンデミック）**　**エピデミック**（epidemic）とはある限られた領域（たとえば国や地域）で多くの人々に感染する感染性疾患が発生したことをさす．**パンデミック**（pandemic）とはこれが世界中に拡大したことである．

- インフルエンザのエピデミック：多くのウイルスは突然変異しやすい（HIV では特に顕著であり，ポリオでは非常にまれである）．インフルエンザウイルスは HA と NA における点突然変異の頻度が高い．これは**抗原連続変異**（antigenic drift）として知られている．そのため，これらの突然変異のあるものは体内に存在していた抗体に認識されない．これら突然変異株ウイルスが，数年ごとに起こるエピデミックの原因である．
- インフルエンザのパンデミック：インフルエンザウイルスゲノムは八つの分離した RNA 断片から成るという変わった性状をもつ．1個の細胞が，二つの異なった株のインフルエンザウイルスに，同時に感染する可能性を考えてみる．たとえば，中国のブタが哺乳類のインフルエンザウイルスとトリインフルエンザウイルスに，同時に感染したことを想定しよう．このような状況下では，多くの遺伝子断片は哺乳類インフルエンザウイルスに由来するが，HA 断片はトリインフルエンザウイルスに由来するような新しいウイルスが構築される可能性がある．これが**抗原不連続変異**（antigenic shift）として知られる現象である．誰一人としてこのインフルエンザウイルスに遭遇したことはなく，また誰もが抗HA抗体をもってもいない．したがって，ヒト集団においてこのインフルエンザウイルスの蔓延を制限することができず，そのためにパンデミックが起こる．これは成人健常者にとっても十分に悪いことではあるが，インフルエンザ自体は健常者の生命に危険を及ぼすようなことはない．死者は幼児もしくは高齢者に多くみられる．しかし1918年のスペイン風邪やH5N1トリインフルエンザは例外であった．H5N1に感染した人の死亡率はおよそ50％であり，最も危険性が高かったのは成人健常者であった．H5N1感染の非常に高い死亡率を説明する一つの仮説として，"このウイルスは自然免疫システムを活性化する効果が異常に高く，結果として大量のサイトカインの産生が起こり，これが致死性に作用した"と考えられている．

問題2·24 もし，H5N1トリインフルエンザウイルス感染に応じて大量のサイトカインが産生され，これが死亡の原因となることが証明されたとすると，どのような新しい治療の手法が開発されるべきか．

2·4·3·3 慢性炎症をひき起こすウイルス

ウイルス感染のいくつかの例では，結果として生じる炎症は感染細胞の損傷に直接起因する．すなわち，損傷を受けた細胞は炎症応答を活性化するような分子を放出する．しかし，ウイルス肝炎の例ではより複雑であり，ウイルス感染細胞に対する免疫応答を反映する形で炎症が生じる．B型肝炎においては，肝細胞へのウイルス感染は$CD8^+$ T細胞依存性（細胞傷害性T細胞）応答を強力に活性化する．T細胞は感染細胞を殺傷し，感染を防止する．しかし多くの肝細胞が感染した場合は，殺傷される細胞が非常に多くなり，その結果肝臓の機能が損なわれ，肝不全に陥る．ウイルスがうまく排除されない場合は低レベルでの免疫応答が何カ月あるいは何年も続くことになる．すべての炎症応答は線維芽細胞によるコラーゲンの沈着が関与する組織修復反応を伴い，長期間にわたる線維化は組織の機能を損なうことになる．すなわち，C型肝炎においては，患者は何年にもわたって感染していることを知らずに過ごし，線維化の程度が肝機能を損なうほど重篤になった時点で，感染していることが臨床的に明らかになる．これが肝硬変として知られる状態であり，C型肝炎はこの状態を誘発する主要な原因となる（症例検討2・7）．

病　態　**C型肝炎ウイルス**（*Hepatitis C virus*）感染における注目すべき点は，95％以上の症例においてウイルスが除去されず，慢性感染として持続することである．この慢性感染は免疫応答が常時進行している状態を誘導し，これにより不可避的に肝臓の慢性炎症とこれに付帯する損傷を生じさせる．このことが臨床的な疾患をひき起こすようにはみえない場合もあるが，何年も後に疾患としてはっきりと現れる場合も多い．肝臓癌を発症する患者もいるが，症例検討2・7にみられるように肝硬変の結果肝不全に至る症例もある．肝硬変においては肝臓に結合組織の過剰な形成が認められる．これは，組織損傷治癒/回復のための応答が慢性炎症過程の必須部分であるため，必然的に起こる現象である（図2・39）．他の多くの組織では，結合組織の形成自体は疾患をひき起こさない場合もあるが，肝臓では，再生中の肝細胞小集団周囲へのコラーゲン沈着が肝臓全体にわたって認められ，このことが上記肝細胞小集団の孤立化と正常肝機能の遂行を妨げ，肝不全状態へ移行させることになる．肝硬変進行のプロセスは薬剤の投与により緩徐となるが，一度肝不全に陥るとこれに対処する唯一の治療法は

症例検討2·7　C型肝炎

臨床所見　67歳の男性．白目が黄色を帯びてきたことに気づき来院．摂酒量は非常に少なく，静脈内への薬剤の投与などB型肝炎感染の危険因子はない．肝機能検査では中等度～重度の肝障害が示唆された．この男性は17年前に結腸癌の手術を受けたが，その後，腫瘍の再発や転移は観察されていない．超音波診断では著明な小結節が，また肝生検では進行した肝硬変が認められた．血液検査の結果，抗C型肝炎抗体およびC型肝炎ウイルスRNAが検出された．この男性は肝移植を実施され，5年後も健康でいる．

説　明　結腸癌の手術の際，輸血が行われたが，C型肝炎のスクリーニングが日常的に行われる以前は，このように輸血から感染することがままあった．輸血中のウイルスが肝細胞に感染し，抗ウイルス免疫応答を誘導した．この過程で，ウイルスに特異的な$CD8^+$ T細胞が活性化されて感染した肝細胞を殺傷したが，感染を完全に除去するには至らず，残存したウイルス感染細胞に対して免疫応答が持続し，これが肝硬変を進行させたと考えられる．

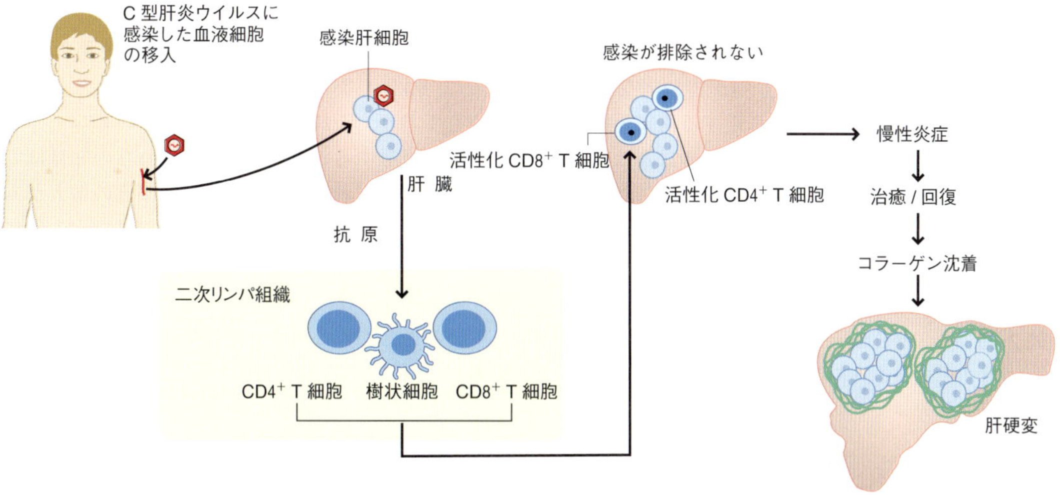

図 2・39　C 型肝炎　C 型肝炎は感染した血液により伝搬される．C 型肝炎ウイルスは肝細胞に感染し，これが獲得免疫応答を誘導する．多くの事例において，この獲得免疫応答は感染を完全に除去できず，ウイルスは肝臓内に残存する．これら肝臓内のウイルスは持続的に免疫応答を刺激し続け，また慢性炎症の一部として損傷の治癒と修復に関与する応答を活性化する．この治癒・修復の応答がコラーゲンの過剰沈着（肝硬変）を起こさせ，これが長期間持続することにより肝不全に至る．

肝臓移植しかない．

2·4·3·4　悪性腫瘍をひき起こすウイルス

動物を用いた実験では，多くのウイルスが実験的に腫瘍を誘発することが明らかにされている．ヒトでも多くの腫瘍とウイルスの間には非常に強い相関がある．**EB ウイルス**（*EB virus*, EBV, **エプスタイン–バールウイルス**）と B 細胞の腫瘍であるバーキットリンパ腫（Burkitt's lymphoma）あるいは EB ウイルスと上咽頭癌，**B 型肝炎ウイルス**（*Hepatitis B virus*）と肝臓癌，また AIDS の合併症として，**ヒトヘルペスウイルス**（*Human herpesvirus*）とカポジ肉腫などが，相関を示す例である（図 2・40）．ヒトの腫瘍発生を直接誘導することが示された（すなわちコッホの原則を満たした）唯一の事例がある．それは，**ヒトパピローマウイルス**（*Human papillomavirus*, HPV）をボランティアの皮内に投与することにより，被験者の投与部位に乳頭腫の発生が認められた事例である〔皮膚乳頭腫は良性腫瘍（いぼ）である〕．

子宮頸癌は女性における死亡原因のおもなものの一つである．長い間，女性が性交渉をもったパートナーの数と子宮頸癌発症のリスクとの間に強い相関があると考えられてきた．しかし現在では，子宮頸癌のほとんどの症例では，ヒトパピローマウイルスによる感染によるものであることが明らかになっている（いぼを形成するヒトパピローマウイルスと同一の株ではない*）．子宮頸癌とヒトパピローマウイルス感染が強く相関する，という

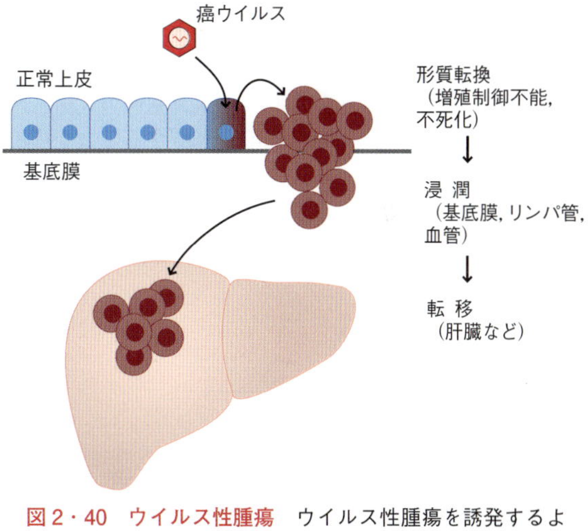

図 2・40　ウイルス性腫瘍　ウイルス性腫瘍を誘発するようなウイルス（発癌ウイルス）が細胞に感染した場合，ウイルスは自身の遺伝子を宿主細胞の遺伝子に挿入するか，あるいは宿主細胞の増殖を調節する遺伝子の異常な活性化や異常な抑制を誘導する（発癌遺伝子および腫瘍抑制遺伝子）．これらにより感染細胞クローンの増殖は細胞外の増殖因子に依存せず，さらに細胞間接着を介する接触阻止の欠如をまねくため，無制限に分裂する（不死性，**immortality**）．増殖を開始した腫瘍はまた血管新生を誘導し，腫瘍の増殖を助長させる．腫瘍細胞は正常組織に浸潤し，また血流やリンパ管に移行してより遠隔の部位に播種し，腫瘍の転移となる．

* 訳者注：ヒトパピローマウイルスは大きく二つの群に分けられ，粘膜型が尖型コンジローマや子宮頸癌の原因となり，上皮型がいぼを形成させる．

以上の直接の証明は不可能であるが，この相関は非常に強いため，このウイルスに対するワクチンを開発することが正当であると考えられた．この子宮頸癌ワクチンは，対象とする少女が性的活動期に達する前に免疫を確立するため現在広く用いられており，この試みは，ワクチンがウイルス感染の予防と腫瘍の初期段階における発生の防止の両者に有効であることを実証している（図2・41）．

問 題 2·25 ヒトパピローマウイルスに対するワクチンが子宮頸癌の発症を予防するという知見は，これら二つの因果関係を証明しているか．

腎移植を受けた患者には悪性腫瘍が高頻度で発生する（約100倍に増加）ということが長い間知られてきた．これらの患者のすべては免疫抑制治療を受けており，患者にみられる悪性腫瘍発生頻度の増加は免疫監視機構の欠失が原因であると推測され，このため生体内で誕生した新生の変異細胞が腫瘍へと進行すると考えられていた（7章）．もしこれが正しければ，被移植者にみられる種々の腫瘍の発生頻度は，健常者にみられる腫瘍発生の頻度を反映していることが予測される．実際，検出されるほとんどの腫瘍はリンパ球から出現するが，皮膚癌は例外である．いくつかの研究によれば皮膚癌発生のリスクは250倍に増加する．しかしこのような症例では，多くの場合，腫瘍からウイルス核酸を単離することが可能であり，これは特にヘルペスウイルスやヒトパピローマウイルスで顕著である．同様にHIVに感染している患者では（§2·4·3·5）カポジ肉腫発生のリスクが著しく増加しており，これらの腫瘍からヒトパピローマウイルス核酸を単離することができる．これらの知見は免疫抑制状態にある患者において腫瘍発生頻度の増大がみられるのは，新たに出現してくる腫瘍細胞に対する免疫監視の原発的な不全というよりも，むしろウイルス感染を除去することがうまくいかなかったためであることを示唆している．むろんこの考え方には議論の余地が残されている．

2·4·3·5 免疫抑制をひき起こすウイルス

生体防御機構を回避する戦略の一つとして，多くのウイルスは多かれ少なかれ，強力な免疫抑制を誘導する．これは感染したウイルスの生存を高めるだけでなく，他のウイルスに対する易感染性の増大にもつながる（症例検討2・8）．

病 態 AIDSの原因ウイルスであるHIVはレトロウイルスの一種である．HIVはCD4および特定のケモカイン受容体，すなわちCCR5もしくはCXCR4などの**補助受容体**（coreceptor）を発現するヒト細胞に感染する．CCR5あるいはCXCR4のどちらかを補助受容体として使用するかによってHIVの系統が分類され，それぞれR5株，X4株として知られている．ヒトマクロファージ，樹状細胞，および活性化$CD4^+$ T細胞はCD4

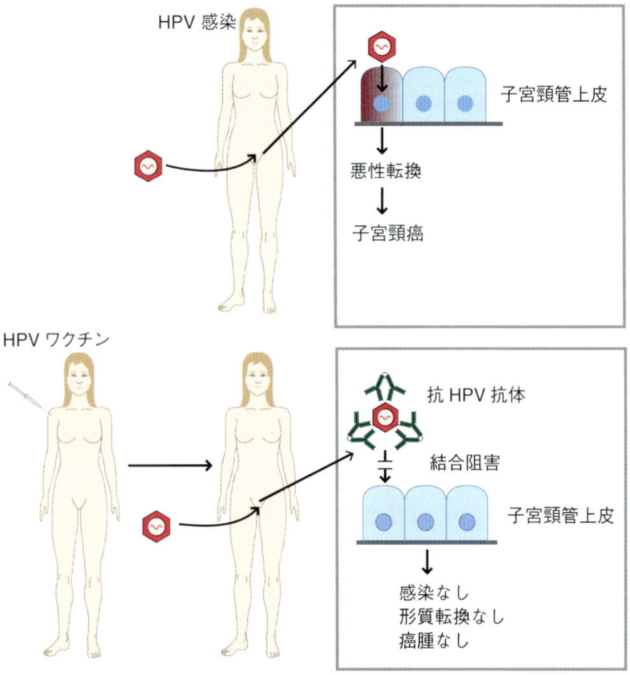

図2・41 ワクチンによる子宮頸癌の予防 子宮頸部腫瘍（子宮頸癌）はヒトパピローマウイルス（**HPV**）の性交伝搬性株による性器感染と非常に強い相関をもつ．少女期に**HPV**に対するワクチンで免疫することにより（予防的，感染する以前に）免疫応答（おもに抗体）を誘導し，これによりウイルスが子宮頸部上皮細胞に感染することを防止する．ワクチン接種はその後の腫瘍発生の防止に非常に効果があることが検証されている．免疫は感染を予防するということは強調されるべきであるが，腫瘍そのものに対する免疫ではない．ウイルスは一般に性的交渉により伝搬されるため，少年も同様に免疫することにある程度の価値は認められると思われる．

分子と CCR5 分子を発現し，一方，$CD4^+$ T 細胞を含む多くの細胞は CXCR4 を発現している．HIV 感染における CCR5 の重要性は，この受容体をコードする遺伝子に突然変異をもつ個体に関する知見から明らかにされた．この突然変異に関してホモであれば，当然 CCR5 を発現せず，それゆえ HIV R5 株の感染に対して抵抗性となる．HIV が細胞に結合後，ウイルス一本鎖 RNA を含むウイルスの内容物が細胞内に入る．逆転写酵素がウイルス RNA を二本鎖 DNA へと逆転写し，これが核内に移行して細胞のゲノムに挿入される．DNA は長期間不活化状態にとどまるが，最終的に活性化され複製を開始し，RNA の合成と細胞質への輸送の後，新しいウイルス粒子が構築される．これらウイルス粒子は出芽により細胞から放出され，他の宿主細胞へ感染が拡大し，また他の個体へ伝搬される（図 2・42, p. 90）．

防御機構からの回避メカニズム　免疫システムが HIV を排除できないのはなぜか．多くのウイルスと同様に，HIV は免疫応答を回避する種々のメカニズムを発達させてきた．感染個体は実際のところ，このウイルスに対して活発な $CD4^+$ および $CD8^+$ T 細胞依存性応答および細胞傷害性応答，さらには抗体産生応答を起こしており，これらの応答は長期間持続するが，最終的には無効となる．回避メカニズムのいくつかについて以下に述べるが，このような回避メカニズムが存続すること自体，また存続した回避メカニズムの性状自体が，選択から生き残ったという意味において，生体防御機構からの抵抗性の点でウイルスの回避メカニズムの重要性を示す非常によい根拠である．このようなウイルスの回避メカニズムを乗り越えるようなワクチンや治療法をいかに立案するかを考え始めるには，この点をふまえることがよい道筋となるであろう．

ｉ）**$CD4^+$ T 細胞の排除**　感染後長期を経て，$CD4^+$ T 細胞の破壊がみられるようになる．$CD4^+$ T 細胞の減少は効果的な細胞傷害性 T 細胞と抗体産生応答の阻害をひき起こすため，これは HIV の最も重要な回避戦略として働く．$CD4^+$ T 細胞の消失は臨床的にみても非常に重大である．それは日和見感染の発症をまねき，患者を死に至らせるのはこれらの感染であり，HIV 自体ではないからである．$CD4^+$ T 細胞の消失にはいくつかの異なったメカニズムが寄与している．すなわち，新たに感染した場合，$CD4^+$ T 細胞の半減期はわずか 1〜2 日となること，また感染した $CD4^+$ T 細胞は Fas（致死性受容体）や Fas リガンド，あるいは TRAIL（TNF-related apoptosis-inducing ligand，別の致死性受容体）などの分子の発現を増加させること，さらに Bcl-2 などの抗アポトーシス分子の発現が低下するためアポ

症例検討 2・8　HIV

臨床所見　35 歳男性．売春婦と性感染症予防の手段を講じずに性交．2 週間後に不快感を覚え，また微熱および関節痛の症状が生じた．かかりつけ医に受診したが，性感染症予防の手段を講じずに性交したことは述べなかった．医師は下熱鎮痛薬（アセトアミノフェン）の服用を指示し，症状はその後 2〜3 日で軽快した．約 7 年間は健常のまま経過したが，その後発熱と息切れの症状が出るようになった．男性の妻は夫の背中に紫色の腫脹があるのに気づいた．男性はかかりつけ医を再度受診し，医師は男性が軽度の肺炎を発症し，また全身性のリンパ節腫脹の兆候があることを認めた．紫色の腫脹は血管腫の症状である．血液検査の結果では，血液中の $CD4^+$ T 細胞数が激減し，また抗 HIV 抗体の存在が明らかになった．また痰からはニューモシスチス・イロベチイ（*Pneumocystis jirovecii*）も検出された．男性は妻にこのことを告げるようにいわれた．男性の妻は無症状であったが，抗 HIV 抗体が検出された．夫妻はともに**高活性抗レトロウイルス治療**（highly active anti-retroviral therapy, HAART）を受け，ウイルスが薬剤抵抗性を獲得するチャンスを低下させるため，3〜4 種の抗 HIV 薬を一緒に服用した．薬剤抵抗性の獲得には 3〜4 個の突然変異が同時に起こることが必要とされる．3 年後，妻は HIV 感染状態で推移するものの健康であったが，夫は腫瘍が転移し，死亡した．

説　明　性感染症予防の手段を講じずに性交した過程で男性は HIV に感染した（このような状況下でも感染のチャンスは 1/100 以下であるため，これは珍しい事例である）．HIV は男性のマクロファージと $CD4^+$ T 細胞に感染してこれらの細胞内で増殖した．この感染が発熱の原因である．この段階で血液検査が行われていれば，単体の HIV が高レベルで検出されたと推測される．やがて，男性の $CD4^+$ T 細胞数は減少し始め，酵母様の真菌であるカリニ肺炎菌（*Pneumocystis carinii*）に感染した．ちなみにカリニ肺炎菌は健常人には無害である．しかし，この男性の場合は真菌感染をコントロールするために必要な獲得免疫メカニズムを活性化することができず，肺炎を発症した．男性の背中に認められた紫色の腫脹はカポジ肉腫である．この腫瘍はヘルペスウイルス（HHV-8）の感染と非常に強い相関を示す．肉腫とは結合組織細胞の悪性腫瘍である．

トーシスに対する感受性がより亢進すること，また感染CD4⁺T細胞はHIV特異的細胞傷害性T細胞の標的ともなりえること，などが推測されている．しかしCD4⁺T細胞の大多数はHIV感染により破壊されるのではないと認識することが重要である．感染していないCD4⁺T細胞の破壊をひき起こすメカニズムについてはよくわかっていないが，感染CD4⁺T細胞に発現するFasリガンドによる殺傷が関与していると考えられている．感染CD4⁺T細胞が生き残った場合は，長期間生存することが可能であるが，一度活性化されると，HIVの複製が開始され，T細胞は急速に細胞死に至る．活性化T細胞がある感染性病原微生物に特異的であるとすると，この病原微生物に対する抵抗性は失われる．CD4⁺T細胞の排除はHIVが免疫を回避するための長期戦略（年単位）であり，対応可能なCD4⁺T細胞が数多く存在している時点でも，HIVは効率よく生き延びることができる．HIVが用いるより短期的な戦略は数多くあるが，そのうち以下のものをあげておこう．

ii）抗原性の突然変異　逆転写酵素によるRNAからDNAへの複写はコピーミスの頻度が非常に高い．これによって多数の突然変異がウイルスに誘導される，これが日，週というタイムスケールで起こってくる．当初は，活発なCD8⁺T細胞応答がウイルスに対して起こり，ウイルス感染細胞を効果的に殺傷する．しかし，ウイルスが突然変異し，新たな突然変異ペプチドが既存のCD8⁺T細胞に認識されなくなると，突然変異ウイルスは選択性において利点を獲得し優位を占めるようになる．もちろん新たな突然変異ペプチドを認識できる新たなCD8⁺T細胞集団は誘導されるが，HIVのさらなる突然変異が再度これらT細胞を無効にしてしまう．これらの突然変異ウイルス粒子が免疫回避性突然変異ウイルスとして知られる．感染過程の間，つぎつぎと突然変異するウイルスに特異的なCD8⁺細胞傷害性T細胞は突然変異に応じて継続的に出現していることを検証することができる．

抗原性の突然変異により，HIVは抗体依存性のウイルス殺傷メカニズムも回避することができる．抗体はHIVに対する応答の過程で産生されるものであり，したがって抗体の中和活性を回避する突然変異HIVを選別していることになる．すなわち中和抗体存在下ではこ

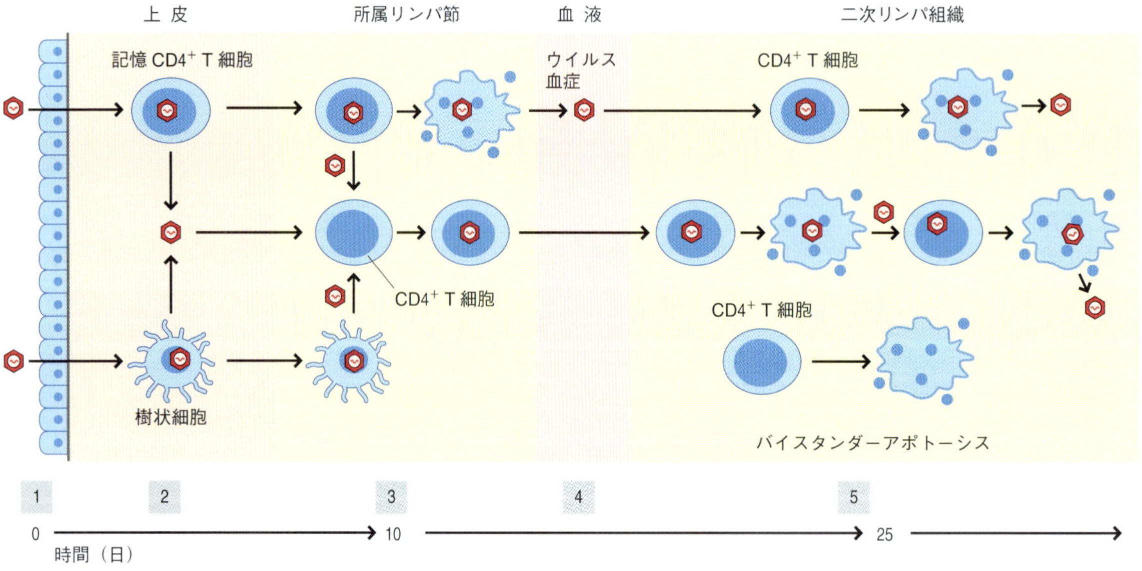

図2・42　HIV感染におけるウイルスの挙動　(1) ウイルス感染は通常粘膜上皮を介して起こる．(2) 多くの場合，ウイルス粒子は上皮を越えて，粘膜下の記憶T細胞（CCR5を発現）と樹状細胞に感染する．(3) 感染後5〜10日のエクリプス期があり，この間は血液中にウイルスを検出することはできない．このエクリプス期の間に，ウイルスは単体としてあるいはCD4⁺T細胞や樹状細胞に感染した形で所属リンパ節に移行する．ウイルスはリンパ節で複製して多くのCD4⁺T細胞を殺傷し，さらにウイルスの貯留部位を構築する．その結果リンパ節の構造は破壊される．(4) ウイルスは血液を介して（ウイルス血症状態が観察される）二次リンパ器管へと広く蔓延する．(5) 二次リンパ器管において，ウイルスは感染，複製を続けるとともに多くのCD4⁺T細胞を直接殺傷し，あるいは多くの非感染CD4⁺T細胞に対しバイスタンダーアポトーシスを誘導する（訳者注：HIVに感染したCD4⁺T細胞上にはHIVのエンベロープ糖タンパク質が発現している．一方，これと近接したHIV非感染CD4⁺T細胞は補助受容体（CXCR4, CCR5）を発現している．HIV感染CD4⁺T細胞上のエンベロープ糖タンパク質と非感染CD4⁺T細胞上のCD4および補助受容体との相互作用により非感染CD4⁺T細胞にアポトーシスが誘導される．これがバイスタンダーアポトーシスである）．これらの結果としてCD4⁺Tの数は日和見感染が起こるくらいにまで減少する．

の抗体に抵抗性のウイルスのみが増殖可能となり，このような突然変異を獲得したウイルスが出現することになる．これに加え，HIVに対する抗体はウイルスのあるエピトープに対して生成されたものだが，この抗体はおそらく感染力のあるHIVに対しては結合できないことから，HIVの生活環の種々のステージにおけるウイルス表面タンパク質の立体構造の多様性を反映しているものと推測される．いい換えれば，HIV生活環のいろいろなステージで表面タンパク質の立体構造は変化し，あるステージに特有の立体構造をとる表面タンパク質に対して産生された抗体は，別のステージにある，すなわち立体構造の異なるHIVの表面タンパク質には結合できないことになる．感染性をもつステージと抗体が形成されるステージが相違する場合は，産生された抗体は無効となる．

他の回避メカニズム　HIVは免疫を回避するために，他の多くの戦略も用いている．たとえば，HIVタンパク質のNefはMHCクラスI分子の発現を低下させるが，ナチュラルキラー細胞活性を阻害する非古典的MHC分子（HLA–C，HLA–E）の発現には影響しない．別のウイルスタンパク質であるVifは主要なRNA編集酵素（APOBEC–3G）を不活化することによりレトロウイルスに対する遺伝的防御メカニズムを失活させる．通常このRNA編集酵素はウイルスゲノムに致死性の突然変異を誘導する働きがある．その他，HIVは補体活性化を阻害したり，補体活性阻害性タンパク質をウイルス被膜に誘引したり，リンパ節構造の障害に伴うB細胞沪胞の破壊のため，二次抗体産生応答が阻害されたり，など種々の免疫回避メカニズムを使用する．多くのウイルスは互いに共通免疫回避メカニズムをもつのみであるが，HIVは免疫応答を回避するために多種多様なメカニズムを保有するという点で通常のウイルスとは異なっている．ここで再び強調すべきことは，免疫回避に携わる種々のメカニズムにおいて重要な遺伝子が維持されていることが，逆に生体防御における免疫メカニズムの重要性を際立たせていることになる（図2・43）．

問 題2·26　上記のようなウイルスの免疫回避メカニズムの発見は，ワクチンの設計を考えるうえで，どのような影響を及ぼすか．

2·4·4 酵母および真菌感染の病態

真菌は単細胞で増殖するもの（酵母）および多細胞体で増殖するもの（カビ，糸状菌）に大別される．真菌感染はありふれており，通常は不快感を感じる程度で重篤な疾患をひき起こすことはまれである．すなわち，酵母の一種である**カンジダ・アルビカンス**（*Candida albicans*）は潜在性感染により外陰膣炎や口腔カンジダ

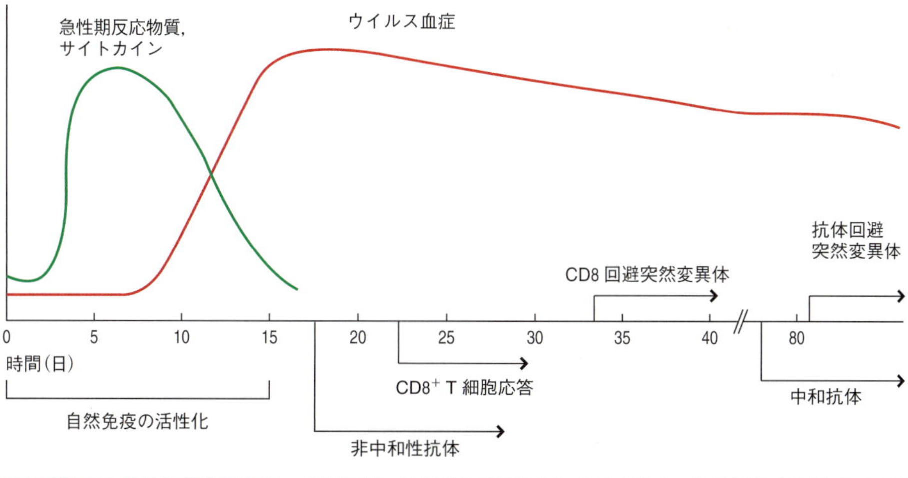

図2・43　HIV感染における免疫学的事象　感染初期には自然免疫活性化により血液中に急性期反応物質〔C反応性タンパク質（CRP）など〕や炎症性サイトカインが検出される．初期の獲得免疫応答は中和活性のない抗体の産生を誘導し，これは免疫回避性突然変異ウイルスを選別するわけではない．そのすぐ後に $CD8^+$ T細胞応答が開始され，これは免疫回避性突然変異ウイルスを選別する．多数のかつ多様な免疫回避性突然変異ウイルスの出現に応じて $CD8^+$ T細胞活性化のサイクルが繰返される．中和抗体が出現するのは70〜80日後であり，これもまた免疫回避性突然変異ウイルスを選別する．免疫回避性突然変異ウイルスの免疫系による選別過程は何年も続き，$CD4^+$ T細胞の数が日和見感染の発症を阻止できなくなるまで低下すると，AIDSが発症する．この点で，ウイルス血症が実質的に増大する（図には示していない）．（訳者注：免疫回避性突然変異ウイルスのみが免疫応答から免れて選択的に生き残る．新たな免疫回避性突然変異ウイルスの出現に応じて免疫システムはこれに対処しようとするが，このシステムからすり抜けるようにさらなる免疫回避性突然変異ウイルスが出現し，最終的に $CD4^+$ T細胞の欠損，すなわち免疫システムの崩壊により免疫回避性突然変異ウイルスの出現に対処不能となる）．

症を，また白癬菌は皮膚感染（**白癬**）をひき起こす．しかし，免疫抑制状態にある患者において真菌感染は疾病と死亡の主要な原因である．AIDSでは多くの患者は全身性真菌感染により死亡する．**ニューモシスチス**（*Pneumocystis*），**カンジダ**（*Candida*），**アスペルギルス**（*Aspergillus*），**クリプトコッカス**（*Cryptococcus*）などが重要な真菌の例である．免疫抑制状態の患者で真菌感染のリスクが増大することは，健常人では獲得免疫応答が断続的に活動状態にあることを示す重要な根拠であり，したがって，これらの感染は通常は不顕性で疾患をひき起こさない（症例検討 2・9）．

2·4·5 寄生体感染の病態

§2·2·2·4で述べたように，寄生体は多種多様な有機体の総称であり，単細胞の原虫（たとえばマラリア原虫）から腸管に生息する非常に大型の後生動物である蠕虫類までさまざまである．一時的な感染を起こすものもあるがまれであり，多くは感染宿主と長期的あるいは永久的な相互関係をもつ．多くの寄生体は感染宿主との間にバランスのとれた関係をもって生息できるように進化してきており，それゆえ宿主によりひき起こされる免疫応答は寄生体を排除しない．これは多くの細菌やウイルスの場合にも当てはまることである．したがって人間は寄生虫とともに共進化してきたともいえ，発展途上国ではその人口の多くがいまだに寄生虫に感染している．

問 題2·27 ごく最近まで，実質的にすべての人は新生児期から腸内寄生虫と共存してきた．これらの寄生虫はその宿主にTh2に偏向した免疫応答を誘導する．先進国では，もはやこれらの寄生虫との共存，すなわち体内に寄生虫がいる人はまれである．この変化は全体的にみて，われわれの免疫応答能にどのような影響をもたらしたか．

本書では多種多様な寄生体と免疫システムとの関係をそれぞれ探求することは困難である．その代わりに，寄生体–免疫システム関係の複雑さと，それゆえ寄生体感染に対応する効果的なワクチンを作成することが困難である，ということを際立たせるような一つの臨床例を示しておく（症例検討 2・10）．

病 態 症例検討 2・10 にみられるように，熱帯熱マラリア原虫（*Plasmodium falciparum*）は最も重篤なタイプのマラリアをひき起こす病原体である．蚊は感染個体（感染したヒト）からの吸血によりこの病原体を体内にもつことになる〔動物の（中間）宿主はいない〕．寄生体（マラリア原虫）は蚊の中で繁殖し唾液腺へ移行する（図 2・44）．症例に示す少女はこのような蚊に刺され，マラリア原虫は少女の血流中に入った．その後，肝細胞に侵入してこの細胞の中で繁殖し，さらに肝細胞から遊離して血流中に入り，赤血球に侵入した．そして，赤血球中で無性生殖的に増殖し，最終的には赤血球を破裂させて多数のマラリア原虫を血液中に放出し，これがさらに新たな赤血球に侵入することになる．感染した赤血球が破裂する際に放出される機能分子（多くは同定されていない）がマクロファージあるいは単球に作用して TNF-α や IL-1 といったサイトカインの産生を促し，これにより発熱症状が誘発される．

免疫応答は肝臓タイプ寄生体および赤血球タイプ寄生体の両者に発現している抗原に対して始動される．肝臓タイプ寄生体に対する応答はゆっくりとしているため，寄生体の血液中への放出を防止することはできない．しかし，赤血球タイプ寄生体に発現している分子に対しては，抗体はつくられる．ではなぜこれらの抗体は赤血球へのさらなる感染を予防できないのか．この問いに対する答えが示すものは，免疫応答を回避するために数種の寄生体により用いられている重要な戦略，すなわち**抗原性変異**（antigenic variation）である．赤血球タイプ寄生体により発現されるタンパク質は寄生体ゲノム中の莫大な数のさまざまな遺伝子によりコードされているが，一個体の寄生体はこれら遺伝子のうちの少数を発現しているにすぎない．無性生殖の過程で，遺伝子プールの中から種々の数の遺伝子が選択される．すなわち，この現象は，赤血球が一つの寄生体により感染されたとしても，

症例検討2·9 骨髄移植後の真菌感染

臨床症状 6歳の男児は急性白血病と診断された．白血病細胞を殺傷するための化学療法が施され，その後妹からの骨髄移植が行われた．化学療法は白血病細胞のみならず，骨髄幹細胞をも殺傷するため，骨髄移植が必要となる．この男児は移植細胞が拒絶されることを防止するため，免疫抑制剤が処方された．骨髄移植の6週間後に男児は発熱した．血液培養の結果，真菌であるカンジダ菌が検出された．強力な抗真菌治療が行われたにもかかわらず，男児は2週間後に死亡した．

説 明 カンジダ菌は生活環境に広く分布し，われわれはおそらく日々カンジダ菌に接している．これはほとんどの人にとっては何の問題もないが，感染の結果外陰膣炎を起こす人もみられる．しかし，免疫抑制状態の患者では真菌は体内に侵入し，種々の組織に蔓延する．

赤血球内で複製後に遊離される多数の寄生体は最初に感染した寄生体とは抗原性が異なっていることを意味し，それゆえ抗体の標的とはならず，新たな赤血球への侵入が起こる．しかし，時間の経過とともに，もともと少女に侵入した寄生体により発現されうるすべての抗原に対して抗体が産生され，感染はしだいに収まる．ところが，少女が蚊に刺され，この蚊にもともとの寄生体に存在しない変異抗原をコードする遺伝子をもつ別の寄生体がいた場合は，少女は抗体によって防御されず，新たな感染事象が開始される．寄生体の系統が保有する変異抗

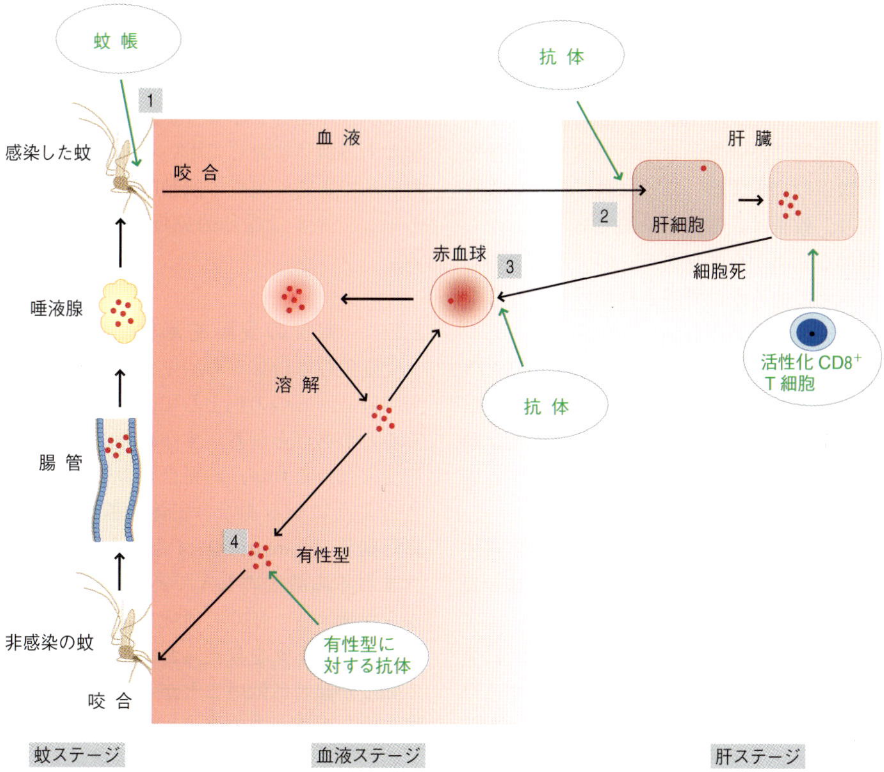

図 2・44 マラリア寄生体の生活環 原生動物マラリア原虫は感染個体からハマダラカに移行する（蚊に刺された後）．マラリア原虫は蚊の腸管で繁殖し唾液腺に移行する．(1) 新たな個体が刺されると，マラリア原虫は血液に入り，その後肝細胞に感染し肝細胞内で複製する．(2) マラリア原虫は肝細胞から放出され，(3) 赤血球に感染後，赤血球内で複製し，溶血後赤血球から放出されて新たな別の赤血球に感染する．(1)～(3) のこのサイクルが何度も繰返され，別の蚊が感染個体を刺すと，マラリア原虫は初めからもう一度このサイクルを開始する．(4) マラリア原虫は形態を変化させ，その生活環のいろいろな段階で無性生殖的にあるいは有性生殖的に分裂する．マラリア原虫の伝播をコントロールしたり，あるいはワクチンにより免疫を誘導するために予防可能な手段の導入が考慮されるポイントは緑色の文字で示している．

症例検討 2・10 マラリア

臨床所見 ガンビア共和国（西アフリカ）在住の少女．不快感を訴え，およそ 48～72 時間の不規則な間隔で高熱を発症．約 1 週間後，少女の症状は軽快したが，その後，さらにこの発熱パターンが出て，このパターンは何カ月も持続した．その後少女は何カ月かは疾患から解放されていたが，再び健康状態が悪化して疾病となり，上述の発熱パターンが繰返された．疾病に関するこのパターンはその後何年も続いたが，その頻度には減少傾向がみられた．成年期にさしかかるまでには，発熱は非常にまれになった．しかし，彼女は交通事故に巻込まれ，脾臓破裂によって脾臓摘出が必要となった．彼女が居住地に帰ったとき，再度このパターンの発熱に苦しめられるようになり，この症状が軽減することはなかった．

説 明 少女はマラリアに感染し，これに対して獲得免疫がひき起こされた結果，最初の感染からは回復したが，別種の変異マラリア原虫による再感染に対し抵抗性にはならなかった．しかし，時とともに彼女の免疫は増強されて，最終的にはほとんどすべての変異体に対し対処できるようになった．この免疫の構築には正常な脾臓を保持することが必要である．

原の数には限りがあるので，その後少女が生き延びた場合は，その系統に存在するすべての変異抗原に対する抗体を産生できたことを示し，完全に免疫状態（抵抗性）になる．

ヒトの臨床的な知見および動物を用いた実験的な観察から，マラリアに対する免疫は脾臓を完全な形でもつかどうかに依存することが明らかにされている．ただし，その理由は不明である．これらすべてのことが原因となって，実際にマラリアを予防するワクチンをデザインすることが非常に困難になっている．マラリアの伝播を予防する直接的な手段はまず第一に蚊に刺されないようにすることであり，蚊帳は非常に効果的である．しかし少なくとも原理的な側面から，ワクチンのデザインのために何が発展的戦略であるかは考慮されなければならない．以下にそのいくつかを述べる．

・蚊の中にいる段階の寄生体に対して作製されたワクチンは，ワクチン接種されたヒトを蚊が刺したときに蚊により取込まれるような抗体を誘導し，それゆえ，蚊に取込まれたこの抗体は蚊の中で寄生体が複製するのを阻害する．
・寄生体が肝細胞に結合するときに使用する分子に対する抗体を誘導するワクチンは，肝細胞への寄生体の侵入を妨げる．
・マラリア由来ペプチド（MHC クラスⅠ分子上に発現）を認識する $CD8^+$ T 細胞集団の生成を刺激するワクチンは，感染した寄生体が肝細胞で複製される前に，感染肝細胞の殺傷をもたらす．
・最後に（考慮されるべき別の選択があるかもしれないが），寄生体が赤血球に結合するときに使用する分子の定常領域に対するワクチンは赤血球に対する感染を防止し，寄生体生活環の重要なステージを阻害することが可能と思われる．

問 題 2·28　宿主を殺すことによる病原体の利益があるとすれば，どのような例が考えられるか．

2·5　免疫とワクチン

この節では感染症に対する免疫を供与しうるさまざまな手法について，特にワクチンに焦点を当てて説明する．まず第一に，病原体に対する免疫は，受動的（passive）なものとしては抗体の移入を介して，また能動的（active）なものとしては病原体やこれに由来する抗原に接触し予防的な免疫応答の活性化を介してひき起こされるものである，ということを認識しておかなければならない．病原体に対する免疫は自然（natural）に成立することもあり，これは母体から胎児あるいは新生児への抗体の移入や感染からの回復を介するものである．一方人工的（artificial）なものとしては，合成抗原による意図的な免疫後に成立するものである．ワクチン接種とは抗原の人為的な投与による能動的な免疫の誘導である．以下では予防的ワクチン接種に焦点を当てて解説する．予防的ワクチン接種とは個体が感染する以前に免疫状態を誘導するよう企図されたものであり，疾患状態のある個体に対して用いられる治療用ワクチン接種と対照的である．免疫の能動的な形態やワクチンに着目する前に，まずは受動的免疫の形態について簡単に述べる．

2·5·1　免疫の受動的形態

受動免疫は母体から胎児あるいは新生児へと自然に移入される．一つの例として，IgG がヒト胎盤を通過できることがあげられる．すなわち，胎児は母親からの抗体を受入れ，これが，幼児自らの免疫システムが活性化できるようになるまでの生体防御を担う．もう一つの例は，**初乳**（colostrum）すなわち出産後初期の母乳中に含まれる高濃度の IgA であり，これは幼児を腸管感染から保護する．多くの研究により，母乳で育った子供は人工的なミルクを与えられた子供よりも下痢症に罹患する頻度が顕著に低いことが示されている．抗体は代謝・消失するため，このタイプの免疫はむろん長期間は持続しない（それゆえ，感染を誘発する多くの原発性免疫不全は，母体に由来する抗体が消失する生後数カ月後から顕在化してくる）．

受動免疫はまた人為的に移入することができる．たとえば，患者が感染の危険性がある場合，すなわち患者に多くの壊死組織を伴う創傷があり，また破傷風に対するワクチン接種が行われていない場合には，ウマでつくられた破傷風毒素に対する抗体の投与がなされる．また健常人供与者からの抗体の静脈投与による原発性抗体欠損症患者の治療（intravenous immunoglobulin therapy, IVIG therapy）は受動免疫のもう一つの例である．

2·5·2　免疫の能動的形態

臨床的観察から確実なことは，自然感染から回復した個体は通常再感染に対し強く抵抗性となる．このタイプの抵抗性は多くの場合，ワクチン接種により獲得する抵抗性よりも強力であるという事実がある．これはまさに免疫適格性をもつ個体に自然に起こる能動的免疫の形態であり，本書の多くで焦点を当てて記述しているものにほかならない（病理学的あるいは病因的な背景は7章で説明する）．

能動的免疫の人為的な誘導とは，通常ワクチン接種によるものであると理解されている．18 世紀に E. Jenner により牛痘ワクチンが開発されて以来，この手法は莫大な数の感染症やそれによる死亡を予防してきた．獲得免疫応答を活性化するため，この形態は能動的である．ワクチン接種により能動的免疫を誘導する種々の方法について述べる前に，ワクチンの望ましい性状のいくつかについて考察する．

2·5·2·1 よいワクチンとは何か

よいワクチンに必要な性状とはどのようなものか．このうちのいくつかは科学的な問題であり，また別の観点として経済的あるいは社会的な考慮が反映される．すなわちつぎにあげる事柄である．

i ） まずよいワクチンに求められることは，予防的な免疫を効果的にひき起こすことである．これはもちろん基本的なことである．ワクチンの中には健常個体において実質 100 %の予防効果を示すものもある．このよい例が痘瘡に対するワクシニアワクチンであり，また破傷風に対する破傷風トキソイドである．チフスに対する免疫に用いられる死菌や結核に対して用いられる BCG のような生菌などのワクチンは完全な予防効果を示さないが，その理由は完全に解明されているわけではない．

ii ） よいワクチンに求められる要件の第二は安全性である．インフルエンザに対して用いられるような不活化ワクチン，あるいは破傷風トキソイドや B 型肝炎ワクチンのようなウイルスや菌体の一部を用いるワクチンは一般に安全性が高い．弱毒化生ワクチンは健常者に対しては一般に安全であるが，免疫不全状態（immune-compromised）にある個体がこのようなワクチンを偶発的に接種された場合は，悲惨なことに感染という結果をまねく．たとえば，T 細胞を欠損する個体が，このことを診断される前にワクシニアワクチンや BCG によりワクチン接種された場合，致死的な感染が生じる可能性が大きい．これに加え，セービン小児麻痺ワクチンとの関連で前に述べたように（§2·4·3·1），弱毒化生ワクチンは再び強毒性へと回帰する可能性が常に存在する．すべてのワクチンは副作用をもつ可能性があるが，その多くは軽微であり，一般に接種部位の痛み，短期間の熱発や不快感などである．実際，強い獲得免疫応答を刺激するためには自然免疫システムを活性化することが必須であることを考慮すれば，すべてのワクチンが局所的な組織損傷や炎症をうまくひき起こすことの必要性は当然といえる．したがって，多くのワクチンは単独では投与されず，アジュバントとともに接種される（4 章）．

iii） よいワクチンには公衆衛生の観点から効率的であること，すなわち費用対効果が求められる（発展途上地域では高価なワクチンを買う余裕がない）．さらによいワクチンにはそれが配送可能であることも求められる．多くのワクチンは低温で保存することが必要であり，そうでない場合はその効力が失われる．すなわち低温流通体系の整備ということが多くの発展途上国では困難なことが問題である．またワクチンは被験者にとって受入れやすいことが重要である．経口ワクチンは注射による投与よりも苦痛は少ない．理想的にはワクチンは単回投与であるべきである．とりわけ発展途上国の事例にあるように，子供に追加免疫を受けさせるため両親が長距離を旅しなければならないことは深刻な問題である．

2·5·2·2 ワクチン接種の最適な方法とは

強毒性微生物による感染（生ワクチン） 牛痘以前の人痘接種（variolation，軽症患者から天然痘を感染させること）はその後の感染を予防するのに効果的であった．しかしそのマイナス面は，人痘接種が本格的な痘瘡をひき起こすことがある点であり，その結果として瘢痕化や死亡に至る可能性があげられる．理由は不明であるが，多くのウイルス感染において若年層は成人よりも重症度が低い．そのため，両親が若齢の子供に水疱瘡（chickenpox, 水痘）を感染させるため感染した子供とわざと接触させることはよくみられることである（chickenpox party とよばれる）．この方法により，成年期ではより重篤であるが若年期では比較的軽症ですむ疾患からの回復を通じて，対象となる疾患を誘発する病原体に対し生涯にわたる予防を得ることができる．ただし，対象の病原体がその形態を変化させたり，あるいは突然変異を起こしたりすることがない場合に限られる．

弱毒化微生物による感染（弱毒化生ワクチン） 弱毒化微生物は Jenner により用いられた牛痘ウイルスがその起源である（むろん Jenner はそれがウイルスであるとは知らなかった）．ポックスウイルスファミリーの一種である牛痘ウイルスは痘瘡ウイルスと一部共通の抗原性をもつため，交差防御が可能となる（ところで，現在使用されているワクシニアウイルスは牛痘ウイルスではない．ワクシニアウイルスの起源は不明である）．一般には，このような弱毒性類縁病原体はまれである．しかし，L. Pasteur は病原性細菌や病原性ウイルスを変化させ，その抗原性は保持したまま親系統よりもより毒性の少ない系統株を作製することが可能であることを見いだした．これは弱毒化と名づけられ，さまざまな方法により行われる．たとえば微生物を試験管内で繰返し継代培養することもこの一つである．これが最初に行われた時期には，毒性低下という知見の基礎にあるものが何かは不明であり，また対象となる微生物が再び強毒性に回帰するという心配が常に伴った．最近では強毒性の分子的な基礎が同定できるので，強毒性に回帰する可能性を著しく低下させるような手段で強毒性担当遺伝子を無力化した微生物を作出することが可能になってきている．このよい例が**改変ウイルスアンカラ**（modified virus Ankara，MVA）である．これはワクシニアウイルスの変種であり，トリ線維芽細胞を用いて何代もの継代培養により開発されたものである．これはウイルスゲノムの約 10 %が欠失し，哺乳類の細胞内では非常に限られた複製しか起こせない．しかし，これはヒトにおいて顕著な抗ウイルス応答を生起させることができる．

このような改変微生物は，ワクチン学分野において，別の大きな発展性のある利点をもつ．微生物にまったく無関係の遺伝子を挿入することが可能であり，ワクチン接種の際これらの遺伝子は発現する．それゆえ，他の病原体に由来する抗原を遺伝子改変ウイルスに導入することが可能である．すなわち，もし防御免疫応答を活性化できるタンパク質が病原体内で同定されれば，ベクターがもつ固有の強力な免疫原性（たとえばMVA）が挿入された遺伝子に対する強い応答誘導を可能にする．このようなベクターの使用は現在の精力的な研究課題であるが，今のところ一般的な臨床応用は例をみない．

サブユニットワクチン　　ワクチン接種には必ずしも微生物そのものを用いる必要はない．この例が，B 型肝炎に対する予防に用いられるワクチンである．B 型肝炎ウイルスは培養により増殖させることが非常に困難であり，これがワクチン接種のための十分な量を産生することの妨げとなっていた．しかし，ウイルスの完全な構造とゲノムが解明されたことにより，遺伝子組換えウイルスタンパク質を大量に作製することが可能になった．これらウイルスタンパク質の一つであるウイルス被膜（エンベロープ）タンパク質は，3 回接種後，顕著な防御的抗体産生応答を活性化する．しかし，このタンパク質は単体で投与されずアラムアジュバント（水酸化アルミニウム）に吸着させて投与される．ちなみにアラムアジュバントは自然免疫システムを活性化することにより免疫を刺激する働きをもつ（4 章）．

問 題 2・29　アジュバントを用いずにタンパク質が投与された場合，どのような結果となるのか．

結合ワクチン　　多くの病原性細菌（たとえば肺炎レンサ球菌，インフルエンザ菌や髄膜炎菌）は糖質の被膜をもつ．これらは食作用を阻害する重要な病原性因子である．被膜に対する抗体はオプソニンとして作用し，感染からの回復を促進する．抗糖質抗体は T 細胞非依存的であり，被膜多糖類による免疫はおもに T 非依存的な IgM 応答を誘導するのみであり，また免疫記憶もほとんど形成されない，という点が難しいところである（§2・4・2・2）．この点を克服するため，糖質を担体タンパク質と共有結合するようなワクチンが開発された．タンパク質は消化分解され $CD4^+$ T 細胞に提示される．タンパク質は糖質と結合しているため，糖質上の抗原決定基（エピトープ）に特異的な B 細胞は T 細胞からのヘルパーシグナルを受けることができ，高レベルの IgG 抗体産生と長期にわたるメモリー応答がひき起こされる．これらのワクチンは，若年者における髄膜炎の主要な原因である B 型インフルエンザ菌（*Haemophilus influenza* Type B）によりひき起こされる髄膜炎に対しきわめて効果的であり，またこのようなタイプの他のワクチンも開発中である．

DNA ワクチン　　インフルエンザウイルスに対する免疫はウイルス凝集素（HA）に対する既存の抗体に大きく依存している．ウイルスにおいて，HA 遺伝子は RNA として存在するが，HA をコードする相補的な DNA が作製可能であり，またプラスミドに挿入することができる．この DNA をマウスに投与した場合，HA が発現し，マウスは抗 HA 抗体を産生し，その結果ウイルス感染を免れる．なぜ無害なタンパク質の発現が抗体産生を誘導するのか．それはおそらくプラスミドとして投与される DNA の性状に答えが求められる．HA-DNA を含有するのと同様にプラスミドは細菌 DNA に由来する他の配列をも保有している．これらの配列のいくつかはメチル化されていない CpG モチーフをもち，これは TLR9 の強力なアゴニストである（4 章）．したがってプラスミド DNA は自然免疫システムを効率的に刺激することになり，まさに DNA はアジュバント機能を内蔵していることになる．

DNA ワクチンは通常のワクチンを超えるいくつかの発展的利点をもつ．DNA は非常に安定な分子である．これは古代の有機体から DNA を回収することを考えれば理解されよう．研究者は通常沪紙の上で DNA を乾燥させ，郵送する．受取った側は緩衝液に溶解するが生来の性状は保たれている．したがって，低温流通体系は必要としない．さらにタンパク質を合成する費用に比べ，DNA の合成は非常に安価である．実際 DNA ワクチンの臨床試験は始まっている．米国国立衛生研究所

(National Institute of Health, NIH) ではH5遺伝子を用いた抗インフルエンザH5N1ワクチンの小規模試験が開始されている．DNAが宿主のゲノムに組込まれる懸念も，確かに少なからずある．しかし今までのところ，これが起こった証拠は確認されていない．

2·5·2·3 未来の展望

本質的に今日われわれの手にする有効なワクチンは抗体産生を活性化することにより働くものであり，抗体よりもむしろT細胞が防御の担い手となるような感染症に対し完全な好結果を生むようなワクチンはいまだ存在しない．さらに，一般に現行のワクチン接種よりも実際の感染からの回復が，再感染に対してより効果的な防御となることを知っておくことが重要である．

HIV，結核，ハンセン病，コレラ，チフス熱，およびマラリアは，精力的な研究を行ってもなお現在有効なワクチンは得られないか，また不十分な効果をもつワクチンしかないという感染性疾患の例である．たとえば，結核の場合，BCGは先進地域において結核の予防に有効であるが，発展途上地域においてはまったく効果がないといってよく，なぜこのようなことになるのかに関してはほとんどわかっていない．

問 題2·30 HIVやマラリアは，それらに対するワクチンを開発するという挑戦において，なぜある程度の類似性を示すのか．

近年の効果的なワクチンデザインにおいて，結合ワクチン以外には真の意味での開発産物といえるものはない．まず，病原体は非常に長い時間をかけて，ヒトのもつ免疫システムの攻撃を回避できるように選別されてきている．いい換えれば，自らを改変してきたのである．そのため，ワクチン開発には，病原体の優位性の上をいく方策が必要である．研究者は考えうる多様な方法を試行しているが，現在の段階では芳しい結果は得られていない．

ワクチンをデザインするに際しての中心的な課題は，防御的免疫応答のために何が必要であるかを理解することである．たとえば，それは抗体なのか，細胞傷害性T細胞なのか，あるいはマクロファージを活性化するヘルパーT細胞なのか．破傷風など多くの場合，その答えはきわめて明白である．この場合は抗体である．しかし，他の病原体に対しては，状況はさほど明確ではない．HIVに対しては抗体か細胞傷害性T細胞か，どちらにかけるのがよりよいのかは，いまだにわからない．動物モデルにより見通しをつけられる場合もあるが，HIVやマラリアのような感染症に対しては動物モデルの作出が難しく，いまだに確信がもてていない．感染によっては誤った応答の生起は，実際有害事象となることを理解するのは重要である．デング熱や黄熱病においては，ウイルスに対する抗体をもつ患者はより重篤な罹患となる．ウイルスは選択的にマクロファージ内で生存するため，抗体は単にウイルスにとって望ましい宿主細胞へ効率的に標的化していることになる．

効果的なワクチンのデザインに関して，まだまだ理解が及ばないことも多々ある．たとえばHIVを例にとってみよう．研究者は多種多様なワクチンの候補を考案し，そのいくつかのものは先進地域におけるボランティアに対する試用の際，抗体産生および/あるいは細胞傷害性T細胞の誘導に関して，勇気づけられるような結果が得られている．しかし，発展途上国へ試用を拡大した際には，誘導される応答は著明に減弱し，いくつかの試用は結果として失敗に終わっている．この相違の理由はまったく不明である．免疫応答というものが異なった環境下の人間もしくは種々の年齢の人間においてどのように制御されているかが明らかになるまでは，ワクチンのデザインは多くは当て推量にとどまるのではないだろうか．

2章の学習成果

この章を読み終えて，つぎのような話題（該当する節を示す）について，理解し，さらに説明したり，議論することができるようになっているはずである．また，これらの話題を支持するヒトや動物での研究結果についても理解しているはずである．また，よくわかっていない領域についても何らかの考え方をもてていると思われる．われわれの理解をさらに進める方法についてもわかっているかもしれない．

病原体と感染症（感染性疾患）（§2・2）

・病原体とはどのようなもので，また病原体の主要なタイプはどのようなものか．
・何が病原体を病原性たらしめているか，また非病原体はなぜ非病原性なのか．
・片利共生微生物とは何か，またなぜコレラが重要なのか．
・日和見感染とは何か，また不顕性感染とは何か．なぜ不顕性感染が重要なのであろうか.
・感染と感染症との違いは何か.

さまざまなタイプの病原体の免疫学的な排除にはどのようなタイプの細胞が関与するか（§2・3）.
・自然免疫のどの細胞が主要な感染のタイプに関与するか．またその役割はどのようなものか.
・種々のタイプのT細胞や種々のタイプの抗体は，どのようにしてさまざまなタイプの病原体に対する防御を助長しているのか.

さまざまなタイプの病原体に対する防御において多様な細胞や分子はどのようにそれぞれの活性を統御しているのか（§2・4）.
・一般に種々のタイプの病原体はどのようにして疾患をひき起こすのか.
・いくつかのタイプのウイルスを例にとり，これらに対して用いられる宿主防御のメカニズムをあげよ.
・いくつかのタイプの細菌を例にとり，これらに対して用いられる宿主防御のメカニズムをあげよ.
・いくつかのタイプの酵母と寄生体を例にとり，これらに対して用いられる宿主防御のメカニズムをあげよ.

ワクチンとは何か，また種々のタイプのワクチンはどのようにして感染に対する防御免疫を誘導するのか（§2・5）
・近年の好結果をもたらしたワクチンの例をあげよ．それらはどのように働くのか.
・ワクチンが緊急的に必要とされる感染症の例をあげよ．なぜこれらの感染症に対してワクチンがないのか.
・種々のタイプのワクチンに付随する潜在的な危険性はどのようなものか.

統合問題　感染による生物現象はその排除に必要である防御のタイプにどのように関連するのか，またこれはワクチンのデザインにどのように生かすべきか.

3 免疫系の機能的解剖学

3・1 序　　論

すべての植物と動物は外界から自己を守る障壁（バリアー）によって囲まれており，これが感染を防御している．しかし，多細胞生物の場合，新たな問題がある．それは，生物のどこででも感染が起こる可能性があり，感染に対する防御に必要な機構がいつでも使用できることを，どのようにして確実にするかである．一つの方法は，いつでも体全体に存在する防御機構をもつことである．しかし，これは本質的には非効率である．もう一つの解決方法は進化である．

ほとんどの多細胞の動物は複雑であり，体のあちこちへと細胞や分子を動かすメカニズムをもっている．これらのメカニズムが感染に働く細胞と分子を感染および障害部位への橋渡しをして，その結果，感染因子（病原体）が除去され，組織が修復される．これら動員メカニズムは，すべての高等生物において，いろいろな形で見いだされている．このようなメカニズムが，自然防御あるいは自然免疫として知られている．これら高度に分化した多細胞動物は5億年前のカンブリア大爆発の時期に出そろったと考えられる．この中には，最も初期の魚類が含まれ，その体内には新しい形の免疫系の出現を示す特化した組織や器官が存在していたと考えられる．これが獲得免疫能の獲得であり，リンパ球に担われていた．

この章では，自然免疫および獲得免疫の解剖学的ならびに生理学的な基礎を検討し，これが感染に対する防御にどのように機能的に関連しているのかを示す．まず，感染防御の最前線となり，感染が起こる前に突破されなければならない解剖学的，生理学的，化学的障壁について考える（§3・2）．つぎに，感染は体のどのような場所でも起こるので，感染によって局所的に誘導される組織の変化（炎症）について説明する．炎症とは，自然免疫に作用する細胞と分子が感染局所に動員されてすぐに働くエフェクターメカニズムと，それにつづいて感染病原体を除去するために誘導されてくる獲得免疫応答を担うエフェクターメカニズム，さらに炎症によって生じた組織損傷の治癒につながる過程である．このような局所での応答が，感染局所以外の離れた組織や器官での生理学的応答を誘導する分子をも産生することについても述べる（§3・3）．

その後で，獲得免疫に関与するリンパ系の組織や器官について説明する（§3・4）．ここではリンパ球と他の細胞がこれらの器官を通ってどのようにして絶えず移動しているのか，感染が起こるとリンパ球がどのように変化するのか，リンパ球はこれらの場所で病原体に対してどのように応答するのか．リンパ球は感染の除去を補助するエフェクターメカニズムを生み出し，後には，将来同じ病原体に遭遇したときに，増強された防御を提供する獲得免疫の特異な性質である“記憶”を提供することについて概説する．

つぎに，これらの免疫担当細胞がどこでつくられるのかについて述べる（§3・5）．この中では，造血幹細胞に加え，自然免疫系の細胞や獲得免疫を担うリンパ球へと分化する前駆細胞とその分化が行われる組織や器官についての説明が含まれる．また，これらの組織・器官での細胞分化の経路や，その異常による疾患ならびにその病理学的変化の誘導に関与するいくつかの因子についても説明する．最後に，骨髄幹細胞を免疫不全の治療にどのように用いることができるのか，免疫学的あるいはその他の障害に対する治療の開発のために，どのように遺伝的な改変を加えることができるのかについてもふれる（§3・6）．

この章において，感染免疫について十分に理解するためには，感染の病理学的および生理学的視点，ならびに感染への応答に関与する組織の解剖学的および生理学的な視点 の両方について理解することが必要であることを認識するであろう．感染時にそれぞれの組織で起こる変化が感染した微生物の除去を可能にすることについて，基礎的な理解も可能になるであろう．

3・2　天然の障壁

感染に対する最初の防御ラインは，構造的（物理的），化学的あるいは生物学的な三つの障壁から成る．例として，皮膚の外面のケラチン，胃が酸性であることや，小腸内の常在性細菌があげられる．誘導性の防御に対するものとしてのこのような天然の防御は，感染が起こる前の正常な個人すべてに存在しており，病気をひき起こす

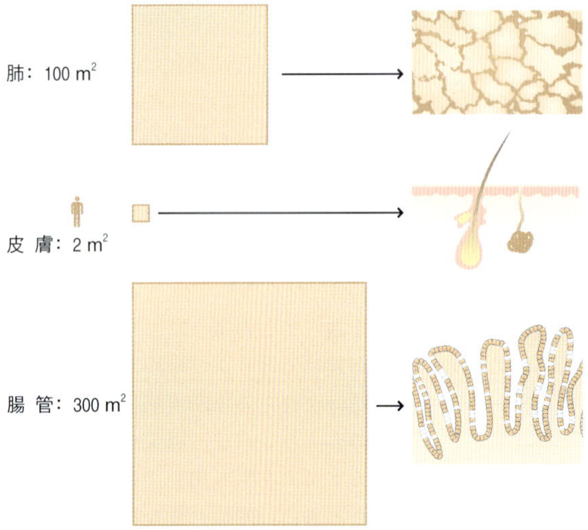

図3・1　皮膚と面膜組織の表面部分　粘膜組織は皮膚の表面部分が幾重にも折り重なった構造である．ヒトの成人の呼吸器官はおよそテニスコート半面分の面積をもち，消化器官の面積はサッカー競技場の半分に相当する．しかし，これらの表面は皮膚よりもっと薄く，細胞一層の厚さしかもたないことが多い．したがって，ほとんどの感染が粘膜表面で始まることは驚くに値しない．

微生物はこれを突破しなければならない．その重要性は，これらの障壁のどこが不完全であっても，その場所だけでなくそれ以上の場所での感染の危険性を大きく上昇させかねないことにある．

皮膚は最も明瞭な障壁である．しかし，実際には外環境とふれる表面としては最も小さい．反対に，肺や腸管の表面領域はそれぞれ，皮膚と比べると50倍と150倍にもなる（図3・1）．組織のこのように膨大な領域が感染に対して効果的に監視されているということは，驚くべきことである．組織のこのような膨大な領域が感染に対して絶えず監視されているということは驚くべきことである．その理由がとりもなおさず，防御が必要とされる場所へとエフェクターメカニズムを動員するための炎症応答の重要性を物語っている（後述）．

3・2・1　皮　膚

皮膚は感染に対してだけではなく外傷に対しても，主要な防御機能を担っている．外側は固く，ケラチンを多く含むため，微生物が侵入してくることは困難で，これが感染に対する防御障壁となっている．この重要性は，皮膚が障害された湿疹のような病気で示されており，障害部ではブドウ球菌のような細菌や真菌の感染がよくみられる．同様に，けがや火傷によって皮膚に裂け目ができると，細菌は，成長のための肥沃な場となる皮下の組織に入ってくる．重篤な火傷を負った患者は，さまざまな感染による死の危険性に直面し，免疫系が感染に対処するために産生した炎症性メディエーターの二次作用にもさらされることになる．このような物理的障壁機能とは別に，皮脂腺から分泌される皮脂などの皮膚分泌物は抗菌性の化学物質を含んでいる．足のように皮脂腺が相対的に少ない内皮膚領域では，水虫の発生率が高いことと関係があるのかもしれない（図3・2）．

問 題3・1　皮膚の障壁としての機能を示す何か別の例はあるか．

3・2・2　粘膜表面

一般に粘膜は，粘液を産生する**杯細胞**（goblet cell，**ゴブレット細胞**ともいう）を含む上皮組織である．おもな

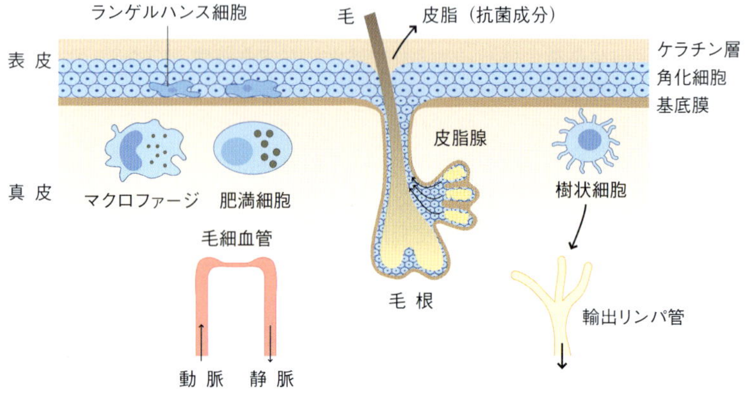

図3・2　防御障壁となる皮膚の構造　表皮は体の場所に応じてその厚さが違っているが，どこでも数層の細胞から成り，外側は感染に対する機械的障壁を構成するようにケラチン化されている．皮脂腺は抗菌物質などの内容物を毛根内や皮膚表面へと放出する．表皮と真皮はともに樹状細胞を含んでおり，獲得免疫応答を開始させるランゲルハンス細胞と真皮樹状細胞がそれぞれに対応する．真皮には表層を破壊する病原体を感知するマクロファージや肥満細胞が存在している．

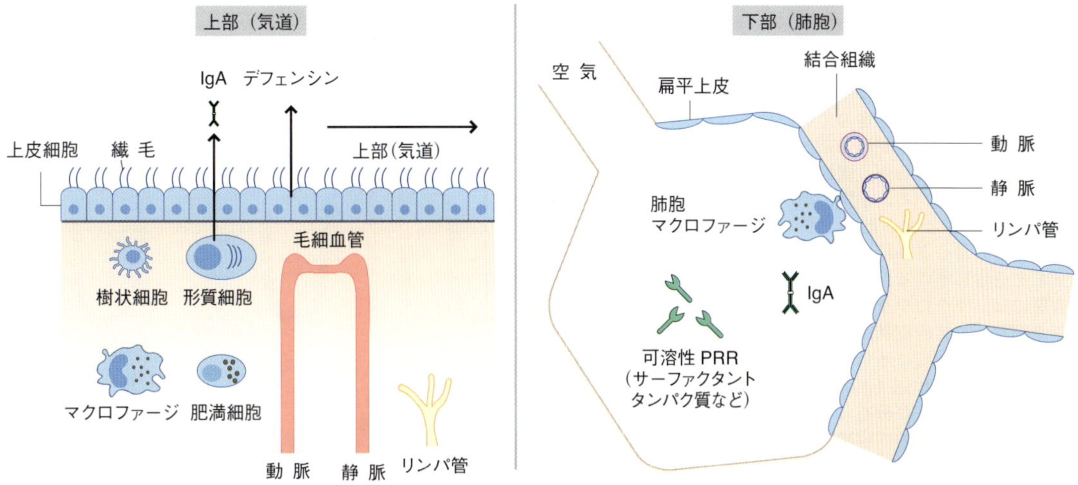

図 3・3 粘膜組織（その 1）：呼吸器官 上気道（気道と気管）には繊毛上皮細胞が並んでいる．繊毛は口の方向へ分泌物を動かすため密着して動いている．ガス交換が起こる肺胞には平らな扁平上皮が並び防御機能をもち，吸気中の粒子を除く肺胞マクロファージが存在する．肺胞内の他の細胞は，潤滑油抗菌作用をもつ界面活性剤のような分子（サーファクタント）を分泌しており，パターン認識受容体（**PRR**）を発現して異物認識に働いている（1 章）．自然抗体として **IgA** が産生されており，上皮の感染に対する防御を担っている．

粘膜として，腸管，気管，泌尿器官があり，眼も含まれる．これらの粘膜の主要な機能は輸送（吸収と放出）であることを考えると，ケラチン化されていたならばこれらの組織は機能できないことになる．多くの場合，外面は一層の細胞層から成る．したがって，病原体が粘膜に侵襲することは実にたやすい．しかし，粘膜は独自の防御メカニズムをもっており，いくつかのメカニズムは多くの粘膜に共通である．すべての粘膜は潤滑剤を必要とし，ほとんどの場合は粘液によるものである．眼では涙がそれに当たる．粘液そのものは感染に対する機械的障壁となっているが，デフェンシンのような抗菌分子を含んでいることもある．(4 章)．しかし，嚢胞性線維症を患っている子供は，気管における粘液が異常に分厚くなっており，微生物が咳によって肺から排出できないために，肺での細菌感染発生率が高くなっている．一方，涙は病原体を洗い流すが，ある種の細菌の細胞壁を壊すことができるリゾチームも含んでいる．

3・2・2・1 気 管

気管の多くの上皮細胞は繊毛性であり，これらの繊毛は，分泌物や粒子を外界へと排出するために密着して波打つように動いている．慢性の喫煙家では，繊毛が消失し，上皮細胞は扁平化している（扁平上皮化性）．したがって，細菌を含む分泌物は管の底部にたまり，細菌にとって最良の生育環境を提供することになってしまう．気管のさらに底部は肺胞であり，多くのマクロファージが存在し，広範囲の微生物を食作用により取込み，殺すことができる．肺に分泌されるある種の潤滑剤としての界面活性物質（サーファクタント）*もまた，微生物の除去に働くことができる（図 3・3）．

問 題 3・2 感染に対して気道を守る他の機構は何か．

3・2・2・2 消 化 管

消化管には複数の種類の防御機構がある．多くの細菌が酸によって殺される．塩酸は胃から分泌されており，その重要な機能は消化を助けることであるが，多くの細菌を殺すこともできる．したがって，胃酸の不足に悩む患者はサルモネラ菌のような細菌による腸内感染に対して感受性になる．胆汁は，胆嚢から小腸上部へ分泌される．胆汁のおもな機能も消化を助けることではあるが，胆汁酸塩は多くの細菌を殺すこともできる．したがって，複雑な混合体から腸内細菌を単離するための培養液は，胆汁酸塩を含むように製剤化されていて，耐性のある腸内細菌だけが成育することができる．胆汁酸塩はウイルスの膜を壊すこともできる．おそらくこのことが，腸に感染したウイルスがなぜ脂質膜をもっていないかを説明しているのであろう．蠕動運動は，糞の中の病原体を運び出すのに働いているが，病原体にとっては感染の拡大にとっては好都合かもしれない．また，多くの細菌

* 訳者注：肺サーファクタントタンパク質は A, B, C, D の 4 種から成り，リン脂質（90 %）とタンパク質（10 %）から構成されており，リン脂質の主成分はホスファチジルコリンである．

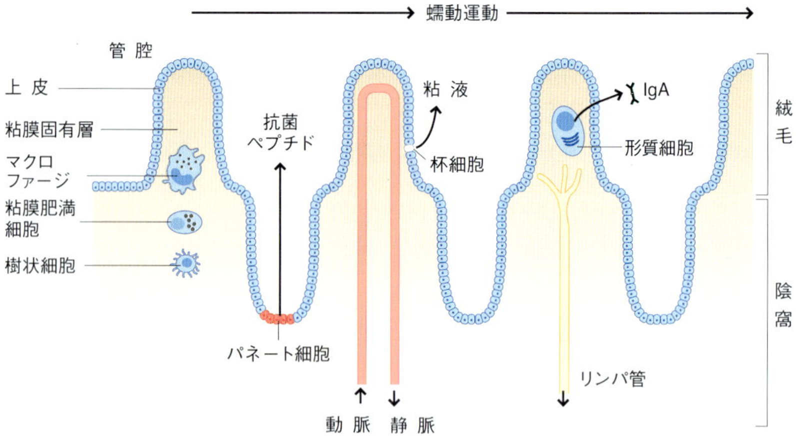

図3・4　粘膜組織（その2）：腸管　腸管は一層の上皮細胞によって縁取られている．小腸には絨毛と陰窩が存在する．大腸には平滑筋があり多くの深い表腺を含んでいる．上皮内では杯細胞が潤滑剤としての粘液を分泌するが，機械的障壁機能も担っている．小腸の陰窩では特殊なパネート細胞がデフェンシンのような多様な抗菌ペプチドを分泌している．腸の粘膜固有層には，マクロファージ，粘膜肥満細胞，古典的樹状細胞，通常は好酸球（本図には示していない）と腸管腔へと輸送される **IgA** を分泌する形質細胞が分布している．蠕動運動が腸内の内容物を肛門へと進ませるようにしている．

は，駆除されないように，腸管上皮に結合できる（図3・4）．

問 題3・3　トリインフルエンザウイルスである H5N1 はエンベロープウイルスである．鳥類は口糞便の経路を介して伝搬する．ウイルスは鳥類の腸内でどのように生存するのか．

3・2・2・3　泌尿器官

膀胱の炎症である細菌性膀胱炎は女性に一般的であるが，男性にはまれである．このことは両性における相対的な尿道の長さと関係すると考えられる．男性でははるかに長く，女性では尿道と肛門の解剖学的な近位性も考えられる．通勤している男女で手についている糞便中の細菌を調べた調査では，男女ともおよそ 20 %以上の試料に糞便の細菌がいることが確認されたが，膀胱炎の発生は，男性よりも女性で高かった．大腸菌のように運動性の細菌は男性においてはより遠くまで移動することになるが，尿流がそれらを洗い流しているのであろう．したがって，尿路閉塞が感染をひき起こすことは驚くべきことではないが，これが防御における尿の洗浄効果の基本的な重要性を表している．

3・2・2・4　常在性細菌叢

病原体の感染に対するもう一つの重要な障壁は多くの粘膜表面を覆っている常在性細菌である．常在性細菌は大腸に非常に多く存在している．序章（p. 1）で述べたように，ヒトの大腸の細菌数は，標準的な成体を構成しているすべての細胞の 10 倍以上である．常在性細菌はまた，皮膚や気管，女性の泌尿生殖器など多くの他の上皮表面にもいる．われわれのほとんどにおいて，これらの細菌は害をなすことはなく，病原体がすみ着くことに対する有効な障壁を形成して，病原性細菌が病気を起こすことを阻止している．大腸手術の例では，腹腔内での細菌感染の機会を低下させるために，患者はこれまで高容量の抗生物質が経口投与されてきた．そのような場合，時には，黄色ブドウ球菌（*Staphylococcus aureus*）のような細菌の摂取が，大腸壁の一部を破壊して（壊死させて），貫通や致死性の腹膜炎につながるような小腸結腸炎として知られる重篤な症状に至ることがある．たとえば，膣内の乳酸菌は細菌や真菌の感染に対する危険性を低下させるためと考えられる酸を産生している．実際に，膣洗浄は乳酸菌を除くことによって pH の上昇をもたらし，他の病原体が成育できる環境をつくることを示唆する証拠もある．

問 題3・4　細菌学の研究室で働いている一人の技術者が重篤な上気道感染にかかり，薬効範囲が広い抗生物質で処置された．仕事に戻ると，普通であれば害のない細菌であるインフルエンザ菌（*Haemophilus influenzae*）の大規模培養を始めた．ところが，インフルエンザ菌の重篤な気道感染で死にそうになった．なぜか．感染を防ぐために，何がなされればよかったのか．

3・3　自然免疫の機能的解剖学

§3・2 で概観したように，天然の障壁は感染に対する宿主の防御における最前線として，絶対的に重要である．しかし，これらの障壁を避け，逃れることができるということが，病原体の特徴でもある．防御のつぎの主要なラインは自然免疫系であり，獲得免疫におけるのと同様に，自然免疫応答にもその効率的な機能を発揮させるためには急性炎症応答が重要な役割を担う．そのため，まず炎症が起こる組織の構造と機能に関して，関与する細胞と分子を紹介して炎症応答の基本原理を説明し，詳細については4章で述べる．

3･3･1　炎症の特徴

急性炎症とは何か．**炎症**（inflammation）は1950年代にV. Menkinによって“微生物や生きていない刺激物の存在によって，高等動物で誘導される血管，リンパ管と局所組織での複雑な反応”と定義されている．炎症は段階ではなく，過程であり，炎症組織は絶え間ない変化をしている．きわめて重要な特徴は，古代ギリシャ人によっても認識されている．炎症は，小血管の拡張と血流の上昇を反映した発赤，熱と過剰な血管外溶液の蓄積増大を反映した湿疹ともよばれる浮腫ならびに組織の伸張，痛みであり，痛みは神経線維を刺激する化学物質の放出によるものであり，時には機能欠損を伴う（図3・5）．急性炎症は一般に，最初の刺激後分単位，時間単位，あるいは数日以内に起こり，その後は沈静する炎症である．反対に，慢性炎症は数週間，数カ月あるいは数年にまたがる時間経過をもち，炎症刺激が持続されている結果である．組織での急性炎症が臨床的に明白にはならないことがあることを知っておくことも重要である．非病原性細菌に対する対応でも，病原体に対するのとまったく同じ防御機構が作動するが，感染部位での変化が非常に微弱であるためにみえないだけかもしれない．これらは，**不顕性感染**（subclinical infection）とよばれる．

3･3･2　局所炎症の開始

炎症は，感染防御において二つの異なる，しかし重複する部分もある深く関連した機能をもつ．（i）血管透過性の亢進は，炎症は感染と治癒に関与する高分子が血管外組織へ入ることを可能にする．（ii）血管内皮における接着性の上昇が，白血球を血中から炎症部位へと動員することを可能にする．このように，炎症は感染の場所へエフェクターとして必要な分子と細胞を直ちに動員することができる．しかし，炎症が開始されると，組織損傷が生じることも認識されなければならない．組織損傷が起こされるには，感染とともに外傷など多くの方法があることを考えると，損傷を認識する機構が複雑で，部分的にしか理解されていないことは驚くべきことではない（図3・6, p. 104）．

3･3･2･1　外傷に対する応答

機械的な外傷の場合，組織損傷の認識にはいくつかの経路がある．たとえば，外傷は結合組織に存在する肥満細胞に機械的損傷を与える．そうすると，肥満細胞が脱顆粒して，ヒスタミンや他の炎症性メディエーターを放出する．ほとんどの場合，外傷は組織への出血を誘導する．やがては，これが治癒反応を刺激することになる（§3･3･6）．しかし，壊死によって死んだ細胞では細胞膜が壊れ，これが**損傷関連分子パターン**（damage-associated molecular pattern, DAMP）とよばれる分子群

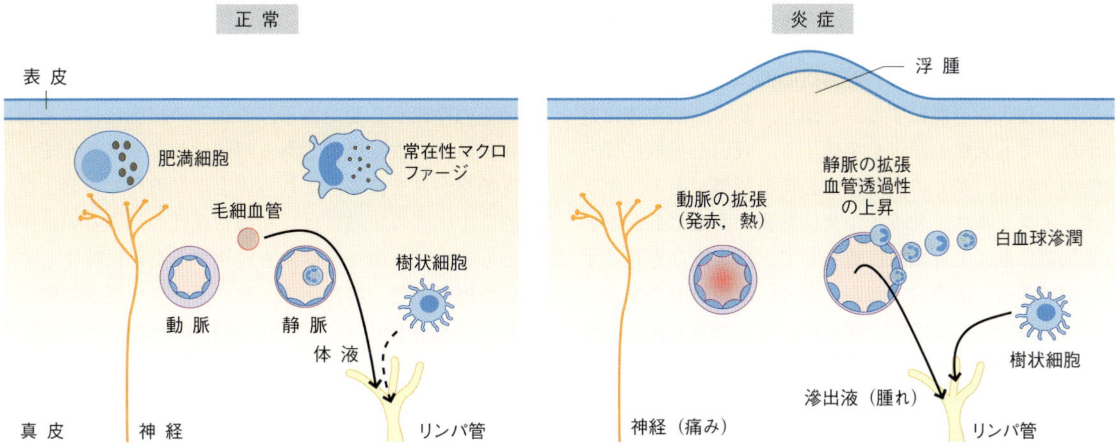

図3・5　皮膚での急性炎症　急性炎症は血管の変化（動脈と静脈の拡張と，静脈の血管透過性の上昇）をひき起こす．これは炎症部位への全体の血流を増加させるだけでなく，静脈内の血流速度を低下させて，内皮細胞へ白血球が接着する可能性を高めている．また，炎症応答によってひき起こされた静脈内皮表面の細胞接着分子の発現の変化は，好中球や単球の炎症組織への動員を容易にする．内皮細胞間に隙間が形成されることにより，血管透過性が上昇し，水分や抗体，補体などの大きな分子を含む溶質の滲出を容易にし，水分は浮腫をひき起こす．浮腫は急性炎症の主要な特徴の一つであり，もう一つの特徴は多くの場合，痛みである．

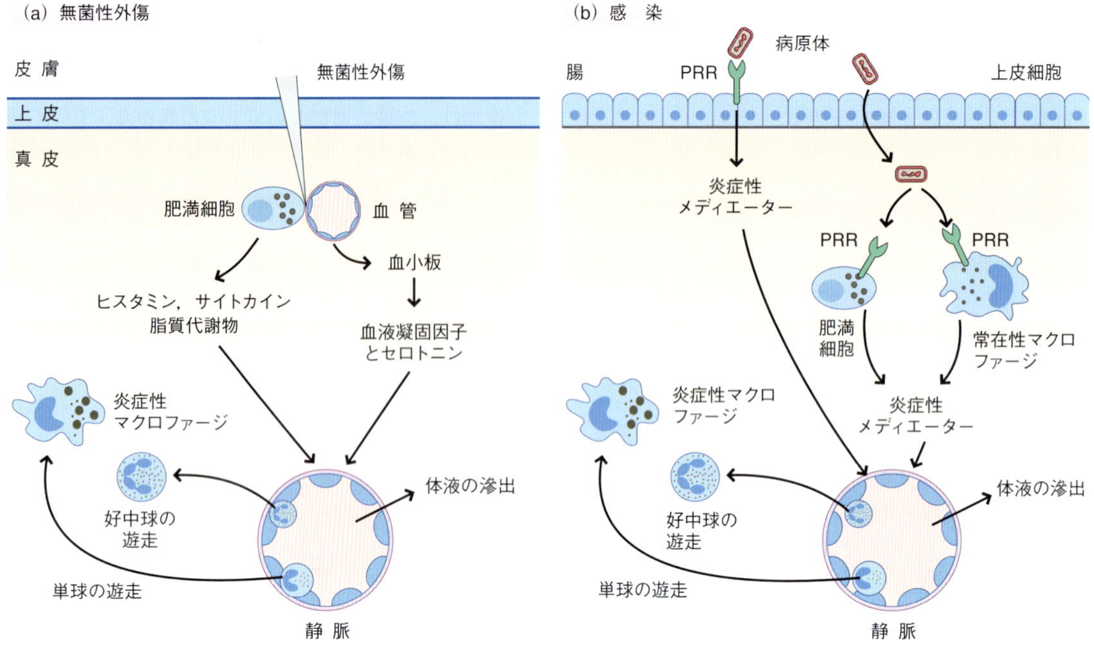

図3・6　急性炎症の開始　急性炎症は無菌性外傷や感染によって誘導される．**(a)** 血管への障害を含む無菌性外傷は，血小板と凝集反応経路を活性化する．肥満細胞を障害することもある．これらのすべては，急性炎症に典型的な血管の変化をひき起こすメディエーター（いくつかを例示した）を放出させる．**(b)** 感染においては，上皮細胞，マクロファージ，肥満細胞などの警鐘細胞が炎症性メディエーターの放出を刺激するパターン認識受容体（**PRR**）を介して病原体を認識する．皮膚（**a**）と腸管（**b**）の例が示されているが，これらの原理は一般的なものとして上皮組織に当てはまる．

を放出させる．DAMPについては4章でもう少し詳しく述べるが，実はあまりわかってはいない．しかし，細胞や組織損傷が起こったというシグナルを免疫系に与える非常に広範囲な分子群を含むものである．

3·3·2·2　感染に対する応答

機械的な外傷は，感染した傷口の例にみられるように病原体の侵入を可能にする．しかし，多くの病原体は外傷がなくても天然の障壁を突破する．吸引や摂取に伴う障壁の突破が，多くの病原体に必要な特徴である．たとえば，インフルエンザウイルスは粘膜があるにもかかわらず気道に並ぶ上皮細胞に感染して，損傷をひき起こすことができる．実際にこれが，傷ついた組織での細菌による二次感染につながる．同様に，サルモネラ菌は胃酸や胆汁，粘液を回避して，腸管上皮に侵入する．これに対して，常在性細菌は侵入しない．他方，ある種のウイルスや他の病原体は，マラリア，ペスト，狂犬病の例にみられるように，昆虫が刺すあるいは哺乳動物がかみつくことを通して直接血流中へと投入される．さらに，幼生形の住血吸虫は水中から皮膚を通って自らトンネル形成して進み，最終的に血流から肝臓のような他の器官へと感染を広げる（2章）．

病原体が防御壁を回避したり忌避する力をもっていることを考えると，天然障壁を突破してきた危険性をもつどのようなものに対しても，それを感知して応答し，他の免疫系の構成要素に対して警鐘を鳴らすメカニズムが，あらゆる組織や器官といった体のすべての場所に存在することが必須であることが理解できる．

組織に感染が起こったとの認識には，それを監視できる細胞の存在が必要である．これらの細胞には，通常病原体の最初の攻撃場所である解剖学的障壁に並んでいる上皮細胞が含まれる．これらの上皮細胞層の下および基本的にすべての組織には，組織常在性の，あるいは少なくとも非常に長命な，危険を監視するために特化している免疫担当細胞（特に，マクロファージや肥満細胞）がいる．末梢組織中のこれらの細胞に共通の一般的性質は，病原体の中あるいは外にだけ存在する**病原体関連分子パターン**（pathogen-associated molecular pattern, PAMP）（§1·2·3·1, p. 8）とよばれる分子を認識できる**パターン認識受容体**（pattern recognition receptor, PRR）をもつということである．PAMPは異なるタイプのPRRに対するアゴニストとして働き，常在性の細胞を刺激して血管に作用し，局所炎症を誘導する分子（炎症性メディエーター）を産生させる．

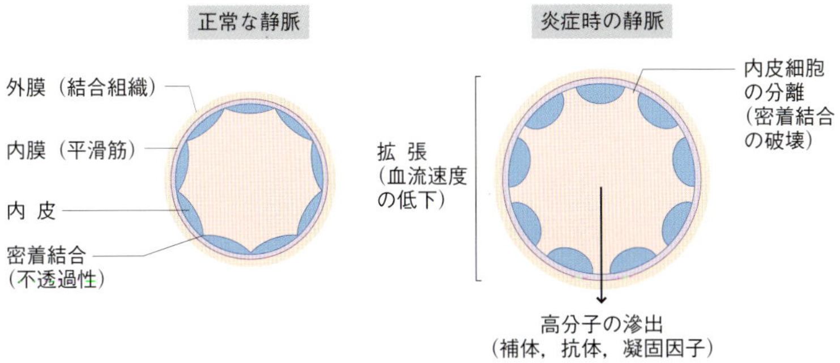

図3・7　急性炎症における血管の変化　ヒスタミンのような炎症性メディエーターは，血管の平滑筋に作用して拡張をひき起こし，密着結合の破壊を導く．形成された隙間が水分や抗体や補体などの大きな分子を含む溶質の滲出を可能にする．接着分子の発現における変化はまた，白血球の動員につながる（図3・8）.

常在性マクロファージが病原体の存在をすぐさま感知し，素早く炎症応などの自然免疫応答を開始させることが，初期防御において決定的に重要である．たとえば，マクロファージは，炎症性サイトカインである**インターロイキン**（interleukin, IL）1，IL−6，**腫瘍壊死因子**（tumour necrosis factor, TNF）αなどを合成して放出するように引き金を引かれる．肥満細胞も粘膜上皮細胞の下などのすべての疎性結合組織に存在している．それらは，サイトカインや既成の他の炎症性メディエーターを細胞内顆粒中に保持している．上述のように外傷や感染による刺激に続いて，肥満細胞はこれらのメディエーターを放出し，さらに炎症応答に関与する他の物質を合成・分泌する．これらの応答については4章でより詳しく説明する．

今のところ，理解すべき重要な原理は，感染後の局所での自然応答には末梢組織の構造や機能に関して誘導された変化（局所炎症応答）が含まれ，その結果，感染を除去するためにエフェクター細胞やエフェクター分子がよび集められることである．もっと離れた組織での変化（全身性炎症応答）も必要であり，それによって，これらの細胞や分子が働く可能性が増大する．

問 題3・5　肥満細胞が，黄色ブドウ球菌のような化膿性細菌の感染に対して急性炎症を起こすうえで重要であることを，どのように示したらよいか．

3・3・3　局所での炎症応答

効果的な自然免疫を開始するために必要なエフェクター細胞や分子は，定常状態の組織には存在しない．細胞は，非炎症性の内皮細胞を通過することはできず，血中に局在している．血液は主要な配送メカニズムであり，防御における血液の機能は細胞と分子を，その作用を担わなければならない場所へと送り届けることである．細胞と分子の必要とされる場所への方向づけには，小動脈が関与している．炎症が開始された場所からの神経インパルスが小動脈の拡張を誘導する軸索反射を刺激し，血流が増加することにより炎症部位へより多くの白血球が運ばれる．しかし，急性炎症においては，後毛細管細静脈とよばれる特化した血管の内皮細胞における変化が，中心的かつ重要である．後毛細管細静脈は薄い壁の血管であり，大きな血管でみられるような筋肉や結合組織をもっていない．したがって，血液から組織へと物質を通過させることは容易である．しかし，そのためには，血管に並んでいる内皮細胞がまず活性化されて変化する必要がある．細静脈の内皮細胞は多くのメディエーターによって活性化されうる（4章にて詳述する）．血管拡張は血流速度を低下させ，白血球が内皮細胞と相互作用する機会を増やす．透過性の上昇は高分子の放出を可能にし，接着分子の発現変化は白血球の結合と補充を可能にする（図3・7）.

3・3・3・1　可溶性エフェクター分子の動員

感染組織の生理機能において主要な変化は，感染部位の細静脈の血管透過性が増加することである．マクロファージや肥満細胞から分泌されるTNF-αや肥満細胞から放出されるヒスタミンは内皮細胞間の密着結合を破壊し，生理的な隙間をつくり出す．血管透過性が上昇した結果，大量の血漿が組織に入ることが可能になり，急性炎症の浮腫（湿疹）ができる．血漿には通常は血中に限定されたタンパク質が含まれており，これらには補体構成成分や血管外の場所へと入ることができる抗体が含まれる．これらの分子のおもな役割は，補体成分については肥満細胞上の活性化された補体成分を破壊することであり，抗体は病原体を被覆してオプソニンとして作用することにより炎症部位へ動員された好中球やマクロファージによる捕食を促すことである．このような作用によって，急性炎症応答をさらに強めている．

問 題3・6　浮腫が宿主にとって有益ではない例を示すことができるか．

3·3·3·2　エフェクター細胞の動員

しかし，炎症部へと白血球を動員するためには血管の透過性が亢進するだけでは十分ではなく，血管内皮細胞に白血球が炎症部位であることを識別できる分子の発現が必要である．したがって，細静脈内皮に発現された分子の変化により，血流中の白血球を血管外組織へと移動

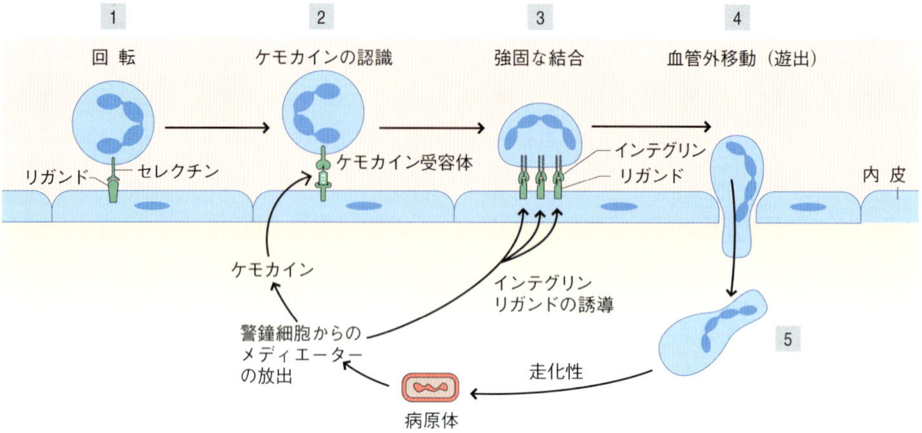

図 3・8　急性炎症における白血球の局所への動員　(1) 白血球（特に好中球）はセレクチンを利用して血管内皮細胞上の糖鎖リガンドに対して緩やかに結合し，内皮細胞に沿って回転する（ローリング）．(2) これが内皮細胞表面に結合しているケモカインとの相互作用を可能にする．(3) ケモカインは好中球のインテグリンを刺激してその親和性を上昇させ，内皮細胞上のリガンドへの強い接着を可能にする．(4) 好中球は内皮細胞間の接合部を移動して，血管外組織へと内皮細胞の間を通過する．(5) 走化性因子は好中球を感染部位へと誘引する．このプロセスに関与する警鐘細胞などは，ケモカイン産生やこの過程における内皮細胞リガンド（血管アドレシン）の発現誘導を担う．

ボックス 3·1　白血球接着不全症

まれではあるが，幼児で化膿性細菌感染による発生率が高まることがある．これには，好中球の欠如や好中球が細菌を殺せない，など多くの原因がある．しかし，このような子供の何人かでは，血液中に好中球数が増加しており，それらは試験管内では食作用をもっており，細菌を殺すことができる．しかし，感染部位が化膿することもほとんどない．好中球を調べてみると，これらの多くの子供では接着分子の一つである LFA-1（CD11a/CD18）に欠陥があることが示された．この場合，細胞は炎症部位の血管をみつけ，セレクチンに結合して内皮細胞上を回転することはできるので，内皮に結合して好中球にシグナルを与えるケモカインと接触することはできるが，血管外へ出るのに重要な強い結合をすることができないことになる．これが血管からの好中球の移動にインテグリンが重要であることを示す直接的な証明であり，**白血球接着不全症**（leukocyte adhesion deficiency, LAD）I として知られている．他のタイプの LAD も存在する．たとえば，LAD II はフコース代謝の異常によって起こり，セレクチン分子の発現が不完全である．もう一つの型である LAD III は，好中球の移動において重大なアクチン細胞骨格の構成に関与する RAC2 をコードする遺伝子の変異によって起こる．

実験モデルでは，好中球（白血球）が試験管内で百日咳菌の毒素で処理された後，正常動物の静脈に投与されると，それらは炎症組織へと移動できない．生体顕微鏡によって観察すると，好中球は内皮に沿って回転しているが，安定した接着をしていないことが示された．これは，百日咳毒素が G タンパク質結合型受容体（G-protein-coupled receptor, GPCR）を介するシグナルを阻害しているからである．好中球上のケモカイン受容体は内皮細胞に結合したケモカインを認識し，G タンパク質を介して好中球上のインテグリンの活性化を誘導する．インテグリンの活性化は強い接着とその後の血管外遊出に必須である．

これらの例は，非常にまれな臨床例あるいは実験モデルではあるが，炎症組織への好中球の移動において関与する種々のステップが，どのように同定されまた解析されてきたかを例証するものである．前者の臨床の例では，末梢での細胞外感染細菌の感染に対する防御において好中球の移動が重要であることを示している．

問 題 3·7　子供での白血球接着不全症はどのように治療されるか．

させることが可能になる（血液中に放出された分子が使われなかった場合は，これらは血流により除去される）．炎症は内皮細胞の白血球に対する接着を選択的に変化させて，移動が制御されるようにしている．

白血球と内皮細胞の相互作用　白血球動員の最初の段階は，炎症組織へと適切な細胞がやってくることである．それぞれの白血球は特化した機能をもっており，そのために，ある特定のタイプの感染に効果的に対応できるということを覚えておくとよい（§1･4･2, p. 15）．三つのとりわけ重要な異なる分子認識システムが，循環している白血球の中から特異的なタイプの細胞を，適切な組織へと方向づけている．白血球上のセレクチンは内皮細胞上の糖鎖リガンドに，緩やかに結合する（図3・8）．この結合が，内皮細胞上のグリコシル化された分子に結合したケモカインに白血球が結合できるようにし，さらにケモカインと白血球結合がインテグリンを介する白血球と内皮細胞の結合を強固なものとする．この過程には種々のセレクチンとインテグリン，多種多様なケモカインとケモカイン受容体が介在する．これらの分子の種々の並びと組合わせが，多種の白血球をきわめて選択的にさまざまな場へと運ぶことを可能にしている．このシステムの大きな成果は，感染の場へ宿主の防御を担う細胞を素早く適切に（正しい場所と時間に）動員することを可能にしたことである．これによって，急性炎症において，好中球や単球が輸送され，慢性炎症においては，単球とその後に活性化されたリンパ球が移動してくる．寄生体感染による応答とアレルギー性の応答では，好酸球と好塩基球も適切な場へと到着する．いい換えると，これらの分子は白血球に対する住所（アドレス）として働いているものであり，内皮細胞の相補的な分子は時には血管アドレシンとよばれる．これは郵便番号システム（米国ではZIPコードシステム）と記述される（ボックス3・1）．

白血球を適切な場へと選択的に輸送する原理は，感染に対する防御を理解するために大変重要であり，自己免疫疾患，移植の拒絶，癌（7章）のような非感染性の場合における治療の可能性を考えるうえでも大切である．したがって，白血球移動の改変は，自己免疫疾患の治療のための臨床試験でも試されてきており，移植拒絶を阻止し，腫瘍の破壊を刺激するためにさえ用いることができるかもしれない．

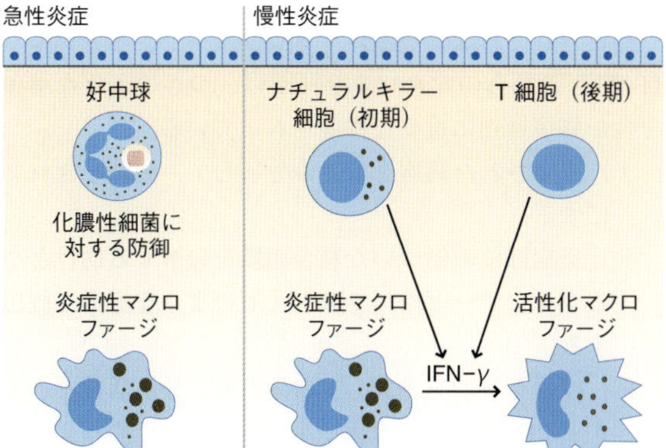

図3・9　炎症における白血球の機能　化膿性細菌の感染による急性炎症では，好中球が最も重要な殺菌性細胞である．局所へ動員されてきた炎症性マクロファージは，損傷された組織を除去し修復応答を制御するうえで重要である．慢性炎症では，活性化されたマクロファージはナチュラルキラー細胞やT細胞から放出された**IFN-γ**によって活性化され，抗酸菌のような細胞内感染細菌を殺すうえで重要である．マクロファージは組織損傷を起こすが，治癒や修復の制御も担っている．

問 題3･8　好中球の内皮細胞への接着に関与する新規分子は，どのように同定すればよいか．

炎症における白血球の機能　実際に，感染はすべての組織と器官を刺激し，局所的な防御分子の産生を開始させるシグナルを生み出す．たとえば，ほとんどの上皮細胞は，抗菌活性をもつデフェンシン（4章）を産生するように刺激される．重要なことは感染が，それ自体の拡大を止め，あるいは少なくとも遅くする細胞と分子（p. 105）の動員を刺激できるということである．

感染による急性炎症では，最初の主要な細胞性の作用は，好中球の感染部位への動員である．通常この細胞は，多くが血中に存在するが，いったん感染部位へと引き寄せられると死ぬ前に細菌を食作用により取込み，殺すことができる（図3・9）．骨髄中の好中球もまた，速やかに放出される（後述）．好中球は素早く動員されるため，細胞外領域で急速に増殖する化膿性細菌や真菌に対する防御において特に重要である（2章および4章）．また，数は好中球に比べ少ないが，つづいて単球も急性炎症部位へと動員され，そこで最初の炎症応答を開始させる常在性マクロファージとは異なる追加の特別な機能をもったマクロファージへと分化する．化膿性感染におけるそれらのおもな機能は，組織の治癒，修復と再構築を制御することである．慢性炎症を誘導する抗酸菌のような他の感染においては，動員されてきたマクロファージは活性化されて，強力な抗菌細胞となる．このような古典的活性化マクロファージは，結核菌のような細胞内感染細菌を殺すことができるが，その過剰な分泌活性のためにひどい組織損傷を起こすことにもなる．

3·3·4　個別の組織における炎症性メディエーターの作用：急性応答と全身性炎症応答

感染に対する応答で常在性マクロファージと肥満細胞によって産生されるサイトカインは，常に局所的に働くだけではない．もし十分量が産生されると，それらは解剖学的遠隔部位に対しても作用する．たとえば，TNF-α は骨髄に対して好中球の産生を高めるようにシグナルを与え，IL-1 は視床下部に対して体温（熱）を上げるように，IL-6 は肝臓に対してオプソニンや他の因子を含む多数の防御分子を大量に産生するようにシグナルを与える．後者は急性応答とよばれている（図3・10）．

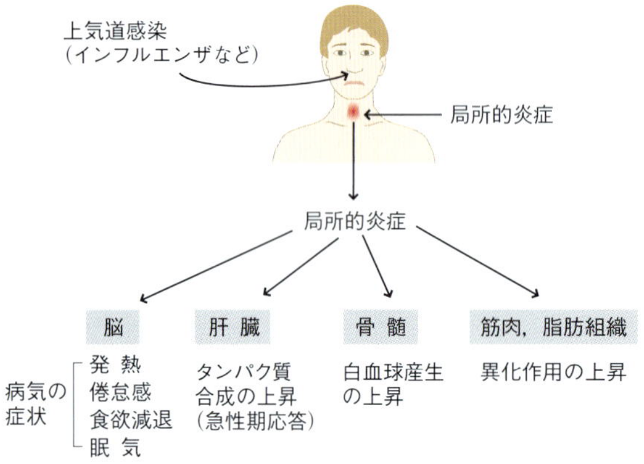

図3・10　全身性炎症　炎症部位の細胞は炎症性メディエーターを血中に放出する．これらは発熱，不調や食欲不振をもたらすように脳に作用するとともに，補体成分などの防御関連タンパク質の合成を増加するように肝臓のような遠隔の器官に作用する．それらはまた，蓄えられた白血球を放出させ幹細胞からの白血球の産生を増加させるように，骨髄に対しても作用する．さらに筋肉や脂肪組織に対しては，代謝を亢進させてエネルギーを産生するように働く．エネルギー産生は重要であり，体温を **1 ℃**上げるだけでも成人が **35〜40 km** を歩くほどのエネルギーを必要とする．

3·3·5　獲得免疫の開始

強調すべき最後の重要な原理は，感染過程で起こる多くの変化が感染因子（病原体）に対する獲得免疫応答の始動と制御に，絶対に必要であるという点である．活性化後におけるT細胞分化の方向は，自然免疫系によって生成されたシグナルに大きく影響される．概していえば，獲得免疫応答は，自然免疫が起こらなければ引き金を引かれることはないことになる．この話題の詳細については §3・4 で紹介する．

3·3·6　炎症，治癒，修復の制御

3·3·6·1　炎症の制御

炎症応答を停止させるのは何か．最も重要なのは，むろん炎症を開始させた因子を除くことであり，その重要性は病原体を除けなかった場合にみることになる．たとえば，抗酸菌のような抵抗性の細菌，シリカのような消化できない粒子，あるいは自己免疫疾患における自身の成分である（7章）．これらのすべての場合において，炎症は長引き，慢性化する．炎症の停止は積極的な過程である．リポキシンやリゾルビンのような脂質メディエーターは好中球の誘引と活性化を阻害し，マクロファージを細胞死の場に動員して，がれきの除去にあたらせる．IL-10 のようなサイトカインは後にマクロファージの機能を変化させ，たとえば治癒を促進する**形質転換増殖因子 β**（transforming growth factor-β, TGF-β）の産生を促進する．

3·3·6·2　急性炎症の治癒と修復

急性炎症が組織損傷をひき起こすことは避けられない．治癒と修復の過程を刺激するのもすべての炎症の重要な部分である．最も簡単な損傷の形である外科処置でのメスによる切り傷の場合には，血小板が切られた血管の縁に接着し，血餅をつくる．凝血によってつくられるフィブリンは血餅を安定化させ，修復の最初の層を形成する．血小板はその接着につれて脱顆粒し，修復の後期過程で重要な**血小板由来増殖因子**（platelet-derived growth factor, PDGF）のような因子を放出する．これらと他の因子が局所細静脈における接着分子の発現を変化させ，単球が接着して炎症領域へと通過する（図3・11）．

動員された単球は炎症性マクロファージへと分化する（1章）．これらのマクロファージは，つぎのような事象を含む修復過程に重要な機能をもっている．

i）損傷された細胞を取込み分解して，汚れをきれいにする．

ii）炎症部位の傷ついた結合組織を分解する助けとなるコラゲナーゼやエラスターゼのような酵素を放出する．

iii）線維芽細胞を補充し，増殖させ，分泌活性を刺激する PDGF のような因子を放出する．その結果，線維芽細胞がコラーゲン，エラスチンや結合組織の修復のために重要な他の結合組織構成成分を産生する．

同時に，他の因子が血管とリンパ管の伸長を刺激する．

この段階で，治癒している組織には多くの非常に不安定な脈管が存在している．傷のかさぶたを除くのが早すぎると，ひどい出血が起こることからわかる．この治癒の過程にある組織は肉芽組織として知られているが，慢性炎症の形としてみられる肉芽腫と混同してはならな

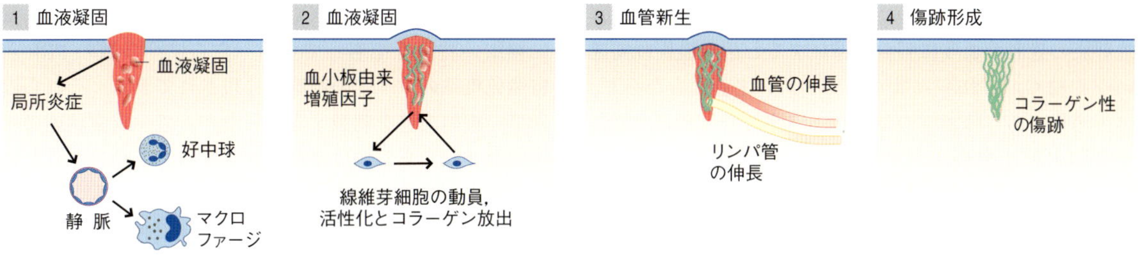

図3・11 無菌炎症の治癒 (1) 血餅が傷口で形成される．血餅中の活性化された血小板と同じように，局所的な炎症がマクロファージの活性を刺激して，線維芽細胞に対する増殖因子を産生させる．(2) これらの因子は線維芽細胞の動員と分裂を誘導し，刺激してコラーゲンや他の結合組織タンパク質を合成させる．(3) 他の因子は血管とリンパ管の伸長を刺激する（血管新生）．(4) 上皮細胞は分裂して傷をふさぎ，傷口は小さなコラーゲン性の傷跡として残る．

い．この過程は，けがをして2〜3日で起こる．もし，皮膚の傷のように覆っている上皮が損傷されていると，傷の周囲に近い上皮細胞は増殖を開始して，一層の上皮が傷を覆うように（皮膚の傷ではかさぶたの下を）移動する．治癒している組織の構造が変わっていく間，マクロファージはこの領域から外へと移動し，血管の数が減少し，線維芽細胞からのコラーゲンの量が増加する．けがの後2〜3週間までに，傷は比較的血管に富んだコラーゲン性の傷跡を示すようになる．

このような修復過程は無菌の傷口でみられ，“一次治癒”（肉芽の形成を伴わない）とよばれる．しかし，もし傷が感染したり，炎症が感染によって起こった場合には，上述の過程は多少なりとも乱されることになる．組織損傷がひどくなることは避けられず，修復過程は何時も進められているにもかかわらず，治癒に至る力は低下する．その結果，治癒が遅れて，もっと多くのコラーゲンが沈着して，大きな傷跡となる．

たとえば，肺炎レンサ球菌による大葉性肺炎（2章）に続く肺構造と機能の回復は完全である．これは，消退として知られている．しかし，臨床の場での急性炎症では，ほとんどの場合，治癒にはコラーゲンの沈着が付随しているので，このようにはいかず，瘢痕として残る（図3・12）．

問 題3・9 大葉性肺炎では永久的な組織破壊はほとんど起こらず，起こったとしてもまれである．ところが化膿性の皮膚感染は膿瘍となり，瘢痕が残る．その理由は何か．

3・3・6・3 慢性炎症の修復

慢性炎症では，持続する炎症刺激があり，そのため，治癒と修復の活性化が絶えず刺激されていることになる．このような状況下では，修復応答が臨床的に病気の原因となりうる．たとえば飲酒アルコールによる損傷は肝細胞を殺すことになる．肝細胞は驚くべき再生力をもっており，ラットの肝臓の90％を外科的に除いた場合でも，残りの10％が残れば最初の肝臓の大きさを完全に再生して回復させることができる．しかし，肝細胞の傷害は炎症応答をひき起こし，これが治癒応答を刺激す

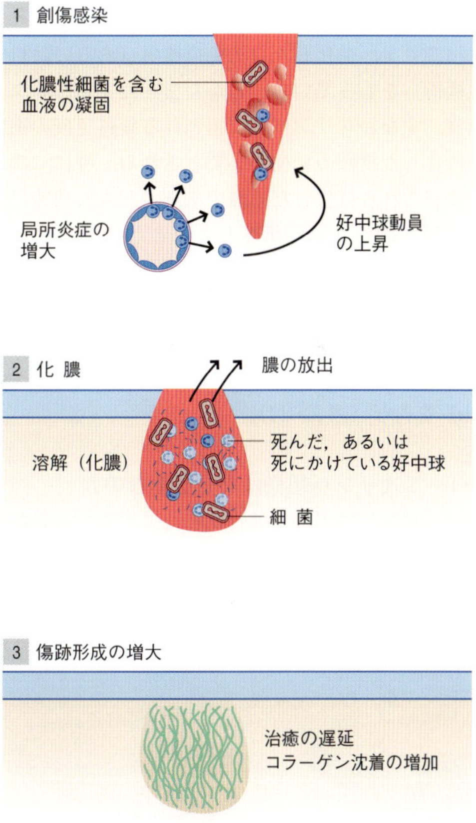

図3・12 感染による傷の治癒 (1) もし傷が化膿性細菌に感染すると，局所炎症が強まり好中球の誘導も増大する．(2) これが組織を溶解して膿の形成につながる．(3) その結果，治癒の過程が遅れコラーゲン形成が高まり傷跡も大きくなる（図3・11）．

ると，コラーゲンの沈着につながる．もし，アルコール性肝炎の患者のように刺激が持続すると治癒過程は間違いなく続く．これが大量のコラーゲン沈着をもたらし，再生過程にある肝細胞のまわりを取囲んでしまい，実質上肝臓の機能を喪失させてしまうことになる（図3・13）．この過程が肝硬変である．重要なことは，同じ過程がB型とC型肝炎ウイルス（2章）のような，ある種のウイルスに対する免疫応答によっても起こりうることである．

問 題3·10　もし，ラットの肝臓の90 %が外科的に除かれると，残りの肝細胞は分裂を始め，肝臓が初めの大きさになるまで分裂を続け，初めの大きさに到達するとそこで分裂を停止する．どのような機構が前の大きさにまで肝臓を再生させることを可能にしているのか．

3・4　獲得免疫の機能的解剖学

すべての多細胞生物はむろんのこと，細菌のような原核生物でさえ，進化した自然免疫機構（あるいは自然免疫様機構）をもっている．しかしまったく新しいタイプの免疫，すなわちリンパ球に担われる獲得免疫の進化には，特化した組織の発生が必要とされる．特に二次リンパ組織がこれら特化した組織であり，おもな機能は獲得免疫応答が開始され制御される場として働くことである．**リンパ節**（lymph node），**脾臓**（spleen）と粘膜に付随した特徴的な組織がこれに含まれる．後者は総称して**粘膜関連リンパ組織**（mucosal-associated lymphoid tissue, MALT）と命名され，小腸の**パイエル板**（Peyer's patch）を含む（図3・14）．

3·4·1　二次リンパ組織はなぜ必要なのか

なぜ，獲得免疫応答には特化した二次リンパ組織が必要なのか．答えの一部は，リンパ球による抗原認識の特徴にある．自然免疫では，パターン認識受容体（PRR）を含む受容体は多様な病原体関連分子を認識でき，非常に幅広い特異性をもっている．さらに，多数のPRRが自然免疫系のすべての細胞に発現されており，それらは素早い細胞応答を刺激する．したがって，定常状態の組織に存在し，あるいは感染に対する応答で動員された自然免疫担当細胞の集団は，早く大きな，しかも（多くの場合）有効な応答を開始させるに十分である．これとは対照的に，特定の抗原を認識できるリンパ球の集団は非常に少数であり，どのような抗原に対しても，特異的な細胞はわずかに$1/10^5$から$1/10^6$程度でしかない．したがって，ほぼ99.99 %のリンパ球は特定の抗原を認識できないことになる．しかし，感染はどこかを襲っている．そのように厳密な特異性をもつリンパ球を進化させてきた理由については別の場で述べるが（5，6章），このように抗原反応性リンパ球の頻度が非常に低いということが実際上，特異的なリンパ球が抗原に遭遇することに関して問題を生み出していることがわかる．本当にわずかの抗原特異的リンパ球しかいないことを考えると，それらはどのようにして特異的抗原に出会うのか．

まず第一に，獲得免疫系は抗原をリンパ球に出会うことができる場所へ濃縮するという抗原集中機構を用いていることである．脊椎動物はリンパ系を進化させてきた．ほとんどすべての組織や器官が，血管外組織からの体液を集めてリンパ節へと流すリンパ管をもっている．したがって，一つのリンパ節は末梢組織の大容量の体液を受入れることになる．これが感染の起こった場所でリンパ液の排出が起こると，排出されるリンパ液中には病原体に由来する分子あるいは病原体そのものが含まれる．したがって，リンパ節は末梢組織での感染を監視するように理想的に配置されていることになる．必ずしもすべての感染可能性のある場所にリンパ液の排出があるのではないが，他のメカニズムがこれらの場を監視するように進化してきた．血液は脾臓によって，腸は器官壁のリンパ組織によって監視されており，小腸にはパイエル板とよばれる組織が存在している．他のMALTには，

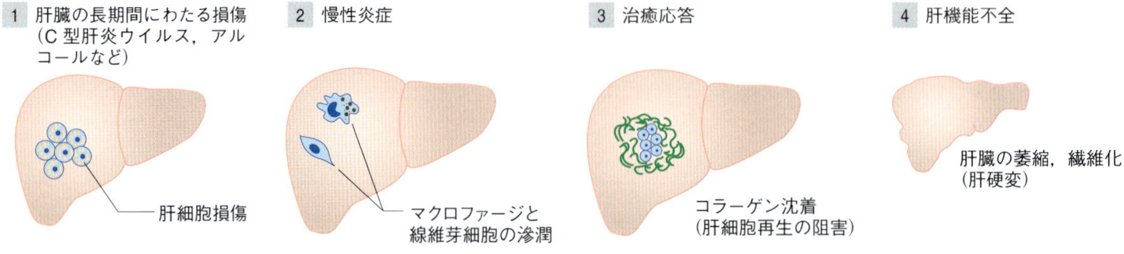

図3・13　過剰な治癒応答によってひき起こされる病気（肝硬変）　肝炎ウイルスによる慢性感染や過剰なアルコール摂取などによって，肝臓が長期の障害を受けると，大規模なコラーゲン沈着を伴う治癒応答が継続することになる．コラーゲンは再生した肝細胞を取囲んで閉じ込め，回復した細胞数や機能を阻害することになる．最終結果として，繊維化した肝臓が機能できなくなって収縮し，肝硬変とつながる．

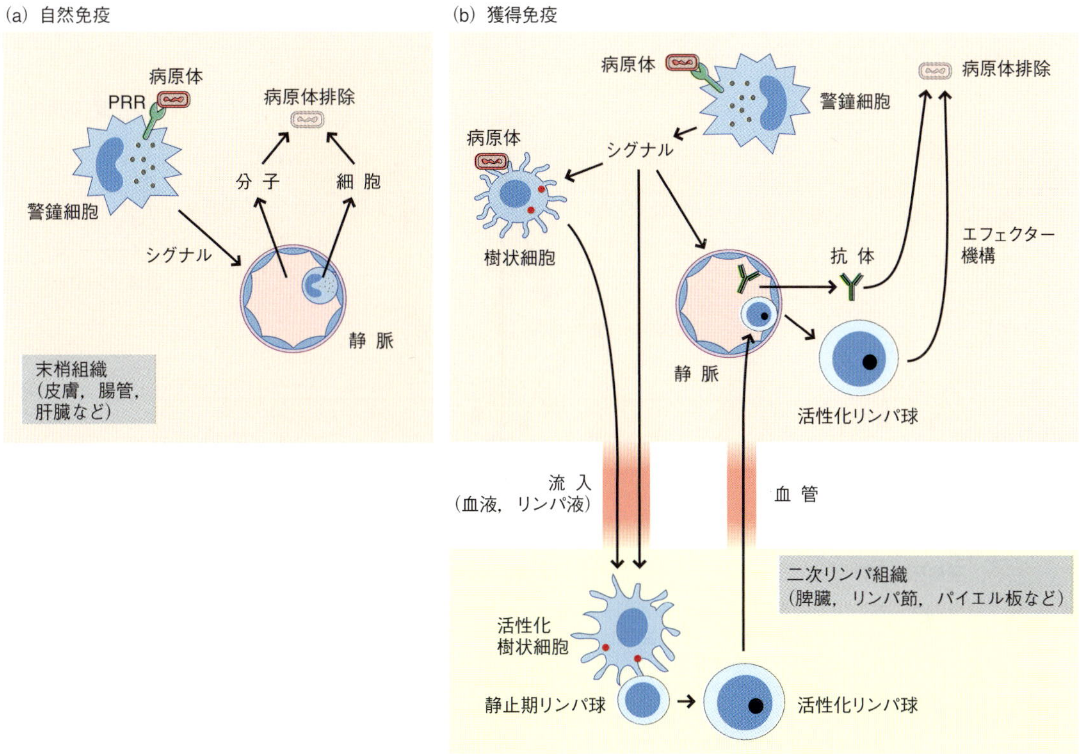

図3・14 自然免疫と獲得免疫系の解剖学的構成 自然免疫系（**a**）の警鐘細胞は体中に広く分散配置されている．感染によるこれら警鐘細胞の局所での活性化によって，感染部位へのエフェクター細胞と分子が動員される．一方，獲得免疫系（**b**）は最初の感染部位からは離れた二次リンパ組織に基盤をおいている．樹状細胞に保持された病原体に由来する抗原と自然免疫系からのシグナルは二次リンパ器官へと輸送されて，獲得免疫応答を開始させるとともにそれを制御する．抗体のようなエフェクター分子と活性化された**T**細胞は，感染部位へと輸送され移動して，病原体の除去を担う．

それぞれ口と鼻の後ろにある扁桃やアデノイド（**鼻腔関連リンパ組織**，nasal-associated lymphoid tissue, NALT）と盲腸，さらに気管にある**気管関連リンパ組織組織**（bronchus-associated lymphoid tissue, BALT）が含まれる（図3・15，p. 112）．

しかし，抗原特異的リンパ球の頻度の低さにはまだ問題がある．それぞれのリンパ節やパイエル板，脾臓に，すべての潜在性病原体を処理するのに十分な数のリンパ球が常在することは不可能である．しかし，リンパ節の組織学的切片をみると，完全に小リンパ球で埋め尽くされている．これらのリンパ球はリンパ節の常在性のものではなく，再びここから出る前のわずか2～3時間を過ごす一過的な細胞である．このことは，それぞれのリンパ節と他の二次リンパ器官は非常に多数のリンパ球によって監視されていることを意味する．たとえば，ヒツジを用いた研究では，一つのリンパ節は1時間当たりおよそ10^7個のリンパ球が通過していることが示されている．これが，十分な数の抗原特異的リンパ球が二次リンパ組織を監視し，非常に少数の抗原特異的リンパ球が特異的な抗原に出会うことを確実なものとしている．対応する抗原に出会うと，これらの少数のリンパ球は活性化され，感染に対処できる臨界数に達するように増殖を刺激され，必要とされるエフェクター機構が生成される．したがって，獲得免疫応答は，病原体への最初の暴露により始動され，その後十分に誘導されるまでに，自然免疫応答に比べてはるかに長い時間を要する．しかし，その後の記憶応答ははるかに早い．

3・4・2 二次リンパ器官の構造と機能

基本的な類似性をもつ二次リンパ器官の構造が，複雑な機能とどのように関連しているのかを知ることは，それらがどのように免疫応答の誘導にかかわっているのかを理解することにつながる．しかし，このような高度に組織された器官において，詳細な構造と機能の関係を十分に解明することに，われわれは今もなお努力し続けている．§3・4・2では，リンパ節を，二次リンパ器官に共通している特徴を強調する包括的な例として用いることから始める．リンパ節の機能はすべての二次リンパ器官

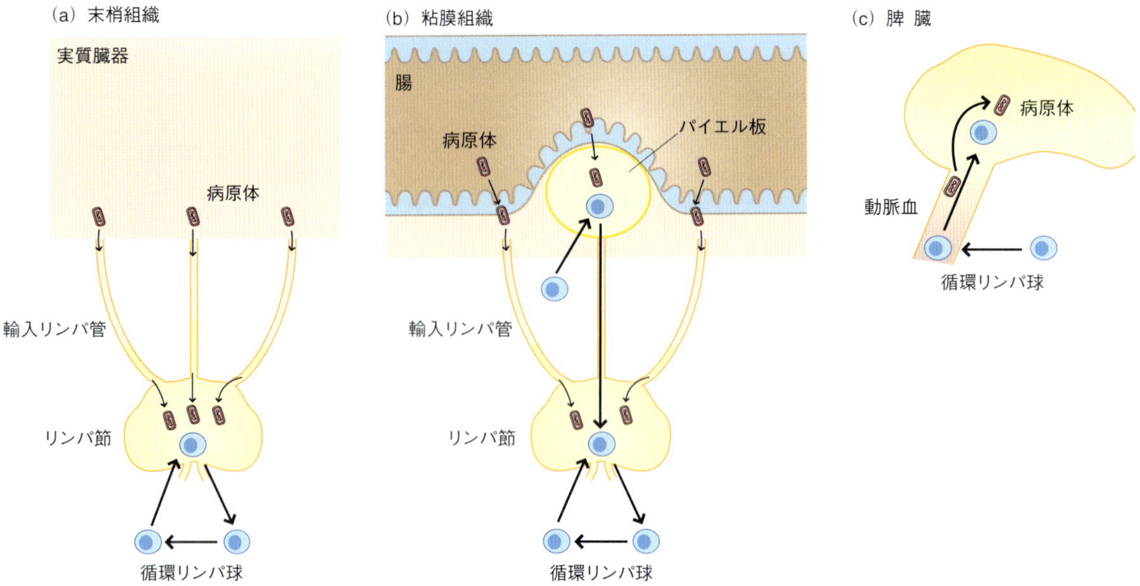

図3・15　獲得免疫応答による組織監視　ほとんどの実質臓器 (**a**) や粘膜組織 (**b**) は，輸入リンパ管によってこれらの場所と連結したリンパ節によって監視されている．血液は脾臓 (**c**) によって監視されている．腸管や他の粘膜組織は管腔を監視する粘膜壁に埋込まれた二次リンパ器官をもっている．小腸にはパイエル板があり，これらの組織にもリンパ管がありリンパ節へと流れ込む．ナイーブなリンパ球は絶えずすべての二次リンパ器官の間を移動して再循環を行い，微生物やその他の抗原の存在を監視している．

の中で最もよく解明されている．その後で，他の形の二次リンパ組織（MALTの一つであるパイエル板と脾臓）を例にとり，そこでみられる特殊性について，簡単に説明する．これらの特殊性には，(i) 組織の存在場所，(ii) それらが監視する末梢組織と抗原が運ばれる方法，(iii) それらがもっている特殊化された領域あるいは異なる細胞のサブセット，などがある．

まず，定常状態における二次リンパ器官の機能を調べ，活発な免疫応答の過程で起こる変化について説明する．定常状態について話すとき，明らかな免疫応答は起こっていないのに，抗原（自己由来の構成成分と食物や常在性細菌のような無害の非自己抗原）は免疫寛容と制御を誘導するように，絶えず免疫系と相互作用していることを認識しておくことは重要である．

3·4·2·1　定常状態におけるリンパ節の構造と機能

リンパ節は感染に備えて常に末梢組織を監視している．これらの組織には皮膚，粘膜組織の上皮，心臓や腎臓のような血管に富む臓器が含まれる．リンパ節は小さく，腎臓あるいは卵のような形をしており，多くの場合脂肪に埋もれている（喉の感染時に腫れて痛くなって首に感じる腺である．子ヒツジの脚を調理のために準備している間に注意深く観察すると，脚の白い脂肪深くに埋もれた灰色がかった膝窩リンパ節をみつけられるかもしれない）．

リンパ節の組織学的検査は複雑な構造を示す（図3・16）．それらは線維性の皮嚢の中にある．皮嚢は，リンパ節の被膜と細胞の間の空間である被膜下洞へと流れ込むいくつかの小さな輸入リンパ管によって区画化されている．被膜下洞には特殊化したマクロファージが存在しており，リンパ節内へ直接高分子が拡散することを防ぐ役目を担っている．リンパ節の実質部には大きく三つの解剖学的に異なる領域がある．外側の皮質部にはB細胞領域である球形の沪胞があり，沪胞間にはマクロファージと移動してきた樹状細胞（後述）が存在する領域がある．皮質の下は副皮質であり，ここがT細胞領域である．

問 題3·11　二次リンパ器官に，T細胞とB細胞の別々の領域が存在する理由は何か．

リンパ節の底部は髄質であり，ここにはマクロファージと，リンパ節で免疫応答が起こったときの形質細胞を含む大きな洞がある．髄質における多数のマクロファージの存在はリンパ節のもう一つの機能を表している．すなわち，多くの細菌を含む粒子に対してフィルターとして働き，それらが血流に入るのを阻止あるいは少なくとも遅くするということである．髄質の洞（髄洞）は，リンパ節門で通常は1本の管である輸出リンパ管へとつながる．このリンパ管を離れた輸出リンパ液は，かわるがわる輸入リンパ管と輸出リンパ管を経て他のリンパ節を

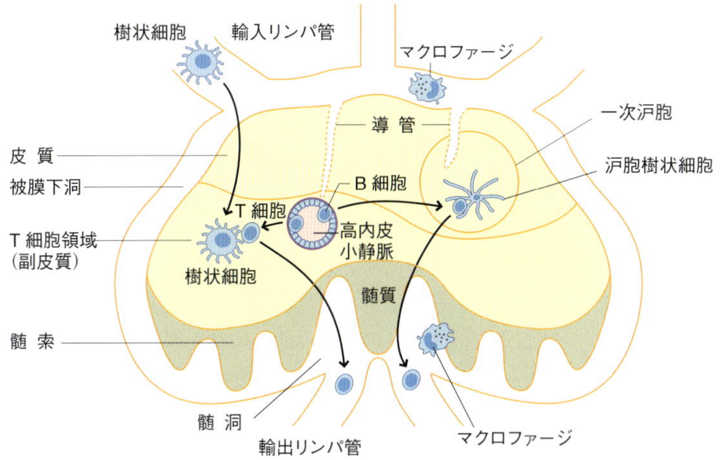

図 3・16 リンパ節の構造 リンパ節は，被膜下洞へと流入する複数の輸入リンパ管を通して，末梢組織からのリンパ液を受取っている．リンパ液中の細胞や分子はリンパ節のさまざまな特定の部位へと輸送される．皮質 **B** 沪胞には，循環 **B** 細胞と常在性沪胞樹状細胞が存在し，副皮質は循環している **T** 細胞と古典的樹状細胞を含む．古典的樹状細胞の一部は末梢組織からリンパ節へと移動してきたものである．この領域には高内皮小静脈 (**HEV**) があり，ここから血液中を再循環している **T** 細胞や **B** 細胞が入ってくる．髄質にはフィルター機能をもつマクロファージが並んでいる．リンパ液は輸出リンパ管を経てリンパ節を離れ，最終的に血流へと戻る．

通過していく．すなわち，交互に連鎖を形成している．しかし，大リンパ管に入ったものは最終的に血管系に戻る．

問 題 3・12 長期喫煙者の胸腔検査が，リンパ節の沪過機能を例証しているのはなぜか．

リンパ節での血液の補充は，リンパ節門に流入し，毛細管を形成して分枝する動脈による．副皮質では，毛細管は通常とは異なる構造をもつ後毛細管細静脈に合流する．これらの細静脈の内皮細胞は，典型的な内皮細胞よりも立方体様の形状を示し，**高内皮小静脈** (high endothelial venule, HEV) として知られる（図 3・17）．リンパ球は HEV に結合しているようにみえ，また内皮細胞間にも存在する．電子顕微鏡では，立方体型の内皮細胞間において，血液中からリンパ節の中へと通過しているようにみえるリンパ球がみられる．その後で，HEV は，リンパ節門でリンパ節から出る静脈を形成するために集合する．

リンパ節には，ごく最近になって認識されたもう一つの構造がある．それは，リンパ節を通過して分子を輸送することに関与しており，線維芽細胞の網目状ネットワークである．この管状の構造は導管とよばれ，内皮細胞ではなく線維芽細胞で取囲まれており，被膜下洞から T 細胞領域を通り，HEV で終わる．同様の導管が被膜下洞から B 細胞沪胞へも走っている．これらの導管の潜在的な機能については，後で説明する．

二次リンパ器官は，異なる移動様式をもつ機能的な細胞と分子をひき合わせることによって獲得免疫応答を誘導するために進化してきたダイナミックな機能構造である．このため，リンパ節には二つの流路がある．最初は輸入リンパ管であり，末梢組織からのリンパ液の排出を行う．輸入リンパ管は定常状態において，免疫寛容を誘導するうえで重要な役割を担う細胞と分子の両方を運んでいる（§1・6・1，p. 38）．末梢組織での感染後，輸入リンパ管は活発な免疫応答を誘導するために必要な細胞と分子を運搬する．この状況において，輸入リンパ管中の最も重要な細胞は**樹状細胞** (dendritic cell, DC) である．この細胞は，末梢組織を絶えず監視し，特異的 T 細胞によって認識されることができるように抗原を運搬し，所属リンパ節へと移動している．樹状細胞は，末梢組織で炎症が起こっているのか，感染したのか，もしそうであればどのようなタイプの炎症でありどのような感染が起こっているのかの状況についての情報も伝達している．自らが PRR に結合した PAMP や DAMP によって

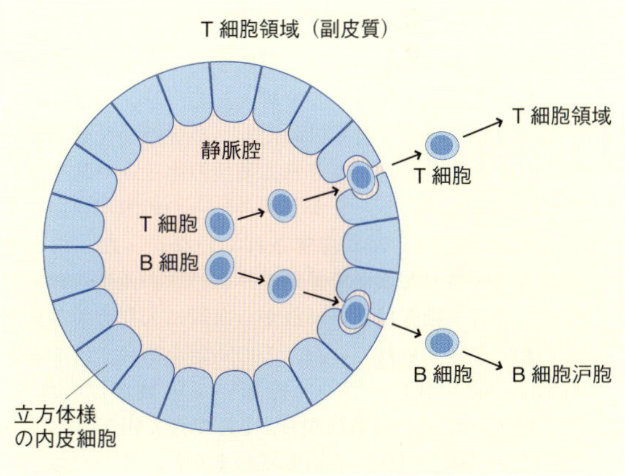

図 3・17 高内皮小静脈 (HEV) これらの後毛細管細静脈はリンパ球細胞表面分子に相補的な接着分子を発現した立方体様の内皮細胞によって形成され，リンパ球が接着して内皮細胞間をリンパ節内へと移動することを可能にしている．**HEV** はリンパ節だけでなくパイエル板のような粘膜二次リンパ組織にもあるが，脾臓には存在しない．**HEV** は非常に効率がよく，動脈からの送り出されたリンパ球のうち，およそ 30 % がここを通過してリンパ節へ入る．

もたらされたシグナルに直接あるいは間接的に応答するので，このようなことができるのである．リンパ節だけが輸入リンパ管を介した供給を受けており，パイエル板や脾臓は，リンパ管をもたない他の場所での感染を監視するようにデザインされているので，リンパ節とは異なる．

リンパ節への細胞搬入流路の第二のタイプは，血行性のものである．副皮質T細胞領域のHEVは内皮細胞の管腔側にナイーブな休止期リンパ球がもつ受容体に対する分子を発現している．これはリンパ球とある種の樹状細胞へのリンパ節郵便番号（§3·3·3·2）の基本となる．受容体を介してHEVに結合したリンパ球は，驚くほど効率的な過程でリンパ節の血管外の組織へ移動する．T細胞とB細胞の両方がT細胞領域のHEVからリンパ節へ入るが，T細胞はT細胞領域から直接輸出リンパ管へと移動するのに対して，B細胞はまず沪胞を通過するのでリンパ節を横切るのに時間がかかる．HEVはパイエル板にも存在するが，脾臓にはない．

リンパ節からの出口は，血液と輸出リンパ管である．定常状態におけるリンパ節の輸出リンパ管を調べてみると，T細胞とB細胞両者が多数存在し，それらはおもにナイーブ（未感作）で休止期の細胞である．輸入リンパ管内とは反対に，輸出リンパ管内には樹状細胞はほとんどいない．注意深い解析によって，リンパ節に入った少なくとも95％の樹状細胞はリンパ節を離れることはなく，ほとんどがそこで死ぬことが示された．

リンパ節の樹状細胞はすべてが輸入リンパ液に由来するものではない．あるものは血液から直接前駆細胞としてリンパ節へ入る．これは，骨髄からの樹状細胞前駆細胞を単離して血中に投与すると，前駆細胞は血液からリンパ節T細胞領域へと入って，樹状細胞へと分化することが示されたことによる（ボックス3・3, p. 117）．古典的な樹状細胞サブセットと形質細胞様樹状細胞は，この方法でリンパ節へ入る（§1·4·6, p. 23）．

まとめると，定常状態においては，輸入リンパは樹状細胞と可溶性分子のリンパ節への絶え間ない流れを担っている．樹状細胞はT細胞領域へ移動し，そこでアポトーシスによって死ぬ．この意味で，樹状細胞は抗原輸送のためのコンベヤーベルトとみなすことができる．これらの樹状細胞はT細胞領域において特異的な抗原が樹状細胞上に存在するかどうかナイーブT細胞にチェックされている．もしそこで特異的な抗原が見いだせなければ，T細胞はこの領域を離れ，輸出リンパから血流に戻り，再び別の二次リンパ器官へと移動する．非常によく似た過程はナイーブB細胞でも起こる．この過程がリンパ球再循環として知られる（ボックス3・2）．

3·4·2·2　リンパ球再循環

§3·4·2·1でみたように，ほとんどのリンパ球は血流からリンパ節へ入る．パイエル板や脾臓でも同様である（§3·4·2·7および§3·4·2·8）．定常状態では，これら

ボックス3·2　ラットにおけるリンパ球再循環の発見

末梢組織から血液へとリンパ液を運ぶ主要な管が胸管であり，そこにカテーテルを挿入して，リンパ液を回収することができる．長年にわたり，多様な哺乳動物から得られる胸管リンパ液は非常に多数の小リンパ球を含むことが知られている．しかし，これらの起源と運命，機能についてはほとんど理解されていなかった．たとえば，末梢組織のどこかで絶えずリンパ球が産生されており，これらの細胞はリンパ液から血液に入りその後間もなく死ぬと考えられていた．この問題を明らかにするために，1960年代に，ラットを用いて実験が行われた．その結果，ラットの胸管から，1日かけて出てきたすべてのリンパ球を回収して捨ててしまうと，リンパ液に存在するリンパ球数が徐々に減少することが示された．しかし，もし集められたリンパ球が再度もとのラットに移入されると，胸管リンパ液のリンパ球数の減少は抑制された．これは，リンパ球が絶えず産生されているのではなく，むしろ血液からリンパ液への移動の繰返しの過程であることを示している．このような理由によって，この過程が**リンパ球再循環**（lymphocyte recirculation）と命名された．

再循環の解剖学的基礎を解明するために，集められたラット胸管リンパ球を細胞内に取込まれる放射性RNA前駆体で標識して，他のラットの静脈内に再投与した．種々の期間で，受容者ラットのリンパ節を取出して，組織学的検索（固定，パラフィンへ包埋，切片を作製して基本的な組織構造を表すための染色）の準備がなされ，さらにその後で，リンパ節切片を写真用乳剤で覆った．この方法は，乳剤を焼き付けたときに放射能の排出が銀粒子を沈着させるので，放射性の細胞の局在を検出することが可能になる．この手法は**オートラジオグラフィー**（autoradiography）とよばれる．投与後直ちにリンパ球はリンパ節の特別な領域（HEV）に接着しており，その後リンパ節の実質部へと通過することが見いだされた．したがって，リンパ球は血液系からHEVを経てリンパ節へと入り，その後で輸出リンパ管へと出ると推測された．それらが胸管へと集められて再び血液に入る循環を繰返すことになる．

のリンパ球は小さく，休止期であり，ほとんどがこれまでに抗原を認識したことがないナイーブな細胞である．それらのリンパ節への移動は無作為に起こっており，ナイーブリンパ球はリンパ節，パイエル板，脾臓のような二次リンパ組織の特定のものに入るように特殊化されてはいない．しかし，この状況はいったん活性化されると変わる．

抗原刺激がないと，ナイーブリンパ球はリンパ節内に短時間止まるにすぎず，数時間で輸出リンパ管からリンパ節を離れ，最終的に静脈系を出て，すべてが血液へ戻る胸管へ入る．血液からリンパ液へ，そして血液へと戻るという連続的なリンパ球の再循環は，すべての二次リンパ組織が，認識できる抗原（同族抗原とよばれることもある）の存在を，リンパ球によって絶えず調べられていることを意味する（図3・18）．

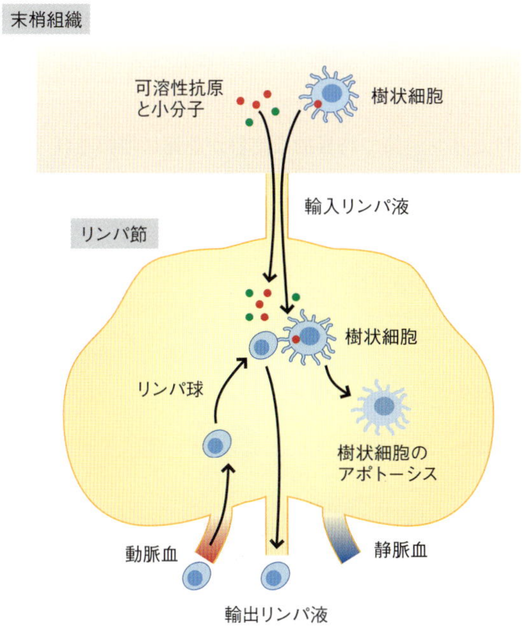

図3・18　定常状態でのリンパ節内での細胞と分子の流れ　輸入リンパ液は末梢組織からリンパ節へと可溶性分子や遊走性樹状細胞を運んでくる．樹状細胞は副皮質のT細胞領域へ入り，分子はリンパ節内の異なる領域へ運ばれる．ナイーブB細胞とT細胞はHEVを経て副皮質へ移動する．T細胞は樹状細胞と副皮質において相互作用し，後に輸出リンパ管を経て離れる．B細胞も輸出リンパ管に入るが，その前に沪胞へと移動し，最終的に血流に戻る（本図には示されていない）．リンパ球がリンパ節を通過し，さらに他の二次リンパ組織も通過するこの連続的な過程は，リンパ球再循環として知られている．

3・4・2・3　リンパ節でのT細胞応答

感染が末梢組織で起こると，所属リンパ節ではかなりの変化が起こり，これは腺が膨れることによって明瞭になる．たとえば，重篤な喉の感染の間には首筋にその腫れを感じることができる．これはリンパ節での炎症を反映したものであり，腫脹と細胞の集積による．

T細胞の抗原認識　T細胞は特化したエフェクター機能を獲得する前に，まず活性化されなければならない．これについては1章で紹介し，詳細は5章で解説する．しかし現在の鍵となるいくつかのポイントは以下のとおりである．

i）T細胞活性化には，T細胞受容体とそれらが認識する特異的なペプチド–MHC複合体が必要である．

ii）T細胞が十分に活性化されるためには，追加の補助刺激シグナルを受取らなければならない．これに関して，樹状細胞がT細胞にこれらのシグナルを与えるうえで非常に重要であることが多くの研究から示されている．

iii）$CD4^+$ T細胞（おそらく$CD8^+$ T細胞も）はさらなるシグナルを受取る必要があり，それによって感染している場所へ的確に移動し，感染源を除去することが可能となる．

T細胞の活性化と機能の偏向はもっぱら二次リンパ組織内で起こる．

微生物からの抗原がどのようにリンパ節に到達して，再循環しているまれな抗原特異的T細胞によって認識されるのか．樹状細胞がこの過程（後述）において必須であるとすると，二つの可能性が考えられる（図3・19，p. 116）．（i）末梢組織の樹状細胞は，周囲の環境中の物を絶えず採取しており，もし微生物が感染したことを知ると，輸入リンパ管からリンパ節へと移動する前に，細菌あるいはそれに由来する抗原を取込む．リンパ節では，樹状細胞はT細胞領域へと入り，そこでT細胞と相互作用する．（ii）リンパ節には，血液から直接移動してくるもう一つ別のサブセットの樹状細胞が存在する．可溶性抗原を含む70 kDa以下の小さな分子は，輸入リンパ液から導管を通ってリンパ節の実質部へと入ることができる．そこに存在する常在性樹状細胞は自ら導管に付着し，導管を形づくっている細胞間の隙間に細胞質突起を伸ばしているようにもみえるので，抗原を採取していると考えられる．したがって，T細胞は，抗原を採取している二つの異なる樹状細胞集団との相互作用を行えることになるので，特異的な抗原を認識できる可能性があり，これがT細胞活性化を開始させることになるのであろう（ボックス3・3，p. 117）．

問題3・13　樹状細胞は，頻度としては低いが感染がない正常な定常状態の組織からも移動している．なぜこれが重要なのか．

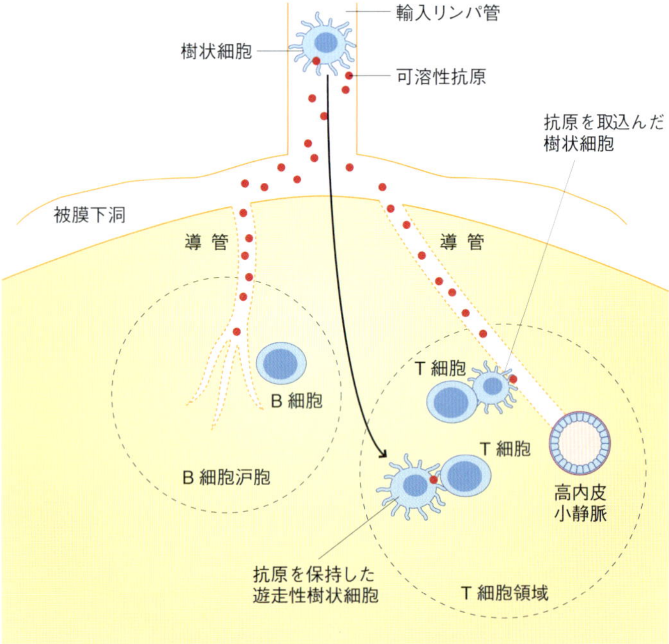

図3・19 リンパ節への抗原輸送　末梢組織の抗原は古典的樹状細胞に捕捉されて，リンパ節の**T**細胞領域へと運搬される．可溶性抗原は輸入リンパ管からリンパ節へ入るが，一部は**B**細胞沪胞と**T**細胞領域へ浸透する導管へと入る．**T**細胞領域の常在性樹状細胞は導管からの抗原を捕捉できる．これらの種々のタイプの抗原輸送の機能は十分に解明されているわけではない（ボックス3・3）．

リンパ節の遮断とリンパ球の動員　末梢組織での感染は所属リンパ節の生理学において顕著な変化をもたらす．マウスやラットのように小さい動物では困難であるが，ヒツジやウシのように大きな動物では，輸出リンパ管は容易に挿管処置できる．抗原で刺激されたリンパ節から輸出リンパ液が集められると，リンパ節からのリンパ球の流出が非常に早く減少することが見いだされる．これは遮断とよばれ，おそらく形質細胞様樹状細胞（plasmacytoid dendritic cell）によって産生されたI型IFNの作用による．この細胞は通常の樹状細胞とは異なる，特化された樹状細胞集団であり，その免疫応答における機能は十分に解明されてはいない．電子顕微鏡像で観察すると，大量の粗面小胞体を内蔵することから，形質細胞様樹状細胞とよばれる．重要なことは，その細胞がパターン認識受容体（PRR）を介して刺激されると非常に大量のI型IFNを産生することであり，T細胞活性化の制御やウイルス感染に対する抵抗性において重要な役割を担うと考えられている．実験的には，リンパ節の遮断は末梢組織にI型IFNを直接接種することによっても誘導されうる．したがって，形質細胞様樹状細胞が生体内においてこの現象を第一に担っていると推測することは理にかなっている．

つぎの段階が，リンパ球の動員である（図3・20）．もしリンパ球がそれらの同族抗原を認識すると，リンパ節内に保持・活性化される．したがって，抗原特異的リンパ球は，そのような抗原特異性が非常に低くても，刺激されたリンパ節に集積する．この動員は，抗原刺激を受けたリンパ節で特異的な応答が急速に増幅されうることを意味する．リンパ球の動員は脾臓でも起こり，T細胞とB細胞の両方に適用される（ボックス3・4，p. 120）．

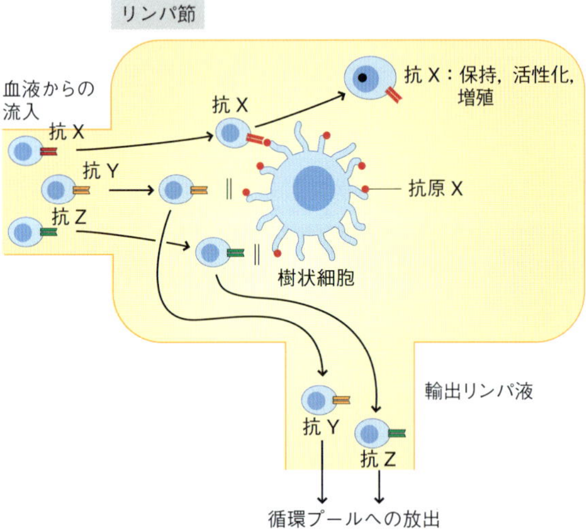

図3・20 リンパ球の動員　ナイーブ**B**細胞と**T**細胞は絶えず血行性にリンパ節へと入っている．もしこれらの細胞がリンパ節で抗原を認識しないと，**2〜3**時間後にリンパ節を離れる．しかし，もし抗原を認識するとリンパ球はリンパ節にとどまって活性化される．このとき，リンパ節に流入するリンパ球が増加する一方，リンパ節を離れるリンパ球全体の数が減少し，特異性の異なる多数のリンパ球から樹状細胞が提示する抗原に特異的なリンパ球が選別される．この過程でリンパ節自体のサイズも大きくなる．この後，特異性の一致しなかったリンパ球は一気にリンパ節を離れ，空いた領域で特異的リンパ球が活性化によって急激に増殖する（クローン増殖）．

二次リンパ組織における T 細胞の偏向　いったん活性化されるとナイーブ T 細胞は複数の経路へと分化する（Th0，Th1，Th2，Th17，あるいは Treg；§1・4・5・1，p. 20）．それらがどの経路に適応するのかは何が決めるのか．樹状細胞に対する警鐘シグナルがないと，T 細胞はアポトーシスによる細胞死が誘導されるか Treg となる．これが抗原特異的免疫寛容であり，免疫制御を担う．しかし，炎症組織の所属リンパ節で活性化されると，他のどれかの経路を採用する．この分化はリンパ節で起こり，炎症は末梢組織で起こっている．二つの領域間の唯一の直接的な結合は輸入リンパ管であり，したがって，T 細胞の運命を決める情報は，リンパ管から運搬される．この情報は輸入リンパ管からリンパ節へ入る細胞と分子の両方によって伝達される．

末梢部位での感染や炎症の過程では，新たに分化してきたマクロファージや樹状細胞と同様，組織へ好中球が動員される．マクロファージと樹状細胞はともに血中の単球に由来し，異なる細胞表面分子を発現し，それらが

ボックス 3・3　マウスのリンパ節で樹状細胞はどのように T 細胞を活性化するのか

リンパ節への抗原輸送

リポ多糖を含む抗原がマウスの耳殻先端の皮下に投与されると，抗原特異的 T 細胞は感作され，つぎにマウスが同じ抗原で刺激されると，遅延型過敏反応を示す（7 章）．もし抗原が同じようにナイーブマウスに投与されると，抗原は二つの形でリンパ節へ入ることになる．最初は投与部位から速やかに排出される可溶性タンパク質としてのものであり，第二はその場から移動する樹状細胞に取込まれて運ばれる細胞結合性のものである．可溶性抗原は非常に早く数分から数時間以内にリンパ節に入り，もし十分小さくて（70 kDa 以下），可視化可能なように蛍光標識されていれば，導管に検出される．導管に隣接した樹状細胞はこれらの可溶性抗原を導管への細胞質突起の挿入を介して，少量得ることができる．組織で取込んだ抗原を保持する樹状細胞は，抗原投与後 24 時間あるいはそれより長い時間までは出現しない．これらのうち，どちらの樹状細胞が活発な免疫応答を誘導するうえで重要なのだろうか．

麻酔したマウスから耳の先端を抗原投与後異なる間隔で外科的に除くと，その後に起こる事象を直接解析することが可能である．もし耳の先端が，数時間以内に除かれると，可溶性抗原はリンパ節に到達しているが，大量の抗原をもって移動してくる樹状細胞はまだ到着していない．しかし，もとからリンパ節にいて導管に付随した樹状細胞は少量の抗原を捕捉している．もし，抗原特異的遺伝子導入 T 細胞（すべてが同じ特異性：後述）をマウスに養子移入しておくと T 細胞は活性化されて増殖する．しかし，もしこれらのマウスに同じ抗原が再び投与されても，遅延型過敏反応を示さない．したがって，急速に入ってきた抗原のプールは T 細胞を活性化できるが，十分な活性化や Th1 応答を誘導する Th1 細胞のような偏向には，後で到着する抗原をもった樹状細胞との相互作用が必要であることがわかる．

リンパ節での樹状細胞と T 細胞との相互作用

遊走性樹状細胞が実際に抗原特異的 T 細胞と相互作用を行い，この相互作用が T 細胞活性化に重要であることをどのように知ることができたのか．ある研究では，最初に少数の T 細胞受容体遺伝子導入 $CD4^+$ T 細胞を予め一色の蛍光プローブを用いて標識した後にマウスに移入した．これは抗原特異的 T 細胞の頻度は非常に低いためである．しかし，一つの抗原特異性をもつ遺伝子導入 T 細胞を移入することによって，特異的 T 細胞頻度を人工的に増加させることができ，それらをより容易に可視化することも可能になった．これらのマウスに，T 細胞の特異的な抗原を取込ませてから（パルス），別の色のプローブを用いて標識した樹状細胞を皮下に投与して，樹状細胞投与後の種々の時間で所属リンパ節を取出し，リンパ節切片が蛍光顕微鏡で観察された．このような実験は，ある抗原を保持した樹状細胞がリンパ節に到着した 2〜3 時間後には，結合した抗原特異的 T 細胞に速やかに活性化マーカーが発現されていることを示した．しかし，このような活性化は，樹状細胞が抗原で処理されていなければ起こらなかった．したがって，この結果は樹状細胞のナイーブ $CD4^+$ T 細胞の活性化における役割についての強力な証拠である．

問 題 3・14　応答の後期においては，抗原を輸送してきた標識された樹状細胞はリンパ節にはわずかしか残っておらず，多くは抗原を保持しない樹状細胞であることが観察されている．この観察結果は重要な意味をもつのか．

これらのリアルタイムの実験は生きた動物においても可能になっている．マウスを麻酔した後，観察しようとするリンパ節を切離することなく露出させ，リンパ節の比較的深部を観察できる多光子蛍光顕微鏡を用いて調べることができる．これによって，リンパ球と樹状細胞や他の細胞との相互作用はある一定時間にわたって観察でき，その間にみられるこれらの相互作用の複雑性も明らかにすることができる．

遭遇した炎症の性質に応じた分泌パターンを示す．ある種の炎症では，好酸球や好塩基球も組織へ入る．これらすべてのタイプの細胞は，その後輸入リンパ管を経て組織を離れて，所属リンパ節へ移動する．さらに，多くの異なる生物活性をもつ分子が炎症組織で産生され，リンパ液はこれらすべてを集めてリンパ節へ輸送する．これらの分子の中には，サイトカイン，ケモカイン，脂質メディエーターや活性化された補体成分のような他の分子も含まれる．すべてのこのような新規の情報はリンパ節に到着すると，統合的にT細胞分化を制御する．これらの異なる情報の相対的重要性や，このような情報が $CD4^+$ T細胞の分化経路を決定するためにどのように統合されるのかという点については，すべてが明らかにはなっていない（図3・21）．

問 題3·15　標識されたケモカインがマウスの皮下に投与されると，30分以内にケモカインは高内皮小静脈（HEV）の内腔上に発現されている．この現象が免疫応答をどのように助けているのか．

問 題3·16　T細胞分化に対する末梢での異なる影響の相対的な重要性を，どのように解き明かすことができるのか．

3·4·2·4　活性化されたT細胞の運命

T細胞領域で活性化されると，$CD4^+$ T細胞はいくつかの異なる潜在的な運命をもつことになる（図3・22）．

i）T細胞領域に残って，$CD8^+$ T細胞との相互作用を通じて，**細胞傷害性T細胞**（cytotoxic T lymphocyte, CTL）への分化など，その活性化を助ける．

ii）B細胞とT細胞領域の縁で相互作用して，B細胞沪胞へと移動し，B細胞の活性化を助ける．

iii）輸出リンパ管からリンパ節を離れ，血液中に入って，炎症組織へと移動する．どのように偏向されたかによって，マクロファージ機能制御を助長したり，異なるタイプの顆粒球を炎症部位へと動員する．ナイーブT細胞とは異なり，活性化T細胞は，少なくともある程度は異なる末梢組織へ優先的に移動できる．ほとんどの活性化T細胞は炎症組織に対する接着分子を発現しており，感染部位への移動が可能である．T細胞はまた，活性化の過程で特定の組織へ移動するようにプログラムされている．たとえば，粘膜組織の所属リンパ節で活性化されたT細胞は優先的に粘膜組織へと戻り，皮膚にある抗原で活性化されたT細胞は皮膚へ戻る．このようなT細胞の遊走能の違いは，抗原を取込んで移動してくる前に，樹状細胞がどこに分布していたのかによる．なぜならば，樹状細胞自身の機能がそれぞれの組織特異的な環境からの影響を受けているからである．

3·4·2·5　リンパ節におけるB細胞応答

B細胞は抗体産生を行う形質細胞や記憶B細胞の前駆細胞である．T細胞の場合と同じように，ナイーブB細胞は，さらに分化する前に，最初に活性化されなければならない．タンパク質抗原に対する抗体産生応答のよ

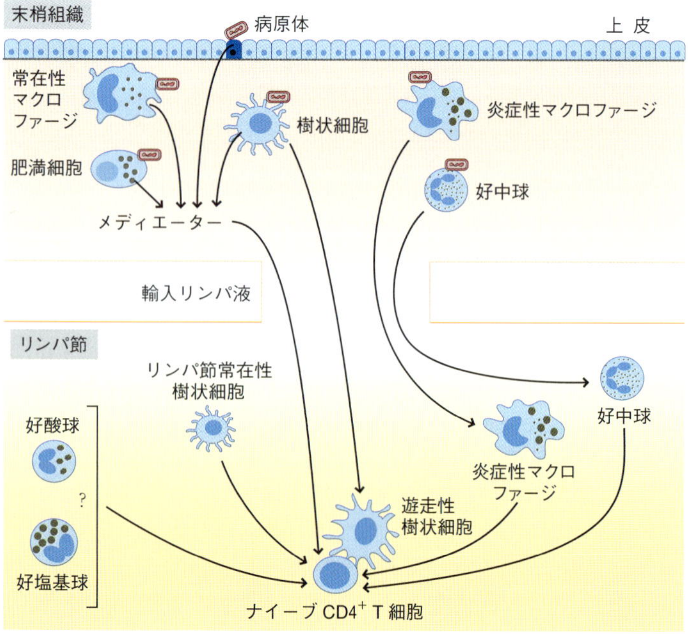

図3・21　$CD4^+$ T細胞分化に対する影響　ナイーブT細胞は活性化されると，複数の異なる分化経路のうちの一つを採用して分化する．どの経路がとられるのかは，リンパ節内のT細胞が受取る外的なシグナルに依存している．細胞に結合している，あるいは可溶性のシグナルは，多くのさまざまな産生細胞に由来する．遊走性樹状細胞はそのようなシグナルの主たる産生細胞である．しかし他の可能性のある産生細胞については，まだよく解明されていない．これらの潜在的産生細胞のいくつかが図示されている．

うな多くの例で，これらのB細胞は特に活性化されたCD4$^+$ T細胞からの助けを受ける必要がある．そのような**T細胞依存性**（T cell-dependent, TD）**応答**において，CD4$^+$ T細胞はB細胞がその後分化して形質細胞になるときにつくる抗体のタイプを制御する（§1·4·5·1, p. 20）．ここではTD応答に焦点を当てるが，それらの詳細と**T細胞非依存性**（T cell-independent, TI）のB細胞応答については6章で述べる．

T細胞の場合のように，B細胞の活性化は二次リンパ組織で起こる．しかし，T細胞とは異なり，B細胞は免疫応答の過程でそれらのB細胞受容体を変化させる機会をもつ．その結果，B細胞は異なるクラスの（§1·5·3·2），より親和性の高い抗体を産生することができる．B細胞応答の開始と，応答過程後期のこのような事象は，リンパ節と他のリンパ系組織の解剖学的に異なる領域で起こる．さらに，もしB細胞が形質細胞へと分化すると，それらはリンパ節に残るか，あるいは骨髄へと戻り，抗体産生細胞として長期に生存する（図3・23）．もう少し詳細にこれらの過程について，どのようにして，どこで起こるのかと関連して，眺めてみることにする．

B細胞による抗原認識　B細胞はT細胞と同じHEVを通ってリンパ節に入り，B細胞沪胞へと移動する．それらはどのように抗原を認識して活性化されるのか．抗原はどこから来るのか．末梢に存在するナイーブな，消化されていないタンパク質抗原は輸入リンパ液からリンパ節へ入る．脾臓では血液から直接入り，パイエル板へは腸管腔から入る（§3·4·2·7）．抗原のあるもの

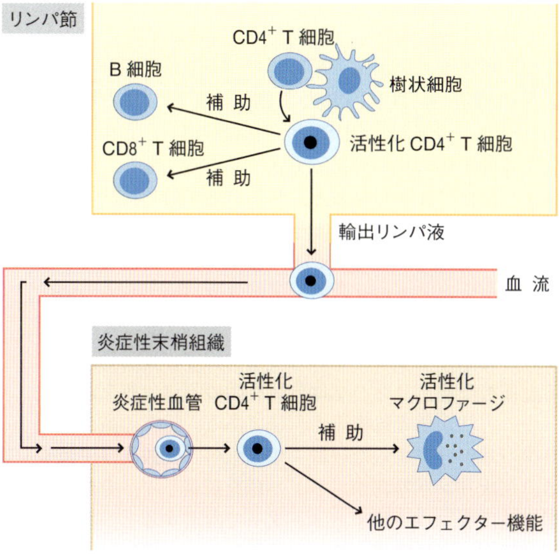

図3・22　活性化されたCD4$^+$ T細胞の移動　活性化されたCD4$^+$ T細胞のうち，あるものはB細胞沪胞へと移動し，B細胞の抗体産生応答を補助する．他はT細胞領域に残りCD8$^+$ T細胞を助ける．また，あるものはエフェクターCD4$^+$ T細胞として輸出リンパ管からリンパ節を離れ，末梢の炎症部位へと移動するために血流へ入る．どのように分化したかによって，それらは種々のタイプの感染への対応が必要となるマクロファージを活性化したり，異なるタイプの顆粒球細胞の動員を助ける．

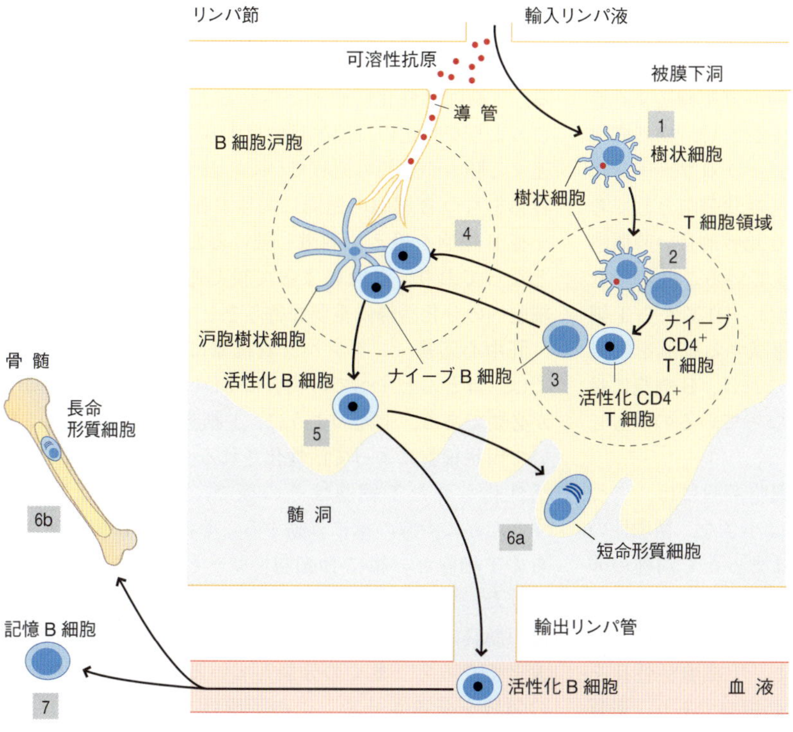

図3・23　T細胞依存性のB細胞活性化　(1) T細胞領域における樹状細胞による抗原提示に続き，(2) 活性化されたCD4$^+$ T細胞はB細胞沪胞の端へ移動し，(3) 抗原特異的B細胞と相互作用を行う．(4) それらのB細胞とT細胞は沪胞へと移動し，B細胞は分裂を開始して胚中心を形成する．(5) 活性化されたB細胞は胚中心を離れて，(6a) あるものは短命な形質細胞となってリンパ節の髄質で抗体を産生するか，(6b) 脾臓や骨髄へ移動して抗体をつくる．骨髄の形質細胞は非常に長命である．(7) 他の活性化されたB細胞は形質細胞とはならずに，記憶細胞として分化する．

ボックス3·4　抗原特異的T細胞の動員と活性化

蛍光標識した遺伝子導入T細胞で，正常な野生型マウスに印づけをして，これらの細胞を可視化し，免疫応答の過程を追跡できるようにした手法については，ボックス3・3で紹介した．この手法を用いて，T細胞の動員と活性化の時間経過についてのさらなる情報を得ることができる．例として，以下のようなものがある．

リンパ球の動員

標識されたT細胞に特異的な抗原を投与されたマウスにおいて，投与部位の所属リンパ節を一定時間ごとに取出してみると，標識されたT細胞が2～3時間以内に集積してきていることがわかる．したがって，抗原特異的リンパ球は抗原を受取ったリンパ節に動員されることになる．この動員はB細胞でもみられ，多数の抗原特異的リンパ球が速やかに必要とされる場所へと方向づけられることを意味する．この急速な輸送と抗原刺激を受けた二次リンパ器官での抗原特異的リンパ球の保持は，リンパ球再循環の中心的機能である．同様のことが，血液由来の抗原に特異的なリンパ球に対して脾臓でも起こる．

リンパ球の活性化

それより後になると，特異的な抗原を認識したリンパ球は活性化され，細胞表面に新規の分子を発現して，分裂を始める．活性化されたT細胞に発現される2種類のマーカー分子は，CD69と高親和性IL-2受容体を構成する分子群の一つであるCD25である．もし，抗原が特定の部位に与えられると，リンパ球が最初に活性化のサインを示す場所を決定できる．したがって，もし抗原が皮下に投与されると，CD69とCD25を発現しているT細胞が最初にみられるのは所属リンパ節である．活性化されたT細胞は他のどのようなリンパ節にも初期段階には見いだせない．これらの活性化マーカーを発現すると間もなく，リンパ球は分裂を始める．分裂を調べる一つの方法が蛍光色素の希釈法である．蛍光標識されたリンパ球が分裂するたびに，娘細胞の蛍光強度は半減する．二次リンパ器官からリンパ球を調製して，それらの蛍光強度をフローサイトメーターで計測すると，細胞分裂が検出・定量化できる．皮下投与された抗原は所属リンパ節でリンパ球を活性化するが，静脈投与された抗原は脾臓でリンパ球を活性化する．このような実験結果は，ナイーブT細胞は抗原が運ばれた所属の二次リンパ組織においてのみ最初に活性化されることを示している．

は自由に拡散する．これはリンパ節で明瞭に示されている．被膜下にいるマクロファージはリンパ節内で抗原を捕捉することができ，どのような方法かは不明であるが沪胞のB細胞にそれを引き渡すことができる．さらに，最近の研究では，小分子の抗原を沪胞へ直接輸送する導管の存在が明らかにされている（§3·4·2·1）．樹状細胞が何らかの役割を担う可能性もある．マクロファージは速やかに抗原を分解するが，T細胞活性化細胞として考えられる樹状細胞はタンパク質抗原を比較的長い時間消化せずにもとのままで細胞内にもっていることができる．T細胞領域へ移動する樹状細胞は，HEVからT細胞領域を通って移動するB細胞が認識する抗原を放出することができるのかもしれない．これは，B細胞に対する抗原の受渡しの効率的な方法となっているのかもしれない．

免疫されていないリンパ節のB細胞沪胞には，二つの主要なタイプの細胞がいる．一つは小さな，循環性のナイーブB細胞であり，もう一つはまったく別種の非リンパ球系の**沪胞樹状細胞**（follicular dendritic cell, FDC）である．沪胞樹状細胞は，抗原を消化分解してペプチド-MHC複合体として提示し，T細胞活性化を誘導する樹状細胞とは異なるタイプの細胞であり，形質細胞様樹状細胞（§3·4·2·3）とも完全に異なる細胞である．沪胞樹状細胞は骨髄に由来するのではなく，非常に長命で，その第一の機能はナイーブな抗原を細胞表面に抗体や補体との複合体として保持し続けることである．B細胞活性化に必要とされる上述の抗原に対して，このような特定の抗原の目的は大きく二つある．(i) 後述する胚中心応答の過程でつくられている高親和性の受容体をもつB細胞の選別に関与するということと，(ii) 記憶B細胞を絶えず刺激し続けるための抗原の供給源となっており，これによって後で述べる長期の記憶B細胞への分化誘導に重要な寄与をしていることである．

胚中心応答　タンパク質抗原に対するB細胞応答では，ほとんどすべての場合に$CD4^+$ T細胞からの助けが必要である．上述のように，T細胞はT細胞領域において樹状細胞によって活性化される（図3・23, p. 119）．活性化されたT細胞はその後で，B細胞と相互作用するために沪胞の縁に移動する．その後，B細胞はおそらくT細胞と一緒にB細胞沪胞へと移動する．活性化された一定数のB細胞は沪胞を素早く離れて，リンパ節の髄質によくみられる形質細胞になる．B細胞沪胞は大きくなって，多くの分裂しているB細胞を含む新規の領域を発達させる．この沪胞は二次沪胞とよばれ，

B 細胞分裂の場は胚中心とよばれる（図 3・24）．この胚中心では，B 細胞は 6 時間で分裂しており，哺乳動物の細胞としては驚くほど早い．

胚中心は二つの異なる領域から成る．暗領域と明領域である．このような変化は，B 細胞分化と抗体の合成において非常に重要な事象である．B 細胞は暗領域で増殖しているが，明領域では増殖はしていない．明領域では，B 細胞の免疫グロブリン重鎖の定常域が変わる．つまり，IgM から IgG あるいは他のアイソタイプを発現するようにクラススイッチを行う（これをアイソタイプスイッチという）．さらに，これらの B 細胞の可変部遺伝子は非常に急速な突然変異を起こしている．この**体細胞高頻度突然変異**（somatic hypermutation）では，前述の沪胞樹状細胞に結合した抗原がより高い親和性受容体をもつ B 細胞を選別することになる．その結果，同じ抗原に対するその後の免疫応答の質と量が大きく変わることになる．これらの事象については，6 章で詳しく述べる．

B 細胞活性化の最後の事象は，抗体産生形質細胞と記憶 B 細胞の生成である．リンパ節では，形質細胞は髄質にみられ，沪胞や胚中心にはいない．しかし，これらは抗体がつくられる単なる場というのではない．リンパ節に由来する形質細胞は骨髄へ移動し，そこで生き残って，場合によっては何年にもわたる長期間抗体を放出し続ける．これが，感染に対する防御における最も重要な抗体の源である．

3·4·2·6　記憶応答の発達

獲得免疫応答の最も重要な性質の一つが，免疫に用いた抗原の次回の投与が，より早く，より強く，しばしば質の異なる応答を誘導することである．これを**免疫記憶**（immunological memory）とよぶ．この事象はどのようにひき起こされるのか．答えは，一次応答で活性化されたすべてのリンパ球が，最終のエフェクター細胞となるのではないということにある．T 細胞の場合，抗原特異的な細胞の一次応答における急速な増殖がある．特にウイルスに対して応答する $CD8^+$ T 細胞の場合，抗原特異的な細胞は応答の最も高いときには $CD8^+$ T 細胞全体の 50 % あるいはそれ以上になることもある．このように非常に多くの抗原特異的 T 細胞の数は，ウイルスが排除されると急速に減少するが，応答が完全に終息しても抗原特異的 T 細胞クローンとしての数は増えたままである．これらが**記憶 T 細胞**（memory T cell）である（ボックス 3・5, p. 122）．

多くの B 細胞もまた，一次免疫後に**記憶 B 細胞**（memory B cell）へと分化する．B 細胞が活性化されると，B リンパ芽球は形質細胞へと分化して，大量の抗原を産生する．これらは終末分化した細胞であり，その残りの寿命の間も抗体産生細胞としてとどまる．しかし，一部の B リンパ芽球は活性化マーカーを失い，ナイーブ B 細胞に似てくる．しかし，それらは発現する抗体のアイソタイプを転換してしまっている．IgG 応答のための長期の記憶 B 細胞は，IgG を細胞表面に発現した再循環している小さな B 細胞であることが示されている．しかし，一部の記憶 B 細胞は再循環していないようにみえる．たとえば，痘瘡のワクチン接種を受けた人の中には，長年にわたって脾臓の中に記憶 B 細胞が存在しているが，血中には有意な数が見いだされていない人もいる．

3·4·2·7　パイエル板

腸，肺やその他の粘膜組織は所属リンパ節とつながるリンパ管をもっており，その所属リンパ節は通常の非粘膜系のリンパ節と基本的によく似た機能をもっている．さらに，腸や気管には，実際に壁に埋もれた**粘膜関連リ**

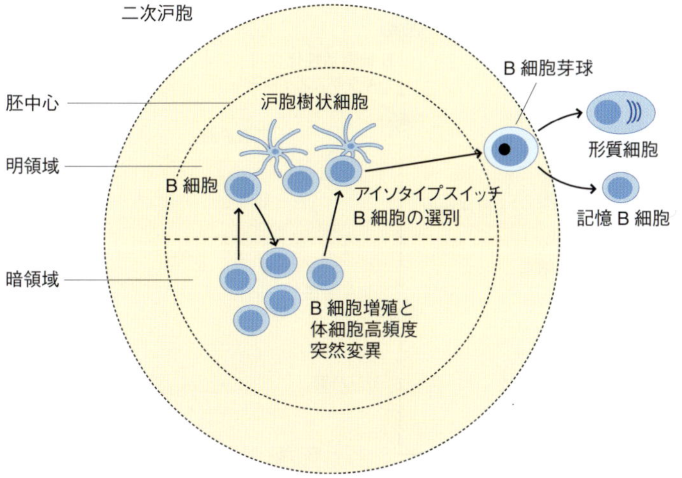

図 3・24　胚中心　胚中心は T 細胞依存性の抗体産生応答の過程で B 細胞沪胞の中に形成される．それらは B 細胞が急速に分裂して体細胞高頻度突然変異を起こしている暗領域と，B 細胞がアイソタイプスイッチをしている明領域から成る．B 細胞はこれら二つの領域間を移動する．沪胞樹状細胞は抗原を保持し続け，分化中の B 細胞が沪胞樹状細胞の保持する抗原により高い抗原親和性をもつように選択されるのを助ける．

ボックス3·5　記憶T細胞の局在性

記憶T細胞の性質を調べるために，養子移入の実験が用いられる．免疫したマウスの二次リンパ器官から単離されたT細胞を遺伝的に同じ正常マウスに移入した後に，そのマウスを特異的な抗原で再度刺激すると，記憶応答が誘導された．最初のマウスからのT細胞について，フローサイトメトリーを用いて異なるパターンの細胞表面分子を発現しているサブセットを同定することが可能である．これらのサブセットは分画によって単離できるので，得られた細胞を正常マウスに移入して，それを抗原で追刺激することにより，記憶細胞の表現型が決定された．その結果，免疫後短期間では，記憶細胞は活性化細胞の特徴をもっていた．すなわち，大型の細胞であり，活性化マーカーを発現しており，リンパ節へ移動する受容体は発現していないというものであり，炎症内皮へと移動する傾向を示した（**エフェクター記憶細胞** effector memory cell）．しかし免疫後長期間を経た場合には，よりナイーブT細胞に似ており，それらは小型で，活性化マーカーを発現せず，リンパ節へと移動する受容体を発現しており，実際にリンパ節へと移動した．これらは**中枢性記憶細胞**（central memory cell）とよばれる．

ンパ組織（mucosal-associated lymphoid tissue, MALT）として知られている局所的なリンパ器官もあり，小腸では，**パイエル板**（Peyer's patch）として知られている（図3・25）．これらの器官は腸管腔における抗原の侵入を監視している．

他のどのような二次リンパ組織とも異なり，パイエル板およびその他の粘膜に存在する同様な組織には，**M細胞**（M cell）という特殊化した上皮細胞が存在する．腸管上皮細胞は吸収あるいは分泌細胞であるが，これらとは異なり，M細胞はわずかの絨毛しかもたず，腸管腔から粘膜側へと分子や粒子を輸送し，M細胞の下の隙間にそれらを放出するように特殊化している．レオウイルスやサルモネラ菌の場合には，病原体はM細胞を，上皮細胞層を通過するための入り口として使用している．パイエル板のT細胞は，B細胞がIgAの重鎖を発現するように転換させることができる．活性化に続いてBリンパ芽球は血液に入り，他の粘膜組織へと選択的に移動する．そこで，IgAを分泌する形質細胞へと分化し，IgAは上皮を通って粘膜感染に対する保護を担う．これが，母乳が新生児に対する腸内感染から守るという，非常に重要な共通粘膜系という概念を生むことになった．

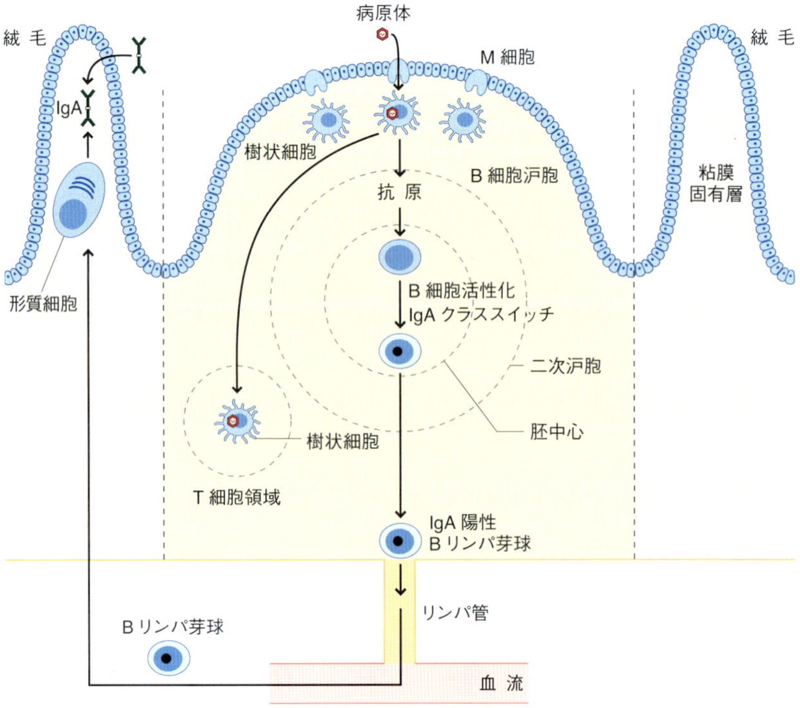

図3・25　パイエル板　パイエル板は小腸の腸管壁に存在する二次リンパ器官であり，類似の構造が他の粘膜組織にも存在している．ただし，パイエル板は輸入リンパ管をもたない．その代わり，抗原は**M**細胞とよばれる特種な上皮細胞によって腸管腔から輸送されてくる．樹状細胞や他の細胞は**M**細胞の下に存在し，そこで抗原を捕捉する．パイエル板は**B**細胞沪胞や**T**細胞領域をもっており，それぞれの細胞はそこで活性化される．活性化されたリンパ球は輸出リンパ管を経てパイエル板を離れ，腸間膜リンパ節を通過して血流へと入る．パイエル板で活性化された**B**細胞は通常**IgA**産生へと転換して多くの粘膜組織へと移動する．パイエル板は特に腸内抗原に対する**IgA**応答に関与している．

脾 臓

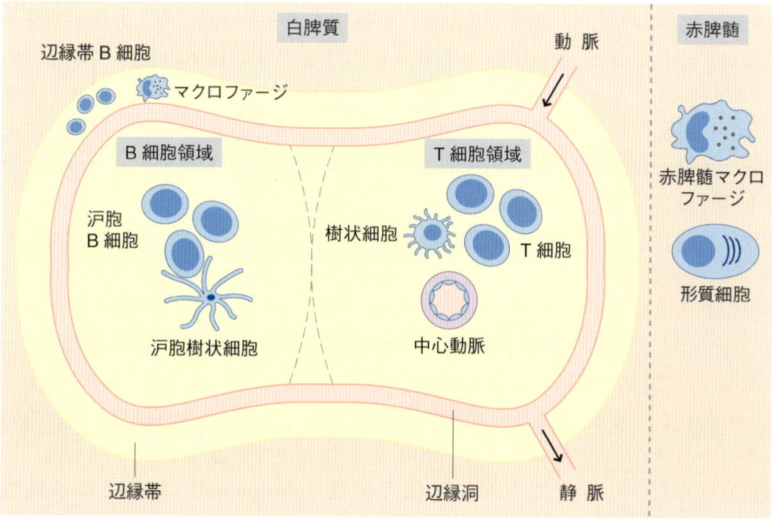

図3・26 脾臓 脾臓は血液内の抗原を監視する二次リンパ器官である．白脾質はリンパ球領域であり，他の器官と同様に**T**細胞領域と**B**細胞領域を含む．脾臓には辺縁帯が存在し，ここには特化したマクロファージと胸腺非依存性抗原に応答する常在性の非循環性**B**細胞が存在する．赤脾髄は形質細胞を含んでいるが，古くなった赤血球の除去のようなハウスキーピング機能に関与するマクロファージも存在する．ある条件下では脾臓は一次造血器官になることもある（§**3·5·1**）．

3·4·2·8 脾臓の構造と機能

脾臓（spleen）は多くの機能をもっている．血液由来の粒子に対するフィルターとして働き，疲弊した赤血球の破壊の場所でもある．しかし，免疫においては，その第一の機能は血液由来の抗原に対して免疫応答を開始することである．リンパ節とは異なり，脾臓は輸入リンパ管をもたない．しかし，リンパ節とは機能的構造において似た点もある．**白脾髄**（white pulp）にはT細胞領域とB細胞領域があり，赤血球破壊の場である**赤脾髄**（red pulp）は多くのマクロファージと形質細胞が分布している（図3・26）．血液由来の抗原は，T細胞の偏向と免疫グロブリンアイソタイプの合成というリンパ節でみられるような同じタイプの免疫応答を生じる．しかし，脾臓には，さらなる特化した**辺縁帯**（marginal zone）という領域がある．この領域には，まだ機能が十分に解明されていない二つのタイプの特化したマクロファージ，および特殊化された非循環性の辺縁帯B細胞が存在する．この辺縁帯B細胞は，ある種の細菌（例：肺炎レンサ球菌）莢膜に存在するような高分子糖鎖抗原にT細胞非依存性に応答する．したがって，脾臓を失った子供は，正常児に比べて，このような細菌感染に対する感受性が高い．

問 題3·17 脾臓を摘出された子供が成長するにつれて，被包性細菌（莢膜をもつ細菌）による感染に対して感受性が減少するようにみえる．なぜこのようなことが起こるのか．

3・5 血液細胞と免疫器官の発達

この節では，異なる器官・組織と防御にかかわる白血球の起源について概説する．リンパ球を含むすべての血液細胞は造血とよばれる過程を経て生まれる．もしリンパ球の発生がリンパ球系前駆細胞に由来するものであれば，**リンパ球生成**（lymphopoiesis）とよばれる．これに対して，単球やマクロファージ顆粒球のような他の細胞の発生は**骨髄造血**（myelopoiesis）とよばれる．まず，すべての白血球系の細胞を生み出す幹細胞に焦点を当てることとして，自然免疫と獲得免疫における細胞の発生については後の章（4～6章）で詳しく説明する．ここでは一次，二次，三次リンパ系器官の間を区別できることと，どのように二次リンパ器官が形成されるのかについてもう少し詳しく考えてみる．

3·5·1 一次リンパ器官と造血

3·5·1·1 造血と一次リンパ器官

どこで，どのようにして免疫系の細胞は発生するのか．この問いは単に学問的な課題というだけではない．免疫細胞の発生における欠陥が，まれな病気ではあっても重大な疾患をひき起こす．ひるがえっていえば，疾患を介して発生にかかわる機構に光を当てることにつながる．同様に，免疫不全もまれではあるが，免疫に寄与するそれぞれの細胞や分子の機能を理解する大きな助けともなる．

哺乳動物の成体では，ほとんどの免疫系の細胞は造血によって骨髄でつくられる．胎児では，脾臓や肝臓で造血が行われ，それ以前には他の場所で行われる．しかし，重篤な貧血や骨線維症のような骨髄内の空間が結合組織で埋まってしまうような異常な環境下では，造血は脾臓，肝臓，リンパ節のような骨髄の外で起こる．

リンパ球生成については，特殊化された組織が存在し，そこでリンパ球の前駆細胞からの増殖・分化が行われる．すべての哺乳動物では胸腺がT細胞のほとんどの発生・分化を担い，そこから成熟したT細胞として放出される．ヒトやマウスでは，B細胞は骨髄でほとんどの発生・分化を行う．しかし，ニワトリでは**ファブリキウス囊**（Bursa of Fabricius）とよばれる特殊化した組織が存在している．また，ウシ・ブタ・ヒツジでは，B細胞はその大部分の発生を小腸の最終部位である回腸にあるパイエル板（回腸パイエル板）で行う．これに対して，ヒトやマウスではパイエル板は一次リンパ器官ではなくもっぱら二次リンパ器官である．ウサギではB細胞分化の多くが盲腸で行われている（ボックス3・7）．

造血とリンパ球生成器官は造血細胞自身からだけで構成されるのではない．骨髄常在性マクロファージに加えて上皮細胞や線維芽細胞のような非造血系ストローマ細胞が，造血の制御において関与する重要なシグナルを与えている．

3·5·1·2　幹細胞と造血

基本的に，精子と卵子の二つのタイプの細胞の融合が，体を構成するすべての細胞系統をつくる受精卵となる．受精卵は発生の初期段階で，胚盤胞となる．これは，体のどのような細胞にもなりうる，そのために全能性といわれる**胚性幹細胞**（embryonic stem cell, **ES細胞** ES cellともいう）を含んでいる．これらのES細胞を培養中で無制限に維持することが可能になる方法が開発されてきており，その培養過程で種々の操作が可能である．これが遺伝子組換え（図2・7, p. 57）と遺伝子改変動物の作出の基礎である．この方法を用いることにより，病気で欠陥のある組織や器官を置換するための新たな組織を作成することができる．

幹細胞は他の細胞の前駆細胞である．幹細胞は自己再生能力をもっており，全体としてその集団を維持している．通常の細胞とは異なり，他の系列の細胞になりうる．成体の骨髄では，**造血幹細胞**（hematopoietic stem cell, HSC）が存在し，それらは免疫系の細胞を含むすべての血液細胞を生み出す．しかし，血液細胞系列以外の細胞を生み出すことはできず，**全能性**（totipotent）に対して，**分化万能性**（pluripotent）あるいは**多能性**（multipotent）と称される．すなわち，多くの系列の細胞を生み出すが，すべてではない．また，ES細胞とは異なり，造血幹細胞は培養中で無制限に維持されることはできない．このような多能性幹細胞の1回の分裂は，通常は非対称である．一つの娘細胞は幹細胞として残り，もう一方が一つの経路での分化が始まる．通常の状況下で，他のどのようなタイプの細胞にも分化することができない細胞がつくられると，それは終末分化したといわれる（図3・27，ボックス3・6）．

分化の方向性の決定には一部可塑性が残されているため絶対ではないが，分化がある方向へと決められた細胞

ボックス3·6　多能性骨髄造血幹細胞の同定

多能性骨髄造血幹細胞が存在することはどのようにして明らかになったのか．本文中に記載したように，電離放射線照射は骨髄細胞を含む急速に分裂している細胞を殺す．マウスに放射線を照射し，骨髄幹細胞を殺すと，すべての白血球は移入された正常の骨髄細胞由来のもので置き換えられる．移入された細胞の寿命を追跡し，白血球がドナー（供与者）に由来することを確かめるためには，レシピエント（受容者）とドナーが異なるタイプの遺伝的マーカーをもっていなければならない．初期の実験では，T6のような染色体マーカーが用いられた．これは，体内のすべての細胞に存在する自然に生じた染色体構造の変化である．細胞表面タンパク質の対立遺伝子変異体を用いることも可能である．その例がよく用いられるCD45であり，すべての白血球に発現されていて，二つのバリアントが存在する．これらの研究結果は，すべての生成された細胞がドナーのマーカーを保持していたことから，骨髄細胞がすべての造血系細胞系列を生成できる前駆細胞を含んでいることを示している．

これは，多能性幹細胞の存在を意味するのか．ところが，そうではない．移植された骨髄細胞集団には，すべての異なる系列に対する異なる幹細胞が含まれていたかもしれない．1個の細胞がすべてのタイプの細胞を生み出す能力をもつことを示さなければならない．したがって，1個の細胞に導入され，それがその細胞のすべての子孫の細胞に同定されうる遺伝子マーカーを作出する必要があることを意味する．細胞への弱い放射線照射は，染色体に損傷を与えるが，それを殺すことなく，増殖を妨げる．染色体の損傷パターンは無作為であるため，個々の細胞は固有のパターンをもつことになる．弱く照射した骨髄細胞を致死線量照射を行ったレシピエントマウスに輸注して，特定の染色体の異常パターンを調べたところ，すべての系列の細胞においてこの異常パターンが認められた．この事実は，単一の細胞がこれらすべての系列の細胞を生み出すことができることを意味している．これがまさに多能性である．

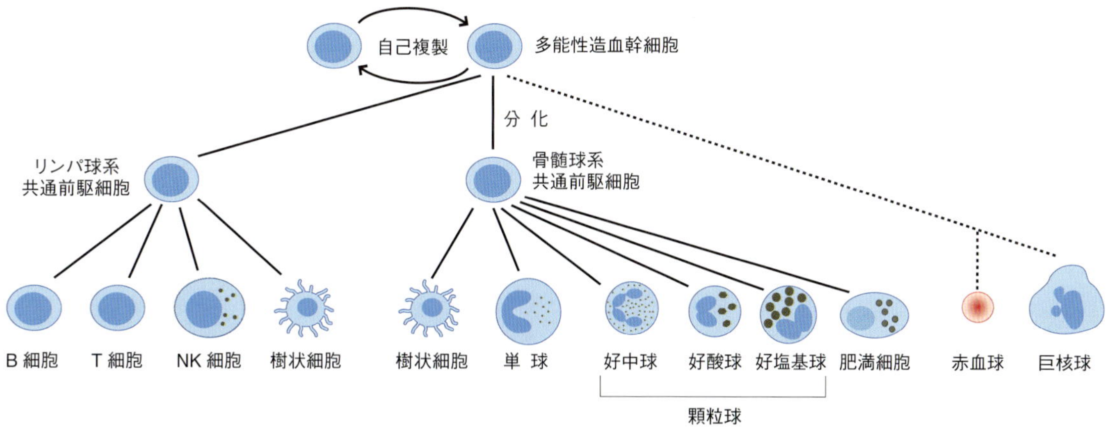

図 3・27 造血 哺乳動物の成体では骨髄が主要な造血器官である．多能性造血幹細胞は不等分裂を行い，一方は自己複製能を保持した幹細胞として，他方は分化の方向が決定された前駆細胞へと分化する．リンパ球系共通前駆細胞は **B** 細胞および **T** 細胞に加え，ナチュラルキラー（**NK**）細胞やある種の樹状細胞へと分化する．骨髄球系共通前駆細胞は単球，マクロファージや他のタイプの顆粒球および他の樹状細胞を生み出すが，血小板をつくる巨核球や赤血球はこれに由来しない．簡略化のために肥満細胞は骨髄球系の細胞としているが，それらは異なる前駆細胞から分化している可能性がある．

がある．このような前駆細胞も便宜的に造血幹細胞の一部とみなされている．これらの前駆細胞が**骨髄球系共通前駆細胞**（common myeloid progenitor, CMP）と**リンパ球系共通前駆細胞**（common lymphoid progenitor, CLP）である．その名が示すように，前者はすべての骨髄球（ミエロイド）系の細胞を生み出すことができ，後者はすべてのリンパ球系細胞を生成する．これらの細胞は一つの系列細胞へと分化するが他方へは分化しないことから，多能性造血幹細胞に比べてより分化の方向が拘束されている．そのため，多能性造血幹細胞と区別するために多能性幹細胞とよばれる．この簡単なモデルが完全に正しくはない一つの理由は，肥満細胞をはじめとする他のいくつかの系列が CMP と CLP のどちらにも由来せず，樹状細胞のような細胞は両方から分化してくることができるからである．しかし，通常の樹状細胞と形質細胞様樹状細胞の両者へと分化する前駆細胞が別に存在する可能性もある*．

CMP と CLP の後にも，少数のタイプの細胞を生み出すより分化方向が規定された前駆細胞がみつかり，これらはむろん多能性である．多能性幹細胞は，放射線照射マウスの血液循環中に骨髄細胞を移入することによってみつけられた．骨髄の中でのように急速に分裂している細胞は，特に放射線に対して感受性が高い．このことが，腫瘍細胞を殺すために高容量放射線照射治療を受けた癌患者に骨髄移植が必要とされる理由である．後にこれらの再構成マウスの脾臓を調べてみると，その表面に隆起した多数の瘤がみられ，これらは驚くほど多数のタイプの細胞（顆粒球，マクロファージ，血小板をつくる巨核球，赤血球など）を含んでいることが明らかになった．瘤の数は，移入された骨髄細胞数に比例していることから，一つの細胞（クローン）から生じていることが示されており，これらの瘤をつくる細胞は**脾臓コロニー形成ユニット**（colony-forming unit of the spleen, CFU-S）とよばれる．

多能性幹細胞についてのさらなる証拠は，骨髄細胞を異なる増殖因子とともに培養する試験管内での研究によるものである．非常に希釈した細胞を寒天のような半固形培地中で培養する方法を用いて，個々の細胞の動きを制限して，どれがコロニーを形成するために増殖しているのかをみることが可能となった．その結果，特定の増殖因子とその濃度によって，細胞タイプが混ざっているコロニーと単独の細胞タイプから成るコロニーが出現することがわかった．たとえば，異なる状況下で，あるものは顆粒球とマクロファージを含んでいるが，別の場合にはどちらか一方のみを含んでいた．これが，一つあるいは一つ以上の細胞のタイプへの分化が規定された細胞を意味する**コロニー形成ユニット**（CFU）の概念のもとである．例としてあげるならば，顆粒球とマクロファージの混合を生み出すものは CFU-GM とよばれる．この点に関しては，4 章でさらに説明するが，骨髄球系と他の白血球の産生が厳密にフィードバック制御されているものの，その制御機構はまだ十分に解明されて

* 訳者注：最近，骨髄球系共通前駆細胞（CMP）から，マクロファージ・樹状細胞共通前駆細胞（macrophage-dendritic cells precursor, MDP）を経て，樹状細胞共通前駆細胞（common dendritic cell precursor, CDP）が分化してくることが明らかになっている．

いないことを指摘しておく．

問 題 3·18 正常な定常状態において，単球の生成はフィードバック制御を受けているという仮説は，実験的にどのようにして確かめることができるか．

3·5·1·3 胸 腺

T細胞の最初の前駆細胞は骨髄でつくられる．これらは，**胸腺**（thymus）に入って，そこで実際に分化して成熟T細胞となり，末梢へ出て，二次リンパ器官の間を循環し，一部の特殊化した細胞は特定の組織へと定着する．初期のT前駆細胞は完全にT細胞への分化が規定されているわけでない．この段階では，実験条件次第で他系統の細胞への分化も可能である．それにもかかわらず，胸腺はT細胞分化の中心器官であると考えられている．そこに存在する特殊化したストローマ細胞とそれが産生するサイトカインの指示によって徐々に分化方向が規定され，成熟リンパ球への分化が進むことになるからである．

問 題 3·19 T細胞を進化させたすべての動物は，T細胞が分化するため胸腺も同時に進化させた．これはなぜなのか．

胸腺がT細胞分化の場であることがどのようにしてわかったのか．証拠は臨床研究と実験研究の両方から得られた．1人の小児科医が，まれではあるが何人かの子供がウイルス，細菌，真菌など多様な病原体に易感染性であることを見いだした．これらの感染の治癒にはT細胞依存性免疫応答が必要であるが，これらの子供では末梢T細胞がほとんどなく，その原因は先天的に胸腺が欠如しているためであった．したがって，胸腺はT細胞分化に決定的であることが予想された．この病気は，**ディジョージ症候群**（DiGeorge syndrome）として知られる．しかし，これらの子供の組織や器官には他の多くの異常があるので，胸腺とT細胞分化に関する信頼できる証拠ではない．そこで，研究者は新生児マウスの胸腺2片を外科的に摘出した．その結果，このようなマウスが成体になったとき，遅延型過敏症応答のような細胞性免疫応答やタンパク質抗原に対する抗体産生応答を行う能力に欠陥があった．後にこれらのマウスでは末梢T細胞はごく少数しか存在しないが，B細胞数は正常に近いことが明らかにされた．したがって，胸腺はT細胞分化に必須であると結論づけられた（図3・28）．

問 題 3·20 オーストラリアの研究者は，子宮内にまだいる状態の胎児のヒツジから胸腺を取除いた．これらのヒツジが生まれたとき，それらは正常な細胞性免疫応答を示した．そのため，胸腺は細胞性免疫応答に関与するリンパ球の分化には重要ではないと結論づけた．この結論づけはなぜ間違っていたのか．

ボックス 3·7 他の動物種のリンパ組織

獲得免疫の進化は，免疫応答が開始される特殊化した二次リンパ器官の発達と付随して起こっている．カンブリア紀爆発の時期の最初の魚類は無顎として進化してきた．その後に有顎の魚類が出現したが，それとともに，現在哺乳動物に備わっている獲得免疫の典型的な特徴も出てきた．これらは軟骨魚類から硬骨魚類へと進化した．無顎魚類では，骨髄球系の細胞が腸管結合組織内に集積している．明らかというにはほど遠いが，リンパ球に似た細胞が活性化される場所かもしれない．高等脊椎動物のように脾臓や胸腺が発達してくると，軟骨魚類は，リンパ球や形質細胞を含んだ他の三つの新たな器官をもつことになった．それらは，エピゴナル器官，ライディッヒ器官と腸のらせん弁膜である．硬骨魚類では，腹側の腎臓も重要な免疫系の器官である．実験において，ニジマスの胸腺，脾臓，腹部腎臓の細胞をT細胞増殖因子であるコンカナバリンA（ConA）あるいはB細胞増殖因子であるリポ多糖と培養した．すると，胸腺細胞はコンカナバリンAと，脾細胞は両者と培養したときに応答したのに対して，腹部腎臓はリポ多糖に対してのみ応答した．この有益な結果は，哺乳動物と同じように，胸腺はT細胞分化（少数の成熟T細胞が存在する）の場であり，脾臓にはT細胞とB細胞の両方が存在していることを示唆している．鳥類のファブリキウス嚢と同じように，腹部腎臓はB細胞分化の場であるのかもしれない．鳥類では，二次リンパ器官の配置はより哺乳類的である．脾臓が機能的には哺乳類に似ているように，鳥類もいくつかの被膜されたリンパ節をもっている．しかし，さらに鳥類は，眼に付随したハーダー腺をもっており，これがある程度のIgA産生を担っている．

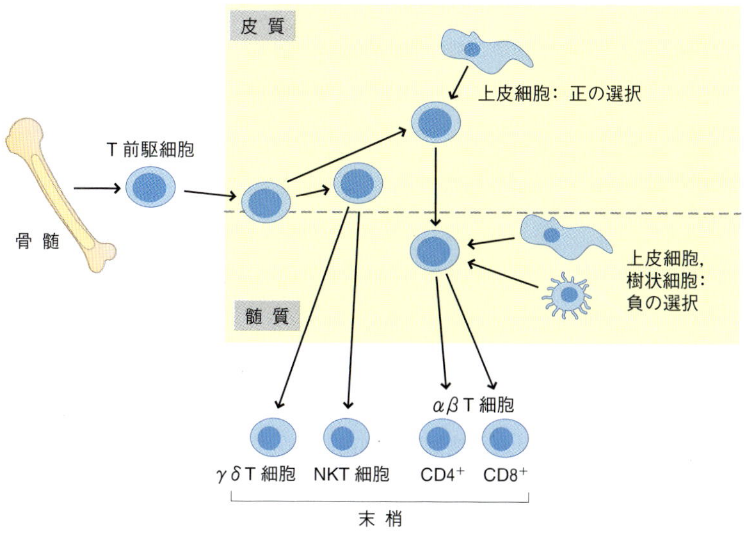

図3・28 胸腺 胸腺はT細胞が分化してくる器官である．T細胞の初期前駆細胞は骨髄に由来し，胸腺内で皮質を満たすように分裂する．もし胸腺細胞が皮質上皮細胞上のMHC分子を認識すると生存し（正の選択），そうでなければアポトーシスで死ぬ．生き残った胸腺細胞は髄質へ入り，髄質の上皮細胞や樹状細胞上の自己ペプチドを認識すると死ぬ（負の選択）．生き残った胸腺細胞は胸腺を離れて末梢T細胞となる．正と負の選択はT細胞受容体がMHC分子とペプチドのどちらか一方をではなく，MHC分子に結合したペプチドを適切に認識し，正常な細胞を認識できない（自己応答性ではない）ようにしている．

3・5・2 二次リンパ器官の分化

ヒトは400〜600個のリンパ節，約60個のパイエル板と一つの脾臓をもつ．一次および二次リンパ組織がどのようにして制御されているのかを理解することは，どの器官であっても興味深いものである．TNF-TNF受容体ファミリー分子のいくつかがこれらの組織の分化に重大な役割をもつことは，大きな驚きである．関連する遺伝子には，TNFと異なるタイプのリンホトキシンとそれぞれのサイトカインを結合する受容体が含まれている．これらの分子を欠くマウスではパイエル板がなくなったり，数が減少したりするが，脾臓の構造が壊れることはない．典型的には，本来存在するはずの沪胞樹状細胞がなくなっている．これらのマウスが使用される理由の一つは，二次リンパ器官の機能の違いを解析するためである．したがって，パイエル板と腸間膜リンパ節が腸管由来抗原に対する応答において，異なる役割を担っているのかどうかを調べることが可能である．

現在の説は，リンパ節の発生はリンパ系組織のストローマ構成細胞と造血系誘導細胞との相互作用によるというものであり，この中にTNF-TNF受容体ファミリー分子が関与している．最近，胎児マウスのリンパ節で一つの細胞集団が同定され，これは別のマウスの皮膚や腸管膜に移入されるとリンパ節形成を初めから誘導するものである．この細胞のさらなる解析はリンパ節の発生についての深い理解につながるであろう．また，この発見は，慢性炎症の場においてよく知られている三次リンパ組織の発生とも関係しているのかもしれない．

3・5・3 三次リンパ組織

ある種の慢性炎症下では，組織や器官に動員されてきた細胞は二次リンパ組織に非常によく似た構造を形成することができる．これらの状況は，関節リウマチや橋本甲状腺炎（7章）などの自己免疫疾患と典型的に連動している．これらの構造は末梢組織に出現するが，二次リンパ組織に似ているので，**三次リンパ組織**（tertiary lymphoid tissue）とよばれる．B細胞と沪胞樹状細胞を含むB細胞領域とともに樹状細胞と高内皮小静脈を含むT細胞領域が存在する．しかし，これらが防御機構を担っているのかどうかについては明らかではない．ただ，構成/誘導細胞の異常な活性を示している可能性はある．一つの種類のリンホトキシンがリンパ節高内皮小静脈上に接着分子を誘導するために必須であることが知られている．したがって，この分子の異常な放出が三次リンパ組織の発達に関与しているのかもしれない．

問 題3・21 炎症器官に存在する二次リンパ組織に似た組織をもつことの機能的な重要性は何か．

3・6 幹細胞と遺伝子治療

幹細胞治療の基本的概念は，“特定の系列細胞が不足したり，また欠陥がある場合に，適切な解剖学的領域へと輸送された幹細胞が機能的な最終細胞へと分化誘導されるであろう”というものである．先に示唆したように（§3・5・1・2），ES細胞は使用される条件に依存して多くの多様で異なる最終的に分化した細胞（理論的にはいかなる細胞へでも）へと分化誘導できるので，ES細胞を治療に用いることに興味がもたれている．

広く，かつうまく用いられている幹細胞治療のもう一つの形は，いうまでもなく**骨髄移植**（bone marrow transplantation）である．これは，自然免疫と獲得免疫の両者における多様な免疫不全の治療に有用である．したがって，**慢性肉芽腫症**（chronic granulomatous disease, CGD）は好中球における遺伝的欠陥であるので，正常なヒトからの骨髄移植によって治癒可能である．**重症複合免疫不全症**（severe combined immunodeficiency, SCID）では，T細胞とB細胞の両者が存在しないため，同じように治療されうる．

遺伝病を治すという視点から生殖細胞に遺伝子を導入することを**遺伝子治療**（gene therapy）という．この原則は非常に理解しやすい．たとえば，もし子供がNADPHオキシダーゼに突然変異があると，好中球による細菌の殺傷ができずに，慢性肉芽腫症になる．これに対する現在の治療は，骨髄移植である．しかし，これは危険な治療でもある（7章）．理論的には，子供からいくらかの骨髄細胞を調製して，多能性造血幹細胞を単離し，NADPHオキシダーゼをコードする正常な遺伝子を導入することが可能である．子供に戻された幹細胞は，それら自身が骨髄において正常な好中球をつくり出すことが期待される．突然変異が白血球の機能不全に結びつく他の多くの病気にも，この原理は応用可能なはずである．しかし，現在のところ，遺伝子治療の成功例は少なく，いくつかの治験では危険な副作用が現れている．導入された遺伝子の制御ができず，白血病になる例もある．遺伝子治療はまだ揺籃期である．しかし，その可能性は大きく，その開発が多くの重要な疾患の処置や回復に結びつくであろう．

3章の学習成果

この章を読み終えて，つぎのような話題（該当する節を示す）について，理解し，さらに説明したり，議論することができるようになっているはずである．また，これらの話題を支持するヒトや動物での研究結果についても理解しているはずである．まだよくわかっていない領域についても何らかの考え方をもてていると思われる．われわれの理解をさらに進める方法についても提案できるかもしれない．

天然の障壁（§3・2）
- 感染に対して予め形成されたおもな障壁とは何か．
- これらの障壁は病原体によってどのように突破され，その後で何が起こるのか．

自然免疫の機能的解剖学（§3・3）
- 急性炎症と慢性炎症に特有な，局所的および全身的特徴は何か．
- 炎症応答はどのように開始されるのか．炎症の開始に関与する細胞と可溶性分子の例をあげよ．
- 感染からの防御に，なぜ炎症が重要なのか．
- 白血球と可溶性のエフェクター分子はどのようにして炎症部位へと入るのか．
- 炎症において組織損傷をひき起こす機構とは何か．
- 損傷組織はどのように修復されるのか．
- 遠隔組織における炎症応答の作用は何か．なぜ，これらが重要なのか．

獲得免疫の機能的解剖学（§3・4）
- なぜ二次リンパ組織が必要なのか．
- リンパ節，脾臓，パイエル板の構造的および機能的な類似性と相違性は何か．
- 二次リンパ器官のおもな領域とは何か．また，なぜ領域化されているのか．
- 末梢での炎症や感染の過程で，二次リンパ器官の構造や生理機能にはどのような変化が現れるのか．

血液細胞と免疫器官の発達（§3・5）
- 幹細胞とは何か．
- 造血とは何か．また，どこで起こるのか．
- リンパ球生成とは何か．また，どこで起こるのか．
- 二次リンパ器官はどのようにして発達するのか．
- 三次リンパ器官とは何か．その例をあげよ．

幹細胞と遺伝子治療（§3・6）
- 幹細胞に関する知識が治療に対して，どのように利用されるのか．

一般問題　生まれつきの欠陥や実験的に生じさせた欠陥から得られた知見は，免疫における組織と器官の構造や機能を理解するうえで，どのように役立ったか．

統合問題　組織の構造と機能における違いは，自然免疫と獲得免疫におけるそれぞれの役割とどのように関係するのか．

さらなる学習問題

問 題A 天然の障壁（バリアー）となるのは，構成的な防御と誘導性の防御においてどのようなタイプのものがあるか（§3・2）．

ヒント これらの障壁は外的（皮膚）あるいは上皮細胞が並んだ形態的に外部に位置する（肺，腸管，生殖器）ものがある．上皮細胞は基本的な防御分子を絶えず分泌するためによい場所に位置している．もし感染が起これば，さらに多量にあるいは新たな分子を放出する．粘膜でのこれらの産生がどの程度であり，これらの場所の産生能力がどのように制御されていることを考えるとよい．

問 題B 異なるタイプの炎症応答とその炎症応答の目的を同定することはどの程度可能か（§3・3）．

ヒント 無菌外傷や一般の感染の場で始めるのが助けとなる．その後で，異なるタイプのウイルス，微生物やさらに大きな寄生虫とそれらが感染する組織について考えてみることである．これが，異なる器官での炎症応答へとひき出すことになる．たとえば脳は，皮膚のような他の非リンパ系器官とは非常に異なっている．異なるリンパ系組織での応答についてはどうか．

問 題C リンパ系組織での獲得免疫応答の制御について，末梢組織の関与はどの程度理解されているか（§3・4）．

ヒント 有益な構造である導管を見いだしている．この場所は，リンパ節の中心部へ直接情報を伝達することができるが，どの程度の情報であり，どのタイプの情報であるのかを知ることが重要である．また，炎症部位へと動員される白血球は，多くは直接血行性にそのような組織へ移動してくる．まずは好中球の大群について考えてみるとよい．あるいは，リンパ節の好塩基球のような顆粒球についても知られていることがあるのかどうか．

問 題D それぞれの二次リンパ器官が一次リンパ器官のように機能すると考えることは，どの程度できるのか．また，逆の場合はどうか（§3・5）．

ヒント 感染のない定常状態を考えるのか，獲得免疫応答が起こってしまった後を考えるのか，異なる状況について考えてみよう．もし一つの器官が除かれた場合（たとえば交通事故によって脾臓が破裂して摘出された場合），他のリンパ器官の機能が影響を受けるか．異なる種（ヒト対マウス）や発生段階の成熟度の違い（成人と新生児）ではどうか．

問 題E 免疫関連疾患の実際の治療のために用いられる幹細胞療法の適応症と合併症は何か（§3・6）．

ヒント どの幹細胞療法であるのかを明確にする必要がある．骨髄幹細胞なのかES細胞からの臓器なのか．骨髄幹細胞の合併症は，実際によく知られている．ES細胞の場合は，現在のところ，より理論上のものである．遺伝子療法ではどうか．免疫関連疾患において，欠陥遺伝子のどこで入替えることが有益なのか．ヒトのDNAを操作することの潜在的な危険性は何か．倫理的観点にも立ち入るのか．

4 自然免疫

4・1 序 論

自然選択によって成り立つ社会においては，資源に対する競合は避けられない．使用可能な資源の中にはすべての生命体が含まれる．その中には，食物源として，あるいは生殖・分布・避難所，あるいは他の理由による宿主（ホスト）として利用されるものがある．病原性のレンサ球菌や黄色ブドウ球菌の感染のような場合には，これらの細菌は腐生菌としての側面をみせる．すなわち死んだ有機物を食物源とする．これらの細菌から分泌され組織損傷を起こす分子は，毒素とよばれ，細胞を殺傷したり，細菌の食物源とするために組織を消化するために使われている．資源として用いようとする細菌に対して宿主が自らをどのように守るのかは興味深い問題である．ほとんどの場合，細菌やウイルスなど寄生体は，資源を失ってしまわないように宿主を全滅させることがないという点も面白い．したがって，すべての生命体は，これら侵入者の行為に対して自らを守るメカニズムを進化させてきたことは驚くには値しない．

自然免疫（innate immunity）は大半の生物に用いられている免疫の一つの形であり，これらの生物において感染に対する有効な防御を提供するものである．自然免疫は進化のごく初期に出現し，その要素の多くは最も原始的な生物へとさかのぼることができる．また進化の過程で新しいタイプの要素が徐々に付け加えられ，あるいは改変されてきた．自然免疫の要素のほとんどは生体内にすでに存在するものであるため，防御機構は感染後すぐさま発動される．高等な脊椎動物では，自然免疫はある種の感染に対して素早い防御を提供するが，最大の防御は**獲得免疫**（acquired immunity）に依存する．しかし，自然免疫は獲得免疫の活性化と制御において重大な役割を担っており，獲得免疫もまた微生物の除去のためのエフェクター機構として自然免疫機構を利用している．

この章では，自然免疫における種々の要素と宿主の防御における役割を検証する（§4・2）．まず，自然免疫担当細胞による種々のタイプの感染因子（病原体）の認識とその除去において最も適切な応答を導く方法について考える．これには，種々の細胞間のコミュニケーションとそれらの機能を変化させるために特化したサイトカインなどの分子が含まれる．その後で，感染を感知して炎症応答を誘導するために働くすべての組織に常在している特別な細胞群について言及する（§4・3）．これによって，微生物の除去に必要とされるエフェクター細胞や分子の動員が可能になる．これら動員された細胞や分子が，異なるタイプの病原体に対してどのように防御作用を発揮するのか，それらの重要性に対する証拠としてヒトでの欠損や遺伝的に改変されたマウスによる研究を示しつつ，これらが獲得免疫の始動をどのように助けているのかを考えることにする（§4・4）．

最後から2番目の節では，免疫担当細胞の起源，どこから生まれ，それらの細胞の産生がどのように制御されているかについて述べる（§4・5）．そして，とりわけ病原体の構成物だけでなく他の生物的分子や無機性の分子でさえ病原体に対する免疫応答を増強するアジュバントとして用いられることから，最後の節では，より有効なワクチンのデザインを考えるうえで，自然免疫についての知識がその端緒となっていることを示す（§4・6）．

この章において，感染源の除去，遠隔器官での炎症の誘導や応答，さらに後に生体防御に寄与する獲得免疫を開始させるうえでの自然免疫の重要性について理解できるであろう．

4・2 自然免疫応答の誘導

4・2・1 概念：パターン認識と危険性

免疫応答について考えるとき，免疫学の発展における重要な時期は，“感染の感知は，T細胞やB細胞の抗原受容体を介してよりは，むしろ自然免疫の受容体に担われているのではないか”と提言されたおよそ20年前（1989年）に始まったといえる．それは，病原体の監視の後で，自然免疫系が微生物由来の抗原に対して獲得免疫系の応答を始動するのではないかと示唆されたことに始まる．自然免疫受容体がまだ同定されていなかった時期に，多数の理由によって，これら自然免疫受容体は生殖細胞によってコードされている必要があり，しかも**病原体関連分子パターン**（pathogen-associated molecular pattern, PAMP）とよばれる微生物の共通した特徴を認識するものであることが示唆された．受容体それ自身は**パターン認識受容体**（pattern recognition receptor, PRR）として知られるようになっている．この概念は生殖細胞によってコードされる**Toll 様受容体**（Toll-like receptor, TLR）が同定されたときに，実験的に確かなものとなった．最初，Toll 様受容体は，ハエにおいて発生に関与する分子として発見された．しかし，この受容体は防御においても役割を担うことが見いだされた．その後，Toll 様受容体はヒトを含む他の種でも発見され，今ではこれらとともに他のタイプの機能的に関連する受容体が病原体の異なる構成物の違いを識別できる機能をもつことが明らかとなっている．

問 題4·1 Toll ファミリー分子がその発生や感染に対する防御といった非常に幅広い機能に関与できるということは，驚くべきことか．

1990 年代初めに，**危険仮説**（danger hypothesis）が提唱された．これは，“免疫系は何が自己であり何が非自己であるのかという自己と非自己の識別に関与しているというよりも，実際には何が危険であり何がそうではないのかということの識別そのものであり，組織損傷をひき起こすどのようなものも免疫応答を刺激することができる”というものである．宿主の組織に対して及ぼされる損傷ゆえに，病原体は危険の可能性のある明白な原因の一つであることを表している．しかし，この仮説はまた無菌外傷のような組織損傷の他の形態も，免疫応答を始動させるかもしれないことを暗示している．最近になって，**損傷（危険）関連分子パターン**〔damage (danger)-associated molecular pattern, DAMP〕が注目されている．これらには，傷ついた細胞や組織内にあるものに加え，それらから放出されるものも含まれ，微生物感染に由来するか否かにかかわらず自然免疫系によって認識されうる．免疫学が直面している難しさは，PAMP を監視する PRR についての理解が進む中で，DAMP を認識する受容体については，徐々にそれらの性質の可能性についての知見が得られつつあるが，いまだにつかみどころがないということである（§4·2·2·4）．

一般的には，現在までに理解している限りにおいて，PAMP と DAMP に対する認識の重要な結果は炎症の開始である．しかし，生体の恒常性の維持において異なる機能をもつ炎症には，多くの形がある（§3·3·2, p. 103）．無菌外傷によって起こる炎症は，微生物感染によって起こるものとは機能的に異なる可能性がある．前者の場合，損傷した組織の修復と治癒を可能にするのが第一の機能であるのに対して，後者の場合は感染源を除くために可溶性あるいは細胞性のエフェクターを動員することが重要な機能であり，治癒はその後のことになる．最も一般的な見方では，自然免疫は危険の認識にかかわるものであり，異なる形の炎症を開始させる警鐘シグナルとして認識した結果とするのが，的を得ている．

4·2·2 パターン認識受容体（PRR）

PRR は細菌由来の PAMP を認識する受容体として考えられている．では，これら PAMP はどのような分子か．一般に，タンパク質ではない．いくつかの例外はあるものの，細菌，ウイルス，脊椎動物のタンパク質にはそれらの間でほとんど違いがなく，あったとしてもごくわずかである．しかし，脊椎動物に発現される他の巨大分子と病原体の間には明らかな遺伝子的な違いが存在することも事実である．その PAMP としての端的な例が，内毒素として知られる**リポ多糖**（lipopolysaccharide, LPS）である．リポ多糖はグラム陰性菌の細胞壁に存在する脂質と炭水化物の複合体である．もう一つがグラム陽性菌の細胞壁に存在するリポテイコ酸である．これら

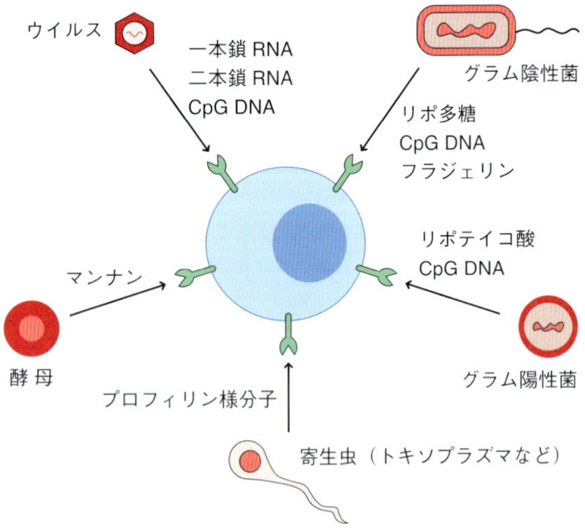

図 4・1 病原体関連分子パターン（PAMP） 多くの微生物が哺乳動物には発現されていない分子を発現している．これらには，一本鎖や二本鎖の RNA や CpG を含む DNA といくつかのタンパク質以外に，独特の炭水化物や脂質の構造が含まれる．哺乳類は PAMP の広く共通の性質を認識するパターン認識受容体（PRR）を進化させてきた．これらの受容体は生殖細胞によってコードされている．図には PAMP である分子タイプのいくつかを示している．

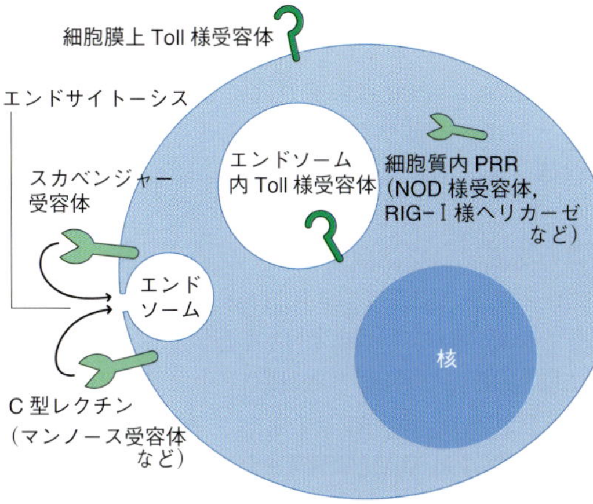

図4・2　パターン認識受容体（PRR）の細胞における局在　**PRR** は異なるタイプの病原体関連分子パターン（**PAMP**）と最も相互作用しやすい場所に局在しており，多くの場合，その場所は **PAMP** と交差反応性の宿主由来の分子と出会う可能性がほとんどない場所である．したがって，**Toll** 様受容体（**TLR**）は細胞膜やエンドソームの膜に発現されているのに対して，他のタイプの **PRR** は細胞質内に存在する．ある種の **PRR** は病原体の取込みも促進することができる．

の分子は種々のタイプの細菌の不可欠の構成成分であり，決して不要なものではない．したがって，微生物はこれらを簡単に選択・淘汰させることができず，そのためにこれら分子を発現し続けている．他の PAMP には，細菌やカビの外面のマンノース基をもつ炭水化物に加え，糖脂質や，細菌の鞭毛の主要な構成要素であるフラジェリンのような数少ないタンパク質がある（図4・1）．

病原体は細胞外の組織に生息し，種々の食作用によってエンドサイトーシス経路に取込まれ，あるものは感染の最後の過程で直接細胞質へと出ることができる．もし，病原体が免疫系による感知を逃れることがないとすると，細胞表面やこれらの食胞において識別される必要がある．これらの感知を行うのが PRR であり，多様な分子形態がある．多くは細胞に結合して存在しているが，中には細胞外の可溶性分子の場合もあり，それらも時としてパターン認識分子（pattern recognition molecule, PRM）とよばれる．PRR は，感染を感知する自然免疫の組織常在性細胞を含む免疫系に広く発現されており，リンパ球にも存在する（図4・2）．

4·2·2·1　取込みを促進する細胞結合性 PRR

食細胞には，認識したものを受容体依存性のエンドサイトーシスあるいは食作用を介して取込むことを促進する，構造的に異なるタイプの PRR が存在する．これらには，細菌のマンノース残基を認識するマクロファージマンノース受容体のような C 型レクチンが含まれる．この C 型レクチンファミリーの中には，真菌にみられる炭水化物複合体（グルカン）を認識して取込みとともに遺伝子発現を変化させてシグナルを核内へ送る（§4·2·2·2）デクチン 1 やデクチン 2 が存在する．もう一つのタイプの PRR がスカベンジャー受容体のファミリーである．一つの例が CD36 であり，マクロファージによるアポトーシス細胞の認識・取込み・排除に重要な役割を担っている．他のスカベンジャー受容体として，アテローム性動脈硬化の病因として重要な変性低密度リポタンパク質のような変化した自己成分の形状を認識するものもある．したがって，PRR の概念は，細菌性のもの（§4·2·2·2）と同様にこれらのリガンドやアゴニストを包含するように拡大する必要がある（図4・3）．

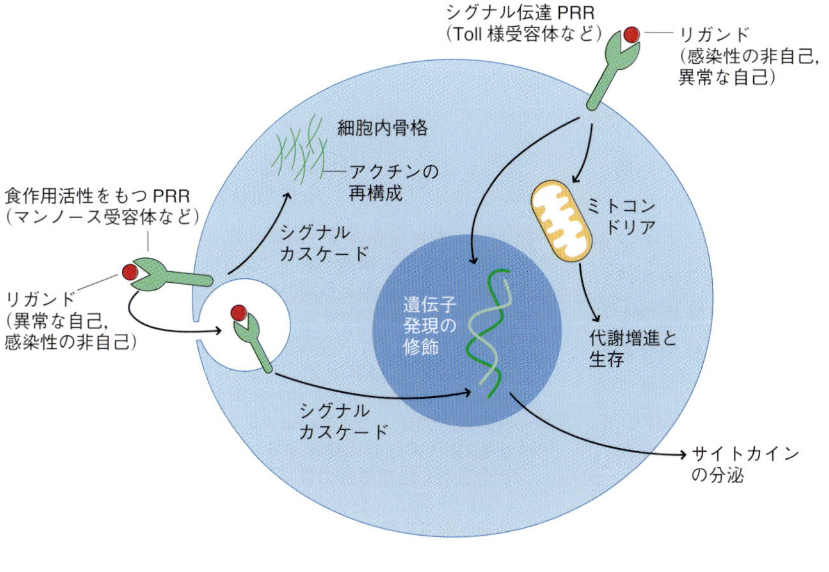

図4・3　パターン認識受容体（PRR）の機能　ほとんどの **PRR** はシグナル伝達機能をもっているが，マンノース受容体をはじめとするいくつかは食作用のような取込みを促進するエンドサイトーシス受容体である．**PRR** に結合したアゴニストは，細胞機能を変化させる異なるタイプの細胞内シグナル伝達系を活性化する．それらの作用は代謝系，細胞骨格と遺伝子発現の変化に大きく分類され，サイトカイン産生などにつながる．放出されるほとんどのサイトカインは炎症性である．

4･2･2･2 核にシグナルを伝達する細胞膜結合性 PRR

PRR の架橋は細胞における遺伝子発現を変化させて，その遺伝子産物の発現を誘導するため，宿主の防御にきわめて重要であり，誘導された遺伝子産物の活性は誘導性防御において欠かせないものである．マクロファージの場合，PRR からのシグナルは多数の異なる遺伝子発現の変化をひき起こす引き金となる．これらの遺伝子には，サイトカイン，ケモカイン，抗菌ペプチドをはじめ，凝血や組織修復などに関与する分子がコードされている．ここでは，サイトカインに焦点を当てることにする．ある種のサイトカインは直接的な防御機能をもつが，他は局所的あるいは全身的な炎症を開始させ，獲得免疫応答の質を制御する．これらの分子には特にⅠ型インターフェロン（interferon, IFN）や他の重要な炎症性サイトカインがある（§4･2･3･2）．

遺伝子発現を変化させるシグナル伝達を担う PRR は構造的あるいは機能的に異なるファミリーに属し，別々の細胞内局在を示す．先に述べたように，くまなく性質が調べられた最初の PRR のセットは Toll 様受容体（TLR）である．ある種の TLR のセットはおもに細胞膜に結合して発現されている．一般に，これらは，単独であるいは対をなして，細菌の構成要素を認識する．認識される細菌の構成要素として，リポタンパク質（TLR2 と TLR1 あるいは TLR6），グラム陽性菌の細胞壁に存在するリポテイコ酸（TLR2 と TLR6）と細菌鞭毛のフラジェリン（TLR5）がある．細胞表面に発現している TLR の中には寄生体由来の分子も認識するものもある．たとえば TLR11 はトキソプラズマ原虫に発現されるプロフィリン様のタンパク質を認識する．応答してシグナル伝達は行うが，直接微生物構成要素を認識しない TLR もある．その例がリポ多糖をアゴニストとして認識する TLR4 である（§4･2･2･3）．TLR4 はエンドソームへと移動することもできる（ボックス 4・1）．

もう一つのセットの TLR は，ウイルスや細菌が取込まれた後に消化分解されるエンドソーム系に発現されている．これらの TLR は，取込まれたウイルスや細菌の核酸を認識して応答することができる．二本鎖 RNA は TLR3 に，一本鎖 RNA は TLR7/8 に，ヌクレオチドがメチル化された CpG モチーフとよばれる特徴的な性質をもつ細菌の DNA は TLR9 に認識される．実際のところ，これらの特定の TLR は自己と非自己の核酸を識別していない可能性があり，むしろこれらの構成要素が異常な場所にあることを監視しているのかもしれない．したがって，正常な状態では宿主の細胞の DNA や RNA は，核や細胞質の限定された場所にとどまっており，そうでない場合には何か異常があると認識される．

すべてのウイルスやある種の細菌は，細胞に感染したときに細胞質の中に入ることができる．これらをうまく処理するために，PRR は細胞質内にも発現されており，TLR ファミリーに属さないものもある．いわゆる **Nod 様受容体**（Nod-like receptor, NLR）とよばれるファミリーがこれに含まれ，ムラミルジペプチドのような細胞内細菌の構成要素を認識する．また RIG-I 様ヘリカーゼのファミリー（RIG-I-like helicase, RLH）はウイルスの複製でつくられる二本鎖 DNA を認識する．Nod 様受容体には NOD1，NOD2 と NLRP3（クリオピリンともいう．§4･2･2･4）が，RIG-I 様ヘリカーゼのファミリーには RIG-I と MAD 5 が含まれる．

現在では，これらすべての PRR は病原体の構成要素（PAMP）に対して細胞応答を開始することが明らかになっている．しかし，同時に，変化した自己の構成要素を認識するという証拠も増えてきている．ある種の TLR，たとえば，TLR2 や TLR4 は熱ショックタンパク質，フィブリノーゲン，ヘパラン硫酸やヒアルロン酸の断片などを認識するが，これらはすべて宿主におけるストレスや損傷に関連したものである．したがって，PRR

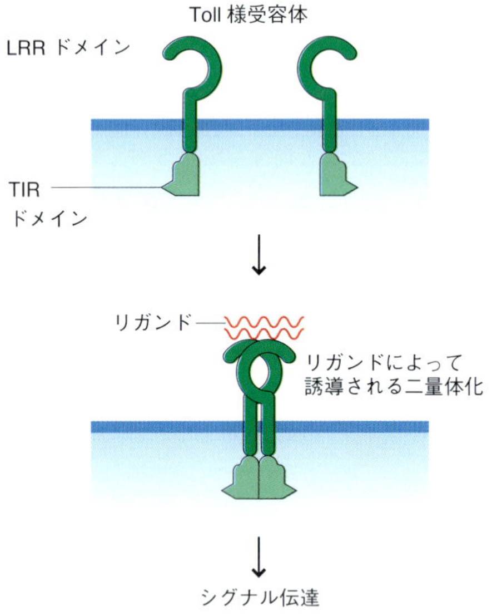

図 4・4 Toll 様受容体（TLR）の一般的構造 **TLR** は一般的によく似た構造をもっている．しかし，それぞれのアゴニストとの相互作用の仕方は大きく異なる．**TLR** はシグナル伝達に関与する **TLR** と **IL-1** 受容体に共通した球形の **TIR** ドメインに結合した馬蹄形のロイシンリッチな反復である **LRR** ドメインをもつ．ある場合には，アゴニストは直接 **LRR** と相互作用することもある．また，他の場合には一つあるいはそれ以上のアクセサリー分子が **LRR** への結合に関与することもあり，シグナルの引き金を引くには複数の異なる分子間相互作用が関与している．一般に，シグナル伝達の活性化には二つの **TLR** 分子から成る複合体形成が必要である．

ボックス 4・1 TLR4 の同定とリポ多糖に対する応答における役割

高濃度のリポ多糖（LPS）はショックと死をひき起こす（§4・4・6）．LPS によって誘導される内毒素ショックに対する感受性はマウスの系統によって異なり，C3H/HeJ という系統のマウスは LPS に対して抵抗性であるのに対して，非常に近縁の系統である C3H/HeN マウスは感受性である．このような抵抗性と感受性は *Lps* とよばれる一つの遺伝子によって制御されている．最初，この遺伝子は，LPS の受容体の一部であることが知られている CD14 をコードすると考えられていた．しかし，CD14 と *Lps* との関連はみられなかった．別の研究グループは位置クローニング法で *Lps* 遺伝子を同定しようと試みていた．この方法では，遺伝子の適切な位置は，遺伝子座が同定されているマーカーとの連鎖によって決定できる．DNA の重複した断片が単離され，知られているマーカーから始まって興味がもたれている遺伝子までが調べられた．*Lps* の場合，DNA 領域の塩基配列決定がなされ，唯一の機能的遺伝子を含んでいる位置が見いだされた．これが TLR4 分子をコードしている *Tlr4* 遺伝子である．*Tlr4* 遺伝子は，真菌に対する感染感受性を制御している昆虫の *Toll* 遺伝子によく似ているとしてヒトですでに同定されていた遺伝子座内に位置していた．C3H/HeJ マウスには *Tlr4* の座位に突然変異があり，近縁の C3H/HeN マウスにはこの突然変異がないことが判明した．面白いことに，不応答性のこの遺伝子対の一方のみを応答性のマクロファージに導入しても，LPS に対する応答は完全に抑制されたことから，突然変異タンパク質は優性の抑制因子として働くことが明らかである．

しかし，TLR4 は LPS に対する直接の受容体ではないことから，状況はもっと複雑である．CD14 が LPS に実際に結合する分子であり，これは，遺伝子導入と遺伝子欠損マウスを用いたり，直接の結合を調べた三つの実験結果によって支持されている．しかし，LPS が CD14 に結合するには，**LPS 結合タンパク質**（LPS-binding protein, LBP）に結合していなければならない．LBP は血清タンパク質であり，生体内で LPS に結合し，微生物表面から単分子の LPS を抽出しているようにみえる（LBP は LPS の毒性作用を阻害するために作用することも示唆されている）．重大な関与をするもう一つの分子として明らかになったのが MD2 である．MD2 は小さなタンパク質であり，TLR4 の細胞外ドメインに結合して，TLR4 を介するシグナル伝達に必須である．したがって，LBP に結合した LPS は CD14 に捕捉されて，MD2 へと運ばれ，MD2 と CD14 との相互作用が TLR4 からのシグナル伝達を促進することになる．他の分子も TLR4 からのシグナルに関与していることが示唆されており，これらはマクロファージや樹状細胞や B 細胞など異なる細胞間で違っている．

他の多くの TLR が遺伝的解析によって同定されているが，ほとんどの受容体についてもそうであるように，構造の理解は生理的なリガンドやアゴニストを同定する助けとはならない．TLR のアゴニストを探索するためには他の方法が用いられている．TLR5 の場合，この遺伝子が培養細胞株に導入されて，異なる細菌が TLR5 を介するシグナルを伝達する活性があるかどうかが検討された．しかし，既知のどのような PAMP に対しても TLR5 は応答しなかった．ところが，細菌の培養上清に反応した．質量分析の結果，活性のある分子は，細菌の鞭毛の主要タンパク質であるフラジェリンであることが判明した．

のアゴニストとなるのは微生物の PAMP だけでなくストレス性の自己成分も含まれるというように概念を広げる必要がある．しかし，後者がどの程度損傷関連分子パターン（DAMP）を表すと考えるのかについては，明らかではない（§4・2・2・4）．

4・2・2・3 Toll 様受容体（TLR）の構造と機能

結晶構造解析によって明らかになった構造　すべての TLR は，細胞外のロイシンが多い繰返し配列（**ロイシンリッチリピート**，leucine-rich repeat, LRR），細胞表面あるいはエンドソーム膜に固定された膜貫通ドメインと細胞内のシグナル伝達ドメインという共通した構造をもつ．細胞内のドメインは TLR と IL−1 受容体と共通であることから TIR ドメインとよばれる．TLR の細胞外ドメインは馬蹄のような形状で，多くの TLR が二量体として機能するが，PAMP や自己の構成成分がこれらの受容体に直接結合することもある．しかし，リガンドとの相互作用は間接的で，TLR との相互作用に他の分子がリガンドの結合に関与している場合もある．リガンドやアゴニストが結合すると，二量体の馬蹄形部分の凹面あるいは凸面部分の結合部の形状が変化して，シグナル伝達が可能になる．ただし，ある場合には，リガンドやアゴニストの結合には他の分子が必要とされる（図 4・4）．

TLR の構造や機能に関して理解が進んできているが，その多くが機能阻害や治療を目的とした薬剤の開発につながっている．たとえば，リポ多糖の結合が血中単球上の TLR4 を架橋することによって産生誘導する腫瘍壊死因子（tumor necrosis factor, TNF）-α がひき起こす敗血症性ショックの治療のために，TLR4 のアンタゴニストがリポ多糖の構成要素である**脂質 A**（lipid-A）の模倣体としてデザインされている（§4·4·6）．また，他のものはワクチンに使用するために微生物由来のアジュバントとして開発されつつある（§4·6·2）．

TLR を介するシグナル伝達　PRR が微生物の構成要素の存在を認識すると，何が起こるのか．TLR の場合，特に重要なことは抗菌ペプチドや IL-1，IL-6，TNF-α などの炎症性サイトカインの産生である（§4·2·3·2）．活性化された TLR は細胞質内のシグナル伝達経路の引き金を引くアダプター分子を結合する．その結果，遺伝子発現を誘導する転写因子の活性化と核内移行が起こる．ほとんどの TLR において MyD88 がアダプター分子となっている．そのため，MyD88 を除かれた遺伝的改変マウスは TLR からのシグナルを調べるには非常に有用である．ただし，このアダプター分子は IL-1 受容体によっても使用されており，遺伝子欠損マウスの多くの表現型は，実は TLR だけではなく，この受容体を介するシグナル伝達の欠陥であることも事実である．炎症性サイトカインの合成における最も重要な転写因子の一つに NF-κB があり，さらにもう一つが MAP キナーゼ経路を開始させる AP-1 である（図 4・5）．

問 題 4·2　TLR と IL-1 受容体からのシグナル伝達の相対的な役割を実験的に分析するにはどうすればよいか．

TLR を介するシグナルは，サイトカインの 1 回の大量産生を誘導するだけではなく，綿密に制御された過程であることを知っておかなければならない．異なるサイトカインが，刺激後の異なる時間に応答細胞から放出され，細胞の種類によってはサイトカイン産生の時間も異なる．TLR からの刺激が持続されると，細胞は TLR からの刺激に不応答性になり，サイトカイン産生を停止することによって，さもなければひき起こされることになる組織損傷を阻止している．これに対して，抗菌ペプチドの産生は通常は維持される．

二本鎖 RNA を結合する TLR3 は，MyD88 の代わりに **TRIF** とよばれるアダプター分子を介してシグナルを伝達する．ただし，TLR4 は両方を介してシグナルを伝えることができる．TRIF を介するこのシグナル経路はⅠ型 IFN の産生というとりわけ重要な結果を導くものといえる．TLR3 とある種の RIG-I 様ヘリカーゼのファミリー（RLH）からのシグナルは，Ⅰ型 IFN の発現を誘導する転写因子である **IFN 制御因子**（IFN-regulated factor, IRF）の活性化を導く．これらの応答にかかわる

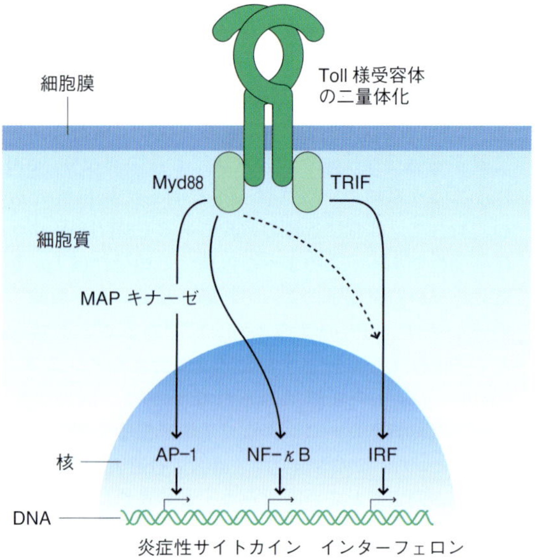

図 4・5　Toll 受容体（TLR）からのシグナル伝達経路　アゴニストの結合と二量体化に続いて，異なるアダプター分子が **TLR** に結合する．鍵を握る分子の一つは **MyD88** であり，ほとんどの **TLR** によって用いられている，しかし，**TLR3** は唯一 **TRIF** をアダプター分子として使用する．**TLR4** は場所に応じてどちらかを使用している．標準的な **MyD88** 経路は **MAP** キナーゼを経て転写因子 **AP-1** を活性化し，また別の転写因子 **NF-κB** も活性化する．これらはともに炎症性サイトカイン遺伝子の発現を誘導する．これに対して，**TRIF** 経路は，**DNA** のインターフェロン応答性エレメント（示されていない）に作用するインターフェロン制御性因子（**IRF**）の活性化につながり，Ⅰ型インターフェロン（**IFN**）遺伝子を活性化して **IFN** 産生を誘導する．これらの経路間にはクロストークがあり，**MyD88** 経路の刺激が **IFN** 産生へとつながることになる．それぞれの経路には簡略化のために図に示していない多様なシグナル因子が関与している．

シグナル伝達経路は非常に複雑である．しかし，それらの作用を理解することは治療方法の開発には非常に重要である．また，これらの経路の多くの因子が異なる経路や異なる細胞で共通して用いられているが，細胞特異的あるいは経路特異的なものもあることも指摘しておく（ボックス 4・2, p. 138）．

TLR シグナル伝達における欠陥の重大性　脊椎動物において感染に対する宿主の防御に関し，TLR は多くの点で重要である．なぜなら，さまざまなウイルスの構成成分が異なる時点におけるシグナル伝達を阻害するからである．ウイルスはアダプター分子の上流を隠蔽したり阻害することができ，その結果 TLR からのシグナル伝達の開始を阻害している．その例として，多数のアダプター分子を隔離するワクシニアウイルスや MyD88 に結合するタンパク質（ND5A）と TRIF を切断するタンパク質分解酵素（NS3-4A）をもつ C 型肝炎ウイルス

がある．他のウイルスも，下流の転写因子 IRF3 や IRF7 を分解あるいは隔離をすることによってそれらの機能を阻害したり，DNA のプロモーター領域への結合に競合したりすることができる．ある種の原虫のような微生物もまた，TLR からのシグナル伝達を阻害したり減弱することができる．

感染に対する防御における TLR の役割についての証拠は，それぞれの受容体，アダプター分子やその他のシグナル伝達分子に遺伝的欠陥をもつ患者や，遺伝子標的により対応する遺伝子を選択的に欠くマウスでの研究に由来する．たとえば，TLR3 あるいはそのシグナル経路における欠陥をもつ非常にまれな患者がみつけられている．これらの人達は単純ヘルペスウイルス関連脳炎（脳の炎症）に罹患することから，このタイプのウイルスに対して少なくとも中枢神経系での防御において，この経路の重要性が示されている．I 型 IFN 産生における欠陥をもつ人達もまた，ウイルス感染の頻度の増大にさらされている．

問 題 4・3 なぜ，TLR3 からのシグナルの欠陥の影響がヘルペスウイルスでのみ，また中枢神経系でのみみられるのか．

TLR からのシグナル伝達に関与する MyD88 や IRAK-4 における遺伝的欠陥をもつ患者も同定されている．これらの人達は，特に侵襲性の肺炎球菌性疾患など，周期的に起こる化膿性感染に幼児期に苦しんでいる．しかし，驚くことに，これらの感染は成長した後には影を潜める．これに対して，TLR4 遺伝子欠損マウスは非常に広範な微生物感染に対して生涯において感受性となる（ただし，初期には，IL-1 受容体も MyD88 からのシグナルを担っていることを指摘しておく）．したがって，これらの結果は，マウスでの研究からヒトの状態を推定することには非常に注意深くなる必要があることを明確に示している．

問 題 4・4 MyD88 からのシグナル伝達に障害をもつ人の中で，なぜ小児だけが周期的な化膿性の病気にかかるのか．

4・2・2・4 インフラマソームと自己炎症性疾患

PRR の概念の起源は，一つの保存された微生物要素（PAMP）に対する受容体の概念そのものである．しかし，先に述べたように，ある種の TLR は細胞損傷やストレスによって改変されたあるいは修飾された自己の構成要素をも認識するという証拠が増えてきている．とはいえ，生体内でどの程度の頻度でこれが起こっているのかについてはいまだ明らかではない．しかし，Nod 様受容体は細菌のペプチドグリカンのような PAMP と代謝ストレスを含む非細菌性の危険なサインを，ともに認識できることは明らかである．

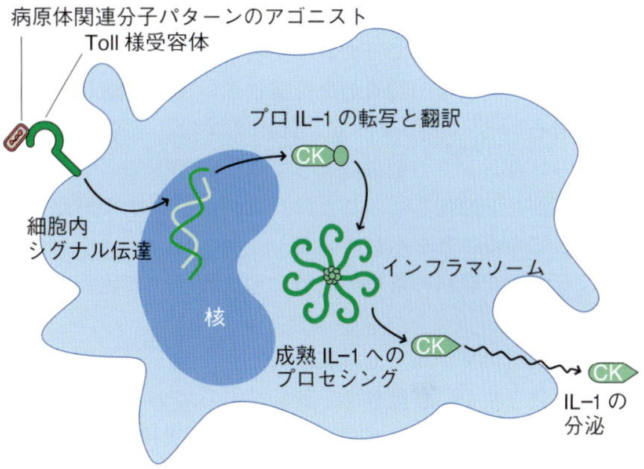

図 4・6 インフラマソーム Toll 様受容体のアゴニストは **IL-1β** の前駆体であるプロ **IL-1β** の転写と翻訳を誘導する．インフラマソームはタンパク質分解酵素カスパーゼ **1** と会合した **NLRP3** のような多量体化した **Nod** 様受容体を含む細胞質内の分子複合体である．活性化されたインフラマソームでは，カスパーゼ **1** がプロ **IL-1** を処理して成熟した機能的な **IL-1** をつくり出し，これが放出される．**IL-18** も同様に処理される．特に樹状細胞では，**IL-1** の産生には二つのステップが必要である．しかし，これらの経路がどのように相互作用するのかはよくわかっていない．これらの経路とその必要性はマクロファージのような他のタイプの細胞では異なる可能性がある．**CK**: サイトカイン．

NLRP3*（クリオピリンや他の名称でよばれることもある）を含むいくつかのあるいはすべての Nod 様受容体は，炎症性カスパーゼのような特化したタンパク質分解酵素の活性化に関与する**インフラソーム**（inflammasome）とよばれる分子複合体形成の基盤として働いている．一例がカスパーゼ 1 であり，これは IL-1β の前駆体を活性型サイトカインへと処理する機能をもち，関連サイトカインである IL-18 に対しても同じように作用する．したがって，TLR のような PRR はプロ IL-1 の転写を誘導するが，活性型分子は炎症性カスパーゼによる処理が行われるまで分泌されない．これらの経路間の相互作用については，まだ学ぶべきことが多く残されている（図 4・6）．

インフラマソームは**活性酸素中間体**（reactive oxygen intermediate, ROI）と同様に細胞内カリウムイオンや細

* 訳者注：NLRP3 はヒト NOD-like receptor family, pyrin domain containing 3 遺伝子の産物．

ボックス 4・2 TLR シグナル伝達経路の解析

TLR による細胞内シグナル伝達は，アゴニストが直接あるいは間接的に受容体に結合すると開始される．他のどのようなシグナル経路においても，これが，最終的に核での転写因子の活性を変化させる細胞質内でタンパク質間相互作用の流れ（カスケード）を始動する．このカスケードにはキナーゼやホスファターゼなどの酵素が関与している．それらは経路内の他の因子を活性化したり不活化したりして，タンパク質の特定のモチーフにあるチロシン残基の特異的な位置におけるリン酸化と脱リン酸を行う．したがって，TLR アゴニストや他の受容体のリガンドでの刺激によって細胞内の既知のシグナル分子がリン酸化されることは，これがシグナル経路で作用していることを示している．

シグナル経路の解析のための手法の一つに免疫ブロット法（ウェスタンブロット法）がある．この方法では，細胞抽出物をゲル上で電気泳動をした後，ゲル内のタンパク質を膜上に移動させ，興味をもっている因子に対する特異的抗体を用いて調べる．この一次抗体の結合は，^{32}P のような放射線やルミノールのような発光性薬剤で標識した二次抗体を用いて，それぞれ放射線あるいは光感受性のフィルム上で検出できる．シグナル因子のリン酸化されたあるいは脱リン酸された形に特異的な一次抗体が作成できるので，ウェスタンブロット法で検出されるバンドの相対的な強度はその因子の活性化と不活化の半定量的な測定となる．したがって，TLR アゴニストでの刺激後，経時的に特異的なシグナル分子のリン酸化を調べることができる．さらに，細胞が細胞膜，エンドソーム，核といった異なる成分に分画されれば，同じ手法が刺激後の各時間において活性のある因子の分布を決定するために用いることが可能である（図 4・7）．

もう一つの相補的な手法が免疫沈降法であり，刺激した細胞の可溶化抽出液から，粒子に結合させた抗体を用いて物理的に興味のある因子を分離できる．この因子がリン酸化されたタンパク質に結合したアダプター分子のような他のものに結合していると，共沈してくるので，後で性質を調べることができる．刺激された細胞内のタンパク質が，^{35}S で標識したアミノ酸を用いるなどして代謝的に放射性同位体で標識されていると，共沈してきたタンパク質も標識されている．単離したタンパク質を非還元条件あるいは還元条件下で電気泳動をすると，一つの大きなバンドあるいはより小さい二つのバンドとして現れるので，第二の因子の分子量を推定することが可能となる．また時にはこれらのバンドを切り出してタンパク質の部分的なアミノ酸配列を調べることもできるので，タンパク質の予想される DNA 配列を用いて遺伝子のデータベースを検索し，これをコードする遺伝子をクローニングすることも可能である（図 4・8）．

上記の方法を組合わせると，TLR4 は TRAM（TRIF-related adaptor molecule の略．アダプター分子）を介して TRIF と MyD88 の両方に間接的に結合しており，双方の経路からシグナルを伝えていることが示された．これに対して，TLR3 は TRIF に直接結びついており，他の TLR は MyD88 にのみ結合している．

TLR4 とそれぞれのパートナーの局在は，顕微鏡を用いた蛍光プローブを組合わせることによって可視化することができる．マクロファージに緑色蛍光タンパク質で標識した TRAM あるいは TIRAP（TIR domain-containing adaptor protein）を発現させるようにしてリポ多糖で刺激すると，刺激後におけるこれらの分子の細胞内での動きをリソソーム酵素のような細胞の領域に対するマーカーを併用することによって追跡できる．これらの方法や，それぞれの経路で活性化される IFN 応答性成分や NF-κB に対する核内レポーターを用いる他の方法での解析によって，TLR4 の MyD88 を介するシグナルは細胞表面において，TRIF を介するシグナルはエンドソームにおいて機能していることが明らかになっている．

このようなタイプの研究は，疾患の過程において異なるヒト TLR の変異が感染感受性にどのように結びつくのか，また免疫応答にどのように関与しているかなどについての理解をさらに深めるうえで，非常に重要である．また，新たな治療的なアプローチにおいても中心的なものである．たとえば，経路の中で新規のシグナル伝達因子を同定することは，細胞応答を阻害するために用いることができる小分子阻害剤のデザインを可能にするものである．その結果，チロシンキナーゼ阻害薬はある種の骨髄腫やリンパ腫の治療に広く用いられている．

胞外 ATP の異常なレベルを監視することによって，細胞損傷と関連する多様な非細菌性の危険シグナルでも活性化される．プリン代謝物の最終産物としてつくられる尿酸一ナトリウム結晶のような大きな粒子は，シリカやアスベストと同じように NLRP3 インフラマソームを直接的あるいは間接的に活性化することができる．現在は，アルミニウムをもとにしたアジュバントの作用に関して，NLRP3 の役割についての興味が集まっている*（§4・6・1）．

インフラマソームの活性化後に産生される IL-1β は

* 訳者注：最近の研究によって，このアジュバントとしての作用は NLRP3 を介する IL-1β 産生を介するものではなく，宿主の細胞に対する傷害によって放出された DNA が DAMP の一つとして作用している結果であることが報告されている．

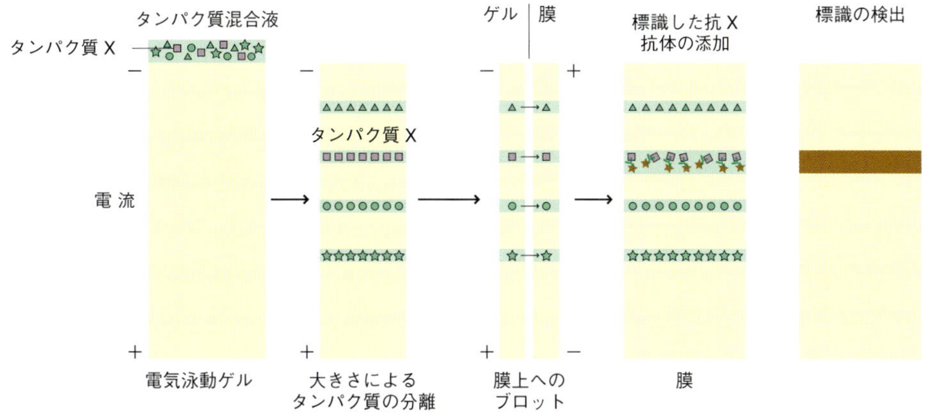

図4・7　ウェスタンブロット法　この手法は細胞溶解液中の特異的なタンパク質の同定を可能にする．タンパク質は通常界面活性剤硫酸ドデシルナトリウム（**SDS**）による処理によって解離される．混合液はポリアクリルアミドのゲル上で電気泳動され，電圧がかけられるとタンパク質の移動度はその分子サイズに比例する．この過程が **SDS**-ポリアクリルアミドゲル電気泳動（**SDS-PAGE**）とよばれる．抗体はゲル内のタンパク質には結合しないので，ニトロセルロース膜をゲルに圧着して，電圧をかけることによってタンパク質が膜に移動・転写される．この過程がブロッティングとよばれる．膜にタンパク質が移動すると，酵素や他の標識でラベルされた抗体を用いて検出することができる．

多数の生物学的活性をもっている．重要なことは，視床下部への作用を介して発熱を刺激する内因性の発熱因子として機能することである．（この発熱性 pyrogenic という単語は化膿性細菌のような膿を誘導する化膿性 pyogenic と混同してはならない）．まれではあるが，重篤な炎症に付随した原因不明の反復性発熱に患わされている人達がいることがかねてから知られていた．これらの病気は家族性であり，自己炎症性の疾患の例である．インフラマソーム構成要素である NLRP3 などとその関連分子や TNF 受容体および IL-1 受容体アンタゴニストのようなシグナル伝達系に関連する分子における突然変異の結果であることが判明していたり，疑われたりしている．大切なことは，これらの突然変異の多くが機能の獲得の結果であり，関与する要素の機能欠陥をもたらす突然変異ではないことである．IL-1 受容体アンタゴニストの突然変異は炎症を制御するこの分子の重要性を示している．これらの病気は自然免疫だけに関与しており，その病態のどのような場面で獲得免疫応答が役割を担っているかは明らかではない．まれであるとはいえ，これらの病気はインフラマソームの制御に対する重要な示唆を与えるものである．

問 題 4・5　自己炎症性の病気は，感染の危険率の上昇とは関連していない．なぜなのか．

4・2・2・5　PRR の細胞における分布

PRR が警鐘分子として働くのであれば，それらはどの細胞に発現されていなければならないか．明らかに，感染部に近いほどよく，速やかに活性化されることが重要である．腸管の上皮細胞が PRR を発現していることは驚くべきことではない．ただし，上皮細胞が発現する PRR は取込み受容体ではない．しかも，上皮細胞が細胞内に入り込んだ病原体に対する防御作用をもつことは知られていない．面白いことに，腸管での PRR の発現

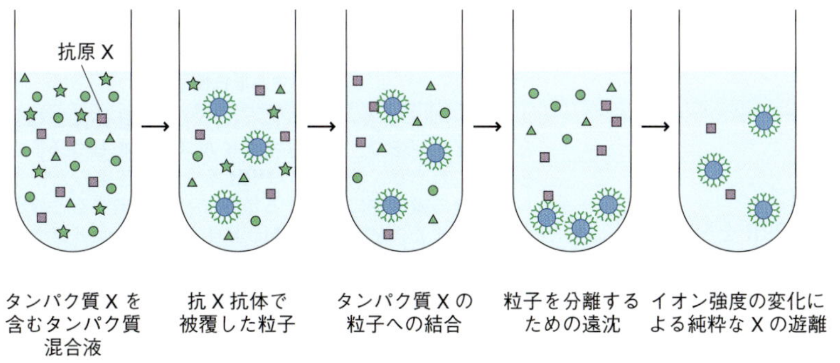

図4・8　免疫沈降法　この手法は溶液中の複雑な混合物から特異的な分子を単離するために用いられる．特異的な分子に対する抗体で被覆した粒子を混合液に加えると，粒子は特異的な分子に結合する．粒子を回収するために遠沈するか，磁性ビーズを用いて，磁場を利用することによってビーズを回収する．イオン条件を変えることによって，特異的な分子をビーズから解離させることができ，さらに解析することが可能である．

は管腔側ではなく基底側に限局されており，このことが上皮層を経て侵入した感染性微生物と管腔内にいる常在細菌とを区別することを可能にしている．これらの受容体からの刺激が，上皮層の下の結合組織への炎症性サイトカインの分泌と管腔への抗菌ペプチドの放出をひき起こすことになる．

結合組織には，PRR を発現している自然免疫系の常在性細胞が存在している．そのおもなものはマクロファージと肥満細胞であり，それらは感染を検出するために理想的な位置にいる．マクロファージは食細胞であり，高レベルの C 型レクチンやスカベンジャー受容体だけでなく，核へのシグナル伝達機能をもつ PRR も発現している．これに対して，肥満細胞は PRR のみを発現している．さらに結合組織に存在するもう一種の細胞が樹状細胞である．しかし，この細胞はおもに獲得免疫の活性化と制御に主要な役割を担うものと考えられており，この点については 5 章において詳述する．内皮細胞もいくつかの TLR を発現している．TLR4 をもっぱら内皮細胞にだけ発現するように改変されたマウスは，正常マウスと同様に効果的に好中球を感染部位へと動員し，感染部位においてグラム陰性菌を正常マウスと同じように効率的に除去した．この結果は，周囲の細胞によってこの防御が制御されていることに加え，内皮細胞もある場合には宿主の防御において同じように有効な役割を担っていることを示している．

まとめると，すべての組織において病原体の存在に対して素早く応答できる細胞が存在しており，これらの応答の結果が自然免疫系のエフェクター機構の活性化であり，通常はそれに続く獲得免疫の誘導である．これらの種々の細胞の活性とシグナルがどのように調整されているのかについては明らかではない．それはたとえば，自然免疫の活性化に対して，上皮細胞とマクロファージによって誘導されたシグナルの相対的な寄与の程度，結合組織におけるマクロファージと肥満細胞の相対的重要性，さまざまな感染のタイプでこれらは違ってくるのか，などである．

問 題 4·6 自然免疫応答において，腸管上皮細胞とマクロファージにおける TLR 活性化の相対的な貢献度を決定するにはどうすればよいか．

4·2·3 自然免疫におけるサイトカイン

TLR のような PRR からのシグナルは PRR を発現する細胞の性質を変化させるが，重大なことは，サイトカインを分泌することによって他の細胞の性質にも変化を及ぼすことである．ここでは，これらのサイトカインの宿主における防御と炎症における役割について議論する．

4·2·3·1 インターフェロン（IFN）と抗ウイルス抵抗性

ここまででみてきたように，ウイルスがエンドソーム内や細胞質の領域で種々の PRR によって検出されると，I 型 IFN が産生される．食細胞がウイルスを取込み，ウイルスが細胞に感染するとこれが起こる．I 型 IFN には α と β という大きく二つのタイプがある（ε という別のタイプのものもある）．IFN-α（複数のタイプが存在する）と IFN-β はともにヘテロ二量体（IFNAR1 と IFNAR2）構造をもつ受容体に結合する．この受容体は他の多くのサイトカインシグナル伝達経路と共通の JAK-STAT 経路を経てシグナルを伝えるとともに，IFN 制御因子（IRF：§4·2·2·3）を介してもシグナル伝達を行う．IFN で刺激された遺伝子の転写は，細胞に抗ウイルス抵抗性を付与する広範な遺伝子の転写調節につながる．それらの作用には，ウイルス RNA の分解，タンパク質の翻訳の抑制，ウイルスの転写，輸送とレトロウイルスの遺伝子の効果的組換えである RNA 編集（APOBEC3G, apolipoprotein B mRNA-editing, enzyme-catalytic poly-

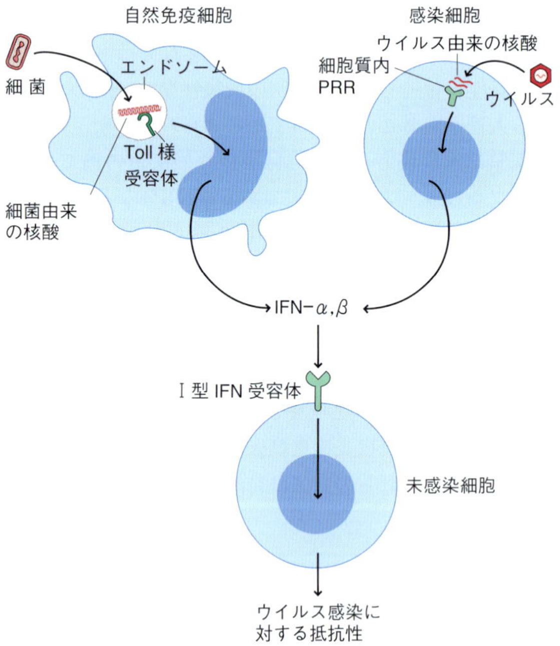

図 4·9 I 型インターフェロン（IFN） I 型 **IFN** には α と β の 2 種があり，強力な抗ウイルス作用をもつ分子である．これらは，細胞内の **PRR** を介して感染したウイルスや他の微生物に由来する核酸などを認識すると放出される．また，**PRR** の架橋によりマクロファージや形質細胞様樹状細胞などの自然免疫系の細胞からも産生される．I 型 **IFN** は他の細胞上に発現される受容体からのシグナルを介して，ウイルスの複製を総合的に阻害する種々のタンパク質の合成を誘導する．

peptide-like 3G, シチジンデアミナーゼの一種）の阻害などがある．さらに，RIG-I 様ヘリカーゼ（RLH）の合成を誘導することによって，ウイルスの検出を高める．I 型 IFN は IFN-γ（II 型 IFN）とは異なるものである．IFN-γ は，JAK-STAT 経路につながってはいるが，I 型 IFN 受容体とは完全に異なる二量体受容体（IFNGR1 と IFNGR2）を介してシグナルを伝えており，抗ウイルス作用は弱いが，マクロファージの活性化を伴った宿主の防御における重要な機能をもっている（図 4・9）．

4・2・3・2 炎症性サイトカイン

炎症性サイトカイン分子は，マクロファージ，肥満細胞，場合によっては角化細胞（ケラチノサイト）のような上皮細胞，さらに内皮細胞によっても分泌される．その産生は，転写因子 NF-κB に大きく依存しており，先に記載したように，このグループの典型的なサイトカインは IL-1，IL-6，TNF-α である．

IL-1 ファミリーには IL-1α，IL-1β と IL-18 が含まれる．IL-1 受容体分子の細胞質内領域は TLR のものとよく似ており，ともに MyD88 を介して作用する．それらは，ロイコトリエンやプロスタグランジンの分泌，一酸化窒素の放出，細胞接着分子の発現上昇といった種々の炎症性応答を刺激する．また，視床下部にも作用して，発熱をひき起こしたり，肝臓に作用して急性期応答にみられるタンパク質合成の増強を誘導する．IL-1 の活性は，天然のアンタゴニストによって部分的に制御されており，デコイ分子である IL-1 受容体アンタゴニスト（IL-1 Ra）は，現在では多くの関節炎の症状に治療のために用いられている．

IL-6 は JAK-STAT 経路からシグナルを伝達し，炎症，免疫応答，神経-内分泌-免疫系に多様な影響を及ぼす．IL-6 遺伝子欠損マウスを用いることによって，急性期応答の刺激，発熱，粘膜での IgA 産生の誘導などにおいて中心的役割を担うことが明らかになっている．IL-12 と IL-23 も IL-6 に関連する分子であり，ともに JAK-STAT 経路を経てシグナルを伝達する．IL-12 は，ナチュラルキラー細胞による IFN-γ 産生の引き金を引き，それがマクロファージの活性化につながるため，細胞内病原体に対する即時応答において非常に重要である．これに対して，IL-23 は慢性炎症の誘導や肉芽腫の形成において役割を担っているようである（ボックス 4・3）．

TNF-α は，最初二つの異なる方法で発見された．一つはマウスにおけるある種の腫瘍の破壊を刺激する（腫瘍壊死）分子として，もう一方は慢性炎症や悪性腫瘍の後期段階での消耗症候群をひき起こす分子（悪液質）として，である．どちらも感染防御における TNF-α の役割とは関連していない．TNF-α は，主としてマクロファージと肥満細胞によって産生されるが，他の多くの細胞も刺激後に TNF-α を産生する．TNF-α シグナルは 2 種の TNF 受容体を介して伝えられ，そのようなシグナルがサイトカインの分泌といった細胞の活性化や時にはある種の腫瘍でみられるような細胞のアポトーシスの誘導につながる．低濃度の TNF-α は局所的に作用して，白血球の細胞接着分子の発現上昇や炎症性分子の分泌を多様な細胞に対して誘導するように働く．一方，高濃度の TNF-α は血中に入り，多くのタイプの細胞に作用して，過剰な IL-1 や IL-6 産生を誘導する．また，内皮細胞を刺激して一酸化窒素を合成させて，血管拡張をひき起こす．全体としてこれらの作用は致死的な心臓脈管系のショックをひき起こす可能性がある．TNF-α 産生を誘導する主要な因子の一つが，グラム陰性菌由来のリポ多糖である．細胞内細菌に対する防御における TNF-α の重要性は，抗 TNF-α 抗体での治療を受けた関節リウマチの患者で，活動性結核が再現するという事実によって示されている．

4・2・3・3 抗炎症性サイトカイン

炎症応答は感染に対する防御の中心ではあるが，組織損傷もひき起こす．したがって，組織損傷を最小限にとどめるように炎症応答が制御されることは非常に重要である．炎症を制御するうえで最も重要な方法は，拮抗性の抗炎症性サイトカインの分泌を介するものである．これらには，つぎのような例が含まれる．

IL-10 マウスでは IFN-γ によって抗菌性を獲得したマクロファージ（M1）ではなく，組織修復などの機能を担うマクロファージ（M2）や Th2 細胞などを含む多くのタイプの細胞*によって産生される（ただし，ヒトでは，Th1 と Th2 の両者が IL-10 を産生する）．IL-10 はマクロファージや好中球，その他の細胞に作用して，NF-κB の活性を阻害することによって炎症性サイトカインの合成を阻止し，Th1 方向への $CD4^+$ T 細胞の活性化を防止し，結果として Th2 への偏向を促進する．炎症の制御における IL-10 の重要性は IL-10 遺伝子欠損マウスによって示されており，このマウスでは重篤な炎症性腸疾患に陥る．

形質転換増殖因子（TGF）-β TGF-β はマクロファージ，リンパ球，ナチュラルキラー細胞などの多くの血液の細胞によって産生されるが，中枢神経系や腎臓

---

* 訳者注：活性化 B 細胞，樹状細胞，角化細胞も IL-10 を産生する．

ボックス4·3 免疫細胞によるサイトカイン産生の解析

サイトカインは免疫応答の過程で細胞間相互作用を担う中心的役割をもつ分子である．したがって，実験あるいは臨床の場において，応答の過程で種々の細胞によるサイトカイン産生を測定できるということは非常に重要である．細胞集団による一括したサイトカイン産生を測定するための最も一般的な方法は，**酵素結合免疫吸着測定法**（enzyme-linked immunosorbent assay, ELISA）である．この方法の一つは，サイトカインに特異的な抗体を検出剤として用い，プラスチック穴の底面に結合させる．これが**捕獲抗体**（capture antibody）である．マクロファージの活性化の指標としてIL-12産生を測定しようとすると，穴の底面を抗IL-12抗体で被覆し，マクロファージの培養上清を回収して希釈系列をつくってこの穴に加える．培養上清にIL-12が存在すれば，それはこの捕獲抗体に結合する．結合したIL-12は，IL-12の異なるエピトープに結合する抗IL-12抗体（**検出抗体**，detection antibody）を添加することによって定量的に検出される．二次抗体の結合は，二次抗体の特定の免疫グロブリンに特異的な西洋ワサビのペルオキシダーゼで標識した三次抗体を添加することによって検出される．結合した三次抗体の量は，発色した酵素産物を分光光度計を用いて計測することによって査定される．IL-12の標準標品の結合と培養上清中の結合を比較することによって，上清中のIL-12の量が算出できる（図4・10）．

ELISAによる分析はサイトカイン産生を評価するうえで非常に重要であることが知られてはいるが，他の多くの方法の中で唯一の欠点は，細胞の全体の集団によるサイトカイン産生を測定しているという点である．混合された細胞集団でこの方法を用いると，サイトカイン産生細胞に発現されている細胞表面分子（表現型）やどの細胞がサイトカインを産生しているのか，個々の細胞が1種類以上のサイトカインを産生しているのかどうかなど，を直接決定することができない．しかし，この点は細胞内サイトカインを染色することにより改善された．抗体は正常の細胞膜を通過することはできないが，細胞膜の透過性を増すことによりサイトカイン特異的などのような抗体も細胞内に入ることができる．通常，ブレフェルディンAのようなゴルジ体からのタンパク質の輸送を阻止する薬剤で処理することにより，産生された細胞内サイトカインの量を増加させておくことが可能である．異なるサイトカインに対する別々の蛍光色素で標識した2種類の抗体を用いてフローサイトメーターで解析することによって，サイトカインを産生していないもの，1種だけ産生するもの，両者を産生するものを数量化できる．細胞表面のマーカーに対するモノクローナル抗体を用いることによって産生細胞の表現型も調べられる（図4・11）．

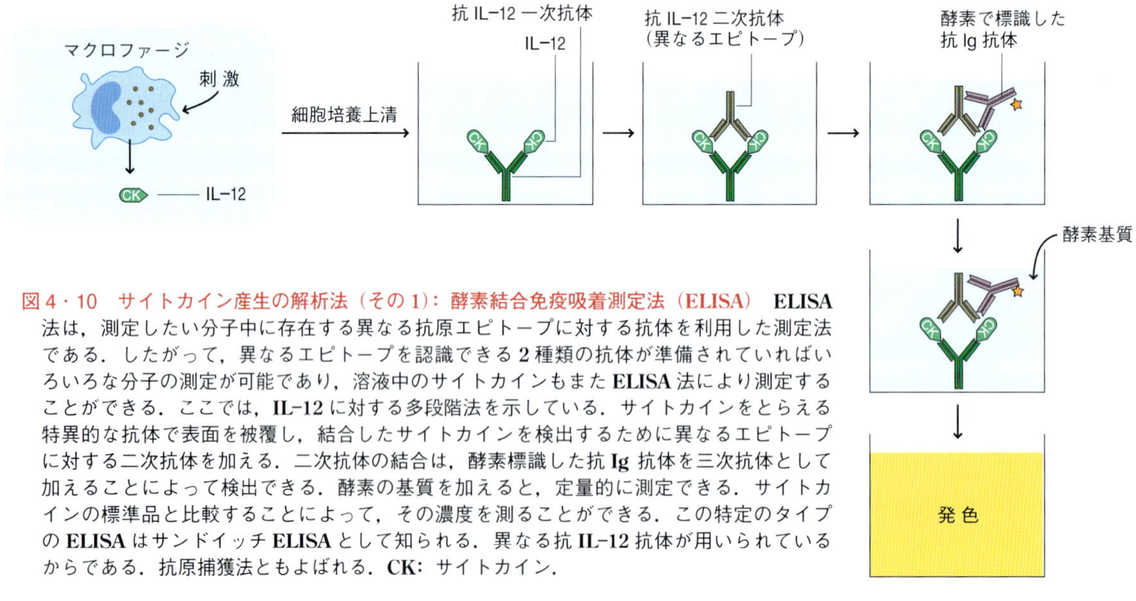

図4・10 サイトカイン産生の解析法（その1）：酵素結合免疫吸着測定法（ELISA） ELISA法は，測定したい分子中に存在する異なる抗原エピトープに対する抗体を利用した測定法である．したがって，異なるエピトープを認識できる2種類の抗体が準備されていればいろいろな分子の測定が可能であり，溶液中のサイトカインもまたELISA法により測定することができる．ここでは，IL-12に対する多段階法を示している．サイトカインをとらえる特異的な抗体で表面を被覆し，結合したサイトカインを検出するために異なるエピトープに対する二次抗体を加える．二次抗体の結合は，酵素標識した抗Ig抗体を三次抗体として加えることによって検出できる．酵素の基質を加えると，定量的に測定できる．サイトカインの標準品と比較することによって，その濃度を測ることができる．この特定のタイプのELISAはサンドイッチELISAとして知られる．異なる抗IL-12抗体が用いられているからである．抗原捕獲法ともよばれる．CK：サイトカイン．

に分布する細胞によっても分泌される．TGF-βは多くのタイプの細胞に発現される受容体を介して作用し，その下流のシグナル伝達には，Smadとよばれる転写因子ファミリーの相互作用が関与している．TGF-βはマクロファージ活性化を阻止し，マクロファージやリンパ球によるサイトカイン産生を阻害するだけでなく，内皮細胞や好中球に対する炎症性サイトカインの影響を阻止する．また，血管新生を刺激し，線維芽細胞を活性化する

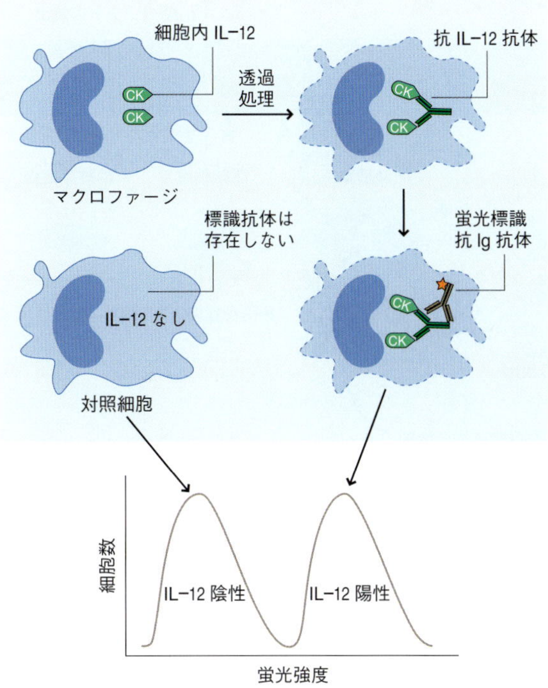

図 4・11　サイトカイン産生の解析法（その 2）：細胞内フローサイトメトリー　集団中のどの細胞が特定の分子を放出しているのかを知ることは重要である．これを調べるため，浮遊液中の細胞を透過処理して，抗体が細胞内に浸透するようにできる．抗体の結合は蛍光標識によって検出され，フローサイトメーターで解析できる．この方法は，特定の細胞表面分子を発現する（表現型）ことを指標に，特異的な細胞のタイプを同定し，問題となるサイトカインを合成しているのかどうかを決定すること可能にしている．ここでは，**IL-12** を産生している細胞を含むマクロファージ集団での解析について図示しており，表現型を同時に検討する方法についてはふれていない．蛍光強度が **IL-12** を産生しているものとしていないものの二つの山に分かれる．**CK:** サイトカイン．

ことによって，治癒や修復の誘導において重要な役割を担っている．

4・3　自然免疫における組織常在性細胞

末梢組織では，常在性の免疫系細胞と組織の構成細胞の両者が感染に対する自然免疫での防御に重要である（図 4・12, p. 144）．

4・3・1　上皮細胞

警鐘システムの活性化が，病原体を殺傷しその増殖や蔓延を制限するエフェクター機構をひき起こすことに，どのようにつながっているのか．いくつかの作用は非常に直接的である．たとえば，上皮細胞の活性化は直接的な抗菌作用をもつ小さなタンパク質の放出を刺激する．これには**デフェンシン**（defensin）やその他のファミリー分子が含まれる．これらの分子の多くは，細菌の表面に小孔を開けることによって作用しており，浸透圧による溶解をひき起こす（図 4・13, p. 144）．デフェンシンには非常に多くの種類があり，それらの遺伝子を完全に除くことができないために，免疫における役割を明らかにすることは難しいことが知られている．しかし，一例が，TLR 刺激に続いてデフェンシを合成する小腸陰窩のパネート細胞によって示されている．デフェンシンが殺菌性になるためには，マトリリシンとよばれる酵素によって活性化されなければならないが，この遺伝子を欠損させたマウスでは腸内でのサルモネラ感染に対する感受性が上昇するという事例である．デフェンシン*は上皮細胞によってつくられるだけではない．これらの分子は好中球によっても産生され，アゴニストを認識すると放出される．

デフェンシンに近縁のもう一つのセットの分子は，**カテリシジン**（cathelicidin）であり，この分子も小さな抗菌ペプチドである．これらの分子の一つは細菌との接触後に，尿路上皮細胞から尿中に放出される．カテリシジン遺伝子（Camp）欠損マウスを用いて，上皮細胞由来のカテリシジンが大腸菌感染に対する防御において重要な役割を果たしていることが示されている．さらに，ヒトではカテリシジン抵抗性の大腸菌がより重篤な尿路感染をひき起こすことも明らかである．したがって，カテリシジンは尿路での粘膜免疫において鍵となる因子と考えられる．

4・3・2　肥満細胞

すべての結合組織には，生体防御と免疫病態の両方で重要な役割を果たしている肥満細胞が存在している（図 4・14, p. 145）．花粉症に悩んでいるとしたら，肥満細胞のせいである．肥満細胞は性状や機能において，顆粒球系の細胞の一種である血中の好塩基球に非常によく似ており，起源は骨髄に由来する．しかし，他の骨髄系細胞とどのように関連しているのかは明らかではなく，骨髄球系とリンパ球系の両者の前駆細胞（骨髄球系共通前駆細胞とリンパ球系共通前駆細胞）とは独立して分化してくるのかもしれない．

肥満細胞は何をしているのか．多くの他の免疫系細胞とは異なり，肥満細胞は刺激に対してすぐさま作用することができる．細胞内の顆粒にはヒスタミンや他の炎症

*　訳者注：デフェンシンには，おもに好中球が産生する α-デフェンシンと上皮系細胞が産生する β-デフェンシンの 2 種類あり，前者で六つ，後者で四つの存在が確認されている．

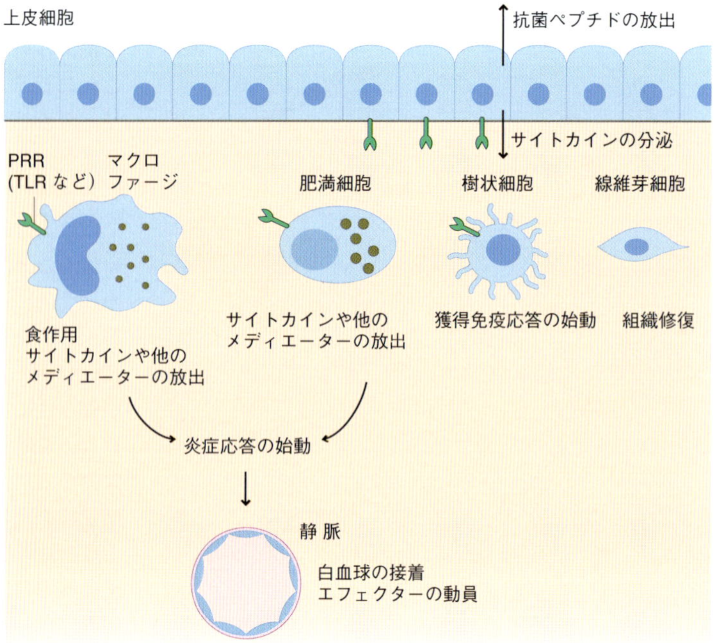

図 4・12　自然免疫における組織常在性細胞　組織常在性細胞は微生物やその産物の存在を感知することができる．それは，結合組織中のマクロファージや肥満細胞，粘膜組織の上皮細胞などの末梢組織の多くの細胞は，病原体からの病原体関連分子パターン（**PAMP**）を認識するパターン認識受容体（**PRR**）を発現しているからである．**PRR** のアゴニストは炎症の引き金を引き，自然免疫応答を開始させるサイトカインの放出など，種々の細胞応答を始動させる．**PAMP** や他の常在性細胞によって運ばれてきたシグナルに応答した樹状細胞は活性化されて，獲得免疫応答を誘導する．線維芽細胞などの他の組織常在性細胞は，微生物による組織損傷の修復に関与する．

性メディエーターが蓄えられており，これらは脱顆粒によって非常に素早く放出される．肥満細胞は，機械的な力によってさえも脱顆粒を起こす．試しに腕の内側の皮膚を先端が鈍くとがったもので引張って傷をつけてみるとする．何が見えるか．この印に沿って一連の変化が起こる．まず最初に，局所的な発赤，それに続いてひっかき傷から側性に広がる発赤，さらに1～2分後には傷に沿って盛り上がった領域（浮腫）がみられる．これは，

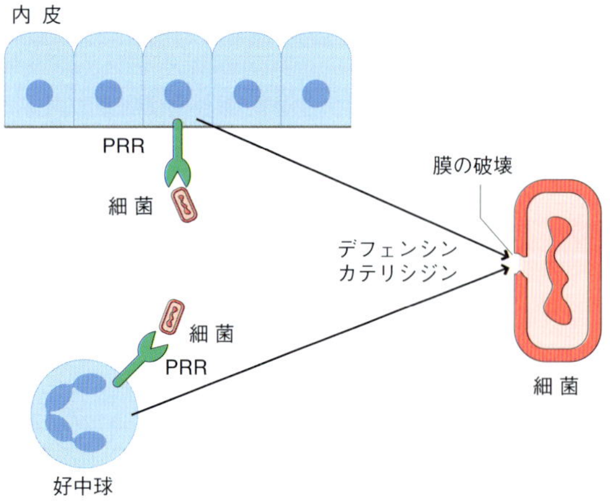

図 4・13　抗菌ペプチド　粘膜上皮細胞や好中球などの細胞は病原体関連分子パターン（**PAMP**）によって刺激されると，デフェンシンやカテリシジンのような抗菌作用をもつペプチドを放出する．これらの分子は細菌膜の破壊や細菌の細胞内標的に対する他の作用など，いくつかの機構で働く．**PRR**: パターン認識受容体．

1920 年代に記載された古典的三重反応であり，肥満細胞への機械的損傷が脱顆粒とヒスタミンの放出をひき起こしたことによるものである．

問 題 4・7　ヒスタミンによって三重反応が誘導されたことを，どのように示すことができるか．

このような蓄えられたメディエーターとは別に，肥満細胞はその後，急速に他の炎症性メディエーターを合成する．とりわけ重要なのは，アラキドン酸代謝産物であるプロスタグランジンやロイコトリエンなどのエイコサノイドである．これらの分子は急性炎症に深くかかわっている．このことは，メディエーター合成に関与するアラキドン酸分解酵素であるシクロオキシゲナーゼを阻害するインドメタシンやアスピリンなどの薬剤処理で炎症応答を軽減できるということから明らかである．肥満細胞はサイトカインを合成し放出することもできる．とりわけ，内皮細胞を活性化して炎症応答を促進する TNF-α，骨髄からの好酸球産生を刺激するとともにそれを活性化する IL-3，IL-5 や顆粒球マクロファージコロニー刺激因子（GM-CSF），単球や好中球を誘引するケモカインなどである．また，Th2 応答を促進する IL-4 や IL-13 をも産生する（§5・4・2・4, p. 195）．

肥満細胞は機械的な損傷に感受性であるが，これは通常の始動機構ではない．急性炎症では，肥満細胞は，好中球や好酸球に由来するタンパク質とともに二つの補体

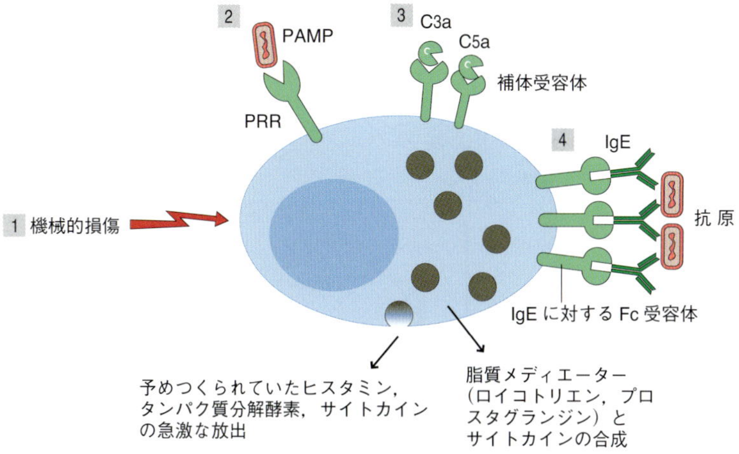

図 4・14 肥満細胞の機能 肥満細胞は体内の結合組織に広く分布する常在性の細胞であり，(1) 機械的損傷，(2) 病原体関連分子パターン（**PAMP**）のパターン認識受容体（**PRR**）への作用，(3) **C3a** や **C5a** などの補体断片のような小さな分子を介して，さらに (4) 特異的な **Fc** 受容体に結合した **IgE** の架橋を介して活性化される．その結果，脱顆粒によるヒスタミンや予めつくられて蓄積されていた一部のサイトカインの急激な放出が起こり，その後でロイコトリエンやプロスタグランジンなどの脂質メディエーターや多種類のサイトカイン，ケモカインの合成と放出が起こる．

由来のペプチド（C3a と C5a）によって始動させられる．C3a と C5a に対する受容体とは別に，肥満細胞は複数の他の補体受容体をもっている．しかしそれらの機能については明らかにはなっていない．肥満細胞の始動に関して最もなじみ深いのが花粉や他のアレルギー誘導剤による刺激であるが（§1·6·4·2, p. 42），IgE に依存しているので，これは自然免疫ではない．これが，哺乳動物の自然免疫と獲得免疫がたやすくは区別できないもう一つの例である．

問 題 4·8 肥満細胞は機械的な損傷をどのように監視するのか．

4·3·3 マクロファージ

進化的にマクロファージは自然免疫の最も古くからの要素であり，最も明瞭な機能は微生物を含む粒子の，食作用による取込みである．この細胞は 19 世紀に E. Metchnikoff によって発見された．Metchnikoff はヒトデにおいて外来性の粒子を取込む細胞をみつけ，食作用は防御において重要かもしれないことを示唆した微生物学者である．この研究で，彼は 1908 年にノーベル賞生理学・医学賞を受賞している．アメーボサイトとよばれたこれらの細胞はマクロファージの祖先である．マクロファージは食作用活性をもち，微生物を取込み，ファゴソームの中に種々の分子を放出して，そこで細菌を殺し消化分解する．

4·3·3·1 常在性マクロファージ

常在性マクロファージは上皮細胞下のすべての疎性結合組織および実質臓器内に存在している．しかも，この細胞は解剖学的にそれぞれの環境で特化している．たとえば，肝臓ではクッパー細胞，腎臓ではメサンギウム細胞，肺では肺胞マクロファージ，骨では破骨細胞，中枢神経系ではミクログリアとよばれている*．これらは共通した機能をもっているが，他の観点からはそれぞれの環境に特異的に適合している．たとえば，すべてのマクロファージは通常の発生の過程で，アポトーシス細胞を除きかつ血管の新生を制御することによって，組織の形態形成を助けている．また，外傷後の治癒を制御する役割ももっている．それぞれの組織に特化している例として，脳のミクログリアと腸管粘膜固有層のマクロファージは，腹腔マクロファージに比べて多様な刺激に対して応答性が非常に低い．腸管におけるこれらの細胞は，おそらく他の粘膜組織においても同様であるが，上皮細胞層の障壁機能の維持に働いており，炎症応答を制限し，損傷が起これぱそれの修復を行っている．正常組織機能の恒常性の維持や発達におけるマクロファージの重要性は，マクロファージの分化に欠陥があるマウスでは骨形成に重大な欠陥がひき起こされている例をみれば明らかである．これらのマクロファージの不足は，すべて部分的なものであり，完全になくなってしまえば生きてはいけない．

後述するように（§4·4·4），組織の損傷と炎症は前駆細胞である末梢血単球からの新たなマクロファージ集団を組織へと動員する（図 4・15, p. 146）．急性炎症応答においては，単球の動員は最初の好中球の流入の後である．これら動員された単球はマクロファージへと分化し，炎症性マクロファージとよばれ，常在性マクロファージとは異なる性質や機能をもっている．また状況

* 訳者注：常在性マクロファージの起源については，最近の研究において骨髄から供給されているものではなく，発生過程の早い時期に卵黄嚢から胎児肝を経てそれぞれの組織に到達した後，自己増殖を行って恒常性を維持していることが，判明している．

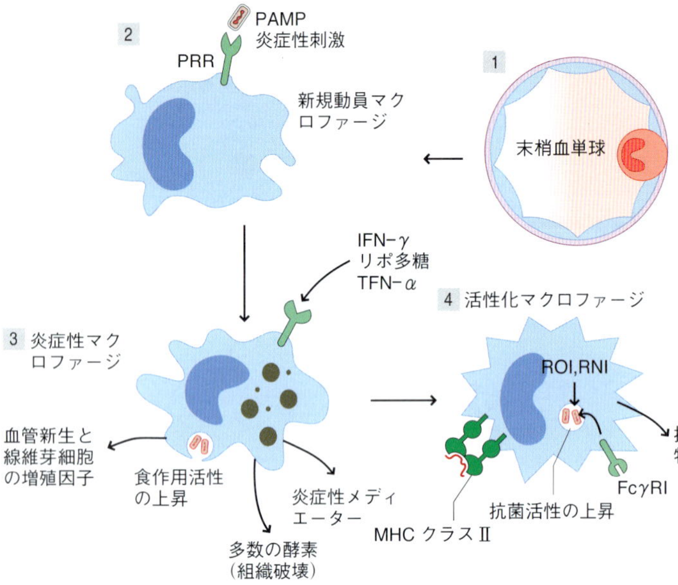

図4・15　マクロファージの活性化　(1) 末梢血単球は炎症組織へと動員され，マクロファージへと分化する．(2) 炎症組織において，パターン認識受容体（PPR）や他の受容体を介して病原体関連分子パターン（PAMP）を認識すると，(3) 食作用の増強，エラスターゼやコラゲナーゼなどの酵素と血管新生性の線維芽細胞増殖因子の分泌能をもつようになる．このような細胞は炎症性マクロファージとして知られている．炎症性マクロファージは，**IFN-γ** や **TNF-α** などのサイトカインによって予め刺激されていたり，リポ多糖のような **PRR** を介して刺激されると，強力な抗菌作用を及ぼす．(4) このように十分に活性化されたマクロファージは多量の活性酸素中間体（**ROI**）や活性窒素中間体（**RNI**）を産生し，**FcγR**Ⅰのような特異的な **Fc** 受容体を発現して認識した微生物を取込み，細胞内の殺菌機構へと輸送する．最も重要な初期の **IFN-γ** の産生元となるのはナチュラルキラー細胞と考えられる．活性化されたマクロファージは **MHC** クラスⅡ分子の発現を上昇させて，後の活性化 **CD4**$^+$ **T** 細胞による認識を可能にし，**IFN-γ** 産生に寄与する．

次第では，マクロファージはまったく異なった機能を獲得する．常在性マクロファージを感染時の炎症応答を誘導する警鐘細胞として位置づけることは好都合ではある．しかし，新規に動員されてきた末梢血単球に由来する炎症性マクロファージと比べて，エフェクター細胞としての重要性がどの程度のものであるのかに関しては不明である．

問 題4·9　クッパー細胞をマウスの肝臓から調製して，それらの活性酸素の合成活性を調べると，新規に動員されたマクロファージに比べてはるかに活性が低い．なぜクッパー細胞はこのように適応しているのか．

4·3·3·2　食 作 用

エンドサイトーシスは分子や粒子の取込みであり，それらの物質はエンドソーム系の小胞へと輸送される．食作用は，ある場合には受容体は判明していなくても，おそらくすべてが何らかの受容体依存性であると考えられる．通常の環境下において，食作用はマクロファージや好中球のような限られた細胞種の性質であり，防御において特に重要である．しかし，食作用という機能は，通常は非食作用性の細胞にも誘導されうる．サルモネラ菌が腸管上皮細胞に接着すると，細胞内に自身のタンパク質を注入する．その結果，上皮細胞は細菌を食作用により取込むことできるようになる（§2·4·2·4, p. 78）．必ずしもすべての食作用の形が形態的に同じというわけではない．多くの場合，食細胞は粒子のまわりへ細胞質突起を伸展させて，細胞内へと引き込む．マクロファージが CR1（CR は補体受容体 complement receptor の略）を介して取込むような場合には，粒子が細胞内へと沈み込む．レジオネラ症の原因となるレジオネラ菌は，マクロファージの細胞膜が菌体のまわりにコイル状に巻付いた食作用を誘導する（図2・13, p. 63）．これらの異なる食作用パターンをもつ意味は判明していない．

食作用の分子機構が解明されてきている．粒子の受容体への結合が，細胞のアクチン細胞骨格の活性化につながるシグナル伝達を開始させる（図4・16）．これには Rho ファミリーの小型 GTPase の活性化が関与している．Fc 受容体に対しては，Rac や Cdc42 が関与しており，これらが，粒子の周囲へ細胞膜の突起を押し出すようなアクチンの重合を開始させる．食作用のこの形は Fc 受容体と抗体間のジッパー形成とよばれる連続的な相互作用に依存している．これは，一部分だけが抗体で被覆された粒子を用いて直接的に示されており，このような場合には部分的な取込みがみられるだけである．したがって，食作用は一つのリガンドと受容体によって開始されるのではない．補体受容体を介する食作用において関与するのは Rho である．

4·3·3·3　マクロファージの食作用受容体

マクロファージ上に新たな食作用受容体を発見できる機会がいまだにありうるということは驚くには値しない．食作用を担う専門的な細胞がおり，それらはアポトーシス細胞のような自己の構成要素だけでなく，非

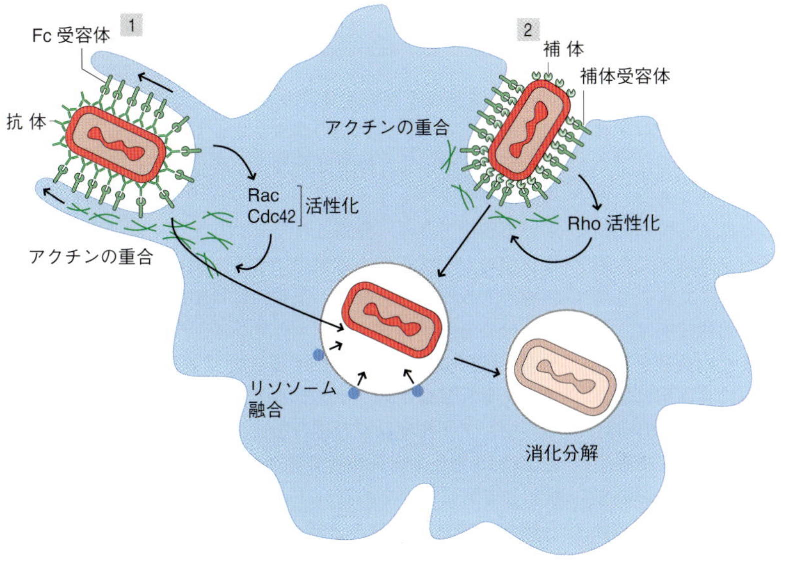

図4・16 マクロファージの食作用
粒子はマクロファージによっていくつかの方法で取込まれる．本図は，最も重要な二つの機構を示している．(1) 抗体被覆粒子は **Fc** 受容体に結合し，これがジッパー機構による粒子の取込みを起こすアクチン依存性の細胞質突起の伸展を誘導する．(2) これに対して，補体 **C3b** あるいは **iC3b** で被覆された粒子は細胞内に沈み込むようにみえるが，これもアクチン依存性の機構である．アクチン細胞骨格の活性化は，図示しているように **Rho** ファミリーの **GTPase** を介するシグナルが関与している．両者の場合とも，粒子を含むファゴソームはリソソームと融合して，その中の酵素がファゴソームへと放出される．

常に広範な微生物を処理することができることが求められている．一つの受容体が発見されると，可能性のあるリガンドを結合する能力が調べられる．むろん，さらに多くが同定される可能性もある．しかし，このことは，これらの受容体の真の機能やそれらが感染に対する防御のために進化してきたのか，恒常性維持の機能を担っているのか，それとも両方であるのかを明らかにしてはいない．

常在性マクロファージは発生過程の組織の再構築に必須の役割を果たしている．たとえば，**アポトーシス**(apoptosis) によって死んだ細胞を除くために重要である．アポトーシスは細胞死の一つのメカニズムであり，他が**ネクローシス** (necrosis, **壊死**ともいう) である．アポトーシスの意味は免疫学的に無症状であることである．これに対して外傷の結果としてのネクローシスは一般に炎症を伴い，多くの場合組織損傷や傷につながる．マクロファージは，炎症応答をひき起こすことなく，アポトーシス細胞やアポトーシス小体とよばれる細胞断片を取込むことができるように，多様な受容体をもっている．

一般的な原則として，以前はスカベンジャー受容体と記載されていた CD36 のようなアポトーシス受容体は，TLR を介して生成される炎症応答を阻害しているのかもしれない．これに対してマクロファージによる食作用に関与する Fc 受容体のような他の受容体は，細胞において強力な抗菌応答を開始させ炎症をも誘導する．これらは抗体依存性の機構であるので，より厳密には獲得免疫に関連しているのかもしれない．ヒトの感染症において，これらの異なる受容体の重要性を解析することは困難である．しかし，遺伝子欠損マウスのような動物モデルを用いた研究で，感染の初期段階で役割をもつことが示唆されている．たとえば，一つのタイプのスカベンジャー受容体を欠くマウスは，グラム陽性菌の感染に対してより感受性が高くなることが示されている (ボックス 4・4, p. 148)．

問 題 4・10 新規のマクロファージの食作用を担う受容体を発見するためには，どのような試みをすればよいか．

4・3・4 内皮細胞と炎症

内皮細胞は血流と炎症あるいは感染部位の間の出入り口であり，感染に対する防御に重要な分子や細胞の動員を決定するのが内皮細胞の特徴である．3 章では上記の事象の現象論について記載した．ここでは，基礎をなす細胞および分子機構について述べる．重要な問題点の一つは，多くの場合上皮組織に限られている感染が遠く離れた細静脈の内皮細胞にどのように働きかけることによって，感染部位への巨大な分子や細胞の放出を可能にしているのかということである．輸卵管の淋菌性感染において，細菌は上皮細胞の管腔表面に付着し結合組織には入らないが，結合組織の深い位置にある細静脈は変化を示している．答えは，上皮細胞，マクロファージや肥満細胞などの警鐘細胞が細菌性 PAMP に応答する PRR を発現しており，内皮細胞へと拡散するサイトカインやケモカインを分泌することによって，それらの機能を調節しているということである．

ボックス4·4 免疫系におけるアポトーシスとネクローシスに関する研究

細胞は二つの方法で死ぬ．アポトーシスは静かな死であり，炎症をひき起こさない．アポトーシス細胞は生体内ではマクロファージによって速やかに除かれる．アポトーシスは組織構築に関与する生理的な過程である．たとえば，胎児の水かきの部分を壊すことによって指の間のスペース形成を行っている．アポトーシスはまた，細胞傷害性T細胞やナチュラルキラー細胞によっても誘導される．一方，ネクローシスは病的な過程であり，周囲に対して細胞内の構成物が放出されるため炎症をひき起こす．アポトーシス細胞が数時間以内に食作用によって除かれない場合，ネクローシスとなる．実験的には，補体依存性の細胞溶解は即時にネクローシスを誘導する．ネクローシスの程度は，ネクローシス細胞において破砕された膜を通過して細胞内に入り核のDNAに結合するヨウ化プロピジウム（propidium iodide, PI）のような蛍光色素を用いてフローサイトメーターで計測できる．

アポトーシスはいくつかの方法で解析することができる．(1) アポトーシスの特徴的な性質の一つがDNAの初期の断片化であるので，細胞集団全体を電気泳動することによって調べられる．DNAは分解され，一つのヌクレオソーム単位を示す多数の180塩基対へと断片化する．これら断片化したDNAは電気泳動によってはしご状のパターンとして可視化できる．(2) 断片化したDNAは末端デオキシヌクレオチドトランスフェラーゼdUTPニック末端標識法（terminal deoxynucleotidyl transferase mediated dUTP-biotin nick end-labeling, TUNEL）でみることができる．この方法の原理は，アポトーシス細胞のDNAには多数の遊離3′末端が生じることを利用するものである．この位置に別のヌクレオチドを加えることによって，T細胞受容体やB細胞受容体の形成に重要な末端デオキシヌクレオチドトランスフェラーゼ（TdT）を用いて検出できる．修飾されたヌクレオチドは通常の免疫化学的な手法を用いて検出できる．(3) アポトーシス細胞のもう一つの特徴は，正常時には細胞膜の内側の構成成分であるホスファチジルセリンが，アポトーシスの初期の段階で膜表面に移動することである（図4・17）．アネキシンVはホスファチジルセリンに選択的に結合するので，アネキシンVの結合を抗体で検出できる．この方法はPI染色と組合わせてフローサイトメトリー法での解析に非常に有用である．

細胞傷害性T細胞やナチュラルキラー細胞に殺傷された細胞を検出することは細胞免疫学において重要である．初期の手法では放射性クロム（^{51}Cr）の放出をもとに調べていた．クロムは細胞膜を通って細胞内の巨大分子に結合し，ネクローシスで細胞膜が崩壊されると放出されるからである．傷害性細胞は標的細胞に対してアポトーシスを誘導し，6〜8時間すると標的細胞はネクローシスに陥り，クロムを放出する．しかし，最近ではクロムを使用しない方法も開発されている．JAM法とよばれるもので，標識されたDNA断片の放出を用いている．他方，別の解析方法では乳酸デヒドロゲナーゼのような酵素の放出を計測するものもある．なぜJAM法というのか．その理由は，単に“もう一つの方法（just another method）”というものである．

4·3·4·1 白血球の経内皮移動

種々のタイプの分子が白血球の血流から組織への移動を制御している（§1·5·2）．好中球は絶えずセレクチンリガンドを発現しているが，静止期の内皮細胞はそれに対応するセレクチン（郵便番号）を発現してはいない．しかし，内皮細胞がヒスタミン，TNF-αやIL-1などの作用を受けると，P-セレクチンおよびE-セレクチンの発現を上昇させて，好中球のローリング（回転）相互作用を可能にする（図4・18）．その後の白血球と内皮細胞の強固な結合はインテグリン分子によって担われている．これは，白血球に結合する抗体を用いて示されており，このような抗体を静脈投与すると，白血球のローリングは阻害されないが，細胞の密着は阻害された．インテグリンはリガンドに対する親和性を異にする二つの形体として存在する．静止期の好中球は低親和性のインテグリンを発現している．高親和性インテグリンとしての形状の変化には，細胞表面に発現されるGタンパク質に結合したケモカイン受容体を介する刺激が必要である．好中球はどのようにしてケモカインをみつけるのか．感染に応答した上皮細胞あるいは組織常在性の生来の細胞から放出されたケモカインは内皮へと拡散する．それらは内皮細胞によって吸着されて，管腔表面へと移動し，そこで高度にグリコシル化された分子に結合する．好中球のローリング活性は結合したケモカインとの相互作用を可能にして，これがインテグリンの親和性の上昇と強固な接着，細胞の扁平化につながる．

問 題4·11 L-セレクチンはリンパ球がリンパ節高内皮小静脈の内皮細胞に緩やかに接着するための分子である．好中球や単球もL-セレクチンを発現しているが，定常状態ではリンパ節へは移動しない．これはなぜなのか．

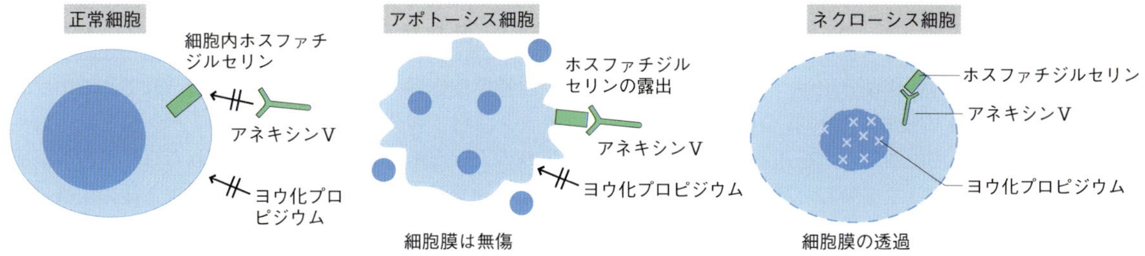

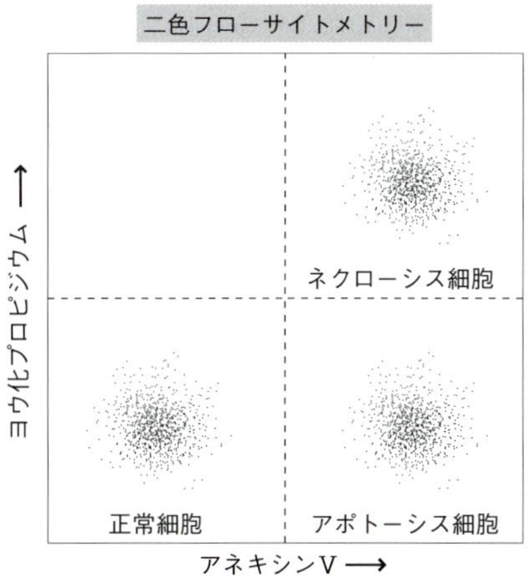

図4・17 アポトーシスとネクローシスの査定方法 アポトーシス細胞は細胞膜の内面のホスファチジルセリンを外側に反転させ，これが蛍光標識したアネキシンVによって検出される．しかし，それらの細胞膜は無傷であるため，**DNA** に結合するヨウ化プロピジウム（**PI**）のような分子が細胞内に入ることを阻止している．しかし，ネクローシス細胞では **PI** は細胞内に入り **DNA** に結合できる．二色の蛍光色素によるフローサイトメトリー法を用いて，アポトーシス細胞（アネキシンV 陽性）はネクローシス細胞（アネキシンVと **PI** の両陽性），生細胞（両陰性）と区別できる．左図は，そのドットブロットを示している．アネキシンV濃度が高いほど右側に，ヨウ化プロピジウム濃度が高いほど上側に移動する．

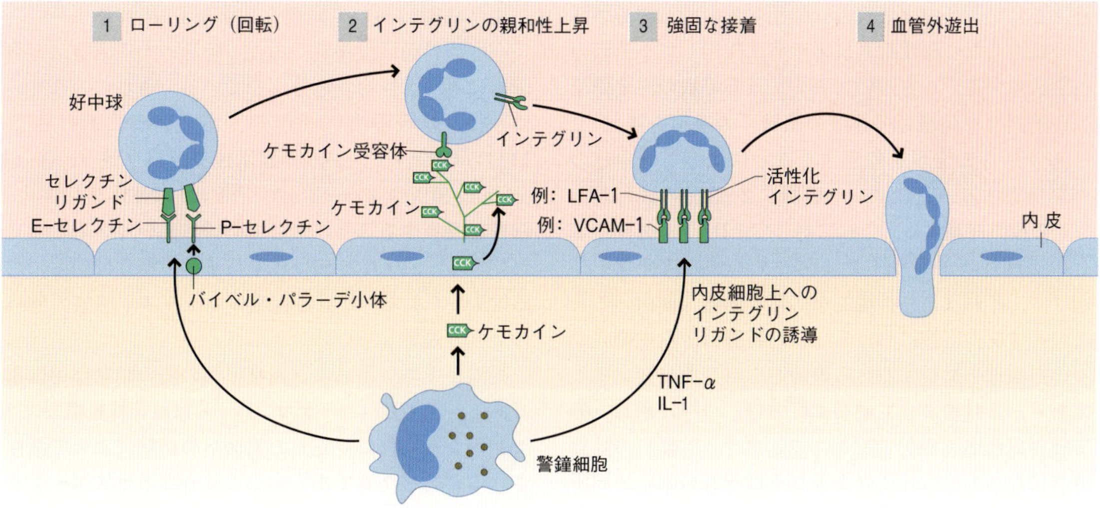

図4・18 白血球の移動と内皮細胞 ここでは好中球を例示している．血液中から組織への白血球の移動（血管外遊出）は分子群の相互作用によって厳密に制御されている．（1）病原体関連分子パターン（**PAMP**）に応答した警鐘細胞から分泌される炎症性メディエーターと **PAMP** の内皮細胞への直接的な作用は，内皮細胞を刺激して **E** および **P**-セレクチンを管腔側の表面に発現させる．**P**-セレクチンは内皮細胞に特化した細胞内顆粒であるバイベル・パラーデ小体に保持されており，活性化に伴って表出される．好中球はセレクチンと低親和性の相互作用を行う相補的なリガンドをもっており，これによって内皮細胞に沿ったローリング（回転）が可能になっている．（2）警鐘細胞から分泌されるケモカインは内皮細胞を横切って移動し，管腔表面のグリコシル化された分子に結合する．好中球上のケモカイン受容体は対応するケモカインを認識して，インテグリン分子（好中球上の **LFA-1** と上皮細胞上の **VCAM-1**）にシグナルを伝え，リガンドに対する親和性を上昇させる．（3）警鐘シグナルによって刺激された内皮細胞はインテグリンに対応するリガンドを新たに発現し，これにより好中球は内皮細胞に強固に接着して扁平化する．（4）**CD31**（図には示されていない）のような他の分子は，好中球が内皮細胞間を通ってその下の結合組織への移動を可能にする．

強固に接着した白血球は，その後内皮細胞間の接合部を通り抜けて血管外の組織へと移動する．内皮細胞と白血球に表出される他の多様な分子が，この移動を担っている．白血球は通常内皮細胞間の接合部位を通過するが，場合によっては内皮細胞の中を通るようにみえることもある．内皮を横切って感染した微生物に到達するために，細胞はさらに基底膜を透過しなければならない．膜や結合組織の破壊には，白血球が分泌するタンパク質分解酵素が働いている．すでに概説したように（§3·3·3·2），血流中からそれぞれの場所へ異なる白血球集団を動員するために使用される種々の分子の置換や組合わせは，郵便番号の原則として考えられる．

問 題4·12 郵便番号の原則を理解することが病気の治療法の開発につながるという状況は考えられるか．

4·3·4·2 内皮細胞による白血球動員の制御

内皮細胞は単に炎症応答において受動的な細胞ではないということが，多くの研究によって明らかになってきている．つまり，内皮細胞はそれ自身が白血球の動員を制御する本来の能力をもっているということである．内皮細胞活性化の一つのタイプがヒスタミンによるものであり，これにより内皮細胞の一酸化窒素合成が刺激される．合成された一酸化窒素は平滑筋に作用して小動脈の拡張を誘導する．一方，ヒスタミンは細静脈の内皮細胞間の密着結合を破壊して体液の組織への遊出を誘発し，P-セレクチンの発現を刺激することによって好中球の結合を促進する．これは，一般的に2〜3分の間に起こり，その後で終息する．これに対して，IL-1やTNF-αなどの炎症性サイトカインは別のタイプの活性化をひき起こす．それはより持続的な応答である．面白いことにこのタイプの応答における一つの特徴は，内皮細胞が種々の白血球を動員する自らの能力を自発的に変えることであり，これによって最初は好中球，つぎに単球，そして獲得免疫応答が起こるとエフェクターT細胞の動員が可能になっている．このようなそれぞれの細胞の局所への動員のタイミングのずれは，ヒスタミン放出は非常に早く，タンパク質合成の結果としてのサイトカイン放出には時間を要することに起因する．それぞれのタイプの細胞が種々の炎症性サイトカインをさまざまなタイミングで分泌することと内皮細胞自身が種々の細胞の動員を自ら制御していることを考え合わせると，白血球の動員がいかに緻密であり，しかも厳密に制御されている過程であるかがわかる．それと同時に，この過程に関する理解がいまだ不十分であることも納得できる．

4·4 自然免疫におけるエフェクターの動員

自然免疫応答の場にやや遅れて動員されてくるエフェクターには，補体のような可溶性タンパク質と好中球や単球のような細胞の両者がある．これら自然免疫の構成要素の効率的な動員は，感染からの回復と後の組織損傷の効果的な治癒と修復に必須である．補体の作用を詳細に考える前に，まず可溶性PRRの異なるタイプの例について説明する．

問 題4·13 炎症組織へと入るすべての分子はどこへ向かうのか．

4·4·1 エフェクター分子の動員

いくつかのPRRは細胞に結合しておらず，むしろ分泌されている．これらの中には，宿主のものではない微生物の炭水化物を認識する**コレクチン**（collectin）や**フィコリン**（ficolin）など，また微生物やアポトーシス細胞のリン酸化脂質を認識する**ペントラキシン**（pentraxin）がある．後述するように，これらのファミリーの種々のメンバーは補体を活性化することができ，それゆえに結合した微生物のオプソニン化を助け，食細胞による取込みを促進して急性炎症の開始に寄与する．

生体防御において重要な分泌型PRRのもう一つのグループは界面活性物質である．肺胞の上皮細胞は肺胞腔管内に界面活性物質を分泌している．これらのうちいくつかは，呼吸器官の潤滑剤であり防御における役割は知られていないが，**界面活性タンパク質**（surfactant protein, SP）であるSP-AとSP-Dは補体を活性化し，細菌を凝集することによって防御に働いていると考えられている．SP-AとSP-D遺伝子の多型性は幼児におけるRSウイルス（呼吸器合胞体ウイルス）感染の危険率の上昇と連動している．

凝固とキニン系および炎症応答の間の相互作用は重要である．因子XII（ハーゲマン因子）は血管外組織のコラーゲンのように負に荷電した表面への接触によって活性化されるタンパク質である．これは凝固系カスケードを始動させるとともにキニンカスケードも刺激して，血管透過性を上昇させるブラジキニンの形成へとつながる．また痛みの神経線維に対する直接的で強力な刺激剤でもある．凝固系と補体系の間にも直接的な相互作用がある（§4·4·2）．活性化された因子XIIは補体のC1成分を開裂させて，古典的補体経路の活性化を誘導する．活性化された因子XとXIのような後期の凝固因子はC3とC5を開裂してC3aとC5sを生成させる．また，線維素溶解性のタンパク質分解酵素であるプラスミンは，C3と

C5を直接開裂させる．しかし，これらの種々の活性化機構の感染防御における役割は現在のところ明らかではない．

4・4・2　補体系

補体は炎症と微生物に対する防御において非常に重要である（§1・5・5・2）．また，障害あるいは改変された宿主の細胞や巨大分子を除くうえでも，重要な役割を担っている．ここでは，補体の性質，活性化と制御および機能について述べる．補体とは何か．補体について理解するために必要な事柄は以下のようなものである．

i）血液中に存在するおよそ30種の可溶性タンパク質から成る統合されたシステムであるが，血管外の組織には多くは存在しない．炎症性マクロファージはすべてではないが，それらの多くの構成成分を産生することができ，この局所的な放出が炎症部位において補体を利用できる可能性を上昇させる．さらに，8種の補体受容体が種々の細胞に発現されており，ほとんどすべての細胞に発現されている3種の膜結合型の補体制御因子が存在する．

ii）多くの補体成分はカスケードを形成しており，このことは一つの成分が活性化されると，つぎの段階ではより多くの成分の活性化が誘導されることを意味する．補体の活性化は，一部分は一連のタンパク質分解酵素による開裂に基づいている．

iii）補体は通常，微生物や傷害された宿主の表面で活性化される．しかし，正常な宿主の細胞を攻撃するための結合力はない．

iv）補体の活性化は厳密に制御されていなければならない．もし活性化されてしまうと，微生物には結合せず，攻撃から自身を守らなければならない宿主の細胞に結合してしまうからである．補体の攻撃を回避させるのが3種の膜結合型補体制御因子の役割であり，補体は速やかに不活化される．

v）補体は生体防御において，少なくとも四つの主要な機能的役割を担っている．急性炎症の誘導，食作用のためのオプソニン化，浸透圧/コロイド状溶解の誘導によるある種の細菌の殺傷，アポトーシス細胞のような傷害された宿主の構成成分の除去である．抗原抗体複合体の格子構造を破壊して，その可溶化や補体受容体を介する循環中からの除去も担っている．また，獲得免疫応答におけるB細胞の活性化の制御を助ける作用ももっている（6章）．

4・4・2・1　補体の活性化と機能

補体カスケードの活性化は三つの経路による．それらはレクチン経路，古典経路と代替経路として知られる（図4・19, p. 152）．最初の活性化に関与する成分（後述）は別として，レクチン経路と古典経路は基本的に同じである．これら二つのカスケードはC4がC3の前に活性化されるという唯一の例外はあるが，C1～C9成分が番号順に関与している．補体成分の開裂は小型（a）と大型（b）のサブユニットを生成する．代替経路には因子B，D，H，Iとプロパージンという異なるタンパク質が関与している．

レクチン経路と古典経路の最初の活性化はC4bとC2aの分子複合体（C4bC2a）の形成を導くが，代替経路の活性化はC3bとBb複合体（C3bBb）をつくる．これらの複合体の重要性は，すべてがC3を開裂させて活性化するC3変換酵素であるということである．したがって，3種すべての活性化経路はC3で合流し，C5，C6，C7，C8，C9が関与する残りの経路は同じである．しかし，初期の成分の連続的な活性化は微生物などの表面で起こり，多くの成分は複数の段階を経て増幅されることを覚えておかなければならない．本来の宿主の防御における補体の中心的な機能は，つぎのような種々の補体成分によって担われている．

i）いくつかの成分はオプソニンとして働く．共有結合で標的の表面に結合したC3bはタンパク質分解酵素である因子Iによって開裂され，iC3bがつくられる．これら両者の断片は食細胞上の補体受容体によって認識される．CR1はC3bに，CR3とCR4はiC3bに対するものであり，これが標的の補体受容体を介する取込みをもたらす．余談ではあるが，iC3bはさらにC3dへと分解され，これに対する受容体がCR2であるが，CR2は食作用には関与しておらず，B細胞応答の増強に作用する（§6・3・2・3, p. 237）．

ii）小分子であり拡散性の成分であるC3a，C4a，C5aはアナフィラトキシンとよばれ，補体の炎症性機能に関与している．C3aは急性炎症の強力な刺激剤であり，肥満細胞を活性化してメディエーターを放出させる一方，内皮細胞に作用して白血球の接着を増加させる．C5aもまた肥満細胞を活性化するが，C5aはさらに好中球に対する強力な活性化因子であり，また走化性因子としても作用する．

iii）C5bは**膜侵襲複合体**（membrane attack complex, MAC）とよばれる非特異的な小孔を形づくる後期補体成分（C5b～C9）の集合体形成を開始させる．膜侵襲複合体は細胞の脂質二重膜に挿入されて水分や電解物の出入りを可能にし，微生物やウイルス感染細胞の浸透圧による溶解を誘導する．

iv）補体は免疫複合体を可溶化し，血液循環から除去す

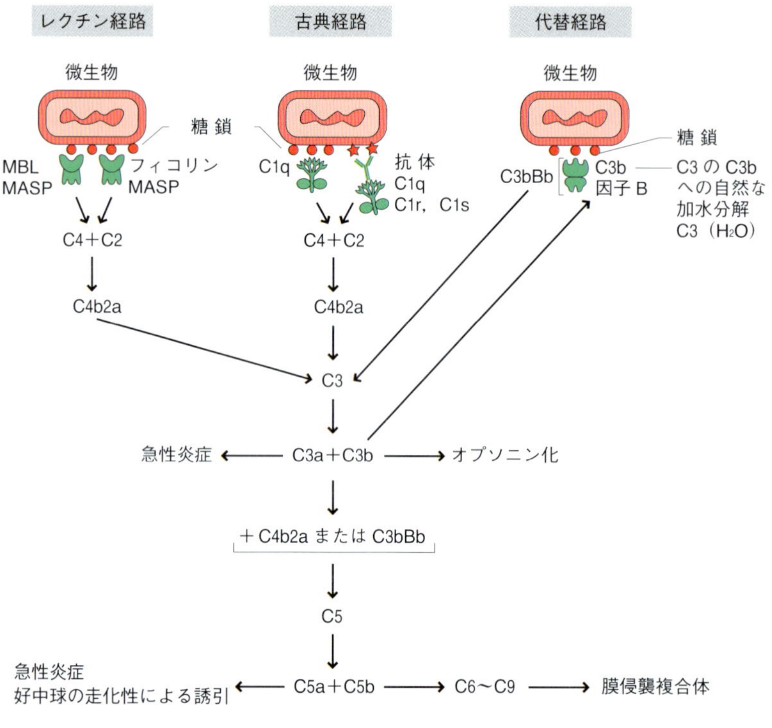

図 4・19 補体の活性化 補体活性化の三つの経路は **C3** 転換酵素の形成として一つにまとまる．レクチン経路では，マンノース結合レクチン（**MBL**）とフィコリンが細菌の糖鎖に **MBL** 結合セリンプロテアーゼ（**MASP**）とともに結合し，**C4** と **C2** を活性化して **C3** 転換酵素である **C4b2a** を形成する．古典経路では，**C1q** が菌体表面に **C1r** と **C1s** とともに結合し，同様に **C4** と **C2** を活性化して **C3** 転換酵素である **C4b2a** を形成する．**C1q** は細菌の糖鎖にも結合して，段階的な反応を開始させる．代替経路では，**C3** が絶えず壊されているが，その後のさらなる活性化は抑制因子によって通常は阻害されている．しかし，菌体表面に **C3** が付着すると，抑制効果がなくなり，因子 **B** と一緒になった **C3b** 転換酵素は **C3** 転換酵素である **C3bBb** を形成する．**C4b2a** あるいは **C3bBb** と一緒になった **C3b** は **C5** 転換酵素をつくり，これが **C5** を開裂させて膜侵襲複合体を形成するための活性化が継続される．それぞれの初期の段階は，大きな断片 **b** をつくり，これらは菌体の表面に結合するが小さな断片 **a** は流れ去る．段階的な応答の進行過程には非常に多数の増幅を担う鍵となる因子が存在している．

るためにも重要である．免疫複合体の可溶化に際しては，抗原–IgG 抗体免疫複合体は，補体が活性化されて C3b がこれに結合すると，その網の目状の構造が壊され可溶化される．また，免疫複合体の除去においては，赤血球が関与する．赤血球は，免疫複合体に結合した C3b や C4b に対する CR1 受容体をもち，赤血球がこれらの複合体に結合すると，赤血球は複合体を肝臓へと運び，そこで肝臓のクッパー細胞とよばれるマクロファージによって効率よく捕捉・分解され，赤血球は遊離される．

つぎに，手短かにおのおのの経路での活性化について，どのように制御されているのかを説明し，補体成分における欠陥がもたらす結果ついて述べ，病原体が補体系をどのように撹乱するのかについて記す．

レクチン経路での活性化 マンノース結合レクチン（mannose-binding lectin, MBL）は，コレクチンファミリーに属する低含量の可溶性 PRR 分子である．急性期の炎症応答の過程で肝実質細胞から大量に産生される．多くの細菌や酵母状の真菌とある種のウイルスにみられる特異的なタイプの糖鎖群に結合するが，宿主の細胞には結合しない．糖鎖に結合すると活性化される MBL は **MBL 結合セリンプロテアーゼ**（MBL-associated serine protease, MASP）である MASP–1 と MASP–2 という 2 種の酵素と結合している．これらは C3 転換酵素をつくるためにつぎの二つの補体成分を開裂し，それによって残りの経路を始動させる．このようにして，レクチン経路はオプソニン化と急性炎症の開始を担う．フィコリンもまた MASP–2 と結合しており，標的に結合してレクチン経路によって補体を活性化することができる．フィコリンの分子特異性については確立されてはいないが，多くの細菌に結合できることは事実である．

古典経路での活性化 古典経路の最初の成分である C1q もまた，2 種のタンパク質分解酵素 C1r と C1s と結合している．これらは MASP に非常によく似ており，C1q が標的に結合すると活性化されて，C3 転換酵素をつくる．C1q は，グラム陰性細菌，ある種のウイルス，傷害された細胞からのミトコンドリアやクロマチンなどの粒子状物質，宿主の改変されたアミロイドや抗原に結合した抗体などのタンパク質を含む多くのタイプの標的に直接結合することができる．歴史的な理由から，抗原抗体複合体による古典経路の活性化は非常に広く研究されてきたが，細菌による C1q の直接の結合が補体の活性化の開始において重要であることも認識されてきている．IgM といくつかのサブクラスの IgG は古典経路を活性化できる主要な抗体クラスである．IgG が正常な血管外組織に拡散するのに対して，IgM は炎症が細静脈の透過性を上昇させた場合にだけ有意な量が血管外組織に存在する．C1q は MBL やフィコリンよりもはるかに多量に血流中に存在しているので，古典経路が量的にも主要な活性化経路である．

代替経路での活性化　上述のように，レクチン経路と古典経路の活性化は C3 の開裂につながり，細胞表面に結合する C3b を生成させる．これに加えて，C3 は非常に緩やかな自発的な加水分解を受けて C3b 様の C3(H_2O)とよばれる分子を生成する．この分子は，因子 B に結合し，これが因子 D によって開裂されてもう一つの C3 転換酵素である C3(H_2O)Bb を形成する．C3(H_2O)Bb はより多くの C3 を開裂させて C3b を形成し，これが近くの表面に無作為に結合する．いったん結合すると，C3b 分子は因子 B と結合してもう一つの複合体を形成し，より多くの C3bBb を生成して，C3b の沈着を増幅する．代わりに，C3b は制御タンパク質である因子 H に結合して，その後に因子 I によって開裂されて iC3b（アノプソニン）を生成する．

4・4・2・2　補体活性化の制御

もし C3b が細胞表面に無作為に沈着しても，自身の細胞を継続的に溶かすことがないのはなぜか．その答えは，宿主の細胞は沈着した C3b を素早く不活化する阻害因子を細胞表面にもっているので，破壊から守られているということである．これが C3bBb の形成を阻害し，その後の活性化を阻止している．この阻害因子が**崩壊促進因子**（decay accelerating factor, DAF, CD55）と**膜補助因子タンパク質**（membrane cofactor protein, MCP, CD46）である．もう一つの主要な補体活性化阻害因子は因子 H であり，これは大量に存在する C3b 結合タンパク質で，宿主の細胞表面に選択的に結合することによって補体の攻撃から保護している．宿主細胞のさらにもう一つの保護因子は，補体の膜侵襲複合体の集合を阻害して細胞融解を阻止するプロテクチン（CD59）である．

4・4・2・3　補体の欠陥

補体成分のほとんどすべてにおいて，多型性や欠損などの生来の遺伝的な突然変異がヒトの集団に見いだされており，これらが防御における補体の役割についての証拠を提供している．この証拠となる例を取上げてみよう．

初期補体成分の欠陥　古典経路やレクチン経路に関与する C1q，C2，C4 での突然変異のために機能消失している人達は炎症応答，全身性エリテマトーデス（systemic lupus erythematosus, SLE）や免疫複合体病のような自己免疫不全の危険率が上昇する．これらについては 7 章で述べるが，それらは循環中の免疫複合体や損傷によって死につつある細胞断片の除去における補体の重要性を示している．これに対して，初期の代替経路の成分である因子 F と D に突然変異があると，ブドウ球菌，肺炎レンサ球菌や髄膜炎菌のような被包細菌に対する感受性を増す．MBL の欠損はよくあることで，特に幼児において細菌や酵母に対する感染感受性が高まることと関連している．

中期補体成分の欠陥　C3 の欠陥は，重篤で再発性の化膿性感染を起こすために，特に重大である．活性のある成分が不活化されうるということはすべての酵素的なカスケード系において不可欠の性質であり，これがないと，下流の全成分の活性化が継続することになって，カスケードを止めるものがなくなってしまう．別の例として，活性化された血液凝固因子の阻害因子がなければ，すべての血液系が凝固してしまう．この性質は補体系にも当てはまる．C3b の iC3b へと不活化型への開裂は血漿中のタンパク質分解酵素である因子 I によって起こるが，因子 I は因子 H のような補助タンパク質が C3b に結合したときにのみ作用する．因子 I あるいは因子 H の欠陥は，C3b が壊されずに C3 変換酵素である C3bBb が因子 B あるいは C3 がなくなるまでつくられ続けるので，C3 の大きな減少をひき起こす．したがって，この欠陥をもつ人達もまた化膿性感染に対する感受性が高まる．因子 H の欠陥は，重篤な腎障害とも関連している．動物モデルでは，ノルウェー・ヨークシャー豚は，大量の C3 と後期の補体成分の沈着に関連した腎不全のために，生まれて間もなく死ぬ．

後期補体成分の欠陥　多くの人達にとって，膜侵襲複合体形成は補体活性化の最もよく知られた結果の一つであるが，感染に対するヒトでの防御においてはあまり重要であるようにはみえない．後期の成分である C5〜C8 における欠陥をもつヒトは，ナイセリアに対する感受性は高いが，それ以外の細菌に対しては感受性が高くなっているわけではない．補体依存性の溶解に必須の細胞の成分である C9 に欠損をもつヒトは，一般に何の症状も示さない．しかし，髄膜炎菌（*Neisseria meningitidis*）や淋菌（*Neisseria gonorrhoeae*）に対する感染危険率は高い．このことは，膜侵襲複合体形成が他のタイプの細菌感染に対する防御において用いられることが，少なくともヒトでは限定されていることを示唆している．

4・4・2・4　病原体による補体活性化の阻害

感染に対する自然免疫での補体活性化の重要性は，多くの病原体が補体の活性化，特に C3 の iC3b への変換を阻害する宿主の分子に結合して機能を阻害することによって示されている．たとえば，多くの細菌や寄生虫は，細胞表面の宿主の因子 H を結合する．また，HIV やワクシニアウイルスのようなある種のウイルスは，感染細胞から出芽するときにそれらの膜へ阻害タンパク質を取込んでしまう．また，ワクシニアウイルスや痘瘡ウイルスのようなポックスウイルスは，膜補助因子タンパク質（MCP）と崩壊促進因子（DAF）に似たタンパク質をコードしており，他の微生物も膜侵襲複合体の集合を阻害することができる．

4·4·3　好 中 球

中性色素に染まる**多形核白血球**（polymorphonuclear leukocyte, PMN）として知られる好中球は，細菌防御に対して即座に働くエフェクターであり，好酸球と好塩基球とともに顆粒球系に属している．好中球は系統発生的にはマクロファージよりもはるかに新しいものであり，両生類のようなより進んだ脊椎動物において進化してきた．好中球の最もよく知られている機能は細菌に対する防御であり，そのための強力な装備を保持しているが，後にリンパ節へと移動したものは獲得免疫に影響を与えることもある（3 章）．トキソプラズマ原虫に感染したマウスのリンパ節には，好中球の大群が感染部位の周囲に現れる（図 4・20）．

好中球は血液中に多数存在し，正常なヒトでは全白血球の 70 % 近くにも達する．好中球は短命の細胞で，その寿命は 2〜3 日であるが，骨髄での生産は感染後には**顆粒球コロニー刺激因子**（granulocyte colony stimulating factor, G–CSF）と**顆粒球マクロファージコロニー刺激因子**（granulocyte-macrophage colony stimulating factor, GM–CSF）の作用によって非常に急激に増加する．さらに，成熟した好中球は骨髄中に蓄えられており，必要なときにきわめて速やかに放出される．したがって，感染部位へと素早く動員されることが可能である．

細菌を破壊する機能を発揮するためには，好中球はまず感染部位へと運ばれなければならない．これに関しては，炎症性の内皮細胞を通過して移動することをすでに述べた（§4·3·4·1）．では，組織に到達した好中球はどのようにして病原体をみつけるのか．答えは**走化性**（chemotaxis, **細胞遊走** cell migration），いい換えれば，方向性が決められた細胞移動である（図 4・21）．好中球は走化性因子に対する受容体を発現しており，細胞全周にわたって走化性因子の濃度の違いを見分けることができる．したがって，濃度勾配の方向を感知でき，細胞骨格を活性化してより濃度が高い方向へと移動する．好中球に対する走化性因子にはマクロファージや肥満細胞のような他の組織の細胞によって放出されるものが含まれる．それらのいくつかはタンパク質（ケモカイン）であり，他はロイコトリエンのような脂質である．また，それ以外の走化性因子として，C5a（§4·4·2·1）のような補体の分解産物も含まれる．これらの走化性因子が宿主の防御において重要であることは，最も重要な化膿性細菌である化膿性レンサ球菌がケモカインや C5a を分解する酵素を分泌していることによって示唆される．“微生物は進化過程での選択において有利とならない遺伝子を保持することはない”ということが一般的原理で

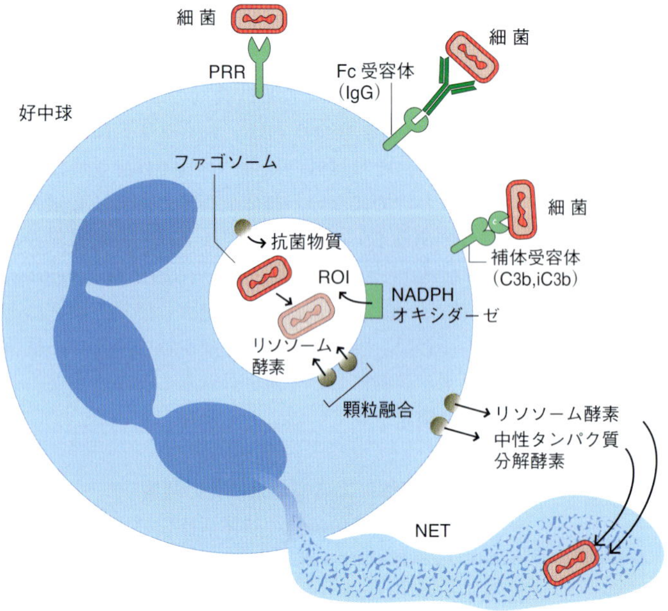

図 4・20　好中球の抗菌作用　好中球は **Fc** 受容体や補体受容体を介してオプソニン化された菌体を取込むことができ，食作用を促進するパターン認識受容体（**PRR**）のような他の受容体も発現している．好中球は，いくつかの細胞内抗菌機構も備えている．それらには **NADPH** オキシダーゼに依存する活性酸素（**ROI**），酸性タンパク質分解酵素のようなリソソーム様酵素，抗菌タンパク質やペプチドが含まれ，これらすべてがファゴソームへ放出される．さらに，好中球はクロマチンを含み細菌に結合する好中球細胞外トラップ（**NET**）とよばれる機構をもっている．これらは，中性タンパク質分解酵素などの酵素の分泌と一緒になって，好中球が細胞外でも細菌を殺すことを可能にしているのであろう．

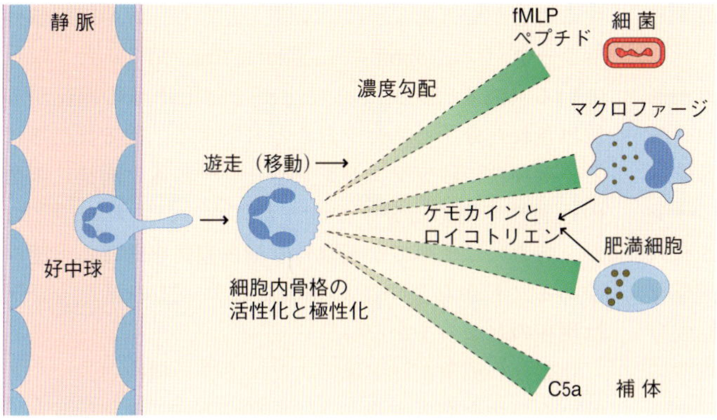

図4・21 好中球の走化性 血液中から炎症状態の結合組織に入った好中球は化学的濃度勾配に沿って移動することにより，感染部位へ向かって動員される．走化性因子は好中球上の受容体によって認識され，G タンパク質を介した典型的なシグナルによって細胞骨格を活性化する．好中球は細胞の周囲の走化性因子の濃度差を感知でき，最も高濃度の因子に触れた部分から偽足を出してその方向へと動き出す．好中球に対する重要な走化性因子には，**fMLP** のようなホルミル化された細菌ペプチド，マクロファージや肥満細胞から放出される特種なケモカインやロイコトリエン，補体成分 **C5a** が含まれる．

ある．したがって，これら二つのクラスの走化性因子を破壊する能力をもつということは，細菌にとって選択有利性を与えるものと考えられる．

細菌自身が好中球に対する走化性因子となる分子を放出することもある．それらはしばしばホルミル化された三つのペプチド（f–メチオニン–ロイシン–フェニルアラニン，fMLP）である．好中球を細菌とともに培養し，これを経時的に撮影した映像で，好中球が細菌を追跡して最終的に食作用により取込んでしまうことが示されている．これらすべての走化性因子は，食細胞膜上の G タンパク質共役受容体に結合して，細胞骨格を活性化する．好中球は細胞の前後間における走化性因子の濃度の違いを検出することができるので，これが偽足を細胞の前方に押し出して，前へと進むことを可能にしている．

問 題 4・14 サルモネラ菌と培養したときに，腸管上皮細胞によって分泌される新規の小型タンパク質を同定したとしよう．この分子が好中球に対して走化性であることは，どのように調べることができるか．

4・4・3・1 好中球による細菌の殺傷

感染部位に到達したとき，好中球は細菌を殺すためにそれらを食作用により取込む必要がある．多くの化膿性細菌は，好中球が受容体をもたない多糖やタンパク質から成る莢膜をもっているために，食作用に対して抵抗性である．好中球をそれらの細菌とともに試験管内で培養しても，細菌は好中球には結合しない．しかし好中球は，補体成分のうち特に C3b に対する受容体 CR1 と iC3b に対する受容体 CR3 や IgG クラスの抗体に対する Fc 受容体をもっているので，これらの成分が細菌をオプソニン化すれば，食作用が促進される．G. B. Shaw（バーナード・ショー）が戯曲“医者のジレンマ”を書き下ろしたときに，彼もこの現象を知っており，“食細胞は上手くバターが塗られない限り，細菌を食べることはない”と書いている．

細菌を取込むと，好中球はこれを殺傷する必要がある．マクロファージとは異なり，好中球は恒常的に細菌を効率的に殺す多くの機構をもっている（図4・22）．顆粒内に殺傷を行うすべての成分が含まれており，これらは細菌を取込むと直ちに集合し，放出することができる．この顆粒にはおもに二つのタイプがあり，二次（特異的）顆粒が最初に，一次（アズール親和性）顆粒が後

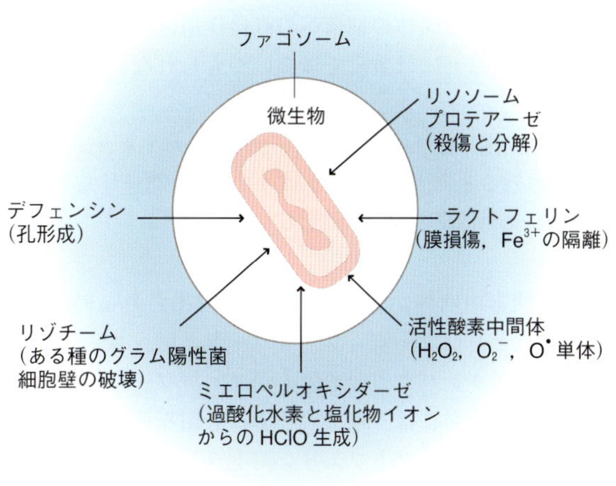

図4・22 好中球におけるファゴソームでの殺菌 好中球のファゴソーム内の細菌は，いくつかの異なる殺菌機構の標的となる．過酸化水素（$\mathbf{H_2O_2}$），スーパーオキシドアニオン（$\mathbf{O_2^-}$），一重項酸素（$\mathbf{O^{\bullet}}$）などの活性酸素中間体は直接的に有毒である．しかし，抗菌性の酵素である酸性タンパク質分解酵素の作用に対して，適正な **pH** の状況をつくり出す機構ももっている．$\mathbf{H_2O_2}$ はミエロペルオキシダーゼの存在下で塩化物イオン（$\mathbf{Cl^-}$）と相互作用をして次亜塩素酸（**HClO**）をつくりだす．ラクトフェリンのようなタンパク質は鉄イオン（$\mathbf{Fe^{3+}}$）を隔離して細菌の代謝に使えなくする．リソソームプロテアーゼは死菌を分解するが，もっと直接的な殺菌作用ももっている．デフェンシンのような抗菌ペプチドは細菌の膜の破壊をひき起こし，リゾチームはある種のグラム陰性菌の細胞壁を壊す．

で放出される．二次顆粒には活性酸素中間体を生成するために必要なすべての成分が含まれている．

活性酸素中間体の生成においては，ファゴソームが形成されるとすぐにその膜上に分子が集まって，多数の酵素成分の複合体である NADPH オキシダーゼが形成される．これが細菌毒性のあるスーパーオキシドアニオン（O_2^-）をつくるが，さらに酵素スーパーオキシドジスムターゼによって改変されてより細菌毒性の高い過酸化水素（H_2O_2）を生産する．もう一つの好中球顆粒成分であるミエロペルオキシダーゼは，ともに多くの細菌に非常に毒性が高い過酸化水素をヒドロキシルラジカル（$^{\bullet}OH$）と次亜塩素酸に変える．活性酸素とその後の活性酸素中間体の重要性は，多くの病原体が活性酸素を壊す酵素カタラーゼをもっていることによって示唆される．化膿性レンサ球菌はカタラーゼをもっていないにもかかわらず非常に病原性が高いことは，カタラーゼが病原性において必須ではないことを示唆している．では，NADPH オキシダーゼの第一の機能は本当に抗菌性の活性酸素中間体を直接産生することなのか．最近の研究結果では，この酵素はエンドソーム内の酸性度を制御するために必要であり，カテプシン G やエラスターゼ依存性の殺傷に重要であることが示されている．したがって，活性酸素中間体の細菌への直接作用はこれまで考えられていたほどには重要ではないかもしれない．

問 題 4·15 好中球が試験管内で低濃度のアルコールで処理されると，活性酸素を生成する能力が低下する．この観察結果は臨床的な意義をもつか．

活性酸素中間体がファゴソームへ放出される時期に，二次顆粒とリソソームもファゴソームと融合し，多様な抗菌物質とタンパク質分解酵素がファゴソーム内へ放出される．これらには，細菌の酵素に必須な鉄を隔離して機能を阻害するラクトフェリン，トランスコバラミンⅡや，ある種の細菌の細胞壁を消化するリゾチーム，カテリシジン（§4·3·1）などが含まれる．カテリシジンは直接細菌を殺し，その後で，リソソームの酵素が死んだ細菌の消化分解に重要であると考えられる（図 4・22）．

したがって，好中球は確かに細菌を細胞内で殺すことができる．しかし，細胞外の細菌を捕獲して，細胞外で殺すことができる可能性も示唆されている．好中球は感染部位に到達すると注目すべき形態変化を起こして，核が緩やかなクロマチンのシートとして細胞外に放出されるという観察結果がある．このような構造が細菌を捕獲することができるようにみえることから，**好中球細胞外トラップ**（neutrophil extracellular trap, NET）とよばれている（図 4・20）．さらに，NET は好中球の顆粒から放出された分子と結合することもできる．後で放出される一次顆粒にはデフェンシンやリゾチームと同様に細菌の透過性を高める分子が含まれており，これらのどれか，あるいはすべてが細胞外で細菌殺傷を助ける可能性がある．しかし，NET の重要性についての確たる証拠は現在のところまだない*．

化膿性の細菌が好中球のエフェクター機構の少なくともいくつかを妨害するように多様な方法で進化してきていることは驚くべきことではなく，この能力がそれらの病原性には必要である．そのような防御に対する妨害作用として，細菌によって放出されて好中球を殺すロイコシジンのような毒素がある．さらに，すでに述べたように，肺炎レンサ球菌の莢膜は食作用を阻害する役割がある．黄色ブドウ球菌では，**タンパク質 A**（protein A）とよばれる物質が細胞表面に発現されており，これが IgG の

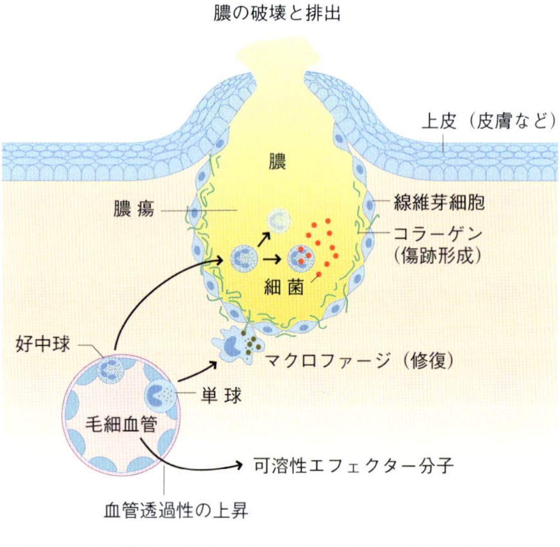

図 4・23 膿瘍の構造 黄色ブドウ球菌のような化膿性の細菌が結合組織に入ると急性炎症をひき起こし，その結果浮腫と好中球の動員が起こる．しかし細菌は抵抗性であり好中球を殺傷する．細菌や好中球から放出される酵素は組織の溶解を誘導して膿をつくる．黄色ブドウ球菌はまた，凝固酵素を分泌してフィブリンを沈着させ，感染部位の周囲に防御壁をつくる（図には示していない）．同時に，感染部位の周囲の線維芽細胞によって分泌されるコラーゲンを蓄える治癒応答が始まる．このようにしてつくられる構造が膿瘍である．最終的に表面が壊れて生菌を含んだ内容物が放出される．もしこの放出が腹腔や血管内に起こると非常に重大であり，敗血症や，時には敗血症性ショックをひき起こす．

* 訳者注：NET にみられるクロマチンシートの放出はある種の細胞死（NETosis）の表現型でもあり，自己免疫疾患や異常炎症の病因となっているとも考えられている．

Fc 部分に結合して抗体で被覆された細菌の好中球の Fc 受容体への結合を阻害するために，好中球はこの経路で細菌を取込めない．化膿性細菌がこのような機構を進化させてきたということは，化膿性細菌感染に対する抵抗性に好中球が重要な役割を担っているという証拠でもある．しかし，細菌が NET の発見によって示唆される細胞外での捕捉と殺傷機構を逃れるのかどうか，またどのようにしてそれを行うのかについてはわかっていない．

問 題 4・16　細菌は好中球による傷害を避けるように進化してきたということに関して，他の回避方法を提示できるか．

細菌が好中球による殺傷に対して抵抗性をもち，また実際に好中球を殺すということは，膿の形成という臨床的な結果において重要である．膿は膿瘍の液性含有物であり，死んだ白血球，組織の細胞，分解された結合組織，生菌と死菌から成る（図 4・23）．溶解はおもに好中球によって放出された酵素によってもたらされている．

4・4・3・2　好中球の欠陥

宿主の防御における好中球の重要性はどのように知ることができるのか．最もよい証拠が臨床例である．好中球のどのような欠陥も，レンサ球菌やブドウ球菌のような化膿性細菌による膿の形成など急性炎症を伴う細菌感染の発生率を大きく上昇させる．重要なことは，このような好中球の障害をもつ人達が，ウイルスや抗酸菌のような細胞内感染菌の感染に対する発生率の上昇に悩むことはないということである．好中球の生産，移動性，殺菌能力における欠陥など，いくつかの異なるタイプの好中球における障害がみつかっている．

a. 量的な欠陥　骨髄における血液細胞の産生を減少させるいかなるものも，好中球産生に影響を及ぼす．好中球の寿命が短いために，その数の減少は血液細胞の中で最初に認められる（血小板がすぐ後に続く）．したがって，分裂中の幹細胞や他の前駆細胞を殺す電離放射線照射や腫瘍細胞に作用するように処方された高容量の化学療法薬剤は，他の血液細胞より前に好中球の数に影響を与えて，化膿性感染の危険率の上昇につながる．

問 題 4・17　チェルノブイリでの放射線もれによって影響を受けた人達において，臨床的に現れるかもしれない二つの局面を提示できるか．

b. 移動性の欠陥　まれな例ではあるが，明らかに感染した皮膚の潰瘍をもつ幼児がいる．しかし，ほとんど膿は形成されていない．この潰瘍の培養では化膿性感染が示されているが，好中球の滲潤が検出できない．実際，それらの子供の血液中における好中球数は大きく増加しており，細菌を効率よく殺すこともできる．したがって，この欠陥は，好中球が感染部位へ到達できないことにあり，**白血球接着不全症**（leukocyte adhesion deficiency, LAD）とよばれて，多様な分子が原因となっている（ボックス 3・1, p. 106）．

c. 細菌殺傷性の欠陥　化膿性感染の発症が上昇している子供ではしばしば好中球は正常に移動しており細菌を取込んでいる．しかし，それらを殺すことができない場合がみられる．そのような子供達は**慢性肉芽腫症**（chronic granulomatous disease, CGD）を患うことになる（症例検討 4・1, p. 158）．

4・4・4　マクロファージの動員と炎症応答の恒常性

どのような炎症の過程にも組織の破壊がある．細菌は結合組織を分解して細胞を殺傷する毒素を分泌しており，好中球が組織に入り，死んでコラゲナーゼやエラスターゼのような酵素を放出する．最も劇的な場合には，これが融解と膿の形成につながる．この損傷はできるだけ限定されて，速やかに修復されることが重要である．これらの過程で中心的な役割を担うのが，素早く感染部位へと動員され，炎症性あるいは誘導性マクロファージへと分化する末梢血単球である．誘導性マクロファージはマウスの腹腔に刺激剤を投与して調べられている．これは単球の動員を刺激し，その結果出てきたマクロファージは腹腔内を洗浄して容易に単離でき，その機能は培養によって解析できる．

実験的に調べられている誘導性マクロファージは，炎症の結合組織へと動員されたものを完全に表しているものではないが，少なくとも四つの主要な機能をもっていることが示されている（図 4・24, p. 158）．

1）死んだ細胞やその破片を食作用により取込むことができる．ただし，これに用いられる受容体は完全に同定されているわけではない．その後で，炎症部位からリンパ管を通って他の領域へと移動するかもしれず，さらに後でリンパ節において起こる獲得免疫応答に変化を及ぼす可能性もある（§3・4・2・3, p. 115）．

2）誘導性マクロファージはまた，多くのタンパク質分解酵素や組織の再構築に重要な役割をもつコラゲナーゼやエラスターゼのような酵素を分泌する．これらの酵素は，修復において中心的な結合組織の再構築に関与している．

3）これらのマクロファージは，組織修復に重要な線

症例検討 4･1　慢性肉芽腫症

臨床所見　4 歳の子供がたび重なる耳感染と肺炎のために検査された．検査時に，同年代の子に比べて体重が少なかった．そのとき，左の耳から黄色がかった滲出液が出ており，体には治癒した化膿の痕があった．彼の兄弟と二人の叔父も似た症状を患っていた．検査の結果，好中球の数は増加を示していたが，IgG と補体は正常レベルであった．好中球の欠陥が疑われたので，好中球の呼吸性バーストを起こす能力が調べられた．そのために，彼と対照となる人の好中球が，活性酸素中間体によって酸化されると蛍光を発する無蛍光物質とインキュベートされ，走化性因子である fMLP（§4･4･3）で刺激された．その結果，対照の細胞は蛍光を発したが，患者の細胞は発光しなかった．

説 明　化膿性感染に対する感受性の上昇は多数の原因による．そのうち，好中球産生の量的欠陥とともに抗体産生や補体の欠陥が血液検査から除外された．走化性因子による好中球の刺激は強力な酸化剤である活性酸素中間体産生を誘導し，その結果，呼吸性バーストを起こす．活性酸素中間体の生成はいくつかの方法で解析することができるが，そのうちの一つが上述の方法である．呼吸性バーストを起こせないことは典型的な**慢性肉芽腫症**（chronic granulomatous disease, CGD）である．この場合臨床的な経歴が，男性のみでみられていることが示されている．これは CGD ではよくみられるものであり，X 染色体連鎖の欠陥を意味している．多数のサブユニットから成る NADPH オキシダーゼ複合体の突然変異している成分が，X 染色体でコードされているためである．NADPH オキシダーゼの多くの突然変異が CGD をひき起こす可能性があるが，必ずしもすべての突然変異成分が X 染色体上でコードされているということではなく，常染色体性に遺伝することもある．

問 題 4･18　慢性肉芽腫症の患者はどのように治療されるのか．これらのアプローチにおける問題は何か．

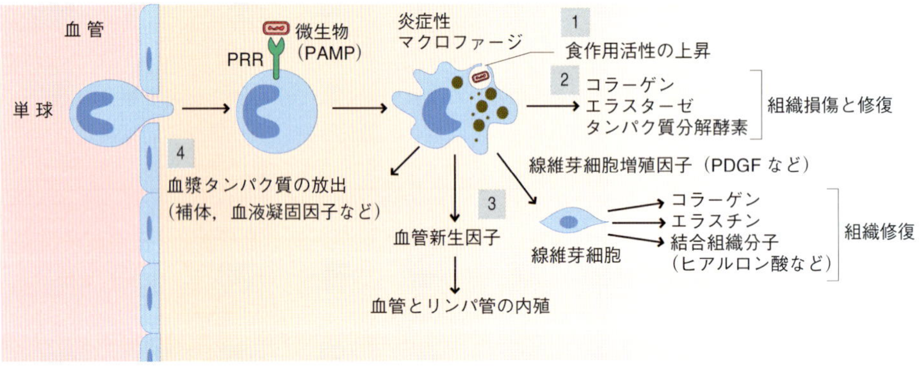

図 4･24　炎症性マクロファージの機能　炎症組織へと動員された単球は常在性マクロファージとは異なる性質をもつマクロファージとして分化する．これらの炎症性マクロファージは食作用活性が高い．病原体関連分子パターン（**PAMP**）によって活性化されると，組織の再構築を助ける異化性の酵素を分泌するようになり，血管や線維芽細胞に対する増殖因子に加え補体成分や血液凝固因子のような血漿タンパク質を放出する．これらの分泌された血漿タンパク質は，末梢血中からさらに動員させるタンパク質を増やし，炎症部位に存在するそれらの濃度を上昇させる．炎症性マクロファージの通常の機能は治癒や修復の補助を含むが，**IFN-γ** によって活性化されると強力な抗菌細胞ともなる．**PDGF**：血小板由来増殖因子

維芽細胞の動員とその分泌活性を刺激する血小板由来増殖因子を放出する．また，マクロファージ由来の因子は内皮細胞を刺激することによって血管新生を制御して，血管とリンパ管の内殖を誘導する．

4）誘導性マクロファージは血液中に通常みられる補体成分のほとんどを含む多くのタンパク質を分泌する．これらは血管外において重要であり，血液から直接炎症組織へ入ることができる可溶性エフェクターを増加させることになる．

炎症性マクロファージの誘導は，少なくとも一部分は，リポ多糖のような細菌性の刺激に対する PRR 認識を介する応答によるものである．しかし，これらのマクロファージは最初に IFN-γ によって刺激されると，強力な抗菌性をもつ活性化マクロファージへと分化することによって細菌性の刺激に応答し，細胞の中で生存して増殖する結核菌のような細胞内病原体を殺すことができる．IFN-γ はどこから来るのか．感染後間もなくは，いくつかの組織に存在して，炎症部位へも動員されるナチュラルキラー細胞が主要な供給源である（§4･4･5･1）．病原体を食作用により取込むマクロファージは樹状細胞と同様，TLR からの刺激を受けて上述した炎症性サイトカインやもう一つのサイトカイン IL-12 を分泌する．IL-12 はナチュラルキラー細胞上の IL-12 受容体に結合して，ナチュラルキラー細胞による大量の IFN-γ 産生を刺激する．その後で獲得免疫応答が誘導されると，活性化 T 細胞が IFN-γ を産生する．このような回路は，獲得免疫応答が開始される前に，マクロファージが十分に活性化されるように形づくられており，偶発性の細胞内寄生体に対する初期防御において重要である．活性化された CD4⁺ および CD8⁺ T 細胞による後期の IFN-γ 産生は，多くの細胞内感染からの回復に重要である．

問 題 4・19　腹腔のマクロファージが IFN-γ を産生することができるという研究者がいるが，他の研究者は，これは混入している少数のナチュラルキラー（NK）細胞が放出していることによるとしている．この論争の解決を助けるには，どのような実験をすればよいか．

4・4・5　ナチュラルキラー（NK）細胞

1970 年代のはじめの頃，研究者達は癌患者が腫瘍に対する免疫応答ができるのかどうかを疑問とし，もしできるのであれば，培養中で腫瘍細胞を殺すことができるものが血液中のリンパ球の中に存在するかもしれないと考えた．そして，彼らはそのようなリンパ球が存在することをみつけた．しかし，注意深い研究者達は腫瘍をもたない正常な人達からの血液中のリンパ球を対照として用いており，対照とした人達の細胞も同じ腫瘍細胞を殺すことができることを見いだして驚いた．これらの細胞は予め免疫されていなくても存在しているので，ナチュラルキラー細胞（natural killer cell, NK 細胞）と名づけられた．この現象は，その当時想定外のことだったので，NK 細胞は多くの研究者から人為的な結果として受入れられなかった．しかし現在では，自然免疫と免疫制御の中心的な細胞とみなされている．

4・4・5・1　NK 細胞サブセット

NK 細胞は血液，肝臓と二次リンパ器官のうち，特に脾臓と粘膜関連リンパ系組織に分布しているが，妊娠期の子宮内膜や脱落膜にも存在している．最近になって NK 細胞は異なるサブセットによって構成されることが明らかになってきており，それらは免疫において異なる機能をもつと考えられている．Fc 受容体である FcγRIII（CD16）の発現の有無によって二つのサブセットに分けられる．血液中の大部分の NK 細胞は CD16 を発現しているが，脾臓では発現しておらず，さらに粘膜関連リンパ組織ではこれらとは異なるサブセットが存在する．

NK 細胞は骨髄由来の細胞であり，養子移入の実験から，T 細胞，B 細胞といくらかの樹状細胞が由来するリンパ球系共通前駆細胞から分化してくることが示されている（図 4・25）．しかし T 細胞や NKT 細胞が胸腺内で分化するのに対して，NK 細胞の分化は骨髄内で完了する．NK 細胞の分化とその恒常性の維持についてはほとんど明らかではない．ただし，IL-15 がリンパ球系共通

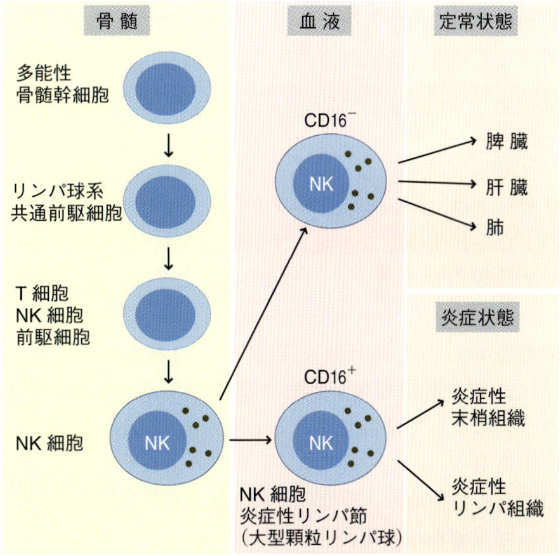

図 4・25　ナチュラルキラー（NK）細胞の生活史　NK 細胞は骨髄のリンパ球系共通前駆細胞に由来する．それらは際立った細胞質顆粒をもつリンパ球様の細胞（大型顆粒リンパ球）として血液に出る．定常状態においては NK 細胞の CD16⁻ サブセットは肝臓，肺，脾臓に入り，骨髄へと戻る．しかし炎症状態ではもう一つの CD16⁺ サブセットが炎症組織やその所属リンパ節へと動員される．NK 細胞は長命ではなく，数日から数週間で前駆細胞から置き換わっている．

前駆細胞からの分化に重要であることが，ある種の重症複合免疫不全症（SCID，§5・3・3・3，p. 189）の場合にみられている．

血液中のおもなサブセットである CD16⁺ NK 細胞はリンパ球様である．球形あるいは卵形の核をもつ大型の単核球であるが，他のほとんどのリンパ球と異なる点は細胞質内に際立った顆粒をもつことである．実際，このような細胞が血液中に存在することは長い間知られており，大型顆粒リンパ球とよばれていた．これは，NK 細胞の機能に関して重要な手がかりを提供しており，現在ではすでにつくられた細胞傷害性装置を内包する顆粒であることもわかっている．したがって，これらの細胞は殺すためにあらかじめ準備されたものであり，細胞傷害

性T細胞が最初から関係する分子を合成しなければならないのとは異なっている（§1·4·5·2, p. 21）．NK細胞は感染した末梢部位へと移動することができるように，炎症性単球のサブセットにも発現されているIL-8やフラクタルカイン（CX_3CL1ともいう）に対する受容体など，適切なケモカイン受容体を発現している（図4・26）．Fc受容体が架橋されると，**抗体依存性細胞傷害作用**（antibody-dependent cell-mediated cytotoxicity, ADCC）によって標的細胞を殺すこともできる．殺傷には，パーフォリンやグランザイムなどの顆粒内容物の標的細胞上への細胞外排出作用（エキソサイトーシス）が関与している．また，ウイルス感染細胞に対する防御において細胞傷害の他の形態として重要なFasリガンドも発現している．

反対に，リンパ器官に存在するNK細胞の$CD16^-$サブセットは，NK細胞由来のサイトカインやケモカインの主たる産生細胞である．NK細胞が分泌する最も重用な2種類のサイトカインはIFN-γとTNF-αである．しかし，最初に形質細胞様樹状細胞およびウイルス感染細胞からのI型IFNやTLRからの刺激後にマクロファージや樹状細胞が産生するIL-12のようなサイトカインによって活性化される必要がある．NK細胞が産生するIFN-γは，マクロファージの活性化が回復に必須である結核菌のような感染に対する初期の自然防御において重要な役割を担う．したがって，NK細胞とマクロファージや樹状細胞との間には感染に対する自然免疫において，相互の制御があることになる．

感染に対する防御においてNK細胞の実際の役割とは何か．ヒトのNK細胞の欠損はまれである．この希少性こそが，NK細胞が非常に重要であることを示すと考えられている．そのまれな欠陥が同定された特徴はヘルペスウイルスに対する感染感受性の上昇であった．しかし，なぜヘルペスウイルスに対する易感染性がおもにみられるのかは明らかになっていない．動物では，NK細胞の選択的な欠損は見いだされていない．相対的にNK細胞が減少している若いマウスでは，マウスサイトメガロウイルス感染に対する感受性が高まっており，成体のNK細胞をこれに投与すると感染が阻止できる．しかし，NK細胞サブセットの感染防御における相対的な重要性や役割は明らかではない．

問 題4·20 ヘルペスウイルス感染に対するNK細胞による防御は，NK細胞の細胞傷害活性によるのか，それともサイトカインを産生する能力によるのかを調べるには，どのようにすればよいか．

$CD16^-$ NK細胞は子宮にも存在している．しかし，それらの性質のいくつかはリンパ系組織に存在するものとも異なるので，別のサブセットであるのかもしれない．これらの細胞は，妊娠をしていない時期でのウイルス感染に対する防御および妊娠期間中における脱落膜の組織再構築と増殖，さらに成長している胎児の拒絶からの保護を担っていると考えられている．

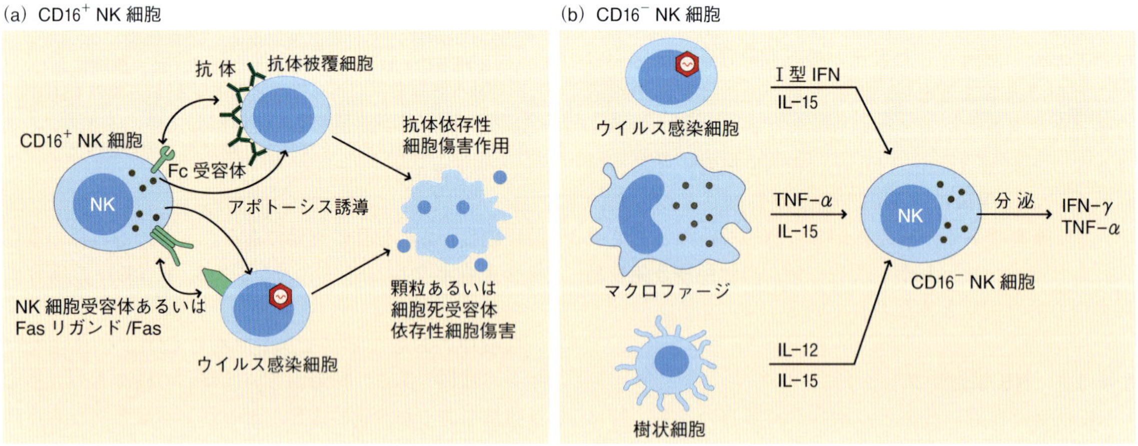

図4・26 ナチュラルキラー（NK）細胞の機能 NK細胞はIgGに対する特異的FcγRIII受容体であるCD16の発現をもとに，二つのサブセットから構成される．(a) $CD16^+$ NK細胞は本来細胞傷害性である．それらは顆粒依存性あるいは細胞死受容体依存性の機構によってウイルス感染細胞を殺傷するとともに，Fc受容体の架橋が起こると抗体依存性細胞傷害作用（ADCC）を成立させる．ADCCは抗体被覆標的細胞を用いて培養系においても実験的に誘導できるが，生体内での重要性については定かではない．(b) $CD16^-$ NK細胞は活発な分泌細胞である．マクロファージ（IL-12, IL-15, TNF-α）や樹状細胞（IL-12, IL-15），活性化T細胞（IL-2: 図には示されていない），形質細胞様樹状細胞（I型IFN: 示されていない），ウイルス感染細胞（I型IFN）などによって放出されたサイトカインによって活性化される．これら活性化されたNK細胞はIFN-γやTNF-αを含むサイトカインを産生することができる．

4・4・5・2　NK 細胞の活性化型と抑制化型の受容体

NK 細胞の発見後長らくの間，NK 細胞がある種の腫瘍細胞のみをどのようにして殺傷することができるのか完全に謎であり，NK 細胞の認識の方法はまったく不明であった．偶然にも，NK 細胞が試験管内である種の腫瘍細胞だけを殺すことができるのは，腫瘍細胞上に**主要組織適合遺伝子複合体**（major histocompatibility complex, MHC）クラスⅠ分子が発現されていないためであることが見いだされた．殺傷作用に対して感受性になるのはこの分子の発現の欠如であるので，これは NK 細胞活性化のための**自己喪失仮説**（missing self hypothesis）として知られている．多くのウイルスが MHC クラスⅠのプロセシングと抗原提示経路を妨害して感染細胞を $CD8^+$ T 細胞による細胞傷害に対し抵抗性にさせる．しかし，NK 細胞は MHC クラスⅠをもたない細胞を認識して殺すことができるので，これは感染細胞を認識できるという第二の意味をもつ．ヒトサイトメガロウイルスのようなウイルスは，ペプチド結合力はないが MHC クラスⅠ様の分子をコードしており，これがデコイ分子として NK 細胞による殺傷を阻害する．おそらくこれが，ウイルスが NK 細胞による防御を回避する一つの方法を示しているのであろう．他のウイルスは別の方策を進化させることによって，防御機構を回避してきた．その例がヒト免疫不全ウイルス（*Human immunodeficiency virus*, HIV）である（§2・4・3・5, p. 88）．したがって，NK 細胞は宿主の防御において重要であることは明白である．

これらの結果から，NK 細胞による MHC クラスⅠ分子の発現に対する通常の認識は，シグナルをオフにするものとして働いていることになる．しかし，NK 細胞は他の細胞に接触したときに，それを認識する必要があり，それによって細胞傷害機構が適切に発揮されなければならない．これは，どのようにして起こるのか．長年にわたる研究の結果，標的細胞上のリガンドを認識する活性化型受容体が NK 細胞上にあることが判明した．感染がなく正常な状況を示す抑制性のシグナルが受取られなくなると，活性化型の受容体からのシグナルは細胞傷害装置を活性化し配置することができる．これらの異なるタイプの抑制化型と活性化型の受容体は，便宜上 **NK 細胞受容体**（NK cell receptor）としてまとめられている．それらは，リンパ球が抗原認識に用いる T 細胞受容体や B 細胞受容体とはまったく異なるものである．

構造的に，NK 細胞受容体は免疫グロブリンと C 型レクチンのスーパーファミリーのメンバーにグループ分けできる．種々のタイプの NK 細胞受容体を表す術語は非常に複雑で，それぞれの構造によるファミリーのメンバーは，**白血球受容体複合体**（leukocyte receptor complex, LRC）と **NK 細胞受容体複合体**（NK cell complex, NKC）という大きな多数の遺伝子複合体によってコードされている．白血球受容体複合体は**キラー細胞抑制化型受容体**（killer cell inihibitory-like receptor, KIR）群の分子を含み，NK 細胞受容体複合体はもう一つの**キラーレクチン様受容体**（killer lectin-like receptor, KLR）群の分子を含む．さらに，ヒトでは多くの NK 細胞受容体は構造的に免疫グロブリンスーパーファミリーに属し，マウスにおけると同じような機能をもつものは C 型レクチン受容体のメンバーである．このような複雑さにもかかわらず，これらの受容体がどのようにして機能するのかを説明するいくつかの直接的で一般的な原則がある．

i）多くの NK 細胞受容体は，対立遺伝子ならびにハプロタイプにおける多型性があり，それは別々に存在するので，異なる組合わせが見いだせることを意味する．

ii）これらの受容体は NK 細胞クローンに発現されるのではないので，一個体の NK 細胞は一つの組合わせの受容体を発現し，他個体では異なる組合わせであることになる．

iii）これらの受容体のあるものは，**免疫受容体活性化チロシンモチーフ**（immunoreceptor tyrosine-based activation motif, ITAM）と**免疫受容体抑制性チロシンモチーフ**（immunoreceptor tyrosine-based inhibition motif, ITIM）*とよばれる細胞内モチーフをもつかどうかによって，それぞれが活性化型と抑制化型の両方の形で存在する．NK 細胞に伝達されるシグナルのバランスが，NK 細胞が抑制から解き放たれて活性化されるかどうかを決定する．

非常に多くの抑制化型受容体が種々の MHC クラスⅠ分子を認識する．つまり正常な MHC 分子の発現をそれぞれの NK 細胞が認識しており，それによって活性が抑制されている（図 4・27, p. 162）．これに対して，いくつかの活性化型受容体は，感染などストレスを受けた細胞にだけ発現される MHC クラスⅠ鎖関連遺伝子（MHC class Ⅰ chain-related gene, MIC）-A や MIC-B などのある種の非古典的 MHC 分子を認識するが，中には，NKp46 がインフルエンザの赤血球凝集素を認識するように，微生物成分を実際に認識するものもある．

注目すべきことに，キラー細胞抑制化型受容体によく似た多数の抑制化型受容体が免疫系に広く発現されることが明らかになってきた．たとえば，樹状細胞を含む異

＊　訳者注：アミノ酸配列は，ITAM は YXXL/I，ITIM は S/I/V/LXYXXI/V/L．Y：チロシン，L：ロイシン，I：イソロイシン，S：セリン，V：バリン，X：任意のアミノ酸残基．

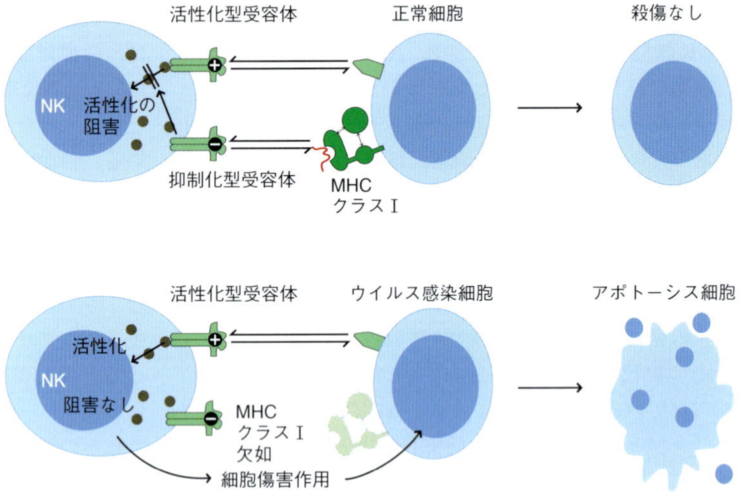

図4・27 ナチュラルキラー（NK）細胞の認識機構と活性化 NK細胞は認識した細胞を殺すために予めつくられたパーフォリンやグランザイムなどを含む顆粒をもっている．NK細胞は複数の活性化型受容体を発現しており，標的細胞上のリガンドを認識すると殺傷機構を活性化する．しかしNK細胞は同時に抑制化型受容体も発現しており，標的細胞上のMHCクラスⅠ分子を認識すると細胞傷害機構の活性化を阻害する．したがって，NK細胞はウイルス感染やある種の腫瘍細胞の例にみられるように，標的細胞上のMHCクラスⅠ分子の発現量が減少すると，それらを殺すことになる．

なるタイプの骨髄球系細胞にも発現されている．しかし，それらの役割の解析については緒についたばかりである．種々の白血球集団における活性化の閾値の設定に関与している可能性も考えられる．しかし，多くの抑制化型受容体が多様な細胞に存在するという発見は，これまで考えられていないまったく新規の自然免疫（獲得免疫を含む可能性もある）の局面についての示唆を与えるものかもしれない．

4·4·6 自然免疫の活性化による全身的な影響

多くの場合，局所的な感染の影響は感染した実際の組織にだけ限局されるものではない．風邪をひいたり，インフルエンザに感染すると，発熱，頭痛，関節痛や食欲不振など全身的な不調を感じる．これは，感染の場で放出されたサイトカインの別の場所（全身性）への作用を反映したものである．癌患者がⅠ型IFNで治療されると，インフルエンザ様の症状を示するが，これはウイルス感染の作用がⅠ型IFNの放出をひき起こすからである．炎症の主要な全身的な作用は発熱である．ただし，なぜ感染に対する防御の一端として発熱するように進化してきたのかの理由は完全に明らかになってはいない（梅毒の患者に対する昔の治療で，患者にマラリアを感染させて発熱を誘導し原因細菌を殺傷するという試みは，発熱が有益であることを示唆している）．発熱はIL-1やTNF-αなどのメディエーターの放出によってひき起こされる．これらのサイトカインは視床下部に作用して，温度制御センターをリセットするので，体があたかも冷えたと反応して熱の生成を始めるためである．筋収縮が熱をつくるので，体が震える理由はここにある．また，脂肪と筋組織の代謝を刺激することも，エネルギーの源を提供することになる．もしこの刺激が過剰になると，重篤な感染や進行した癌の患者でもみられるように，組織の消耗（悪液質）につながる．悪液質の原因となるサイトカインはTNF-αであり，単位分子当たりでいうとシアン化水素（俗称は青酸）よりも毒性が高い．

問 題4·21 IL-1とTNF-αの全身性炎症応答におけるそれぞれの役割は，実験的にどうすれば解析できるか．

炎症における他の全身性の影響には，とりわけ肝臓におけるIL-6の作用が顕著である（図4・28）．多くのタンパク質分泌量が増大して，そのうちのいくつかはこのような状況下でのみみられるものである．これは急性期応答を構成するものであり，この応答に関与するタンパク質の多くが防御における役割を担っていると考えられる．マンノース結合性レクチンのようなコレクチン，フィコリンやペントラキシン（§4·4·1）と一緒に多くの補体成分が含まれている．すでにみてきたように，これらのいくつかはオプソニンとして働き，補体を活性化する．しかし，これらのタンパク質の多くについて，感染における役割が十分に解明されているわけではなく，その合成上昇の理由についても疑問が残されている．

問 題4·22 血清アミロイドAのような急性期タンパク質の機能を調べるための，二つの方法を提示できるか．

全身炎症の病態的影響 全身性の炎症の影響は明らかに不快感であり，重篤になる可能性がある．また他の状況下では，致死性でもありうる．末梢血中単球はTLR刺激に対して高い応答性をもっている．通常であれば，感染の間といえども血中にPAMPが存在するこ

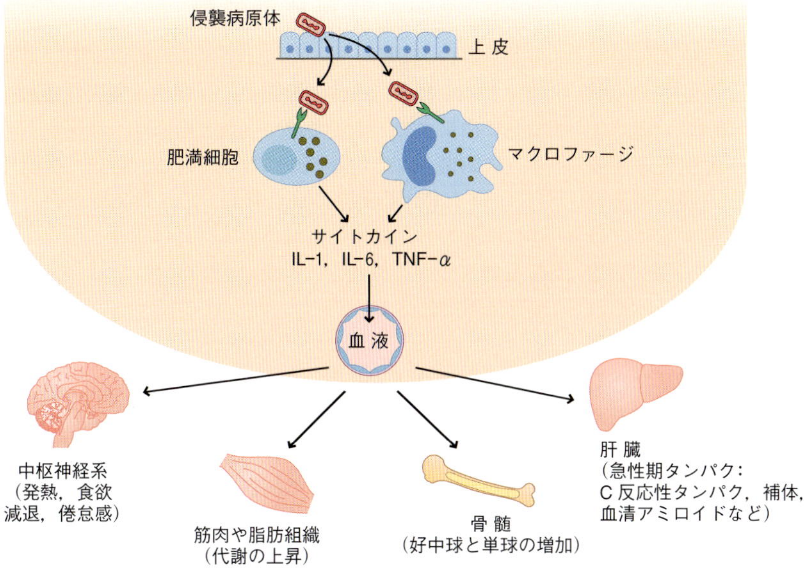

図4・28　炎症の全身への影響　炎症組織の細胞によって分泌されたサイトカインは血流に入り遠隔組織に作用する．これらの組織には肝臓が含まれ，肝臓の急性期応答として生体防御における役割が明らかな補体成分のような複数のタンパク質合成の上昇が起こる．しかし，他の分子の機能についてはいまだ不明である．炎症の骨髄に対する影響には，骨髄球系細胞，とりわけ好中球と単球の産生と放出の増強がある．中枢神経系に対する影響には，発熱，食欲減退と倦怠感が，筋肉と脂肪に対してはエネルギー生成のための代謝の上昇がある．

とはごくまれである．しかし，死菌や死につつある細菌が血流に入ると（**敗血症**，septicemia），細菌から放出されたPAMPは単球を活性化して，**敗血症性ショック**（septic shock）をひき起こす悲惨な結果につながる（図4・29）．敗血症性ショックは他の結果も誘導する．器官灌流の低下は腎不全のような臓器不全につながる．重要な問題は，血圧の低下（低血圧）によって治療に応答しなくなり，血圧上昇のために通常用いられるすべての薬剤を無効なものとしてしまう．動物モデルにおいて，TNF−α に対する抗体が低血圧に至る前の早期に与えられれば，低血圧になることを回避できることが示されている．しかし，この処置はヒトでの敗血症性ショックでは無効である．おそらく，投与されるまでに，TNF−α が作用してしまっているためであろう．ほとんどの敗血症性ショックはTLR4を介するグラム陰性菌のリポ多糖によってひき起こされるが，TLR2/6を介するグラム陽性菌からのリポテイコ酸による場合もある（§2·4·2·5, p. 79）．

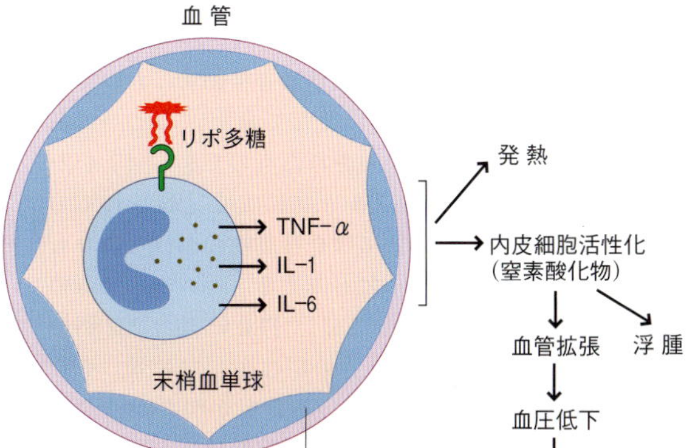

図4・29　敗血症性ショック　グラム陰性菌のリポ多糖やグラム陽性菌のリポテイコ酸が血流に入ると，それぞれ**TLR4**あるいは**TLR2/6**を介して単球を活性化する．この刺激が，炎症性メディエーターである**IL-1**，**IL-6**，**TNF-α**などの放出を誘導する．これらのサイトカインの濃度が高いと，致死性の影響を及ぼす．発熱とともに，血管にも作用して内皮細胞から窒素酸化物の産生を誘導し，血管拡張と血管透過性の上昇をひき起こす．これが，心臓への血液還流を低下させ，その結果重篤な低血圧と腎臓や肺といった器官の機能障害が起こる．

4·4·7　自然免疫とそれによる獲得免疫応答の誘導

自然免疫の活性化は獲得免疫の開始に必須であり，自然免疫応答の強度と質が獲得免疫応答の種々のタイプの誘導に大きく寄与している．これはなぜか．ナイーブなリンパ球は，それらが能動的な応答をしなければならないような害となるものであるのか，そうではなくてスイッチを切って免疫寛容になったり制御性細胞へと変わるべき自己あるいは食物抗原のような害のないものなのかを知らされる必要があるからである．したがって，ナイーブなリンパ球の応答は，炎症や感染があろうとなかろうと，末梢組織の状況を反映したものでなくてはならない．すなわち，リンパ球は，情報を受取り適切な応答を行うという意味において，受取った抗原情報を統合する必要があるということである（§1·4·5·1, p. 20）．

ナイーブT細胞は，いったん活性化されると多様な経路へと分化する．どのようにして分化の方向を決定されているのかについては2章および5章でより詳細に説明する．ナイーブT細胞は，多くの場合感染部位から離れた二次リンパ器官で活性化されるが，末梢組織の状況を反映して分化しなければならない（3章）．樹状細胞は末梢での状況を情報としてT細胞へと伝える主要な伝達者である．活性化されるT細胞との間で可溶性あるいは膜結合性のシグナルの伝達を促進することによって，密接な相互作用を行う．しかし，情報伝達には他の潜在的な意味があることを忘れてはならない．それは，輸入リンパ液には特に炎症過程においては他の細胞が含まれていることである．それは，単球，マクロファージ，好中球などであり，場合によっては好酸球や好塩基球も存在する．さらに，リンパ液は末梢組織の細胞外液も集めたものであるので，サイトカイン，ケモカインをはじめ，プロスタグランジンやロイコトリエンなどの他のメディエーターをも含んでいる．これらのさまざまなタイプの細胞がT細胞分化決定にどのような役割を果たしているのかについてはよくわかっておらず，可溶性の因子の役割についてもいまだわからないことが多い．脾臓やパイエル板などの他の二次リンパ器官で開始される免疫応答についても同様の作用が考えられるが，それらの性質や役割についてもいまだ情報は限られている（ボックス4・5）．

4・5 造血と骨髄球系細胞

§1·4·1で概観したように，すべての血液細胞は通常はマウスやヒトの成体の骨髄中に存在する多能性造血幹細胞に由来する．ここでは，造血と白血球の産生がどのように制御されているのかについてみる．特に，骨髄球（ミエロイド）系細胞に重点をおいて，幹細胞と白血球への関連から，造血と白血球産生におけるサイトカインの役割について概説し，リンパ球の分化については，5章と6章で述べる．

4·5·1 造血の制御

造血は分化中の細胞と，ストローマ細胞や他の細胞との接触を伴う直接的な相互作用とサイトカイン（§4·5·2，4·5·3）の作用によって制御されている．このような細胞間の直接・間接のクロストークが幹細胞における遺伝子発現の誘導と抑制を行い，その結果特化した表現形をもつ白血球への分化が誘導される．サイトカインは受容体に結合して，遺伝子発現を制御する転写因子の発現につながるシグナルカスケードを開始させる．発現された新たな遺伝子のうちのいくつかが，誘導因子を阻害したり，他のシグナル経路を正あるいは負に制御する．したがって，これらの過程は非常に複雑で解析するのが困難である．特定の転写因子が所定の細胞系列に必須であ

ボックス4·5 他の種での自然免疫

本章の最初に，“防御機構の進化は自然選択によって支配される世界の中での生存に必須であり，すべての生物が感染者の態度・ふるまいに対して自らを守る機構を進化させてきたことは驚くには値しない”と述べた．細菌のような原核生物でさえ，分子生物学において非常に重要となったバクテリオファージとよばれるウイルスに感染する．細菌はバクテリオファージの核酸を，制限酵素を用いて切断する．植物もまた感染の対象となり，農園主や園芸家に大きな被害をもたらす．しかし，植物は複雑な自然防御機構をもっており，病原体の鞭毛，リポ多糖，ペプチドグリカンなどのPAMPを認識するPRRを用いている．関与するPRRの性質については十分に解明されてはいないが，その中にはロイシンリッチリピートを含み，Nod様受容体（NLR）にみられるような分子的な性質をもつものもある．これらの受容体を介するシグナルの結果は，昆虫や哺乳動物でみられるものとよく似たものであり，呼吸バーストの生成や一酸化窒素合成などが含まれる．むろん，細胞壁の強化のような植物に限定されたものもある．

動物界においては，自然免疫は無脊椎動物においてもよく進化している．TLRを例として取上げると，これらは最初昆虫（ハエ）で発見されたものである（§4·2·1）．TLRは無脊椎動物のグループに広く発現されており，いくつかの構成においては脊椎動物におけるよりもさらに複雑であるかのようにもみえる．ウニのゲノムの遺伝子配列が決定され，そこにはTLRに似た222個の分子とNLRに似た203個の分子が存在しており，それらはおもに腸管に発現されていることが明らかになった．すべての無脊椎動物において，自然免疫が利用できる唯一の免疫の形ではなく，さまざまな種の必要性に見合って種々の方法で進化してきたものであることを理解することは大切である．しかし，脊椎動物では，獲得免疫の進化が自然免疫にさらなる役割を与えた．障壁が突破された場合の最初の防御機構を形成するとともに，獲得免疫系にそれを知らせて，その活性を制御するのが自然免疫である．一方で，病原体も有効な防御を高める獲得免疫の力を弱めるように，自然免疫を妨害するいくつもの方法を進化させてきている．

るというよい証拠がある．しかし，遺伝子改変マウスでのそのような遺伝子の欠失は，他の細胞系列にも分化障害をひき起こすというようなまったく予期していない影響がみられることがある．これは，この遺伝子が分化の一段階における短い時間に他の系列の細胞にも必要とされていたにすぎない．一つの例が**骨髄球系共通前駆細胞**（common myeloid progenitor, CMP）の分化に必要とされることが知られている PU. 1 である．驚くことに，この遺伝子を欠く改変マウスは非常に初期の段階から T 細胞をもたないことが見いだされ，さらに驚愕の事実はこれらの前駆細胞がむしろ単球や樹状細胞へと分化したということである．したがって，造血幹細胞や他の前駆細胞が異なる系列の細胞へと分化することは，また十分に解明されていない複雑な一連の作用によって制御されていることになる．

4・5・2 幹細胞とサイトカイン

幹細胞の数がどのようにして制御されているのかについては不明である．いくつかのサイトカインが幹細胞の性質に作用することが試験管内の実験で明らかになっており，またマウスにサイトカインが投与されると幹細胞の性質に影響を与えることも示されている．しかし，幹細胞の生存を助け，その増殖や分化を刺激する IL−3 や Flt3 のような増殖因子についても，定常状態*においてこれらがどのように作用するのかについてはいまだ推論の域を出ない．難しさは，一般にこれらのサイトカインやサイトカイン受容体をもたないマウスが定常状態での造血に，まったく影響を受けない場合があることにある．唯一の例外が**幹細胞因子**（stem cell factor, SCF，別名 c−Kit リガンド）とその受容体 c−Kit である．これらの分子のどちらかを欠くマウスは重篤な貧血となり，生まれる前に死んでしまい，このようなマウスの骨髄細胞を放射線照射マウスに移入しても白血球を生産できない．したがって，幹細胞因子を除くと，どのようなサイトカインも定常状態では幹細胞機能を維持するうえで不可欠ではないことになる．

4・5・3 サイトカインと白血球

白血球の産生も厳密に制御されている．感染がないと，血中の種々の白血球数は厳密に一定に保たれている．しかし，相対的にわずかな変化でも，感染したことを示すので，健康診断の助けとなる．化膿性感染において好中球の損傷が増大した場合，骨髄からの供給がすぐに増加する．これは白血球産生における正確な造血制御を反映している．好中球増加の一部には，骨髄中に保持されていた成熟した好中球も加味されており，必要に応じて時間内にすぐさま動員されたことによる．しかし，その後の持続した産生には，必要とされる細胞系列へと分化する幹細胞の動員の増加とその系列における前駆細胞の増殖の上昇が必要である．実験的には，白血球数が減少すると急速に正常なレベルに戻るが，時として増加しすぎることがある．多くの研究結果は，白血球の産生はサイトカインによって制御されていることを示唆している．事実，**コロニー刺激因子**（colony-stimulating factor, CSF，3 章）のようなある種のサイトカインは，試験管内で特定の白血球の増殖を刺激する活性があるために最初に同定された．試験管内において，顆粒球マクロファージコロニー刺激因子（GM−CSF，§4・4・3）は顆粒球とマクロファージ両者の産生を誘導するが，顆粒球コロニー刺激因子（G−CSF，§4・4・3）とマクロファージコロニー刺激因子（macrophage colony stimulating factor, M−CSF）はそれぞれ顆粒球とマクロファージへの分化を制御していることが明らかになって

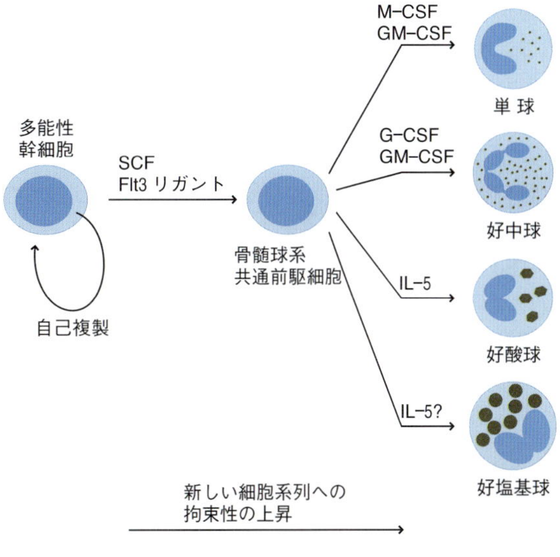

図 4・30 骨髄造血におけるサイトカイン 骨髄の多能性幹細胞は幹細胞因子（**SCF**）や **Flt3** リガンドの作用を受け（これ以外の因子の作用もありうる），骨髄球系共通前駆細胞へと分化する．骨髄球系共通前駆細胞は他の増殖因子に応答して増殖し，種々のタイプの骨髄球系細胞をつくる．本図には，単球と顆粒球系（好中球，好酸球，好塩基球）の産生に必須であることが知られている（あるいはそう考えられている）いくつかのサイトカインが示されている．種々の骨髄球系細胞の産生はフィードバック制御を受けていることが明らかであるが，制御機構の詳細については十分には解明されていない．

＊ 訳者注：本章での“定常状態”とは，外部から特別な刺激を与えない状態のことである．

いる（図4・30）．しかし，これらのサイトカインの生体内における役割については十分には明らかになってはいない．

問題4・23 化膿性の感染において，循環している好中球の数が大きく増加する．この増加が血液に存在する増殖因子に関連しているという仮説を調べるには，どのように実験を組立てればよいか．

試験管内で白血球の分化を刺激する多くのサイトカインは，生体内における白血球の産生にも必須であるようにはみえない．G-CSF遺伝子欠損マウスは，好中球数の70～80％が減少するが完全になくなるのではない．GM-CSF遺伝子欠損マウスは定常状態の白血球の維持にわずかの異常を示すのみである．しかし，肺での顕著な病理学的異常を示す．その理由は，マクロファージに依存した界面活性物質の除去ができないためと考えられる．一方，M-CSFあるいはM-CSF受容体欠損マウスでは，骨形成に必須の特殊なマクロファージである破骨細胞の異常を来し，その結果さまざまな場所での骨形成異常が起こる．何が明らかになったかというと，試験管内ではサイトカインが細胞分化の系列決定に必要であることが示されているにもかかわらず，定常状態や必要とされる条件下で白血球産生を制御する唯一のサイトカインは存在しないということである．しかし，このことは個別のサイトカインだけを治療に用いることはできないということを意味するものではない．実際に，G-CSFは移植において骨髄から血液中への幹細胞の動員に用いられており（§3・6, p. 127），GM-CSFは放射線照射後における白血球の産生の刺激に使用されている．さらに，GM-CSFとIL-4は，試験管内でのヒト末梢血中単球から樹状細胞を誘導する際に用いられている．

白血球産生を制御するサイトカインの役割が十分に解明されていないとすると，これらのサイトカイン産生がどのように制御されているのかはさらにわかってはいない．しかし，どの細胞がサイトカインをつくっているのかは判明している．それらは多くの場合，骨髄中のストローマ細胞である．しかし，上皮細胞，内皮細胞，活性化されたマクロファージ，活性化されたリンパ球もその源である．ところが，現在のところ，これらのサイトカイン産生が定常状態と攪乱状態でどのように制御されているのかについては明らかにはなっていない．これに対して，赤血球産生の理解は進んでおり，腎臓における血液中の酸素濃度の検出が傍糸球体細胞によるエリスロポエチンの産生を制御しており，エリスロポエチンが骨髄における赤血球産生を刺激する主要なサイトカインであることがわかっている．

4・6 ワクチンとアジュバント

定常状態では，獲得免疫系は絶えず侵入してくる害のない無数の抗原を無視したり，免疫寛容性あるいは制御性の応答を行う．有効な**ワクチン**（vaccine）はこのような不応答状態を克服して，活発な応答を誘導するように免疫系に警告を発する必要がある．つまり，防御となるために必要な獲得免疫応答の質について免疫系に知らせなければならない．これが“なぜワクチンに**アジュバント**（adjuvant）が必要であるか”という理由である．感染性の病気に対する防御を提供するためにデザインされたすべてのワクチンは，病気の原因となる因子の成分である抗原とアジュバントを含んでいなくてはならない．抗原は獲得免疫応答の特異性を決定するのに対して，アジュバントは自然免疫応答を開始させて，部分的にそれを制御している．おおまかにいうと，二つの異なるタイプのアジュバントを考えることができる．一つは厳密に無機化学薬品であり，最もよく知られているのがミョウバンである（§4・6・1）．もう一つが生物学的あるいは少なくともウイルスベクターやDNAなどのような大きな有機分子である（§4・6・2）．前者は細胞損傷と損傷関連分子パターン（DAMP）の産生をひき起こすのに対して，後者は病原体関連分子パターン（PAMP）の形態の中にある生得のアジュバントを含んでおり，両者ともに炎症応答につながり，獲得免疫の誘導を助ける．

4・6・1 現在のアジュバント

破傷風は完全に阻止できる病気である．先進国では，すべての人が破傷風に対して免疫されている．ワクチン接種では，毒性はもたないが抗原性をもっているように改変された破傷風毒素を注射する．多くの人が投与部位に短期間の痛みを伴う浮腫（炎症）が起こったことを記憶しているはずである．なぜ，単純なタンパク質の投与でよいのか．もしワクチンがタンパク質だけだとすると，これは起こらないはずである．炎症も防御免疫も起こらない．しかし，このワクチンには性状がよく解析されていないアルミニウム沈殿物であるミョウバンが含まれていて，これが投与後に局所的炎症をひき起こしている．ミョウバンは，記載したような一過的な副作用を伴うものの，非常に多数の人において安全で効果的なアジュバントして，数十年にわたって用いられてきた．

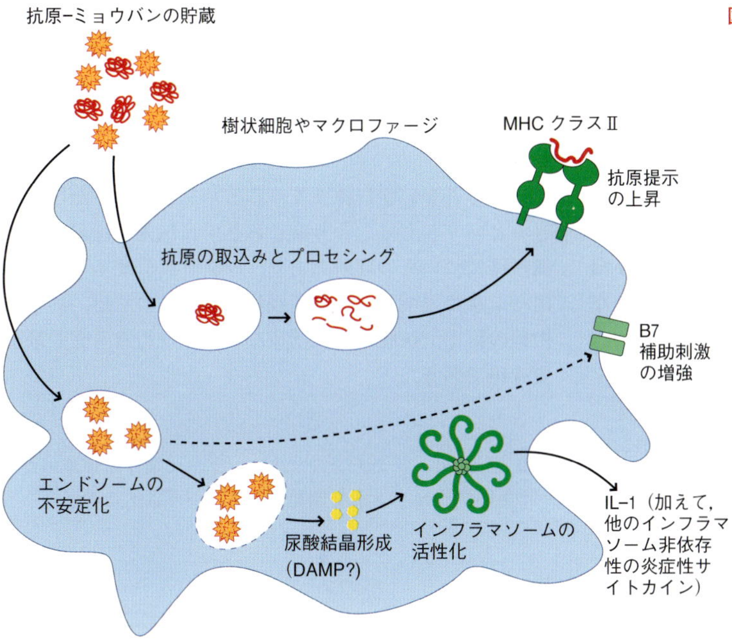

図 4・31　ミョウバンのアジュバントとして考えられる機構　ミョウバンをアジュバントとして含むワクチンは，非常に強力な防御性の抗体産生応答を誘導する．その例が破傷風毒素を抗原としたワクチンである．ミョウバンはアジュバントとしていくつかの経路で作用する可能性がある．(**i**) 投与位置に抗原をとどめ置き，樹状細胞などに用いられる量を増やす．(**ii**) 未知の経路で樹状細胞上の補助刺激分子を増加させる．両者は抗原特異的**T**細胞への抗原提示と**T**細胞の活性化を高め，誘導される抗体産生応答を助ける．(**iii**) マクロファージによって取込まれ，エンドソームの損傷あるいは不安定化を誘導し，これが，おそらく**DAMP**としての尿酸の産生を介してインフラマソームの活性化と**IL−1**などの炎症性サイトカインの産生につながって自然免疫応答を増強し，その結果獲得免疫応答が高まる．これらの，あるいはこれら以外の機構についての知見が増えてきている．しかし，ウイルス感染や腫瘍に対してはるかに有効であると考えられる細胞傷害性**T**細胞の誘導において，なぜミョウバンがワクチンとして作用しないのかを解明するには至っていない．

ミョウバンの一つの主要な問題は，抗体産生応答の刺激には非常に有効であるが，多くの感染症や腫瘍などに対する効果的なワクチンをつくるために必須の細胞傷害性 T 細胞応答の誘導には適さないことである．ごく最近になって，ミョウバンがどのように作用するのかについての理解が深まってきている．ミョウバンがどのようにして抗体産生を誘導する Th2 への偏向を誘導するのかを理解することができれば，将来のワクチン開発において細胞傷害性 T 細胞誘導のための Th1 への偏向を誘導する方策の大きな助けとなる．

さて，どのようにミョウバンが働くのか．長年の間，原則となる機能は投与部位に抗原を長期にわたって保持し続けることであると考えられてきた．確かに，ミョウバンが沈着した部分には炎症性細胞が入ってきて，それを除去するのに長い間を必要とする．しかも，マウスのような実験動物において，その残渣が他の動物に移されると，再度免疫応答がひき起こされる．まだ論争は残るが，一つの可能性は，ミョウバンの小さな粒子がこれを取込んだ細胞の損傷を誘導し，その後に産生された DAMP が炎症応答の引き金を引いたということである．樹状細胞の投与部位での活性化と獲得免疫応答を始動させる所属リンパ節への移動がその結果として起こっていることも考えられる．ミョウバンが細胞内でのプリン代謝の産物として尿酸の産生を誘導することも報告されている．さらに別の研究では，尿酸は DAMP の一種として作用してインフラマソームを活性化し，これが IL−1β のプロセシングを行うカスパーゼの誘導と炎症性サイトカインの分泌へとつながることも示唆されている（図 4・31）．

ミョウバンを除くと，ヒトに用いることが認可されているアジュバントは非常にわずかであり，動物実験で使用されているもののほとんどはヒトで用いることはできない．実験動物で最も効果的なものは，ヒトに非常に重篤な炎症をひき起こす．フロインド完全アジュバントは PAMP を発現する抗酸菌の死菌の水中油型乳剤であり，徐放性となる貯留をつくると考えられている．図らずもフロインド完全アジュバントを投与されたヒトは，投与部位に治療に抵抗性の肉芽腫を形成してしまうことがありうる．しかし，最近になってリポ多糖の誘導体が，ヨーロッパと米国において臨床使用でのアジュバントとして認可された．

4・6・2　新しいアジュバント

将来はどうなるのか．ヒトでの使用を目的として，効果的で安全なアジュバントの探索が積極的に行われている．

動物では，コレラ毒素が粘膜での局所的な IgA と全身的な IgG の抗体産生応答において非常に強力であることが示されている．しかしヒトでは，コレラ毒素は下痢を誘発する非常に強力な刺激剤であり，1 μg の毒素が 1 L の下痢をひき起こすといわれている．研究者達は，粘膜ワクチンとしてアジュバント活性をもったまま，毒性を低下させたり，なくしたりできるのかどうかについてコレラ毒素を改変して調べている．

DNAワクチンはDNA自身がそのままアジュバントになる．たとえば，TLR9（§2･5･2･2, p. 95）のリガンドであるメチル化されていないCpG DNA配列を含んでいる．現在のところ，効果的なDNAワクチンには非常に大量のDNAが必要とされるようである．しかし，DNAワクチンを用いるために，DNA構造の中に他の自然免疫刺激を取込んだり，選択的に樹状細胞のような細胞を刺激するワクチンにCpG配列を挿入する試みがなされている．

もう一つのアプローチは，遺伝的に改変して病原性を低下させたりなくしたりしたウイルスや細菌にワクチン抗原遺伝子を挿入することである．改変ウイルスアンカラ（modified virus Ankara, MVA）は，多くの治験で用いられてきたワクシニアウイルスを改変したものであり，他のものとしては，サルモネラやウシ型弱毒結核菌（Bacillus Calmette–Guérin, BCG）がある．これらのウイルスベクターは自然免疫系に対する刺激剤でもあるので，それ以外の別のアジュバントを必要としないかもしれない．

免疫応答をいかに改変することができるのかが理解できるということは，とりもなおさず自然免疫における認識経路についての理解であり，ワクチンデザインへの活用や7章で説明している免疫依存性疾患の治療，移植片拒絶の阻止，抗腫瘍免疫治療など，免疫治療研究の最重要課題である．

問 題4･24 ワクチンのために，完全に副作用がまったくないアジュバントを開発できる可能性はあるのか．

4章の学習成果

この章を読み終えて，つぎのような話題（該当する節を示す）について，理解し，さらに説明したり，議論することができるようになっているはずである．また，これらの話題を支持するヒトや動物での研究結果についても理解しているはずである．まだよくわかっていない領域についても何らかの考え方をもてていると思われる．われわれの理解をさらに進める方法についても提案できるかもしれない．

自然免疫応答の誘導（§4・2）
- パターン認識受容体（PRR）とは何か．またそれらはどこでみつけられたのか．
- 病原体関連分子パターン（PAMP）と損傷関連分子パターン（DAMP）とは何か．
- 異なるToll様受容体（TLR）に共通する構造と機能とは何か．
- 大まかにいえば，TLRはどのようにしてシグナル伝達分子として働くのか．
- インフラマソームとは何か．
- 局所的および全身的な炎症作用を担うサイトカインの役割について，鍵となる例をあげよ．

自然免疫における組織常在性細胞（§4・3）
- どの組織常在性細胞が感染の最初の感知に関与しているのか．
- 組織常在性細胞はどのようにして炎症を始動させるのか．
- 炎症の主要な特徴とは何か．また，なぜそれらが重要なのか．

自然免疫におけるエフェクターの動員（§4・4）
- 白血球はどのようにして炎症部位へと動員されるのか．また，何が鍵を握る分子なのか．
- マクロファージと好中球のエフェクター機構の間で何が鍵となる異同なのか．
- マクロファージの機能はどのようにして変化させられるのか．
- 好中球の欠損についてどのようなタイプのものが知られているか．
- 補体とは何か．また宿主の防御においてなぜ重要なのか．
- 補体はどのようにして活性化されるのか．その主要な作用は何か．また，宿主の細胞は補体による損傷に対していかに抵抗できるのか．
- ナチュラルキラー細胞とは何か．また，それらは何をするのか．
- ナチュラルキラー細胞の細胞傷害活性はどのようにして制御されるのか．

造血と骨髄球系細胞（§4・5）
- 自然免疫に関与する細胞の分化はどのように制御されているのか．

ワクチンとアジュバント（§4・6）
- アジュバントとは何か．また，それらはなぜワクチンに必要なのか．
- どのような分子がアジュバント活性に関与しているのか．

一般問題　自然免疫における生来のおよび実験的な欠陥は，感染に対する防御における自然免疫応答の機構と機能を理解するうえで，どのような助けとなるか．

統合問題　二次リンパ器官は，自然免疫系の活性化によって生成されたシグナルをいかに統合し，これらのシグナルは獲得免疫応答をいかに制御しているのか．

さらなる学習問題

問 題 A　修飾されたり傷害された，あるいはストレスを受けた自己の構成成分が，パターン認識受容体（PRR）のアゴニストとして働く可能性はどの程度あるか（§4・2）．

ヒント　スカベンジャー受容体のようなある種のPRRは酸化された低密度リポタンパク質のような修飾された自己の構成成分を結合することができる．また，いくつかのToll様受容体のような受容体も，宿主の構成成分に反応すると考えられている．この場合，感染などによってストレスを受けた細胞から産生される熱ショックタンパク質を含む．しかし，外見的な応答が調製の過程で微量の混入によって起こされているのかもしれないことに，注意を払う必要がある．第一の例がリポ多糖である．

問 題 B　炎症応答の制御についてどの程度解明されているのか（§4・3）．

ヒント　炎症応答は危険であり，注意深く制御されなければならない．局所的なのか全身性なのか，あるいは，組織，細胞，分子レベルでの制御なのか．たとえば，炎症の神経系や内分泌系の制御の理解が進んできている．視床下部–下垂体–副腎軸がその例である．炎症応答を相殺する抗炎症性応答をひき起こす特殊なタイプの細胞についてはどうか．炎症を鎮めるかもしれないサイトカインを含む異なるタイプの分子類の分泌の時間経過を考えてみるのもよい．

問 題 C　マクロファージ活性化の種々のステージ，種々のナチュラルキラー細胞受容体の機能とそれらに対するリガンド，防御における急性期反応物質の役割について，どの程度解明されているのか（§4・4）．

ヒント　一つの問の中に三つの課題があることを少しだけ申し訳なく思う．それぞれについて，実際にかなりのことがわかってきている．しかし，マクロファージついては，はっきりと区別されるステージなのか，より連続的であるのか．ナチュラルキラー細胞については，これらの受容体が異なるサブセットによって違った形で発現されているのか，また，それらの受容体がどのタイプの応答を制御するのか．急性期反応物質については，ある場合には答えは明確であるが，他の場合には，これらの分子がなぜ産生されるのかについて絶対的な考え方はもたれていないとするのが正しいであろう．

問 題 D　種々のタイプの免疫担当細胞の生成に関する制御について，どの程度解明されているのか（§4・5）．

ヒント　始めるにあたって最適の場所は，あなたの好みの一細胞系列を選ぶことである（われわれにとっては，これは樹状細胞である．起源がいまだにややはっきりしないところがあるので，肥満細胞も面白いかも知れない）．これらの細胞の前駆細胞はどこでつくられるのか．どのタイプのストローマ細胞がそこで接触しているのか，どのタイプのサイトカインがそれらの発達・分化のために産生されるのか，どのタイプの転写因子が発達・分化を制御しているのか．それらは前駆細胞としてあるいは成熟した細胞として血液中へ入るのか．どこへ行くのか．これらの集団は感染部位で炎症が起こるとどのように変化するのか．

問 題 E　種々のタイプの損傷関連分子パターン（DAMP）とそれらの受容体について意味を明確にすることは，どの程度可能なのか．

ヒント　これは，現在のところ，判明しているとはいいがたい．DAMPが何を意味しているのかをはっきりさせることから始めよう．改変（修飾）された自己構成成分なのか，損傷に応答して細胞や組織から産生された何かの物質なのか，病原体関連分子パターン（PAMP）とどの程度重複があるのか．その後で，ミョウバンのアジュバントとしての作用機構について，どのようにしてインフラマソームが活性化されるのかをどの程度わかっていて，どの程度わかっていないのかを突き止めることである．同じ例についても同様である．しかし，注意深く歩を進めることが肝要である．

5 細胞性免疫系

5・1 序　論

獲得免疫はまったく新しいかたちの免疫応答であり，カンブリア爆発の時期に進化し始めた．最初の真のリンパ球は有顎魚類が出現してきた約4億5000万年前にみられ，獲得免疫応答はすべての有顎脊椎動物に存在する．しかも，その進化は自然免疫が存在する中で進行し，活性化や作用機構は自然免疫の構成要素の活用に大きく依存している．現在マウスやヒトでは自然免疫は感染防御において獲得免疫の誘導に貢献していると考えられるようになってきている．感染因子（病原性のあるものは病原体）と宿主との間の軍拡競争によるものと推測されるが，なぜ追加的な免疫応答が進化してきたのかは不明である．それでも，病原体を認識するリンパ球の能力は，複雑な生物にみられるDNAの散在反復配列によって促進されてきたと考えられる．おそらく，そのような要素の安定的な挿入は，多数の異なる抗原受容体を生み出すための遺伝子断片の**遺伝子再編成**（gene rearrangement）に基づく認識機構の進化に貢献してきている．この機構は，脊椎動物のT細胞およびB細胞に用いられており，病原体に発現される抗原を予見的に認識することを可能にしてきた．

この章では，おもにT細胞に依存する免疫応答について述べることにする．通常の$\alpha\beta$T細胞に焦点を当てる前に，異なるT細胞集団が出現してきたことに言及することから始める（§5・1）．つづいて，T細胞とともに進化してきて，しかもT細胞に対して病原体を含む細胞を認識することを可能にしている古典的**主要組織適合性抗原**（major histocompatibility complex, MHC）分子を紹介し，これらの分子がどのように機能するのかについて述べる（§5・2）．また，特殊なT細胞が感染を関知し，応答できるようにする非古典的MHC分子の関連分子についても説明する．つぎに，通常のT細胞がどこで活性化され，どのように作動させられるのかを考察し（§5・3），さらに，T細胞が異なる型の病原体を除去するために必要な特別な機能をどのようにして発達させてきたのかについて，明らかにされていることを述べる（§5・4）．その後に，T細胞分化における胸腺の役割および無作為なDNA断片の交換によって，期待される病原体認識に必須の膨大な数のT細胞受容体のレパートリー形成と胸腺におけるT細胞分化について説明する（§5・5）．特殊なT細胞が，同じ器官の中でどのようにして分化するのかについても記述する．最後に，治療へと移行し，T細胞が感染病や悪性腫瘍に対するワクチンにどのように用いられているのかを簡潔に述べることにする（§5・6）．

この章において，T細胞依存性免疫応答と宿主防御における中心的役割に関して，読者は新たな理解が得られるであろう．

5・1・1 T細胞集団

T細胞を種々の集団へと分類する第一の指標は，抗原受容体分子の特徴によるものである．**T細胞受容体**（T cell receptor, TCR）は二本鎖で構成され，それらの両方が抗原認識部位として関与している．最も理解され，最もよく研究されているのは通常の$\alpha\beta$T細胞で，αとβは抗原受容体の二本鎖をさす．しかし，別の集団として$\gamma\delta$T細胞と**インバリアントナチュラルキラーT細胞**（invariant natural killer T cell, iNKT cell）〔§1･4･4, p. 18で述べたナチュラルキラー（NK）細胞と混同しないこと〕が存在する．これらすべての異種のリンパ球の分化が，体の他の部分とは比較的隔離された胸腺で，しかも感染前に起こることを認識することは重要である．しかし，後に誘導される獲得免疫応答での有効性は，自然免疫応答の構成要素が病原体をどのように認識して応答したのかに影響される（図5・1, p. 172）．

5・1・2 通常のT細胞はどのようにして抗原を認識するのか

$\alpha\beta$T細胞は本来，病原体に由来する抗原を含む細胞と相互作用をするように進化してきた．反対にB細胞

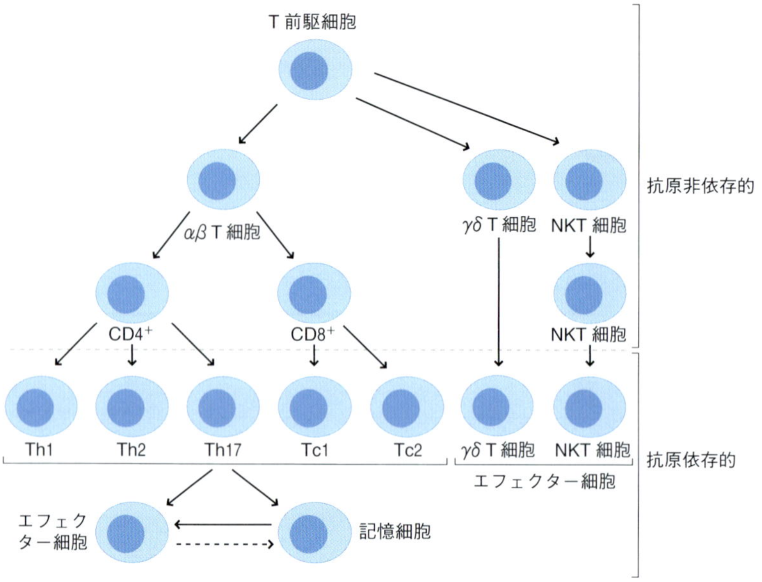

図5・1　T細胞集団　同一の前駆細胞から種々の機能をもつ数種のT細胞サブセットが生み出される．通常の$\alpha\beta$ T細胞は，外来性抗原非存在下で$CD4^+$と$CD8^+$の二つの集団へと分化する．抗原によって活性化されると，それらは**Th1, Th2**やおそらく**Tc1, Tc2**などの異なる機能集団や記憶細胞へとさらに分化する．本図に示してはいないが，一部は制御性T細胞へと分化するものもある．特殊なT細胞集団には，$\gamma\delta$ T細胞やインバリアントナチュラルキラーT（**iNKT**）細胞が含まれる．**CD4**も**CD8**も発現しない特殊な$\alpha\beta$ T細胞もあり，異なるタイプの**NKT**細胞も存在するが，本図には示していない．

は，病原体の可溶性抗原，あるいは病原体の一部である抗原を直接認識できる．哺乳動物に感染した多くの病原体，たとえばすべてのウイルス，多くの細菌，一部の原生動物などは，宿主の細胞内で多くの時間を過ごすことになる．獲得免疫系が効果的に機能するためには，そのような感染源をみつけて，対処しなければならない．これが，T細胞が相互作用すべきもう一つの細胞をどのように認識するのか，さらに感染している細胞をどのようにみつけ出すのかというT細胞における二つの課題となる．獲得免疫系は，他の細胞と接触している状況下でのみT細胞の活性化が誘導されるという精巧な機構を進化させてきた．これが，古典的MHC分子の第一の機能である．MHC分子は，細胞内の異なる領域（エンドソーム内と細胞質内）でつくられた小さなペプチドの受容体として働く．いい換えると，通常のT細胞の抗原受容体は，結合したペプチドとそれを乗せているMHC分子のいくつかの部分を認識する（図5・2）．このことは，一つのT細胞は，MHC分子に結合したペプチドに対してとMHC分子そのものに対する二つの抗原特異性を示すことを意味する．T細胞の特定のMHC分子に対する特異性は**MHC拘束性**（MHC restriction）として知られている．$\alpha\beta$ T細胞受容体のそれぞれの鎖は，T

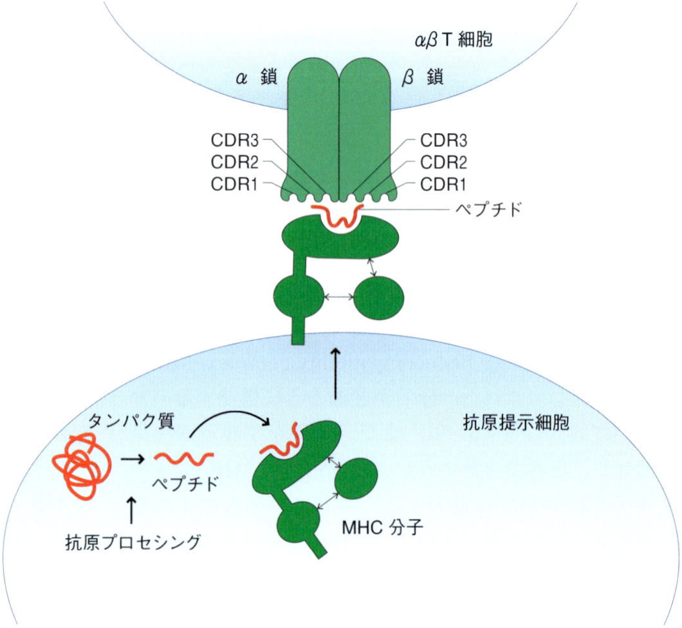

図5・2　T細胞受容体のペプチド–MHC分子複合体との相互作用　$\alpha\beta$ **T**細胞の受容体は，**MHC**分子に結合したペプチドを認識する．これらのペプチドは細胞内で抗原プロセシングとして知られるメカニズムでタンパク質からつくられ，細胞膜上に発現される前に**MHC**分子に結合する．**T**細胞受容体のα鎖とβ鎖は，それぞれが非常に可変性に富んだ3箇所の相補性決定領域（**CDR1〜3**）をもっており，**CDR3**がおもにペプチドと，それ以外がおもに**MHC**分子と作用し合う．

細胞受容体の他のどの領域とも異なる超可変的な三つの特殊な領域をもち，これが受容体とリガンドとの間の相補性を決定することになる．それゆえ，これらの領域は**相補性決定領域**（complementarity-determining region, CDR）とよばれ，α 鎖，β 鎖それぞれに CDR1，CDR2，CDR3 が存在する．α 鎖，β 鎖両者において，CDR1 と CDR2 はもっぱら MHC 分子の露出された部分に作用するのに対して，CDR3 は結合しているペプチドに向けられている（抗体も同様の超過変部位をもっているが，抗原そのものの部分とのみ結合する；6 章）．

5・1・3　通常の T 細胞の集団

通常の $\alpha\beta$ T 細胞は CD4 と CD8 の二つの主要サブセットに分けられ，CD4 は MHC クラスⅡ分子に結合し，CD8 は MHC クラスⅠ分子に結合する．この結合が T 細胞活性化に関与し，しかもサブセット間の異なる機能を決定するシグナルとなる．MHC クラスⅠ分子はほとんどの有核細胞に発現しているが，MHC クラスⅡ分子の発現は $CD4^+$ T 細胞の分化や活性化あるいはエフェクター機能に関与する細胞に限定されている．これらの細胞には胸腺上皮細胞，樹状細胞，B 細胞やある種のマクロファージが含まれる．（図 5・3）

5・1・4　T 細胞集団のエフェクター機能

この章では，特に通常の $CD4^+$ T 細胞と $CD8^+$ T 細胞に焦点を当てる．一般に，$CD4^+$ T 細胞は獲得免疫応答を制御する細胞である．たとえば，B 細胞が異なるタイプの抗体を産生する形質細胞へと分化する指示を与えたり，感染の特異的な部位へ異なるタイプの顆粒球を動員したり，マクロファージの機能を制御したりする．さらに $CD4^+$ T 細胞は，アレルギー，自己免疫疾患，移植の拒絶に加えて腫瘍を排除できないことなど，臨床的に重要な多くの疾患やその状況の病態をひき起こす原因となっている（7 章）．一方，$CD8^+$ T 細胞は，免疫制御における役割はわずかであると考えられている．しかし，感染に対する免疫応答や多くの重要な免疫関連疾患において，本当に必要不可欠なエフェクター細胞である．

5・1・5　感染に対する T 細胞依存性免疫

感染症に対する防御において T 細胞が必要とされる証拠は何か．これに関しては，臨床的に強力な証拠がある．たとえば胸腺を欠損して生まれた子供（**ディジョージ症候群**，DiGeorge syndrome）の例があげられる．このような子供や T 細胞を欠如した患者はウイルス感染の発生率上昇にさらされている．それらの人達は痘瘡のワクチンを接種すると，通常ならば患部は短い期間で自然治癒するのに，その中に含まれるワクシニアウイルスに感染してしまい，感染が広がり，皮膚の多くの部分を損傷が出現する．同様に，遺伝的に T 細胞を欠損して免疫不全症に罹患している子供が，ワクチンプログラムの一貫として BCG を接種されると，ウシ型の結核菌に感染し，感染が拡大して致死となる可能性がある．後天性免疫不全症候群であるエイズ（AIDS）の患者も，結核に対して易感染性となる．健常人であれば問題とはならないようなマイコバクテリウム・アビウム（*Mycobacterium avium*, トリ結核菌）のような抗酸菌やニューモシスチス・イロベチイ（*Pneumocystis jirovecii*），サイトメガロウイルス（*Cytomegalovirus*, CMV）などに対してもエイズの患者は感染してしまう．これはすなわち，健常人では獲得免疫系の中で特に T 細胞系が絶えずこのような微生物を認識して排除していることを意味している．感染防御において T 細胞の決定的な重要性を示す実験的証拠は数多く存在する．（ボックス 5・1, p. 175）

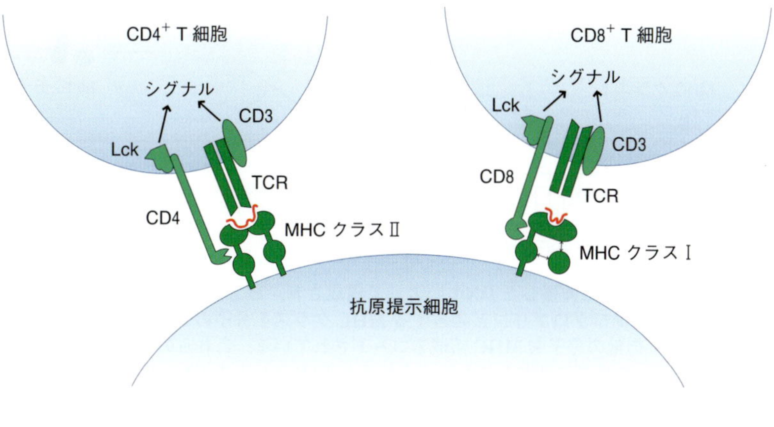

図 5・3　CD4 および CD8 と MHC 分子との相互作用　CD4 と CD8 の分子は，T 細胞分化の過程で最初に胸腺細胞に発現されるが，最終的にどちらか一方のみが T 細胞に発現されることになる．それが，T 細胞の MHC クラスⅠあるいはクラスⅡとの相互作用を決定する．CD4 と CD8 は，それぞれ MHC クラスⅡとクラスⅠの不変的な部位に結合する．T 細胞受容体（TCR）は，複数の分子の複合体である CD3 と会合している．CD4 と CD8 は絶えずチロシンキナーゼである Lck と会合しており，この Lck が T 細胞活性化の初期段階で CD3 の免疫受容体活性化チロシンモチーフ（ITAM）の特異的な領域をリン酸化する．

問 題5･1　マウスにおけるＴ細胞の寿命はどのようにして測定することができるのか．

5・2　主要組織適合遺伝子複合体(MHC)と抗原提示

5･2･1　古典的MHC分子

MHCの役割を知ることなく，どのようにしてＴ細胞が機能するのかを理解することは不可能である．通常のMHC分子の機能は，Ｔ細胞上の抗原受容体によって認識されるペプチド結合受容体として働くことである．MHCは初期の移植の研究によって発見された．同種の異なる個体間での移植（同種異系移植）は速やかに拒絶されることが以前から知られている（§1･6･5）．初期の実験が，移植の拒絶を制御する遺伝子座の同定につながった．これらは組織適合遺伝子座とよばれている．特に一つの遺伝子座が移植の最も急激な拒絶を制御しており，そのため主要組織適合遺伝子座とよばれる．後に，この部位は遺伝子の大きな複合体を含んでいることが見いだされ，MHC（主要組織適合遺伝子複合体）として知られるようになった．マウスでは，移植研究から歴史的に２番目に同定されたため，H−2として知られている．ヒトでは，はじめに多くの抗体を用いて同定された**ヒト白血球抗原**（human leukocyte antigen）の略語であるHLAである．

MHCは，ペプチド結合性の古典的MHC分子をコードする二つの異なる遺伝子のセットから成る．これらは，MHCクラスⅠとクラスⅡ遺伝子座であり，ともにいくつかの異なる構造遺伝子によって構成される．ヒトでは，MHCクラスⅠ領域にはHLA−A，HLA−B，HLA−Cの３種の構造遺伝子が存在し，マウスではH−2K，H−2D，H−2Lがある．ヒトMHCクラスⅡ遺伝子はHLA−DP，HLA−DQ，HLA−DRとよばれ，マウスではI−AとI−Eとよばれる（図５・４）．

MHC分子は両方の染色体に由来するどちらもが発現される共優性である．したがってどのような個体も６種の異なるMHCクラスⅠ分子を発現することになり，それぞれが異なるセットのペプチドを結合している．古典的MHC遺伝子座の最も重要な特徴は，それらの極度な多型性にある．それゆえヒトやマウスの集団内には，ある種の構造的なMHC遺伝子の百種以上の変異型（対立形質）が存在することも少なくない．多くの他の遺伝子は集団内に多数の対立遺伝子変異型をもつが，通常これらの変異はまれである．MHCはほとんどの対立遺伝子が有意な頻度で存在するという点において異なる．このような多型性の重要性は，感染した個体や集団内で病原体がＴ細胞による認識から逃れることを困難にしていることにある．もし病原体が突然変異して一つのペプチドはもはや本来のMHC分子に結合できなくなったとしても，他の５種類のMHC分子は病原体に由来する他のペプチドを結合できるものとして存在することになる．集団レベルでは膨大な数のMHC対立遺伝子座が利用可能であることは，病原体が突然変異して特定の個体においてはＴ細胞によって認識可能なペプチドがなくなったとしても，他の個体がまったく同じセットの対立

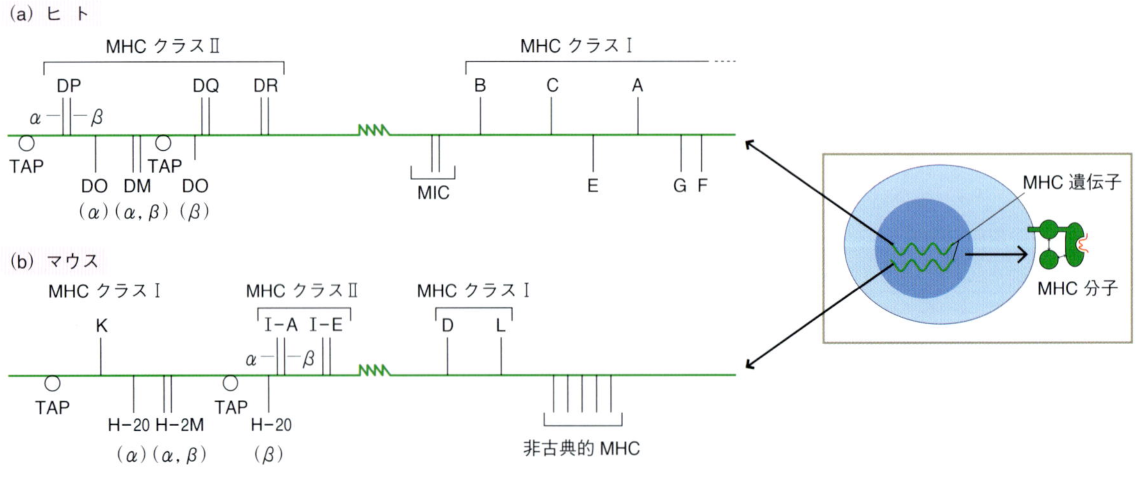

図５・４　ヒトとマウスMHCの遺伝子構成　MHCは大きく伸張したDNAによって構成され，ヒトではHLA，マウスではH−2とよばれる．数種の異なる構造遺伝子が，β_2−ミクログロブリンと会合するMHCクラスⅠ分子のα鎖ならびにMHCクラスⅡ分子のα鎖とβ鎖をコードしている．多くの他の分子もMHC領域でコードされている．これらのうちのいくつかはペプチドの輸送やMHCクラスⅠやクラスⅡ分子への負荷に関与しており，それぞれTAPとヒトのHLA−DMと−DO（それぞれA，Bの二量体である）を含む．これらは，マウスではH−2MとH−2Oに対応する．この領域内には，MIC（−Aと−B）やHLA−Eなどの特徴的な機能をもつ非古典的MHC分子も存在する．

遺伝子を発現している可能性は非常に低いため，集団内のほとんどの個体では耐性を維持できるということを意味している．このような多型性の重要性はアフリカのチーターの例が示している．隔離された集団にいるチーターは広域感染に感受性が高い．チーターは，進化の過程のある時期に繁殖の妨げに遭い，その結果MHCの多様性が極度に限られてしまったということが易感染性を説明していると考えられる（ボックス5・2, p. 176）．

問 題5・2　ヒトでは一体いくつの異なるMHCクラスⅡ分子が発現されるのか．

5・2・1・1　ペプチドはどのようにして古典的MHC分子に結合するのか

MHC分子のアミノ酸配列は生化学的技術によって決定されたが，ペプチドとどのように結合するのかを明らかにしたわけではない．以前は多くの学説が存在したが，X線結晶解析像によりMHCクラスⅠ分子の三次元構造が明らかにされた．これによってMHC分子の表面の一部には一本鎖のペプチドが結合しうる溝が存在すること，および同様の構造がMHCクラスⅡ分子にも存在することが示された．

MHC分子は二本鎖から成る．MHCクラスⅠ分子では，重鎖（α鎖）はペプチド結合溝を含む三つのドメイ

ボックス5・1　免疫細胞の養子移入によるT細胞機能の解析

初期の研究は，骨髄由来細胞（B細胞）によって抗体がつくられることや，遅延型過敏反応（delayed-type hypersensitivity, DTH；§1・6・4・2, p. 42）のような応答は胸腺由来細胞（T細胞）によって担われていることを示している．しかし，T細胞はDTH以外にも多くの機能を担っており，B細胞を助けて抗体をつくらせたり，細胞傷害性となって異系移植片の拒絶をひき起こす．これらの機能が$CD4^+$ T細胞と$CD8^+$ T細胞のどちらによって担われているのかを調べるには，どうすればよいのか．マウスでは，Thy-1のような末梢のすべてのT細胞にのみ発現され，B細胞には発現されていない分子があり，これをマーカーとして使用できる．つぎの段階は，これらの細胞を精製し，特有の機能がある特定の集団に担われているのかどうかを決定することである．これは，細胞傷害性を測定するような実験系を用いて試験管内で行うことができる．しかし，試験管内での実験と同じ組合わせで，標的細胞となるのと同じ系統のレシピエント（受容者）のマウスに，エフェクターとして機能する細胞を精製して移入するという実験も可能である．このような実験系を**養子移入**（adoptive transfer）という．生体を用いた実験では，レシピエントは先天的にT細胞を欠損（胸腺をもたないヌードマウスのような）していたりあらかじめ放射線を照射されている〔珍しいことに，未感作（ナイーブ）のリンパ球は静止期においても電離放射線に対して高い感受性をもっている〕．いうまでもないが，移入された細胞とレシピエントの細胞を区別できることも重要である．そのために，普通はドナー（供与者）とレシピエント間で一つの多型性細胞表面マーカー以外は遺伝的に同一であるものが用いられている．その例として，マウスにおいては異なる対立形質が存在するCD45がある．

最初に，補体による細胞溶解や抗体被覆プレートを用いて結合細胞を除く（パンニング）などの方法を用いてある種の細胞集団を除くことにより細胞を精製する．このような実験手法をネガティブセレクションという〔後（§5・5・3）で述べる胸腺でみられる事象と同じ名称でよばれる過程と混同しないように〕．このような手法の問題は，分離技術の効率を推測できない点にある．たとえば，補体による殺傷の場合，細胞はいくつの分子を細胞表面に発現している必要があるのかといったことである．蛍光活性化セルソーター（fluorescence-activated cell sorting, FACS：ボックス6・4, p. 229）の項で紹介するように，FACSは細胞サブセットを高純度で分離可能であり，それぞれの細胞の蛍光レベルを測定できるので，手法の感度も判断できる．FACSの有用性はモノクローナル抗体の作成により飛躍的に高まった．例として，T細胞の二つのサブセットを見分けるモノクローナル抗体が作製され，それらは後にCD4とCD8として知られる分子に結合することが示されている．精製分離されたT細胞サブセットはT細胞除去動物に移入され，それらの機能が解析される．このようにして，$CD4^+$ T細胞はDTH応答におけるヘルパー細胞であること，$CD8^+$ T細胞はキラー細胞の前駆細胞であることが明らかとなった．今では，T細胞やB細胞を欠失したRAG（recombinase-activating geneの略）遺伝子欠損マウスのような他の免疫不全マウスをレシピエントとして用いることもできるようになっており，このような実験手法が，T細胞機能を理解するための中心的な位置を占めるようになった（しかし，使用可能な解析によって必然的に理解が限定されるため，これらの細胞のもつ他の機能に対する評価に偏見が生じる可能性もある）．

問 題5・3　長期間の養子移入実験に対して蛍光標識リンパ球を用いることの問題はあるのか．

ボックス5·2　他種の動物における組織適合性と自己と非自己の識別

複雑な生物にとって，細胞がその場所を知り，細胞が細胞膜上に発現される分子に依存して認識が行われることは重要である．有顎の脊椎動物においてT細胞は他の細胞との相互作用で進化してきており，この相互作用は特定のMHC分子を認識することに依存している．分化の過程でT細胞は選択され，その結果胸腺内に発現されるMHC分子を認識できる細胞のみが生存可能となる．MHC分子によるこの拘束性が，少なくとも二つの機能のもととなっている．宿主によって発現される特定のMHC分子を認識できないT細胞受容体をもつT細胞は除去されることを意味し，反応できるT細胞を締め出すことはない．さらにMHC認識の必要性は，MHC発現細胞と相互作用ができる場合にのみ活性化されうることを意味する．したがって，MHC分子はT細胞と宿主細胞間の相互作用を制限することに関与することになる．

細胞間相互作用を制限するメカニズムは，他の多くの状況下でも起こる．哺乳動物では，細胞間の認識は細胞のタイプに特異的である．よって，異なる組織からの細胞浮遊液が培養中に混合されると，最初は混合された凝集体を形成するが，凝集体は速やかに一方のタイプの細胞のみを含むようになる．無脊椎動物の中で，カイメンは非常に強い組織適合性を示す．2種のカイメン細胞を混合すると，たとえ同じ種に由来する細胞であっても形成された凝集体はどちらか一方のドナーに由来する細胞のみを含んでいる．この機構は同種異系認識を表しており，MHC分子が関与しない高度な多型性遺伝子システムに依存するものである．

多くの植物は両性であり，花粉と卵子をつくる．これらの植物の中で自家受粉が起こらないことは重要であり，多型性の組織適合性システムによっても阻止されている．この場合自己同士の不適合性システムであり，自己同士の認識が花粉管の破壊やアポトーシスの誘導など種々のメカニズムによって花粉が卵子に到達することを妨げている．植物には三つの異なる不適合性システムが存在し，使用される分子は大きく異なっており，機序も違っている．

これが意味しているものは，すべての複雑な生物において細胞間認識が重要であることである．しかし，たとえ細菌といえども接着性に依存して集団の大きさの決定を可能にしていることを忘れてはならない．この場合，細菌は分泌された分子を用いてその生育環境を感知している．

ンによって構成される膜貫通型タンパク質であり，第四ドメインは小型のβ_2-ミクログロブリンと非共有結合している．ただし，β_2-ミクログロブリンはMHCとは別の染色体の遺伝子座によってコードされている．MHCクラスII分子は，ともに膜貫通型タンパク質であるαとβの二本鎖から成り，両者がペプチドの結合に寄与している．構造的には，MHCのドメインは免疫グロブリンスーパーファミリーに属する．

培養中の細胞に添加されたペプチドが特異的T細胞による認識を可能にすることは長い間知られていた．しかしMHC分子に結合するペプチドの性質は明らかではなかった．この問題を明らかにするため，MHC分子が細胞から調製され，イオンの状態を変化させることによって，MHC分子から結合しているペプチドを解離させ，その性状がアミノ酸配列の決定のような化学的あるいは質量分析のような物理学的手法によって解析された．このような実験はMHC分子とペプチド間の相互作用におけるいくつかの重要な性質を明らかにした．その結果，MHCクラスI分子に結合するペプチドは8～10個（典型的には9個）のアミノ酸から成るのに対して，MHCクラスII分子の場合はかなり長くてもよいことが示された．その理由は，MHCクラスI分子のペプチド結合溝は両端が閉じられているために，この中に入りうるペプチドの長さは制約されているということである．MHCクラスII分子では，溝の両端が開いており，長いペプチドの結合を可能にしていた（図5・5）．

特定のMHC分子から解離されたペプチドは，全体の構成からするとたいそう不均一である．しかし，MHCクラスI分子の場合には，溶離されたそれぞれのペプチドの2箇所あるいはそれ以上の数の特定の部位に同じような性質のアミノ酸が存在していた．この結果は，これらのアミノ酸がペプチドのMHC分子への結合において，固定する役割を担っていることを示唆している．実際に，その後のX線結晶構造解析によって，ペプチド結合溝にはくぼみが存在することが明らかにされた．MHCクラスII分子へのペプチドの結合においても固定部位が関与している．ただし，くぼみは溝に沿ってより広く分布しており，それぞれのMHC分子の溝にある特異的なアミノ基が，ペプチドの高親和性結合に重要である．種々のMHC対立遺伝子の比較から，多型性残基のほとんどが壁や溝の底部にあることも明らかになった．したがって，どのペプチドがどのMHC分子に結合するのかが決定されることになる．同じように重要なことは，比較的少数の残基がMHCクラスI分子への結合に関与

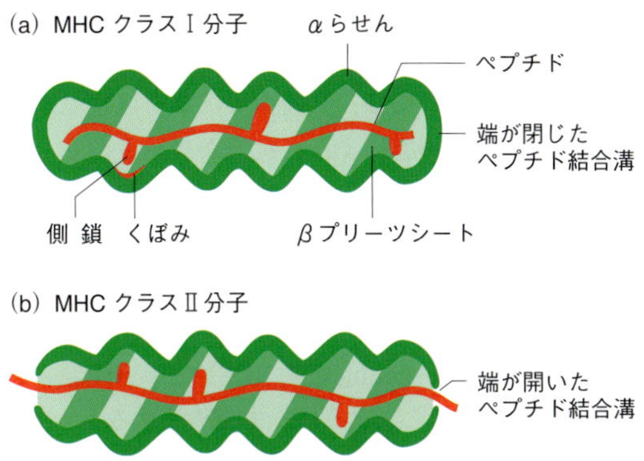

図5・5　ペプチドのMHC分子との相互作用　**MHC**分子のペプチド結合溝はシート状の$\boldsymbol{\beta}$シート底部を覆う二本$\boldsymbol{\alpha}$らせん構造によって構成される．**MHC**分子間での大きな違い（多型性）は，溝の部分にみられ，それによって異なる**MHC**分子に結合できるペプチドが決定されることになる．クラスⅠ分子では溝の両端が閉じているため，結合できるペプチドの長さが制限される．また，溝の部分にペプチドを保持するための固定場所として，ペプチドのアミノ酸側鎖に対するくぼみが存在している．クラスⅡ分子は溝の両端が開いているので，より大きく，またいろいろな種類の長さの異なるペプチドの結合が可能である．

しているため，それ以外の残基は多様性に富むということである．したがって一種のMHC分子は何万という多数の異なるペプチドを結合できる無差別受容体といえる．

MHC分子は確かに感染源に由来するペプチドを結合することができる．しかし，感染がない状態では何を結合しているのか．MHC分子に結合したペプチドが同定され，その塩基配列が決定されると，その多くが正常細胞のタンパク質に由来するものであることが明らかになった．MHCクラスⅠ分子に結合したペプチドは，おもに核や細胞質内のタンパク質に由来するものであり，これに対してMHCクラスⅡ分子に結合したペプチドは，細胞の培養に用いられた培養液中に存在していた外来性のタンパク質であったり，細胞膜や食胞系の細胞小器官のタンパク質に由来するものであった．これが何を示し，かつどのような状況であるのかを反映したものであるのかは，細胞質にいるウイルスのような感染源に由来するペプチドはおもにMHCクラスⅠ分子に結合し，取込まれた細菌のような食胞画分に由来するものはMHCクラスⅡ分子に結合するということである（図5・6）．

5・2・1・2　細胞における古典的MHC分子の分布

ヒトでは，中枢神経系のある種の神経細胞を除いて，すべての有核細胞がMHCクラスⅠ分子を発現している（無核の赤血球は発現していない）．これに対して，MHCクラスⅡ分子の発現は限定されている．定常状態（静止期）においては，げっ歯類では樹状細胞，B細胞，胸腺上皮細胞と小腸の上皮細胞においてのみ発現が認められる．しかし，ヒトではより広い分布が認められ，マクロファージや活性化T細胞もMHCクラスⅡ分子を発現している．ところが，免疫応答が進行している過程では，インターフェロン-γ（interferon-γ, IFN-γ）が多くの異なるタイプの細胞にMHCクラスⅡ分子の発現を

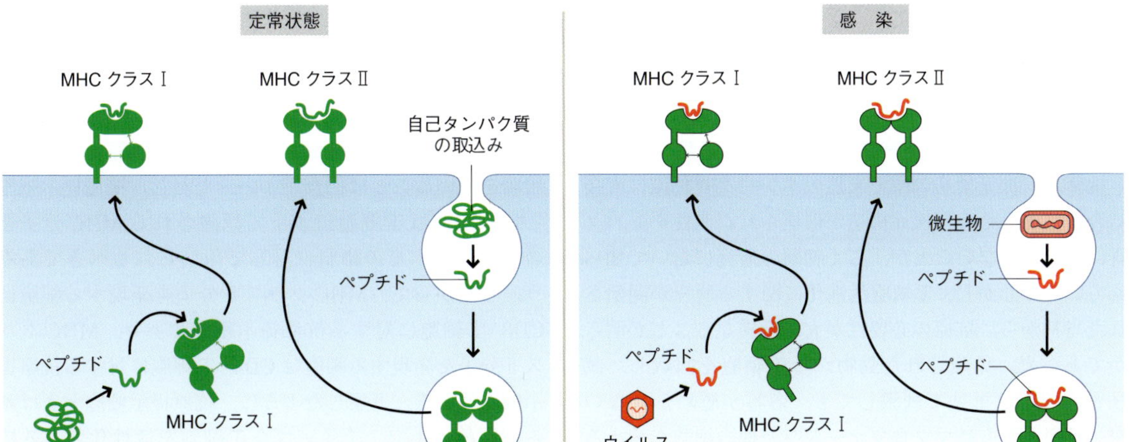

図5・6　MHC分子に結合するペプチドの由来　定常状態では，**MHC**クラスⅠ分子に結合するペプチドはおもに細胞質内で正常に折りたたまれなかったタンパク質に由来する（欠陥リボソーム産物：**DRIP**）．これとは異なり，**MHC**クラスⅡ分子に結合するタンパク質は，取込まれた細胞外タンパク質あるいは細胞膜やエンドソーム膜に由来する．感染過程においては，細胞質内へ侵入したり，細胞内へあらかじめ取込まれたウイルスや微生物に由来するペプチドが，それぞれ**MHC**クラスⅠ分子と**MHC**クラスⅡ分子に負荷されることもある．

誘導するだけでなく，MHC クラスⅠ分子の発現レベルを高めている．

問 題5・4 中枢神経系のニューロンがMHC クラスⅠ分子を発現しないのには，どのような理由が考えられるか．

問 題5・5 上皮細胞では，MHC クラスⅡ分子は細胞表面に発現されてはいないが，細胞質内には存在する．この発見には，どのような意味があるのか．

5・2・2 非古典的MHC分子

古典的MHC分子と構造的に似ているが，機能が異なる分子もMHC 領域内でコードされている．これらが非古典的MHC分子であり，多岐にわたる機能を担っている．たとえば，HLA-E（マウスではQa-1）は多型性のある分子ではなく，新規合成されたMHC クラスⅠ分子のリーダー配列のペプチドに結合する．この配列は，MHC分子を粗面小胞体へと移動させる役割を担っている．HLA-E に結合したリーダー配列は**ナチュラルキラー細胞**（natural killer cell, NK 細胞）によって認識され，NK 細胞の細胞傷害活性を抑制する．MIC-A とMIC-Bの二つの非古典的MHC分子は，ペプチドを結合しているようにはみえないが，傷害されたりストレスを受けた細胞に表出され，NK 細胞と$\gamma\delta$ T 細胞によって認識される（§5・4・5）．構造的にはMHC分子によく似ているが，MHC 領域外でコードされる分子もある．そのよく知られた例がCD1分子（§5・2・8）であり，それらは，リン脂質や糖脂質などの脂質含有分子を結合する．$\gamma\delta$ T 細胞やiNKT 細胞によって認識されるので，細菌感染に対する防御に働いていると考えられる（§5・2・8・2）．

5・2・3 抗原プロセシングと提示の細胞基盤

抗体は三次元構造の中で天然のタンパク質抗原に直接結合するが，その三次元構造が破壊された変性タンパク質には結合しないことが，ごく初期の研究において知られている．しかし，T 細胞活性化に関する研究が開始された当初から，抗原の必要性が大きく異なることが明らかであった．免疫された動物からT 細胞を回収し，試験管内で抗原単独で刺激しても，応答が認められないが，抗原とともにマクロファージなど他の細胞を加えるとT 細胞が活性化されたことによる．マクロファージを予め抗原とともに培養しておくと，実際に抗原を加えなくてもT 細胞は活性化され，また，マクロファージは変性したタンパク質を提示することもできる．しかし，天然あるいは変性したタンパク質を提示するためには，マクロファージは代謝活性をもつ状態でなければならない．ところが，代謝活性をもたないマクロファージであっても，抗原由来のペプチド断片を加えれば，T 細胞の活性化は可能である．T 細胞が抗原を直接認識するのではなく，他の細胞によって抗原が提示されなくてはならないという概念は，このようにして生まれた．抗原は認識されるようになる前に消化分解されることも必要である．これらの過程が**抗原プロセシング**（antigen processing）と抗原提示（antigen presentation），抗原提示細胞（antigen-presenting cell, APC）という用語の起源となっている．上述したように，また後述するように，これらの初期の発見を説明できる明確な機構が明らかとなっている．ただし，用語はそのまま現在も使用されている．

何が**抗原提示細胞**（antigen-presenting cell, APC）なのか．歴史的にはヘルパー（$CD4^+$）T 細胞を活性化できるどのような細胞に対してもこの言葉が用いられてきた．しかし$CD8^+$ キラーT 細胞による細胞傷害に関する研究では，標的細胞という言葉が一般に用いられてきている．したがって，“$CD4^+$ T 細胞認識に対してMHC クラスⅡ分子を発現する細胞としての抗原提示細胞”と“$CD8^+$ T 細胞認識に対するMHC クラスⅠ分子を発現する細胞としての標的細胞”という概念に違いが生じることになった．ナイーブT 細胞の活性化において樹状細胞が決定的な役割を担うという後の発見は，澄んだ水をさらに濁らせることになった．ナイーブT 細胞を活性化できる細胞はプロフェッショナル抗原提示細胞とよばれる．樹状細胞はしばしば$CD8^+$ T 細胞の活性化にも必須であることが知られているが，残念なことに，この用語は$CD4^+$ T 細胞の活性化に限定して用いられることが多いことも事実である．

ペプチドの生成やそのMHC分子への負荷，抗原提示細胞によるT 細胞活性化について詳細な機構が明らかになってはいるが，抗原プロセシングと抗原提示という用語を用いることは都合がよい．ただし，抗原提示細胞という用語はT 細胞によって認識されるMHC分子を発現するすべての細胞に対して用いられるべきであろう．したがって，MHC クラスⅠ分子を発現する細胞は$CD8^+$ T 細胞に対する抗原提示細胞であり，MHC クラスⅡ分子を発現する細胞は$CD4^+$ T 細胞に対する抗原提示細胞となる．上述したように，抗原提示細胞とよばれる細胞種の中で，ナイーブなT 細胞を活性化できる抗原提示細胞を区別することは大切である．このようなプロフェッショナル抗原提示細胞は樹状細胞だけである．時として，B 細胞やマクロファージもプロフェッショナル抗原提示細胞に含まれることもあるが，これらの細胞が生体内においてナイーブT 細胞を活性化できるという決定的な証拠はない．

5・2・4 抗原プロセシングと MHC クラスⅠを介する提示

CD8$^+$ T 細胞は活性化後に他の細胞を殺すことができる細胞として性質が調べられ，今では MHC クラスⅠ分子が認識に重要であることが明らかである．これはどのようにして発見されたのか．P. C. Doherty と R. M. Zinkernagel は，リンパ球性脈絡髄膜炎ウイルス（*Lymphocytic choriomeningitis virus*, LCMV）に感染したマウスに，培養中でウイルスに感染したマウスの標的細胞を殺すことができる CD8$^+$ T 細胞が出現することを見いだした．しかし，殺傷には，感染したマウスと少なくとも1種の MHC クラスⅠ分子が共通でなくてはならなかった．これが MHC 拘束性の概念の起源であり，この発見が二人をノーベル賞受賞へと導いた．多くのグループで行われたその後の研究により，CD8$^+$ T 細胞は細胞質内のタンパク質に由来する短いペプチドを認識していることや，これらのペプチドは MHC クラスⅠ分子に結合していることが示された．一般的に，細胞質内由来のペプチドはそれらが自己のタンパク質であれ感染細胞内のウイルスや微生物などの感染源に由来するものであれ，内因性抗原とよばれる．また，内因性ペプチドは古典的 MHC クラスⅠ分子を介して CD8$^+$ T 細胞に提示される（図5・7；ボックス5・3, p. 180）．

問 題5・6 抗原プロセシング機構は正常な自己タンパク質と病原菌に由来するタンパク質をどのようにして区別しているのか．

5・2・4・1 プロテアソーム

内因性ペプチドは MHC クラスⅠ分子に結合するが，ペプチドはどのように生成されるのか．獲得免疫系が別のシステムとしてすでに存在している機構を用いている例がこれである．**プロテアソーム**（proteasome）はタンパク質をペプチドへと分解する多数のタンパク質から成る大きな分子複合体であり，細胞の機能を担うためのタンパク質分子が使用できる状態でなくなったときに，再利用のためにタンパク質を短いペプチドへと分解することにより，細胞内を正常に保つ役割を担っている．多くのタンパク質がユビキチンとよばれる多数の小さな分子で修飾を受けた後，プロテアソームへと運ばれる（図5・9, p. 180）．プロテアソームは，ドーナツを積み重ねたように，環状のタンパク質複合体が積み重ねられた構造をとっており，それは両端の小室（副室）と，多様なタンパク質分解活性をもつ大きな中央室から構成される．まだよく解明されていない機構によって解きほぐされたタンパク質は，副室を通過して，中央室へと入り，そこで分解によって生成されたペプチドがもう一方の端を通って細胞質内へと出る．IFN-γ に反応すると，プロテアソームの構造は変化し，異なるタンパク質分解活性をもつ免疫プロテアソームがつくられる．これが，MHC クラスⅠ分子ペプチド結合溝の一つのくぼみへのアンカーとなるのに適した C 末端をもって効率的に MHC 分子に結合できるペプチドを生み出す．プロテアソームが MHC クラスⅠ分子に結合するペプチドの生成に重要であることは，どのようにして明らかにされたのか．ラクタシスチンはプロテアソームの活性を選択的に阻害する細菌産物であり，細胞をラクタシスチンで処理すると，ある種のタンパク質のプロセシングが抑制されることが示された．ところが，すべてのタンパク質には当てはまらなかった．

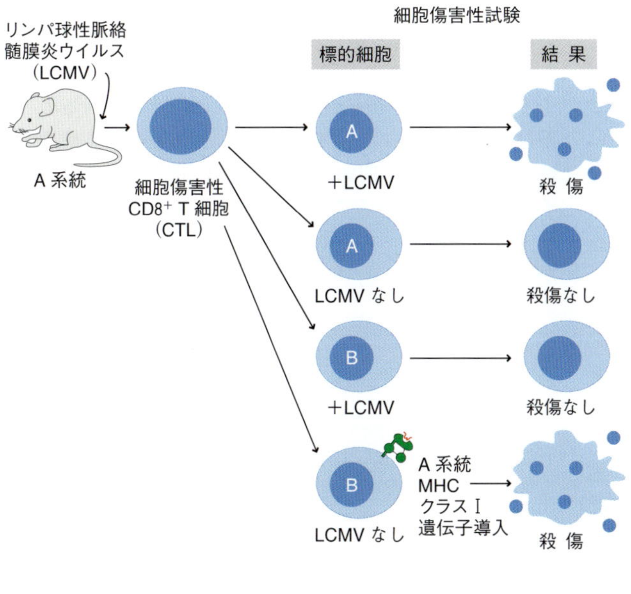

図5・7 細胞傷害性 CD8$^+$ T 細胞の MHC 拘束性 種々のウイルスに感染したマウスでは，細胞傷害性 **CD8$^+$ T** 細胞が誘導される．これらは単離可能であり，同じウイルスに感染した細胞との培養において感染細胞を殺傷できる．**P. C. Doherty** と **R. M. Zinkernagel** は，リンパ球性脈絡髄膜炎ウイルス（**LCMV**）を用いて，最初のマウス（**A** 系統）と同じ系統に由来する細胞に **LCMV** が感染していると殺傷することができるが，異なる系統のマウス（**B** 系統）に由来する細胞に **LCMV** が感染していても殺傷できないことをみつけた．つまり，感染によって誘導された細胞傷害性 **T** 細胞が機能を発揮するためには，誘導されたのと同じ **MHC** クラスⅠが発現されていなければならないということである．この現象を **MHC** 拘束性とよぶ．この原理は，**CD8$^+$ T** 細胞だけでなく，**CD4$^+$ T** 細胞にも当てはまり，**CD8$^+$ T** 細胞は **MHC** クラスⅠに，**CD4$^+$ T** 細胞は **MHC** クラスⅡに拘束されている．

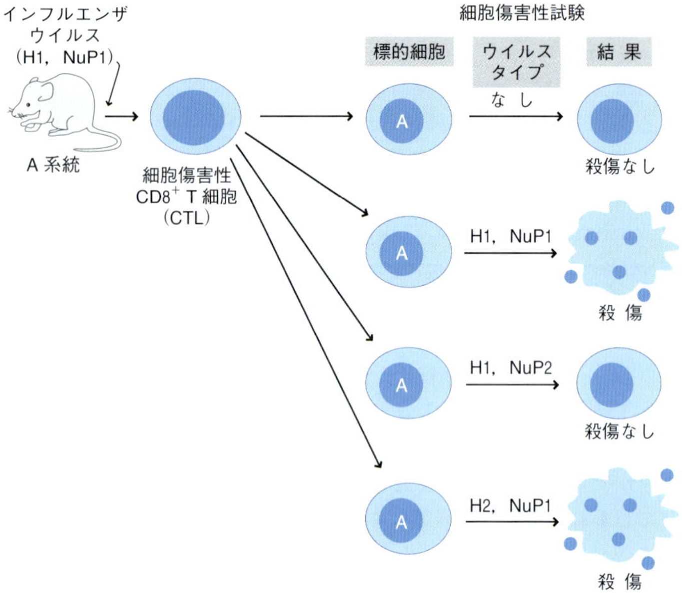

図5・8　細胞傷害性 CD8⁺ T細胞によって認識されるタンパク質の細胞内における分布　異なるタイプのインフルエンザウイルスは，比較的少数の異なるタンパク質を発現している．その例として，核タンパク質（**NuP**）があり，これは感染細胞の表面には発現されない．ある系統のウイルス（**H1**）に感染したマウス由来の細胞傷害性**T**細胞（**CTL**）の殺傷能力は，試験管内で測定できる．標的細胞には，マウスへの感染に用いたウイルスと別タイプ（**H2**）でありながら，あるタンパク質が共有されているウイルスを感染させておく．すると，標的細胞が殺傷されるために必要とされる唯一のタンパク質は，**2**種のウイルス間で共通である**NuP**であることが示された．当時，この結果は難解であった．しかし，今では，**NuP**タンパク質が細胞内で分解され，それに由来するペプチドが**MHC**クラスI分子に結合し，細胞表面へと輸送されて，細胞傷害性**T**細胞によって認識されていることが明らかである．

ボックス5·3　細胞傷害性T細胞による細胞内タンパク質の認識

細胞傷害性T細胞は，殺すべき細胞をどのように認識しているのか．最初は，細胞傷害性 CD8⁺ T細胞は細胞表面に発現されたタンパク質を認識すると考えられていた．したがって，ウイルスの場合は，ウイルス構築の過程で細胞表面に出てきた分子がこれらに相当することになる．インフルエンザウイルスを調べていた研究者達は，ウイルスのどの部分が実際に細胞傷害性T細胞によって認識されているのかを知りたいと考えた．インフルエンザウイルスの利点は，おもに4種のタンパク質が存在しており，異なる系統のウイルスはこれらそれぞれの亜種タンパク質を発現していることである．これらのタンパク質の二つが赤血球凝集素（hemagglutinin, H）と受容体破壊酵素（ノイラミニダーゼ neuraminidase, N）であり，H5N1 や H1N1 のように非常になじみ深いものである．これらはともに，ウイルスの表面に発現されているとともに，ウイルス構築の過程でも感染細胞表面にも発現されている．他のタンパク質は，核タンパク質と基質タンパク質であり，ともに細胞内にあって感染細胞表面には発現されない．

マウスにあるタイプのインフルエンザウイルスを感染させ，その結果誘導された細胞傷害性T細胞の活性を別のタイプのインフルエンザウイルスに感染した細胞を標的細胞として調べた．これらのそれぞれのウイルスは感染に用いたウイルスと1種のタンパク質を共有している．その結果判明したことは，大きな驚きであった．細胞に感染させたインフルエンザウイルスのタイプ間で標的となって殺傷されるのに必要な唯一の分子は，感染細胞表面には発現されないウイルスの核タンパク質であったからである．したがって，細胞質内タンパク質に由来する抗原が細胞表面へと運ばれるメカニズムがあるに違いないと考えられた（図5・8）．

細胞傷害性T細胞によって認識されたものは何か．この課題を解くため，研究者達は核タンパク質分子のすべての重複するペプチドを作製して，感染していない標的細胞とともに培養した．これによって，殺傷のために標的細胞に結合する必要がある短いペプチドを同定した．このような研究が，細胞傷害性T細胞は標的細胞表面のペプチドを認識し，この認識は MHC クラスI依存性であることを示した．しかしこの段階では，ペプチドと MHC 分子が互いにどのように関連しているのかはわからなかった．MHC クラスI分子の結晶構造解析の結果がこの問題を解き，MHC 分子は短いペプチドを結合していること，T細胞はペプチド–MHC 分子の複合体を一つの受容体で認識できることが明らかになった．

問 題5·7　もしペプチドが MHC クラスIの細胞表面への輸送に必要だとすると，培養中に添加されたペプチドはどのようにして MHC クラスI分子に結合するのか．

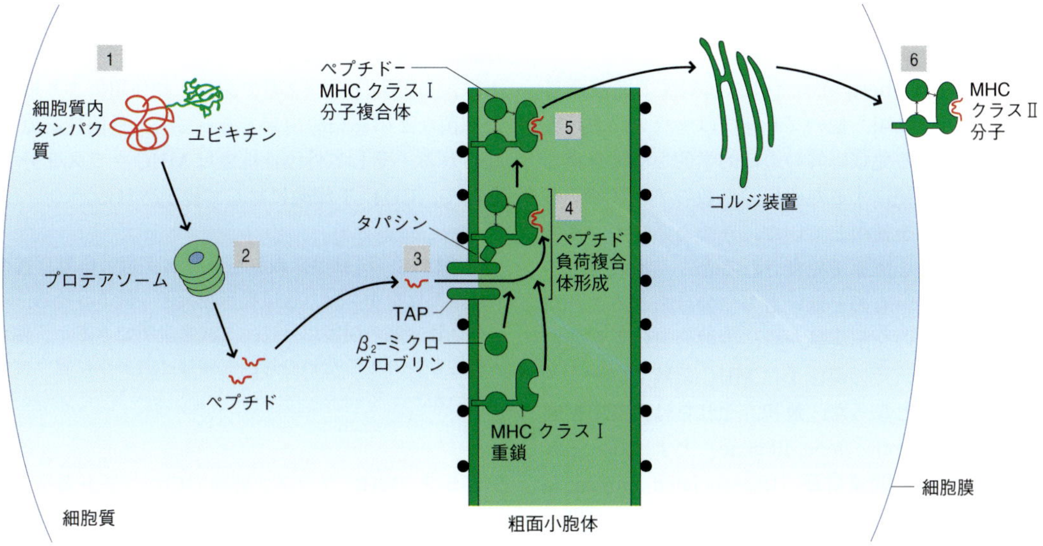

図5・9　ペプチド-MHC クラスⅠ分子複合体形成の経路　(1) 細胞質内のタンパク質は多くの場合ユビキチンに結合し，(2) プロテアソームの標的となって分解される（免疫プロテアソームとよばれる場合もある）．(3) 適当なサイズのペプチドは **ATP** 依存性の **TAP** を介して粗面小胞体内へと輸送される．(4) これらはタパシンを介して，β_2-ミクログロブリンと会合している新規合成された **MHC** クラスⅠ分子と複合体を形成するために結合する．**MHC** クラスⅠ分子にうまく結合したペプチドは，(5) 粗面小胞体を離れ，(6) ゴルジ装置を通って細胞膜表面へと移送される（ペプチドを負荷された **MHC** クラスⅠ分子にもシャペロンが結合しているが，本図には示していない）．

したがって，細胞内での別のタンパク質分解機構が存在すると考えられた．重要な例が，**小胞体関連アミノペプチダーゼ1**（endoplasmic reticulum-resident aminopeptidase-1, ERAP1）である．この酵素はペプチドのN末端を分解することができ，ペプチド結合溝のもう一つのくぼみへうまくはまるペプチドを生成することができる．

5・2・4・2　TAP 輸送体

MHC クラスⅠ分子に結合するペプチドは細胞質内で生成されるが，MHC 分子そのものは細胞質とは膜で仕切られた粗面小胞体内で合成される．ペプチドはどのようにしてこの小胞体膜を通過するのか．ペプチドは粗面小胞体膜に発現され ATP 依存性の輸送を担う **TAP**（transporter associated with antigen processing）とよばれる二分子複合体によって輸送される．TAP は，MHC クラスⅠ分子のペプチド結合溝にうまく結合できる特定のアミノ末端をもつサイズのペプチドのみを輸送できる．TAP は多様な小分子を膜を通して輸送するための **ABC 輸送体**（ATP-binding cassette transporter）とよばれる特別な分子ファミリーに属する．したがって，獲得免疫はその最後の段階でもすでに存在している系を使用していることになる．

5・2・4・3　ペプチド負荷に作用する複合体とペプチドの編集

粗面小胞体内へと輸送されたペプチドは MHC クラスⅠ分子に結合する．新規合成された MHC クラスⅠ分子は，タパシンとよばれる分子を含むペプチド負荷複合体によって TAP に会合している．この複合体に会合している他の分子は，MHC クラスⅠ分子を保持し，安定化させ，その構造を制御するシャペロンとして働いている．タパシンの遺伝子欠損マウスでは発現されるペプチド-MHC 分子複合体の性質が野生型マウスとは異なることから，タパシンもまた輸送されてきたペプチドに MHC クラスⅠ分子が出会う可能性を高めていると考えられる．ペプチドは，粗面小胞体内に存在する ERAP1 のような酵素を介してさらに修飾される．最終的に，安定したペプチド-MHC 分子複合体が形成されると，粗面小胞体からゴルジ装置を通って細胞表面へと運ばれる．MHC クラスⅠ分子に最もよく結合できる性質のペプチドにするために，免疫プロテアソームから始まり TAP，タパシンを介する一連のペプチド負荷経路において，ペプチド編集機能が働いていることを理解して欲しい．時にはまだ解明されていないメカニズムが関与していることも推測される．ペプチド編集は MHC クラスⅡ分子を介する提示に至るプロセシング経路の過程でも行われている（§5・2・5・2）．

5·2·5 抗原プロセシングと MHC クラスⅡを介する提示

Zinkernagel と Doherty がウイルスに対する免疫応答の研究を行っていた頃，他のグループはマウスにおけるタンパク質に対する免疫応答の遺伝的学的な解析を進めていた．実験を簡便にするために，小数のアミノ酸から成る合成ポリマーを使用していた．異なる系統のマウスがこれらの人工的な抗原で免疫されると，二次刺激での抗体産生応答が高いものと低いものに分けられることが判明した．マウスの交配実験から，少数の遺伝子が応答性を制御しており，その遺伝子は MHC 領域でコードされることが明らかとなった．最初，それらは**免疫応答遺伝子**（immune response gene, IR gene）とよばれ，それゆえその産物が **IR 関連抗原**（IR-associated antigen, Ia antigen）として知られるようになった．それらが現在の古典的 MHC クラスⅡ抗原である．合成ポリペプチドが特定の MHC クラスⅡ分子に結合できるかどうかを指標に，MHC クラスⅡ分子の役割を抗原提示細胞のレベルで説明できるかもしれない．しかし，T 細胞のレベルからも説明できるはずである．胸腺の MHC クラスⅡ分子は異なる系統のマウスで分化してくる T 細胞のレパートリー形成を制御しているので（§5·5·2），MHC クラスⅡ分子が分化してきた T 細胞のこれらのペプチド-MHC 分子複合体の認識を決定している可能性もある．

5·2·5·1 外因性抗原のエンドソームにおける消化分解

MHC クラスⅠ分子に結合するペプチドが細胞質内に由来するのに対して，MHC クラスⅡ分子に結合するペプチドはエンドソーム経路で生成される．ほとんどの細胞は細胞外のタンパク質をエンドソーム経路で取込み，消化分解する機構をもっている．獲得免疫系は MHC クラスⅡ分子に結合するペプチドの生成のために，これらのメカニズムを利用している．タンパク質は液相エンドサイトーシスによって，あるいは受容体を介するエンドサイトーシスや食作用により取込まれ，エンドソーム経路でしだいに酸性化される小胞内においてリソソームのプロテアーゼによって消化分解される．リソソームのプロテアーゼの重要性は，抗原提示細胞をタンパク質とともに培養している中にプロテアーゼ阻害剤を添加すると MHC クラスⅡ分子による抗原の提示が低下することによって明らかにされた．リソソームのプロテアーゼは低 pH で作用するため，クロロキンなどの弱塩基を添加することによってエンドソーム内の pH が上昇したときにも抗原提示が阻害される．樹状細胞やおそらく B 細胞でも，使用されるプロテアーゼやそれらの制御に関してある種の特殊化がなされていることが示されている．しかし，その仕組みは関与する細胞のタイプによらずほぼ同じである．一般に，エンドソーム経路からのペプチドは，自己のタンパク質であれ，食作用により取込まれた細菌などの感染源由来であっても，外因性抗原として知られる．そして外因性抗原は MHC クラスⅡ分子に結合して，$CD4^+$ T 細胞に対して提示される．

問 題5·8 抗原提示細胞とタンパク質の培養に添加されたクロロキンは，抗原提示を大きく低下させる．タンパク質分解の阻害以外に，これを説明できるか．他の可能性を除外するための対照実験はどのように組立てればよいか．

5·2·5·2 MHC クラスⅡ経路でのペプチド負荷

外因性抗原はエンドサイトーシス経路で分解される．それらはどのようにして MHC クラスⅡ分子に結合されるのか．MHC クラスⅡ分子は粗面小胞体内で合成されるが，他の多くのタンパク質とは異なり，直接細胞膜へと輸送されるのではない．MHC クラスⅡ分子はペプチドとの相互作用が必要であり，それらはエンドソーム経路に存在している．したがって，MHC クラスⅡ分子はこの食作用を担うエンドソーム経路へと輸送される．その輸送を担うのが MHC クラスⅡ分子に最初から結合しているインバリアント鎖（invariant chain, Ii）である．インバリアント鎖は粗面小胞体で合成されて，新規に合成された MHC クラスⅡ分子と複合体を形成する（図 5・10）．インバリアント鎖の細胞質末端にある標的配列が，この複合体をゴルジ装置を通ってエンドソーム経路へと移動させるので，経路内の他の場所からのペプチドが結合可能かどうか試すことができる．

インバリアント鎖のもう一つの重要な機能は，MHC クラスⅡ分子のペプチド結合溝をふさいでおくことである．MHC クラスⅠ分子に結合するために粗面小胞体内に運ばれてきたペプチド（§5·2·4）が新規合成された MHC クラスⅡ分子に結合しないようにしておくことが必要なためである．したがって，MHC クラスⅠとクラスⅡ分子へのペプチド負荷の経路は異なることになる．しかし，MHC クラスⅡ分子が成熟しつつあるエンドソームへ運ばれると，ここでプロテアソームがインバリアント鎖の種々の場所で一本鎖の **CLIP**（class Ⅱ-associated invariant chain-derived peptide, クラスⅡ結合インバリアントペプチド）とよばれる部分が残るまで分解する．残った CLIP はペプチド結合溝をふさいだままである．したがって，外因性抗原に由来するペプチドは CLIP が離れるまで，MHC クラスⅡ分子に結合することはできない．CLIP の離脱は時には自然に起こる．しかし，エ

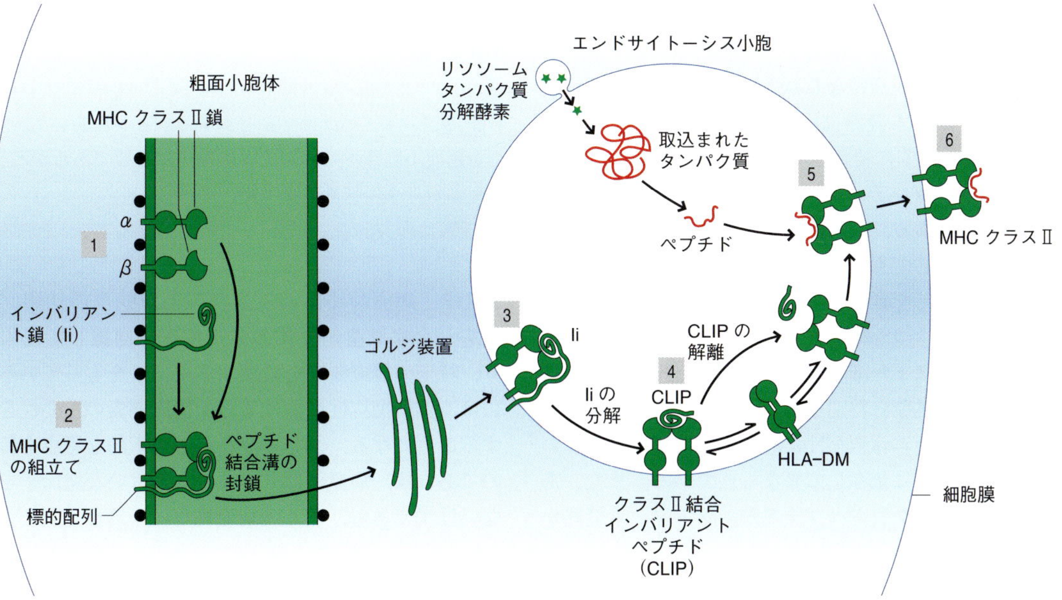

図5・10 ペプチド-MHC クラスⅡ分子複合体形成の経路 エンドサイトーシス経路のタンパク質はリソソームの消化分解酵素によってペプチドにまで分解される．その間，(1) MHC クラスⅡの α 鎖と β 鎖ならびにインバリアント鎖が合成され，(2) 粗面小胞体内で結合する．(3) インバリアント鎖は MHC 分子のペプチド結合溝を閉鎖し，この複合体をゴルジ装置を通ってエンドソーム経路へと移動させる．(4) ここで，インバリアント鎖は段階的に分解され，結合溝をふさいでいた CLIP（クラスⅡ結合インバリアントペプチド）が外れるようになる．(5) CLIP は自然に外れたり，MHC クラスⅡ関連分子（ヒトでは HLA-DM，マウスでは H-2M）によって MHC クラスⅡ分子から外される．HLA-DM 分子は，高親和性ペプチドが結合溝に結合することを促進もする．(6) その結果，ペプチド-MHC 分子複合体は細胞表面へと輸送可能になる．

ンドソーム経路に限定的に存在する MHC クラスⅡ関連分子（ヒトでは HLA-DM，マウスでは H-2M）の助けを必要とする場合もある．実際，この分子はペプチド結合溝へのペプチドの選別においても，より開かれたペプチド結合溝をもっているので，高親和性ペプチドが溝に結合するまで一般的な触媒として作用している．これで，ペプチドを結合した MHC クラスⅡ分子は，$CD4^+$ T 細胞によって認識されるように細胞表面へと輸送されるようになる．ある種の B 細胞や樹状細胞では，HLA-DM や H-2M の機能がもう一つのクラスⅡ関連分子（ヒトでは HLA-DO，マウスでは H-2O）によって制御されている*（ボックス 5・4, p. 184）．

問 題5・9 エンドソーム経路においてペプチドが酸性条件下で MHC クラスⅡ分子に高い親和性で結合しやすくなるメカニズムをもつことの重要性とは何か．

問 題5・10 インバリアント鎖の細胞質末端が MHC クラスⅡ分子のエンドソーム経路への輸送を担っていることを示すには，どのように調べればよいか．

5・2・6 クロスプレゼンテーション

ほとんどのウイルスは，感染可能な細胞に関して選択性をもつ（親和性，§2・2・2・1, p. 53）．除去あるいは養子移入実験により，$CD8^+$ T 細胞が多くのウイルス感染からの回復においてきわめて重要な役割を担っていることや細胞質内タンパク質に由来するペプチドと MHC クラスⅠ分子複合体を認識していることが知られている．また，一般的に生体内においてナイーブ $CD8^+$ T 細胞を活性化するためには，樹状細胞が唯一ではなくても最も重要な抗原提示細胞であることも明らかである（§5・4・1）．細胞傷害性 T 細胞の誘導に樹状細胞が抗原提示細胞として必要であるということと，ウイルスが感染する際に示す細胞に対する選択性を関連させて考えるのは一見難しいことと思われる．つまり，特定の細胞にしか感染しないウイルス由来の抗原を，樹状細胞がどのように提示するのかということが問題となる．樹状細胞はすべてのウイルスに感染することができるのかもしれない．しかし，ウイルスが感染するには結合できる受容体が発現されていることが必要である．そうなると，樹状細胞はウイルス感染の受容体となるすべての種類の分子を発

* 訳者注：これら HLA-DM, HLA-DO と H-2M, H-2O は非古典的 MHC クラスⅡ分子である．ただし，これらはあくまでもシャペロンとして働き，非古典的 MHC クラスⅠ分子のように抗原提示を行うことはない．

現していなければならず，この可能性は低い．少なくともあるサブセットの樹状細胞が，この問題解決を進展させた．この細胞は，通常ならばMHCクラスII分子に結合するエンドソーム経路に由来する外因性ペプチドを，MHCクラスI分子に結合させることができる．この過程が**クロスプレゼンテーション**（cross-presentation）とよばれるものである．これは樹状細胞は自らに感染しないウイルスに対しても特異的CD8$^+$ T細胞を活性化することができることを意味する．クロスプレゼンテーションを説明するいくつかのメカニズムが提唱されてはいるが，この領域にはまだ議論も多い．たとえば，食作用により取込まれた抗原は特別なエンドソームへ輸送されなければならず，受容体依存性に取込まれた可溶性抗原の輸送経路が受容体に依存して異なる点である．また，ある場合にはタンパク質やペプチドがエンドソーム経路から細胞質へと輸送されているようにみえることもある（図5・11）．

問 題5·11 クロスプレゼンテーションにおいて，TAPが粗面小胞体へのペプチドの輸送に必要であるかどうかをどのように検証できるか．

5·2·7 病原菌による抗原プロセシングの妨害

もし，病原菌が生体の免疫機構を回避して侵入したり，特定の構成要素を破壊する遺伝子をもっている場合には，感染抵抗性におけるその構成要素の重要性を示唆することになる．もし，それらが選択的な恩恵を得ないのであれば，病原菌はそのようなよけいな遺伝子をもたないはずである．多くの病原性ウイルスはMHCクラス

ボックス5·4 MHCクラスII合成の特徴

MHCクラスII分子は粗面小胞体で合成され，エンドソーム系で消化分解されたタンパク質に由来するペプチドを結合して細胞表面に表出される．いかにしてこれらが明らかにされたのか．この過程を理解するためには細胞内での分子の動態，すなわち，どの場所にあって，そこへどのように到達し，どれくらいの間そこにいるのかなどを知る必要がある．いくつかの相補的な研究方法が用いられてきた．短時間標識した後に標識を追跡する**パルス追跡法**が，細胞内でのタンパク質群の追跡を可能にした．たとえば^{35}S–メチオニンのような放射性アミノ酸を含む培養液中で成育すると，細胞はそのときに合成しているタンパク質の中に^{35}S–メチオニンを取込む．放射性物質がごくわずかの間だけ存在する（細胞が放射性物質でパルスされる）と，その時点で合成されたタンパク質群が標識されることになる．その後，標識がない状態で培養する〔標識が追跡（チェイス）できる〕と，標識されたタンパク質群は細胞の中を通って最終目的地へと移動する．標識されたタンパク質群の分布を決定するために，細胞分画法が用いられる．細胞分画法では，細胞を破壊し，細胞小器官を密度，大きさ，電荷などの物理化学的な性質を利用して細胞質から分離する．分画された細胞から注目する標識タンパク質を分離するためには，免疫沈降法（図4・8，p. 139）を用いる．すべてのタンパク質を可溶化したところへ，タンパク質に特異的な抗体で被覆した粒子を加える．特定のタンパク質は粒子に結合する〔免疫沈降や引き落とし（プルダウン）ともよばれる〕ので，後で遠心分離により分別することができる．イオン条件を変えることにより，タンパク質は抗体から外され，ゲル上で電気泳動を行い，その性質を調べることができる．分子の細胞内での分布を調べるために，顕微鏡を用いる方法もある．蛍光染料や金粒子で標識した抗体の結合を検出することで，それぞれ蛍光顕微鏡や電子顕微鏡を用いて細胞内における分子の分布（細胞小器官や画分の相違など）を調べることもできる．

このような研究手法を用いた例がインバリアント鎖の発見につながった．新規に合成されたMHCクラスII分子を免疫沈降すると，MHC分子を構成する既知のα鎖とβ鎖に加えて，もう1種の異なる電気泳動度をもつタンパク質が免疫沈降された．α鎖とβ鎖の電気泳動度はマウスの系統によって異なり，これは異なる対立遺伝子によることを反映している．しかし，第三の鎖はいつも同じ電気泳動度をもつことからインバリアント鎖（不変鎖）とよばれるようになった．さまざまな時間経過で追跡後にMHCクラスII分子を免疫沈降すると，細胞内合成経路を追跡することが可能である．その結果明らかになったのは，MHCクラスII分子–インバリアント鎖複合体は細胞内を移動し，インバリアント鎖が段階的に分解されるということである．X線結晶解析の結果，新規合成されたインバリアント鎖はMHCクラスII分子に結合しているが，この結合はインバリアント鎖の一部であるCLIPを介しており，さらにこのCLIPがMHCクラスII分子のペプチド結合溝をふさいでいることが明らかになった．

問 題5·12 粗面小胞体のような細胞内において，MHCクラスI分子の形成の過程で結合している可能性がある他の分子については，どのよう解析すればよいか．

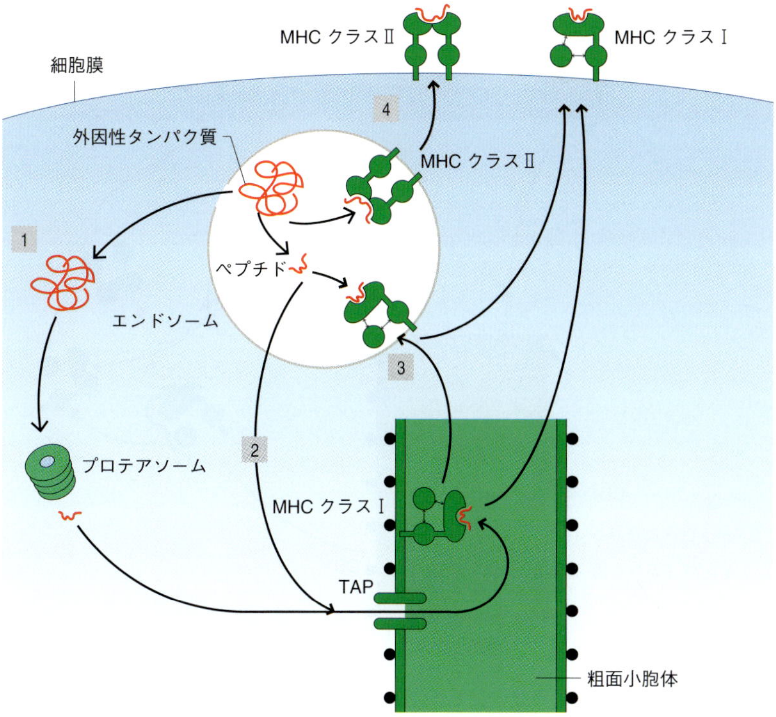

図5・11　クロスプレゼンテーション　ある種の樹状細胞では，細胞内に取込まれたタンパク質に由来するペプチドを **MHC** クラスⅠ分子を介して提示することができる．この機序は，クロスプレゼンテーションとして知られるが，その機構はよくはわかっていない．**(1)** タンパク質や **(2)** ペプチドはエンドサイトーシス経路から細胞内へともれ出るのかもしれない．また，**(3)** エンドソームが粗面小胞体から **MHC** クラスⅠを獲得することによって，ペプチドを直接結合することが可能になるのかもしれない．**(4)** クロスプレゼンテーションは，樹状細胞が感染しなくても，末梢組織の微生物に由来するペプチドを **MHC** クラスⅠ分子上に結合して，**CD8**$^+$ **T** 細胞への提示を可能にする．そのような樹状細胞は，外因性ペプチドを **MHC** クラスⅡ分子に乗せて提示できるので，通常の経路での **CD4**$^+$ **T** 細胞の活性化を誘導することもできる．

ⅠとⅡの抗原プロセシング経路を妨害することができる．一つの例として，ヒトサイトメガロウイルス（*Human cytomegalovirus*, ヒト CMV）は試験管内での成育において必要とされない百以上の遺伝子をもっており，これらが免疫破壊の種々のメカニズムに関与している可能性がある．MHC クラスⅠ経路でのプロセシングに関連して，ヒト CMV は TAP によるペプチドの輸送を阻害したり（US6），MHC クラスⅠ分子を粗面小胞体内にとどめたり（US3），さらに新規合成された MHC クラスⅠ分子を細胞質内へと引き出してプロテアソームによって分解させる（US2, US11）種々のタンパク質をコードしている*．もし，感染細胞が MHC クラスⅠ分子の発現を低下させれば，NK 細胞の潜在的な標的となる（§1・4・4, p. 18）．ヒト CMV はこのような状況になることを避けるため，感染細胞表面に発現され NK 細胞の活性化を阻害する MHC クラスⅠ様のデコイタンパク質をコードしている．またヒト CMV は MHC クラスⅠ経路の妨害だけを行っているのではない．なぜならば，MHC クラスⅡプロセシング経路や提示，サイトカインやケモカイン活性，補体や抗体に関しても阻害しているからである．多くの他のウイルスもまた，同じような種類の免疫破壊遺伝子をもっている．

5・2・8　CD1 分子による脂質抗原の提示

微生物抗原はタンパク質に限ったものではない．糖タンパク質などの炭水化物や糖脂質などの脂質も含まれる．抗原ペプチドとある種の糖タンパク質は古典的 MHC 分子によって通常の T 細胞に提示されるのに対して，脂質含有抗原は別のセットである CD1 分子によってある種の非古典的 T 細胞に提示される．

5・2・8・1　CD1 分子

CD1 分子は MHC 分子様の構造と機能をもっている．しかし，それらは MHC 領域外の遺伝子によってコードされている．それらのドメインや β_2-ミクログロブリンとの会合といった構造においては，古典的 MHC クラスⅠ分子に酷似している．しかし重要な違いは，CD1 分子は糖脂質のような脂質含有分子が結合できるように疎水性の抗原結合溝をもつことである．ところが，機能的には CD1 分子は脂質含有抗原をエンドソーム領域で捕獲するという点において MHC クラスⅡ分子によく似ている．これらの領域には，プロテアーゼだけでなく脂質も存在している．つまり，取込まれた微生物に由来するタンパク質と脂質を含有した分子がともに消化分解されていることを意味する．しかし，CD1 分子の機能と免

*　訳者注：US とはウイルスゲノムの unique long（UL）region と unique short（US）region のうち，後者にコードされるタンパク質．

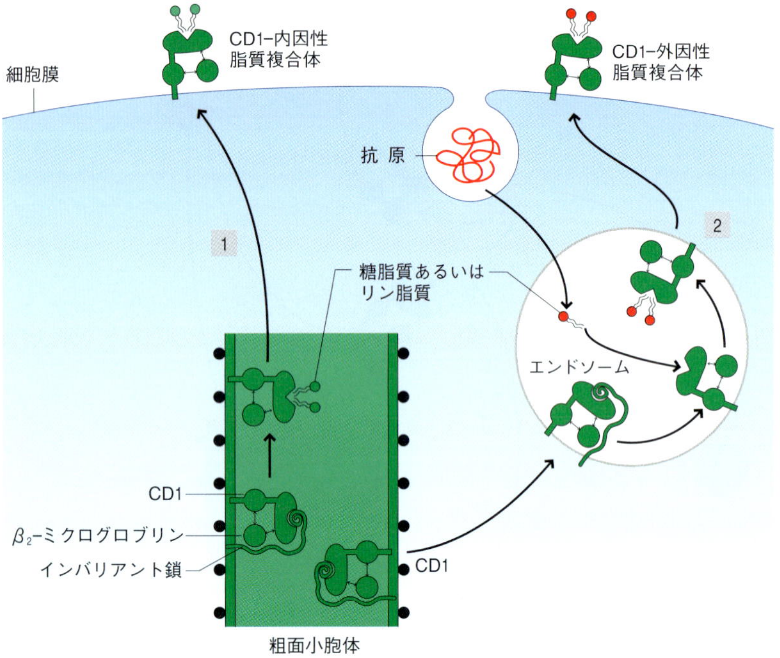

図5・12　脂質–CD1 経路　**CD1** 分子は構造的には古典的 **MHC** クラスⅠ分子によく似ている．しかし，疎水性の溝をもつため，脂質含有分子を結合することができる．**MHC** クラスⅠ分子とは異なり，**CD1** 分子はインバリアント鎖と結合して，エンドソーム経路へと移送されるのかもしれない．この分子はその動態の中で，(1) 粗面小胞体内，(2) エンドソーム内などの種々の段階で脂質含有分子を結合することができる．異なる **CD1** 分子は異なるエンドソームを通って移動する．**CD1** の天然リガンドは結核菌細胞壁に由来する糖脂質やリン脂質を含んでいる．ヒト **CD1d** の場合には，**CD1** 分子に結合した糖脂質はインバリアントナチュラルキラー**T** 細胞のような通常の **T** 細胞とは異なるリンパ球に提示される．

疫における役割については，まだ学ぶべき点が多く残されていることも事実である．

ヒトでは，五つの遺伝子が2群に分けられる5種のCD1分子（CD1a～e）をコードしている．CD1eは脂質の負荷において制御的に作用していると考えられている．これらのいくつかは，細胞膜と初期あるいは後期エンドソームの間，または異なるエンドソーム間を再循環している．これはグループ1（CD1a～c）に当てはまる．これらの分子は結核菌のような抗酸菌の脂質を，ある種の$\gamma\delta$T細胞やあまり解明されていないある種の$\alpha\beta$T細胞に提示している．グループ2に属するCD1dの天然リガンドも明らかではない*．しかし，CD1d分子は樹状細胞やマクロファージに発現されており，脂質抗原を通常のインバリアントNKT（iNKT）細胞とは異なるサブセットを構成するNKT細胞（後述）にも提示している．同じことがマウス当てはまるが，マウスではCD1に対して二つの遺伝子があるのみで，両者ともヒトCD1dに関連するものである（図5・12）．

5・2・8・2　インバリアント NKT 細胞

NKT細胞とよばれるある種のリンパ球は，$\alpha\beta$T細胞受容体とCD4，さらに最初にNK細胞の同定に使用されたNK1.1とよばれる分子を発現している（§4・4・5, p. 159）．これらのうち一つのサブセットは比較的不変のT細胞受容体を発現している点で他とは異なっている．つまり，ヒトでは$V_\alpha24$～$J_\alpha18$と$V_\beta11$，マウスでは$V_\alpha14$～$J_\alpha8$と$V_\beta8$といった標準的な遺伝子再編成産物から成るT細胞受容体を発現している．そのために，このサブセットはインバリアント（不変的）NKT（iNKT）細胞と命名された．この細胞に関する理解はまだ十分とはいえないが，海産のカイメン由来の脂質（α–ガラクトシルセラミド）がiNKT細胞を刺激してIFN–γ産生を誘導するという幸運な発見によって助けられてきた．

マウスでは多くのiNKT細胞が肝臓に存在しているが，他のタイプのNKT細胞は骨髄，脾臓，リンパ節，腸管上皮に分布している．iNKT細胞は活性化された細胞やエフェクター細胞に似ており，試験管内でα–ガラクトシルセラミドによって刺激されると，速やかにIFN–γやIL–4を産生・放出する．しかし，生体防御におけるiNKT細胞の本当の機能は明らかではない．最も直接的な証拠は，iNKT細胞が分化してこない$J_\alpha18$遺伝子欠損マウスを用いた研究によるものである．このマウスでは，ある特定の微生物感染に対して，それを除去できない．この特定の細菌はα–プロテオバクテリアであり，リポ多糖を発現しないグラム陰性菌である．CD1dによって提示されるこれらの細菌に由来するグリコシルセラミドは，iNKTを試験管内で活性化することが可能である．iNKT細胞が，Toll様受容体（TLR）のアゴニストをもたない，あるいはTLRによる認識を打ち破る微生物に対応するために生まれてきたとする仮説は，非

＊　訳者注：マウスでは，CD1dに結合するいくつかの天然リガンドが判明している．iNKT細胞も胸腺での分化の過程で選択が行われることが知られているが，これらの天然リガンドの役割については確定はしていない．

常に興味深い．しかし，NKT あるいは CD1d 欠損マウスを用いた他の研究では，iNKT 細胞は抗酸菌や肝臓でのマラリアに対する防御に関与していることも示唆されている．

問 題5・13 CD1 分子に対する天然リガンドを同定するにはどのような試みをしたらよいか．

5・3 T 細胞活性化

5・3・1 T 細胞応答の解剖学的基盤

すでに T 細胞，MHC，抗原提示細胞の紹介をした．詳細については §3・4・2・3 に記載してあるが，生体内での T 細胞活性化について，再度手短かにまとめておく．自然免疫応答とは異なり，T 細胞の一次応答はすべて二次リンパ器官で開始される．胸腺を離れた後，ナイーブ $\alpha\beta$ T 細胞は，おそらく無作為に二次リンパ器官を巡回する．それらはリンパ節やパイエル板などの高内皮小静脈（high endothelial venule, HEV）上や脾臓の類洞に発現される適切な分子に出会うと接着し器官の中へと入る．この移動は，たとえばリンパ球上の L−セレクチンと内皮細胞の末梢リンパ節アドレシンのようにそれぞれの細胞上に発現される接着分子に指示されるものである．ナイーブ $\alpha\beta$ T 細胞は，器官内 T 領域において 2〜3 時間過ごした後，器官を離れて移動し，脾臓からは直接，リンパ節からはリンパ管を経て血流に入る．同じ時期に，樹状細胞は末梢の感染部位から二次リンパ器官の T 領域へと移動する．

T 細胞が T 領域に到達したとき，それらは樹状細胞と短時間の接着を行う．もし，それらの抗原受容体が樹状細胞上の MHC 分子とペプチドのどのような組合わせに対しても十分な親和性をもって結合しないと，樹状細胞から離れ，移動を継続する．リンパ器官を離れた T 細胞は，血液に入ってさらに他の二次リンパ器官へと移動する前にいくつかの樹状細胞をチェックしている．リンパ球のこのような再循環は，非常に長い間続く可能性がある．しかし，ペプチド−MHC 分子複合体を十分な親和性をもって認識すると，T 細胞は樹状細胞と長く持続する相互作用を行う．この相互作用は生体内顕微鏡を用いて観察できる（ボックス 3・3，p. 117）．生体内顕微技術では，生きたままで器官や組織の中で行われている細胞の数時間に及ぶ挙動を観察することができる．これらの過程がまさに T 細胞活性化をひき起こしていることになる．

活性化された T 細胞は，B 細胞沪胞へと移動する沪胞ヘルパーT 細胞を除き，二次リンパ組織を離れ末梢組織へと移動する．通常は，活性化された T 細胞は抗原特異性とは無関係に炎症部位へと移動する．しかしそれらの移動は組織の特定のタイプに依存している．したがって，$CD4^+$ T 細胞は粘膜組織で活性化されると，粘膜内皮細胞に発現される**粘膜アドレシン細胞接着分子**（<u>m</u>ucosal <u>ad</u>dressin <u>c</u>ell <u>a</u>dhesion <u>m</u>olecule, MadCAM）

ボックス 5・5 裸リンパ球症候群（MHC 分子欠損による重症複合免疫不全症）

感染率の高いごく一部の患者では，MHC 分子の発現がないか極度に低下していることが観察される場合がある．MHC クラス I 分子の発現に欠陥がある場合（I 型症候群）は TAP 分子の突然変異である可能性がある．これらの患者は $CD8^+$ T 細胞がウイルス感染細胞を認識できないために感染率の上昇に苦しむことを予測できる．実際，これらの患者は若年では無症候性であるが，経年により上気道における慢性の細菌感染に悩まされている．ウイルス感染における $CD8^+$ T 細胞と MHC クラス I 分子の役割については多くの知見が支持していることであり，多くのさまざまな経路においてウイルスは MHC クラス I 分子の発現を阻害しているということを考えると，このような状況はまさにパズルである．なぜならば，もし選択的な利益が得られなくても，ウイルスはこのようなよぶんの遺伝的負担を抱えていることになるのだから．このような臨床的知見は説明しがたいものがある．しかし，免疫には理解されていないことがいかに多いのかを示している．

MHC クラス II 分子の発現を欠く（II 型），あるいは MHC クラス I 分子と II 分子の両方を欠く（III 型）の患者は非常にまれである．MHC クラス II 欠損は通常，MHC クラス II 分子の発現を制御する遺伝子，とりわけクラス II トランス活性化因子（C II TA, NOD 様受容体ファミリーの分子：4 章，p. 134）の異常である．これらの患者は，重症複合免疫不全症（SCID）を示すことが多く，骨髄移植がなされなければ幼児期に死亡する．MHC クラス II 欠損が MHC クラス I 欠損に比べてより重篤な臨床知見につながるのは，感染に対する獲得免疫において $CD4^+$ T 細胞が中枢的重要性をもっているということを考えると，予期されないことではない．

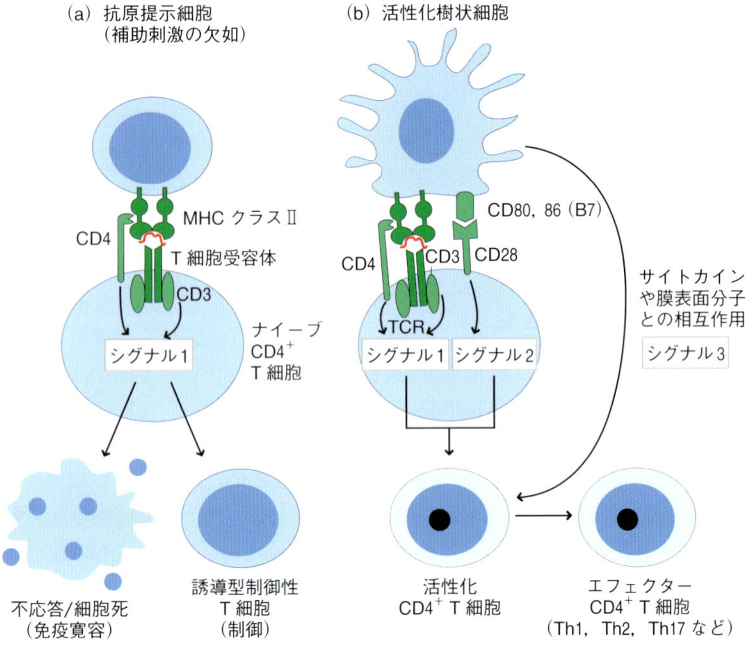

図 5・13　CD4$^+$ T 細胞への補助刺激　ナイーブ **CD4$^+$ T** 細胞はペプチド–**MHC** 分子複合体を認識するときに補助刺激がないと（シグナル **1** のみ），不応答（アネルギー）になったり，アポトーシスによる細胞死で除かれたり，制御性 **T** 細胞へと分化する．これらが抗原特異的免疫寛容へとつながる．しかし，**T** 細胞が **CD28** を介して **B7** ファミリー分子（**CD80** や **CD86**）からのシグナルを受けると（シグナル **1** とシグナル **2**）活性化される．反対に **CTLA-4** や **PD-1** などからの負のシグナルを受取ると **T** 細胞活性化は阻害される（図には示していない）．活性化された（成熟した）樹状細胞は，最初のナイーブ **T** 細胞の活性化においてそのような補助刺激を与えうる．他の刺激もエフェクター応答としての **Th1** や **Th2** への分化を制御している（シグナル **3**）．**T** 細胞はまた，移動すべき場所に関する指示を受けているのかもしれない（シグナル **4**：図には示していない）．

を認識する $\alpha_4\beta_7$ インテグリンを発現するために再び粘膜へと戻る．同様に，皮膚の所属リンパ節で活性化された T 細胞は，この場所にある血管のアドレシン（§3·3·3·2, p. 106）に対する別の受容体を発現しているために皮膚へと戻ることになる．いったん活性化されてしまうと，T 細胞は樹状細胞だけでなく，同じ組合わせのペプチド–MHC 分子複合体を発現しているどのような細胞をも認識でき，その細胞機能を果たす．

問 題 5·14　内皮細胞は MHC クラス I 分子を発現している．このことは，MHC クラス I 分子が通常の郵便番号コードシグナルに加えて，抗原特異的 CD8$^+$ T 細胞の移動を指示する役割をも担っていることを示唆しているのか（§3·3·3·2, p. 106）．

免疫応答において機能する前に，T 細胞はまず活性化され，すでに開始されてしまっている感染のタイプに応じて，エフェクターとして獲得すべき機能に関して指示を受けなければならない．これが T 細胞上の抗原受容体と T 細胞に補助的な活性化シグナルを与える他の分子および T 細胞分化の制御に関与するサイトカインの機能である．ただし，炎症や他の危険因子がない定常状態においては，T 細胞は抗原を認識して通常は死んでしまう（免疫寛容を導く）か，ある種の CD4$^+$ T 細胞の場合には制御性 T 細胞へと分化する．十分な補助刺激がある場合にのみ，T 細胞は活性化されたエフェクター細胞になる．

5·3·2　T 細胞活性化に必要な分子

T 細胞活性化の抗原特異性は T 細胞受容体とペプチド–MHC 分子複合体の相互作用によって決定される．これが T 細胞活性化に唯一必要なものだとすると，その結果何が起こるか．ほとんどの MHC 分子は自己のペプチドを結合しており，すべての樹状細胞が正常細胞の構成要素であるタンパク質を発現していることを忘れてはならない．腸管から移動してきた樹状細胞は食物タンパク質や腸内細菌に由来するペプチドを発現していることになる．もし T 細胞の活性化にペプチド–MHC 分子の認識だけが必要であるとすると，自己免疫疾患や食物アレルギーが誘導されることになってしまうことになる．そのため，T 細胞活性化はもっと複雑であることは理にかなっている．ナイーブ（静止期）な T 細胞は，その活性化のために少なくとも二つのセットのシグナルを必要としていることが明らかである．最初のシグナルはペプチド–MHC 分子による T 細胞受容体とそれに結合した CD3 複合体を介して伝達される（図 5・13）．これは**シグナル 1** とよばれる．第二のシグナルは補助刺激として知られ，抗原提示細胞上の異なる数個の分子とそれに相補的な T 細胞上の分子が関与している．これは一般的に**シグナル 2** とよばれる．細胞上の他の分子や分泌されるサイトカインなどの因子は，Th1，Th2 あるいは Th17 というように活性化された T 細胞がどのように分化するのか（**シグナル 3**）やどこへ移動するのか（**シグナル 4**）を決定する（ボックス 5・6, p. 190）．

5·3·3 T 細胞活性化の分子解剖

T 細胞活性化の過程を蛍光顕微鏡を用いて観察すると，T 細胞は抗原提示細胞と互いに密着して接合している様子がみられる．これがいわゆる免疫シナプスである（図 5・14）．このシナプスは同心円状のリングから成る特徴的な構造をしており，リングには異なる分子が配列されている．中央部には，CD4 や CD8 と会合している T 細胞受容体が MHC 分子と相互作用し，また補助刺激分子である CD28 が CD80 や CD86 と相互作用している．中央部の外側には接着分子が分布し，たとえば T 細胞上の LFA-1 が抗原提示細胞上の細胞間接着分子（ICAM-1）と相互作用を行っている．重要なことは，活性化の抑制に作用する CD45 は非常に大きな分子であり，同様に大きな CD43 などの分子とともにシナプスの中心部からは排除されている．シナプスを形成するために融合している局所分子集合体を含む脂質ラフトとの一体性のため，免疫シナプス構成図は複雑となっている．シナプスは固定された分子の集合ではない．T 細胞受容体や MHC などの分子は，絶えずリング内に入ったり，出たりして移動している．これによって T 細胞受容体が認識できるペプチド-MHC 分子複合体の探索を促進している．

問 題 5·15 免疫シナプス内で分泌される特定の分子の濃度をどのように算定することができるか．

問 題 5·16 免疫シナプスは T 細胞活性化や機能に関与する以外に感染において何らかの役割を担うことがあると考えられるか．

5·3·3·1 T 細胞活性化における T 細胞受容体と他の分子の役割

通常の T 細胞に発現される T 細胞受容体 $\alpha\beta$ 鎖は，総称して CD3 とよばれる複数の他の分子と細胞上で会合しており，この CD3 が T 細胞受容体からのシグナルを伝達している．CD3 は六つの分子（一つの γ，一つの δ とそれぞれ二つの ε と ζ）によって構成されている．ペプチド-MHC 分子に結合した T 細胞受容体が最終的に CD3 の細胞質側末端の **ITAM**（免疫受容体活性化チロシンモチーフ，immunoreceptor tyrosine-based activation motif）のリン酸化をひき起こす．これら ITAM に対して細胞内のシグナル伝達因子が結合すると，T 細胞活性化が開始され，細胞機能の変化へとつながる種々の生化学的情報伝達経路が進行する．

多くのシグナル伝達受容体において，その二量体化はシグナル伝達の必須の要素である．特異的な T 細胞受容体と結合するペプチド-MHC 分子複合体の頻度があまりに低いため，これだけでは T 細胞の活性化が誘導されることはない．しかし，免疫シナプスでの T 細胞受容体と MHC 分子の密度が高まると強固な相互作用が可能となり，その結果全体として必要とされる十分なシグナル強度が生み出されると考えられる．ナイーブ T 細胞に対しては，このような相互作用に必要な分子数は

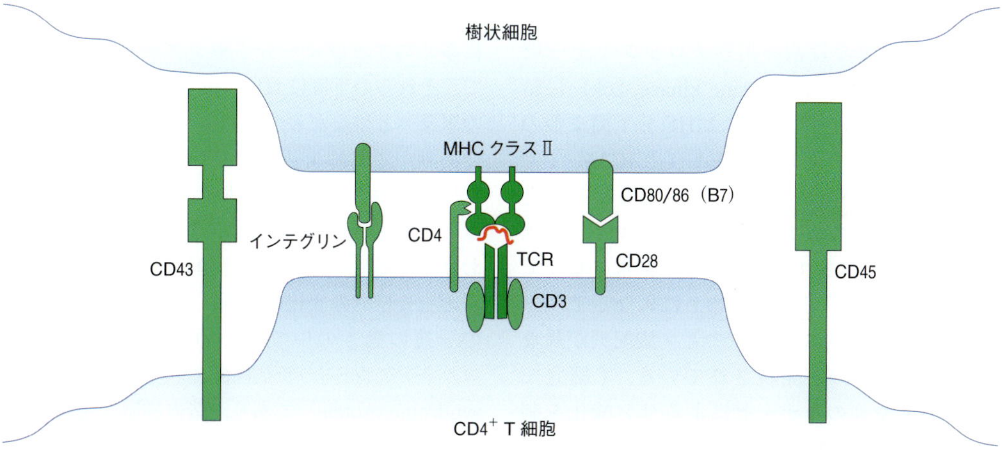

図 5・14 免疫シナプス **CD4⁺ T** 細胞が樹状細胞と細胞間相互作用を行うと，両方の細胞の細胞骨格は細胞同士が作用し合う場所を形成するために再構成される．この接着部位を免疫シナプスといい，ここには種々の分子群が同心円状に並んでいる．T 細胞活性化に関与する分子として **T 細胞受容体（TCR）**と **MHC**，さらに補助刺激分子が中心に集まり，その周囲を接着分子が取囲む．抑制作用をもつ **CD45** や両細胞間が近接することを防ぐ **CD43** などの大きな分子はシナプス領域からは除外されている（このようなシナプスは獲得免疫系での他の細胞との細胞間相互作用のときにも形成される．**CD4⁺ T** 細胞と **B** 細胞，細胞傷害性 **CD8⁺ T** 細胞と標的細胞などがその例である（図中には示していない）．

ボックス5・6 T細胞受容体の性質

T細胞受容体の分子的な性状は，免疫グロブリンの一種なのか，免疫グロブリン様の分子なのか，それとも完全に新しいものなのかというように，長年にわたって議論されてきた．答えは別々の異なった実験手法によって導かれた．

一つの手法では，研究者達は，T細胞受容体は単一のT細胞クローンに独特のものであり，独自の抗原結合部位に対して特異的なモノクローナル抗体が樹立できるかもしれないと仮定した．これを試すには多くのT細胞がすべて同じT細胞抗原受容体を発現していなくてはならない．これはB細胞でモノクローナル抗体を作製する場合と同じように，特異性のわかっている一つのT細胞をT細胞リンホーマと融合させるという，T細胞ハイブリドーマ作製の手法を用いて達成された．このようなT細胞ハイブリドーマはクローンとして増殖するので，多数の細胞を調製することができる．一連のモノクローナル抗体をこの単一のハイブリドーマに対して作製し，免疫に用いたハイブリドーマにだけ結合する抗体の選別を行った．そして，そのようなクローン形質特異的な抗体を得ることができ，これを用いて結合する分子を単離して，構造的な情報を得ることができた．その結果，免疫グロブリン様ではあるが，抗体とは異なることが示された．

もう一つの手法では，B細胞で実証されていたと同じように遺伝子再編成によってT細胞受容体がつくられるが，B細胞には発現しておらず，しかし大多数のタンパク質はB細胞とT細胞で同じであると仮定された．そのため，そのような遺伝子を同定するための戦略が考案された．一つの例が，ハイブリダイゼーションの引き算をするという方法である．この方法は，T細胞のmRNAに由来するcDNAをB細胞のmRNAやcDNAに結合させて，その中でB細胞のmRNAには結合しないがT細胞のmRNAに結合するものを選ぶというものであり，遺伝子再編成が検討された．二つのグループがこの方法を用いて，ヒトとマウスでT細胞受容体遺伝子の同定に成功した．別のグループは，クローン形質特異的な抗体によって同定されたT細胞受容体の遺伝子配列を調べ，配列が遺伝的解析から予測されたものと同じ配列であることを示した．したがって，まったく異なる手法がT細胞受容体の発見に貢献したことになる．その後，しばらくして，T細胞受容体のX線結晶解析が行われ，ペプチド–MHC分子複合体とどのように結合するのかが解き明かされた．

数百と試算されているが，記憶T細胞や活性化T細胞では，わずか10個に満たなくても十分である．さらにT細胞受容体とCD3に加えて，CD4やCD8もまたT細胞活性化を補助している．それらの機能は，それぞれがMHCクラスII分子あるいはクラスI分子に結合することである．CD4とCD8は，細胞内シグナル伝達を開始させるために重要な役割を担うチロシンキナーゼ(lymphocyte-specific protein tyrosine kinase, Lck）に結合している．CD4あるいはCD8とMHC分子間や他の接着分子間の相互作用と同様に，LFA-1とICAM-1との相互作用は活性化が開始されるのに必要なT細胞受容体とMHC相互作用の強度に影響を与えている．T細胞活性化が厳密に制御されていることは非常に重要である．CD45分子はすべての白血球上に異なるアイソフォーム（機能が類似しているがアミノ酸配列が異なるタンパク質）のものが発現されている．T細胞では，CD45はLckや他のキナーゼによるリン酸化を制御することにより，T細胞活性化を抑える役割を担っている．

5・3・3・2 T細胞活性化における細胞内シグナル伝達

シグナル1：CD4$^+$ T細胞のペプチド–MHC分子複合体認識　T細胞受容体とCD3を介するシグナルは遺伝子発現の変化にどのような作用を及ぼすのか．基本としては，CD4やCD8に結合したLckによってITAMがリン酸化されることである．ZAP70がLAT（linker for activation of T cellの略）とよばれるラフトに結合した足場タンパク質をリン酸化することによって他の分子の結合とそれらの活性化が可能となる．このことが，さらに多くのアダプター分子やシグナル伝達分子を結合して，それらの下流における転写因子の活性化を含む多くの事象へとつながる．その主要な結果は細胞骨格の変化であり，これによってT細胞と抗原提示細胞間の相互作用を開始させてサイトカイン産生を誘導する．この過程で，産生されるIL-2は，T細胞活性化の初期段階におけるT細胞の中心的な増殖因子である（図5・15）．

細胞骨格での変化はおもにアクチンの重合である．この一連の動きの中で中心的な分子が**WASP**（ウィスコット・アルドリッチ症候群タンパク質，Wiskott-Aldrich syndrome protein）であり，造血細胞に発現されている．ウィスコット・アルドリッチ症候群ではWASPタンパク質に欠陥があり，患者は細菌やウイルス，真菌の感染に対して感受性である．何種類かの細胞での欠陥がこの病気に関与しているかもしれないが，明らかにT細胞活性化が大きな影響を受けている．T細胞と抗原提示細胞間の相互作用における結合力が，T細胞受容体からのシ

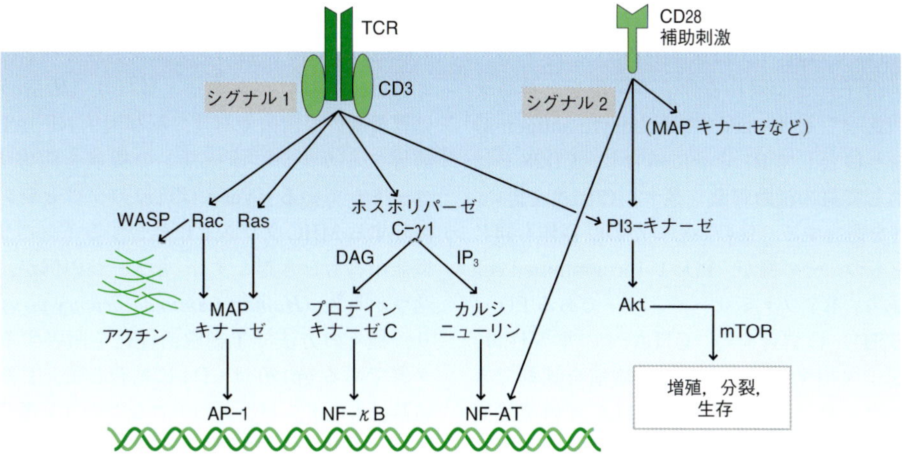

図 5・15 T 細胞活性化のための細胞内シグナル経路 T 細胞活性化に関与するおもな細胞内シグナル経路の簡略図．シグナル 1：ペプチド-MHC 分子複合体への T 細胞受容体（TCR）の結合（CD4 あるいは CD8 による補助認識については示していない）が，下流の複数の経路を活性化する CD3 複合体を介してシグナルを伝える．そのうちのいくつかは，転写因子である AP-1，NK-κB，NF-AT などの活性化と核内移行につながる．後者の 2 種は，それぞれジアシルグリセロール（DAG）とイノシトールトリスリン酸（IP_3）キナーゼが関与する経路を介している．Rac は WASP やアクチン細胞内骨格の活性化に関与する．シグナル 2：CD28 からの追加的補助刺激は，活性化の鍵を握る転写因子や T 細胞増殖と生存を制御する PI3-キナーゼ経路（mTOR を含む）の活性化を増強する．詳細については本文参照．mTOR：哺乳類ラパマイシン標的タンパク質．

グナルによっても上昇し，それが LFA-1 と ICAM-1 間の細胞接着における親和性の上昇につながっている．

IL-2 産生はいくつかの転写因子の活性によって制御されている．LAT の下流の異なる経路でこれらの因子がつくられる．ホスホリパーゼは膜のリン脂質を加水分解して 2 種の脂質メディエーター，**ジアシルグリセロール**（diacylglycerol, DAG）と**イノシトールトリスリン酸**（inositol trisphosphate, IP_3）をつくる．これらがそれぞれ別の経路を刺激する．DAG は，最終的に AP-1（activator protein-1, アクチベータータンパク質 1）と NF-AT（nuclear factor of activated T cell, 活性化 T 細胞核内因子）の二つの転写因子の活性化を誘導する．一方，IP_3 はカルシウム流入を刺激し，カルシウムがリン酸化酵素であるカルシニューリンを活性化し，それが転写因子 NF-AT の脱リン酸と活性化を誘導する．IL-2 遺伝子の転写の活性化には，そのプロモーター領域が同時に 2 種の転写因子で占められることが必要である．このことは，IL-2 は T 細胞受容体からの強いシグナルがあるときにのみ産生されることを意味している．しかし，これだけでは IL-2 の放出には不十分であり，補助刺激によって生み出されるさらなるシグナルが必要とされる．

問 題 5・17 なぜ活発な IL-2 合成の誘導には強力なシグナルが必要なのか．

シグナル 2：$CD4^+$ T 細胞の補助刺激 最も重要な補助刺激系は，抗原提示細胞上の発現される CD80 と CD86（B7-1 と B7-2 で，まとめて B7 と表記されることもある）とナイーブ T 細胞に恒常的に表出されている CD28 との結合である（図 5・13）．CD28 を介するシグナルは T 細胞受容体によって開始される既存の経路を増強するとともに，別の経路の活性化を通じても作用し，強い T 細胞活性化を誘導すると考えられている．たとえば，CD28 の細胞質側末端は T 細胞受容体によって活性化されたキナーゼによってリン酸化され，その後 PI3-キナーゼ（phosphatidylinositol 3-kinase, ホスファチジルイノシトール 3-キナーゼ）/Akt 経路を活性化する．この経路には，細胞周期の間のタンパク質合成を制御する mTOR（mammalian target of rapamycin, 哺乳類ラパマイシン標的タンパク質）が含まれている．全体として，CD28 からのシグナルは IL-2 遺伝子を活性化し，強力かつ持続したサイトカイン産生を可能にする．このように CD28 は T 細胞に対する正の補助刺激シグナルの伝達を担っているが，機能を増幅できるフィードバックループにも関与している．たとえば，CD28 は活性化された T 細胞上に CD40 リガンドを誘導し，これは樹状細胞の CD40 との相互作用を通して樹状細胞を活性化して他の補助刺激分子の発現をもたらす（$CD8^+$ T 細胞については §5・4・3）．なお，CD40 と CD40 リガンドはともに TNF（tumor necrosis factor, 腫瘍壊死因子）受容体ファミリーに属する．

T細胞応答は，やがては終息されなければならない．活性化T細胞はCTLA-4（免疫グロブリンスーパーファミリーの分子）とよばれる分子の発現を上昇させる．このCTLA-4*（cytotoxic T-lymphocyte antigen 4）分子はCD28と競合してB7分子に結合し，CD28とは逆に細胞に対して負の補助刺激シグナルの伝達を担い，さらなる応答を阻害する．他のいくつかの受容体も同じような働きをもつ．その例が，PD-1（programmed cell death 1）であり，B7ファミリーメンバーであるPD-1リガンド（B7H1）に結合する．CTLA-4の重要性は，CTLA-4遺伝子欠損マウスがリンパ球増殖を制御できないことであり，自己免疫疾患にはCTLA-4の突然変異が生じていることがあることも明らかである．またリンパ球のアポトーシスに関与するFasとFasリガンドに欠陥のあるマウスやヒトでも，同じようなリンパ球増殖に伴う自己免疫状態が示されている．

5·3·3·3 T細胞シグナルの欠陥，回避，操作

§5·3·3·2の分子間相互作用がどのように重要であるのか．証拠は，ヒトやマウスでの免疫不全，免疫抑制剤，シグナリングを妨害する病原微生物の戦略などから示されている．

免疫不全　T細胞シグナル分子における突然変異はヒトの免疫不全につながっている．一つの例が上述したT細胞とB細胞の両方に重要なWASPであり，細菌，ウイルス，真菌の再発性感染である．ZAP70（70 kDa zeta-associated protein）にみられる欠陥では，末梢血中の循環性 $CD8^+$ T細胞が欠失し，$CD4^+$ T細胞は応答性を欠き，その結果**重症複合免疫不全症**（severe combined immunodeficiency disease, SCID）となる．

免疫抑制剤　免疫抑制に用いられるステロイド剤であるグルココルチコイドは多くの作用を示すが，この中にはNF-κB（nuclear factor-κB）の活性化抑制が含まれる．シクロスポリンやタクロリムス（FK506ともいう）はともにカルシニューリンの阻害剤であり，移植拒絶の阻止のために用いられている．これらの薬剤は，ペプチド-MHC分子複合体に結合したT細胞受容体からのシグナルで活性化されるNF-ATを抑制する．移植拒絶阻止に用いられるもう一つの薬剤であるシロリムス（ラパマイシンともいう）はCD28からの補助刺激で活性化されるmTORの機能を抑制する．これらの薬剤の阻害性や免疫抑制性の作用は，T細胞活性化のそれぞれの経路と異系移植拒絶を担うT細胞の重要性を示している．

微生物の免疫回避戦略　非常に多くの病原微生物がT細胞における細胞内シグナル伝達を妨害している．たとえば，ヘリコバクター・ピロリ（*Helicobacter pylori*）は胃潰瘍の原因菌であり，転写因子NF-ATの活性化を誘導するカルシニューリンの機能を阻害するVacAをコードしている（VacAは抗原のプロセシングと提示に関与するMHCクラスⅡに結合するインバリアント鎖の機能阻害もひき起こす）．もう一つの例が，ヒト免疫不全ウイルス（*Human immunodeficiency virus*, HIV）であり，種々の方法でT細胞活性化を阻害する．膜タンパク質であるgp120はCD4に結合して，T細胞受容体の結紮によるタンパク質のチロシンのリン酸化やカルシウム流入を抑える．また，Nefは感染後に，LckやPI3-キナーゼを含むいくつかのシグナル伝達分子に結合する．また，単純ヘルペスウイルス（*Herpes simplex virus*, HSV）は細胞に感染後に，LAT活性化に続く下流のシグナルを阻止する．さらに，HIVや呼吸器合胞体ウイルス（*Respiratory syncytial virus*, RSV：RSウイルスともいう）を含む数種類のウイルスの例では，免疫シナプス形成を妨害してその結果T細胞活性化を抑制することも示唆されている．これらの病原体がそのような妨害作用をひき起こす遺伝子をコードしていることは，感染に対するT細胞活性化とそのシグナル伝達経路の重要性を示すものである．

最後に，ある病原体はT細胞機能を抑制するのではなく，強いポリクローナルなT細胞活性化をひき起こすことにも言及しておく．黄色ブドウ球菌（*Staphylococcus aureus*）のような化膿菌は外毒素を分泌し，これは種々のT細胞受容体β鎖の共通部分とMHCクラスⅡ分子の保存された領域に結合して，スーパー抗原として作用する．これによって，かなりの $CD4^+$ T細胞活性化がひき起こされて高いレベルのサイトカイン産生（サイトカインストーム）が誘導される．その結果，急性循環不全状態になるだけでなく，死に至ることもある．ただし，サイトカインストームが微生物の破壊や回避メカニズムにどの程度関与しているのか，あるいは宿主にとって単に偶然の事象であるのかは，明らかではない．

5·4 感染におけるT細胞のエフェクターと記憶機能

5·4·1 樹状細胞とT細胞活性化および応答の偏向

樹状細胞はT細胞の活性化に必須の役割を担っている．中心的な役割はナイーブT細胞，とりわけ $CD4^+$ T細胞の活性化である．そのため，樹状細胞は種々の方法

* 訳者注：CTLA-4分子はB7分子に対してCD28より高親和性である．

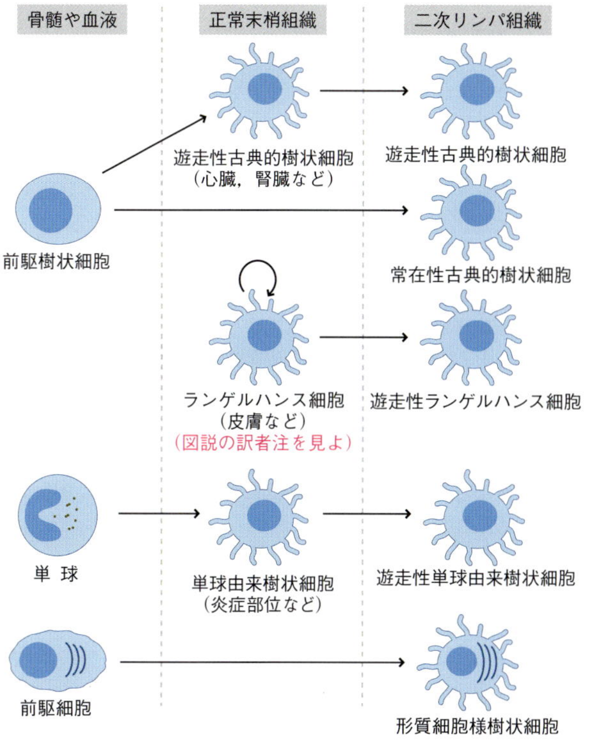

図5・16　樹状細胞群　古典的樹状細胞と形質細胞様樹状細胞は異なる前駆細胞に由来する．古典的樹状細胞の前駆細胞のある部分は末梢組織に入った後，二次リンパ組織へと移動する．他の前駆細胞は血行性にリンパ系器官へ移動し，リンパ節常在性樹状細胞として異なるグループを形成する．樹状細胞はまた炎症部位へと動員された単球から分化してくるものもあり，二次リンパ組織へと移動するのかもしれない．一方，形質細胞様樹状細胞は血液から直接二次リンパ組織へと移動する別の集団を形成する．なお，末梢組織や癌などの疾患部位へと移動するものもある（本図には示されていない）．これらの樹状細胞は起源や機能が異なる沪胞樹状細胞とは別物である．
（訳者注：表皮ランゲルハンス細胞は骨髄中の前駆細胞に由来するのではなく，発生過程において卵黄嚢の前駆細胞が胎児肝を経由して表皮移動し，それが自己増殖して定常時のランゲルハンス細胞を供給していることが明らかになっている．しかし，皮膚で炎症応答が起こると，骨髄中の前駆細胞に由来する樹状細胞が入ってくる．肝臓のクッパー細胞，脾臓のマクロファージや肺の肺胞マクロファージ，脳のミクログリアなどの常在性マクロファージも，ランゲルハンス細胞と同様骨髄中の前駆細胞には由来しないことが示されている．）

で抗原を捕捉し，二次リンパ組織のＴ領域へと運び，ナイーブＴ細胞に消化分解したペプチドとして提示する．それらはまた，Ｔ細胞分化を制御する末梢からの情報を伝達している．異なる機能や性質をもついくつかのタイプの樹状細胞が同定されている（図5・16：ボックス5・7, p. 194）．

5･4･1･1　古典的（通常の）樹状細胞

通常の典型的樹状細胞は骨髄前駆細胞に由来する．それらは骨髄球系共通前駆細胞（common myeloid progenitor, CMP）から分化してくることができる．CMPから分化してくる樹状細胞は血行性に末梢組織へ移動し，そこで短い時間（2〜3日）を過ごした後，輸入リンパ管を通って所属のリンパ節へと移動する．末梢組織では，樹状細胞は種々の食作用受容体を発現して，もっぱら抗原を取込む．これらの抗原はその後ペプチド–MHC分子複合体としてＴ細胞に認識されるように細胞表面に発現される．樹状細胞はまた，パターン認識受容体（PRR）を発現して，Ｔ細胞活性化に必要とされるCD86のような補助刺激分子の発現を，直接あるいは間接的に上昇させる．最近，樹状細胞への分化が決定されている前駆細胞が同定された．この細胞は血流に乗り，二次リンパ器官のＴ領域へと直接移動して，少数回の分裂後脾臓やリンパ節内で常在性樹状細胞（$CD8^+$あるいは$CD11b^+$）へと分化する．しかし，この樹状細胞の機能は完全には理解されていない．

5･4･1･2　ランゲルハンス細胞

ランゲルハンス細胞は特別な樹状細胞であり，皮膚の表皮内に存在する．膣のような他の重層扁平上皮にも関連した細胞が存在する．それらは，他の樹状細胞とは異なり，非常に長い間同じ位置にとどまり，しかも自己増殖可能な集団である*1．それらの免疫応答における生理的な機能については不明な部分も残されている．もし皮膚炎症が起こると，他の真皮の樹状細胞集団と同じように所属リンパ節へと移動する*2が，抗体産生応答よりむしろ細胞性免疫応答の誘導において，より重要な役割を担う可能性が示唆されている*3．

＊1　訳者注：図5・16の説明文後半（訳者注）を参照．ランゲルハンス細胞の組織内での増殖には，IL–34が必要であることも明らかになっている．
＊2　訳者注：炎症応答時にランゲルハンス細胞が移動してしまった後には，骨髄由来の細胞が動員されてランゲルハンス細胞として分化する．
＊3　訳者注：真皮の樹状細胞が所属リンパ節に移動した後で，ランゲルハンス細胞がこれに遅れて所属リンパ節に移動し，免疫応答の制御を行っている可能性についても示唆されている．

ボックス5·7 樹状細胞とT細胞応答の開始

樹状細胞を選択的に除去する方法が確立されている．ジフテリア毒素（diphtheria toxin，DTX）はヒトの細胞に発現されるDTX受容体に結合するので，ヒトの細胞を殺すことができる．しかし，マウスの細胞はDTX受容体を発現しないので，通常は毒素に対して抵抗性である．しかし，ヒトのDTX受容体を発現するようにマウスに遺伝子導入を行うことは可能である．このようなマウスがDTXを加えた水を飲まされると，DTX受容体を発現する細胞は死ぬ．したがって，もし樹状細胞だけがDTX受容体を発現すると，それらは選択的に殺されるので，これらのマウスがもつ種々のタイプの免疫応答の開始を調べることができる．特定のタンパク質を細胞に発現させるためには，特異的なプロモーター（遺伝子の上流にあり，その転写を制御するDNA上の領域）をコントロールする必要がある．マウスではほぼ樹状細胞にのみ発現されているタンパク質はCD11c分子である．そこでヒトDTX受容体遺伝子をCD11cのプロモーター下に組込んだ遺伝子改変マウスが作製された．これによってこのDTX受容体遺伝子はほぼ樹状細胞にのみ発現されることになる．このマウスにDTXを投与したところ，樹状細胞は殺傷され除去された．このように樹状細胞を除去したマウスに抗原を投与して免疫応答を誘導しようとしたところ，T細胞依存性の免疫応答を誘導することができなかった．ヒトでも最近，非常に珍しい樹状細胞欠損が見いだされた．ただし，この場合には単球のような他の細胞の欠損も認められた．これらの欠損により感染感受性の上昇や，一部には自己免疫疾患の発症が認められた[*1]．

5·4·1·3 単球由来樹状細胞

いろいろなタイプの前駆細胞から分化してくる樹状細胞に加え，循環している単球から分化してくるもう一つの重要な樹状細胞サブセットが存在する．炎症応答の間，単球は炎症部位へと誘引され，そこで，よくはわかっていないが，周囲の環境によって樹状細胞やマクロファージへと分化する．したがって，多数の樹状細胞が炎症部位からリンパ節へと移動することになる．これらの樹状細胞は高レベルの補助刺激分子を発現した活性化された細胞であり，ナイーブT細胞を活性化することができる．特定の条件下では，このような単球由来樹状細胞はTNF-αや誘導性一酸化窒素シンターゼ（inducible nitric oxide synthase，iNOS）によってつくられる一酸化窒素を放出することが可能であり，これらの細胞はTNFとiNOSを産生する（producing）樹状細胞ということでTIP樹状細胞とよばれている．

樹状細胞が単球から分化してくるという発見は，癌に対するワクチンのような治療（§5·6·2と§7·6·5, p. 301）を目的として，培養中で大量の樹状細胞をつくる方法に道を拓いた．ヒト末梢血中から単離された単球は顆粒球マクロファージコロニー刺激因子（granulocyte-macrophage colony stimulating factor, GM-CSF）とマクロファージへの分化を抑制するIL-4とともに数日間培養することにより樹状細胞へと分化するので，これらを回収し，実験や臨床研究に使用することができる．樹状細胞は同様の手法によって骨髄細胞からも誘導することが可能であり，マウスにおける研究では骨髄細胞由来樹状細胞が用いられている[*2]．このように人工的に誘導されてきた樹状細胞が，生体内の樹状細胞と同じ機能をどの程度反映しているのかについては明らかではない．しかし，樹状細胞を組織から得ようとするとごくわずかでしかないので，このような試験管内誘導方法はこの分野の研究においては革命的である．

5·4·1·4 形質細胞様樹状細胞

形質細胞様樹状細胞（plasmacytoid dendritic cell, pDC）は，皮膚病変組織内やある種の腫瘍域にも存在しているが，通常は二次リンパ組織と血液中に分布している．この細胞の最も大切な機能はウイルス感染に対して大量のI型インターフェロン（IFN-αおよびIFN-β）を産生することであるが，IL-6とTNF-αのようなサイトカイン産生を介してT細胞活性化も制御している．しかし，抗原提示細胞としての機能については不明な点もあり，議論が残されている．

問 題5·18 なぜこれほどまでに多様な樹状細胞が必要なのか．

5·4·2 CD4$^+$ T細胞のエフェクター機能

5·4·2·1 定常状態におけるCD4$^+$ T細胞

定常状態において，通常の樹状細胞は絶えず末梢組織から所属リンパ節へと移動している．これら樹状細胞は

*1 訳者注：マウスでも単球やマクロファージの一部にCD11cが発現されていることが知られるようになっており，実際DTXを投与すると樹状細胞に加えてこれらのCD11c陽性細胞も除かれることが明らかになっている．

*2 訳者注：ヒトでは分化マーカー陰性，CD34陽性の細胞にTNF-αとGM-CSFを添加して，マウスではGM-CSF単独で培養．

多くのMHCクラスII分子を発現しているが，補助刺激分子の発現程度は低く，またこれらがT細胞に提示しているのは，自己，あるいは害とならない食物などの外因性のタンパク質である．もし，ナイーブT細胞が対応するこれらペプチド-MHC分子複合体を，T細胞受容体を介するシグナルを誘導するような十分な結合力で認識しても，補助刺激のレベルが低いため部分的には活性化されるが，不応答（アネルギー）になったり，死んでしまう．これが，末梢免疫寛容誘導のメカニズムの一つである．よくわかっているわけではないが，形質転換増殖因子（transforming growth factor, TGF）-βの影響下にある場合などには，T細胞は活性化され，樹状細胞を殺傷したり，他のT細胞の活性化を抑制する制御性T細胞（regulatory T cell, Treg）の性質をもつ細胞へと分化する（§5·5·5）．

5·4·2·2 定常状態ではない環境下での$CD4^+$ T細胞

末梢組織で炎症応答が起こった際には，樹状細胞は十分に活性化され，他の細胞をエフェクター細胞へと分化させることが可能になる．しかし，これがT細胞にエフェクター機能を誘導する唯一の経路ではない．現在，Th0，Th1，Th2，Th17細胞への分化経路が知られているが，他の偏向サブセットへの分化も示唆されている．活性化された樹状細胞は多くの補助刺激分子を発現しており，その結果$CD4^+$ T細胞を十分に活性化でき，さらに，これらT細胞が異なるタイプの応答を誘導するようにプログラムされている．

しかし，樹状細胞とは直接関連はしないが，機構が解明されていない$CD4^+$ T細胞の分化に影響を及ぼす可能性のあるものがある．この可能性について詳細にはふれないが，$CD4^+$ T細胞活性化の複雑さについてある考えを提示してみたい（§3·4·2·3, p. 115）．病原体が末梢組織（たとえば腸）に感染すると，多くの細胞や免疫システムが撹乱される（§4・2, p. 131）．それによって常在性上皮細胞，樹状細胞，常在性マクロファージ，肥満細胞，線維芽細胞のようなストローマ細胞はすべて，刺激されると種々のサイトカインやメディエーターを産生する．また，炎症はその性質によって，好中球，炎症性マクロファージや新たな樹状細胞へと分化する単球を誘引し，また他の場合には好酸球や好塩基球を局所へ動員してくる可能性がある．すべてではないにしても，これらの多くの細胞が所属リンパ節へと移動することができ，そこには種々のサイトカインやメディエーターが存在することになる．肥満細胞はメディエーターを含む顆粒をリンパ節へと放出することが報告されている．これらすべてがリンパ節へ到着すれば，活性化過程のT細胞に影響を及ぼすことになる．多くの領域がいまだに不確かではあるものの，遺伝子欠損マウスや細胞培養実験により，いくつかの最も重要な影響を理解できる段階に達してきている．たとえば，T細胞もToll様受容体（§4·2·2, p. 132）を発現している．したがって，かりにこれらがリンパ節にあるアゴニストに対して応答してT細胞にシグナルを伝えるとすると，樹状細胞や他の細胞からの指示を十分に受ける前に，特定の分化経路への偏りを細胞に与えることになってしまう．

以下に，$CD4^+$ T細胞の活性化におけるいくつかの異なる分化・偏向（運命）の可能性と，その制御について何が既知であり，何が未知なのかを考えてみることにする．

5·4·2·3 Th0 細 胞

$CD4^+$ T細胞が最初に活性化されると，遺伝子発現における大規模な変化が誘導される．非常に初期には，T細胞はIL-2産生とIL-2受容体発現を開始する．IL-2はT細胞増殖因子であるため自己を刺激することになる．この時期の活性化$CD4^+$ T細胞は**Th0細胞**とよばれる．新規に活性化されたT細胞集団について機能を検討すると，それぞれは偏向した応答に関連しているIFN-γやIL-4などの多数の異なるサイトカインを産生していることが見いだされた．Th0細胞は$CD4^+$ T細胞分化の中間段階にあるものと考えられる場合が多いが，そうではない可能性もある．ヒトの破傷風トキソイドを免疫したヒトから特異的$CD4^+$ T細胞をクローン化すると，それらは最後の免疫が随分以前であってもサイトカイン産生パターンからTh0であることが示されている．したがって，Th0が$CD4^+$ T細胞の最終分化段階である可能性もある．これはもっともであり，もし応答性がいつもTh1あるいはTh2へと偏向していると，病原体はこれらの応答を破壊するように進化する可能性が生じることになってしまう．免疫系にとって，広範なエフェクター応答を誘導することができることはさらに好都合であり，感染に依存してより素早く適切に偏向した応答を誘導できることを意味する（図5・17, p. 196）．

5·4·2·4 Th1とTh2細胞

マウスの$CD4^+$ T細胞クローンは，異なるサイトカイン存在下で抗原提示細胞とともに何度も刺激されると，産生するサイトカインに偏向がみられるようになる．IL-12とともに培養したT細胞はIFN-γを産生する**Th1細胞**となるが，IL-4とともに培養するとIL-4，IL-5，IL-13を産生する**Th2細胞**となる．ナイーブ$CD4^+$ T細胞は活性化によって，いくつかの異なる分化経路をとることが明らかになってきた．この中には，

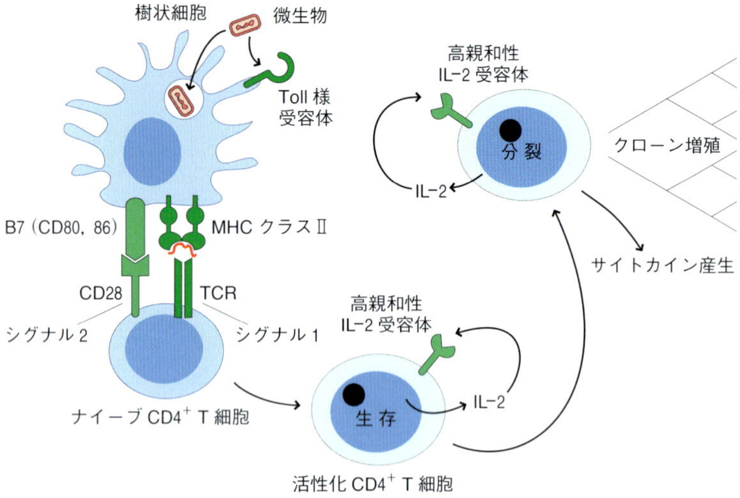

図5・17　CD4⁺ T 細胞からの Th0 の誘導　樹状細胞は微生物の抗原を取込み，ペプチド-**MHC** クラスII分子複合体として **CD4⁺ T** 細胞に提示する．たとえば，**Toll** 様受容体に応答すると，樹状細胞はナイーブ **T** 細胞の活性化に補助刺激を与える **CD80** や **CD86**（**B7**）の発現を増強する．これらのシグナルは **T** 細胞に高親和性の **IL-2** 受容体（**CD25**）の発現を誘導するとともに **IL-2** 産生を促す．**IL-2** は自らに作用して抗アポトーシス作用を誘導し，細胞増殖を促進する．その結果，細胞の生存が高まり，活性化された **T** 細胞クローンが増大し，それらは **Th1** や **Th2** サイトカインを産生する．一部の **CD4⁺ T** 細胞はさらなる分化をせずに **Th0** として残る．

Th17 や制御性 T 細胞が含まれる．しかし，これらが分化経路の最終段階のものではなく，新たなサブセットについても報告が続いている（Th9，Th22 などが知られる）．何が重要であるのか．それは，それぞれの CD4⁺ T 細胞サブセットが異なるサイトカインによって誘導され，サブセット特異的な転写因子を含む一連の異なるシグナル伝達分子を発現し，特定のパターンのサイトカインを産生し，体内の特異的な部位へ移動できるように違ったケモカイン受容体を発現するということである．T 細胞応答の偏向を制御する二つの重要な因子は，活性化の過程で暴露されたサイトカインの種類と T 細胞が感知する抗原の量である．

T 細胞応答の偏向におけるサイトカインの作用　細胞間の膜を介した相互作用も応答の偏向に関与していると考えられる．しかし，それ以上にナイーブ T 細胞の活性化におけるサイトカインの作用は，その後の分化経路を決定するうえで非常に重要である．培養系およびマウスを用いた生体での実験から，Th1 誘導の主要なサイトカインは，IL-12，Th-18 と IFN-γ であり，Th2 では IL-4 である（図5・18）．Th17 を誘導するものに関しては完全に明らかになっているわけではないが，IL-6，TGF-β であり，IL-23 が生存に必要とされることもわかってきた*．制御性 T 細胞では IL-2 と TGF-β，沪胞ヘルパーT 細胞（follicular helper T cell, Tfh）では IL-6 と IL-21 である．さらに明らかなことは，このような分化には特定のサブセットに限定された支配的な転写因子の活性化が伴っていることである．したがって，Th1 細胞は T-bet を発現するのに対して，Th2 は GATA-3 を発現する．また Th17 は RORγt を，多くの制御性 T 細胞は FoxP3 を，沪胞ヘルパーT 細胞は Bcl-6 を発現する．一般的に，これらの転写因子の遺伝子が細胞内に導入されると，それらの細胞は遺伝子を受取ったもとの細胞の性質をもつように分化する．このことが，応答偏向におけるこれらの分子の役割を示す証拠となっている．感染に対するヒトの防御機構における種々の偏向誘導サイトカインの役割に関しては，正確に特定することは困難である．しかし，一つの例として，IL-12 あるいは IL-12 受容体に欠陥のある子供では抗酸菌やサルモネラ菌に対する感受性が高まっていることをあげることができる．

応答の偏向誘導に決定的役割を担うサイトカインがどこに由来し，どのように誘導されるのか．IL-12 の最も重要な供給源は樹状細胞であると考えられる．マクロファージも関与しているかもしれない．しかし，IL-4 の供給源は確定していない．樹状細胞は IL-4 を産生することはないが，肥満細胞や好塩基球が IL-4 を産生できることは事実である．その他で供給細胞となる可能性があるのは NKT 細胞である．樹状細胞が最初にナイーブ T 細胞を活性化することが必要で，好塩基球のような細胞が局所的に産生する IL-4 が Th2 への分化を誘導しているのかもしれない（図5・18）．

問 題 5・19　Th2 応答への偏向において，重要な IL-4 分泌細胞のタイプを正確に同定するには何から始めたらよいか．

CD4⁺ T 細胞分化における抗原量の作用　CD4⁺ T 細胞の活性化や分化に対して，投与された抗原量がどの

＊　訳者注：IL-1β の重要性も指摘されている．

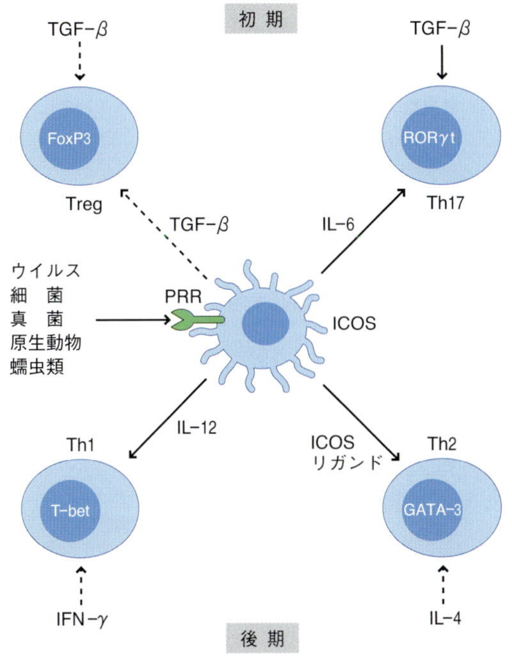

図5・18 樹状細胞による CD4⁺ T 細胞の分化制御 樹状細胞は **CD4⁺ T** 細胞の活性化と分化を制御する重要な役割を担う．樹状細胞によって分泌される種々のサイトカインや発現されている細胞表面分子，たとえば **ICOS** などは，応答するナイーブ **T** 細胞に異なるパターンの遺伝子発現を誘導する．ここには，鍵となる例を示している．これらの刺激が，特定の分化経路の識別特性となる転写因子の活性化を誘導するようなシグナル伝達経路を開始させる．特徴となる転写因子は図中の **T** 細胞の核上に示してある．他の細胞からの因子の関与も重要である．たとえば，**IFN-γ** は **Th1** の活性化に寄与し，これは **NK** 細胞に由来する可能性がある．また，**IL-4** は **Th2** への分化に必須であるが，これは肥満細胞，好塩基球や **iNKT** 細胞に由来すると考えられる．さらに，制御性 **T** 細胞と **Th17** の分化誘導に必要な **TGF-β** は樹状細胞を含む多くの細胞が産生する．**PRR:** パターン認識受容体．

ように影響を及ぼしているのか．ワクチンのデザインや，どのように投与するのかにも大きな影響を及ぼすため，これは単に学術的な問題だけではない．初期の実験ではもしマウスが低容量の細菌の鞭毛を投与されると，Th1 へと偏向し遅延型過敏応答を示した．しかし，高容量を投与すると，Th2 への偏向によると考えられる抗体産生応答が誘導された．最近では，卵白アルブミンのペプチド特異的な T 細胞受容体を導入された CD4⁺ T 細胞が，生体内での活性化実験に用いられている．この実験系では，非常に低容量あるいは高容量のペプチドを提示している樹状細胞は応答を Th2 へと偏向させるのに対して，中容量では Th1 へと偏向させていた．実際の感染においても，BALB/c マウスが寄生原虫である森林型熱帯リーシュマニア（*Leishmania major*）に中容量の感染をすると，Th2 に偏向した応答が誘導され，感染を防ぐことができなかった（ボックス 5・8, p. 199）．しかし，非常に少ない量の寄生虫に感染した場合には，防御性の Th1 応答が誘導された．抗原を経口投与した場合もまた別の影響がみられる．中容量や高容量の卵白アルブミンの経口投与は，抗原に対する全身性の不応答（経口免疫寛容として知られる）となるが，非常に低容量では Th1 応答を活性化する．

これらの観察結果は，CD4⁺ T 細胞の極性化の制御について，解明されていない多くのことがあることを示している．ナイーブ CD4⁺ T 細胞に到達する抗原量として，実際の感染において何が起こっているのかについても考える必要がある．実際の感染は抗原の単回大量瞬時投与と同じではない．感染の初期には，ごく微量の抗原がナイーブ T 細胞へ到達するが，病原体が増殖すれば抗原量はおそらく等比級数的に増大する．したがって，最も有益なモデルは実際の感染を用いたものであり，病原体ペプチドに特異的な T 細胞受容体遺伝子導入 T 細胞の養子移入を行い，感染後の種々の時間でのそれらの活性化を調べることかもしれない．しかし，異なる結合力をもつ多くの異なる T 細胞クローンが反応し，全体の応答に関与していることになるため，現実には事象は大きく異なる可能性もありうる．

Th1 と Th2 細胞の機能 活性化された CD4⁺ T 細胞のエフェクター機能の第一は，他の細胞を誘引し，その活性を制御することにある（場合によっては，Fas リガンドを発現するなどして，他の細胞を殺す機能を獲得することもありうる）．したがって，タンパク質抗原に対する抗体産生においては，CD4⁺ T 細胞の助けは必須である（§1・4・5・3, p. 22）．Th1 と Th2 はともに B 細胞が抗体を産生するための助けができる．Th1 細胞からの助けを受けた B 細胞が産生する抗体は，ある種の IgG アイソタイプに限定される．とりわけこのアイソタイプは好中球やマクロファージ上の活性型 Fc 受容体に強く結合するので，化膿性の細菌感染に対する防御のための重要なオプソニンである*．活性化 Th1 CD4⁺ T 細胞のその他二つの重要な作用は，マクロファージの活性化と CD8⁺ T 細胞の活性化における補助作用である．CD4⁺ T 細胞は細胞同士の直接の相互作用を介して，他の細胞にシグナルを伝えることができる．たとえば，活性化 CD4⁺ T 細胞上の CD40 リガンドは B 細胞や樹状細胞上の CD40 に作用して，活性化シグナルを伝達する．CD4⁺ T 細胞はまた，他の細胞に対して局所的に作用

* 訳者注：オプソニン化を担う抗体のクラスはマウスとヒトでは異なる．ヒトでは IgG1 や IgG2b にオプソニン活性が強く，これらのクラスの抗体は Th2 によって誘導される．

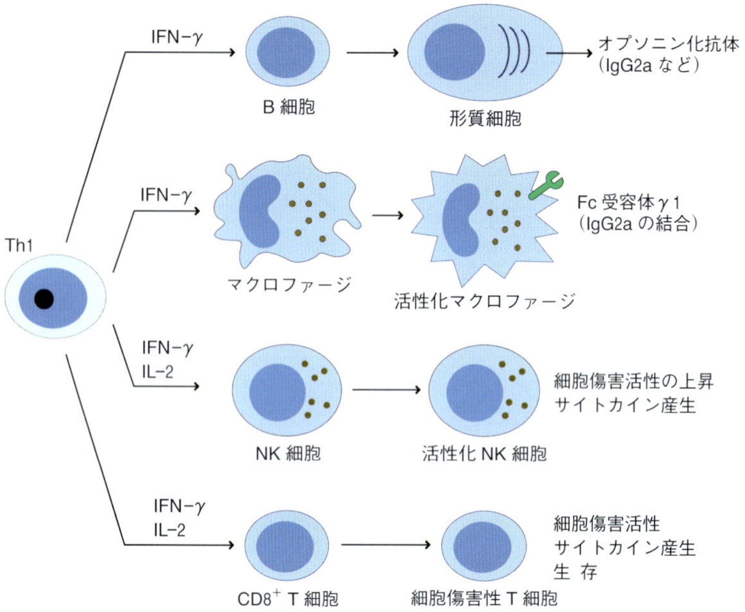

図 5・19 Th1 $CD4^+$ T 細胞のエフェクター機能 **Th1** 細胞から放出される 2 種の重要なサイトカインは **IFN-γ** と **IL-2** である．これらはいくつかの異なるタイプの細胞に作用する．**IFN-γ** は **B** 細胞に対してオプソニンとして作用する **IgG** 抗体を産生させ，マクロファージには強力な殺菌作用を付与する（**M1** マクロファージ）．また，**IFN-γ** は他のサイトカインとともに，**NK** 細胞の殺傷作用を増強したり，**$CD8^+$ T** 細胞に対して **IL-2** とともにその活性化・生存・増殖を促進する．**IgG2a** はマウスではオプソニン効果をもつおもな抗体のサブタイプである（**p. 197** の訳者注も参照）．

するサイトカインを放出する．IFN−γがマクロファージ活性化の主要な因子であり，抗酸菌やリーシュマニアのような多様な細胞内感染微生物に対する抗菌作用を高める（図 5・19）．この抗菌活性は，過酸化水素や一酸化窒素などのメディエーターの合成によるものである．IFN−γを産生できない，あるいは反応できない患者は，抗酸菌感染に感受性が高く，正常人においてはまったく害とならない種の菌に対しても感染してしまうことになる．並行して，IFN−γやその受容体遺伝子が欠損しているマウスでも，同様な感染に高い感受性を示す．

問 題 5・20 上皮細胞における IFN−γ 誘導性の MHC クラス II 発現の重要性は何か．

Th2 $CD4^+$ T 細胞も B 細胞を助けるが，この場合産生される抗体のアイソタイプは主としてオプソニンではな

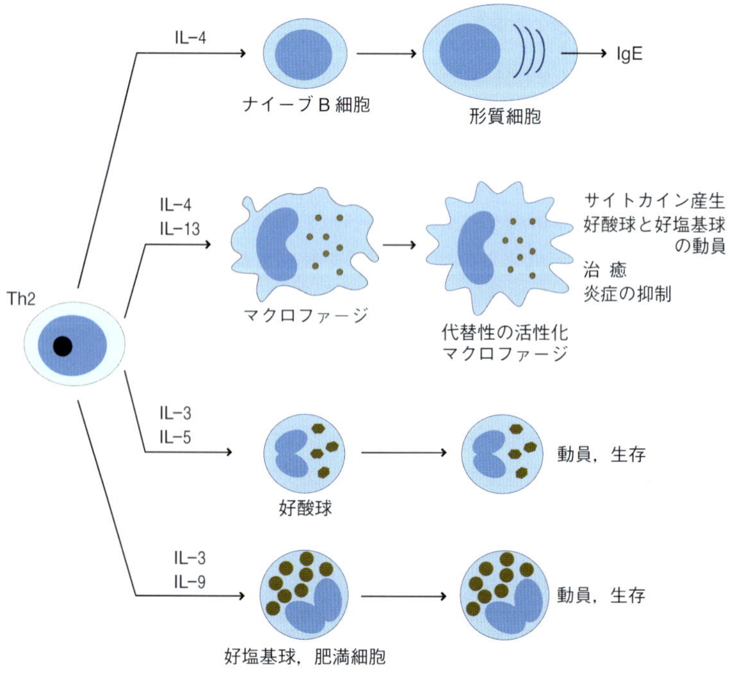

図 5・20 Th2 $CD4^+$ T 細胞のエフェクター機能 **Th2** 細胞から放出される 4 種の重用なサイトカインは **IL-4**，**IL-5**，**IL-9** と **IL-13** である．**IL-4** は **B** 細胞を活性化させ，障壁となる抗体や **IgE** を産生させる．**IL-4** と **IL-13** はマクロファージに作用して，修復・治癒に働く細胞へと分化させる（**M2** マクロファージとよばれる）．**IL-5** と **IL-9** は他のサイトカインやケモカインと協働的に好酸球や好塩基球に作用し，これらの細胞の炎症部位への動員と局所での生存を助ける．

い．Th2によって誘導されるIgEアイソタイプは，多細胞寄生体に対する免疫応答に役割をもち，IgAは感染に対する粘膜での障壁として働く．Th2 T細胞は，IL-4産生を通して，マクロファージの代替的な活性化も誘導する（図5・20）．これらのマクロファージは，おもに感染防御というより組織修復と治癒に作用する．この点に関しては，§6･2･4（p. 221）でより深く論議する．

5･4･2･5　Th17 細 胞

Th17細胞はIL-17を産生する活性化$CD4^+$ T細胞のサブセットとして同定された．この細胞は，活性化に必要とされるサイトカインや特異的な転写因子の使用において Th1やTh2細胞とは相違しており，この細胞が異なる分化経路の観点からとらえられなければならないことを示している．

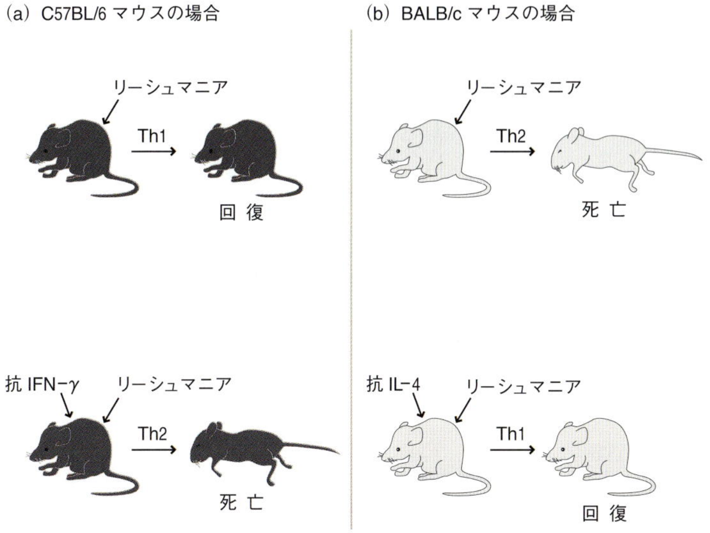

図5・21　マウスでのリーシュマニア感染における$CD4^+$ T細胞分化の偏向（極性化）
森林型熱帯リーシュマニアはヒトの寄生体であるが，マウスにも感染する．**C57BL/6** マウスが皮内に感染すると，局部的な感染は自然に治癒し，その後再感染に対して抵抗性を獲得する．これは，**Th1** 応答が誘導されたためである．ところが，**BALB/c** マウスでは，全身性の感染へと広がり，ついには死んでしまう．これは **Th2** タイプの応答へと偏向したためである．もし，**C57BL/6** マウスが予め **IFN-γ** に対する阻害抗体で処理されていると，**Th2** 応答が誘導され，致死性の全身感染へと進行する．一方，**BALB/c** マウスを **IL-4** に対する阻害抗体で処理しておくと，**Th1** 応答が誘導され，回復して抵抗性となる．このような実験は **$CD4^+$ T** 細胞応答の **Th1** と **Th2** への偏向における **IFN-γ** と **IL-4** それぞれの重要な役割を示している．

ボックス5･8　マウスとヒトにおける免疫応答の偏向に関する証拠

最初のTh1/Th2という分類の考え方は，2系統のマウスにおける研究に端を発している．リーシュマニアはヒトおよびマウスに感染する森林型熱帯の代表的寄生虫である．このリーシュマニアがC57BL/6マウスにおいて皮下感染すると，局所的な患部ができるが，回復し，その後は感染抵抗性になる（図5・21）．ところがBALB/cマウスでは，同じように感染しても，感染が拡大して最終的に死に至る．感染したC57BL/6マウスから得られたリーシュマニア特異的$CD4^+$ T細胞は，マクロファージ活性化の主要な因子であるIFN-γを大量に産生し，活性化されたマクロファージが寄生体を排除できる．これに対して，リーシュマニアに感染したBALB/cマウスからの$CD4^+$ T細胞はIL-4を産生し，これがマクロファージに作用して寄生体への殺傷作用が弱い代替経路への活性化を誘導するためである．T細胞が産生するサイトカインが中心的役割を担うことを確かめるために，BALB/cマウスをIL-4に対する中和抗体で処理したところ，感染に対して抵抗性が付与された．逆に，C57BL/6マウスがIFN-γに対する中和抗体で処理されると感染感受性となり死亡した．

ヒトにおいて，Th1/Th2への偏向が本当に起こっていることを証明するための決定的な証拠を得ることは難しい．最も妥当なものは，ハンセン病に関する研究に基づくものと考えられる．ハンセン病をひき起こすらい菌（*Mycobacterium leprae*）に感染したほとんどのヒトは，臨床症状を示すことなく回復する．しかし，ごくわずかの人達は発病する．ただし，その症状は，少数の菌体を含む局所的な類結核型から多数の菌体を含む大きな病変部をもつらい腫型まで多様である．類結核型の患者はらい菌に対して細胞性の強い遅延型過敏応答（delayed-type hypersensitivity，DTH）を示し，ほとんど特異的抗体をもっていない．ところが，らい腫型の患者ではDTH応答は弱く，むしろ多量の特異抗体が産生されていた．類結核型とらい腫型の病変域からmRNAが調製されたところ，類結核型にはTh1関連サイトカイン（特にIFN-γとIL-2）のmRNA量が高く，らい腫型にはIL-4の大量のmRNAが存在することが確認された．したがって，ヒトではこのような細胞内感染菌に対する疾患の範囲は，無症状から強力なTh1応答（類結核型）を経て強いTh2応答（らい腫型）となる．患者により類型的にみられるこのような明らかな偏向は，らい菌感染の慢性的な性質を反映したものであろう．

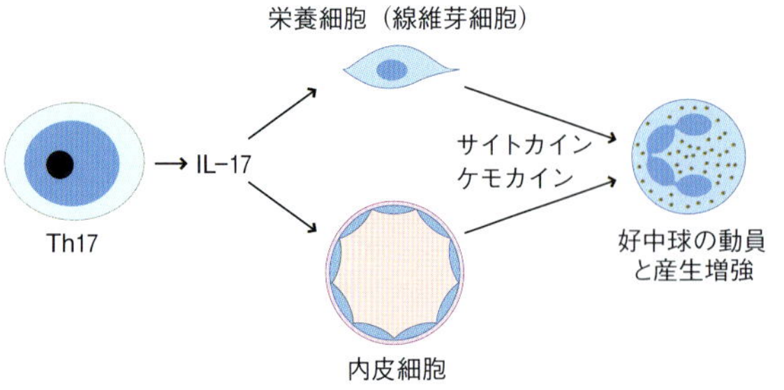

図5・22 Th17 CD4$^+$ T細胞のエフェクター機能 **Th17** 細胞が放出する主要なサイトカインは **IL-17** である. **IL-17** はストローマ細胞や内皮細胞に作用して，好中球の産生や炎症部位へと動員する増殖因子やサイトカイン，ケモカインの産生を誘導する.

事実ヒトやマウスで，複数の Th17 細胞が存在し，分化誘導のために異なるサイトカインが必要となっている可能性もある．このことに関して，TGF-β，IL-6，IL-23 がこの細胞の分化と維持に必要であることを示す証拠が多く得られている．マウスにおける Th17 への偏向には，RORγt 転写因子の活性化を誘導する STAT3 シグナルが必須である．これに対して，STAT1 と STAT4 のシグナルは Th1 への転写因子 T-bet を誘導し，STAT6 は Th2 への GATA3 を誘導する．IL-17 はグラム陰性菌や真菌に対する防御において重要であり，その理由は好中球の動員にあると考えられる．Th17 細胞の誘導に問題があったり，STAT3 に変異が認められる患者が同定されている．これらの患者では IgE レベルが高く，細胞外細菌や真菌の感染を伴う感染感受性が高まっており，Th17 を誘導できない遺伝子欠損マウスの症状に非常によく似ている（図5・22）.

Th17 細胞は，Th1 や Th2 細胞の性状解析が行われてから発見された．しかし，生体実験の結果から，Th17 細胞は T 細胞応答の初期に出現し，その後 Th1 あるいは Th2 へと分化するのではないかとの示唆もある．感染がないと，初期設定されている分化方向は TGF-β によって偏向誘導される Treg なのかもしれない（§5·5·5）．しかし，感染が起こると樹状細胞が IL-6 を産生し，これら二つのサイトカインが協働して Th17 応答を誘導する可能性がある.

5·4·3 CD8$^+$ T細胞のエフェクター機能

5·4·3·1 CD8$^+$ T 細胞の活性化

ほとんどの CD8$^+$ T 細胞の活性化は，すでに活性化された CD4$^+$ T 細胞からのシグナルに依存している（T 細胞ヘルプ）．これには CD4$^+$ T 細胞との細胞間相互作用によってすでに活性化されている樹状細胞からの追加的な刺激も T 細胞ヘルプの一部として含まれる．最初の

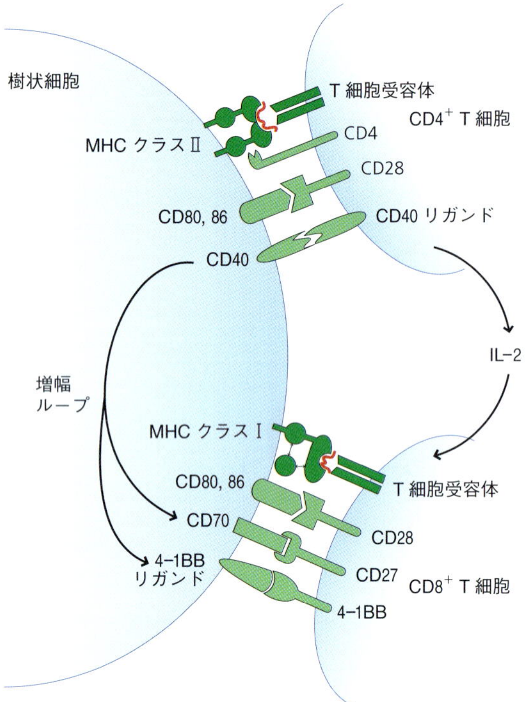

図5・23 CD8$^+$ T細胞の活性化 多くの場合，**CD8$^+$ T** 細胞が活性化されるためには **CD4$^+$ T** 細胞からの助けが必要である．樹状細胞が最初に **CD4$^+$ T** 細胞を活性化すると，これが逆に樹状細胞の活性化を誘導することになる．ここに関与するのが **CD40-CD40** リガンドの相互作用であり，図示したように樹状細胞によるさらなる補助刺激分子の発現を増強する．ペプチド-**MHC** 分子複合体の認識と同時となるこのような補助刺激が **CD8$^+$ T** 細胞の活性化には必要とされる．活性化 **CD4$^+$ T** 細胞からの **IL-2** は，とりわけ末梢組織において，細胞傷害性 **T** 細胞の増殖・拡大を誘導する.

重要な段階は，CD40 と新規に活性化された CD4$^+$ T 細胞上の CD40 リガンド間の相互作用である（図5・23）．この作用は樹状細胞に CD8$^+$ T 細胞の活性化に必要とされる新規で付加的な補助刺激分子を発現させる（それゆえ，CD8$^+$ T 細胞活性化の閾値は CD4$^+$ T 細胞のそれよりも高く設定されているようにみえる）．そのような分子セットのうち重要な二つは，TNF-TNF 受容体ファミリーのメンバーである 4-1BB/4-1BB リガンドと CD70/CD27 の組合わせである．CD4$^+$ T 細胞あるいは CD8$^+$ T 細胞自身から産生される IL-2 は CD8$^+$ T 細胞の活性化と機能において重要なもう一つのシグナルとなる．たとえば，活性化された CD4$^+$ T 細胞から産生された IL-2 は末梢での感染部位における活性化 CD8$^+$ T 細胞のクローン増殖をひき起こす可能性がある.

5·4·3·2 CD8$^+$ T 細胞の細胞傷害活性

活性化された CD8$^+$ T 細胞，すなわち細胞傷害性 T

細胞（cytotoxic T cell, CTL）は適切な（特異的）ペプチド−MHC 分子複合体を発現している細胞を認識し，この標的細胞に強く結合して，それを殺傷することができる．補体による直接的な浸透圧ショックによる殺傷とは異なり，CTL は標的細胞のアポトーシスを誘導する（図 5・24）．CTL が標的細胞に結合すると，細胞骨格の活性化が細胞内の分泌性リソソームである顆粒を結合部位に向けて移動させ，この部位に免疫シナプスが形成される．CTL の分泌性リソソームは細胞膜に融合して，それらの内容物をシナプスのくぼみに放出する．このとき放出された構成物が最終的に標的細胞のアポトーシスを誘導する．

顆粒依存性の殺傷メカニズム：パーフォリンとグランザイム　**パーフォリン**（perforin）は分泌性リソソームの一つのタンパク質であり，構造的には補体の C9 成分によく似ている．ただし，その遺伝子におけるエキソンやイントロンの構成はまったく異なるので，独立に分化してきたものと考えられる．パーフォリンは単量体として分泌される．パーフォリン単量体は標的細胞によって取込まれて重合し，非特異的なリング状小孔（ポリパーフォリン）を形成するが，これはおそらく標的細胞のエンドソームの膜に形成されると考えられる．これによって，他のタンパク質が標的細胞内へ入ることが可能になり，アポトーシスを開始させる．この役割を担う最も重要なタンパク質が，標的細胞のアポトーシス経路を活性化することができる**グランザイム**（granzyme）である．パーフォリンあるいはグランザイムのどちらかをもっていないマウス由来の CTL は，試験管内で標的細胞を殺すことができないので，両方の分子が CTL による細胞傷害に必要とされていることがわかる．

問 題 5・21　なぜパーフォリンは細胞傷害性T細胞（CTL）の細胞膜で重合して，自殺をひき起こさないで済んでいるのか．

顆粒非依存性の殺傷メカニズム：Fas と Fas リガンド

パーフォリンとグランザイムが，CTL による標的細胞殺傷の唯一の機構というわけではない．多くの細胞がアポトーシス経路を活性化することができる Fas 分子を発現している．活性化された CTL は Fas リガンドを発現しており，ペプチド−MHC 分子の認識に続いて，Fas リガンドを介して Fas に結合することにより，標的細胞にアポトーシスを誘導する．ただし，Fas と Fas リガンドが防御機構においてどのような役割を担っているのかは明らかではない．どちらかの分子に遺伝的欠陥があっても，マウスは感染によって死ぬわけではない．むしろ，リンパ球増殖を制御できなくなる．したがって，Fas−Fas リガンドの相互作用は，T細胞応答の制御に重要であると考えられる．つまり，この相互作用は，感染が終了した後に，感染によって誘導された特異的T細胞の増殖した細胞集団の除去において重要であることを示唆している．

問 題 5・22　直接的な細胞融解に比べて標的細胞にアポトーシスを誘導することは，宿主にとってどのような利点があると考えられるか．

グラニュリシン　グラニュリシン（granulysin）は

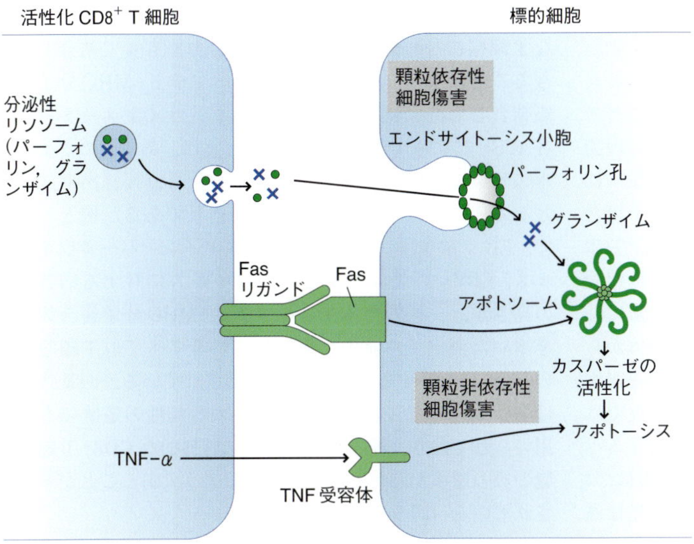

図 5・24　CD8$^+$ T 細胞のエフェクター機能　活性化された **CD8$^+$ T** 細胞は細胞傷害を担う顆粒を細胞質内にもっている．ペプチド−**MHC** クラスⅠ分子複合体の認識に続いて，**T** 細胞の細胞骨格が活性化されて，形成された免疫シナプスの方へと顆粒が移動し，パーフォリンとグランザイムが顆粒からくぼみに向けて放出される．これらの分子は，標的細胞によって取込まれると考えられる．その後，パーフォリンは重合してエンドソームの膜に穴を開け，グランザイムが細胞質へ入ることを可能にする．これによってカスパーゼの活性化とアポトーシスにつながるアポトソームの活性化を誘導する．活性化された **CD8$^+$ T** 細胞は **Fas** リガンドも発現しているので，標的細胞上の **Fas** に結合してアポトーシスを誘導することもできる．さらに，活性化された **CD8$^+$ T** 細胞は **TNF-α** のようなサイトカインも産生するが，これは受容体に結合するとアポトーシスを誘導することがある．

不可思議な分子である．ヒトの活性化された$CD8^+$ T細胞やNK細胞の分泌性顆粒の中に蓄えられており，パーフォリンやグランザイムと一緒に放出される．グラニュリシンは重要な抗菌成分であり，グラム陽性菌やグラム陰性菌，真菌（カビ）や酵母に加え，マラリア原虫のような寄生体を殺すことができる．また，ある種の癌細胞に対しても殺傷作用をもつ．ヒトのグラニュリシンの相同遺伝子は，ラット，ブタ，ウシのゲノムに見いだされているが，驚くことにマウスにはみられない．実験的にヒトのグラニュリシン遺伝子を導入したマウスが作出されているので，さらなる研究において重要な手段となるであろう．グラニュリシンに関する最も興味深い点は，その抗菌活性であり，同じような活性をもつ小さなペプチドは，グラニュリシンの遺伝子配列に由来している．したがって，新規の化学療法剤として期待がもてる．

5·4·3·3 $CD8^+$ T細胞によるサイトカイン産生

活性化された$CD8^+$ T細胞はサイトカインを産生することができる．たとえば，ある条件下での TNF-α 産生はそれに対する受容体を発現する細胞のアポトーシスを誘導する．また，IFN-γを産生することもでき，ウイルスや他の細胞内感染体に対する防御応答において重要な役割をもっている．IFN-γはマクロファージ活性化能に加えて，MHCクラスI分子の発現増強を誘導することにより，活性化$CD8^+$ T細胞（CTL）による感染細胞の認識を高める可能性もある．また，MHCクラスII分子の発現を誘導することにより，活性化$CD4^+$ T細胞による他の細胞の免疫監視力増強にも作用している可能性がある．$CD8^+$ T細胞でも$CD4^+$ T細胞と同じように，異なる経路での分化が誘導され，Tc1，Tc2，Tc17 T細胞の存在が報告されている．しかし，それぞれの感染に対する免疫応答における機能については，まだ十分に解明されていない（ボックス5・9）．

問 題5·23 感染源除去のために細胞傷害性T細胞（CTL）による細胞の殺傷とサイトカイン産生のどちらがより有効であるかは，どのようにすれば調べることができるか．

5·4·4 記憶T細胞

感染に対するワクチンを接種されていたり，感染から回復したヒトは，時として生涯にわたるような長期の免疫が持続されていることが示されている．これが，**免疫記憶**（immunological memory）とよばれるものである．破傷風菌やインフルエンザのようなある種の感染に対しては，防御は抗体によって担われている．しかし，どちらの場合にも防御抗体はタンパク質に特異的であり，抗体産生は$CD4^+$ T細胞に依存している．結核のような感染の場合には，抗体は防御免疫の役には立っておらず，$CD8^+$ T細胞によって担われるような細胞性免疫応答が

ボックス5·9 T細胞応答はどのように定量化されるか：MHC四量体

B細胞応答の結果は，産生された抗体量として測定可能である．これは定量的な測定方法であり，免疫学の基礎でもある．比較的近年まで，T細胞応答を定量的に測定することは困難であった．リンパ球増殖や遅延型過敏応答，T細胞依存性細胞傷害活性などのように，T細胞集団全体の活性として測定されていた．そのため，特異的な個々のT細胞の数や活性と直接結びつけることできない．個々のT細胞応答を測る一つの手法は，理論的には，特異的なT細胞上のT細胞受容体（TCR）に結合可能な標識した可溶性のペプチド-MHC分子複合体をつくることである．しかし，大きな問題は，TCRのペプチド-MHC分子複合体への親和性が，B細胞受容体（BCR）が抗原に結合するときに比べて非常に低い，すなわち，TCRはペプチド-MHC分子複合体から速やかに解離してしまうことである．この問題を克服するため，ペプチド-MHC分子の四量体（ごく最近では五量体）が遺伝子組換えタンパク質とそれに結合するペプチドとの組合わせによってつくられた．これらは，4あるいは5個のペプチド-MHC分子複合体が蛍光標識された重合体である．それらは，多価であるので，受容体の協働性によって単分子の結合力（親和性，affinity）に比べて結合力（結合活性，avidity）が格段に高まっている．したがって，相補性のTCRを発現するどのようなT細胞に対しても高い機能的結合力をもって結合できることになり，蛍光標識されたペプチド-MHC分子を結合した抗原特異的T細胞をフローサイトメーター（FACS）によって計測できる．たとえば，ある種のウイルス感染における特異的なT細胞の数を直接算出可能となる．これは本当に素晴らしい結果である．例として，EBウイルス（*EB virus*, エプスタイン・バールウイルス，EBV）のようなある種のウイルスに対する応答の高さが，一種のウイルスペプチド-MHC分子複合体を用いた測定で，血中を循環しているすべてのT細胞の50 %にも達するということが示されている．四量体はHIVに対する$CD8^+$ T細胞応答の特異性の追跡にも用いられており，種々のペプチドに特異的な$CD8^+$ T細胞の数の遷移が時間とともに起こるようであることが示されている（図5・25）．

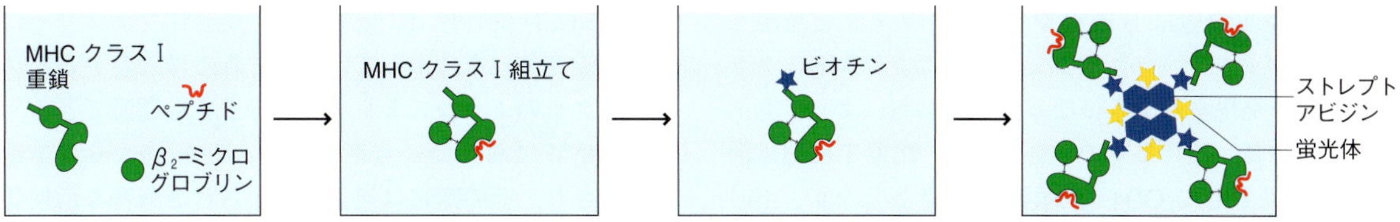

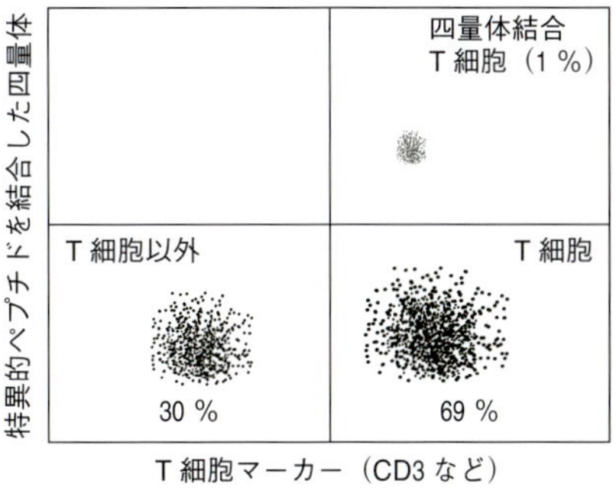

図5・25 **MHC四量体** MHC四量体は特定のペプチド-MHC分子複合体を認識できるT細胞の数を調べるのに用いられている．1個のペプチド-MHC分子複合体に対するT細胞の親和性は，試験管内で安定的に結合するには低すぎる．四量体は特定のペプチド-MHC分子複合体の四つから成るので，親和性が増加し，安定な結合が可能となる．四量体は，特異的なペプチド存在下で遺伝子組換えMHCクラスⅠ（αとβ_2-ミクログロブリン）分子を再折りたたみさせたものであり，そこに酵素反応でビオチンを結合させてある．4個のビオチン結合部位をもつストレプトアビジンを蛍光標識してビオチンに加えると，四量体が完成する．フローサイトメーター（FACS）での解析によるドットプロット（左図）は一つの例を示しており，この場合，リンパ球のうち約1 %が四量体を結合していた．

その主体である．今では，かなり長期間にわたって形質細胞が抗体を産生し続けることがあることが明らかになってきているが（§6･3･1･2, p. 233），多くの場合，記憶T細胞が長期間の免疫応答能を維持させている．

感染に対する免疫が，どのようにして，T細胞によって長期間維持されうるのか．互いに排他的ではないいくつかのメカニズムがあると考えられている．ある種の記憶T細胞は抗原がなくても生まれつき長生きであるのかもしれない．マウスでは，記憶T細胞は抗原だけでなく，MHC分子さえなくても生き残ることができるといわれている．ヒトでも，痘瘡に対するワクチンによって誘導された記憶T細胞が50年以上経った後でも存在しているが，その時期にいたるまでウイルス抗原が残存しているとは考えにくい．しかし，他の状況では，個体の中に残っている抗原が記憶の維持に関与している可能性があり，そのメカニズムとして，沪胞樹状細胞による抗原の保持が考えられる．破傷風毒素の免疫後，もとの抗原は沪胞樹状細胞に免疫複合体として提示され続け（§5･4･1），B細胞が認識・消化分解して記憶T細胞に提示すると考えられている（§6・4）．よくはわかってはいないが，もう一つのメカニズムは結核でみられる．結核から回復した患者は体内に生菌を保持しており，これらの菌体が記憶T細胞に対して弱い刺激を与え続け，それによって再感染から防御しているというものである．これらの相互作用は免疫不全状態になったHIV感染者のような患者でみられ，そのため，結核に再び罹患することになる．

実験的に，記憶T細胞はいくつかの重要な点でナイーブT細胞とは異なっている．まず，(i) 活性化に必要な条件が異なることである．ナイーブT細胞とは異

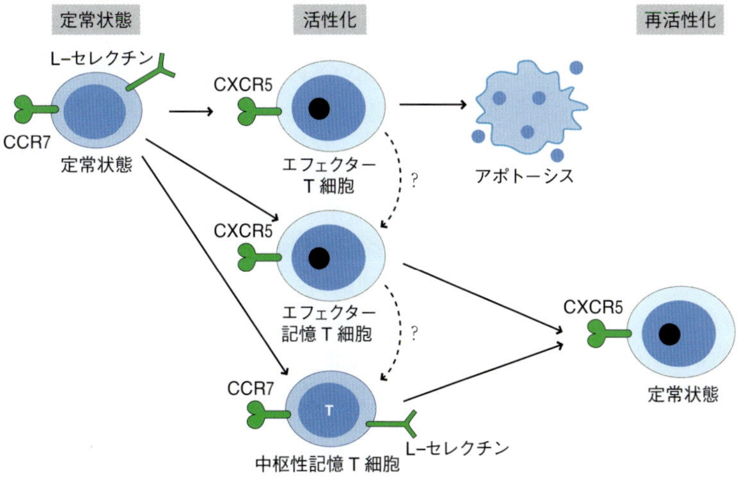

図5・26 **記憶T細胞** 獲得免疫応答に続いて，多くのエフェクター細胞はアポトーシスで死ぬが，記憶T細胞は生き残り，これらは二次免疫においてより素早くより強い応答を担うだけでなく，ナイーブな動物に移入することにより，免疫力を付与できる．エフェクター記憶T細胞は，エフェクターT細胞と同様にふるまい，CXCR5のようなケモカイン受容体を発現して炎症部位へと誘引されるが，生体内を再循環することはない．これに対して，中枢性記憶T細胞はナイーブT細胞に似ており，L-セレクチンやCCR7を発現して，生体内を再循環する．両方のタイプの記憶T細胞は，ともに再活性化されて，機能的なエフェクター細胞となる．

なり，記憶T細胞はB細胞やMHCクラスⅡを発現しているマクロファージ，IFN-γ刺激によりMHCクラスⅡ分子を発現するようになった他の細胞によっても活性化されうる．(ii) 多くの場合，$CD8^+$ 記憶T細胞は活性化の補助として $CD4^+$ T細胞を必要としない．(iii) 記憶T細胞は，移動性において異なる性質をもち，ナイーブT細胞に比べて末梢組織へ効率よく移動し，組織への指向性を示す．したがって，最初に粘膜組織で活性化された $CD4^+$ 記憶T細胞は粘膜組織へ戻ることが多く，体表リンパ節で活性化された場合皮膚へと移動する．このことは，特定の組織で活性化されたT細胞は，同じ病原体による再感染を防ぐためにより効率よくその組織を循環すること意味しており，その結果局所の付随リンパ節でのこれらの細胞の頻度が上昇することになる．

ケモカイン受容体のように細胞表面に発現されている分子（例: CCR7）の違いにより，生体内に存在する記憶T細胞は2種の集団に識別されると考えられている．**中枢性記憶細胞**（central memory cell）は，選択的に二次リンパ組織へと移動するようにみえ，**エフェクター記憶細胞**（effector memory cell）はむしろ末梢組織内を移動しているようにみえる．実際に，これらが異なる細胞集団を構成しているのか，エフェクター記憶細胞が中枢性記憶細胞へ分化するというような連続的な分化の両端を示しているのかは，明らかではない（図5・26）．

5·4·5 γδT細胞

ヒトやマウスにおいて，T細胞はおもにαβT細胞受容体を発現しており，そのために，γδT細胞の重要性低いと考えがちである．確かにヒトやマウスでは，二次リンパ器官にみられる循環T細胞はαβT細胞受容体を発現しており，γδT細胞はおもに皮膚や小腸などの末梢組組織分布している．しかし，他の動物種では異なり，ウシやヒツジなどではγδT細胞が二次リンパ器官のT細胞の主要な集団である．上皮組織におけるγδT細胞はヒトには存在しないが，マウスではT細胞全体の50 %を占める．これらのほとんどが胸腺由来である．ただし，胸腺を欠失しているマウスでも多少のγδT細胞が存在することから，腸管のような胸腺外の組織で分化してくるものがあると考えられる．それらの抗原受容体は，古典的MHC分子を認識するのではなく，他の細胞による提示を必ずしも必要とはせず，直接病原体に由来する分子を認識できる．ヒトγδT細胞は，MIC-AやMIC-Bといったストレスによって誘導されるMHC関連分子を認識することができ，そのために，上皮に分布するγδT細胞はNK細胞が発現する活性化受容体であるNKG2D受容体（C型レクチン受容体ファミリーに属する受容体）を使用している．これらは，熱ショックタンパク質のようなストレス関連分子をも認識できる．

感染応答において，γδT細胞はαβT細胞より素早く活性化され，その際には通常必要とされる厳密な活性化シグナルは不要のようである．したがって，それらは最初の防御ラインに立つものであり，獲得免疫というより，むしろ自然免疫の一部を担っていると考えられる．感染領域に動員されてきたそれらの細胞は，その場で増殖して，αβT細胞と同様のエフェクター機能をもつようになる．たとえば，パーフォリンを介して細胞傷害を及ぼし，IFN-γのような炎症性サイトカインを放出する．ヒトγδT細胞は抗菌タンパク質であるグラニュリシンを産生することができる．これらγδT細胞は，免疫応答にどの程度重要な役割を担うのか．ヒトでは，種々の感染によって，γδT細胞の数が増加すると同時に活性化されている．また，生体内での抗腫瘍免疫応答における役割は明らかではないものの，試験管内ではある種の癌細胞を殺すこともできる．ヒトでは検証されてはいないが，マウスではγδT細胞を欠失していると，単純ヘルペスウイルス1（*Herpes simplex virus 1*，HSV-1）をはじめとするウイルスや結核菌などのさまざまな感染症に対して感受性が高まることが示されている．

5·5 T細胞分化と選択

胸腺はT細胞分化の場であり，胸腺で分化している細胞を胸腺細胞という（図3・28，p. 127）．胸腺には胎生期に骨髄に由来する前駆細胞が到達し，その後の成体期も前駆細胞の供給を受け続ける．これらはT細胞系列への分化が決定された細胞ではなく，試験管内ではB細胞やNK細胞へも分化可能である．ただし，このようなことは胸腺内では起こらない．この前駆細胞は胸腺樹状細胞へも分化可能であり，この分化は実際に胸腺で起こっており，T細胞の選択において重要な役割を担っている可能性が高い（後述）．T前駆細胞は皮質髄質境界領域から胸腺に入り，皮質外側へと移動する．この子孫は，皮質内を逆方向へ移動して髄質へ入り，さらに分化を進め，一部の細胞が末梢T細胞として最終的に胸腺を離れる．すべての胸腺細胞が皮質で分裂し，わずか1～3 %が末梢T細胞プールへの分化を遂げることが可能である．プロT細胞，後期プロT細胞，プレT細胞を含む胸腺細胞分化のそれぞれの段階は，細胞表面マーカーによって区別できる．胸腺におけるT細胞分化はIL-7依存性であり，その細胞分化に伴ってT細胞受容体がつくられる．

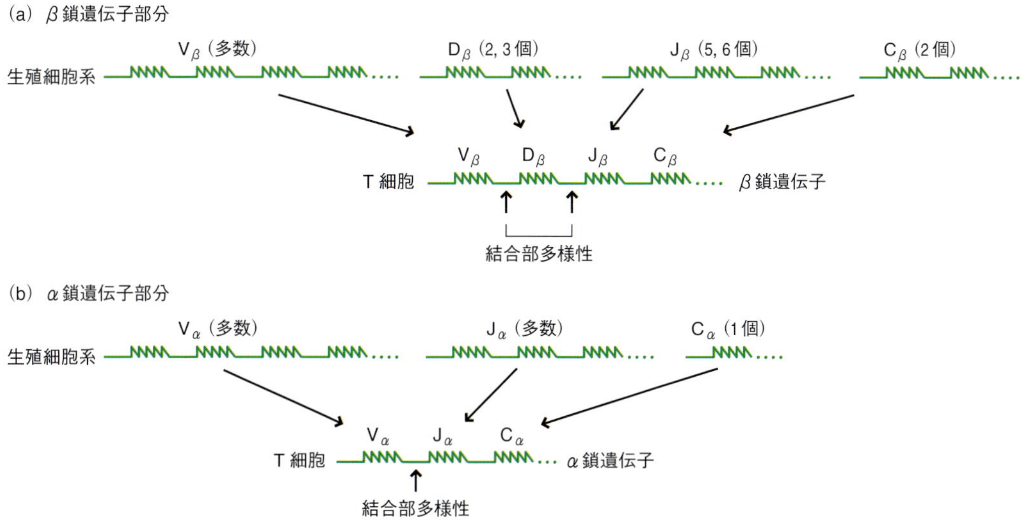

図5・27 T細胞受容体の生成 完全なT細胞受容体遺伝子はT細胞にのみ存在する．生殖細胞系のDNAは別々の遺伝子断片がV領域とC領域のいくつかの部分をコードしている．β鎖領域には多数のV_β断片と，限られた数のD_β断片，複数のJ_β断片が存在する．T細胞分化の過程で，それぞれのグループから無作為に一つが選別されて一つにつながり，完全なV_β領域を形成した後，C_β領域断片につなげられる．α鎖も基本的には同じであり，多数のV_α断片とJ_α断片が存在する．しかし，D領域はない．もう一つ多様性の追加は，V，(D)，J断片の間の結合部位における塩基の修飾によって生まれる．

5・5・1 αβT細胞受容体の多様性の生成

5・5・1・1 T細胞受容体の生成

T細胞受容体生成の分子的な過程は遺伝子断片の再編成であり，B細胞での過程と非常によく似ている．このメカニズムは，生殖細胞とB細胞における免疫グロブリン遺伝子をコードするDNAの解析によってB細胞において最初に明らかにされた．T細胞受容体βとγ鎖の遺伝子断片は免疫グロブリン重鎖に似ており，V，D，J領域とそれぞれのC領域から成る（図5・27）．それに対して，αとδ鎖は軽鎖に似ており，V，J領域とC領域から成る．T細胞受容体遺伝子の珍しい特徴は，染色体上（ヒトでは第14番染色体*1）のα領域遺伝子座の中に，δ遺伝子領域が存在していることにある．一方，βとγ遺伝子は互いに染色体上（ヒトで第7番染色体）の異なる場所に位置している*2．抗体と同じように，T細胞受容体のV領域には**相補性決定領域**（complementarity-determining region, CDR）であるCDR1，CDR2，CDR3とよばれる超可変部位が存在し，CDR1とCDR2はαとβ両方のV領域にコードされているが，CDR3はβ鎖のVDJ，α鎖のVJ結合域にコードされている．

5・5・1・2 αβT細胞受容体の生成

ヒトα鎖領域には，およそ70のV，60のJと一つのC遺伝子領域の断片があり，β鎖領域には，40のV，一つのD，13のJと二つのC遺伝子領域の断片がある．プロT細胞やプレT細胞とよばれる胸腺細胞はCD4やCD8を発現していないのでダブルネガティブ（DN）とよばれる．プロT細胞では，β鎖の遺伝子再編成が，D-Jに続いてV-DJの結合へと進む．ここで，機能的なβ鎖ができると，不変的なプレTα鎖と細胞表面で結合し，抗原がない状態で恒常的な刺激を細胞に与える．これはプレT細胞で起こり，それ以上のβ鎖遺伝子再編成を停止させる．このことは対立遺伝子排除を意味し，T細胞が複数のβ鎖を発現できないようにしている．これらの細胞はこの段階で増殖し，α鎖のV-J領域での遺伝子再編成が開始され，細胞はCD4とCD8の両方を発現する（ダブルポジティブ，DP）．α鎖の対立遺伝子排除はやや不完全であり，分化過程の胸腺細胞では一つβ鎖が二つのα鎖のどちらか一方と対になる．このことは，特異性の異なる二つのT細胞受容体が細胞表面に発現される可能性を示唆している．したがって，T細胞が胸腺を離れるまでに，一方のT細胞受容体発現が停止される他のメカニズムがある．α鎖がβ鎖とともにCD3に結合して細胞表面に発現される．この段階が未熟T細胞である．

*1 訳者注：マウスでも第14番染色体．
*2 訳者注：マウスではβ遺伝子は第6番染色体，γ遺伝子は第13番染色体に存在する．

5·5·1·3 体細胞遺伝子再編成とT細胞受容体における多様性の生成

T細胞受容体と免疫グロブリン遺伝子（B細胞受容体）は，それぞれの細胞の同じような分化段階において異なる遺伝子断片が結合されてつくられる．したがって，これらの体細胞遺伝子再編成には基本的に同じ機構が用いられているということは驚くに値しない．エンドヌクレアーゼであるRAG-1とRAG-2が遺伝子再編成において重要な役割を果たしており，これらがないとT細胞受容体や免疫グロブリン遺伝子の再編成は起こらない．T細胞やB細胞が生存するためには機能的な受容体発現が必須であるため，このような場合には重症複合免疫不全症となり，獲得免疫の甚大な欠陥のために，治療しなければ早い時期に死に至る．もし，RAG遺伝子が欠失しているのではなく欠陥があると，リンパ球数が減少し，自己免疫疾患に対する罹患が上昇するオーメン症候群になる．

RAG-1, 2は，D-J，V-DJやV-J断片対の最初の並置に関与している．これらの断片の近接した端には七量体と九量体配列が二重らせんの約1回転あるいは約2回転に対応した12あるいは23塩基対で隔てられた保存された領域がある．この12および23塩基対は**組換えシグナル配列**（recombination signal sequence, RSS-12, RSS-23）で，ここにRAGが結合し，両者を一緒にすると，他の構成要素となる分子が加わって遺伝子再編成活性化複合体を形成し，遺伝子断片の切断と再結合を行う．絶対ではないが一般的なルールとして，RSS-12はRSS-23とのみ対となる．T細胞受容体遺伝子の場合，V領域断片にはRSS-23が，D領域断片にはRSS-12が，J領域断片にはRSS-12がある．このことは，免疫グロブリン遺伝子の場合とは異なり，どのV領域断片もDあるいはJ領域断片のどちらか一方と対をなすことが可能であり，さらに，実際には多数のD-D結合さえも見受けられる．このことが形成されるT細胞受容体の多様性を大きく増加させる．しかし，免疫グロブリン遺伝子においては，このようなD-D結合などはどの位置においてもT細胞受容体遺伝子においてみられるような頻度では見当たらない．体細胞遺伝子再編成に関与する酵素の性質から，V（D）J結合域に回文配列がつくられることは可能で，これが結合したT細胞受容体や免疫グロブリン分子のP領域をコードすることになり，多様性を大きくすることにつながる．さらに，末端デオキシヌクレオチドトランスフェラーゼ（terminal deoxynucleotidyl transferase, TdT）は結合域に無作為な塩基の挿入を行い，これらのヌクレオチドがN領域の形成に寄与する．基本的に同じ過程が免疫グロブリン遺伝子の生成にも起こる（図5・28）．

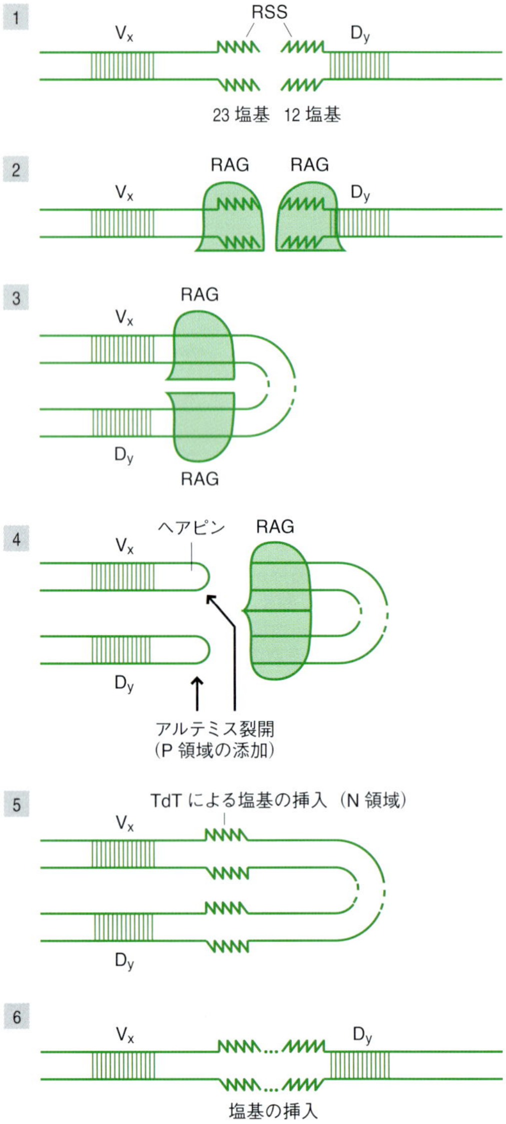

図5・28 抗原受容体形成における結合部多様性 T細胞やB細胞で抗原受容体が形成されるとき，RAG分子がV，D，J断片を離している組換えシグナル配列（RSS）に結合する．RSS内の12あるいは23塩基対から成るスペーサー断片は，異なる断片の連結を正しく補修する．RAG分子は，遺伝子断片の隣接配列を切り離し，コーディング配列間にヘアピンを形成する．このヘアピンは，アルテミスとよばれる酵素によって切断され，回文状の末端とP領域を形成するために修復される．さらに，対をなしていないDNA末端に末端デオキシヌクレオチドトランスフェラーゼ（TdT）によってヌクレオチドが無作為に挿入されて，N領域が形成される．その結果，遺伝子断片間の結合部位に塩基が挿入されることになり，受容体の多様性が増すことになる．

5·5·2 αβT細胞の正の選択とMHC拘束性

分化につれてT細胞は無作為につくられたT細胞受容体を発現する．これらの細胞は，宿主に発現される

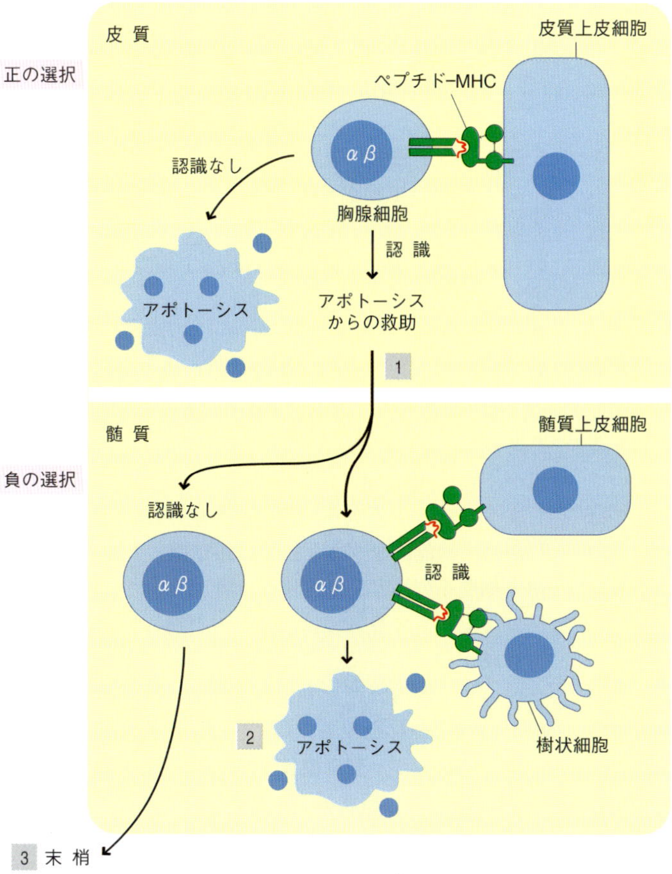

図 5・29 αβ T 細胞の胸腺での選別 胸腺細胞における **αβ T** 細胞受容体は，動物種内に発現される **MHC** 分子を潜在的には認識できる．つまり，胸腺皮質上皮細胞に発現される自己の **MHC** 分子に対して十分な親和性をもって結合できない **T** 細胞はアポトーシスに至り，自己の **MHC** 分子を認識できる細胞はアポトーシスを免れることを意味する．この過程が正の選択とよばれる（**1**）．生き残った胸腺細胞は髄質へと移動し，樹状細胞や **AIRE** を発現する髄質上皮細胞との相互作用により，自己ペプチド-**MHC** 分子複合体と高い親和性をもつ細胞はアポトーシスによって除かれる．この過程が負の選択である（**2**）．両方の過程を経た後，**T** 細胞は胸腺を離れて末梢へと出る（**3**）．これらの細胞は，非常に弱いかもしくはまったく自己には応答性をもたないものの自己 **MHC** 拘束性であり，それゆえに，自己 **MHC** に結合した生体外に由来するペプチドに対して高い親和性をもって認識することができる．

MHC 分子を予見することはできない．したがって，分化過程の T 細胞がつくる抗原に対するレパートリーは，おのおのの種に発現されているすべての MHC 分子を認識できるものでなければならない．ところが，これらの MHC 分子の大多数（少なくとも 90 % 以上）は，同じ種のどのような一個体にも発現されてはいないために，宿主の MHC 分子を認識できない T 細胞は機能することができないことになる．このような非機能的 T 細胞が末梢へ出ることを許すことは，使い物にならない T 細胞が機能的な T 細胞の移動や樹状細胞との相互作用，その他のすべての機能において競合することになる．このようなことが起こらないようにするため，胸腺に発現される自己の MHC 分子を認識できる T 細胞のみが分化できることが許されている．この過程が，**正の選択**（positive selection，ポジティブセレクション）である（図 5・29）．

T 細胞受容体とともに CD4 と CD8 の両方を発現しているダブルポジティブ胸腺細胞は，皮質を通って髄質へと移動する．移動の過程でそれらは MHC 分子と自己のペプチドを提示している**皮質上皮細胞**（cortical epithelial cell, CEC）と相互作用する．これがおもに正の選択が起こるときと場所である．もし皮質上皮細胞に発現されている自己ペプチド-MHC 分子複合体を認識できないと，これらの胸腺細胞はアポトーシスにより死ぬことになる．しかし，もし弱くでも認識できると生き残ことになり，重要な関門を通過し，さらに分化を進める．

正の選択の結果が MHC 拘束性の T 細胞受容体をもつ T 細胞である．重要なことは，MHC クラス I 分子に結合したペプチドを認識した T 細胞受容体は CD4 の発現を低下させて $CD8^+$ T 細胞となり，逆に MHC クラス II 分子に結合したペプチドを認識した細胞は $CD4^+$ T 細胞となる（シングルポジティブ）．したがって，MHC 拘束性と T 細胞の実際の機能の両方が胸腺で決定される．面白いことに，iNKT 細胞（§5・2・8）のような通常の T 細胞とは異なる細胞も，胸腺での分化過程において胸腺細胞自身が発現する CD1（ヒトでは CD1d）分子によって正に選択される．

5・5・3 負の選択と中枢性免疫寛容

正の選択後，生き残ったシングルポジティブ αβ 胸腺細胞は髄質へと入る．ここで，胸腺内で分化してきたものと考えられる樹状細胞や，皮質上皮細胞とは異なる特別の**髄質上皮細胞**（medullary epithelial cell, MEC）の両者と相互作用を行う．この過程で**負の選択**（negative selection, ネガティブセレクション）が起こる．もし，胸腺細胞が，樹状細胞か髄質上皮細胞上の自己ペプチド–MHC分子複合体を高親和性で認識するとアポトーシスとなり，認識しないと生き残って自己に弱い応答性をもちつつも，外因性ペプチド–MHC分子に対して強い結合力をもったT細胞受容体を発現する成熟T細胞として胸腺を離れる．

なぜ，樹状細胞が負の選択に関与するのか．樹状細胞のもつ通常の細胞特異的構成要素に対してT細胞が応答しないことが重要であり，負の選択が末梢へ移動するT細胞集団に入る細胞からそのようなものを予め除いている．樹状細胞は血液中から胸腺に入ってきた自己の抗原を取込んでいると考えられる（髄質上皮細胞が自己の分子やペプチド–MHC分子複合体を樹状細胞へ受渡している可能性もある）．

髄質上皮細胞がインスリンのような胸腺とは無関係のmRNAやタンパク質を発現していることが判明したのは大きな驚きであった．その後，通常は組織において特別な機能を担う細胞に発現されるホルモン，転写因子，構造タンパク質，膜タンパク質や分泌性タンパク質などをコードするmRNAが胸腺に存在し，この異所性のmRNA発現は**AIRE**（autoimmune regulator）とよばれる転写因子によって制御されていることが明らかになった．AIREを欠失したヒトは，内分泌系を含む多くの器官に影響を与える自己免疫疾患に罹患する．この状況は，自己免疫性多発性内分泌症・カンジダ症・外胚葉ジストロフィー（autoimmune polyendocrinopathy-candidiasis-ectodermal dystrophy, APECED）として知られ，マウスでもAIRE遺伝子を欠失させるとこれに非常によく似た自己免疫疾患を発症する．なぜ，胸腺におけるこのような異所性タンパク質の発現機構が進化の中でつくり出されてきたのか．おそらく，体の中でつくられるどのような自己タンパク質も胸腺に入り，胸腺細胞における負の選択の過程で樹状細胞や他の細胞によって提示されることが不可能であるためと考えられる．たとえば，免疫系から隔離された眼，精巣，中枢神経系のある部分のように，特別な場所のタンパク質は隠されてしまっている．

負の選択の結果は，自己応答性をもたない，いい換えれば定常状態において認識可能なリガンドに高い結合力を示さない成熟したT細胞をつくり出すことである．しかし，負の選択が真に包括的ですべてを説明可能であるとはいえない．AIREのような驚異的な機構があるとはいえ，必ずしもすべての自己ペプチドが胸腺に発現されているのではなく，潜在的に自己応答性をもつT細胞が絶えず末梢に出ている．この結果，何が起こるのかは，7章で考えることにする．

5·5·4 $\gamma\delta$ T細胞の生成

$\gamma\delta$ T細胞のT細胞受容体は$\alpha\beta$ T細胞の場合と大変よく似た方法でつくられる．しかし，いくつかの重要な違いもある．$\gamma\delta$ 遺伝子断片の数は$\alpha\beta$ T細胞受容体の場合よりも少ない．あるモデルに従えば，分化中のプロT細胞では，β，γ，δ 鎖遺伝子断片の遺伝子再編成はほぼ同時期に起こる．もし機能的β 鎖形成が先に完了すると，上述したようにプレTα 鎖と対をなしてさらに分化を進める．その結果，つづいて起こるα 鎖の遺伝子再編成が，V_α と J_α の間に位置するδ 遺伝子領域を除去してしまうので，$\alpha\beta$ 系列への分化が約束されることになる．しかし，機能的なγ とδ 鎖がβ 鎖以前につくられると，$\gamma\delta$ T細胞系列へと決定される（図5・30）．

少なくともマウスでは，発生の初期に種々の$\gamma\delta$ T細胞形成が観察される．これらの細胞は，TdTを発現しないので，限られたV領域の多様性しかもたず，また種々の部位へ移動する．$V_\gamma 5$ と $C_\gamma 1$ を発現する細胞は皮膚へ移動して，**表皮樹状T細胞**（epidermal dendritic T cell）となる（樹状細胞とは異なり，ヒトには存在しない）．また，$V_\gamma 6$ を発現する細胞は生殖器官の上皮内へと移動する．その後で恒常的につくられる$\gamma\delta$ T細胞はより多くのV領域における多様性をもち，特定の組織への指向性を示さない．

5·5·5 末梢免疫寛容

潜在的に自己応答性のT細胞は絶えず胸腺から末梢へと放出されている．このことを示す明確な証拠は，ヒトがT細胞依存性の自己免疫疾患を発症することである（§7·1·1, p. 253）．もしT細胞が抗原に出会わなければ，活性化されることはないはずである．細胞内タンパク質のような多くの潜在的な抗原になりうるものは，応答を開始させるほどの十分量が放出されていないのかもしれない．このような状況が**免疫無視**（immunological ignorance）とよばれ，T細胞とB細胞の両方に当てはまる．しかし，末梢における自己応答性T細胞の活発な分化を抑えるより強力なメカニズムが存在する．

5·5·5·1 制御性T細胞

1970年代に，T細胞のあるサブセットがB細胞や$CD8^+$ T細胞などの他の細胞との相互作用を介して，活性化$CD4^+$ T細胞によるそれらの活性化を阻害できると

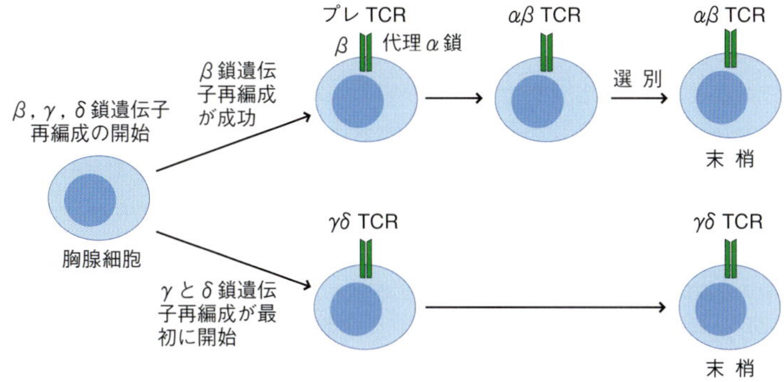

図 5・30 αβ と γδ T 細胞受容体発現の決定 どちらのタイプの T 細胞受容体が発現されるのかについて，一つのモデルではどちらの遺伝子再編成が成功するのかに依存するとされている．もし，最初に β 鎖遺伝子の再編成が行われると，β 鎖は代理の α 鎖（pTα）と対をなすので，γδ 鎖の遺伝子再編成が抑制される．しかし，γ と δ 遺伝子の再編成が β 鎖に先行して進むと，δ 遺伝子座の中に存在する α 遺伝子座が再構成の過程で切り出されてしまうために，αβ の再編成が抑えられ，γδ T 細胞受容体が発現されることになる．これ以外にも，αβ と γδ T 細胞分化についていくつかのモデルが提唱されている．

いわれていた．このような細胞が抑制性細胞（suppressor cell）とよばれていたが，その存在は疑問視されていた．1980 年代まで，実際の事象は不明であったが，二つのグループがラットとマウスを用いて，自己免疫疾患をひき起こすナイーブ CD4$^+$ T 細胞の応答性を阻止する働きをもつ CD4$^+$ T 細胞が正常な動物に存在していることを示した．これらが**制御性 T 細胞**（regulatory T cell, Treg）とよばれるものであり，現在ではそれ以外にもいくつかのタイプの制御性 T 細胞が存在することが明らかになっている．

内在性制御性 T 細胞　最初に報告された制御性 T 細胞は**内在性制御性 T 細胞**（naturally occurring Treg, nTreg）とよばれている．それらは胸腺内で分化してきた細胞で，どのような外部刺激に対しても応答しない．したがって，それらが外因性抗原に対する特異性をどのようにしてもっているのか示すことは困難である．内在性制御性 T 細胞は転写因子 FoxP3 を発現していることを特徴としている．この遺伝子が免疫応答において重要なのか．FoxP3 を発現できない新生児においては制御性 T 細胞が検出されず，免疫性調節不全，多腺性内分泌障害，X 連鎖腸疾患（immune dysregulation, polyendocrinopathy, enteropathy X-linked, IPEX）とよばれる非常に重篤で，急激な致死性の自己免疫疾患を発症する．scurfy とよばれるある種の突然変異マウスでも同様の症状が出現する．したがって，胸腺内でのこのような制御性 T 細胞の分化が，自己免疫疾患の誘導を含め，胸腺から末梢へ出た自己応答性 T 細胞の機能阻止に必須であると考えられる．胸腺内でどのようにして内在性制御性 T 細胞が分化してくるのかについては，すべてが解明されているわけではない．しかし，自己ペプチド–MHC 分子複合体に対して中程度の結合力をもつものとして選別されてきた細胞であることが示唆されている．

誘導性制御性 T 細胞　すぐに作用できるように胸腺から出てきた内在性制御性 T 細胞とは異なり，他の制御性 T 細胞は進行中の免疫応答の過程で誘導されてくる．いくつかのタイプが存在することが示されている．たとえば，ある種の制御性 T 細胞は TGF–β の影響下で誘導され，おそらく FoxP3 を発現している（**誘導性制御性 T 細胞** induced Treg, iTreg）．それ以外の制御性 T 細胞，たとえば IL–10 を産生する Tr1 や TGF–β を産生する Th3 サブセットもまた末梢で自然状態あるいは実験条件下で誘導されるが，FoxP3 を発現することはない．これら制御性 T 細胞集団の多くは試験管内でつくられており，生体内での役割については十分解明されているわけではない．しかし，制御性 T 細胞の誘導と治療における使用は研究において重要な領域である

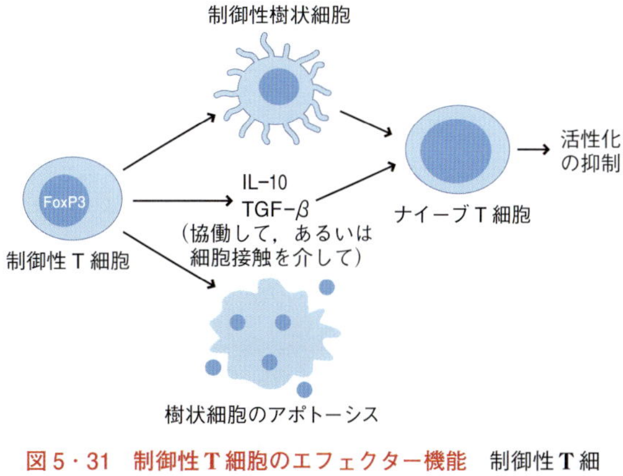

図 5・31 制御性 T 細胞のエフェクター機能 制御性 T 細胞（nTreg）は胸腺内で自然に生まれてくるが，獲得免疫応答の過程でも誘導される．制御性 T 細胞が応答を抑制するメカニズムには，樹状細胞に接着することによって樹状細胞が殺されるか，あるいはこの接着により樹状細胞がナイーブ T 細胞を十分に活性化させられなくなるため，と考えられている．しかし，別のあるいはさらなる機構として，ある種の制御性 T 細胞は IL–10 や TGF–β を産生し，それらが，ナイーブ T 細胞が活性化される過程で作用して，その活性化を抑制することも考えられる．本図には示されていないが，Notch とそのリガンドのような受容体リガンド相互作用なども制御性 T 細胞のある種の機能には重要なのかもしれない．

(後述).

制御性T細胞の機能 進行中の応答における制御性T細胞の機能は付帯的な損傷を防ぐものであると考えられている．これは，TGF-βやIL-10のような抗炎症性サイトカインの産生による部分がある（図5・31, p. 209）．しかし細胞間の接触による可能性もある．また，ナイーブT細胞の十分な活性化を誘導する樹状細胞に対する機能抑制や殺傷さえも考えられる．進行中の応答において，エフェクターT細胞と制御性T細胞の両方が誘導されてくることに関しては明らかではないが，もしかしたら連続的な段階を反映しているのかもしれない．

5·5·5·2 樹状細胞と末梢免疫寛容

これまでに，樹状細胞は自然免疫による活性化がなくても，絶えず末梢からリンパ節へと移動していることを述べてきた．この移動にどのような意味があるのか．樹状細胞は末梢において自己や無害なタンパク質を取込み，リンパ節に到達すると，T細胞によってチェックされている．しかし，このような樹状細胞はナイーブ$CD4^+$ T細胞を活性化するために必要とされる多くの補助刺激分子を発現していない．ところが，多くのMHCクラスII分子を発現しているために，T細胞の部分的活性化を誘導してしまい，これがT細胞のアポトーシスへとつながり，その結果樹状細胞に発現されたペプチドに対する免疫寛容が誘導される．

実験的な証拠として，樹状細胞は末梢免疫寛容の誘導に寄与していることが示されている．例として，樹状細胞に発現しているある分子に対する特異的な抗体に，卵白アルブミンに由来するペプチドを結合した人工的抗原を作製する（この人工抗原は特異的抗体部分により樹状細胞に結合することができる）．また，このペプチドに特異的な少数の$CD4^+$ T細胞を移入しておいた正常マウスを用意する．抗原がこのマウスの皮下に投与されると，移入されたT細胞は所属リンパ節に集まり，活性化マーカーを発現し分裂するが，その後急速に消失して，マウス体内のどこにも見当たらなくなっていた．さらに，マウスはペプチドに対して不応答性にもなっていることが示された．したがって，樹状細胞に標的化された抗原は，自然免疫系の活性化がない条件下では，抗原特異的$CD4^+$ T細胞の除去を誘導していることになる．しかし，もし同じ抗原がアゴニストとして作用する抗CD40モノクローナル抗体とともに投与されると，T細胞は活性化され，卵白アルブミンに対する遅延型過敏応答をひき起こす．しかし，自然の条件下でこれが末梢免疫寛容の誘導にどの程度寄与しているのかはいまだ明らかではない．

5·5·5·3 経口・経鼻免疫寛容

経口投与された抗原に対しては，全身性の不応答が誘導されやすいことが古くから知られており，もう一つのタイプの免疫寛容である．アメリカ先住民はツタウルシの毒性から身を守るためにこの植物をよく食べていたといわれている（§7·1·1, p. 253）．ほとんどのタンパク質は小腸で分解されるが，少量は循環系に入り免疫寛容を誘導する．多くの場合，このような全身性の免疫寛容はタンパク質に対する局所的なIgA産生応答に付随している．そのため，解離免疫寛容とよばれる．最近では，経鼻投与されたペプチドも免疫寛容を誘導することが示されている．もし臨床的に利用可能であれば，経口投与された抗原の消化に起因する問題は回避できる．経口や経鼻免疫寛容の誘導機序は十分に解明されてはいない．しかし，$CD8^+$ T細胞やB細胞がなくても，免疫寛容が誘導されることから，$CD4^+$ T細胞が第一に関与していると考えられる．本来，危険シグナルなしに抗原を投与すれば，$CD4^+$ T細胞にはアネルギー（不応答）が誘導される．しかし，ある状況では，大量のTGF-βを産生する別の制御性T細胞であるTh3が経口免疫寛容に関与していることが示されている．どのようなメカニズムにしろ，免疫関連疾患のために経口免疫寛容の誘導系が使用できるかどうかの可能性について，現在研究が進められている．

5·5·5·4 二次リンパ組織とAIRE

§5·5·3のように，転写因子AIREは胸腺において同定され，自己免疫寛容の誘導に重要な役割を担うことが明らかである．しかし，AIREを発現する細胞がリンパ節にも存在することが示され，成熟T細胞の負の選択が胸腺を離れて末梢に到達しても継続して行われている可能性が示唆されている．

5·6 養子免疫治療

5·6·1 T細胞ワクチン

他章において（たとえば§2·5·2·3），成功したワクチンは抗体の効率に依存しているようにみえることについてふれた．細胞傷害性T細胞や活性化マクロファージの誘導に作用するワクチンをつくることがなぜこのように困難であるのかは，大きな謎である．たとえばHIVのような場合，抗原の変異が重大な問題となっている．しかし，結核のような場合は異なる．このような病原体は，進化の過程で免疫系からの強い選択圧を受けてきており，免疫系に侵入したり免疫系から逃れる方法をつくり出してきたことがそれらの病原性の一部として必須であることを忘れてはならない．これらの障壁に打ち勝つためには，そのような病原体の生物学を徹底的に理解する必要がある．これらの話題については2章において述べた．しかし今日まで，抗体ではなく，CD8$^+$ T細胞のようなT細胞に依存する防御性のT細胞を誘導することができるワクチンは一つとしてつくり得ていないことも，おそらく事実であろう．

5·6·2 免疫治療

病気を治療するためにT細胞を用いることは魅力的な考え方である．このための抗体使用の成功については，§6・6に述べるが，T細胞の使用はあまり進んではいない．T細胞療法の開発における主たる領域は慢性感染や自己免疫疾患の治療，異系移植片拒絶の阻止，悪性腫瘍の治療である．一つの方法は，患者からT細胞を回収し，試験管内で処理し，再び体内に戻したり，生体内でT細胞機能を調節することである．担癌患者からT細胞を回収し，腫瘍抗原に特異的なCD8$^+$ T細胞を単離して，試験管内で活性化と増殖を誘導し，患者に戻すことが行われている．しかし，これまでのところ，成功は限られている．

別の方法は，樹状細胞を用いるものである．悪性腫瘍の治療において，患者の末梢血単球（§5·4·1·3）から樹状細胞を誘導し，ペプチド–MHC分子複合体として腫瘍抗原を発現させて，抗原特異的T細胞によって認識可能にするものである．この方法では，樹状細胞を抗原とともに培養したり，腫瘍のmRNAを樹状細胞に導入したり，樹状細胞を腫瘍細胞と融合させたりなどいろいろな方法が用いられている．効果的に免疫応答を刺激するため，樹状細胞は補助刺激分子を発現していなければならないので，樹状細胞はサイトカインやパターン認識受容体を介する刺激によって活性化されている．その後で，エフェクターT細胞，特に細胞傷害性CD8$^+$ T細胞を活性化するようにとの希望をもって患者に移入される．この方法は多くの臨床試験が行われているものの，やはり成功は限られている．

5·6·2·1 感染と免疫病理学的な疾患

病原体は，免疫応答を回避するいくつかの方法を進化させてきており，自己免疫疾患は不適切に偏向した応答によってひき起こされ，異系移植片は望まれない応答によって拒絶される．理論的には，必要な応答ができるように，あるいは応答をしないように，T細胞分化を再プログラムすることが可能なはずである．HIVや結核のように慢性感染の場合，免疫応答としては進行しているが疾患に対して効果的でないような応答を後押しすることが望ましい結果につながるのである．癌の治療で試されているのと同じ方法を用いることによって，これは達成できるかもしれない．自己免疫疾患や異系移植片拒絶においては，目的は不適切な応答を偏向させたり，必要ではない応答を抑制することである．これもまた，樹状細胞の試験管内での再プログラムや，免疫寛容や制御性T細胞を誘導するように抗原を投与することで達成可能かもしれない．この方法の妥当性は，オオアワガエリという牧草の花粉の抽出物を舌下に与えることによって，花粉症（枯草熱）の治療が成功していることによって示されている．これらすべての方法が現在のところ揺籃期ではあるが，将来には大きな可能性を秘めている．

5章の学習成果

この章を読み終えて，つぎのような話題と質問事項（該当する節を示す）について，理解し，さらに説明したり，議論することができるようになっているはずである．また，これらの話題を支持するヒトや動物での研究結果についても理解しているはずである．まだよく解明されていない領域についても何らかの考えをもてていると思われる．われわれの理解をさらに進める方法についても提案できるかもしれない．

T細胞集団（§5・1）
・おもなタイプのT細胞は何か．
・T細胞とB細胞の抗原認識方法はどのように違うのか．

MHC（§5・2）
・古典的MHCとは何か．
・非古典的MHCとは何か．

抗原のプロセシングと提示（§5・2）

・どのように，ペプチドが異なる細胞内の部位で生成されて，古典的MHC分子に負荷されるのか．

・クロスプレゼンテーションとは何か，またなぜ重要なのか．

T細胞応答の解剖学的基礎（§5・3）

・T細胞応答は免疫応答の異なる段階のどこで起こるのか．

T細胞活性化（§5・3）

・T細胞活性化におけるシグナル1とシグナル2とは何か．また，もしT細胞がシグナル1のみ，あるいはシグナル1, 2の両方を受取ったときに何が起こるのか．

感染におけるT細胞のエフェクターの記憶機能（§5・4）

・$CD4^+$ T細胞の応答性の偏向とは何か．宿主の感染においてなぜ重要なのか．一般的に，どのようにして制御されているのか．

・宿主の防御において，樹状細胞はどのような役割を担うのか．

・どのようにして$CD8^+$ T細胞が活性化され，どのように感染細胞を殺すことができるのか．

・T細胞サブセットによって産生される鍵を握るサイトカインとはどのようなものがあるのか，またそれらの機能は何か．

・$\gamma\delta$ T細胞とは何か．また感染免疫においてどのような役割を担うのか．

T細胞分化と選択（§5・5）

・T細胞受容体の多様性はどのようにつくられるのか．

・正の選択とは何であり，どのようにして起こるのか．

・負の選択とは何であり，どのようにして起こるのか．

・T細胞免疫寛容に末梢でのメカニズムはどのように寄与しているのか．

養子免疫治療（§5・6）

・樹状細胞やT細胞は病気の治療にどのように用いられるのか．

一般問題　どのようなタイプの自然あるいは実験的な欠失がT細胞分化やその機能における欠陥につながるのか．また，これらの欠陥が感染性の疾患に対する防御におけるT細胞の役割について何を知らしめているのか．

統合問題（1）　細胞傷害性T細胞とNK細胞間の起源，生活史，感染に対する機能における類似点と相違点は何か．

統合問題（2）　全身性の免疫と粘膜免疫はどのように違うのか．

さらなる学習問題

問 題A　非古典的MHC分子についての機能，あるとすればそれらのリガンド，細胞あるいは組織内分布についてどこまでわかっているのか．

ヒント　非古典的MHC分子の2，3の例を示した．しかし，それら以外に多くがヒトやマウスのMHC領域にみつけられている．いくつかは，ペプチドをリガンドとしている．しかし，抗原プロセシングはこれらを生成するために必要か．いくつかは，細胞のタイプや組織（たとえば胎盤）に限定されている．また，いくつかについては，通常のものとは異なるリンパ球によって認識される場合もある．なぜなのか．

問 題B　免疫応答における樹状細胞サブセットの機能についてどの程度理解しているか．

ヒント　サブセットによって意味するものを明確にすることから始める．通常の樹状細胞にはいくつかのサブセットがマウスのリンパ系組織で同定されており，特別な機能をもつと信じられている．定常状態と病態下の条件での形質細胞様樹状細胞はどうか．それらは，どの程度リンパ球応答を制御できるのか．沪胞樹状細胞についても同様に考えてみてはどうか．

問 題C　エフェクターと記憶T細胞へと偏向されたサブセットをどの程度明確に定義できるか．

ヒント　少なくともマウスにおいては，専門的な機能をもつ$CD4^+$ T細胞（例：Th1やTh2）の能力は明らかなようである．しかし，たとえばTh9やTh22など異なる機能をもつさらなるサブセットも提唱されている．ある場合には，$CD8^+$ T細胞もまた，Tc1，Tc2として特異的な機能をもっているようである．同様のサブセットの存在が，iNKT 細胞の場合にさえ示唆されている．したがって，$\gamma\delta$ T 細胞のような場合にも当てはまるのかもしれない．もし，CD4$^+$ あるいは CD8$^+$ T 細胞が中枢性記憶細胞やエフェクター記憶細胞へと分化したとき，この外見上の偏向がどの程度保持されるのか，それとも失われるのか．

問 題 D　正負の選択メカニズムは通常の T 細胞ではないリンパ球の分化において，どの程度当てはまるのか．

ヒント　分化の過程で，沪胞 B 細胞と $\alpha\beta$ T 細胞は負の選択を受け，後者は正の選択を設ける．正の選択も B 細胞に当てはまることも仮定されている．確かに，iNKT 細胞にも適用されている．しかし $\gamma\delta$ T 細胞ではどうか．NK 細胞もまた MHC クラス I 対立遺伝子に対する受容体を発現するように選別されていることから，この考えは NK 細胞にも当てはめることが可能である．しかし，それはどの程度なのか．また，負の選択も同様に当てはめることは可能なのか．

問 題 E　種々の免疫関連疾患に対して，細胞を用いた養子免疫治療でなされた進展は何か．

ヒント　その病気において，防御免疫を刺激したいのか，異常なあるいは欲しくない応答を抑制することを望むのかを考えることから始める．その後で，どちらの免疫細胞のタイプがそれぞれに適しているのかを問うことにする．いくつかの例を提示してきた．しかし，それらの疾患においても新しい治療方法が試され始めている．たとえば，抗原特異的 T 細胞受容体を T 細胞に導入したり，機能を調節するために異なるタイプの刺激を樹状細胞に与えたり，抗原特異的制御性 T 細胞を誘導する異なる方法などである．単に応答を継続させたり停止させたりするのではなく，どの程度に応答の再偏向を望み，あるいは方向性を変えたいのか．

6 抗体依存性免疫系

6・1 序　論

B細胞は獲得免疫応答において重要な役割をもつ細胞である．B細胞は形質細胞となり抗体を産生するが，記憶B細胞へとも分化する．これらは感染性病原体に対する即座の対応と長期にわたる防御において重要な役割を担っている．B細胞はT細胞とともに進化してきた．抗体はT細胞受容体と非常によく似ており，抗体の多くの多様性をつくり出す過程もT細胞でのものと類似している．ところが，これら2種のタイプの異なるリンパ球が進化過程でどのようにして出現してきたのかはよく解明されているわけでない．しかし，B細胞とT細胞がまったく異なる方法で抗原を認識していることは明らかである．この進化は，5億年ほど前のカンブリア爆発期の前およびその過程で起こった二つのゲノム全体の複製によって促進された．二つになった染色体のセットは，一つのグループ内の遺伝子にもとの形から多様化して新たな機能をもたせることを可能にした．このことが，二つの主要なリンパ球の進化の過程で，よく似てはいるが異なるタイプの抗原受容体を生み出すことになった．

この章では，生体防御におけるさまざまなタイプの抗体の機能と，B細胞が感染に対してどのようにして種々の応答をするのかについて述べる．形質細胞は多様な分子構造に対して異なるタイプの抗体をつくることができるが，B細胞がこれら形質細胞へ分化するために対応している種々の応答に関してまず記載しておく（§6・1）．その後で，抗体が非常に多くの異なる分子をどのようにして認識することが可能になったのかを説明する（§6・2）．つぎに，このような多くのタイプのB細胞がさまざまな感染体をどのように認識でき，それらに対して種々の方法で抗体を産生し，多くの場合最も適切なクラスの抗体を合成するためにT細胞とどのようにして協働作用を行うのかについて述べる．ついでB細胞活性化と抗体の合成について解剖学的および生理学的な視点から述べ（§6・3），感染に対する長期の抵抗性が抗体を通してどのように維持されるのかを示す（§6・4）．さらに，どこで，どのようにして種々のタイプのB細胞が分化するのか，また，抗体は，通常ではなぜ自分自身の構成成分に対して応答しないのか（免疫寛容）に関して説明する（§6・5）．最後に，病気の治療の手段として，抗体がどのようにしてつくられ，用いられているのかについて紹介する（§6・6）．

この章において，感染に対する防御における抗体の重要性を認識するであろう．また，B細胞が抗体を産生する形質細胞や記憶細胞へとどのように分化し，このための活性化がどのように制御されているのかを理解するであろう．

6・1・1 B細胞集団

B細胞（B cell）は，形質細胞として知られる抗体産生細胞や記憶B細胞の前駆細胞である．T細胞がTh1やTh2などの異なる機能をもついくつかのサブセットに分化するのとは異なり，B細胞におけるエフェクター機能の主要な違いは，B細胞（形質細胞）がつくることができる種々のクラスの抗体の生物学的な性質によるものである．ヒトやマウスでは，IgM，IgD，IgG，IgA，IgEなどが存在し，異なる$CD4^+$ T細胞サブセットがどのクラスの抗体を形質細胞が分泌するのかを決定している．B細胞はまた，抗原によって適切に刺激された後の体細胞突然変異によって，抗原受容体の構造を変えることができ，それを抗体として分泌するという点において，T細胞とは異なっている．

新たにつくられたナイーブB細胞は，形態学的にはT細胞と区別することはできない．しかし遺伝子発現パターンが大きく異なっており，異なる細胞表面分子を発現するので，T細胞とは容易に区別できる．マウスやヒトでは成熟B細胞にはおもに三つの集団がある．

i）沪胞B細胞は，すべての二次リンパ器官に存在する沪胞を繰返し何度も通過している（3章）．それらは絶えず骨髄でつくられており，寿命はおよそ8週間である．これらのB細胞は，タンパク質抗原に対する通常の抗体産生応答を担っている．一般的に，このような抗体産生応答はT細胞からの助けを必要としており，**T細胞依存性**（T cell-dependent, TD）**応答**とよばれる．

ii）辺縁帯B細胞は，特別の固着性B細胞集団であり，もっぱら脾臓に存在している．それらは，糖鎖抗原や繰返し構造をもつ分子に対する抗体を産生する．これらの応答にはT細胞からの助けを必要としないので，**T細胞非依存性**（T cell-independent, TI）**応答**とよばれる．しかし，これらのB細胞も一定のTD応答を行う．

iii）B-1B細胞は，おもに腹腔や胸腔にみられる．そのうちのいくらかは，CD5を発現しており，明らかな抗原刺激がない状態でも自然抗体を産生している．$CD5^+$ B細胞はヒトでも同じような領域に存在しているが，B-1B細胞はマウスで最も解析が進んでいる．他のB-1細胞はTI応答を行っている．

沪胞B細胞と辺縁帯B細胞は時にはB-2細胞とよばれ，B-1細胞（上述）と区別される．沪胞B細胞が抗体産生応答をするには，$CD4^+$ T細胞からの助けを必要とするため，他のタイプのB細胞に比べてより長い時間を必要とする．これに対して，辺縁帯B細胞はTI抗原に対する抗体産生応答を素早く行うことができる．一方，B-1細胞は自然抗体を絶えずあるいは時折つくっているのかもしれない（図6・1）．

6·1·2　抗体はどのようにして抗原を認識するのか

B細胞は細胞膜上のB細胞受容体を介して抗原を認識する．これらの受容体は，B細胞が形質細胞へと分化した後は抗体として可溶性のタンパク質の形で放出される．B細胞が認識し抗体をつくることができる抗原の種類は非常に広範であり，タンパク質，炭水化物（糖鎖），核酸，糖脂質をはじめ，自然界は存在しないジニトロフェニル（dinitrophenyl, DNP）基のような小さな無機性の分子に対してさえ反応する．通常のT細胞がタンパク質の一部に由来する線形のペプチドを**主要組織適合性抗原**（major histocompatibility complex, MHC）分子に

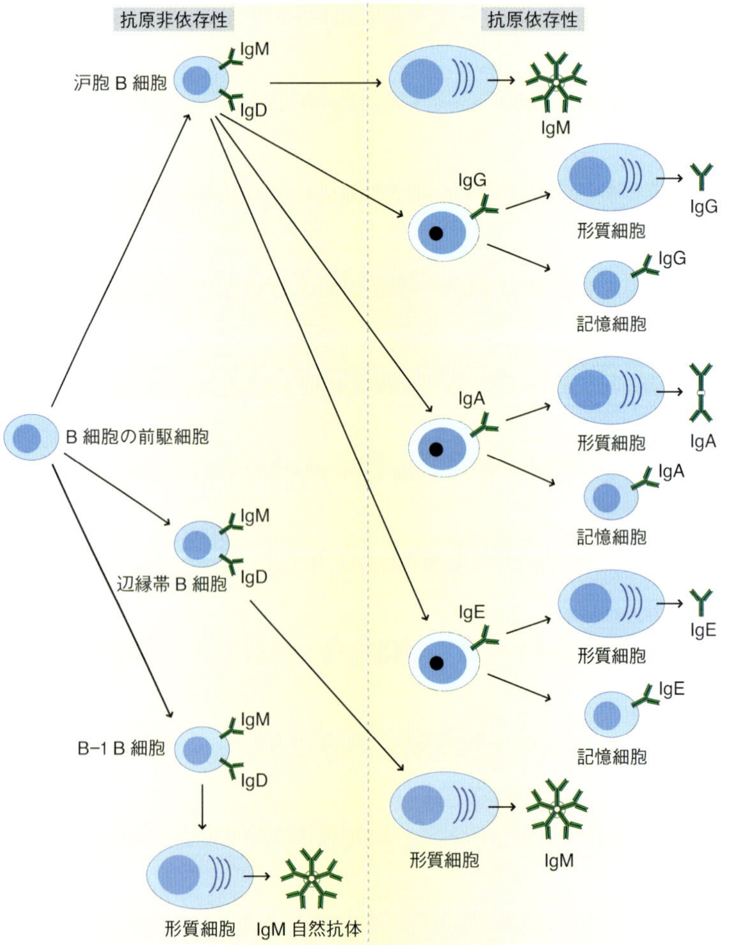

図6・1　B細胞集団　同じB細胞の前駆細胞が異なるB細胞集団を生み出すことができる．すべてのサブセットは最初**IgM**，そして多くが**IgD**を発現する．活性化された沪胞B細胞は，**IgM**と少量の**IgD**（図には示されていない）を産生する形質細胞へと分化することができる．これらのB細胞は**IgG**，**IgA**，**IgE**を発現するように免疫グロブリンのクラススイッチを行い，形質細胞や記憶細胞へと分化することができる．活性化された辺縁帯B細胞は，概して糖鎖抗原に対する**IgM**抗体を産生する形質細胞となり，他のほとんどの免疫グロブリンのクラスへのスイッチや記憶細胞への分化を行わない．**B-1B**細胞は抗原刺激が外見上はない条件下で，自然抗体としての**IgM**とおそらく少量の**IgA**を産生する．

結合した形で認識するのに対して，抗体は分子の表面に出ている形状的な**エピトープ**（epitope）とよばれる小さな部分を認識する．これらのエピトープに対して抗体が作製されるためには，エピトープは安定した三次元構造をもっている必要がある．X 線結晶解析により，抗体とそれに対応した抗原間で起こる種々のタイプの原子間の相互作用（静電気力，水素結合，疎水結合，ファンデルワールス力などの非共有結合による）が可視化され，その結果，抗体の抗原結合部位に認識されるさまざまな形状が明らかにされた．

問 題6·1 なぜ変性したコラーゲンであるゼラチンに対して抗体をつくることができないのか．

6・2 抗体の構造と機能

6·2·1 免疫グロブリンと抗体

免疫グロブリン（immunoglobulin）と**抗体**（antibody）という名称は多くの場合，互換的に用いられている．しかし厳密には，免疫グロブリンは，血漿中のγグロブリンとして特徴づけられる大きさや電気泳動移動度をもつ特定のタンパク質性の分泌物に対して付されたものである．それに対して，抗体は同定されている抗原に対する免疫グロブリンを意味する．すなわち，抗体は真に機能的なものである．**抗原**（antigen）は最初は抗体産生を誘導するものをさす言葉として用いられた．しかし今ではT細胞を含むリンパ球によって認識されるものを記述する言葉として広く使用されている．

免疫グロブリンは**重鎖**（heavy chain, H 鎖）と**軽鎖**（light chain, L 鎖）という異なるポリペプチド鎖から成る．それぞれの免疫グロブリン鎖は特徴的な構造をもっている．それらは，複数のドメインによって構成されており，三次元構造において共通の性質をもつ．この一般的な構造が免疫グロブリンドメインとして知られている．それぞれのドメインの構造を形成する密接に並べられたひだ状のβシートをもつ免疫グロブリン折りたたみ構造が特徴である．免疫グロブリンドメインは抗体にのみみられるのではなく，多くの他の分子にも存在している．たとえば，T細胞受容体，CD4，CD8などの認識に関与する分子やT細胞応答における補助刺激分子（§5・3）も免疫グロブリンドメインをもつ．したがって，免疫グロブリンドメインは進化的には古くからあるものと考えられる．Thy-1（CD90）は最も古くからある分子の一つであるが，一つの免疫グロブリンドメインをもち，すべての脊椎動物だけでなく，無脊椎動物であるイカにも存在する．免疫グロブリンドメインを含むすべての分子は，免疫グロブリンスーパーファミリーのメンバーである．しばしばみられるように，獲得免疫系はその目的のためにすでに存在していた構造を利用し，また多様化してきたが，これらはその一例である．

6·2·2 抗体構造

抗体の特徴的構造は最初に生化学的手法を用いて明らかにされた．古典的なY字形の単量体抗体は，それぞれが互いにジスルフィド結合によって結ばれた二つの重鎖と二つの軽鎖から成ることが知られている（§1·5·3·2, p. 28）．重鎖と軽鎖はそれぞれ**可変領域**（variable region, **V 領域** V region）とよばれる領域をもち，抗原結合部位を形づくるために1対になっているので，個々の免疫グロブリンは2価である．それぞれのV領域には，異なる特異性をもつ抗体間でアミノ酸配列が大きく異なる部分があり，この部位は**超可変領域**（hypervariable region）として知られる．抗体では重鎖の**定常領域**（constant region, **C 領域** C region）と軽鎖のC領域が結合されると，超可変領域が抗原結合部位を形成するため一緒になり，これによって抗原特異性が決定される．抗原への抗体の結合は相補的な形状によって制御されているので，超可変領域は**相補性決定領域**（complementary-determining region, CDR）ともよばれる．重鎖と軽鎖それぞれのCDRにはCDR1，CDR2，CDR3と番号がつけられている．同じ原則がT細胞受容体にも適用されている（§1·5·3·2，§1·5·3·3，図6・2）．

重鎖と軽鎖の残りの部分はC領域とよばれる．ヒトとマウスの重鎖には，μ，δ，γ，α，εという5種類の主要なタイプがある．これらは，産生される五つの抗体の

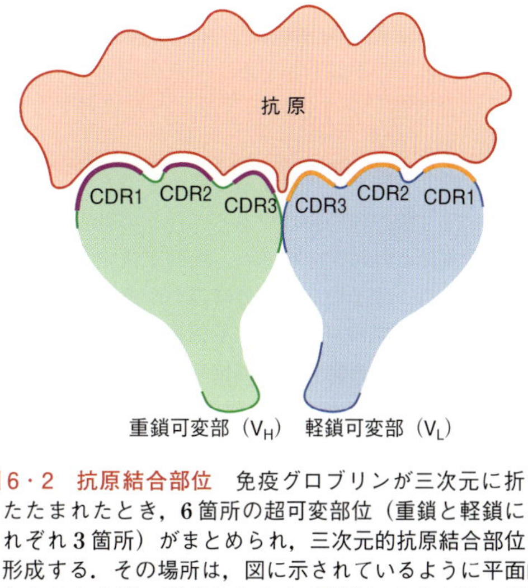

図6・2 **抗原結合部位** 免疫グロブリンが三次元に折りたたまれたとき，6箇所の超可変部位（重鎖と軽鎖にそれぞれ3箇所）がまとめられ，三次元的抗原結合部位を形成する．その場所は，図に示されているように平面的なものから深い溝状のものまで構造に大きな違いがある．**CDR:** 相補性決定領域．

クラス（アイソタイプ），IgM，IgD，IgG，IgA，IgE を規定している．IgG や IgA など，ある種のクラスの抗体の中には，2 種あるいはそれ以上の形状が異なるものが含まれており，これらはサブクラスとよばれる．軽鎖には，C 領域において κ と λ というおもに 2 種のタイプがあり，それらを含む軽鎖はこのタイプに応じて名がつけられている．重鎖の C 領域は異なる組織分布と異なるクラスの抗体のエフェクター機能を決定づけている．しかし，抗体軽鎖 C 領域の κ あるいは λ が生物学的作用をもっているようにはみえない（ボックス 6・1）．

6·2·3　抗体の多様性の生成

膨大な数の異なる抗原に対して抗体をつくることができることは，初期から知られていた．これらの抗体は他の抗原に対しては交差反応をしないので，抗原の数と同じように多数の抗体遺伝子が存在するに違いないと考えられていた．その当時は，このような抗体の多様性について遺伝的に理解することが困難であったためである．ヒトやマウスは 10^7 種類の以上の抗体をつくることができると算定されている．これは 10^7 の遺伝子を必要とすることを意味するのか．この数は，染色体に存在すると推定される遺伝子の数を大きく超えるものであり，ヒトゲノム計画により，ヒトの全遺伝子数はおよそ 30,000 であることが明らかになっているので，不可能である．この矛盾を説明するために多くの理論が提案されたが，答えがみつかったのは 1970 年代半ばである．

分子生物学的手法であるサザンブロット法を用いて，他の細胞と比較すると，B 細胞内では免疫グロブリン遺伝子の構成が異なっていることが示された．すなわち他の細胞の生殖細胞系 DNA では大きく離れている抗体遺

ボックス 6·1　抗体の構造

IgG 抗体がタンパク質分解酵素パパインで分解されると二つの異なる断片が得られる．一方の部分は結晶化され，**Fc** とよばれる．他方は結晶化はできないが抗原結合能を保持しており，**Fab** とよばれる．それぞれの Fab 断片は抗原一分子に結合できる．この分解によって，二つの Fab と一つの Fc がつくられる．もう一つのタンパク質分解酵素であるペプシンを用いて IgG を処理すると，一つの断片しか得られない．この断片は二つの抗原分子を結合することができ，$F(ab')_2$ とよばれる．これらの観察は，IgG は Y 字形をしており，抗原結合性においては 2 価であることを示している．その後の IgG 骨髄腫タンパク質（骨髄腫は免疫グロブリンを分泌する B 細胞系の腫瘍）を用いた研究によって，ジスルフィド結合を還元によって切断すると四つ部分に分かれることが明らかとなり，そのうち分子量の大きな二つは重鎖，分子量の小さな二つが軽鎖とよばれた（図 6・3）．

タンパク質構造を理解するための主力となる方法の一つはアミノ酸配列の決定である．種々の骨髄腫タンパク質から重鎖と軽鎖が分離され，配列が決定されて比較されたところ，分子のある部分に違いがあることが見いだされ，この領域が可変領域（V 領域）とよばれた．V 領域は実際に抗原を結合する部位を含んでいると考えられた．重鎖と軽鎖の他の部分は種々の骨髄腫間で違いが少なく，同じもしくは非常によく似た構造をもつ少数のサブセットにグループ分けされた．この領域が定常領域（C 領域）とよばれるものである（図 6・3）．さらに多くの骨髄腫タンパク質や軽鎖のみから成るベンス・ジョーンズタンパク質のアミノ酸配列が決定され，互いに比較されると，異なるタンパク質間で V 領域内に他の領域ではみられない大きな違いが認められる部位があることが明らかとなった．この部位が当初は超可変部位とよばれ，現在ではより一般的に相補性決定領域（CDR）とよばれている（図 6・2, p. 217）．

超可変領域のアミノ酸配列とその三次元構造から抗体の抗原結合の特異性を推測することは難しくない．このことは，光学的親和性標識によって確かめられている．光を照射すると近接したアミノ酸と共有結合を形成する光応答性の小さな分子を抗原としてマウスやウサギを免疫し，つくられた抗体を光応答性抗原と暗闇で混合し一定時間置いた後，光を照射してからタンパク質分解酵素で処理すると，抗原が超可変領域に結合していることが明らかになった．

抗体への抗原結合の形状は，電子顕微鏡や核磁気共鳴，X 線結晶解析など他の手法を用いても明らかにされている．抗原に結合したまま結晶化された抗体の複合体では，重鎖と軽鎖の V 領域が三次元構造を形成したとき，六つの超可変領域が抗原に結合した裂け目や表面にまとまっていることが発見された．MHC 分子–ペプチド複合体に結合する T 細胞受容体とは異なり，抗体は非常に多数の異なる三次元の分子構造に結合することができる．このことは，抗原結合部位の形状を反映したものである．小さな分子がほぼ完全にはまるような深い裂け目から，折りたたまれた天然立体配座をもつタンパク質の部分に結合できる広い表面部分までと，形状に大きな違いがある．また，抗原を抗体に非共有結合させるそれぞれの原子間力による相互作用を同定することも可能である．

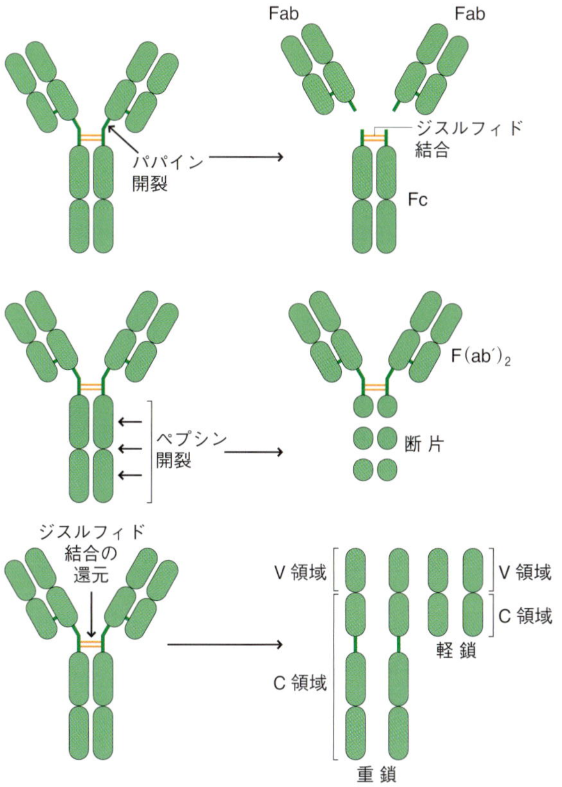

図 6・3 免疫グロブリンの構造 抗体がタンパク質分解酵素であるパパインで分解されると，2 種類の大きさの部分が得られる．一つの部分は抗原を結合し，**Fab** とよばれるが，この部分は結晶化できない．もう一方の部分は抗原に結合しないが，結晶化することはでき，**Fc** とよばれる．しかし，抗体がペプシンで分解されると，一つの大きな分割部分が得られ，この分子は二つの抗原分子を結合することができ，$\mathbf{F(ab')_2}$ とよばれる．また，ジスルフィド結合が還元されると，二つの完全な重鎖と軽鎖が抗体 1 分子から得られる．図には，重鎖と軽鎖の V 領域と C 領域が示されている．

伝子部分が，B 細胞においては非常に近くにあった．このことは，生殖細胞系 DNA の異なる部分を一緒にすることによって，B 細胞中の完全な免疫グロブリン遺伝子を形成するメカニズムが存在していることを示唆していた．それぞれの部分に多数の変異体が存在すれば，比較的少数の部分の無作為な選別と結合により，莫大な数の抗体遺伝子がつくられうることになる．さらなる解析が多くの研究グループで進められ，この仮説が正しいことが証明された．

現在では，ヒトやマウスの完全な免疫グロブリン遺伝子は，DNA の再編成によって異なる遺伝子部分から形成されることが明らかである．ヒトやマウスなどの種で起こる免疫グロブリンおよび T 細胞受容体遺伝子再編成のメカニズムは，生殖細胞よりむしろ体細胞における DNA の遺伝子組換えであるため，**体細胞組換え** (somatic recombination) とよばれる．一般に，この形の遺伝子組換えは B 細胞や T 細胞が成熟したリンパ球へと分化する初期の段階で起こる（§1･5･3･2: p. 28, ボックス 6・2: p. 220）．

6･2･3･1 免疫グロブリン遺伝子の DNA 組換え

免疫グロブリン遺伝子をコードする DNA は，染色体上の異なるグループを構成する V，(D)，J と C 遺伝子領域から成る．完全な重鎖遺伝子は，V，D，J グループから一つずつの遺伝子断片がもち寄られて形成される[*1]．これはほとんどが無作為選別である．V 領域は，はじめは重鎖 C 領域遺伝子の μ と δ の両者と結合する．しかし，B 細胞の活性化に伴って，V 領域遺伝子は異なる C 領域 (γ, α, ε) と結合することによりクラススイッチを行う．軽鎖 V 領域遺伝子は，別の染色体上に存在する κ あるいは λ のどちらかの C 領域遺伝子と結合する[*2]．それぞれのグループにおける遺伝子部分の数は異なっており，ヒトの重鎖では，約 40 の V 断片，27 の D 断片，6 の J 断片が存在し，同じくヒトの軽鎖領域には κ では 40，λ には 30 の V 断片と 4～5 個の J 断片がある（図 6・4, p. 221）．

分化過程の異なる B 細胞を調べることにより，組換えられた種々の免疫グロブリン遺伝子断片の順序を調べることができる．ある場合には，分化の特定の段階で止まっている B 細胞腫瘍を調べることも非常に有益である．重鎖部分の再編成がはじめに起こってから，軽鎖の再編成が続くことが知られている．重鎖では，一つの D 断片が一つの J 断片と一緒になって，この DJ 断片が一つの V 断片に結合される．軽鎖では，V-J 結合のみである．重鎖と軽鎖ともに，それぞれの V 遺伝子断片は CDR1 と CDR2 をコードするが，V から J にかけての D 領域依存性あるいは非依存性の結合部が CDR3 をコードしている．もしすべての V，D，J 断片が使用されたとすると，6500 の重鎖と 200 の軽鎖がつくられることになる．このような組合わせによって，1.3×10^6 の異なる特異性をもつ抗体が産生されうると考えられる．しかし，新たに別のメカニズムがさらなる多様性を生み出すので，実際のタンパク質の多様性はこれよりはるかに大きくなる（結合部多様性，後述）．

異なる V 遺伝子断片を結びつけるのに関与する重要な酵素が，リコンビナーゼ活性化遺伝子 (recombinase-

＊1 訳者注: 重鎖遺伝子は，ヒトでは第 14 番染色体，マウスでは第 12 番染色体に位置する．
＊2 訳者注: ヒトでは κ 鎖は第 22 番染色体，λ 鎖は第 2 番染色体に，マウスでは κ 鎖は第 16 番染色体，λ 鎖は第 6 番染色体に位置する．

ボックス 6·2 他の動物種における抗体多様性の生成

獲得免疫において，動物が感染を見越し先制して抗原受容体の多様なセットをもつことは，きわめて重要である．しかし，別のグループの脊椎動物では，この多様性の獲得のために異なるメカニズムが進化してきた．ヒトやマウスでは，骨髄でのB細胞分化の過程で，直線的に配列された遺伝子断片の集合の中から無作為に断片を選択して，体細胞遺伝子組換えによって免疫グロブリンの多様性を生み出してきた．しかし，これはすべての脊椎動物には当てはまらない．

ニワトリでは，B細胞は総排泄腔へとつながるファブリキウス嚢でつくられる．この種では，体細胞遺伝子組換えではなく**遺伝子変換**（gene conversion）が多様性の生成に関与する主たるメカニズムである．ニワトリは，ただ一つの機能的 V_H と V_L 遺伝子をもっている．他の機能的ではない免疫グロブリン偽遺伝子から，短い配列を重鎖と軽鎖のV領域に挿入することによって多様性が生み出されている．

ヒツジやウサギでは，遺伝子変換が重要である．しかし，体細胞高頻度突然変異（§6·3·3·7）も一次レパートリーに寄与している．これらの種（ニワトリも含む）では，B細胞の発生と免疫グロブリンの多様性拡大は，生後，共生細菌と接触する盲腸やパイエル板を含む腸管関連リンパ組織で起こる．ある種の多様性の拡大はこの細菌との接触前にも起こるが，細菌がさらなる多様性の拡大に関与していると考えられる．

サメのようなある種の軟骨魚では，一つのV部分と，一つないしそれ以上のD部分，一つのJ部分と1セットのC領域から成るかなりの数のカセットが予め存在している．これに対して，メクラウナギやナツメウナギなどの系統進化的に古い無顎類では，免疫グロブリン分子やT細胞受容体が存在するという証拠はない．しかし，驚くことに，これらの無顎魚類も構造的には完全に異なる**可変的リンパ球受容体**（variable lymphocyte receptor, VLR）とよばれる遺伝子再編成された抗原受容体をもつことが，最近になって明らかにされている．これらは，有顎脊椎動物に関する限り，進化の袋小路を示しているようにみえる．

activating gene, RAG）でコードされるエンドヌクレアーゼ RAG-1 と RAG-2 である．これらのタンパク質は，遺伝子に隣接している**組換えシグナル配列**（recombination signal sequence, RSS, §5·5·1·3, p. 206）を認識し，それによって遺伝子が順序立てて配置される．その結果，免疫グロブリン遺伝子断片が適正に結びつけられることになる．たとえば，重鎖V断片は通常は重鎖J断片と直接結合することを阻止されている．RAGに欠陥をもつ患者では，B細胞受容体やT細胞受容体をつくることができず，発生過程のリンパ球はそれ以上分化できずに死ぬ．このような患者では成熟したリンパ球がいないので，重篤な感染に感受性が高くなり，**重症複合免疫不全症**（severe combined immunodeficiency, SCID）となる．RAG遺伝子の欠陥がSCIDをひき起こすことはマウスでも確認されており，一方のRAG遺伝子が欠損するとT細胞もB細胞もなくなってしまう．

上述したように，複数の他のメカニズムが，遺伝子部分間の接合におけるヌクレオチドを替えることによって，多様性の生成に関与している．この結合部多様性は二つの異なる過程によって生み出される（図5・28, p. 206）．まず，アルテミスとよばれる酵素は，結合過程においてRAGの後に作用し，DNAにねじれた傷を生み出す可能性がある．これがどのように起こるのかによって，これらの場でのその後のDNA複製がP領域とよばれる回文配列を生み出す．驚くことではないが，アルテミスの遺伝子欠陥はもう1種のSCIDをひき起こす．第二に，**末端デオキシヌクレオチドトランスフェラーゼ**（terminal deoxynucleotidyl transferase, TdT）という別の酵素は，接合部位に新たなヌクレオチドを付け加える．これがいわゆるN領域である．PおよびN領域の生成が，免疫グロブリン遺伝子組立ての過程でつくられる多様性とそれによって産生される抗体の多様性を大きく増加させることになる．ヒトでは，およそ 5×10^{13} 個の異なる抗体がつくられうると算出されている．これに対して，成人におけるB細胞の数はおそらくこれよりわずかであり，少なくとも1/100以下であろう．

6·2·3·2 対立遺伝子排除およびアイソタイプ排除

脊椎動物において，精子や卵子を除くすべての体細胞は二倍体である．いい換えれば，両親からの染色体のセットをもっていることになる．理論上は，再編成後にB細胞上に発現される母系と父系の重鎖と軽鎖両方の免疫グロブリンV遺伝子部分は，異なる特異性をもつ複数の抗体をつくることが可能である．しかし，それぞれのB細胞はただ一つの特異性をもつ抗体をつくることしかできない．その理由は，もし一方の染色体上の遺伝子再編成が成功すると，これが他方の染色体の遺伝子再編成を阻害し，その結果，母系あるいは父兄のどちらかの

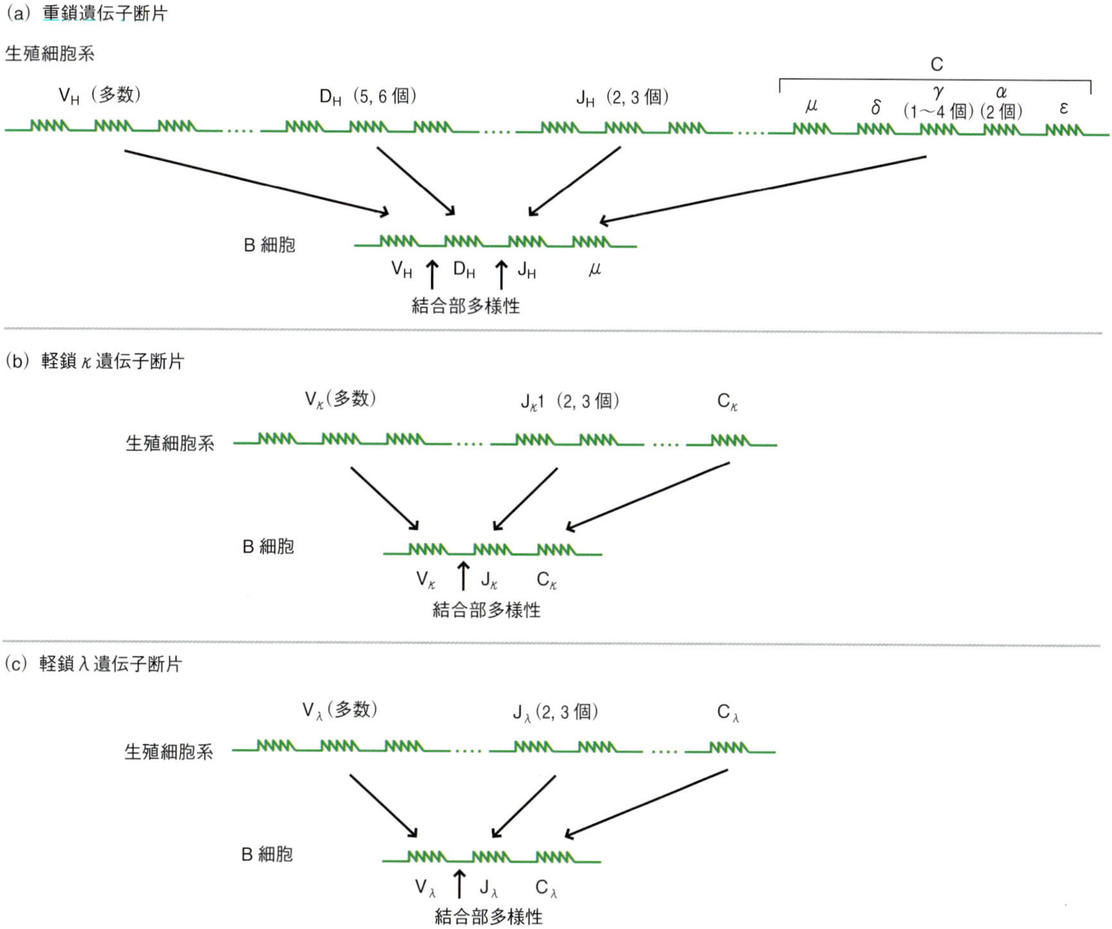

図 6・4 免疫グロブリン遺伝子の構成 完全な免疫グロブリン遺伝子は B 細胞にのみ存在する．生殖細胞 DNA においては，重鎖と軽鎖の **κ** および **λ** 鎖をコードする遺伝子は異なる染色体上に三つの遺伝子座として存在している．それぞれの座位は複数の断片から成り，それらが **V** 領域と **C** 領域をコードしている．重鎖の領域には多くの $\mathbf{V_H}$ 部分，$\mathbf{D_H}$ 部分と少数の $\mathbf{J_H}$ 部分を含んでいる．**B** 細胞ではそれぞれのグループから一つの断片が無作為に選別され，それらが一つに結合されて，完全な **V** 領域が形成される．**V** 領域は，最初は **C** 領域の **μ** 鎖に結合する．軽鎖でも基本的には同じであるが，**D** 領域断片はなく，**V** 領域は **κ** あるいは **λ** 鎖とつながる．完全な重鎖と軽鎖の集合の間 **V(D)J** 断片の結合域にいくつかの塩基が追加され，結合部多様性が増す（**5** 章，図 **5・28**）．図にはヒトにおける **C** 領域の順序が簡略化して示してある．

対立遺伝子のみが発現されるというものである．この過程は，**対立遺伝子排除**（allelic exclusion）とよばれる．哺乳動物では，対立遺伝子排除は免疫グロブリン遺伝子，T 細胞受容体 β 遺伝子（α では起こらない）と匂いを感知する鼻嗅覚受容体でのみ起こる．さらに，κ と λ の二つの異なる軽鎖遺伝子領域が存在するので，片方の遺伝子再編成が成功すれば，他方を阻害することは必須である．これを**アイソタイプ排除**（isotype exclusion）という*．機能的免疫グロブリン鎖がどの遺伝子座からつくられても，素早く遺伝子再編成が停止されなければならない．さもなければ，1 個の B 細胞はその生涯の間に際限ない数の特異性をもつ抗体をつくり続けることになってしまう．

問 題 6・2 もし対立遺伝子排除やアイソタイプ排除が起こらなければ，B 細胞においていくつの数の異なる抗体が産生されることになるのか．

6・2・4 抗体のクラス（アイソタイプ）とそれらの性質

抗体は重鎖 C 領域の性質によって五つの主要な免疫グロブリンクラス（アイソタイプ）に分類される．場合によっては，アイソタイプの中に，免疫グロブリンサブクラスとよばれるものが存在することもある．抗原結合

* 訳者注：マウスやラットではほとんどが κ 鎖であるが，逆にウシ，ヤギ，ヒツジでは λ 鎖，ヒトやサルでは同程度と動物種によって κ と λ 鎖の使用頻度は大きく異なり，これは V_λ 遺伝子断片の数と強く相関している．

特異性以外の抗体のすべての生物学的性質を決定しているのはC領域であり，抗体が感染における防御においてどのようにしてどこで作用するのかを決定するのがこれらの性質である（図6・5）．

6·2·4·1 IgM

すべてのナイーブB細胞は細胞表面にIgMを発現しており，同時に，同じ特異性をもつIgDも発現している（§6·2·4·2）．分泌されたIgMは五つの免疫グロブリンユニットから成り，J鎖とよばれるポリペプチド鎖によってまとめられ，五量体を形成している．したがって，IgMは10個の抗原結合部位をもつ非常に大きな分子である．ただし，ほとんどの場合，IgM分子は立体障害のために10個の抗原を結合することはできない．それぞれの抗原結合部位は1種の抗原に対して同じ親和性をもつが，多価性は抗原に対するIgM分子の結合力を大きく高めている（ボックス6・3）．

定常状態においては，IgMは内皮細胞障壁を通過できないので，血液中にのみみられる．しかし，急性炎症では静脈の内皮細胞が互いに離れて，IgMが炎症組織の血管外へと移動することを可能にする．では，どのようにIgMが感染防御に働くのか．その主要な役割は，§2·3·1·3（p. 60）で述べたように，化膿性の感染に対してであり，このような感染に対する主たるエフェクター細胞は好中球である．ヒトの好中球のような食細胞はIgMに対するFc受容体をもっておらず，そのためIgMは直接的なオプソニンとしては作用することができない．しかし，IgMは非常に効果的に補体を活性化する．分泌され

ボックス6·3 抗体の親和性と結合活性

感染防御における抗体の有効性は，抗原にいかに結合するかに依存している．一つの抗原結合部位と一つの抗原決定基（エピトープ）間の結合の強さは親和性（affinity）として知られている．抗体の親和性は，初期には**ハプテン**（hapten）への結合性を測定することによって調べられた．ハプテンとはジニトロフェニル（DNP）基のように小さな分子である．ハプテンは単独では抗体産生を刺激できない．しかし，担体としてのタンパク質分子に結合することにより刺激可能となる．抗体に対するハプテンの結合親和性は，古くからの手法である平衡透析法によって測定することができる．この方法では，抗体は半透性透析膜によって，放射線標識したハプテンと分けられている．これによって，ハプテンは透析膜を通って抗体に結合するが，逆方向には進まない．膜の両側におけるハプテンの濃度は，平衡に達したときに測定できる．濃度差は，ハプテンの抗体への結合と解離の割合に依存するので，親和性はスキャッチャード解析（Scatchard analysis）として知られる数学的手法を用いて算出できる．ハプテンの親和性を測定することは有用ではあるが，この方法では透析膜を通過しにくいタンパク質のような大きなリガンドへの受容体の親和性を測定するには使えない．

表面プラズモン共鳴（surface plasmon resonance, SPR）を用いることによって，リガンド–受容体の結合測定が容易になった．この方法では，光は金で被膜したスライドガラスによって反射され，この反射が測定可能なSPRを生み出す．もし，分子がガラスに結合されると，これがSPRの量を変える．そのため，もし溶液が結合される分子に対するリガンドを含んでいると，SPRの変化が結合したリガンドの量に比例することになる．したがって，リガンドと受容体の結合を即時に測定できる．これらの研究は，抗体は可変的ではあるが高い親和性（affinity）をもって抗原に結合できることを明らかにした．解離定数（K_d）は 10^{-6}～10^{-10} mmol/L である．これに対して，他の研究では，T細胞受容体のペプチド–MHC分子複合体への結合ははるかに低く，K_d が 10^{-4}～10^{-7} mmol/L であることが示されている．

分泌された抗体は通常は少なくとも2価である．多価の抗体と複数の同じエピトープを発現している抗原（たとえば，細菌の表面）間の結合の強さは結合活性（avidity）として知られる．IgGの場合，二つの結合部が関与するために，その結合活性は親和性の2倍となると考えられる．しかし，実際に抗原と抗体の相互作用における結合活性を測定してみると，親和性の100倍あるいはそれ以上である（図6・6）．これは，受容体の協働作用によるものである．抗体と抗原の相互作用は非共有結合性であるため，両者は絶えず結合し解離を繰返している．もしこの相互作用が多価であるとすると，すべての抗原結合部位がエピトープから一時に全部離れる確率は一つの抗原結合部位がエピトープと離れる確率に比べて非常に低いため，受容体が抗原に結合したままとなる．この現象は，生物学的に非常に重要であり，IgMのような抗体は低親和性ではあるが，IgGよりも高い結合活性をもち，そのために生体防御においてIgGと同等あるいはそれ以上の働きをすることになる．

問 題6·3 抗体とT細胞受容体がそれぞれに対応するリガンドに対して，親和性が大きく異なっていることの生物学的な妥当性はどのように考えられるか．

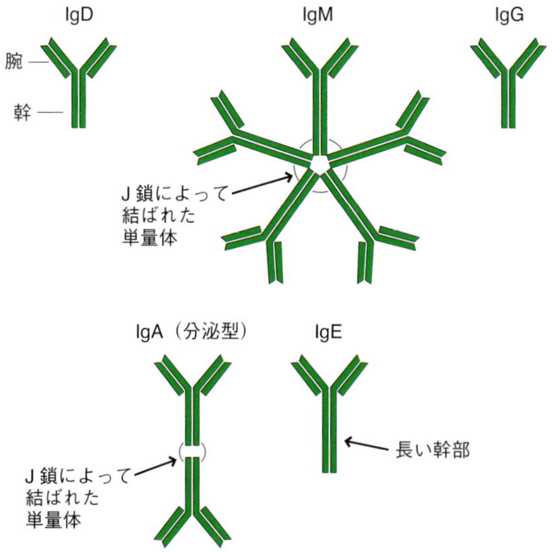

図6・5　種々のクラスの抗体の構造　主たる五つのクラスの抗体はよく似た単量体構造をもつ．いくつかのクラスでは，**IgM** の五量体や **IgA** の二量体のように多量体を構成するが，それらは互いに **J** 鎖とよばれる構造によって結びつけられる．しかし，それぞれの抗体の単量体での詳細な構造は異なっている．たとえば，単量体の腕の部分は硬直していたり，柔軟性に富んでいたりする．軸の部分も，短いものや長いものがある．抗体の生物学的な特徴は，軸の部分の構造によって決定され，異なるタイプの **Fc** 受容体によって認識される．それによって，たとえば，補体の活性化を誘導する．**IgG** と **IgA** のサブクラスについては図示していない．

た IgM は五量体であるので，互いに近接した五つの Fc 領域をもつため，補体 C1q 成分を結合して補体経路を開始させることができる（§4・4・2・1, p. 151）．好中球は補体 C3 成分の誘導体である C3b や iC3b に対する受容体をもつので，IgM と補体で被覆された細菌は補体受容体を介して細胞に取込まれることになる（図 2・10, p. 61）．

自然抗体　自然抗体は，明白な外因性抗原による刺激なしにつくられているために，このようによばれ，それらはおもに IgM である．しかし，一部には IgG，とりわけ IgG3 がヒトやマウスには自然抗体として存在する．また，IgA の一部も自然抗体の分類に含まれるものがある．自然抗体は比較的低親和性で，広い範囲の病原体に結合する．これらはまた，全身性エリテマトーデス（systemic lupus erythematosus, SLE, §7・4・3, p. 280）のような自己免疫疾患にも関与している可能性がある．自然抗体は感染に対する第一次防御に働いていると考えられる．たとえば，この抗体は血中の細菌やウイルスを中和できる．また，IgG 自然抗体は血中の抗原に結合して抗原を脾辺縁帯のマクロファージのような細胞へと輸送することによって，ある種の T 細胞非依存性（TI）応答に関与している可能性がある．さらに，自然抗体は自己応答性のものを含むことも推測され，これらが自己細胞からの破片の除去に働いていることも示唆されている．しかし，この除去が不完全で，自己免疫へとつながる可能性さえ考えられているが，これに関しては議論の余地がある．

問 題6・4　自然抗体がいかなる抗原刺激もない状況で産生される可能性はどの程度あるのか．

自然抗体はおもに $CD5^+$ B−1 細胞（いわゆる B−1a 細胞）によって，マウスでは腹腔や胸腔において産生される．それらは，ある特定の V 領域を優先的に使う免疫グロブリン遺伝子にコードされている．これらの細胞はほとんど末端デオキシヌクレオチドトランスフェラーゼを発現していないので，N 領域での結合突然変異は非常に限られており，体細胞高頻度突然変異も行わない（§6・3・3・7）．その産生は，明白な抗原刺激には依存せず，無菌環境下で飼育されたマウスにおいても同じ濃度で存在している．したがって，自然抗体の有効性は獲得免疫応答における特性と考えられる可変的な抗原結合部位での抗原認識に依存しているものの，ある意味自然免疫のメカニズムの一端を担っている．

問 題6・5　正常な個体の中でみられる腸管内 IgA 抗体の産生を刺激する機構において，常在性細菌の役割は何か．

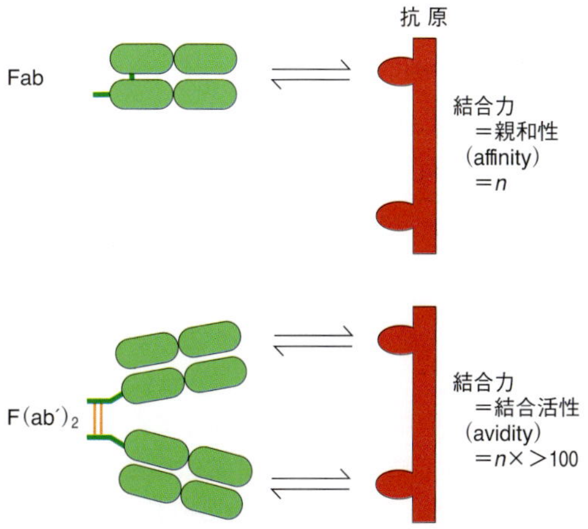

図6・6　抗体の親和性と結合活性　抗体の親和性（**affinity**）は，一つのエピトープに対する結合力を意味するのに対して，抗体の結合活性（**avidity**）は，一つ以上のエピトープを発現している抗原と抗体の抗原結合部位間における全体の結合力をいう．2 価の **F(ab′)$_2$** 断片は，同じ抗体に由来する担体の **Fab** の親和性に比べて 2 倍以上のはるかに強い結合力をもつ．同じように，2 価の **IgG** 抗体の結合力は **Fab** の 100 倍，五量体の **IgM** では 1000 倍あるいはそれ以上である．

6·2·4·2　IgD

何年にもわたって IgD は不可解な分子であった．他のすべての免疫グロブリンアイソタイプとは異なり，通常血液中にはごく微量しか検出されない．しかし，非常にまれな骨髄腫では大量の IgD が放出されていることもある．IgD は IgM とともにほとんどのナイーブ沪胞 B 細胞表面に発現されている．これは，μ と δ の定常域遺伝子に近接した再編成を完了した V 遺伝子が一つの転写ユニットから成り，一方あるいは他方がそれらをコードしている mRNA の代替スプライシングによって生み出されるためである．IgD を欠く遺伝子改変マウスでは B 細胞の数が減少し，その抗体産生応答における抗体親和性の亢進（§6·3·3·7）が遅れ，さらに，IL-4 によって制御される IgE のような免疫グロブリンアイソタイプの産生が低下している（§6·3·3·5）．最近になって，分泌された IgD は遺伝子再編成を伴うクラススイッチによって産生されたものであり，ヒトの好塩基球は IgD に対する受容体をもっていて，この受容体への IgD の結合が気管上部における好塩基球の応答を開始させることが示された．したがって，IgD は呼吸器系での細菌に対する防御に働いている可能性がある．ただし，免疫や炎症における他の機能については明らかではない．

6·2·4·3　IgG

IgG は血液中に最も多量に含まれるクラスの抗体である．IgG はヒトとマウスでは，異なる Fc 部分をもつ各 4 種の異なるクラスから構成される単量体抗体である．これらのサブクラスは補体の活性化や炎症応答の誘導，Fc 結合に対する細菌の直接的なオプソニン化など異なる機能をもつ（図 1・31：p. 37 および図 2・10：p. 61）．IgM とは違って，ほとんどの IgG 産生は $CD4^+$ T 細胞依存性である．どのサブクラスの抗体が獲得免疫応答の過程で産生されるのかは，Th1 なのか Th2 なのかなど，どのタイプの $CD4^+$ T 細胞が関与するのかによって異なる（後述）．

IgG は獲得免疫応答が十分に発達してくる前の幼い時期の感染に対する防御において非常に重要である．マウスやラット，ヒトでは，IgG は胎児期 Fc 受容体とよばれ，後期の胎児の保護に使われる特別の輸送分子を介して胎盤を通過できる．母体の IgG は子供の循環系や組織内に数カ月間にわたって残留し，初乳からの IgA と同様に新生児期の防御を担う（後述）．この理由によって，母体からの抗体がなくなる生後数カ月までは，重症複合免疫不全症（SCID，§6·2·3·1）のような免疫不全症での重篤な感染はみられない（図 6・7）．

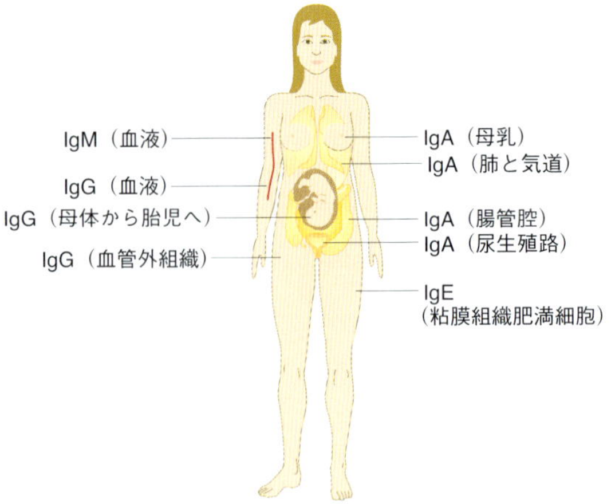

図 6・7　抗体の体内分布　**IgM** は通常は血液の血漿に存在し，炎症応答が起こると，内皮細胞間を通過して血管外へと入ることができる．**IgG** は内皮細胞間を通って多くの血管外領域に存在するが，さらに，ヒトの胎盤を通過して胎児の保護に働く．単量体 **IgA** は血液中に存在するが，二量体 **IgA** は胃腸や呼吸器系，生殖器系，授乳乳腺の粘膜表面へと運ばれる．**IgE** は定常状態においては非常にわずかな量が血液中に存在するだけであるが，肥満細胞，特に上皮下の肥満細胞（粘膜組織肥満細胞）に結合している．**IgD** は，通常はナイーブ **B** 細胞の表面にのみ明らかなレベルで発現されており，ごく少量が血液中にも存在する．

6·2·4·4　IgA

IgA は粘膜系において最も重要な抗体である．ほとんどの IgA は，小腸，気管，尿生殖路，授乳中の乳腺など組織において，粘膜上皮下の結合組織内で形質細胞により分泌されている．それらの IgA は，上皮上のおもな防御機能を担う管腔内へと上皮を通過して能動的に輸送される．最も重要な IgA の働きは，病原体や毒素が上皮細胞に結合することを阻止することである（図 2・24，p. 70）．これらの場で分泌される IgA の大半は，IgM 単量体が五量体を形成するときと同様に，J 鎖によって二つの単量体が結合された二量体である（図 6・5 参照）．ところが，血液中の IgA は単量体である．この形の IgA 抗体の機能はよくわかってはいない．しかし，補体の代替経路を活性化することができること，ある種のマクロファージは IgA に対する Fc 受容体をもっていることなどから，感染性微生物のオプソニン化に関与している可能性が示唆されている．ヒトでは，IgA に二つのサブクラスがあり，それらはともに血液中に分泌されて存在している．一つのサブクラス（IgA_2）は，他方に存在する 13 個のアミノ酸を欠き，そのため細菌のタンパク質分解酵素に対して抵抗性を示す．このことが粘膜表面での機能の有効性を高めている可能性がある．IgA 欠損は最も一般的な免疫不全症の一つであり，先進国ではおよそ

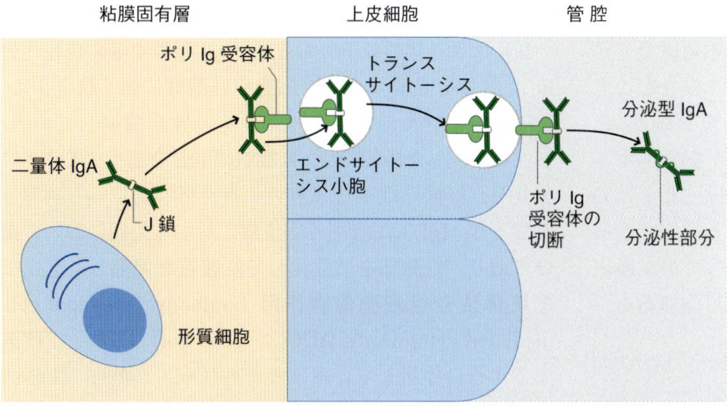

図6・8 粘膜表面へのIgAの輸送 粘膜の形質細胞は，**IgA**を**J**鎖によってつながれた二量体として分泌する．二量体**IgA**は，粘膜上皮細胞の基底膜側の表面に発現されたポリ免疫グロブリン（ポリ**Ig**）受容体に結合して取込まれる．この小胞は，上皮細胞の管腔表面へと輸送されて，そこで受容体から切離される．これによって，二量体**IgA**が分泌性部分として知られる受容体の一部とともに解き放たれる．この受容体の一部が結合したままであることが，タンパク質分解に対して，**IgA**の感受性を低下させている．

500人に1人がIgA欠損である．ほとんどは不顕性であるが，なかには呼吸器系や腸管系の感染への罹患率上昇に患わされている人もいる．

粘膜免疫 ほとんどの病原体は粘膜表面から体内に入る．したがって，獲得免疫系がこれら粘膜表面を守るために，特殊に進化してきたことは驚くに値しない．粘膜系の病原体に対する免疫応答は他の組織と同様に所属リンパ節で開始されるが，腸管のような粘膜表面にはその障壁に専門化した二次リンパ器官が存在している（§3・4・1, p. 110）．小腸では，パイエル板がこれに相当する（§3・4・2・7, p. 121）．

パイエル板や同じようなリンパ系の集合体のおもな機能は，IgA合成の誘導である．抗原は腸管腔からM細胞を介してパイエル板に入り，上皮下の樹状細胞に出会う（図3・25, p. 122）．これらの樹状細胞は循環中のナイーブT細胞と相互作用し，非常に強力な刺激がない限りTh2への分化を誘導する．これは，インターロイキン(interleukin, IL)−10や形質転換増殖因子（transforming growth factor, TGF)−βを産生している周囲の環境下で樹状細胞が条件づけられているためかもしれない．活性化されたT細胞は循環中のナイーブB細胞と相互作用し，それらを活性化してIgAへのクラススイッチを誘導する．このクラススイッチはT細胞の産生するIL−4, IL−5（マウス）やIL−10に依存している[*1]．活性化されたIgAリンパ芽球は局所でIgAを放出するのではなく，リンパ管を通ってリンパ組織を出て，血液に入る．これらのリンパ芽球は粘膜の静脈内皮に発現される血管内皮アドレシンに相補的な$\alpha_4\beta_7$のような接着分子を発現している．これらのアドレシンのうちで最も重要なのがMadCAM（mucosal addressin cell adhesion molecule）である．リンパ芽球は，これに接着して粘膜結合組織へと移動し，形質細胞へと成熟して二量体IgAを放出する．

粘膜上皮細胞は基底外側にポリ免疫グロブリン受容体とよばれる二量体IgAや五量体IgMに対する専門化した受容体を発現している．この受容体への抗体の結合は多量体IgAとIgMに存在するJ鎖に依存している．多量体化免疫グロブリンを結合すると，免疫グロブリン−受容体複合体は上皮細胞に取込まれる．通常は，細胞内に取込まれた分子はリソソームへと輸送されて，消化分解される．しかし，免疫グロブリン−受容体複合体を含む小胞は異なった取扱いを受ける．複合体は上皮細胞を横切り，管腔側表面へと輸送され[*2]，粘膜表面，すなわち管腔内へと放出される（図6・8）．免疫グロブリン−受容体複合体は輸送の過程で分断され，IgAと受容体の一部から成る複合体が形成される．このうち，受容体の一部が分泌断片として知られている．粘膜表面に放出されたこの複合体と分泌断片には，酵素による分解に対する抵抗性が与えられる．

問 題6・6 もし，ポリ免疫グロブリン受容体がIgAとIgMの両方を結合できるのであれば，なぜIgAが粘膜分泌物の中で最も多いアイソタイプとなるのか．

共通の粘膜免疫系 共通の粘膜免疫系が進化したことにより，1箇所の粘膜組織で開始された免疫応答がIgAを代表とするようなエフェクター機構を生み出すことができ，それがすべての粘膜組織に影響を及ぼすことになった．この最も劇的な例のいくつかは，腸管免疫に対する母乳の防御効果に関する研究に示されている．ある研究では，パキスタンの大きな団地における幼児の下痢性疾患の発症率が調べられた．母乳で育てられた子供のグループとそうでない子供のグループを比べると，下痢性の病気は母乳で育てられた子供の方がはるかに少なかった．この臨床的な観察は，共通粘膜免疫系の考えに

＊1 訳者注：IgAのクラススイッチには，粘膜組織中のTGF−βが必須である．
＊2 訳者注：エンドサイトーシスに対してトランスサイトーシスとよばれる．

合致したものである．1箇所の粘膜で誘導された免疫応答は，IgAや活性化T細胞をすべての粘膜系組織で分布できるようにしている．したがって，下痢をひき起こす細菌に対して小腸で活性化されたIgA発現B細胞は，授乳中の乳腺へと移動して，乳の中にIgAを分泌することができる（図6・9）．このような観察は，ヒトにおける授乳を促進するうえで十分な証拠となる．したがって，共通粘膜系は1箇所だけではなく，すべての粘膜表面での感染に対する防御を提供することが可能である．

問 題6·7　母乳と感染防御の関係は，説明ではなく，相関関係である．何か他の解釈はありうるか．

問 題6·8　共通粘膜免疫系の概念は，粘膜における感染に対するワクチン開発のためには，どのような適切性があると考えられるか．

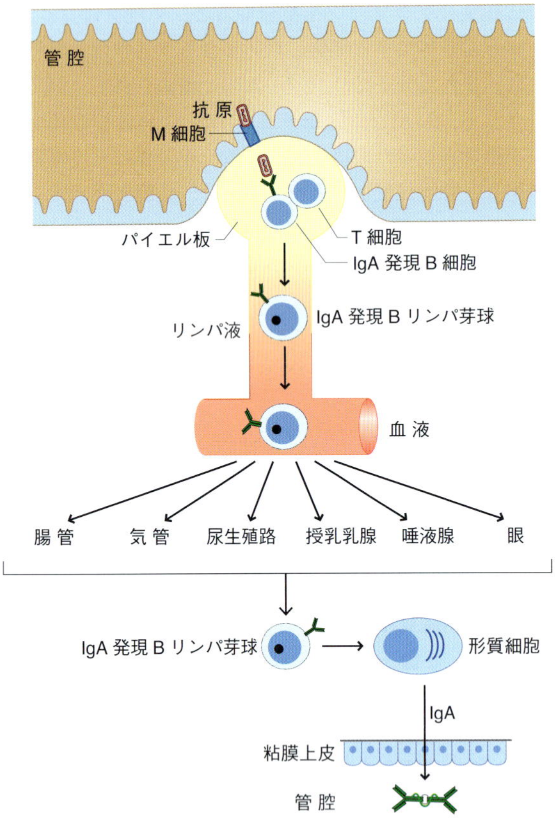

図6・9　粘膜に共通した免疫系　腸管腔の抗原はパイエル板（あるいは他の粘膜上の同じような二次リンパ器官）の**M**細胞を通り，**T**細胞の助けのもとに**IgA**を発現する**B**細胞を分化させる．これらの細胞は二次リンパ組織を離れて血中へと移動する．粘膜の血管内皮細胞に発現する接着分子に対するホーミング受容体を発現して，適宜粘膜組織へと入る．そこで形質細胞へと分化して二量体**IgA**を産生し，それらが粘膜組織の管腔内へと運ばれる．

6·2·4·5　IgE

IgEは単量体の分子であるが，IgEに対する高親和性のFc受容体を発現する肥満細胞や好酸球に強く結合する．IgE産生と好酸球の誘引は，多くの場合関連している．Th2に偏向した応答では，B細胞はIgEを産生するように分化し，好酸球はTh2依存性の炎症応答部位へと誘導されてくる．IgEはおそらく寄生虫に対する免疫において働いており，好酸球を活性化して脱顆粒を促進し，寄生虫を**抗体依存性細胞傷害作用**（antibody-dependent cell-mediated cytotoxicity, ADCC；§6·2·6·4）によって殺傷するように作用していると考えられる．しかし，生体防御におけるこの作用の相対的な有用性は明らかではない．花粉症を患っているすべてのヒトは，この抗体こそがアレルギー反応をひき起こす実態であるので，興味をもつべきである．このようなアレルギー応答には，ピーナッツアレルギーによるアナフィラキシーのような致死性の状態をひき起こす可能性のあるものが含まれている（§7·2·3, p. 258）．

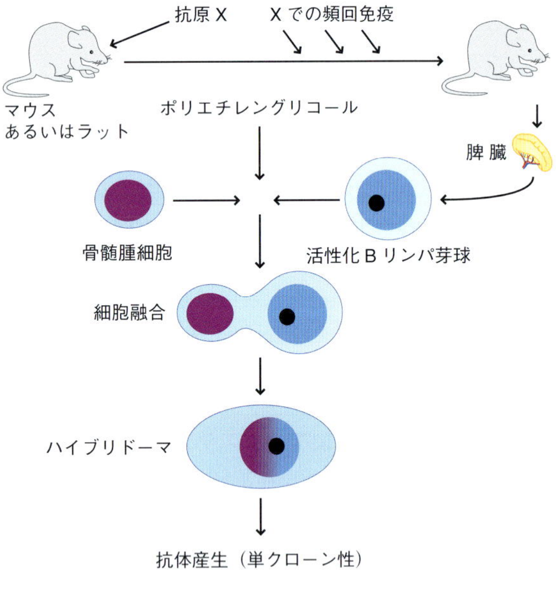

図6・10　モノクローナル抗体作製　マウス（あるいはラットのような他の動物種）を抗原で頻回に免疫し，活性化された**B**細胞（活性化**B**リンパ芽球）を脾臓から調製して，抗体を分泌していない**B**細胞系腫瘍株（骨髄腫）とポリエチレングリコールなどを用いて化学的に融合させることにより，ハイブリドーマをつくる．ハイブリドーマは免疫に用いられた抗原に対して単一の特異性をもつ抗体を産生する（すなわち単クローン性である）．それぞれのハイブリドーマは高効率で不死となり，無制限に増殖を続ける．その結果，それらの細胞は，目的とする特異性をもった抗体を産生している細胞としてスクリーニングが可能である（図6・11）．

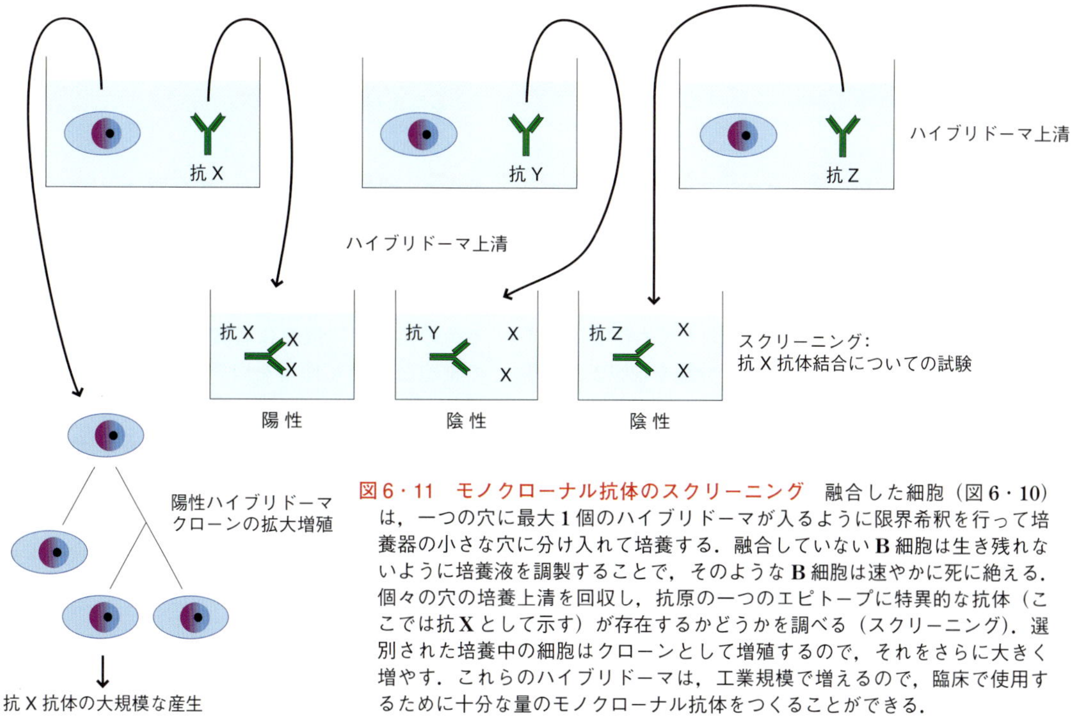

図6・11 モノクローナル抗体のスクリーニング 融合した細胞（図6・10）は，一つの穴に最大1個のハイブリドーマが入るように限界希釈を行って培養器の小さな穴に分け入れて培養する．融合していないB細胞は生き残れないように培養液を調製することで，そのようなB細胞は速やかに死に絶える．個々の穴の培養上清を回収し，抗原の一つのエピトープに特異的な抗体（ここでは抗Xとして示す）が存在するかどうかを調べる（スクリーニング）．選別された培養中の細胞はクローンとして増殖するので，それをさらに大きく増やす．これらのハイブリドーマは，工業規模で増えるので，臨床で使用するために十分な量のモノクローナル抗体をつくることができる．

6・2・5 モノクローナル抗体

動物が外因性抗原で免疫されると，非常に不均質な抗体を産生する．一般的には，より大きな抗原は多くの異なるエピトープを発現しており，任意の一つのエピトープに対しても多くの異なる抗体が産生されうる．たとえば，マウスにおける卵白アルブミンに対する応答は，異なる親和性をもち，タンパク質上の種々のエピトープに対する非常に多数のさまざまな抗体から成る．これが多クローン性応答であり，B細胞の多くの異なるクローンが活性化されて，それぞれが抗体を産生している．もし別の個体が同じ抗原で免疫された場合，遺伝的に同一であり，抗原がまったく同じ経路で投与され，同じ状況下におかれたとしても，異なるセットの抗体を産生する．もし通常の免疫によって標準化された抗体が産生されることが可能であれば，この不均質なタイプの応答結果はありえない．抗体が治療に用いられたり，臨床や実験研究の場で試薬として用いられる場合には，これは重要な問題である．さらに，ウマやヒツジ，ウシなど大きな動物が免疫される場合には，産生される抗体量がヒトの病気の治療に必要とされる量に対して限られてしまうことになる．

問 題6・9 なぜ遺伝的に同一の動物が同じ抗原に対して異なる抗体産生応答をするのか．

問 題6・10 破傷風毒素に対する受動免疫のように，別の種の抗体を疾患の治療に使う場合の限界は何か．

多くの研究者が多種類（多クローン）の抗体の中から単一の特異性（単クローン）をもつ抗体をつくることの可能性を考えてきた．一つの抗体産生細胞あるいはそれらの前駆細胞を取出し，それらを試験管内で培養して，すべてが同じ抗体分子を産生する細胞のクローンを得ることは一見単純にみえた．しかし，困難な点は抗体産生細胞が培養中に速やかに死んでしまうことである．これに対して，抗体産生細胞の腫瘍である骨髄腫（ボックス6・1）は不死であり，培養中で無限に増殖する．1970年代初頭に，G. J. F. KöhlerとC. Milsteinはマウスをある抗原で免疫して得られた抗体産生細胞を，自らは免疫グロブリンを産生する能力を失った骨髄腫と融合させることに成功した．この融合細胞は**ハイブリドーマ**（hybridoma）とよばれ，免疫に用いた抗原に対する抗体をいつまでもつくり続けることができる．必要とされる抗体を産生するクローンは，後のスクリーニングによって同定された．ハイブリドーマは，一つの機能的な重鎖と軽鎖の免疫グロブリン遺伝子をもっているので，ただ1種の特異性をもつ抗体をつくることができ，ゆえに単クローンである．ハイブリドーマは無限に増殖し続け，同じ抗体をつくるので，ヒトの治療に用いるのに必要な十分量の抗体を作成することが可能になる（図6・10および図6・11）．

問 題6·11　ハイブリドーマが，特定の抗原に対してモノクローナル抗体を産生していることを，どのような方法で調べることができるか．

モノクローナル抗体作成の手法は，免疫学における革命を起こし，これに対して Köhler と Milstein の二人にはノーベル賞が授与された．免疫研究という意味において，モノクローナル抗体は，細胞表面の受容体のように非常にわずかしか発現されていない分子に対しても作製可能であり，それによって細胞サブセットの分離や細胞表面の多くの分子の機能的な性状解析が可能になった．治療という視点からみると，標準化されたモノクローナル抗体が工業規模で大量に培養できるようになった．臨床応用にとりこれは必須なことであり，したがって，これらは治療用抗体とよばれる（§6・6）．さらに，非常に特異性の高い抗体が，免疫学分野だけでなく広く科学分野での試薬として産生されている（ボックス6・4）．

問 題6·12　免疫学以外のどのような分野でモノクローナル抗体が使用されているのか．

6·2·6　感染防御における抗体の作用

ここでは，感染阻止，感染からの回復と再感染に対する抵抗性における抗体の働き方について解説する．抗体は少数の限られた方法で防御機能を果たしている．ある種の抗体は，抗原に直接結合することができ，宿主の細胞との相互作用を阻害できる（中和活性）．また，補体を活性化して，急性炎症をひき起こすことを含めて，補体活性化の過程で産生される分子を介して他のエフェクター機能を誘導する．抗体の他の機能とはいえないまでも，多くは，抗体のアイソタイプに特異的で異なる細胞分布をもつ Fc 受容体への結合によるものである（§6·3·3·7）．

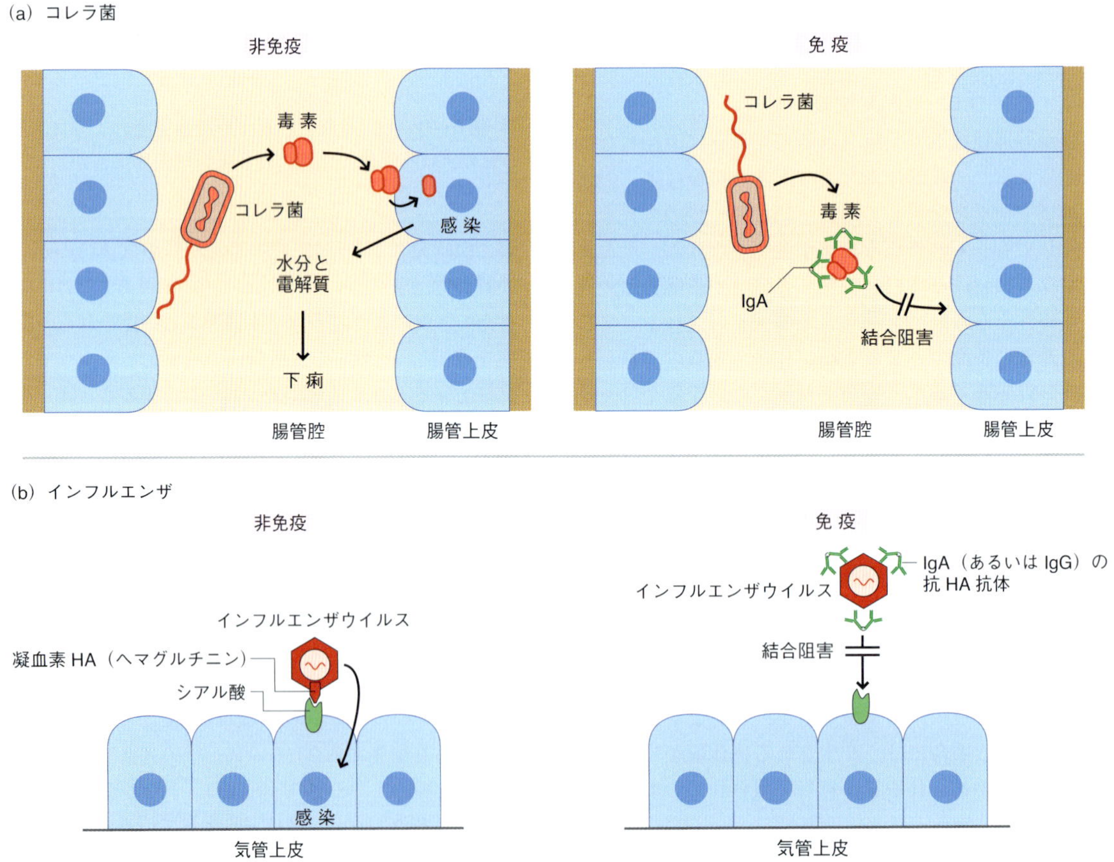

図 6・12　抗体による毒素と病原体の中和　コレラ毒素(**a**)のような細菌毒素やインフルエンザウイルス(**b**)のような病原体が細胞傷害や変調をひき起こし，増殖するためには，細胞上の受容体に結合することが必要である．毒素や病原体結合部位に対する受容体を認識する抗体は，それらの結合を阻害し，毒素の活性やウイルス感染を抑えることができる．このような作用は中和として知られている．**HA:** 赤血球凝集素．

ボックス6・4 免疫学におけるモノクローナル抗体の使用

モノクローナル抗体の用途は非常に多様であり，治療や診断などに加え，分子生物学的・細胞学的な広範囲な研究に広範囲に用いられている．これらには下記のようなものが含まれる．

a. 新規分子の同定 細胞に対するモノクローナル抗体を作成することにより，多くの重要な分子（CD4とCD8は二つの例）が同定されてきた．モノクローナル抗体を用いた研究手法の主要な優れた点は，細胞表面に非常にわずかしか発現されていない分子でも同定できる可能性をもつ点にある．この手法は，細胞全体だけでなく，分画された細胞や血清のような複雑な分子の混合物に対しても用いられている．

b. 抗原の単離 モノクローナル抗体を結合した粒子を準備する．特異的な抗原を含む組織の破砕懸濁液にこのモノクローナル抗体結合粒子を混合すると，その中の抗原は粒子上のモノクローナル抗体に結合する．その後，粒子を遠心・洗浄し，イオン状態を変えることによって，純粋な抗原の単離・性状解析が可能となる．また，粒子が磁性体であれば，分散液を磁場を通過させることによって分離できる（図4・8, p. 139）．

c. 抗原の検出 モノクローナル抗体の特異的抗原への結合は，抗体を直接標識することによって検出できる．モノクローナル抗体に結合する二次抗体を標識して用いることも多い．モノクローナル抗体に対する1種以上の二次抗体の使用は，シグナルの増幅を可能にするとともに，一つの二次抗体が多くのモノクローナル抗体に対して用いることができることを意味している．標識は多くの場合蛍光色素によるが，西洋ワサビペルオキシダーゼのような酵素や，電子顕微鏡では金粒子が用いられることもある．

免疫組織化学：組織切片やスライドガラスに付着した細胞をモノクローナル抗体を用いることによって，特定の抗原の局在を明らかにすることができる．蛍光顕微鏡では，それぞれが異なる蛍光を発する数種類のモノクローナル抗体を使用することによって，同一の標本での細胞や組織内の異なる分子の局在を同定することも可能である．

フローサイトメトリーおよび蛍光活性化セルソーター（FACS）：同じ原理が，血液やリンパ節から調製された浮遊細胞表面に発現される抗原を検出するために広く用いられている．フローサイトメーターでは，細胞は標識された細胞上の蛍光を励起するレーザー光線の中を非常に速いスピード（1秒間に3000個あるいはそれ以上細胞）で通過する．蛍光は検出器によって定量的に測定され，個々の細胞上の蛍光強度がグラフとして表される．複数の異なる蛍光標識を用いることが可能であり，細胞の大きさや粒状性も調べることができる．また，フローサイトメーターを用いたソーティングとよばれる手法は，たとえば，それぞれCD4とCD8を発現する細胞が混在している状態から，ある抗原を発現する細胞としない細胞に分離するためにも採用されている．これによってある種の分子を発現するあるいは発現しない細胞を高純度で回収することが可能になり，培養や生体内でのさらなる研究に用いられている．

エリスポット法（ELISPOT assay, enzyme-linked immunospot assay）：この方法は，サイトカインのような特定の分子を分泌している細胞が集団中にいくつあるのかを知るために，しばしば有用である．エリスポット法では，サイトカインに対する抗体で被覆したプレート上で細胞を培養する．細胞から放出されたサイトカインは，その細胞周囲の抗体に結合し，ELISA法（図4・10, p. 142）の場合と同様，標識した二次抗体を用いて点（スポット）として検出できる．

d. 機能的研究 細胞表面の受容体に対するモノクローナル抗体は，アンタゴニスト（拮抗剤）のようにリガンドの結合を阻害したり，時にはリガンドの作用に類似して（アゴニスト），受容体を活性化できる．したがって，これらのモノクローナル抗体は，受容体機能の解析に用いることができる．たとえば，CD40に対してアンタゴニストやアゴニストとして作用するモノクローナル抗体があり，これらはT細胞やB細胞の活性化を理解するうえで重要であることが示されている．モノクローナル抗体は，生体内で特定の細胞を除去するためにも用いることができる．したがって，抗CD8モノクローナル抗体は，$CD8^+$ T細胞の除去に用いられている．しかし，細胞は除去に用いた分子以外の分子種を発現している可能性を知っておかなければならない．

6・2・6・1 中 和

毒素の中和 細菌の外毒素は宿主の細胞に作用する分泌タンパク質である（§2・4・2・1, p. 72）．外毒素はタンパク質分子であり，細胞に損傷を与えたり殺傷するためには，細胞膜上の受容体に結合しなければならない．そのような場合，抗体の作用は非常に理解しやすい．もし抗体が細胞に結合するための毒素上の場所を阻害できるのであれば，毒素は細胞には結合できず，作用を果たせなくなる．これが，破傷風に対するワクチンの作用機序である（症例検討2・1, p. 73）．同様の機構が，コレラやジフテリアでも働いている（図6・12）．

病原体結合の阻害 すべてのウイルスと一部の細菌

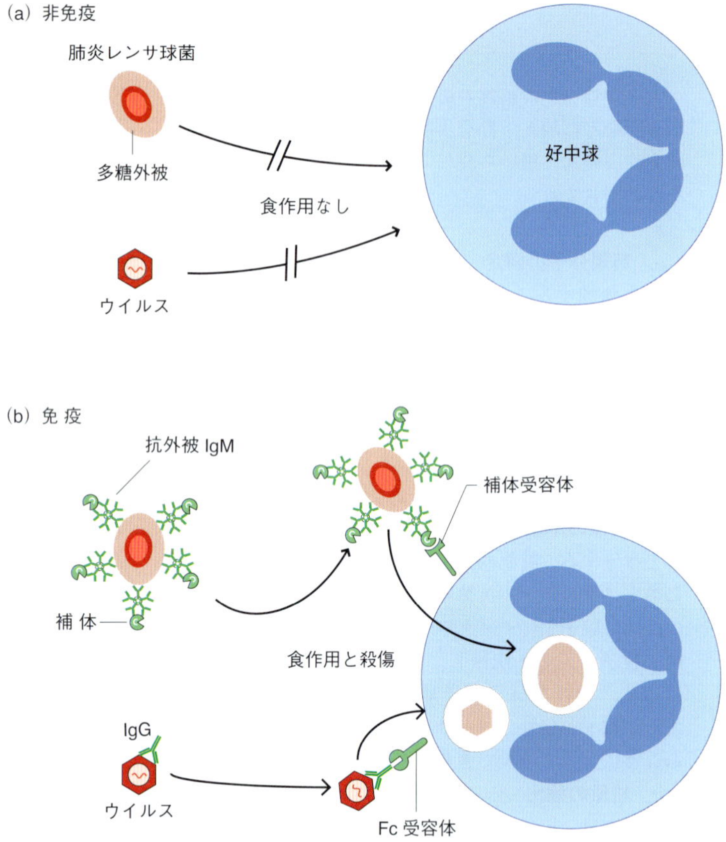

図6・13　病原体のオプソニン化　マクロファージや好中球などの食細胞は，細胞内に取込んだ多くの病原体を殺すことができる．しかし，ある種の細菌は，食細胞によって認識される細胞表面分子を発現しないことによって，食細胞による破壊を回避している (**a**)．ところが，病原体が抗体で被覆されると，オプソニン化されて，**Fc** 受容体を介して直接，あるいは抗体が補体の結合と活性化誘導するために補体受容体を介して間接的に認識されるようになる．(**b**) では，肺炎レンサ菌がその莢膜に対する補体活性化能をもつ **IgM** 抗体によってオプソニン化され，その結果，細胞内に取込まれて殺されるところを表している．ウイルスの場合は **IgG** によってオプソニン化されることが示されている．

や原生寄生虫などの病原体は，その病原性を示すためには細胞に結合しなければならない．毒素の場合と同じように，病原体が細胞への結合に必要とする分子に抗体が結合すると，感染が阻止される．インフルエンザから回復したヒトが再び同じ系統のウイルスに感染しない理由である（症例検討 2・6, p. 82）．コレラの場合，毒素の中和とともに IgA はコレラ菌が腸管上皮に結合することを阻止し，これによって糞便中に排出されることになる（図 6・12 および図 2・28, p. 72）．

6・2・6・2　病原体のオプソニン化

抗体による病原体の食細胞への輸送は，多くの微生物，とりわけブドウ球菌やレンサ球菌などの細胞外化膿性細菌に対する抵抗性の非常に重要な部分である（図 6・13）．補体に対する強い結合力をもつ IgM やある種のアイソタイプの IgG は，最も重要なオプソニンである．このことは，IgG アイソタイプに特異的な Fc 受容体や補体に対する受容体が，好中球やマクロファージに発現されていることを反映したものである．細胞内に取込まれた後，これらの細菌は食細胞内で殺されることになる．しかし，ある場合には細菌は食細胞内で生き残ることができ，それらの感染ではオプソニン化は防御効果をもちえない．結核菌は好中球や活性化されていないマクロファージ内で生存でき，すべての抗体は細菌が好む標的細胞へと輸送する役割を担うことになってしまう．抗体が感染症を増悪させる可能性もある．デング熱や黄熱病では，それぞれのフラビウイルスに対して予め存在していた抗体が，病気の重篤性と関係していることも考えられている．抗体は，ウイルスを好ましい宿主の細胞であるマクロファージへと選択的に運ぶ役割を担っていることも示唆されている．これが抗体依存性の感染増強である．

問 題 6・13　CD4，CD8，CD25 に対するモノクローナル抗体は，マウス生体内の T 細胞サブセットを除去するのに用いられてきている．他の細胞もこれらの分子を発現しているのに，なぜこの処置が妥当なのか．

問 題 6・14　マクロファージの中で生存し複製可能なヒト免疫不全ウイルスを考えたとき，ワクチン作製のデザインをいかに考えるべきか．

6・2・6・3　急性炎症応答の誘導

補体の活性化　急性炎症応答は，多くの病原体のうちでもとりわけ化膿性細菌に対する防御において中心的役割を担う．急性炎症は基本的には自然免疫の一表現型であるが，抗体が重要な役割を果たしている（図6・14）．IgMとある種のアイソタイプのIgGは，病原体に結合すると，強力な補体活性化因子となり，C3aやC5aなどの活性化された補体成分は炎症の重要なメディエーターである（§4・4・2と図4・19, p. 150）．急性炎症は血管透過性を上昇させ，その結果，補体やIgMのような大型の分子の血管外への漏出を可能にするとともに，細菌を殺傷する好中球をおもに局所へと誘引してくる（§2・3・1・3, p. 60および§4・4・3, p. 154）．

肥満細胞，好塩基球，好酸球の感作　上述のようにIgEが産生されると，結合組織や粘膜組織中に分布する肥満細胞上や炎症部位に誘引されてきた好塩基球や好酸球の細胞表面上に発現されている高親和性Fcε受容体に結合する．後に同じ抗原に暴露されると，Fc受容体の架橋が誘導されることになり，脱顆粒によって予め合成されていた炎症のメディエーターやサイトカインの放出が起こり，後に脂質メディエーターなど，他の炎症性メディエーターの合成につながる（§4・3・2, p. 143）．

問 題6・15　血清中のIgEレベルはほとんど検出できない程度であるにもかかわらず，どのようにして肥満細胞はIgEで被覆されるのか．

6・2・6・4　抗体依存性細胞傷害作用

抗体依存性細胞傷害作用（antibody-dependent cellular cytotoxicity, ADCC）は機能を探索する現象である．実験的に，標的細胞が抗体で被覆されると，数種類の異なる細胞がその表面のFc受容体を介して抗体に結合し，標的細胞を殺傷する．このようにADCCによって細胞を殺すことができるタイプの細胞には，IgGを介するナチュラルキラー（NK）細胞や単球，IgEを介する好酸球が含まれる．ADCCが感染に対する防御において重要であることを示唆する証拠は，マウスにおける単純ヘルペスウイルス（*Herpes simplex virus*, HSV）感染に関する実験に基づく．したがって，HSV感染は新生仔マウスや成体マウスにおいて致死性である．しかし，ヒト抗HSV抗体をマウスに養子移入すると，成体マウスをHSV感染から救うことはできるが，新生仔マウスではできない．これは，成体マウスは効果的なADCC機能をもっているが，新生仔マウスはもっていないからである．ところが，両方のマウスに抗HSV抗体とともにヒトの単球とナチュラルキラー細胞を含む単核白血球を移入すると，新生仔マウスもHSV感染から防御された．HSVに感染した宿主の細胞がウイルスタンパク質を細胞表面に発現しており，それらが抗体によって認識され，ヒトの白血球がこの抗体に結合して，感染細胞を殺傷し，感染が広がることを止めたと推測されている．未成熟な住血吸虫のようなある種の寄生虫は，生体内ではそれがIgGやIgEで被覆されると好酸球によって殺される（図6・15, p. 232）．しかし，この殺傷が宿主の防御にとって重要であるのかどうかは明らかではない．

問 題6・16　種々の白血球が混在している場合，抗体依存性細胞傷害作用（ADCC）がNK細胞か単球かあるいはこれらとはまったく別のタイプの細胞により起こされているのかは，どのように決定することができるか．

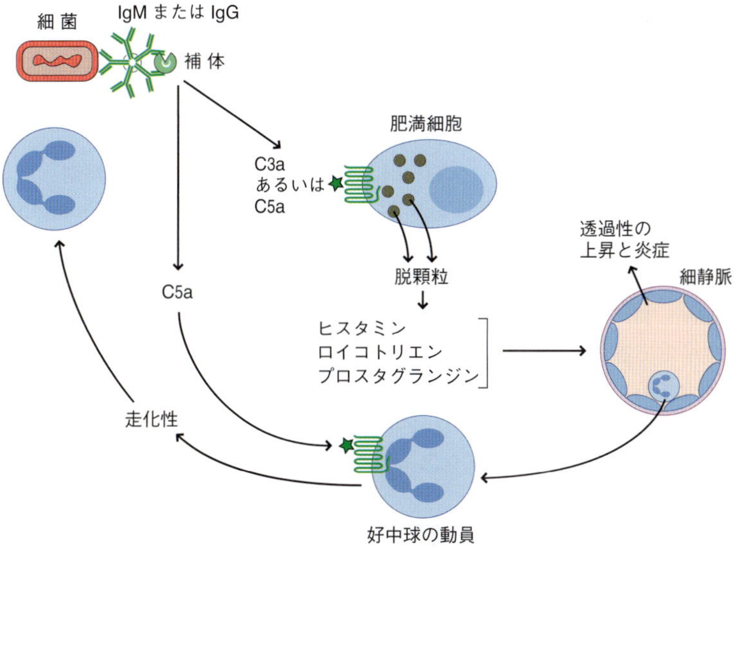

図6・14　抗体による急性炎症の誘導　病原体に結合したIgMやIgG抗体（免疫複合体）は補体を活性化する（IgGの場合は示していない）．補体のC3aとC5a（アナフィラトキシンとよばれる）は，肥満細胞の受容体に結合して，これを活性化する．その結果，肥満細胞が局所的な血管透過性を上昇させる多数の炎症性メディエーターを産生して，好中球や単球を誘引する．C5aは好中球に対する強力な走化性因子でもある（場合によっては，食細胞による免疫複合体の取込みが細胞に炎症性分子の分泌を促すこともある．図には示していない）．

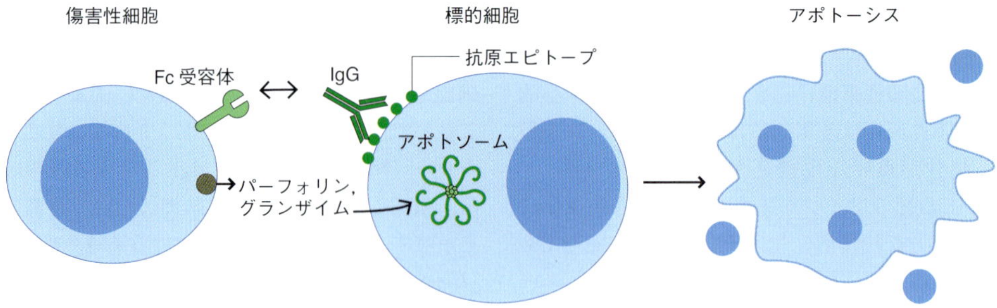

図 6・15 抗体依存性細胞傷害作用（ADCC） 細胞傷害機能をもつナチュラルキラー細胞に代表されるような細胞は，**IgG** に対する **Fc** 受容体を発現している．もし，標的細胞が標的細胞上の分子に対して産生された **IgG** 抗体によって被覆されると，細胞傷害性細胞の **Fc** 受容体を介して認識される．これが，パーフォリンやグランザイムの放出といった細胞傷害機構を刺激し，標的細胞にアポトーシスを誘導する（**ADCC** における **Fas–Fas** リガンドの役割は不明）．好酸球もまた **ADCC** の機構を用いて，**IgE** で被覆された住血吸虫のような寄生虫を殺傷しているのかもしれない（図には示していない）．

6･2･6･5 獲得免疫の調節

すでに存在している抗体が，抗原に対する抗体応答を調節することがある．自然抗体である IgM は補体成分と複合体を形成した抗原を，二次リンパ器官，特に脾臓へと運搬することに関与している．樹状細胞や B 細胞などの**抗原提示細胞**（antigen-presenting cell, APC）への抗原の結合は補体受容体を介して増強される．すでに存在している IgG は，補体の有無にかかわらず，樹状細胞による抗原の取込みを亢進したり，B 細胞の抑制性 Fc 受容体を介して応答を低下させる可能性もある（後述）．ヒトにおいて抗体が免疫応答を調節する例は，新生児の溶血病である Rh 血液型不適合にみられる（§7･4･2･5, p. 279）．胎児の赤血球は出生時に母体内の循環に入り，子供の血液型が Rh 陽性である場合，母親が Rh 陰性であると母体が Rh に対する IgG 抗体をつくり，これがつぎの妊娠期に胎盤を通過して胎児の赤血球を破壊する．もし母親が出産直後に抗 Rh 抗体を接種されると，母親自身はどのような抗 Rh 抗体も産生せず，病気は予防される*.

6・3 B 細胞応答

ここでは，種々のタイプ B 細胞応答の始動について述べる．まず，組織レベルでの応答を考え，すでに 3 章で紹介した内容を再度広い視野から眺めることにする．その後で，T 細胞非依存性（T cell-independent, TI）応答について述べ，また B 細胞活性化と抗体産生応答の制御をつかさどるいくつかの重要な局面を紹介する．つづいて，T 細胞依存性（T cell-dependent, TD）の応答について細胞と分子レベルでその制御機構について解説する．TI 応答は概念的により単純であるため，TD 応答の前に TI 応答について論議することにした．しかし，感染に対する多数の防御型のなかで，TD 応答はより重要であり，紹介する細胞および分子レベルでの様相は，TI 応答について述べているときも TD 応答においても当てはまるものであることを強調しておきたい．

6･3･1 B 細胞応答の解剖学的基礎

T 細胞欠失マウスを用いた初期の研究で，一般にタンパク質抗原に対する抗体産生応答はヘルパーT 細胞に依存している（T 細胞依存性，TD）が，他の抗原に対する応答は T 細胞がなくても（T 細胞非依存性，TI）誘導されることが示されている．その後，ある種の B 細胞機能を欠損する変異マウスを用いて，TI 抗原が TI–1 と TI–2 の二つに分けられることが明らかになった．TI–1 抗原はこれらのマウスにおいても抗体産生を誘導できるが，TI–2 抗原はできない．一般に，高容量の TI–1 抗原は分裂促進的に作用して，非特異的でポリクローナルな抗体産生を誘導する（§6･3･2）．しかし，TI–2 と TD 抗原の両者は，概して異なる領域に対する抗原特異的な抗体産生を刺激する．

6･3･1･1 TI–2 に対する抗体産生応答の機能解剖

TI–2 抗原に対する応答は脾臓の**辺縁帯**（marginal zone）で起こり，辺縁帯 B 細胞に依存する．しかし，生体内における TI–2 応答の詳細の多くはいまだ明らかにはなっていない．糖鎖抗原や他の繰返し構造が非常に多い抗原は，補体が結合した後で辺縁帯へと輸送される．この輸送には自然抗体が関与しており，血流中へ投与された TI–2 抗原は脾辺縁帯マクロファージおよび辺縁帯メタロフィルとよばれるマクロファージに分布する

* 訳者注：接種された抗 Rh 抗体は Rh 陽性胎児赤血球に結合して Rh 抗原による感作を阻害するため．

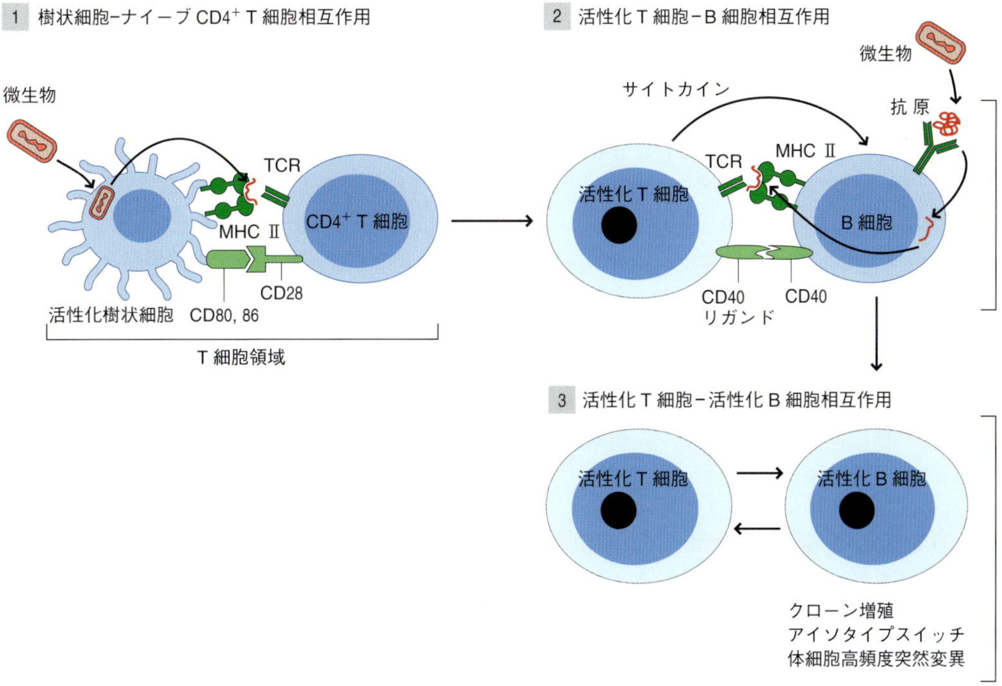

図 6・16　T 細胞依存性の B 細胞活性化における細胞間相互作用　(1) まず最初に，CD4⁺ T 細胞が二次リンパ組織 T 領域に存在する活性化樹状細胞によって活性化される．この活性化樹状細胞とは，MHC クラスⅡ分子に抗原由来ペプチドを結合している樹状細胞である．(2) 抗原特異的 B 細胞は抗原を捕捉して，それに由来するペプチドを自己の MHC クラスⅡに結合して提示する．活性化された T 細胞は B 細胞上のペプチド–MHC クラスⅡを認識し，B 細胞に活性化シグナル与える．これは，B 細胞沪胞域に近い T 領域の縁で起こる．(3) 沪胞内における B 細胞と活性化 T 細胞とのさらなる相互作用が，抗体のクラススイッチと体細胞高頻度突然変異を誘導する．TCR: T 細胞受容体．

(§1・4・5・3, p. 22)．しかし，TI–2 応答におけるこれらのマクロファージの役割は明らかではない*．

6・3・1・2　TD に対する抗体産生応答の解剖学的見地からみた機能

定常状態においては，沪胞 B 細胞は絶えず血行性に二次リンパ器官へと移動している．沪胞 B 細胞は二次リンパ器官にさまざまな期間滞在し，もし抗原に出会わなければこの場を離れ，再び同じ場所へ戻ってきたり，他の組織へと移動する．リンパ節やパイエル板では，B 細胞は T 細胞と同様に（§3・4・2・1, p. 112）高内皮小静脈（high endothelial venule, HEV）を通過して，脾臓では辺縁洞から器官に入る（§3・4・2・8, p. 123）．それらは，B 細胞沪胞へ入る前に T 細胞領域を横切る．沪胞への移動には，一部はおそらく組織のストローマ細胞によって産生されるケモカインに導かれているのであろう．しかし，最近の顕微鏡観察結果は，ナイーブな沪胞 B 細胞は沪胞へ入る誘導経路として沪胞樹状細胞の伸展した細胞質突起を使用している可能性が示されている．もし，抗原を認識しないと，B 細胞はリンパ節やパイエル板では輸出リンパ管から，脾臓では直接血流へと出ることにより，速やかに器官を離れる．しかし，もし抗原を認識すると，複雑な一連の事象が開始される．

TD 抗原に対する応答の過程での T 細胞と B 細胞の相互作用　T 細胞と B 細胞の両者の活性化は，TD 応答においてきわめて重要である．T 細胞は樹状細胞が発現している特異的なペプチド–MHC 分子複合体に出会うと，T 細胞領域ではじめに活性化される．末梢組織へ抗原を投与後のリンパ節での生体顕微鏡観察の結果から，T 細胞と B 細胞の最初の相互作用は，沪胞の中ではなく，むしろ T 細胞領域–沪胞間の周辺で起こることが示されている．この最初の相互作用の後，抗原に対する高親和性の B 細胞受容体を発現する B 細胞の一部はおそらくその場でリンパ芽球へと分化する．これらは沪胞へ

＊　訳者注：辺縁帯マクロファージは辺縁帯域に分布するが，これ以外に辺縁帯メタロフィルとよばれるマクロファージが白脾髄の外縁部で辺縁帯との境界領域に分布する．これらはともに酸性ホスファターゼ活性をもつ．しかし，辺縁帯マクロファージは MOMA–1 や SER4 抗体（CD169）で染色されるのに対して，辺縁帯マクロファージは ERTR–9 抗体で染色されるため，別のサブセットであると考えられている．ちなみに ERTR–9 は SIGNR1（CD209b）である．

は入らず，リンパ節の髄索や脾臓の赤脾髄へと移動する．ここで，IgM を分泌し，一部は IgG や他のアイソタイプを産生するためにクラススイッチを起こすと考えられる．抗原を認識した他の B 細胞は $CD4^+$ 沪胞ヘルパーT 細胞（follicular helper T cell, Tfh）とともに B 細胞沪胞へと移動する．Tfh が他の T 細胞サブセットとどのような関係にあるのかは十分に解明されているわけではないが，他の T 細胞サブセットとは異なっているように見受けられる（たとえばその分化には Bcl-6 が必要である）．B 細胞が沪胞へ移動した後に，胚中心反応として知られる複雑で局所的な構造的・機能的変化が起こる（図 6・16, p. 233）．

胚中心反応　定常状態においては，二次リンパ組織には多くの B 細胞を含む沪胞が存在している．しかし，TD 応答の間，それらは二次沪胞へと分化し，そこに胚中心が形成される（§3･4･2･5, p. 118）．胚中心は，(i) B 細胞がクラススイッチを行い，産生している抗体のクラスを新たな C 領域をもつ V 領域遺伝子と遺伝子組換えをして第二の抗体を産生できるようになる場所であり，(ii) クラススイッチした B 細胞抗原受容体の V 領域に，体細胞高頻度突然変異を誘導する場でもあり，さらに (iii) より高親和性の受容体をもつ記憶 B 細胞が分化する場でもある．以上のことから，胚中心はきわめて重大な役割を担っている（図 6・17）．

胚中心 B 細胞は哺乳類において最も早く分裂している細胞集団の一つであり，その細胞周期はわずか 6 時間である．細胞周期の間に，V 領域をコードする DNA に突然変異が誘導されることから，この急速な増殖速度が体細胞高頻度突然変異を促進している．またクラススイッチにおいても重要かもしれないが，B 細胞は沪胞外でも異なるアイソタイプを産生するようになる．比較的少数の B 細胞（おそらく 1 個の細胞であろう）がそれぞれの胚中心に入る．しかし，分裂しているそれぞれの B 細胞は多様な，もしかすると数千の娘細胞を生み出す．胚中心それ自体は暗領域と明領域に分けられる．暗領域はおもに細胞分裂の場であり，ここで体細胞高頻度突然変異が起こる．明領域は細胞分裂の前後に存在する場所であり，通常の樹状細胞とはまったく異なる沪胞樹状細胞（follicular dendritic cell, FDC）表面の抗原によって高親和性受容体を発現する B 細胞が選別される場である（沪胞樹状細胞は通常の樹状細胞とは異なることを覚えておいて欲しい）．事実，B 細胞の一部は明領域を離れて暗領域へと再び進入し，この過程が反復して起こることによって，受容体の親和性をさらに高めている．暗領域で分裂している大多数の B 細胞はアポトーシスによって胚中心内で死ぬ．この事実は暗領域には，**可染体**（tingible body）とよばれるアポトーシス B 細胞の残骸を取込んだ可染体マクロファージとよばれるマクロファージ集団が存在していることにより明らかにされた．

胚中心 B 細胞が生きるのか死ぬのかを決定するのは何か．一つの重要な因子は，沪胞樹状細胞に結合した抗原の B 細胞による認識である．沪胞樹状細胞への抗原の

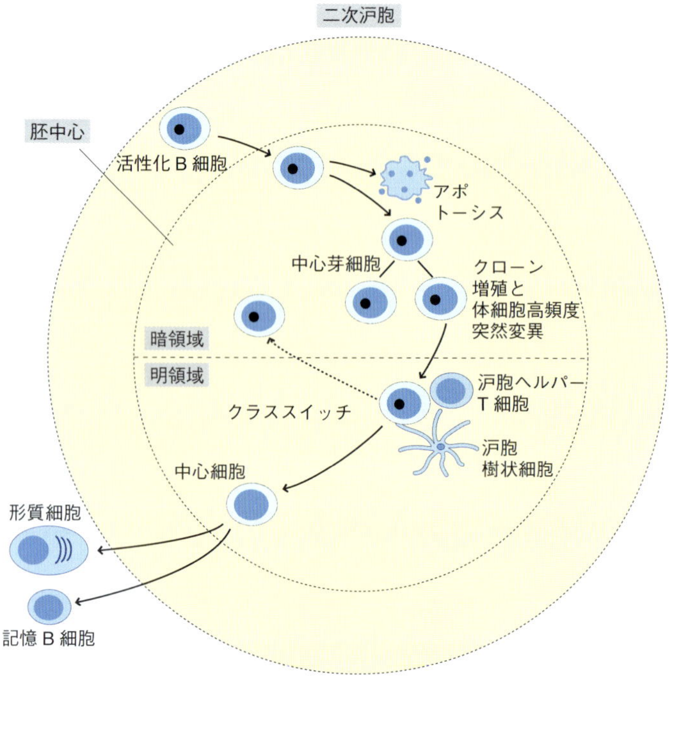

図 6・17　胚中心での応答　T 細胞依存性応答の過程で，B 細胞沪胞内に胚中心が形成される．非常に少数（おそらく 1 個）の活性化 B 細胞がそれぞれの胚中心へ入る．暗領域では，B 細胞（中心芽細胞）が急激に増殖して，体細胞高頻度突然変異を起こすクローンを形成する．しかし，これらの多くはアポトーシスによって死ぬ．生き残った B 細胞は明領域に中心細胞として入り，ここで沪胞ヘルパーT 細胞や沪胞樹状細胞と相互作用を行い，さらに分化し，クラススイッチを行う．ここで再び多くの B 細胞がアポトーシスで死ぬ．一部の B 細胞は再び暗領域へ入って増殖し，反復した過程の中でさらに成熟を遂げると考えられる．他の B 細胞は胚中心を離れ，形質細胞や記憶細胞となる．

結合は，自然免疫の初期の過程での自然抗体やすでに産生された抗原特異的 IgG 抗体と補体に依存する．この過程の補体依存性の証拠は，初期のコブラ毒因子を用いた研究によるものであり，この因子は C3 を枯渇させ，沪胞樹状細胞上への投与抗原の保持を阻害した．応答のこの段階で，分裂中の B 細胞において免疫グロブリン遺伝子の高頻度突然変異は始まっている．より親和性の高い受容体を生み出した B 細胞は低濃度の抗原の存在下で選別されやすくなるので生き残ることが可能になり，抗体を産生する形質細胞や記憶 B 細胞へと分化する．

問 題 6・17 もし体細胞高頻度突然変異の過程でつくられた突然変異した V 領域が自己反応性抗体を産生すると，その結果として何が起こるのか．

活性化された B 細胞の運命　TD 応答の初期の段階において，一部の B 細胞は T 細胞領域と沪胞の境界部で活性化され（§3・4・2・5, p. 118），短命の形質細胞となる（図 6・18）．B 細胞応答の後期には，これら初期の形質細胞によって放出された IgG が沪胞内で抗原と複合体を形成し，沪胞樹状細胞に結合する．この細胞に結合した抗原を認識した胚中心の B リンパ芽球は活性化 $CD4^+$ T 細胞からの CD40–CD40 リガンド間の相互作用を介してさらなるシグナルを受け，アポトーシスを免れて二つの運命をたどりうる．あるものは脾臓や骨髄

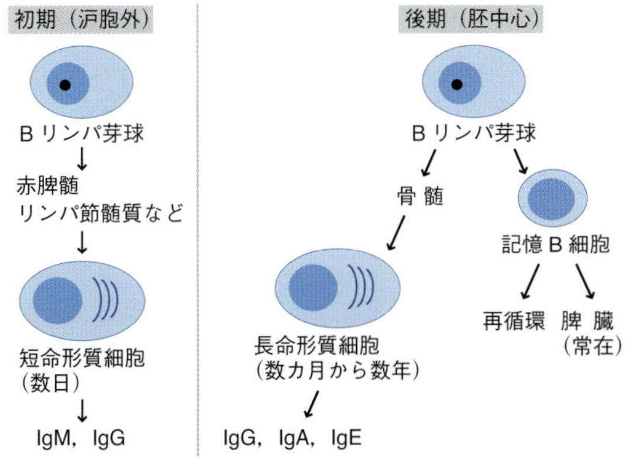

図 6・18 活性化 B 細胞の寿命　応答の初期において沪胞の外で活性化された **B** 細胞はリンパ節の髄質や赤脾髄のような領域へと移動し，短命（2〜3 日）な形質細胞となり，**IgM** や **IgG** などの異なるクラスの抗体を産生する．応答の後期においては，胚中心からきた活性化された **B** 細胞は骨髄などの領域に移動して，長命な形質細胞になり，数カ月から数年に及ぶ長期間にわたって **IgG, IgA, IgE** など種々のクラスの抗体を産生する．応答後期に活性化された他の **B** 細胞は記憶細胞となる．それらのある部分は脾臓のような組織に長期間保持され，他の細胞は再び **B** 細胞の再循環プールに組込まれる．

などの他の組織へと移動し，そこで形質細胞となる．形質細胞の一部，特に骨髄に存在するものは，非常に長命である．マウスでは，これらの細胞は数カ月から数年にわたって生存している可能性がある．ヒトでは，個々人のほぼ寿命に相当するかもしれない．他の B リンパ芽球は抗体を積極的に放出はしないが，再刺激によって抗体を産生する記憶細胞となる（後述）．これらのあるものは脾臓のような組織へ移動し，そこで常在性の記憶細胞となると考えられる．それに対して，他は小型の循環性記憶 B 細胞となる．

6・3・2 T 細胞非依存性（TI）抗体産生応答

上述したように，T 細胞がなくても B 細胞を刺激できる抗原は，TI–1 と TI–2 に分けられる．高容量では，ある種の TI–1 抗原は B 細胞に対して分裂促進的に作用して，抗原非特異的に B 細胞を増殖させ，形質細胞へと分化させることによって，抗原に特異的ではない抗体を産生させる．**リポ多糖**（lipopolysaccharide, LPS）が最もよく研究されている TI–1 抗原であり，CpG 配列を含む DNA がもう一つの例である．これらの分子は，それぞれ TLR4 と TLR9 のアゴニストでもある（§4・2・2・3, p. 135）．両者は実験条件下で，B 細胞受容体の結紮よりむしろ Toll 様受容体（Toll-like receptor, TLR）のアゴニストとして作用することによって，すべてのタイプの B 細胞の増殖を誘導する．しかし低容量の場合，LPS を含む TI–1 抗原は，抗原特異的な抗体産生を刺激することができる．このタイプの応答の強度は，LPS 分子の一部（O 型抗原部分）が抗原特異的 B 細胞受容体を架橋するためであり，これに対して脂質 A は TLR4 のアゴニストとして作用する．すべてのタイプの B 細胞あるいはある特定のサブセットだけがこのようにして反応するのかについては，特に生体内ではいまだ完全に解明されているわけではない（図 6・19, p. 236）．

問 題 6・18 リポ多糖に対する TI–1 応答の進化的な有利性（強み）は何か．

通常の TI–2 抗原は，多くの似通った反復性抗原決定基をもっている．たとえば，肺炎レンサ球菌の莢膜多糖があげられる．このタイプの抗原は，B 細胞表面の多数の B 細胞受容体を架橋でき，これが B 細胞のシグナル伝達経路を活性化すると考えられている．この形の活性化は B 細胞表面の免疫グロブリンに対する抗体を用いて類似させることができる．前述のように，外傷による破裂のために脾摘されたヒトでは被包性細菌の感染に感受性が高まることを考慮すると，辺縁帯 B 細胞は少なく

とも生体内ではこのタイプの反応を示すように特化されているようにみえる．辺縁帯B細胞は抗原刺激に対して素早く応答するので，ナイーブB細胞というよりむしろエフェクターあるいは記憶細胞に似ているのかもしれない．B-1細胞のサブセット（自然抗体を産生しないB-1b細胞）は辺縁帯B細胞と同じでTI-2抗原に応答する．TI-2応答はT細胞ヘルプにまったく依存していない，というわけではなさそうである．すなわちT細胞によって分泌されるサイトカインがTI-2抗原に対するB細胞増殖を最大にするため，また限定されてはいるがクラススイッチを行うために必要とされるからである．

TI抗原に対してつくられる抗体はおもにIgMである．しかし，TI-2抗原に対してはいくらかのIgGが産生される．これはヒトやマウスではV領域遺伝子のμから直後のγ3C遺伝子断片への自然なクラススイッチが起こるので，特にIgG3クラススイッチに当てはまる現象である．このクラススイッチはT細胞を欠くマウスでは頻度が低下するため，T細胞からのサイトカインに部分的に依存している可能性がある．TI応答におけるこれらのIgG抗体の重要性は完全に明らかにはなっていない．常在性細菌に対して小腸内で産生されるいくらかのIgAは，おそらくB-1a細胞によってTI応答として合成されているであろうことが見いだされている．

問 題6·19 なぜ，常在性細菌はT細胞非依存的にIgA産生を刺激するのか．

TI-2に対する抗体産生応答の重大な特徴は，TD応答とは異なり，頻回の免疫後にも免疫記憶の形成や抗体親和性の上昇がほとんど認められないことである．幼児に髄膜炎をひき起こすもととなる肺炎レンサ球菌やインフルエンザ菌のような病原体に対するワクチンを考案する際に，このことは大きな問題を提起している．この問題の解決は，結合型ワクチンをつくることにある．細菌の糖鎖を免疫原性のある破傷風毒素のようなタンパク質に化学的に結合させることによって，TI-2抗原は効率的にTD抗原（後述）へと変えることができ，これらの病原体に対する高親和性の記憶応答が誘導される．これらの共役ワクチンは，B型インフルエンザ菌（*Haemophilus influenzae* Type B, Hib）のような細菌に対する防御のために，臨床において非常に効果的である．

6·3·2·1 B細胞活性化

B細胞活性化は，まず遺伝子発現の変化，細胞の大きさの増大，細胞増殖（芽球化）に必要とされるタンパク質合成の上昇につながる．B細胞は細胞周期に入り，クローン増殖を行う．後に遺伝子発現のパターンが変化

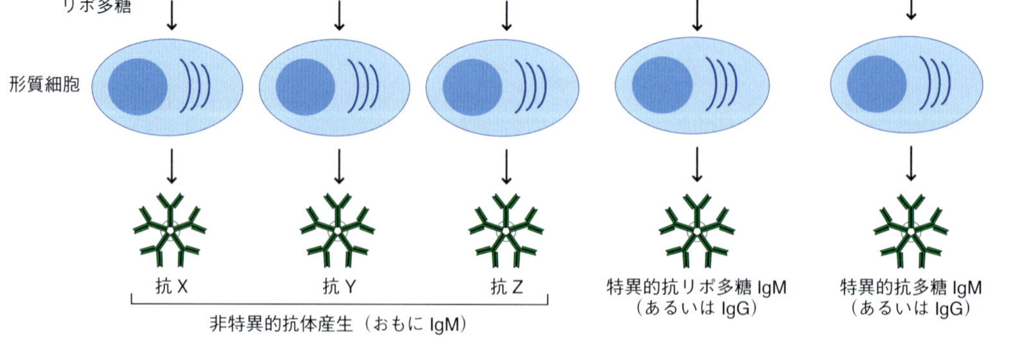

図6・19 T細胞非依存性抗体産生 T細胞非依存性（TI）抗原には2種類ある．TI-1抗原はリポ多糖（LPS）に代表される．LPSは高容量の場合，B細胞に対して分裂促進的に作用して，非特異的な抗体産生を誘導する．これはTLR4を介するシグナルが関与している．しかし，低容量の場合は，LPSに特異的な抗体産生を誘導し，これには抗原特異的B細胞受容体（BCR）とTLRを介する両方のシグナルが関与している．TI-2抗原は，普通は炭水化物の重合体で，B細胞受容体を架橋することができる．TI応答によって誘導されるのはもっぱらIgMであるが，一定の割合でIgG3やIgAが産生されることもある．TI応答では，記憶細胞の出現や抗体の親和性上昇はほとんどない．

し，とりわけ形質細胞へと分化して抗体を放出するようなエフェクター機能を担えるように，新たな構成要素の合成を開始する．これらすべての事象の少なくとも一部はB細胞受容体によって誘導される．しかし，特に生体内において，B細胞受容体のみから派生するどのシグナルが，種々のタイプの抗原に対する応答においてB細胞を十分に活性化し，強い抗体産生応答を誘導するのかについては，完全には明らかではない．非常に高容量の分裂促進剤であるリポ多糖に対するような極端なTI-1応答に対しては，B細胞受容体はまったく関与していないかもしれない．すなわち，強いパターン認識受容体からの刺激だけで，十分であるかもしれない．しかし，低容量のTI-1抗原の場合，特異的な抗原のエピトープのB細胞受容体による認識が，パターン認識受容体からのさらなる刺激とあいまって活性化につながる．糖鎖抗原や他の反復構造をもつ抗原に対するTI-2応答に対しては，高度のB細胞受容体架橋が十分に高いレベルのB細胞活性化シグナルを生み出す．あるいは，CR2（§6･3･2･3）のような補体受容体などの他の分子が必要なのかもしれない．しかし，反復したエピトープを含まないタンパク質抗原などのTD応答に対しては，B細胞受容体は十分なシグナルを生み出すほどには架橋されえず，そのためこのタイプの応答においてはT細胞からの付加的な補助が必要とされる．共通することは，B細胞受容体はB細胞活性化のためのシグナル1を提供することである．しかし，B細胞においてもその完全な活性化には，T細胞応答の場合のシグナル2（補助刺激）と考えられるさらなる刺激が必要とされる．TD応答に関してより詳細に考える（§6･3･3）前に，TI（特にTI-2）とTD応答の両方に当てはまるB細胞活性化における分子的な見地を紹介する．

6･3･2･2 B細胞受容体シグナル

T細胞受容体と同じように，膜結合性免疫グロブリン分子であるB細胞受容体それ自身は，直接的なシグナル伝達機能をもっていない．単に対応する抗原の認識に働いているのみである．しかし，B細胞受容体は，T細胞受容体のCD3と同じように，シグナル伝達を担い，下流のシグナル伝達系を開始させる分子複合体（CD79：Igαと Igβ）と結合している．B細胞活性化のほとんどの情報は，代替抗原として抗免疫グロブリン抗体を用いたB細胞受容体の架橋という実験研究に基づいている．このような状況下では，細胞質内尾部に**免疫受容体活性化チロシンモチーフ**（immunoreceptor tyrosine-based activation motif, ITAM）をもつCD79複合体は，ITAMをリン酸化するチロシンキナーゼによって活性化される．順番に，もう一つのチロシンキナーゼであるSyk（spleen tyrosine kinase）がよび寄せられ，BLNK（B cell linker protein）をリン酸化する．BLNKは骨格タンパクであり，いくつかのシグナル伝達要素の集合の場として働く．これらには，ホスホリパーゼC-γ2やブルトン型チロシンキナーゼ（Bruton's tyrosine kinase, Btk）が含まれる．これらの要素は，後に，低分子量Gタンパク質，カルシウム，プロテインキナーゼCなどによって担われるいくつかの下流の伝達系を活性化する．これらの経路は，細胞の生存を助長し，活性化に必要とされる転写因子を刺激するNF-κBなどを含む種々の転写因子を活性化する（図6・20；図5・15, p. 191と比較）．細かな点ではいろいろと異なってはいるが，共通するいくつかの経路はT細胞受容体の架橋後にT細胞で誘導されるものに類似している．

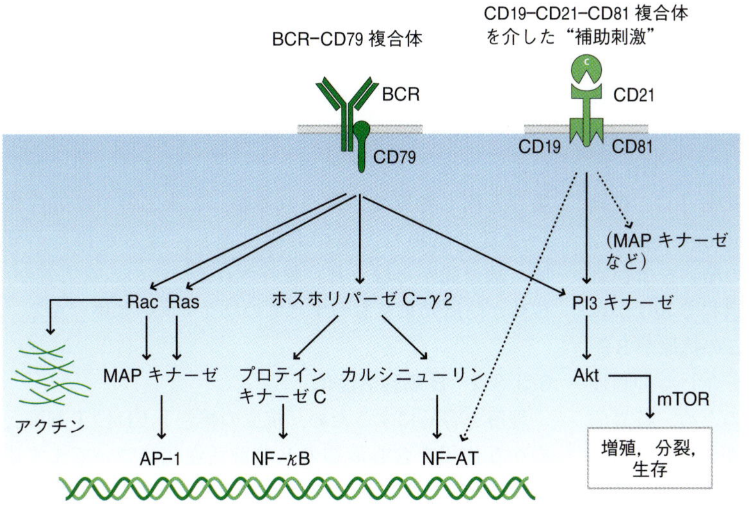

図6・20 B細胞活性化における細胞内シグナル伝達経路 B細胞における鍵となる細胞内シグナル伝達経路についての非常に単純化した図．B細胞受容体（**BCR**）が抗原による架橋で連結されると，シグナルはいくつかの異なる細胞内シグナル伝達系を活性化する**CD79**を介して伝えられる．これらは細胞内骨格や細胞の代謝を変化させ，**AP-1**，**NF-κB**，**NF-AT**などを含む転写因子の活性化と核内移行を誘導する．追加的な補助刺激が**CD19-CD21-CD81**複合体を介して伝えられる（図**6・21**）．T細胞依存性抗原による活性化では，T細胞もまた**CD40**やサイトカイン産生を介してシグナルを与える（図**6・22**）．

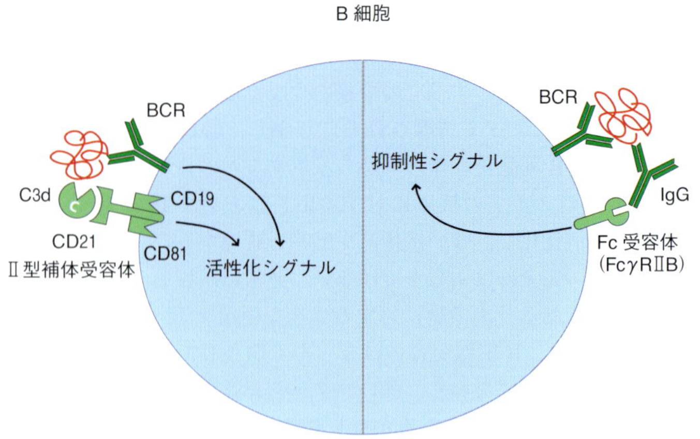

図6・21 **B 細胞活性化の正と負の制御** B 細胞受容体（BCR）に結合した抗原は，それ自身が CD21 に結合することができる補体 C3d に結合され，CD19 と CD81 とともに複合体を形成する．CD19 からのシグナルが活性化シグナルとなり，活性化に対する感受性を 100 倍以上に高める．反対に，非常に高容量の IgG は B 細胞上の抑制性 Fc 受容体（FcγRIIB）に結合して，抑制性シグナルとなり，さらなる B 細胞の活性化を抑制する．これによって，それ以上の IgG 産生が阻止される．

6・3・2・3 B 細胞活性化の正と負の制御

上述のように，B 細胞は完全に活性化されるためには，付加的なシグナルを必要とするが，時には抑制的に制御されることもある．一例として，B 細胞活性化増強のための補体と抑制における抗体の役割について概説する（図 6・21）．

a. B 細胞活性化の正の制御　T 細胞と同様に B 細胞もまた自身の応答を増強したり抑制したりする補助受容体をもっている．CD21 は補体受容体（CR2）であり，CD19 や CD81 と複合体を形成して協働して作用する．多くの細菌や他の病原体の場合のように，B 細胞受容体によって認識された抗原が補体を結合していると，B 細胞活性化の閾値は大きく低下する．そのため，低容量の抗原に対する B 細胞の感受性は劇的に上昇する．このことは，CD21 のリガンドである補体の C3d が抗原に対して人工的に付けられていると，抗原特異的 B 細胞の活性化に必要とされる抗原−C3d 複合体の濃度は抗原単独で刺激に用いられたときに比べ，1/1000 から 1/10,000 に低下するという実験によって示されている．したがって，これは補体の活性化という自然免疫応答が獲得免疫（B 細胞）応答を調節している一例である．

b. B 細胞活性化の負の制御　B 細胞は細胞質内尾部に**免疫受容体抑制性チロシンモチーフ**（immunoreceptor tyrosine-based inhibition motif, ITIM）をもつ抑制性 Fc 受容体（FcγRIIB）を発現している．この分子は，B 細胞活性化を抑制する SHP（Src homology region 2 containing protein tyrosine phosphatase の略）をよび寄せる．したがって，抗原に対する応答の過程で IgG が産生されると抗原抗体複合体が形成され，この抗原が B 細胞受容体に結合すると，IgG は Fc 部分を介して抑制性の Fc 受容体に結合することになる．そのため，特異的抗体産生の上昇によって，B 細胞活性化が低下させられる．これは，IgG 産生が臨界に達すると B 細胞の応答を止めるという，B 細胞による IgG 産生を制御する機構と考えられる．同じような機構が他のアイソタイプの産生を制御している（例：低親和性 IgE Fc 受容体を介する IgE 産生）．その他の分子として B 細胞に選択的に発現されるシアロアドヘシンである CD22 もまた，B 細胞受容体からの活性化シグナルを抑制している．

問 題 6・20　実験的に B 細胞を活性化する場合，抗免疫グロブリン抗体の完全な分子よりむしろ $F(ab')_2$ フラグメントが好んで用いられるのはなぜか．

6・3・3 T 細胞依存性（TD）抗体産生応答

6・3・3・1 一次と二次抗体産生応答

マウスが TI 抗原，たとえば TI−2 抗原で何回免疫されても，それぞれの免疫後にみられる抗体産生の速度や産生される抗体の量およびアイソタイプ（おもに IgM）に関してほぼ同じである．しかし，もしマウスが TD 抗原で免疫されるとその状況は大きく異なる．最初の一次応答の誘導には数日を要し，産生されるのはおもに IgM であるが，それらは数日という早い期間で循環中から消える．一次応答の後期にはいくらかの IgG が産生されるが，高レベルには達しない．第二回目およびさらにその後の免疫によって誘導される応答（二次応答）はこれとはまったく異なっている．IgM は一次応答の場合と同じ動態で誘導されるが，二次応答では IgG が 1〜2 日で出現し，高い力価に達し，はるかに長い期間（数週間から数カ月）維持される．この二次応答が，抗体が防御効果をもつすべてのワクチンの基礎となる．

6・3・3・2 B 細胞活性化

理解を容易にするため，抗原の結合と $CD4^+$ T 細胞との相互作用を含む最初の B 細胞活性化についてまず述べる．その後で，アイソタイプのスイッチと形質細胞ならびに記憶細胞の生成を含むその後の事象について説明する．

TD 応答における B 細胞受容体の役割　B 細胞受容体は B 細胞活性化において二つの役割を担う．まず概説したように（§6・3・2・2），B 細胞受容体は B 細胞活性化のためのシグナル伝達複合体としての CD79 と結合している．前述のように（§6・3・2・1），TD 抗原に対する B 細胞応答における B 細胞受容体のシグナル伝達における役割は十分に解明されてはいない．しかし，TD 応答において，B 細胞受容体は抗原を濃縮し消化分解して $CD4^+$ T 細胞に提示するという重大な役割を付加的に果たしている．B 細胞受容体に結合した抗原は，取込まれてエンドソーム系の経路で消化分解されることによって MHC クラスⅡ分子へと結合して細胞表面に提示される．これらのステップは，B 細胞表面にペプチド–MHC 分子複合体として表出される B 細胞の抗原を対応する特異的 T 細胞が認識し，その結果特異的 T 細胞と B 細胞が確実に相互作用できるようする点で非常に重要である．抗原濃縮における B 細胞受容体の有用性は，抗原特異的 T 細胞に対して，対応する抗原あるいは非特異的抗原の提示を比較することによって示されている．B 細胞は対応する抗原を非特異的抗原に必要とされる濃度の 1/100 から 1/1000 で提示できる（ボックス 6・5）．

TD 応答における T–B 細胞協働作用　便宜的に TD 応答を三つの主要な段階に分ける（図 6・16）．第一は，B 細胞を補助するために $CD4^+$ T 細胞が樹状細胞によって活性化される．これは二次リンパ組織の T 細胞領域において，抗原特異的 T 細胞が，活性化された樹状細胞上のペプチド–MHC 分子複合体を認識して起こる．これらの T 細胞はその後 Th1 あるいは Th2 などへ極性化（偏向）する．第二段階は，活性化された $CD4^+$ T 細胞による抗原特異的 B 細胞の認識である．抗原に特異的な B 細胞は，その B 細胞受容体を介して抗原を取込み細胞内で消化分解することによって MHC 分子に抗原

ボックス 6・5　TD 応答における T–B 細胞協働作用：ハプテンと担体，養子移入

タンパク質抗原に対する抗体産生には T 細胞からの助けが必要であることは，どのようにして明らかになったのか．1960 年代の初めに，新生仔期に胸腺を摘出されたマウスでは，ある種の抗原（たとえばヒツジ赤血球 sheep red blood cell, SRBC）に対する抗体産生が他の抗原（細菌の糖鎖）に比べて大きく減少することが見いだされた．間もなくして，SRBC に対して抗体を産生しない放射線照射マウスを脾臓，胸腺，骨髄細胞や，胸腺と骨髄細胞の混合したもので再構築するという試みがなされた．脾細胞は抗体をつくる能力を再構築できたが，胸腺や骨髄の細胞だけではできなかった．しかし，この両者を同時に移入することによって，抗体が産生されるようになったことから，二つの異なるタイプの細胞間の協働が抗体産生に必要であることが示唆された（これは，T 細胞と B 細胞が異なるタイプのリンパ球として同定される前のことである．今では，これらそれぞれの組織が，応答を行うのに十分かつ新規成熟した T 細胞と B 細胞を含んでいることが明らかである）．

抗体産生を調べるために広く用いられているモデルがハプテン–担体系である．ハプテンはジニトロフェニル基のような小さな分子であり，動物に接種されても単独では抗体産生を誘導できない．しかし，もし動物がハプテンを結合した担体タンパク質で免疫されると，抗ハプテン抗体がつくられる．この系を用いて，抗ハプテン抗体を産生している細胞は骨髄細胞に由来するが，担体に特異的な補助を与える細胞は胸腺に由来することが示された．多くの他の実験は，タンパク質抗原に対する抗体産生には T–B 細胞間の協働作用が必須であることを示している．

B 細胞と T 細胞は抗原特異的な方法で，どのようにして協働しているのか．初期の実験では，最大の応答を刺激するためには，ハプテンと担体分子が物理的に結合されていることが必要であった．これは，担体特異的な T 細胞とハプテン特異的な B 細胞が，B 細胞の最適な活性化のためには接触していることが必要であることを示唆している．確かに，この接触は膜結合性や特異的 B 細胞上に分泌された活性化シグナルに T 細胞が集中できるようにしているかもしれない．しかし，これがどのようにして明らかにされたのか．二つの研究グループが，抗原特異的 $CD4^+$ T 細胞を活性化するために B 細胞を抗原提示細胞として用いて実験を行った．両者が示したのは，B 細胞が発現している B 細胞受容体に特異的な抗原とともに培養すると，非特異的な受容体を発現している B 細胞（抗原を非特異的に取込んでいる）に比べて，抗原特異的 T 細胞に対して 1000 倍以上の効率で抗原を提示することである．この結果は，B 細胞は抗原を集めて取込むために細胞表面の免疫グロブリンを用いており，取込まれた抗原が消化分解されて MHC クラスⅡ分子を介して $CD4^+$ T 細胞に提示され，これによって抗原特異的な T 細胞と B 細胞の相互作用を可能にしていることを示すもの解釈できる．しかし，これらの実験は，B 細胞受容体からのシグナルが抗原の濃縮機能以外に，T 細胞依存性の活性化に絶対的に必要であるのかについての問題を提起している．

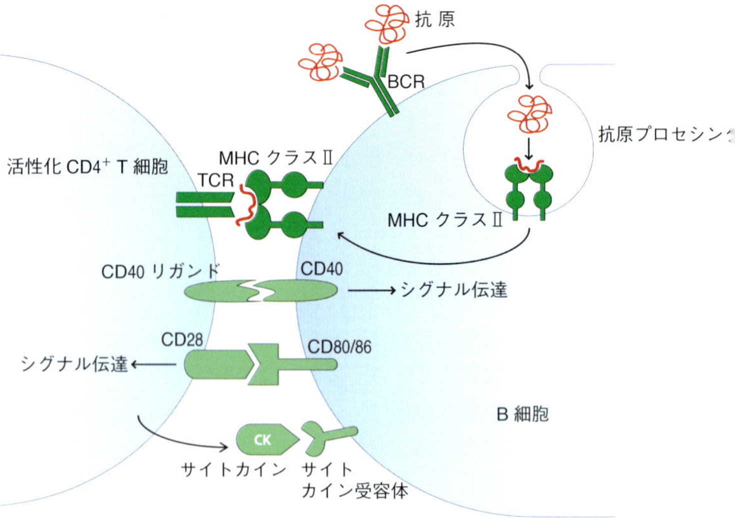

図 6・22　T 細胞と B 細胞間の協働作用　たとえば胚中心に存在するような活性化された B 細胞は，CD80 と CD86 といった補助刺激分子を発現することができる．これらは沪胞 T 細胞のような，B 細胞上のペプチド–MHC クラスⅡを認識する CD4$^+$ T 細胞の活性化を助ける．CD40–CD40 リガンドやその他の相互作用，さらにサイトカインを介して，一方あるいは双方向性のその他のシグナルが生まれる可能性もある．BCR: B 細胞受容体，TCR: T 細胞受容体．

ペプチドを結合して，T 細胞に提示する．これによって，T 細胞は，T 細胞領域と沪胞の境界域において，B 細胞を認識して活性化する．

いったん，胚中心での応答が開始されると，第三のステージは沪胞 B 細胞と T 細胞との相互作用である（図 6・22）．この相互作用はこの段階でのクラススイッチ，体細胞高頻度突然変異と高親和性 B 細胞の選択に必要とされる重要なシグナルを提供する．これに関与する T 細胞は通常の Th1 や Th2 とは異なる，沪胞 T 細胞（§6･3･3･5）という別のサブセットである．沪胞や胚中心には，通常の樹状細胞はわずかにしか存在しない．しかし，活性化 B 細胞は，CD28 や CD40 リガンドを発現する T 細胞を活性化するのに十分な B7（CD80，CD86）や CD40 を発現している．たとえば，CD86 の阻害は記憶 B 細胞応答を損なう．CD8$^+$ T 細胞の活性化の場合にみられる CD27 と CD70（§5･4･3･1, p. 200）のような他の補助刺激的な相互作用も形質細胞の誘導には必要である．したがって，沪胞 B 細胞は沪胞ヘルパーT 細胞を直接活性化でき，またその見返りとして，沪胞 B 細胞は生存しさらなる機能を果たすために必要な助けを沪胞ヘルパーT 細胞から得ている．

最後に，これら三つのステップを含む一次応答が起こると，抗原に再び遭遇した際の速やかな既往応答が設定されうることになる（すなわち二次応答）．この過程は，記憶 B 細胞と記憶 T 細胞（§6･4･1）間の相互作用によるものである．

問 題 6･21　B 細胞との相互作用を必要とする T 細胞がすでに樹状細胞によって活性化されていても，なぜ沪胞 B 細胞は T 細胞活性化に関与する補助刺激分子を発現している必要があるのか．

6･3･3･3　B 細胞によるサイトカイン産生と TLR の発現

B 細胞活性化における他の未解決の問題が明らかに存在している．活性化 B 細胞は単に抗体を産生するだけではない．活性化 B 細胞はサイトカインの強力な産生細胞でもあり，サイトカイン産生パターンは B 細胞の活性化のされ方を反映したものである．また，これらのパターンは B 細胞分化の種々の様態をも反映していると考えられる．たとえば，Th1 細胞によって活性化された B 細胞は腫瘍壊死因子（tumor necrosis factor, TNF）-α や IL-6 などの炎症性サイトカインを放出するのに対して，Th2 細胞によって活性化された B 細胞は IL-10 や IL-4 を分泌する．これらのサイトカインは応答に関与する T 細胞や他の B 細胞に作用して応答の偏向を促進することが可能である．また，これらのサイトカインが樹状細胞に作用して，その機能を制御しているかもしれない．

すでに注意を喚起したように，B 細胞は複数の TLR を発現している（§6･3･2）．TI-1 応答におけるこれら TLR の潜在的役割が議論されてきているが，このことは TD 応答においても当てはまることが，いくつかの実験によって示唆されている．

6･3･3･4　活性化 B 細胞の分化

TD 応答が活性化されると，B 細胞は異なる免疫グロブリンのアイソタイプを発現するように変化する．それらは抗体を産生する形質細胞か，再刺激において形質細胞へと分化できる能力をもつ記憶細胞のどちらかとなる．活性化の初期段階や親和性の成熟期には抗原依存性である．ところが後期においては，形質細胞の維持は抗原刺激に非依存性であるようである．しかし，記憶 B 細胞の維持には抗原の持続的存在が，刺激剤としてではなく，

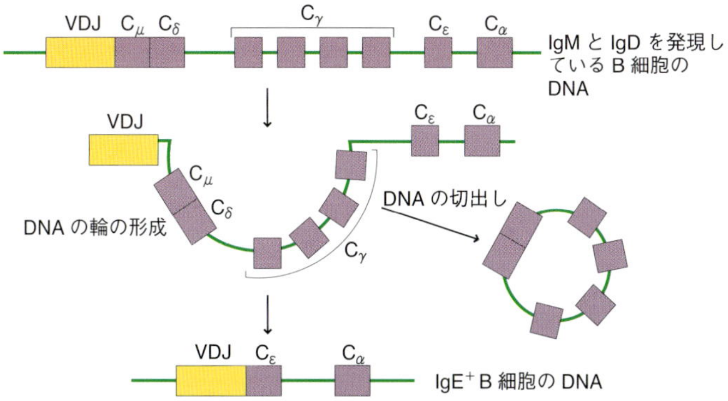

図 6・23 クラススイッチ（アイソタイプスイッチ） クラススイッチはおもに **T** 細胞依存性抗原に対する応答で起こる．ナイーブ **B** 細胞は **IgM** と **IgD** を発現しているが，活性化の過程で，**B** 細胞は異なる免疫グロブリンのクラスを産生するように転換する．これをひき起こすために，間にはさまった **C** 領域遺伝子を含む **DNA** の輪が形成される．輪は切出され，遊離した **DNA** の端がすでに形成されている **V** 領域遺伝子に並んだ特定の **C** 領域遺伝子に結合する．これによって，細胞は同じ抗原特異性をもった異なるクラスの抗体（ここでは **IgE**）を産生することができる．**C** 領域遺伝子断片は簡略化して示してある．

細胞死から免れるための注意要員として必要である．

6・3・3・5 アイソタイプスイッチ

アイソタイプスイッチの仕組みを理解することは，多くの免疫学的な課題を処理する新しい方法を生み出すうえで非常に重要である．感染に対する防御では，つくられた抗体のアイソタイプが種々の感染源に対処できる最良のものでなくてはならない．したがって，化膿性の細菌に対しては，オプソニン化に作用する IgG アイソタイプが重要であり，一方，腸管での感染においては IgA が病原体の結合を阻止する可能性があり，寄生虫に対しては IgE が必要とされるかもしれない．このことは，感染症に対する新しいワクチン開発などにおいて，考慮すべき明らかに重要な点である．さらに，もう一つの例として，アレルギーをもつ人達において IgE 産生をどのように制御できるのかがわかれば，時には致死性の病気さえも阻止できることになる．

すべての B 細胞が最初は細胞表面に IgM を，多くは IgD も表出しており，TD 応答の過程において多くの B 細胞がそれらの C 領域をもう一つのアイソタイプ（たとえば，IgG，IgA あるいは IgE）へとスイッチするということをこれまでに理解したはずである．前述のように，免疫グロブリンの C 領域は直線的な配列の中に位置する．アイソタイプスイッチの場合には，DNA の輪が VDJ 遺伝子断片の一端と必要とされる C 領域の他端で形成される（図 6・23）．この輪は，つぎに円形となって切り出され，新しい C 領域部分が VDJ 部分につながれる．クラススイッチは J と C 領域の間のスイッチ領域とよばれる繰返された DNA の伸張部によって先導されている．その結果，間の DNA 配列は除去され，最終的に新しいアイソタイプがつくられる．

このような特異なスイッチ機構がどのようにして制御されているのか．上述のように，もっぱらというわけではないが，おもに CD4⁺ T 細胞から放出されるサイトカインが B 細胞でのアイソタイプスイッチを担う鍵となる因子である．したがって，Th1 CD4⁺ T 細胞によってつくられるインターフェロン（interferon, IFN）-γ が IgG2a（マウスにおいてはオプソニン化のアイソタイプである）産生に必要であり，一方，Th2 に偏向した T 細胞によってつくられる IL-4 は IgE へのスイッチに必須である（図 6・24）．IgA スイッチについては判明しているわけではないが，少なくともマウスでは TGF-β，レチノイン酸と IL-5 が重要と考えられている．しかし，サイトカインは異なるクラスの抗体の合成を開始させることはできるが，クラススイッチに対しては十分ではない．CD40-CD40 リガンド相互作用を含む B 細胞とヘルパー CD4⁺ T 細胞上の膜結合型分子間の相互作用も絶対に重要である（症例検討 6・1, p. 242）.

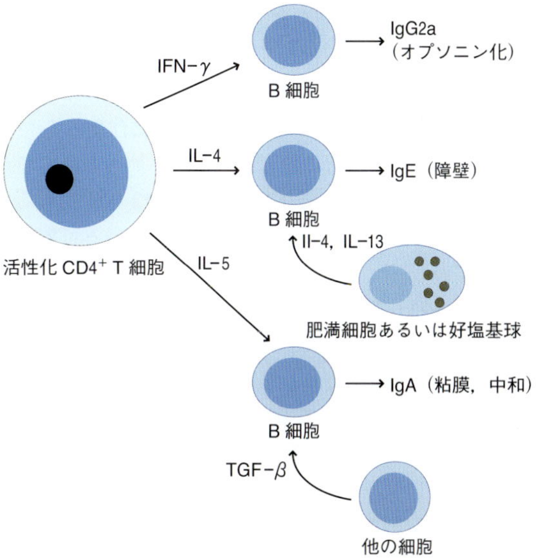

図 6・24 クラススイッチの制御 活性化後にどのクラスの免疫グロブリンを **B** 細胞が発現するのかは，活性化されたヘルパー**T** 細胞から産生されたサイトカインによって決定される．ただし，それ以外の細胞が放出するサイトカインも重要ではある．すなわち，マウスでは **IFN-γ** が **IgG2**，**IL-4** が **IgE**，**IL-5** と **TGF-β** が一緒になって **IgA** へのクラススイッチを誘導する．

症例検討 6·1　高 IgM 症候群

臨床所見　4 歳の男児．上部気道感染症の再発ために小児科を受診．感染過程での男児の痰の培養により，インフルエンザ菌（*Haemophilus influenzae*），肺炎レンサ球菌（*Streptococcus pneumoniae*），ニューモシスチス肺炎菌（*Pneumocystis jirovecii*）などを含む多くの病原体が検出された．血中の好中球の数は増加していたが，B 細胞や T 細胞は正常値であった．血清中の IgM のレベルは上昇していたが，IgG と IgA は検出できなかった．すべての B 細胞は IgM と IgD を発現し，IgG を発現している B 細胞は認められなかった．末梢血中の T 細胞では CD40 リガンドの発現レベルが低く，T 細胞への増殖刺激後もその発現が高まることはなかった．その結果，彼は**高 IgM 症候群**（hyper-IgM syndrome, HIGM syndrome）と診断された．遺伝子検査の結果，CD40 リガンド遺伝子に変異があることがわかった．彼は，妹からの骨髄移植を受けて，現在は元気である．

説 明　男児の感染は，第一に B 細胞が IgM から IgG 産生細胞へと分化できなかったことと関連している．この男児の場合，機能的な CD40 リガンド遺伝子がクラススイッチに不可欠であることを示している．CD40 リガンドは X 染色体上にコードされており，男児ではこの遺伝子の一つの突然変異がすべての CD40 リガンドの発現を不活化し，その発現を阻止するのに十分であった．このような例は，X 連鎖 HIGM の一種である．CD40 リガンドは活性化 T 細胞上に発現され，CD40 を介して B 細胞にシグナルを与える．高 IgM 症候群は X 染色体に連鎖する CD40 リガンドの欠陥（HIGM1）と X 染色体に連鎖しない CD40 の欠陥（HIGM3）に加えて，クラススイッチに必要な活性化誘導性シチジンデアミナーゼ（activation-induced cytidine deaminase, AID）のような他の遺伝子の突然変異（HIGM2）によっても起こる．

問 題 6·22　樹状細胞のように，B 細胞以外の細胞も CD40 を発現している．そのような細胞上の CD40 の欠損が高 IgM 症候群の発症に働いていることはどのように検証できるか．

T 細胞と同じように，樹状細胞もクラススイッチに関与しているいくつかの証拠がある．実験的に T 細胞からの助けがあると，IgM を発現している未感作の B 細胞は脾臓の樹状細胞が存在している場合には IgG 産生へとクラススイッチを行う．また，パイエル板の樹状細胞が存在していると IgA 産生を行う．したがって，樹状細胞が T 細胞の偏向を指示するように作用としていると考えられる．最近の研究は，リンパ節へと誘引された肥満細胞や塩基球もまた IL–4 や IL–13 を産生するために，IgE へのクラススイッチに関与している可能性を示唆している．

沪胞ヘルパーT 細胞とアイソタイプスイッチ　Th1 と Th2 細胞が B 細胞におけるクラススイッチの誘導に必要な多くのサイトカインを産生することは明らかである．Th1/Th2 といった T 細胞の偏向は，おそらく二次リンパ組織の T 細胞領域で起こるが，ほとんどのクラススイッチには，解剖学的に T 細胞領域とは異なる B 細胞沪胞で T 細胞が B 細胞と相互作用することが必要である．すでに述べたように，二次リンパ組織にはもう一つのタイプの T 細胞が存在し，それが沪胞 T 細胞である．同じような細胞が血中に検出されており，胸腺で選択されたと考えられる特異な循環性 T 細胞サブセットである．沪胞 T 細胞は，Th1 や Th2 には発現されていない独特の転写因子 Bcl–6 を発現していることから，異なる T 細胞サブセットであることが示唆される．沪胞 T 細胞は B 細胞への助けを提供する際に必要とされる細胞であり，おそらく体細胞突然変異や親和性の成熟に必要とされる B 細胞増殖を開始させると考えられる．もし Th1/Th2 細胞が B 細胞と相互作用するのであれば，沪胞 T 細胞はどこで B 細胞と相互作用し，またクラススイッチにこの細胞が必要であるのかどうかは，明らかではない．

問 題 6·23　沪胞ヘルパーT 細胞と比較して，分化した Th1 あるいは Th2 細胞の B 細胞応答における相対的な役割は何か．

6·3·3·6　Fc 受容体による免疫応答の制御

偏向した $CD4^+$ T 細胞サブセットから産生されるサイトカインが，B 細胞と相互作用したときにつくられる抗体のクラス決定に重大な役割を果たしている．これらの T 細胞サブセットは，エフェクター細胞として働く他の細胞を動員し，その機能を制御している．エフェクター細胞の中には，産生されている抗体と同じクラスに対する Fc 受容体を発現しているものがある．このことにより，抗体は特定のタイプのエフェクター細胞に抗原を運び，抗原の排除を補助するようにエフェクター機能を刺激することを可能にしている．

多くの種類の Fc 受容体があり，異なるアイソタイプ抗体の生物学的機能の多くが抗体の Fc 部分とそれに対する受容体との特異的相互作用に依存している．ほとんどの Fc 受容体は免疫グロブリンスーパーファミリーのメンバーであるが，**新生児 Fc 受容体**（neonatal FcR, FcRn）は例外であり，MHC クラス I 関連分子である．Fc 受容体は一本鎖の分子であるが，多くの場合他の分子に結合している．すべてではないが多くの Fc 受容体はシグナル伝達分子である．ほとんどのシグナルは細胞質内尾部の ITAM モチーフの活性化に依存するが，まれに，ITIM モチーフをもっている Fc 受容体もあり，FcγRⅡB1 は抑制性受容体として B 細胞活性化を阻害する（§6･3･2･3）．

IgG と IgE の多くの機能と弱くはあるが IgA の機能は特異的 Fc 受容体との相互作用に依存している．免疫複合体の結合の結果は，関与する細胞とその細胞が発現している Fc 受容体の型によって異なる．たとえば，マクロファージや好中球の IgG に対する FcγRⅠのような食細胞上のある Fc 受容体は，オプソニン化された物質に対する食作用受容体であり，食作用は活性酸素や炎症性サイトカインの産生を誘導することがある．このような結果は，補体受容体が架橋されるかどうかというような他のシグナルや，常在性であるのか活性化されたマクロファージであるのか，といった細胞の状態にも依存している．もう一つの例が，ナチュラルキラー細胞による抗体依存性細胞傷害作用（ADCC）を担う IgG に対する Fc 受容体（FcγRⅢ）であり，これは標的細胞へのパーフォリンやグランザイムの放出を刺激し，標的細胞のアポトーシスを誘導する（図 6・15）．IgE に対する高親和性 Fc 受容体（FcεRⅠ）は肥満細胞に発現されており，抗原によって IgE が架橋されると，ヒスタミンや他のメディエーターの放出を伴う脱顆粒を開始させる．IgE と IgA に対する Fc 受容体は好酸球の脱顆粒をひき起こして，抗体のそれぞれのクラスで被覆されたある種の寄生虫を殺す（図 2・16, p. 65）．

偏向した CD4^{+} T 細胞が種々のセットの細胞をさまざまなタイプの免疫応答へと関与させ，全体の応答の協働を助ける特異的なクラスの抗体を産生させる方法は非常に優雅なものである．たとえば，Th1 は IgG2a へのクラススイッチに必要とされる IFN-γ を産生し，これはマクロファージを活性化してこのアイソタイプに特異的な Fc 受容体（FcγRI；他の受容体発現は低下）のみの発現を上昇させる．したがって，標識された抗原はこれらの細胞内の抗菌性の小胞へと運ばれる効率が上がる．Th2 では，IgE へのクラススイッチを誘導する IL-4 が分泌される．これは IL-5 と協働して肥満細胞や好酸球の増殖・分化・生存を刺激するが，これらの細胞は IgE に対する高親和性の受容体（上述）を発現している主要な細胞でもある（図 2・16, p. 65）．

最後に，この手短な記載は Fc 受容体とそれらを発現している細胞の複雑性ならびに通常の免疫応答と疾患における潜在的役割を簡略化したものであることを付記しておく．異なるクラスの抗体に対して複数の Fc 受容体が存在することやそれらの促進性および抑制性の役割に加え，あるものは細胞表面から切断されて放出されること，あるものはアレルギー性であること，また複数のア

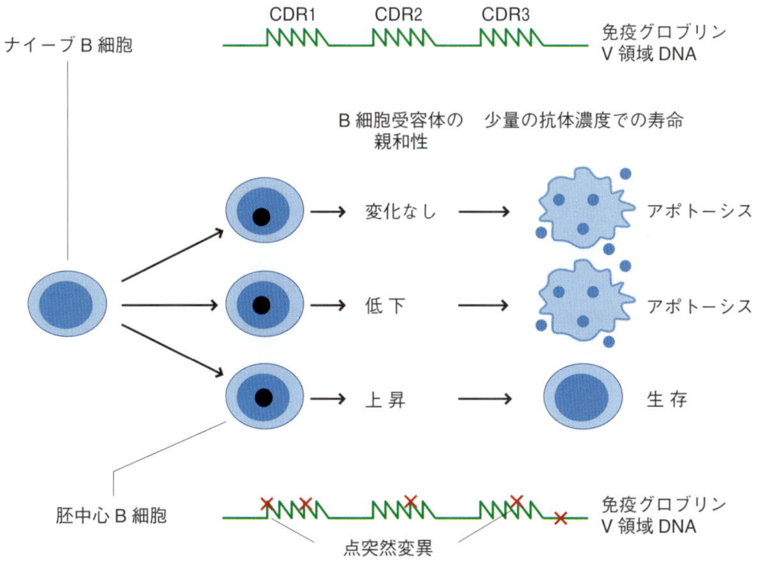

図 6・25 体細胞高頻度突然変異 T 細胞依存性抗原に対する応答過程で，B 細胞の V 領域遺伝子座中のとりわけ CDR 領域に無作為に突然変異が誘導される（図中の緑の線は，最上段では B 細胞，最下段では胚中心 B 細胞の免疫グロブリン V 領域を示す）．これが，体細胞高頻度突然変異である．これらの突然変異は抗原結合部位の構造を変化させる．ほとんどの突然変異は結合親和性に対して影響を与えないか低下させ，そのような場合 B 細胞はアポトーシスによって死ぬ．しかし，時として高い親和性となることがある．抗原量が少ない場合，親和性の高い B 細胞受容体を発現している B 細胞は多くの抗原を集めることができ，そのため選択有利性を得ることになり，生き残ることが可能となる．したがって，分泌される抗体の平均的な親和性が上昇する．これを親和性の成熟という．

イソフォームが代替スプライシングによってつくられ，それらがスプライス変異型として種々のタイプの細胞に異なった形で発現されていることなども明らかになってきている．ただし，未発見のものがあることもまた，確実と思われる．

6·3·3·7 親和性の成熟

タンパク質抗原に対する免疫応答の進行過程で採血して，特異的 IgG の平均親和性を測定すると，応答の過程を通してその上昇が見いだされる．この現象は抗体親和性の成熟として知られ，IgE や IgA でも起こっていると考えられる．防御に対する効率を維持するためには，どのような抗体も抗原に結合されていなければならない．したがって，結合力の上昇は抗体の効果を高めることになる．

前述のように，親和性の成熟は胚中心で起こり，二つあるいはそれ以上の相互作用機構の結果である．B 細胞に使用できる抗原量が応答の過程で減少すると，高親和性の受容体をもつ B 細胞のみが活性化されうるような抗原量となる．これによって，より親和性の高い B 細胞が選択され，より高親和性の抗体が産生されることになる．さらに，胚中心の沪胞 T 細胞の数に限りがあるため，これに対する競合も重要である．しかし，T 細胞にはなく B 細胞と免疫グロブリン遺伝子に特化された機構がある．マウスが免疫され，免疫後のいろいろな時点でモノクローナル抗体を作製し，それぞれのハイブリドーマの免疫グロブリン遺伝子配列を決定することができる．その結果，免疫後の期間が長くなると，免疫グロブリン遺伝子の V 領域に点突然変異の数が増えてくることがわかった（図 6・25, p. 243）．これらの突然変異は，超可変領域の塩基が無作為な配列に置き換えられていても起こることから，V 領域内で無作為に起こっているようにみえる．これらの突然変異のほとんどが，生殖細胞系よりも同等あるいは低親和性の抗体を生じていると考えられる．しかし，まれには，突然変異がより高い親和性の抗体を生み出すことができる．前述のようにそのような抗体を発現する B 細胞は抗原量の低下に伴う選択優位性もち，その結果，抗体の親和性の平均が上昇することになる．これは，連続的な突然変異の繰返しとさらに高い親和性受容体を発現する B 細胞の選別という反復される過程である（ボックス 6・6）．

胚中心反応の過程で B 細胞の V 領域にどのようにして突然変異が導入されるのかについては，よくわかっていない．しかし，この過程には，もっぱら活性化 B 細胞に発現されていてクラススイッチの鍵となる活性化誘導性シチジンデアミナーゼ（activation-induced cytidine deaminase, AID），および CD40−CD40 リガンドの相互作用が必要であることが知られている．AID に突然変異をもつ患者は，HIGM2 に分類される高 IgM 症候群を患っている（症例検討 6・1）．

6・4 B 細胞記憶，抗体と再感染に対する長期の抵抗性

獲得免疫応答の中心的な特徴の一つは，感染から回復した，あるいは感染症に対するワクチンを接種された個体

ボックス 6·6 生体内での抗体の親和性：レーザーキャプチャー法

レーザーキャプチャー法は，組織や器官の中の一つの細胞における遺伝子発現の解析を可能にする手法である．組織の切片中で対象となる細胞は免疫染色で同定される．顕微鏡下でのレーザー照射により調べたい細胞の周囲を焼きつくし，残った細胞は切片からマイクロピペットで回収できるので，これを**逆転写ポリメラーゼ連鎖反応**（reverse transcription-polymerase chain reaction, RT−PCR）法で遺伝子発現を解析することが可能である．B 細胞の場合，活発な応答を行っているリンパ節の胚中心を含む切片が用いられる．個々の細胞に発現されている免疫グロブリン遺伝子の配列決定が可能であり，V 領域での突然変異を同定できる．ある場合には，生殖細胞遺伝子を発現している B 細胞を同定することもでき，同じ胚中心の中に，V 領域内に突然変異があるが同一の V 領域を発現する別の細胞を同定することも可能である．このように，1 個の細胞から生じる子孫の細胞について，突然変異数増加の蓄積や胚中心内での B 細胞の移動の地図をつくるというような，細胞の生活史を追跡することができる．B 細胞ハイブリドーマを用いて，同じような問題に対応する別の方法もある．この方法では，免疫開始後，異なる時間で B 細胞ハイブリドーマを作製することになる．その結果，免疫後時間が経つにつれて，V 領域におけるより多くの突然変異をもったハイブリドーマが存在するようになった．個々の細胞での遺伝子発現解析を可能にするこのような手法を用いることは，免疫応答の複雑性へある種の洞察を与えることになる．この複雑性は多くの細胞集団として性質を解析するとほとんどの場合はみえてこないものであり，免疫応答の開始と発達についての考え方に再考をもたらすかもしれない．

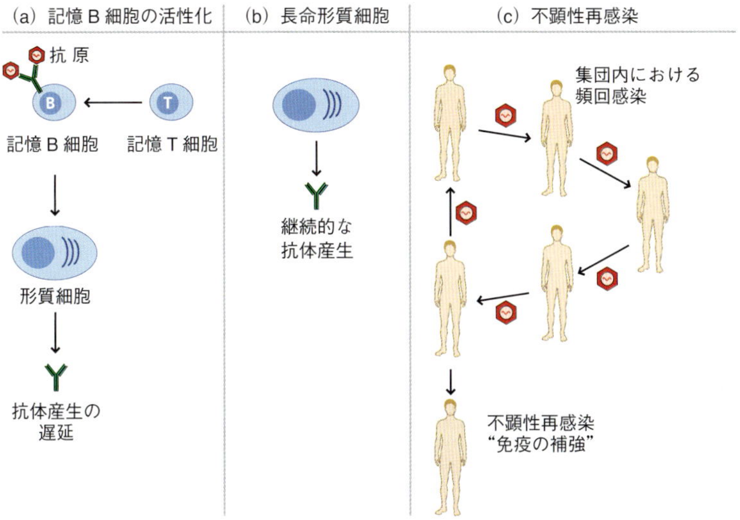

図 6・26　抗体依存性の再感染に対する抵抗性　再感染に対する抗体依存性の抵抗の長期にわたる維持には，少なくとも異なる三つのメカニズムが関与している．(**a**) 免疫力をもった個体では，抗原に特異的な記憶 **B** 細胞が感染に続いて速やかに再活性化される．しかし，これには時間がかかり，ある種の感染に対する抵抗性には予めつくられている抗体が必要である．(**b**) 特に骨髄に存在する長命な形質細胞は，数年にもわたる長い間抗体を産生し続けることができ，この抗体が即座の防御にかかわる．(**c**) 集団レベルにおいて，風土性の感染による不顕性の反復感染が，集団としての免疫力を高めていくことに役立つ．

は，同じ病原体に対する再感染に抵抗性であることである．これは，すべての B 細胞応答に当てはまるものではなく，たとえば，TI 抗原である肺炎球菌莢膜多糖に対するワクチンは弱く，また持続性の乏しい抵抗性を誘導するだけである．これに対して，破傷風に対して免疫されると，抵抗性は感染や追刺激がなくても，少なくとも 10 年は持続する．再感染に対する長期の抵抗性は，多くの場合漠然と記憶とよばれている．しかし，機構として，感染に対する長期の抵抗性にはいくつかの理由がある．再感染に対する抵抗性が抗体に依存している場合，鍵となる必要条件は再感染が起こったときに抗体がすぐに利用できることである．これは，以下の三つのメカニズムに依存している (図 6・26)．(i) 同じ感染因子（病原体）が侵入した場合には，すぐさま再活性化される長命の記憶 B 細胞が存在すること，(ii) 抗原がなくても，長期にわたって絶えず抗体を産生する長命の形質細胞が存在すること，(iii) 集団レベルで，繰返される同じ病原体の異なる種あるいは交差反応性のある抗原による不顕性感染があること である．

6・4・1　記憶 B 細胞

記憶 B 細胞は成熟した形質細胞が記憶細胞へと変わるという証拠がないことから，記憶 B 細胞は形質細胞へは分化しなかった活性化 B 細胞から B 細胞応答において生み出されると考えられる．マウスでは，記憶細胞は IgM や IgD を発現しておらず，すでにクラススイッチしているので他のアイソタイプを発現している．しかし，ヒトでは IgM を発現する記憶細胞様の表現型をもつ大型の B 細胞が見いだされている．記憶 B 細胞は，動物での養子移入の系（図 2・8, p. 58）あるいは免疫動物やヒトからの B 細胞を試験管内で刺激することによって調べられている．免疫後早い時期には，記憶 B 細胞は活性化の様相を示すが，時間とともに静止期の細胞によく似てくる．したがって，免疫後には，増殖した記憶 B 細胞集団が存在し，それらはナイーブ B 細胞より早く再感染に反応する．多くは，すでに免疫グロブリンのアイソタイプを IgG，IgA あるいは IgE へとスイッチしている．しかし，これらの細胞は，防御性抗体が利用可能となる前に，再活性化して形質細胞へと分化する必要があり，かつ再活性化は T 細胞依存性である．

記憶 B 細胞（抗原に対して即座に反応し，アイソタイプスイッチした二次応答ができる能力をもつ）は免疫されたマウスでは長期間生存し，優に 1 年以上も維持されている．もし，免疫されたマウスからの B 細胞が正常マウスへ抗原特異的ヘルパーT 細胞とともに移入されると，抗原投与は速やかに IgG 産生応答を誘導する．しかし，もし B 細胞移入後の免疫が遅れると，急速な IgG 応答を行う能力は数週間以内に消失する．このことは，記憶 B 細胞を維持する何かが免疫されたマウスに存在することを示唆している．考えうる最善の候補は，沪胞樹状細胞表面に保持されている抗原である．これら沪胞樹状細胞は B 細胞沪胞に存在する長命の非造血系細胞であり，抗原抗体複合体を長期間にわたって保持することができる．抗原タンパク質は，沪胞樹状細胞上に長期間（マウスでは数カ月に及び，ほぼ寿命に相当する）検出可能である．このことは，記憶 B 細胞は沪胞を通って再循環している過程で沪胞樹状細胞上の同族の抗原を認識していること示唆している．したがって，B 細胞がアポトーシスで死ぬことを阻止するために働いているのかもしれない．しかし，B 細胞が抗原をとらえ，抗原からのペプチドを抗原特異的記憶 $CD4^+$ T 細胞に提

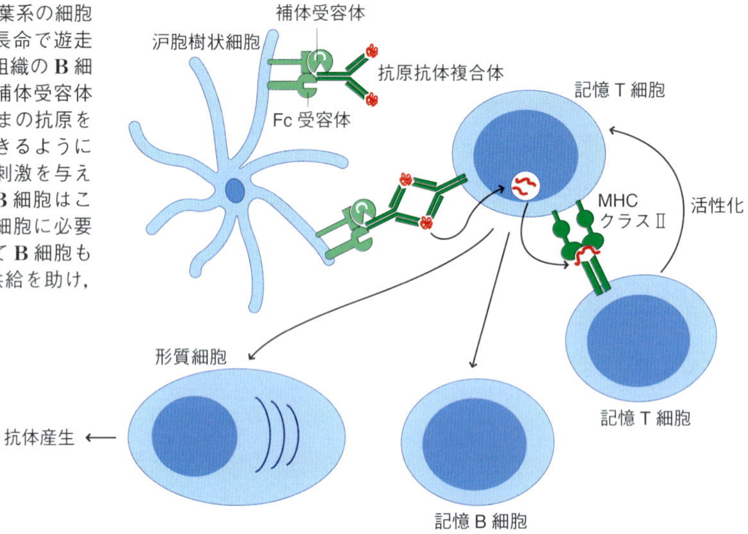

図 6・27　沪胞樹状細胞　沪胞樹状細胞は間葉系の細胞であり，骨髄由来ではない．それらは，長命で遊走性をもたない常在性細胞で，二次リンパ組織の **B** 細胞沪胞内に存在する．食作用を担わない補体受容体や **Fc** 受容体を発現し，このことがそのままの抗原を免疫複合体として細胞表面に長く保持できるようにしている．この抗原は記憶 **B** 細胞に弱い刺激を与え続けて，その維持に働いている．また，**B** 細胞はこれらの抗原をプロセシングして，記憶 **T** 細胞に必要とされる抗原として提示し，ひるがえって **B** 細胞も活性化される．これが，継続的な抗体の供給を助け，記憶 **B** 細胞プールの維持に役立っている．

示することを可能にしていることも考えられ，これらが記憶Ｂ細胞を刺激して，形質細胞への分化と抗体産生を誘導していると思われる．したがって，抗体産生能力は沪胞樹状細胞上に抗原が存在する限り維持されているのであろう（図 6・27）．

6·4·2　長命の形質細胞

形質細胞はわずか 2〜3 日しか生きていられないものと長らくの間考えられてきた．これは，脾臓の形質細胞のことである．しかし，骨髄は形質細胞のおもな存在部位であり，形質細胞が免疫後に移動する器官であることが判明している．これらの形質細胞は非常に長期にわたって生存可能であり，マウスでは数カ月から 1 年以上にも及び（おそらくヒトではもっと長い），これらの期間中，抗体を産生し続けることができる．マウス骨髄から精製された形質細胞を正常なマウスに移入すると，抗原がなくても特異的な抗体を長期間放出し続けた．このことは，記憶Ｂ細胞に依存しない再感染抵抗性というものがあることを示している．

6·4·3　不顕性感染

抗体の防御レベルの維持に関してもう一つの大切な方法が，免疫の成立した個人において繰返される**不顕性感染**（subclinical infection）である．それぞれのヒトに免疫が成立しているため，症候性の感染とはならない．しかし，病原体はそれに対する免疫応答を最大限にひき出している．このことは風疹に関する研究で明らかにされた．英国では，すべての子供が幼児期にワクチン接種を受け，風疹に対する免疫は長く持続すると考えられていた．しかし，生殖可能年齢に達しようとしている少女達が検査を受けたところ，彼女たちの抗体レベルは心配しなくてはならないほど低く，防御を担うには低すぎるかもしれなかった．そのため，再免疫が導入された．この現象はつぎのように説明することができる．すなわち，幼児期のワクチンが非常に有効で，そのためウイルスが集団の中で生き残ることができず，したがって不顕性感染も起こらなかったため，抗体が防御レベルを維持できなかったということである．

6・5　B 細胞分化と選択

ここでは，B 細胞の分化と，自己抗原に対する応答の可能性を低下させることや自己免疫疾患の誘導に関与する機構について述べる．

6·5·1　B 細胞集団の分化

すでに述べたように，B 細胞は大きく三つのグループに分けられる．B-1 細胞は，B-2 細胞が出てくる前に，胎児の発育の期間の初期に発生し，成体マウスでは脾臓，腸，胸腔（ヒトでは，同様の B 細胞が腹腔にも見いだされている）で自己増殖している集団に由来する．B-2 細胞には，脾臓の辺縁帯に固着した辺縁帯 B 細胞と二次リンパ組織の B 細胞沪胞を移動している循環性の沪胞 B 細胞の 2 種が存在する（図 6・28）．これら三つの集団は T 細胞，ナチュラルキラーT 細胞，ナチュラルキラー細胞（§3・5）と同様に，リンパ球系共通前駆細胞（common lymphoid progenitor, CLP）に由来する．これらの集団はいったん形成されると互いに独立している．これは，分化を制御するサイトカインに関する

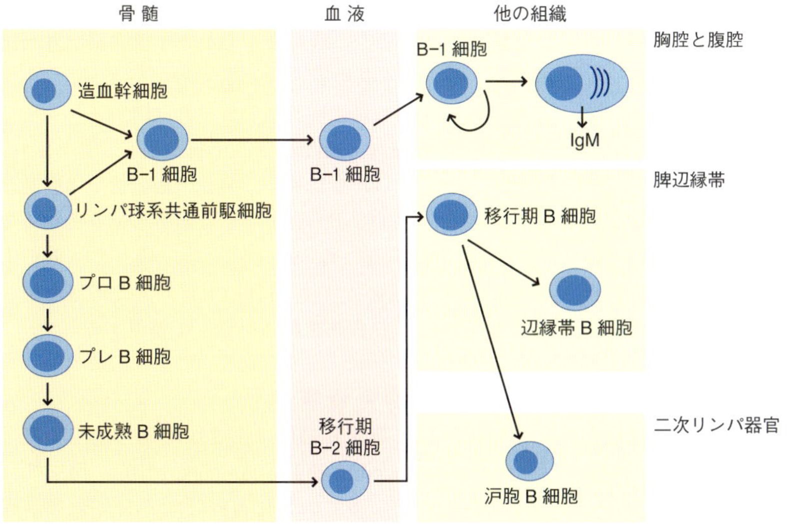

図 6・28 B 細胞分化 マウスやヒトの成体では，B 細胞は骨髄のリンパ球系共通前駆細胞からつくられる．B-1 細胞は，骨髄を離れて腹腔内のような場所に移動し，そこで自己増殖可能な集団を形成する．一方，B-2 細胞はプロ B 細胞，プレ B 細胞の段階を経て未成熟 B 細胞となった後，脾臓への過渡的な B 細胞として骨髄を離れる．ここで，B-2 細胞は常在性の辺縁帯 B 細胞になるか，沪胞性 B 細胞となって体内を循環するため，脾臓を離れる．

ボックス 6・7 B 細胞における免疫寛容機構：二重遺伝子導入での研究

膜結合性抗原による未熟 B 細胞における免疫寛容の誘導

多くの B 細胞において，H-2^k マウスに発現される MHC クラス I 分子に特異的な IgM B 細胞受容体を発現できるようにした遺伝子導入マウスがつくられた．H-2^d 系統では，H-2^k を発現しないので，遺伝子導入マウスには 20〜50 % の B 細胞が導入された B 細胞受容体を発現していた．H-2^k を発現するようになった H-2^k と H-2^d の交配された F_1 マウスでは，導入 B 細胞受容体を発現する B 細胞は検出できなくなくなり，末梢 B 細胞の数も約 50 % に減少した．このような結果は，H-2^k を発現しているマウスでは，細胞膜に結合した分子に対して特異的な B 細胞受容体をもつ B 細胞は骨髄中で除かれることを示唆している．

可溶性自己抗原は成熟 B 細胞の不応答を誘導する

卵白リゾチーム（hen egg lysozyme, HEL）に特異的な B 細胞受容体を発現する遺伝子導入マウスが作製された．これらのマウスでは，B 細胞のおよそ 90 % が導入された受容体を発現しており，これらの細胞は HEL に対して応答性であった．HEL を分泌，すなわち血清中に HEL が存在するようにした遺伝子導入マウスもつくられた．これら二つの遺伝子導入マウスを交配した F_1 マウスのうち，二つの遺伝子が両方とも入ったものでは，多数の抗 HEL B 細胞が存在するにもかかわらず，投与された HEL に対する抗体はつくられず，末梢 B 細胞上に発現される IgM 量が大きく減少した．この結果は不応答の理由を示唆している．もし抗 HEL B 細胞受容体を発現した成熟した B 細胞を HEL を発現するマウスに移入すると，移入された B 細胞は不応答になり，細胞表面の IgM 発現量も低下した．これらのマウスにおける HEL は自己抗原の一種であり，このような観察結果は，可溶性抗原が B 細胞によって T 細胞からの助けがなく認識されるとアネルギーが誘導され，免疫寛容になることを示唆している．

研究から導かれた結果である．たとえば，サイトカイン BAFF（B cell activating factor belonging to the tumor necrosis factor family）は B-2 細胞の生存に必要である．このサイトカイン遺伝子やその受容体を欠失したマウスでは，B-2 細胞の数が大きく減少するが，B-1 細胞集団は影響を受けない．

問 題 6・24 B 細胞や T 細胞を生じるが，他の細胞へとは分化しないタイプの骨髄細胞が存在することをどのように示すのか．

6・5・2 B-2 細胞の分化

マウスやヒトでは，すべての B 細胞は骨髄に由来する．骨髄において，細胞が分裂しているのかどうかや，分化の過程で連続的に起こる免疫グロブリン遺伝子の再編成の段階などの，B 細胞分化の種々の段階はいろいろな細胞表面マーカーの発現によって見分けられる．したがって，もし機能的な免疫グロブリン重鎖がつくられていると（プロ B 細胞ステージ），それは生殖細胞遺伝子がコードする代替軽鎖*と対をなしてプレ B 細胞受容体を形成する．このプレ B 細胞受容体は細胞表面に発現されて，プレ B 細胞とよばれ

* 訳者注：λ5 と VpreB の複合体として構成され，CD79 と会合することにより，シグナルを伝える．

る段階になる．プレB細胞受容体からのシグナルは，数回の分裂を刺激し，また重要なことは，それ以上の重鎖（μ）の遺伝子再編成を停止して対立遺伝子排除に働くことである（§6·2·3·2）．さらにプレB細胞受容体からの刺激は軽鎖遺伝子の再編成を誘導する．機能的なκあるいはλ鎖がつくられると，軽鎖は重鎖に結合して完全なIgM B細胞受容体を形成する（未成熟B細胞）．機能的なκ鎖の遺伝子再編成は他のκ座位のさらなる遺伝子の再編成およびλ鎖再編成を阻害し（対立遺伝子排除），また逆にλ鎖の遺伝子再編成によるκ鎖の遺伝子再編成阻害も起こり，これらがアイソタイプ排除につながる（§6·2·3·2）．κ鎖の遺伝子再編成が最初に起こると，ほとんどのB細胞はκ鎖を発現する．初期のB細胞分化（プロB細胞）はストローマ細胞との接触を必要とするようにみえるが，後期（プレB細胞）の分化には少なくともマウスではIL−7が必要である．

プレB細胞のプレB細胞受容体と未成熟B細胞のB細胞受容体からの効果的なシグナルには，多くの異なるシグナル伝達経路が関与しているが，それらの中でも細胞内シグナル伝達分子であるブルトン型チロシンキナーゼ（Btk）が重要である．もし*BTK*遺伝子に突然変異があると，分化過程のB細胞はプレB細胞の段階で死ぬ．*BTK*遺伝子はX染色体に発現されているので，一つの突然変異が雄でのB細胞欠損となる．これが，**ブルトンX連鎖無γグロブリン血症**（Bruton's X-linked agammaglobulinemia）であり，よくみられる原発性抗体欠損の一例である．これは容易に想像できるように化膿性感染の頻度上昇につながる．他にもいくつかの原発性B細胞免疫不全症があり，活性化誘導性シチジンデアミナーゼ（AID，症例検討6・1）やBAFF受容体遺伝子での欠陥も含まれる．これらすべてが，化膿性細胞外細菌感染への感受性を高める．

骨髄中で，高い自己応答性をもつとは同定されなかった未成熟B細胞は，過渡的なB細胞として骨髄を離れ，末梢においてさらに分化する．脾臓の辺縁帯や赤脾髄の内皮細胞は過渡的なB細胞がTI−2応答を担う辺縁帯B細胞へと分化するための適所となる．残りの過渡的B細胞は沪胞B細胞となり，TD抗原に対する応答を担う二次リンパ器官のB細胞沪胞を通って循環する．

6·5·3 B細胞免疫寛容

T細胞とは異なりB細胞は主要組織適合遺伝子複合体（major histocompatibility complex, MHC）拘束性ではない．しかし，多くの分化過程にあるB細胞は潜在的な自己に対する受容体を発現しており，そのような細胞の数を減少させる機構がある．もし，未成熟B細胞が骨髄においてストローマ細胞上の分子のような自己抗原からの強いシグナルを受取ると，未成熟B細胞はアポトーシスに陥る（クローン除去）か，**受容体編集**（receptor editing）を行う．後者の過程には短時間の間RAG遺伝子発現が維持されて，さらなる軽鎖遺伝子の再編成が行われる時期がある．もし，自己応答性ではないB細胞受容体がつくられると，B細胞はさらに成熟を進め骨髄を離れる．また，もし，新しい受容体が自己抗原を認識すると，死ぬことになる．もし，新しくつくられたB細胞が可溶性自己抗原に応答すると，それらは不応答性となる（アネルギー）．そのようなB細胞

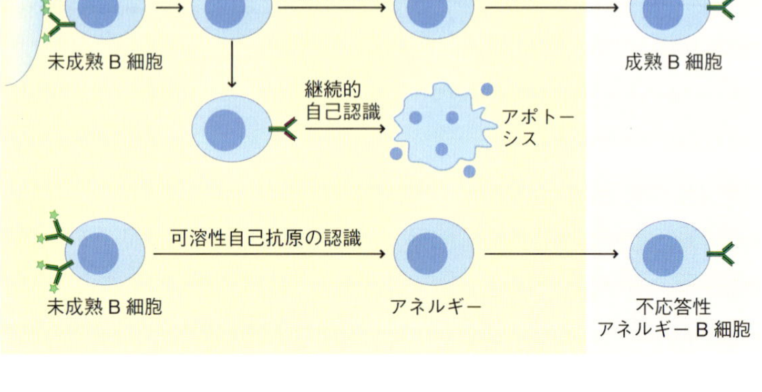

図6・29 骨髄におけるB細胞免疫寛容 自己抗原を認識しないB細胞受容体を発現した未成熟B細胞は末梢組織へ入り，成熟B細胞へと分化する．骨髄内で多価の自己抗原を認識した未成熟B細胞は，短時間の間に受容体編集を経て自己非応答性の新たなB細胞受容体をつくろうとする．もし，新しい受容体が自己抗原を認識しなければ，骨髄を離れる．しかし，やはり自己抗原を認識してしまう場合には，アポトーシスで死ぬ．一方，もし未成熟B細胞が可溶性自己抗原を骨髄内で認識すると，刺激に対して応答しない抗原反応不応答性（アネルギー）のB細胞となる．

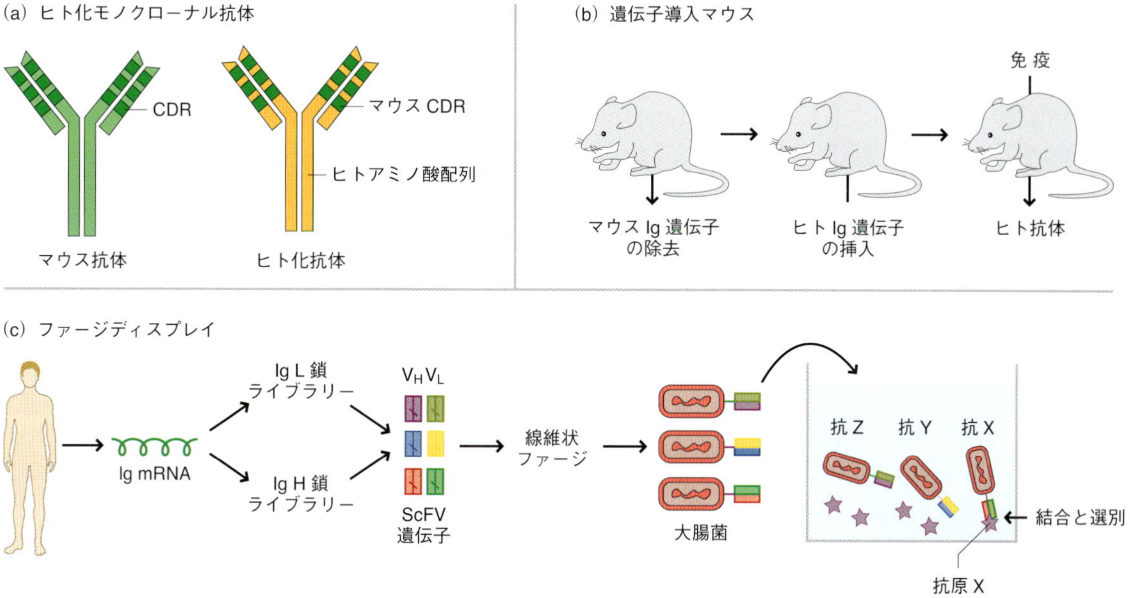

図 6・30 抗体工学 ヒトに由来しないモノクローナル抗体がヒトに投与されると，これに対して抗体産生応答が誘導され，その機能を無効にしてしまう．この問題を克服するため，いくつかの方法が用いられてきた．**(a) ヒト化モノクローナル抗体**：相補性決定領域（**CDR**）以外すべてのマウス免疫グロブリン遺伝子をヒトの配列で遺伝子工学的に置き換えることができる．これらの抗体は抗原特異性を保持しているが免疫原性は低い．**(b) ヒト免疫グロブリン遺伝子導入マウス**：マウス免疫グロブリン遺伝子をヒト遺伝子で置き換えたマウスでは，抗原刺激に対して完全にヒトの抗体を産生する．**(c) ファージディスプレイ法**：ヒト V_H と V_L 遺伝子断片のライブラリーを作製し，一本鎖可変部断片（**ScFV**）をコードする遺伝子をつくるために両者をつなぎ合わせる．これらの **ScFV** を線維状のバクテリオファージに発現させ，抗原を被覆したプレートへの結合により目的とする抗体を発現しているファージを選別する．選択された **ScFV** を **C** 領域断片につなぐ．

は，T 細胞領域へと到達するための適切なケモカイン受容体を発現し続けており，T 細胞と相互作用を行う．しかし，抗アポトーシス機構が低下しており，Fas リガンドを発現した T 細胞に遭遇すると容易に殺されてしまい，結果として不応答性 B 細胞の排除につながる（図 6・29 およびボックス 6・7, p. 247）．

B 細胞免疫寛容は不十分であるが，新規につくられた B 細胞のうち，わずかに 2～5 %が骨髄での負の選別を免れると推算されている．これらの細胞は過渡的 B 細胞として骨髄から放出されて循環に入る（上述）．これらの一部は，潜在的に自己応答性である．しかし，自己応答性の沪胞 B 細胞が活性化されるためには $CD4^+$ T 細胞からの助けが必要であるが，T 細胞の免疫寛容はより厳密に誘導されている．もし，沪胞 B 細胞が助けがない状態で抗原を認識すると，不応答性になり，その後に死ぬことになる．しかし，もし成熟した自己応答性の沪胞 B 細胞が活性化されると，別のプロセスがひき起こされる．これは，**受容体改訂**（receptor revision；未成熟な段階で起こる受容体編集とは区別される）とよばれる．このような状況下では，RAG 遺伝子と他の遺伝子編成を担う活性化複合体の要素が再び可動し，さらなる遺伝子再編成が起こる．この過程が自己応答性をもたない B 細胞受容体をつくり出す最終段階と考えられる．これは，末梢での B 細胞免疫寛容を誘導する機構であり，成熟した B 細胞で起こるが T 細胞では起こらないことを強調しておく．

6・6 治療用抗体

6・6・1 免疫治療のための抗体

ワクチン（vaccine）における抗体の役割は一般に明快で理解しやすい．効果的なワクチン開発については 2 章で説明した．ここでは，現在用いることができるすべての本当に有効なワクチンは，防御のための抗体に依存している，ということを述べるにとどめる．しかし，非感染性の病気の治療においても抗体の有用性は日増しに高まっており，Rh 血液型不適合における治療については，すでに述べた（§6・2・6・5）．最近では，治療用のモノクローナル抗体が種々の病気の治療に用いられるようになっており，これらは治療における大きな進歩である．最初の一例は，他の治療法に抵抗性となっている関節リウマチのあるタイプの治療における抗 TNF-α 抗体の使用である．この処置は，これらの患者の炎症を抑制するのに驚くほどの好結果をもたらした．その後，必ずしもすべてが免疫学関連疾患とはいえないが，多くの病気の治療に対するモノクローナル抗体の開発がこれに続いた．100を超えるモノクローナル抗体が臨床試験で試され，20以上が米国食品薬品局（Food and Drug Administration, FDA）で臨床での使用が認可されている．標的となる病気は，おもに自己免疫疾患や悪性腫瘍である．しかし，老年での失明のおもな原因となる黄斑変性や，病気ではないが移植片拒絶の防止などでの使用も含まれている．

6·6·2 抗体工学

治療においてモノクローナル抗体を使用する場合の大きな問題は，現在のところこれらの抗体がヒトではなくマウスやラットに由来するものであることである．したがって，ヒトの免疫系においては，外来性のタンパク質とみなされてしまう．モノクローナル抗体に対する抗体産生がひき起こされ，その結果，投与された抗体が非常に早く消失して，効果が失われてしまう．このようなことが起こるのを最小限にするために，いくつかの抗体はヒト化されている（図6・30, p. 249）．すなわち，ヒト化抗体とは遺伝的に改変されたものであり，抗原結合部位を除くほとんど部分がヒトの配列に置き換えられている．このような抗体はもとの抗体に比べてはるかに免疫原性が低い．さらに最近では，マウス免疫グロブリン遺伝子がヒトの遺伝子に置き換えられた遺伝子導入マウスが作製され，免疫されたときにヒトの抗体をつくることができる．したがって，ヒトのモノクローナル抗体がこれらのマウスで作製できるようになっている．

ヒトのモノクローナル抗体は，バクテリオファージを用いて試験管内でつくることも可能になっている．ヒトV領域ドメイン（Fv）をランダムに選別し，これを取込んだファージがつくられている．これらは，ファージ表面で完全な抗原結合部位を形成するように組立てられる．そのためファージは対応する抗原に結合し，必要とされる抗体を発現しているファージの選別と単離に用いることができる．その後で，DNAはファージから抽出され，一般的な分子生物学的手法によって抗体を作製するために用いられる．

しかし，さらにもう一つの遺伝的問題が治療用抗体にはある．抗体が細胞やサイトカインに無差別に作用し，その活性が必然的に抗原非特異的になることである．その結果，感染に対する応答などの有用な応答に影響する場合がある．この最も劇的な例は，関節リウマチの処置に対する抗TNF-α抗体の使用でみられる．潜伏性の結核をもつ患者で，感染が再活性化されて，結核感染に陥ってしまったことがこの例である．

6章の学習成果

この章を読み終えて，つぎのような話題（該当する節を示す）について，理解し，さらに説明したり，議論できるようになっているはずである．また，これらの話題を支持するヒトや動物での研究結果における証拠を理解しているはずである．われわれの理解が不十分である領域に関しても何らかの考えをもてたはずである．われわれの理解をさらに進める方法を示唆できるかもしれない．

B細胞集団（§6・1）
・主要なB細胞のタイプは何か．

抗体の構造と機能（§6・2）
・なぜ抗体は多価なのか．
・抗体の多様性はどのようにつくられるのか．
・異なるクラスの抗体は一般にどこにみられ，何をどのようにしているのか．

B細胞応答（§6・3）
・どのようにB細胞応答は開始され，それはどこで起こるのか．
・どのようにB細胞は活性化されるのか．また，B細胞の活性化や制御において，細胞表面の異なる分子の役割は何か．
・自然抗体とは何か．また，それらの機能はどのようなものか．
・T細胞非依存性抗体産生応答とは何か．
・T細胞依存性抗体産生応答におけるT細胞の役割とは何か．
・アイソタイプスイッチとは何か．また，なぜそれが重要なのか．
・体細胞高頻度突然変異とは何か．また，なぜそれが重要なのか．

B細胞記憶，抗体と再感染に対する長期の抵抗性（§6・4）
・感染に対して，長期の抗体あるいはB細胞依存性の防御がどのように働くのか．

B 細胞分化と選択（§6・5）
- B 細胞はどのようにして，どこで分化するのか．
- B 細胞免疫寛容の異なるタイプとは何か．

治療用抗体（§6・6）
- モノクローナル抗体はどのようにしてつくられたのか．
- モノクローナル抗体は異なる方法でどのようにして設計され，なぜそれが重要なのか．

一般問題　自然あるいは実験的などのような欠陥が，B 細胞分化やその機能の欠損に結びつくのか．また，感染におけるそれらの結果とはどのようなものか．

統合問題（1）　T 細胞と B 細胞の分化，活性化，エフェクター機能における類似点と相違点とは何か．

統合問題（2）　B 細胞における免疫寛容は T 細胞におけるそれとどのように異なるのか．

統合問題（3）　アイソタイプスイッチと体細胞高頻度突然変異における類似点と相違点とは何か．なぜ，これらの事象が T 細胞では起こらないのか．

さらなる学習問題

問 題 A　感染に対する防御において，種々のアイソタイプの抗体の機能がどのようにして真に理解できるようになったのか（§6・2）．

ヒント　ヒトとマウスにおけるおもに 4 種のアイソタイプ（IgM，IgG，IgA と IgE）の機能はかなりよく理解されているようにみえる．しかし，IgM はいつも五量体として存在しているのでなく，IgG には異なるサブクラスが存在し，IgA は単量体あるいは二量体として発現されるヒトでは二つのサブクラスがある．おそらく，これらは異なるタイプの防御において特化された役割を担うと考えられる．しかし，それらを十分に理解できているのか．病理学的なアレルギーの場合ではなく，感染に対する防御における真の IgE の機能とは何か．宿主の防御における IgD の潜在的な機能に関する最近の知見とは何か．

問 題 B　免疫応答における種々のタイプの B 細胞の応答はどの程度重要なのか（§6・3）．

ヒント　細胞レベルにおいて，さまざまな B 細胞集団を考えることから始めてみよう．それらはどのように活性化され，どこにみられるのか．その後で，それらのうちのどれが，自然抗体を選択的に産生するのか，また，T 細胞非依存性と T 細胞依存性抗体産生応答において，それらはどのような状況下や場所で応答するのか．分子レベルでは，これらの応答が頻回の刺激後にどの程度変わるのかを考えてみなければならない．また，どのタイプの刺激が B 細胞受容体あるいは Toll 様受容体を介したシグナルとして伝わるのか．これらについての多くの理解は，ハプテン–担体や抗免疫グロブリン抗体を用いた実験的な状況下での研究に由来する．実際の病気を考えたとき，何が働いているのか．

問 題 C　ナイーブ B 細胞，形質細胞，記憶 B 細胞の異なる移動パターンをいかに説明できるか（§6・4）．

ヒント　郵便番号の原則（§4·3·4·1）が必要なようである．しかし，これらの細胞が異なる場所へと移動することを説明するのにそれだけで十分なのか．たとえば異なるケモカイン受容体の選択的発現についてはかなりよく理解されている．しかし，異なる細胞が異なる領域へと先導される方法や何が細胞の離散と保持をしているのかについて，何がわかっているのか．

問 題 D　感染に対し，抗体に依存した抵抗性における種々の機構の相対的な重要性について，何がわかっているのか（§6・5）．

ヒント　長命の形質細胞や記憶 B 細胞と感染抵抗性の例をあげた．しかし，異なるタイプの感染においてそれぞれがいかに重要か．もし，長命の形質細胞が絶えず抗体を産生し続けることができるのであれば，なぜ，記憶 B 細胞が関与するのか．長命の記憶細胞は，本当に分化の最終の細胞なのか．あるいは，もっと可塑性があり，免疫応答の過程で異なる機能をもつようになることができるのか．短命の形質細胞の役割は何か．実際に何が記憶 B 細胞の生存を制御しているのか．

問 題 E　治療用の抗体の開発と適用において，何が進歩してきたのか（§6・6）．

ヒント　これらを分けて考えてみることにする．開発という点からは，どのような技術的進歩がそれらの機能を高めることの発展に寄与したのか．たとえば，マウスのモノクローナル抗体は異種のタンパク質である．そのために投与した抗体に対する応答が誘導されるが，これをどのように抑制すればよいのかを考えてみよう．あるいは，どのような病気に対して新しい抗体の開発が進められているのかを考えることもよい．病気と潜在的な標的の両方の点から，なぜ，どの程度，それらが臨床的に確かめられてきているのか．

7

免疫，疾患および治療

7・1 序　　論

自然免疫は何十億年もの時を経て進化し，感染因子（病原体）に発現している分子とその宿主に発現している分子を識別できるような認識システムを選択によりつくり上げてきた．自然免疫は宿主に直接損傷を起こすことはまれである．しかし獲得免疫は自然免疫と同様とはいえない．獲得免疫は自然免疫の約 1/8 の時間をかけて発達してきたものであり，完全なシステムとはいいがたい．獲得免疫は病原体に発現する抗原を認識するが，これら病原体の抗原は宿主自身の分子と本質的に異なるものではない場合が多く，獲得免疫の不完全さはこのことに由来する．すなわち，獲得免疫システムにおける抗原認識受容体は病原体に発現している抗原のみを認識するようにあらかじめ選択されたものではないことを意味する．その結果として獲得免疫における T 細胞と抗体の両者は，潜在的に宿主の抗原を認識可能であることになる．このことは時に重篤な損傷をまねき，また宿主に死をもたらすこともある．しかし損傷は多くの場合，本来感染の処理に必要である自然免疫システム中で動員され，それを増幅するための要素・因子や自然免疫の機能によりひき起こされるものである．この章では，さまざまなタイプの免疫関連疾患や免疫システムに直接関連する条件を検討する．さらにこれら疾患に対しては種々のタイプの治療が用いられ，あるいは新たに開発されてきた．これらの治療では，免疫の方向性を変化させたり，また免疫関連因子を用いる場合もある．この章ではこれらについても紹介してゆく．

まずは今後論究する種々の分野について簡単に概観するところから始める（§7・1）．その後，どのようにして免疫システムが組織損傷をひき起こすかについて考察し，またこれらの有害な応答の底流にある原因について解明されていることを概説する（§7・2）．リンパ球による病原体と宿主分子の識別は，通常どのように制御されているか（病原体に対しては能動的な応答を，また宿主分子に対しては免疫寛容を誘導），またどのような状況下でリンパ球が異常な応答をするように仕向けられるか，またこれらの過程を制御する遺伝子の機能，などに焦点を当ててゆきたい．食物成分や生体構成成分などの明らかに無害な分子に対して向けられた免疫応答が，どのようにして重篤な疾患をひき起こしうるかについても説明する（§7・3）．これらの疾患状態の病因や遺伝的基盤の解明には動物モデルあるいは疾患状態を治療した方法から有益な情報が得られるが，さらに症例検討を用いて，何がわかっているのか，また何が今後解明されるべきかを概説する（§7・4）．免疫システムがどのように外来移植片の拒絶をひき起こすか，またあるタイプの移植片がどのように直接受容者（レシピエント）を攻撃するかについても説明する（§7・5）．病原体だけではなくおそらく腫瘍細胞に対する防御の促進における免疫システムの潜在的役割・可能性，およびこれらに失敗して腫瘍の形成に至る過程についての概略を述べて締めくくりとする（§7・6）．

この章において，獲得免疫が有害な応答や疾患をひき起こす過程や，これらの望ましくない応答が起こる根拠の基礎的な理解が得られると思われる．また，なぜ移植片が拒絶され，拒絶を防ぐために何ができるかについても理解できるであろう．さらに免疫システムがどのように腫瘍と相互作用するかについて認識するようにもなろう．全体として，疾患誘発における免疫システムの役割に関して，現在わかっていることと解明されていないことに関するある程度の認識が得られるようになるであろう．

7・1・1　免疫，疾患および治療

免疫システムに関連した疾患と状態とはどのようなことか（図 7・1, p. 254），またこれらを処理するためにどのような形態の治療が開発されてきたのだろうか．

7・1・1・1　免疫と疾患：免疫病理

免疫不全症（immunodeficiency）とは，遺伝的あるいは後天的な欠陥に由来する免疫応答欠損状態である．免

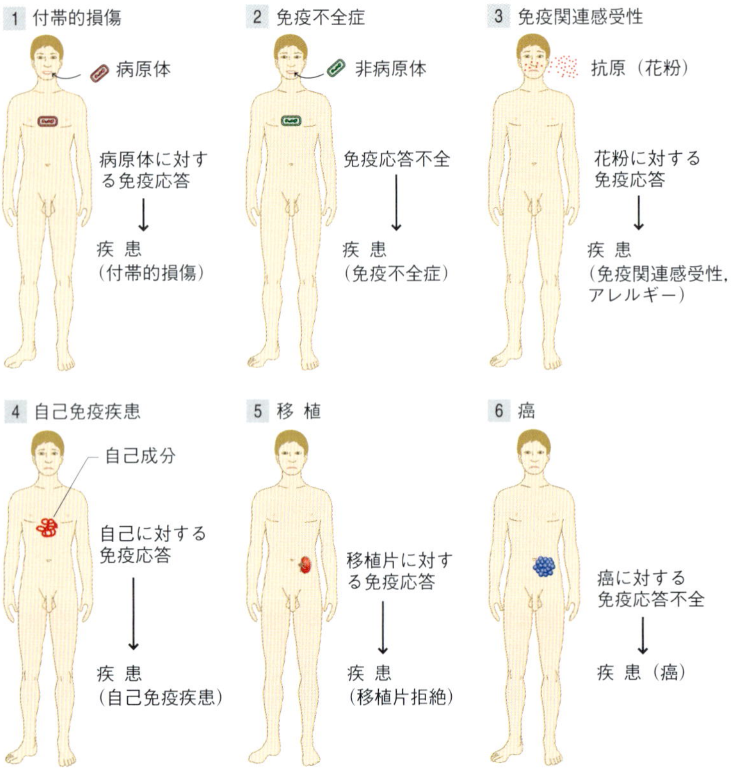

図7・1 免疫関連疾患 免疫応答は病原体を排除するために必要である．(1) しかしこれらの応答は，宿主に付帯的（二次的）損傷をひき起こす．(2) 免疫における欠陥は，通常病原性でないような因子による重篤な感染をひき起こす．このような免疫不全症は先天性の遺伝的欠陥か後天的な原因によるものである（たとえばヒト免疫不全ウイルスは免疫応答の枢要な成分に損傷を与える）．(3) ある個体は通常無害な物質（ピーナッツ，花粉，カビ胞子）に対して応答し，アレルギーや他の免疫関連感受性をひき起こす．(4) 自己成分に対して応答し，自己免疫疾患となる個体もいる．(5) 免疫応答はまた，拒絶を含む移植片応答をひき起こす．(6) しかし，免疫応答が異常な腫瘍細胞を拒絶できなかった場合は腫瘍が増大する．（自己免疫システムの異常に起因する自己炎症性疾患は本図に示されていない．§4·2·2·4, p. 137）．

疫不全症は**重篤**（severe），**持続性**（persistent），**例外的**（unusual）あるいは**再発性**（reccurent）（SPUR）の感染をまねくと定義され，免疫不全症の特徴である．これらは §1·6·3·1（p. 40）で紹介し，他の章では，感染に対する宿主防御におけるさまざまな細胞や分子の重要性を免疫不全症と関連させて説明してきた．それゆえ，7章ではこの点に関して詳細な説明はしない．免疫の調節異常へと導く遺伝的欠陥や自己免疫性多発性内分泌症・カンジダ症・外胚葉ジストロフィー（autoimmune polyendocrinopathy - candidiasis - ectodermal dystrophy, APECED；§5·5·3, p. 207），IPEX 症候群（immune dysregulation, polyendocrinopathy, enteropathy X-linked, IPEX, §5·5·5·1, p. 208）や CTLA-4 欠損（§5·3·3·2, p. 190）など自己免疫疾患やリンパ球増殖性疾患に至る遺伝的欠失のようなタイプに関しては5章で説明したので，この章では詳述しない．

免疫病理　§7·1·1·1 においては，免疫関連疾患をひき起こすような自己あるいは無害な抗原に対する異常応答に焦点を当てる．全体的にこれらは一般に免疫病原性的状況（immunopathological condition）として知られる．これらはまた，病原体に対する異常なもしくは望ましくない獲得免疫応答からもひき起こされる．ここで説明するほとんどの疾患はおもに**アレルギー**（allergy）と**自己免疫疾患**（autoimmune disease）である．

- アレルギーと他の免疫関連過敏症：時に**過敏性症候群**（hypersensitivity syndrome）と名づけられる．よく知られた例が花粉症，ピーナッツに対する食物アレルギーや金属に対する接触過敏症である．これらの状態は，他の個体には通常無害であるような非感染性外来抗原に対する異常応答あるいは過剰応答に起因する．以後，周囲の環境に由来するこれら外来抗原をまとめて**外因性抗原**（extrinsic antigen）とよぶ．
- 自己免疫疾患：よく知られた自己免疫疾患の例には**関節リウマチ**（rheumatoid arthritis），**インスリン依存性糖尿病**（insulin-dependent diabetes, 1型糖尿病 type I diabetes）や**多発性硬化症**（multiple sclerosis, MS）があげられる．これらは，ほとんどの個体が反応しないような非感染性内部抗原に対する異常応答あるいは過剰応答の結果である．以後，生体そのものの一部であるこれらの自己抗原をまとめて**内因性抗原**（intrinsic antigen）とよぶ．自己免疫疾患は一般に臓器特異的自己免疫疾患と全身性自己免疫疾患に分けられる．前者は甲状腺など生体の主要な器官における疾患であり，また後者はいくつもの臓器や生体系に影響を及ぼすものであり，たとえば**全身性エリテマトーデス**（systemic lupus

erythematosus, SLE）は血管系疾患の例であり，また関節リウマチは種々の関節にみられる疾患である．自己免疫疾患はおそらくウイルスや細菌感染のような外因性因子によりひき起こされるが，これは，一度誘発されると持続性疾患へと導くような内的な機構とは明らかに異なっている．

問 題7・1 なぜヒトは，自己免疫疾患，アレルギーやその他の免疫関連過敏症を防止するように進化しなかったのか．

この章の最後で，移植や癌に関連した免疫について説明する．

・移植片応答と輸血応答：移植片拒絶は完全に正常な応答であるが，また望ましくない応答でもある．これは他個体もしくは別の種に由来する移植組織（たとえば腎臓）や移植細胞（たとえば骨髄細胞）上に発現した外来抗原に対する応答である．このような応答は移植片の拒絶を導くもので，それ自身は無害である外来抗原によってひき起こされる．これらをまとめて移植抗原とよぶ．骨髄移植は逆に宿主（受容者，レシピエント）に対しても損傷をひき起こしうる．すなわち，**移植片対宿主病**（graft-versus-host disease, GVHD）である．輸血は移植の特殊例である．赤血球上に発現するABOやRhグループ抗原のような非自己抗原に対する応答は**輸血副作用**（transfusion reaction）を誘導する．

・**腫瘍免疫**：1個の細胞が新たに無制御にクローン増殖し腫瘍に進行することは，この腫瘍細胞による新たなタンパク質の発現と関連している．免疫システムはこれらの新たな抗原を認識することが可能である．このような免疫応答は，病原体を処理するのと同様な方法でこれらの腫瘍細胞を破壊あるいは制御し，これは**対腫瘍免疫監視**（tumor immunosurveillance）とよばれる．突然変異したあるいは異常なタイプの自己抗原はまとめて腫瘍抗原と名づけられ，これらが突然変異細胞を排除する免疫応答を刺激した場合は，これらの抗原は腫瘍拒絶抗原とも名づけられる（移植片拒絶との比較において）．ウイルス誘発性腫瘍のように，腫瘍抗原が実際に病原体に由来する事例もいくつかある．しかし，臨床的に悪性腫瘍とされた症例では，上記の腫瘍細胞を拒絶する形態の応答は機能しないことは明らかだが，腫瘍の拒絶をもたらすような免疫システムを活性化することは可能と考えられる．

免疫関連疾患の最後の一般的な分類は自己炎症性疾患であり，この状態は自然免疫システムの異常応答によってひき起こされるもので，獲得免疫システムは関与しない．これらの疾患は遺伝的欠陥に由来するが，その場合の突然変異はしばしば機能欠失タイプよりもむしろ機能獲得型となるため原発性免疫不全（上述）とは異なるので，SPUR感染は誘発されない．これらの状態は§4・2・2・4（p. 137）で説明しており，この章ではこれ以上言及しない．

この章を通じて，すべての免疫応答が炎症自体をひき起こすものではないが，いかなる免疫応答もおそらく炎症と関連する，ということを心にとめておくことが重要である．また，ある種の免疫不全は感染の有無にかかわらず炎症をひき起こす（たとえば自己炎症性疾患）．重要なことは疾患に対するさまざまなタイプの治療を考慮する際に，どの疾患が炎症を伴うかを理解することである．

問 題7・2 無脊椎動物は，§7・1・1・1で説明した免疫関連疾患もしくは類似した状態に罹患する可能性はあるか．

7・1・1・2 疾患と治療：免疫療法

免疫療法　§7・1・1・2では，疾患の原因として免疫の関与の有無を問わず，現在進行中の疾患を治療するために免疫システムの生体成分を用いる例を示して論を進める．なお疾患の防御を目的としたワクチンについては説明しない（これに関しては§2・5と§4・6で述べた）．抗原あるいは抗体関連療法，免疫細胞の移入を用いた治療，あるいはサイトカイン療法についても言及する．さらに機能阻害性あるいは免疫抑制性薬剤を含む治療に向けた薬理学的な手法についても述べることにする（図7・2, p. 256）．

・抗原関連療法（antigen-based therapy）：抗原関連療法の最もよく知られた例の一つはワクチン接種である（たとえば感染症に対する防御免疫を活性化するために用いられるなど．§2・5, p. 94）．しかしここでは，対応する抗原に対する応答を低下あるいは変化させるために，抗原もしくは抗原に由来する関連エピトープを用いる療法に焦点を当てて説明する．この方法は免疫寛容（抗原無応答性）を誘導するような手法で抗原を投与することにより行われ，多くの場合制御性T細胞（regulatory T cell, Treg）あるいは阻害性抗体により仲介される抑制メカニズムをひき起こすことにより担われる．さらにこの手法は応答の方向性を変化させ，生体にとって無害な方向へ向かわせるよう応答を再度プログラムさせるものでもある．現在ではこの方法はおもにアレルギーの治療に用いられている．たとえば，アレルゲンに対する脱感作には，極少量の抗原性物質の投与から

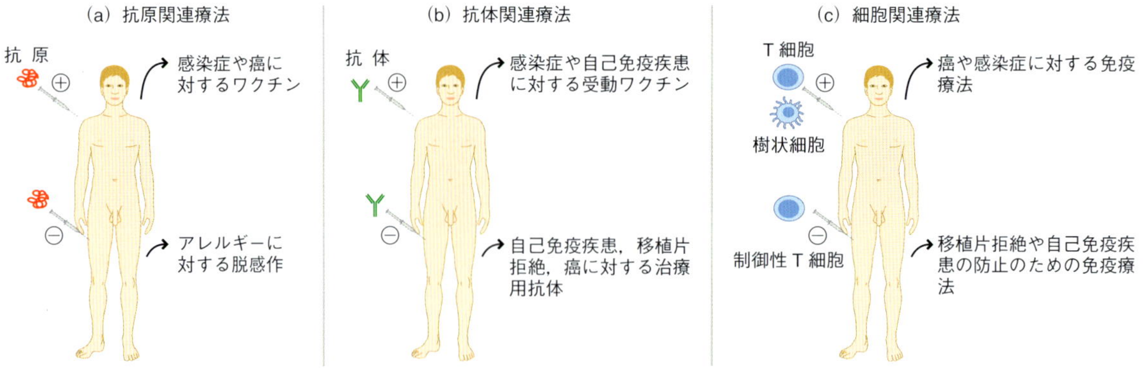

図7・2　免疫関連療法　(a) 抗原関連ワクチン: **DNA** から弱毒化した生微生物までの多様な因子が，以後の感染を防御する特異的獲得免疫応答の誘導に用いることができる．将来は，癌に対するワクチン接種も可能になると思われる．抗原は，時には特異的免疫応答を減弱するために用いることもできる（たとえばアレルギーにおける脱感作）．(b) 治療用抗体: 疾患に関与する分子に結合し，その機能を阻害するモノクローナル抗体は当該疾患の治療に用いることが可能である．このような治療用抗体は現在一部の自己免疫疾患や癌，また移植臓器拒絶の防止にも用いられている．(c) 細胞関連療法: 癌の治療において，抗原特異的リンパ球あるいは樹状細胞を，特異的応答を誘導する目的で用いることができる．将来的には望ましくない応答を抑制するために制御性 **T** 細胞を用いることも可能になるであろう〔たとえば移植あるいは免疫病原性的状況（自己免疫疾患など）において〕．⊕は免疫応答の賦活を，⊖は抑制を表す．

始めて徐々に量を増やしていく方法がとられている．

・抗体関連療法（antibody-based therapy）: 既存の抗体は種々の局面で使用することができる．たとえば，特異的分子を発現している細胞集団の除去あるいはその機能の阻止，もしくはサイトカインなど潜在的有害分子の活性の阻害，などがある．特にヒト抗体は，ある病状を防止するために用いることができる．しかし，最近ではモノクローナル抗体が治療の種々の局面で用いられるようになっている．これら治療用抗体は自己免疫疾患の治療，移植片拒絶の阻止，またある種の癌への療法においても用いられる．他の自己免疫疾患では組織損傷の原因となる抗体を除去すること（血漿交換による）により治療しうるが，逆に健常人ドナーに由来する大量の抗体を投与することにより実際に治療しうる事例もあり，これが**静脈内免疫グロブリン療法**（intravenous immunoglobulin therapy, IVIG therapy **IVIG 療法**）である．

・細胞移入による療法（adoptive cell-based therapy）: 望ましい免疫応答を刺激したりあるいは損傷や望ましくない免疫応答を阻止したりする目的で，免疫系の重要な細胞を移入することが可能である．現在のところ，これらの治療形態はおもに癌や慢性感染の治療に向けて探究が進められているが，将来は自己免疫疾患や移植にも用いられるであろう．たとえば，ある抗原を選択し，これを発現させるようにした樹状細胞は，進行中の応答を活性化したり調節するために投与されることも考えられる．あるいは患者から採取した腫瘍特異的 T 細胞を試験管内で増殖させた後，再び患者に投与することも可能である．実験的には，移植片拒絶を抑制するために制御性 T 細胞が用いられている．

・免疫抑制剤: 本章ではこの分野を詳細に説明することはしない．薬理作用をもつ薬剤の多くは抗炎症性であり，移植片拒絶の防止や自己免疫疾患を制御するため広く用いられている．また T 細胞などにおいて重要な細胞内シグナル伝達経路を阻害する薬剤もあり，これも上述の局面で広く用いられている．

・サイトカイン療法: サイトカインの有効性と選択性を考慮すると，治療面でのサイトカインの使用に向けた広汎な探究は当然ともいえ，おもに癌や B 型肝炎，C 型肝炎，結核などの慢性感染に対する取組みがみられる．I 型インターフェロンや他のいくつかのサイトカイン（たとえば IL−12）の使用は種々の病状で試みられているが，これらのサイトカインが刺激する多様な生物作用や，時には重篤な副作用のため，今のところ好ましい結果は得られていない．しかし，**顆粒球マクロファージコロニー刺激因子**（granulocyte-macrophage colony stimulating factor, GM−CSF）のような**増殖因子**（growth factor）は，細胞（たとえば顆粒球）数が減少した場合に処方されており，この手法は往々にして成功している．

それ自体が免疫関連性をもつ治療手法の副作用を治療するために，上述の治療法のあるものが必要とされる事例がある．それは，臓器移植後の拒絶を克服するため，あるいは骨髄移植後の移植片対宿主病を処置するための治療目的での抗体の使用である．

7・2 免疫システムによりひき起こされる組織障害のメカニズム

7・2・1 疾患の発症および効果時期

免疫応答期における細胞障害もしくは組織損傷をひき起こすエフェクターメカニズムに関して，新奇なものや変わったものはない．これらのエフェクターメカニズムは感染と戦うために用いられるエフェクターメカニズムと同様であり，たとえば抗体，細胞傷害性T細胞，もしくは活性化マクロファージなどが関与する．これら免疫病原性的状況ではただ単に応答が不適切もしくは望ましくないものである，ということにすぎず，エフェクターメカニズム自体は諸刃の剣である．これらの疾患の大部分は $CD4^+$ T細胞応答の不適切な活性化により開始されるが，むろん自然免疫は必然的にこれに関与する．§7・2では，細胞・組織損傷や疾患をひき起こすエフェクターメカニズムに焦点を当てて説明する．この領域は比較的よく理解されている分野である．したがって §7・3ではなぜこのような望ましくない応答が開始されるのかといった難しい問いに挑戦してみよう．

7・2・2 免疫病原性メカニズムの分類

1960年代に，P. H. G. Gell と R. Coombs は免疫関連疾患の分類を提唱し，この分類は今日なお用いられている．彼らは免疫関連疾患を**過敏性反応**（hypersensitivity reaction）とよび，四つのタイプに分類した（I〜Ⅳ型，図7・3）．しかし，今や多くの疾患には通常一つ以上のメカニズムが関与していることが知られており，はじめに鍵となる重要なポイントを認識することがきわめて重要である．

i）これらの過敏症反応は，どのような局面においても，それ自体が細胞や組織の障害をひき起こしうるさまざまな（エフェクター）メカニズムである．

ii）これらのメカニズムのいくつかは，外因性抗原に対する免疫関連過敏症，内因性抗原に対する自己免疫疾患，移植応答のある種のタイプ，そしておそらく腫瘍の排除を助長する免疫応答のそれぞれに共通である．

過敏性症候群の最初の三つのタイプはエフェクターメカニズムとして抗体に依存する．アレルギー性過敏症あるいは単にアレルギーとよばれるI型は，肥満細胞に結合したIgEとこれに特異的な抗原との相互作用に依存する．はじめは細胞傷害性過敏症とよばれたⅡ型は，細胞を殺傷したり，あるいはその機能を制御したりする抗体（多くはIgMもしくはIgG）の活性に依存する．Ⅲ型，すなわち免疫複合体依存性過敏症は炎症をひき起こす抗原抗体複合体の活性に依存する．これに対し，

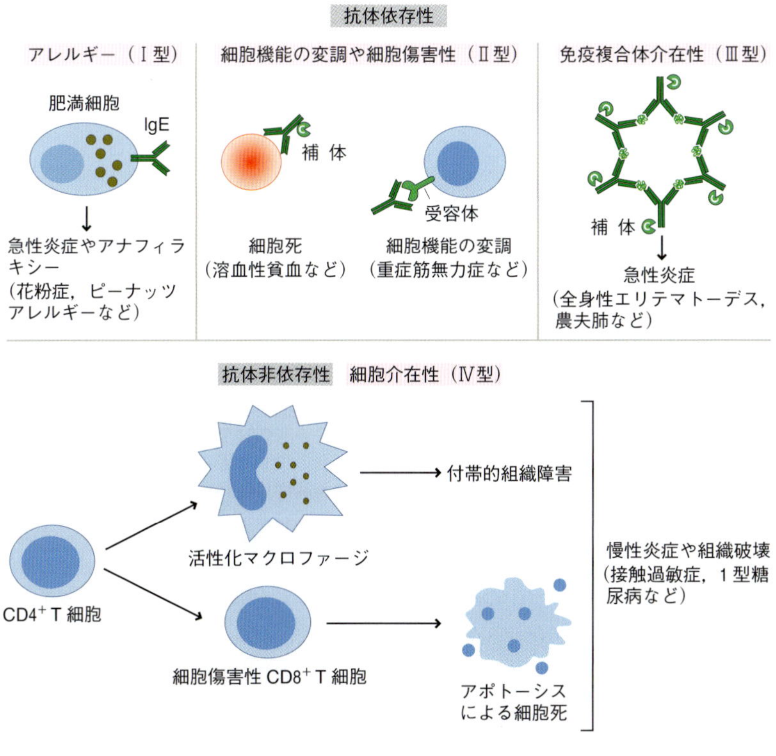

図7・3 免疫病原性のメカニズム 獲得免疫応答によりひき起こされる組織障害は抗体に起因するか（I〜Ⅲ型），あるいは抗体非依存的に起こされる（Ⅳ型）．I型：**IgE**抗体は肥満細胞を通じてアレルギーやアナフィラキシーをひき起こす．Ⅱ型：**IgG**や**IgM**は細胞を殺傷したり，あるいは受容体へのリガンドの結合を阻害したり，あるいはアゴニストとして受容体を刺激することにより直接細胞機能を変化させる．Ⅲ型：免疫複合体は局所的あるいは全身性に炎症をひき起こす．Ⅳ型：細胞介在型（抗体非依存性）免疫病原性は，通常細胞傷害性**T**細胞および/あるいは活性化マクロファージの関与する**Th1**偏向性応答に起因するが，ある種の喘息にみられるように**Th2**偏向性応答が重要な場合もある．

Ⅳ型の**遅延型過敏症**（delayed-type hypersensitivity, DTH）は組織に損傷を与える CD8$^+$ T 細胞や活性化マクロファージのような細胞性応答により仲介され，抗体に依存しない．現在，これらすべての（エフェクター）メカニズム，もしくは少なくともその一部は初期免疫応答として CD4$^+$ T 細胞の不適切な活性化が引き金になっていることが知られている．しかし，当時，Gell と Coombs は彼らが同定したエフェクターメカニズムに依拠してこれらを分類したのである．それゆえ，組織障害をひき起こすさまざまなメカニズムへの詳細な理解が進み，またある疾患が決して一つのメカニズムのみに基づいて説明することができないという知見が増してきても，この分類は現在なお用いられている．

過敏性反応にみられる免疫応答のタイプは，しばしば即時型応答と遅延型応答に分けられる（図 7・4）．これは単純に感作された個体，すなわち以前に抗原に接触して応答した個体が，再び同一抗原に遭遇した後，応答に要する時間をさすものである．即時型応答はほんの数分から数時間で起こる応答であり，これは既存の抗体の作用によるためである．これに対し，遅延型応答は通常 24～48 時間を要する．これは既存の感作 T 細胞が再び活性化され増殖すること，および二次リンパ組織から動員されて抗原が存在する部位に移動することなどによるためであり，これらには比較的長時間を要する．再度強調すべきことは，これらの応答は抗原に対し以前に感作された個体でのみみられるということである．最初に抗原に接触した際には通常明らかな応答は認められない．むろん抗原が十分長い時間体内に滞留したり，また生体に残っている病原体により抗原が産生されるような場合には，エフェクターメカニズムが活性化され，応答が認められる．

7・2・3　IgE 抗体誘発性疾患（Ⅰ型：アレルギー性過敏症）

IgE は通常寄生虫感染に応答して産生される．寄生虫は単細胞の原生動物と腸管の蠕虫などの多細胞後生動物に分類される．IgE は一般に後生動物に対してのみ産生される．このような状況では，IgE は蠕虫の排除を助長することにより防御効果を発揮するが，これが長期にわたる慢性感染となった場合は，多くの場合効果を示さないことは明白である．

IgE に完全に依存するアレルギーは自己免疫疾患における対照物（カウンターパート）をもたない過敏性反応の唯一の形態と考えられる．しかし，最近 IgE クラスの抗核抗体をもつ全身性エリテマトーデス患者がいることが報告されている．ただし，これらの抗体が全身性エリテマトーデスの病因において役割を担っているかは明らかではない．アレルギーはごく普通にみられる疾患である．花粉症はおそらく先進国では最もありふれた免疫異常である．アレルギーには軽い不快感（局所的炎症による涙目およびくしゃみ）ですむ場合もあれば，また致死性の場合もある（重篤な全身性応答により数分以内に死亡）．アレルギーの基礎をなすメカニズムについてはよく解明されているが，なぜ人はアレルギーになったり，ならなかったりするのか．たとえ一家族の中であるいは一卵性双生児においてさえもアレルギーになったり，ならなかったりと分かれることがあり，この点はよくわかっていない．これについては以下で説明する．アレルギー応答は感作された個体においては非常に急速に起こり，一般に抗原接触後数分以内に起こる現象である．

アレルギーにおいて IgE は何をしているのか．エフェクターメカニズムはよく理解されている．感作時期において，B 細胞は，理由は不明ながら，活性化 T 細胞（Th2 細胞，§1・4・5・1, p. 20）により IgE を発現する

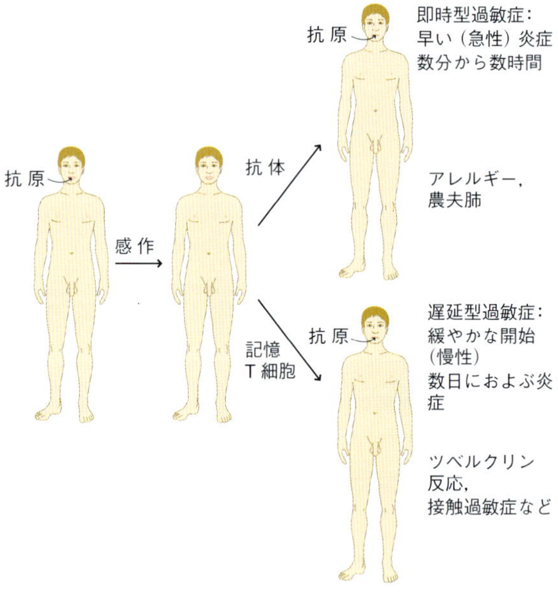

図 7・4　即時型過敏症と遅延型過敏症　ある特定の抗原に感作されている個体が同一の抗原に接触した場合，炎症応答が急速に，数分から数時間以内に起こる．これは即時型過敏症とよばれ，アレルギーや農夫肺などの状態でみられる．即時型過敏症は生体内に抗体がすでに存在している場合に限って起こる応答である．他の応答はより長時間（**24～48** 時間）を要する．これは遅延型過敏症とよばれ，結核に対する免疫の有無を検査するツベルクリン反応やニッケルなどの物質に対する接触過敏症においてみられる応答である．この応答が遅延型とよばれるのは記憶細胞を再活性化し，これが増殖するのに時間がかかるためであるが，遅延型とはいえ，初回の感作の時点で一次 **T** 細胞応答が起こるよりは，応答にかかる時間は短い．

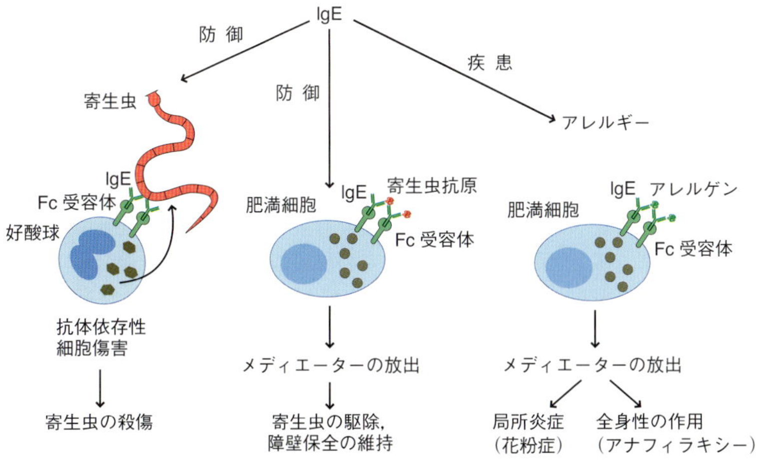

図7・5　生体防御と疾患におけるIgE（Ⅰ型過敏性反応）　**IgE**は寄生性の蠕虫に対するある種の防御を供与すると考えられる．しかし，花粉やピーナッツなどの抗原に暴露された個体は獲得免疫応答をひき起こし，**B**細胞が**IgE**抗体産生へとクラススイッチすることがある．分泌された**IgE**は肥満細胞上の高親和性**Fc**受容体に結合する．この個体が同一抗原に再度接触した場合は，肥満細胞上の**IgE**は抗原により架橋され，肥満細胞からの炎症性メディエーターの放出が誘導される．これら炎症性メディエーターは局所的には急性炎症をひき起こすが，これらが血液中に放出された場合は，致死性となりうるアナフィラキシーをひき起こす．**IgE**応答は一般に**Th2**細胞により調節される．

ようクラススイッチを行う．IgEは抗原が結合していない状態で肥満細胞上の高親和性IgE Fc受容体（Fcε受容体）に結合する．アレルギーの人のすべては感作された特定の抗原（1種類以上）に特異的なIgEにより被覆された肥満細胞を保有している．特徴的なこの状態において，抗原は**アレルゲン**（allergen）とよばれる．感作された個体が再び同一抗原と接触すると，粘膜表面あるいは組織中で，抗原（アレルゲン）はIgEで被覆された肥満細胞に結合する（図7・5）．

問 題7·3　花粉症の人では，どのようにして花粉のような粒子が眼の上皮細胞を通過して，肥満細胞の脱顆粒をひき起こすのか．

抗原が二つ以上のIgE分子を架橋すると，抗原が結合したIgE Fc受容体によりシグナルが生起される．これは数秒から数分以内の非常に急速な肥満細胞の活性化をひき起こす．肥満細胞は，大きな細胞質顆粒をもつが，この顆粒はあらかじめつくられた炎症性メディエーター（炎症伝達物質）の貯留構造である．最も重要な炎症性メディエーターの一つはヒスタミンである．肥満細胞の活性化により，顆粒内容物が細胞外領域に放出される．ヒスタミンは局所的に血管拡張をひき起こし（たとえば眼の充血），また腫脹や浮腫（たとえば鼻づまり）に至る血管透過性を増加させ，さらに感覚神経を刺激する（たとえばかゆみ）．これは通常あまり深刻な問題とはいえない．しかし，スズメバチに対して感受性をもつ（過去にスズメバチに刺されて感作されている）個体が後部咽喉を刺された場合，咽喉部の浮腫は肺への吸気を阻害することになり，いささか重大な問題となる．もし，これが生体全体に広がった場合（全身性），事態はより重篤になる．ヒスタミンは静脈に広く血管拡張を及ぼし，これは重大な血圧低下をまねく危険性があり，またヒスタミンによる気管支平滑筋の収縮は気道閉塞をひき起こす．これらの状態はともに**アナフィラキシー**（anaphylaxis）とよばれ，これらの効果を逆転させるためのアドレナリンによる処置がなされない場合はしばしば致死的となる．これに加え，肥満細胞は活性化後急速に放出されるような既存の炎症性サイトカインを貯留している．この急速な応答の後で，肥満細胞は脂質代謝産物であるプロスタグランジンやロイコトリエンなどのメディエーターを合成し，これらもまた浮腫や気管支収縮に寄与する．あまり重篤でない応答に対する処置は，抗ヒスタミン薬や非ステロイド系抗炎症薬（non-steroidal anti-inflammatory drug, NSAID）による脂質メディエーター合成の阻害である．

7·2·4　抗体依存性機能改変誘発性疾患（Ⅱ型：細胞傷害性過敏症）

感染に対処しこれを防御するため，抗体は多様な方法で作用を及ぼす．抗体は病原体や毒素がその標的細胞に結合するのを阻害する（中和作用）．また抗体は病原体や病原体に感染した細胞を補体依存性の細胞溶融や抗体依存性細胞傷害（antibody-dependent cell-mediated cytotoxicity, ADCC）により殺傷し，もしくは病原体をオプソニン化して，食作用や好中球などによる殺傷を促進する（図7・6, p. 260）．これらメカニズムのすべては自己免疫疾患において対照物をもつ．抗体によって宿主細胞が攻撃の標的とされることによりひき起こされる疾患は，Gell と Coombs により細胞傷害性Ⅱ型過敏性疾患と名づけられたものである．ただし，多くの場合細胞は実際には殺傷されていないことが現在明らかになっている．

重要なことは，このタイプのメカニズムにおいて，抗体は細胞表面に発現された分子に特異的であり，またほとんどの抗体はIgMもしくはIgGクラスであるということである．

細胞機能改変の最も単純な手段は細胞の殺傷である．抗体を結合した細胞は二つの方法により殺傷される．一つは**溶血性貧血**（hemolytic anemia）にみられるような補体を介したものであり，もう一つは種々の細胞により仲介されるものである（ADCC, §6·2·6·4, p. 231）．細胞を殺傷する以外の抗体による細胞機能改変としては，細胞表面の機能分子に結合することによる細胞機能の阻害がある．すなわち，重症筋無力症においては，アセチルコリン受容体に対する拮抗的（antagonistic）抗体の結合は筋肉細胞がアセチルコリンに応答することを不能にし，筋肉を劣化させる．またこれとは逆に，作動性（agonistic）抗体が受容体に対する異常な刺激をもたらす場合もある（たとえば**甲状腺機能亢進症**，hyperthyroidism）．

7·2·5 免疫複合体介在性疾患（Ⅲ型過敏症）

厳密にいえば，どのような抗原も抗体と結合すると**免疫複合体**（immune complex）を形成する（図7·7）．この用語は通常，抗体と可溶性抗原の多分子複合体について用いられることが多い．このような複合体は可溶性抗原に対する抗体産生応答の経過中に形成され，通常はこれに続いて急速に補体が結合し，マクロファージによる取込みが促進される．免疫複合体は獲得免疫応答を促進および制御するため，ある場合には免疫複合体の形成は生体にとって利点となる．たとえば，免疫複合体はこれに補体の結合の有無を問わず，樹状細胞により取込まれ，T細胞応答の増強をまねき，もしくはB細胞上の受容体に結合して抗体産生応答を調節する．しかし，大型かつ不溶性の免疫複合体が形成される場合があり，これはマクロファージにより排除されない．このような免疫複合体は生体にとり有害な可能性が高く，Ⅲ型過敏性反応を誘導する．この反応において，免疫複合体は補体および/もしくは好中球とともに作動して急性炎症を活性化し，組織障害をひき起こす．

7·2·5·1 血行性に由来する免疫複合体による疾患

正常状態では，循環血液中の免疫複合体は**補体受容体1**（complement receptor, CR1）を介して赤血球に結合し肝臓や脾臓に運ばれる．これらの臓器ではマクロファージが血管に沿って存在している．免疫複合体はここで赤血球から取除かれ，細胞内に取込まれて分解される．これにより免疫複合体を輸送してきた赤血球は血液循環に戻る．しかし，除去されないような免疫複合体が形成された場合は，循環血液中に残留し，これらは細血管に沈着しやすく，時を経て疾患を誘発する．この現象は生体のどこでも起こる可能性があり，そのためこれらの疾患は全身性である．しかし，腎臓と関節は多くの場合特に影響を受けやすい．損傷を受けた組織はまた，免

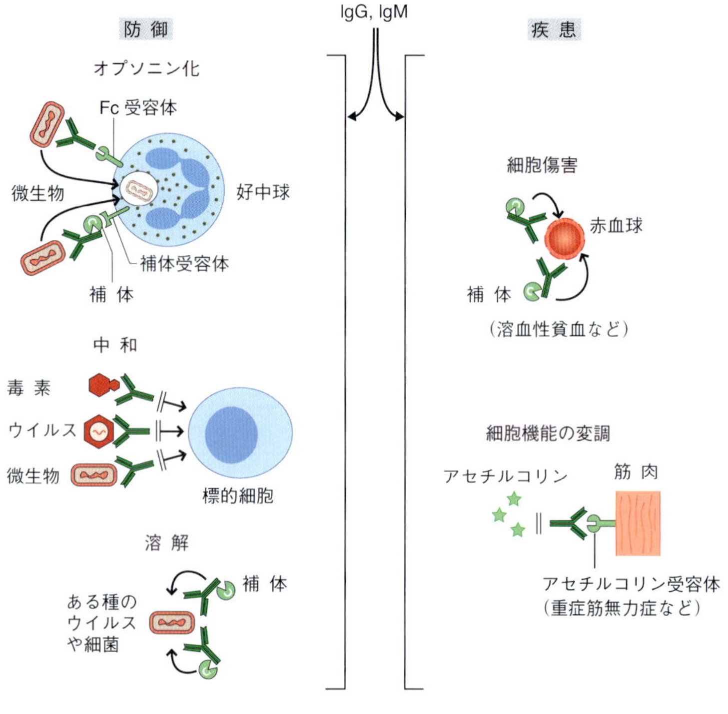

図7·6 生体防御と疾患におけるIgMとIgG（Ⅱ型過敏性反応） 抗体は多種多様な細菌感染やウイルス感染に対する防御において枢要であり，多くの場合これらをオプソニン化したり中和することにより，細胞に対する毒素，細菌，もしくはウイルスに対する結合を阻害する．時には細菌の溶解（溶菌）も担う．疾患においては，抗体は細胞に作用してこれを殺傷し（溶血性貧血にみられるように），またその機能を改変する．たとえば，重症筋無力症においてはアセチルコリン受容体に対する自己抗体はアセチルコリンの結合を阻害し，筋肉の劣化をひき起こす．**IgG**応答は**Th1**細胞応答あるいは**Th2**細胞応答により調節される．

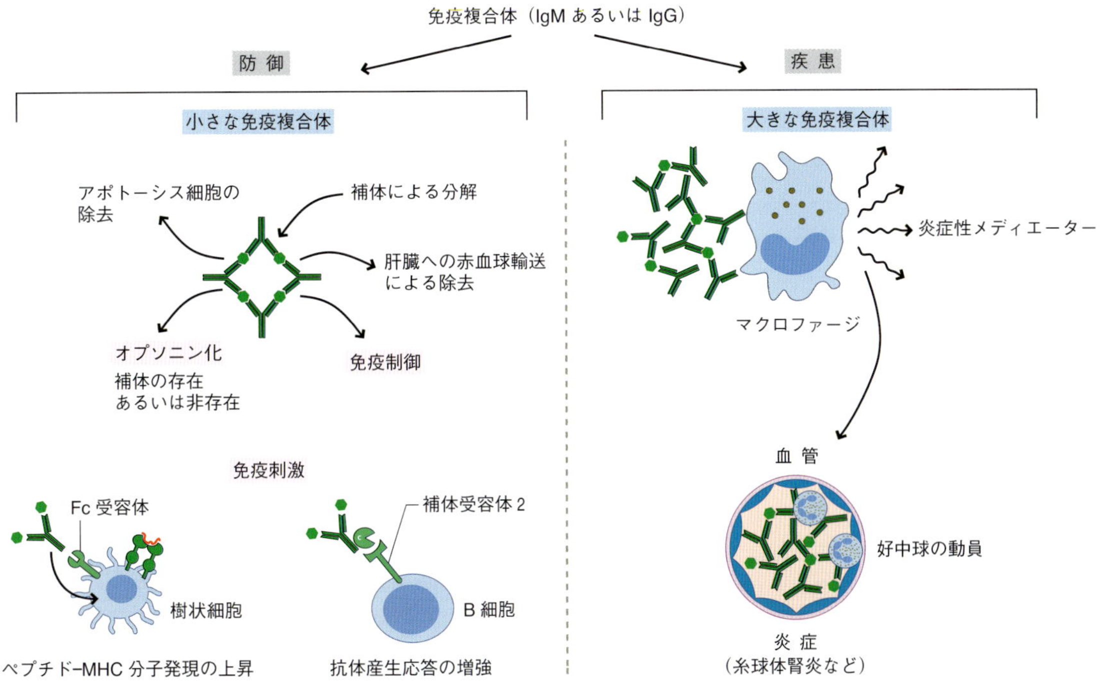

図7・7　生体防御と疾患における免疫複合体（Ⅲ型過敏性反応）　可溶性抗原と **IgM** あるいは **IgG** 抗体から成る免疫複合体は補体を結合し，通常は赤血球により肝臓や脾臓に運ばれた後，マクロファージにより処理される．このような免疫複合体はまた，**Fc** 受容体や補体受容体を介して樹状細胞や **B** 細胞に結合した後免疫応答を調節する．大型の免疫複合体はこの方法では除去されず，組織に局所的に沈着するかあるいは腎臓などの臓器の小血管に沈着する．このような部位で，免疫複合体は補体を活性化して急性炎症をひき起こし，また好中球を動員して局所的な組織障害をひき起こす．

疫複合体沈着部位ともなる．たとえば，SLE において免疫複合体は紫外線で傷害された皮膚に沈着して特徴的な蝶型紅斑となる．免疫複合体が沈着した部位がどこであれ，沈着部位に必然的に急性炎症を誘導する．これが疾患を誘起する炎症であり，炎症は補体の活性化と好中球の動員の結果である．好中球は Fc 受容体と補体受容体を介して免疫複合体と結合するが，それらを捕食せず，組織傷害性酵素や他の分子の放出が誘導される．

7・2・5・2　局所性免疫複合体沈着による疾患

上述の SLE の例では，免疫複合体は血液中に存在するため，疾患をひき起こす抗原抗体複合体は全身性に認められる．しかし，ある場合には免疫複合体は抗原が沈着した部位だけに認められることがある（たとえば抗原を吸入後の肺において）．全身性免疫複合体疾患の場合にみられるように，この場合もまた，疾患状態は急性炎症によりひき起こされ，病状は局所的炎症を示す．

7・2・6　細胞介在性免疫応答介在性疾患（Ⅳ型：遅延型過敏症）

$CD4^+$ T 細胞の活性化，とりわけ Th1 経路に沿った活性化は強力なエフェクターメカニズムの生成を誘導し，細胞傷害性 $CD8^+$ T 細胞や活性化マクロファージを含むエフェクターメカニズムの発動は感染からの回復に必須のプロセスである．これらのエフェクターメカニズムのすべてはまた同時に組織に障害を及ぼす可能性がある．B 型肝炎ウイルスの感染もしくは結核にみられるように病原体が効果的に処理されない場合，感染に伴う付帯的損傷（§2・4・1・1, p. 71）が起こることがある．腸管の慢性炎症である**クローン病**（Crohn's disease）にみられるように，生体にとって無害な外因性あるいは内因性抗原に対する応答がうまく調節されない場合も，損傷が起こる可能性がある．損傷は，細胞傷害性 $CD8^+$ T 細胞がウイルス抗原や内因性抗原を発現している宿主細胞を殺傷する例のように直接的な場合もあれば，またマクロファージが結合組織を分解する酵素を分泌する例のように間接的な作用もある（これはおそらく結核や関節リウマチにおける損傷のメカニズムの一つと考えられる）．実際の損傷部位がどこかということは，疾患の重篤さとの関係においてきわめて重要である．脳の髄膜における炎症は致死性となる場合があるが，一方，同程度の炎症が他の部位で起こっても比較的軽症ですむことが多い．現在，遅延型過敏症（DTH）応答の特徴として，多くの場合 Th1 細胞もしくは Th17 細胞の異常な活性化がかかわっていることが明らかにされている（ごく最近Th17細胞が発見され，それまではTh1細胞によると考えられていた応答あるものは，実際はTh17細胞によるものと考えられる）．しかし，好酸球が組織に集積する条件では，Ⅳ型過敏症にはTh2細胞の異常な活性化が関与する場合もある．それゆえ，現在では，関与する細胞に応じてDTHのタイプを区分することができる（図7・8）．

しかし，多くの免疫病理的な状態においては，B細胞，T細胞の両者が外因性抗原あるいは内因性抗原に対して活性化される．したがって，Ⅳ型DTH疾患に罹患している患者では細胞傷害性T細胞，活性化マクロファージおよび抗体のすべてが存在すると考えられる．しかし，これらエフェクターメカニズムのどれが，あるいはどの組合わせが組織障害や疾患をひき起こす際に重要な役割を演じているかを知ることは重要である．このような情報は治療の応用や開発のための情報を提供するからである．ヒトの疾患において種々のエフェクターメカニズムの何が比較的重要であるかを決定するのは難しいが，動物モデルにおいては抗体や細胞の移入により，どのエフェクターメカニズムが重要かを知ることができる．この点についてはこの章の後の節で述する．

7・3 なぜ無害な抗原に対して有害な応答がひき起こされるか

§7・3では，病原体に由来しない無害な抗原（これには移植抗原や血液型抗原といった外因性および内因性自己抗原を含む）に対し，なぜ免疫応答がひき起こされうるのかについて考える．まず最初にリンパ球の抗原レパートリーについて，すなわち従来型T細胞受容体（T cell receptor, TCR）およびB細胞受容体（B cell receptor, BCR）がどのように形成され，またどのように抗原を認識できるのかに関して考察する．その後，リンパ球の活性化，および，なぜどのようにして疾患を誘発するような不適切なリンパ球の活性化が起こるのかについて説明する．§7・3では免疫関連疾患に関与する免疫応答の偏向についても説明する．最後にこれら疾患のいくつかについてその遺伝的な基盤について紹介し，その病因において環境因子の演ずる役割についてもふれることにする．

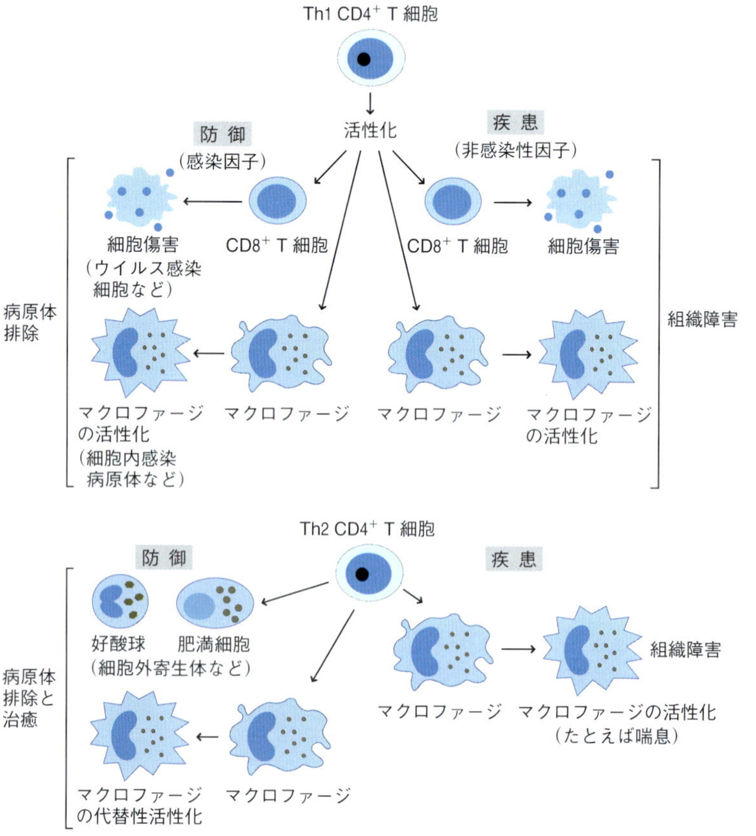

図7・8 生体防御と疾患におけるT細胞介在性免疫（Ⅳ型過敏性反応） **Th1**偏向性**CD4⁺ T**細胞は，**CD8⁺ T**細胞もしくはマクロファージの活性化を介するタイプの多くの微生物に対する防御において必須である．しかし，**CD4⁺ T**細胞が自己もしくは無害な外来抗原に対して感作されている場合は，これら**CD4⁺ T**細胞は生体防御の場合と同様に**CD8⁺ T**細胞やマクロファージを介して組織障害をひき起こす．**Th2**偏向性**CD4⁺ T**細胞はある種の寄生体に対する防御に重要と考えられるが，喘息などの状態にみられる組織障害の原因でもある．

7・3・1　正常もしくは病的状態におけるリンパ球による抗原認識

7・3・1・1　リンパ球の抗原レパートリーの形成

この節およびこの章を通じて，高度に多様化した抗原認識受容体をもつヒトおよびマウスの従来型リンパ球の応答にもっぱら焦点を当てて説明する．従来型リンパ球とは $\alpha\beta$ T 細胞と沪胞 B 細胞である．一般的にいって，他のタイプのリンパ球はここで説明しようとするほとんどの分野において，あまり検討されておらず，また実際研究されていないからである（図 7・9）．

T 細胞の活性化，特に $CD4^+$ T 細胞の活性化は，生体に損傷を与える抗体産生応答の誘導も含め，すべての免疫病原性状況の誘因にとって重要である．なぜ T 細胞は自己や通常は無害な外来抗原を認識する可能性があるのだろうか．このことを理解するためには，リンパ球の抗原レパートリーをもう一度考えてみる必要がある．これらのレパートリーとは個々のリンパ球に発現している TCR と BCR の全体をまとめたものである．抗原レパートリーにより外因性（外来）および内因性（自己）抗原から形成されるいわば抗原世界のうち，どの抗原を認識でき，あるいは認識できないかが定められる．これはレパートリーにより認識される抗原の領域を意味し，より正確にはある個体がもつ抗原認識受容体に結合できる抗原の部分集合といえる．抗体が関与する免疫に関しては，抗原レパートリーは B 細胞エピトープと名づけられ，これは多かれ少なかれ BCR の抗原結合部位に合致する適切なサイズと形態をもつものである（図 7・10, p. 264）．従来型 T 細胞に関しては，抗原は通常ペプチド-主要組織適合性抗原（major histocompatibility complex, MHC）分子の複合体であり，この形態はしばしば T 細胞エピトープとよばれる．

TCR と BCR は遺伝子断片の無作為な再編成とこれに多様性を増加させるような他のメカニズムにより形成される（§1・5・3・2, p. 28）．この無作為な再編成の結果として，生成された受容体の抗原特異性はあらかじめ決定されたものにはなりえない．それゆえ，これらの受容体が正しく機能し，また可能な限り生体に損傷を与えないように備えられたいくつかの特別なメカニズムが存在する．しかし，これらのメカニズムは集団全体としてはうまく働く高度に洗練されたものであるが，個体レベルにおいては免疫関連疾患との関係において完全とはいいがたいものである．

T 細胞の場合，末梢における T 細胞レパートリーは MHC 分子により形づくられる．これは，無作為に生成された TCR が選別され，T 細胞はペプチド単独ではなくて，自己 MHC 分子に結合したペプチドのみを認識するようになったためである．それゆえ，胸腺における T 細胞の発生・分化過程で，MHC 分子は自己ペプチドを T 細胞に提示する．自己ペプチド-自己 MHC 分子複合体を弱く（低親和性で）認識するような発生・分化過程にある T 細胞のみがさらなる発生・分化を続けることができるが，それら以外の T 細胞は胸腺内で死滅する．このプロセスは**正の選択**（positive selection）とよばれる．すなわち，通常 T 細胞による自己ペプチド-自己 MHC 分子複合体の認識の強度は非常に弱い（すなわち低親和性である）が，T 細胞レパートリーは本来自己応答性であることを意味する．

T 細胞の発生・分化の後期過程において，自己ペプチ

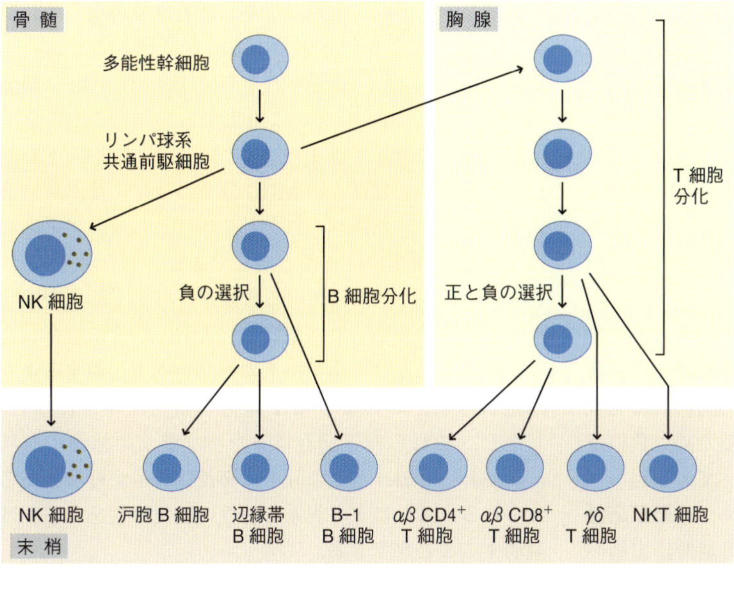

図 7・9　リンパ球の発生　リンパ球系共通前駆細胞は多能性幹細胞から生成し，これが **NK** 細胞，**B** 細胞，**T** 細胞および **NKT** 細胞へと分化する．**NK** 細胞と **B** 細胞は骨髄においてその分化過程をまっとうし，一方 **T** 細胞と **NKT** 細胞は胸腺で一連の分化過程を果たす．従来型の沪胞 **B** 細胞と $\alpha\beta$ **T** 細胞は負の選択により自己応答性細胞が出現する可能性を低下させるが，このプロセスは不完全である（図 **7・11**）．正の選択を経ることで $\alpha\beta$ **T** 細胞の受容体（$\alpha\beta$ **TcR**）は **MHC** 拘束性を獲得する．本図に示す他の細胞に関しても正の選択と負の選択が適応されるのかどうか，またそうであるならばその程度はどのようなものかに関しての考察が今後必要である．

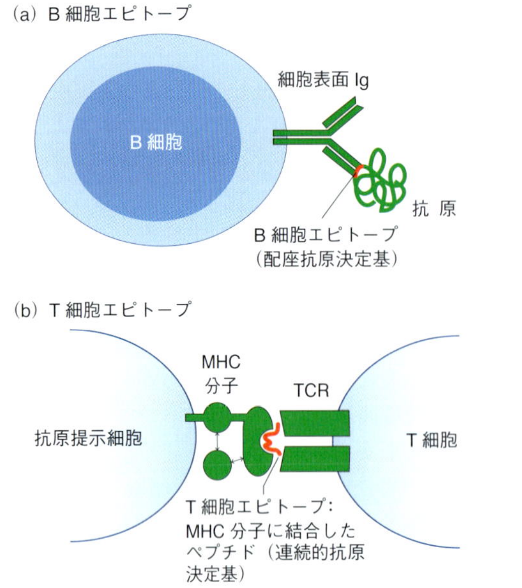

図7・10　**B 細胞エピトープと T 細胞エピトープ**　従来型 **BCR**（細胞表面 **Ig**）と分泌された抗体は小型分子や大型分子の表面に発現している領域を認識する．**BCR** もしくは抗体により認識されるこの領域は **B** 細胞エピトープもしくは配座エピトープと名づけられる．**BCR** に認識されるエピトープは比較的安定な三次構造でなければならない．これに対して，従来型 **T** 細胞はタンパク質分解により生じたペプチドを結合した **MHC** 分子を認識する．これらのペプチド（**MHC** 分子に結合し，**TCR** により認識される）は **T** 細胞エピトープあるいは（アミノ酸配列に依存する）連続的エピトープとよばれるが，それはペプチドがもとのタンパク質に由来する線形のアミノ酸配列のためである．これに対して **B** 細胞に向けられた配座エピトープは，タンパク質の立体構造により形成されるものであり，一次配列においては離れた部位にあるようなアミノ酸の高次構造により形成される場合もある．**BCR**：**B** 細胞受容体，**TCR**：**T** 細胞受容体．

ド–自己 MHC 分子複合体を非常に強く認識する T 細胞（高親和性）はアポトーシスに陥り，その結果高い自己応答性をもつ T 細胞は胸腺から末梢へと移行することはできない．この過程は**負の選択**（negative selection）とよばれる（§5·5·3, p. 207）．このような選択の結果，一般に胸腺内で発現している自己ペプチド–自己 MHC 分子複合体に対して強く応答しない T 細胞が胸腺を離れ，末梢へと移行することになる．したがって，T 細胞は **MHC 拘束性**（MHC-restriction）であるが，多くの自己ペプチドに対しては無応答である．このような現象は胸腺内で起こるため，このプロセスは**中枢性免疫寛容**（central tolerance）とよばれる．しかし，胸腺内に発現される自己ペプチドの範囲は限られているため，負の選択は必然的に不完全となる．胸腺内ですべての自己ペプチドを発現させることは不可能であるため，**自己反応性**（自己応答性，autoreactive）T 細胞は不可避的に末梢へと逃れ出ることになる．発生・分化過程にある B 細胞の負の選択も同様に起こるが，この B 細胞に対する負の選択の過程は T 細胞に対するよりも厳密ではない．このため，より多くの自己反応性 B 細胞が潜在的に存在すると考えられる．これらのことから，獲得免疫においてリンパ球が自己反応性を示すことは正常な状態であり，またこれら自己反応性細胞の存在は必ずしも問題をひき起こすわけではない，ということを認識することが重要である．しかし，明らかなことにこれらのリンパ球が活性化されれば，それらが自己免疫疾患をどのようにしてひき起こすかは容易に想像できる．この活性化がなければ，自己免疫疾患はありえない．

問 題7·4　負の選択の結果，腫瘍抗原を認識する能力に対してどのような潜在的影響を及ぼすか．

7·3·1·2　リンパ球における抗原認識の無規律性

一方，リンパ球抗原認識に関連してもう一つ重要な考察がある．TCR と BCR は対応するエピトープの非常に小さな突然変異をも認識することができ，このため TCR，BCR の両受容体による認識は高度な識別性をもつ．このため，認識は時に高度に特異的であるといわれる．しかし，この“高度に特異的”という言葉はヒトを誤解させる．TCR と BCR による抗原認識は実際のところ**交差反応性**（cross-reactivity）が高く，ある意味非常に無規律ともいえる．たとえば，B 細胞に関しては，構造的あるいは機能的研究の結果，任意の抗体は親和性の強さがまちまちであっても広範な種々のエピトープに対し結合するということを示す多くの証拠が得られている．さらに TCR による認識もまた交差性をもつことが確実であることは，異系（アロ）応答性の現象（§1·6·5·1, p. 43）により明らかである．驚くべきことに，各個体において全 T 細胞のおそらく 1〜3 %が他の個体（**異系，アロ**，allogenic）に由来する一つの MHC 分子を認識することができる（図 1・36, p. 43 および §7·5·1·2）．集団中には種々の MHC 分子の数百に及ぶ対立遺伝子があり，また調べられたところによれば，異系応答性 T 細胞の頻度はほとんど同じであることを考えると，T 細胞受容体の認識における無規律性を示す膨大な重複があるに違いない．T 細胞は自己 MHC 分子に結合したウイルスもしくは微生物由来のペプチドを認識するように選択され，このような T 細胞の頻度は非常に高い．しかし，これらの T 細胞はまたペプチドの結合の有無にかかわらず外来 MHC 分子に交差性を示す可能性が考えられる．これにより異系応答性の無規律性をある程度説明することができる．

問 題7・5　どのようにすれば，T 細胞受容体の交差反応性の範囲を推定することができるか．

このような考え方に従えば，異系移植片が拒絶される際，リンパ球抗原認識の無規律性の関与を理解することも容易であり，抗原認識の無規律性もしくは異系 MHC 分子に対する交差反応性が高頻度であることが，激烈な移植片拒絶応答が起こることの説明にもなるであろう．交差反応性の問題はなぜ B 細胞が外来世界に由来する外因性抗原を潜在的に認識し，たとえば食物タンパク質もしくは花粉に対して抗体を産生するのかをも説明することができる．これをもう一歩進めると，外因性抗原に対するこれらの応答が内因性抗原に交差反応し，付帯的疾患（自己免疫疾患）をひき起こすかを説明することも可能であろう．同様の考察はペプチド–MHC 分子認識に関連して T 細胞にも応用できる．それゆえ，リンパ球は必然的に無害な抗原を認識することができることは明白である．しかし，どのような種類の応答をひき起こすためにも，リンパ球は最初に活性化されなければならない．したがって，考察すべきつぎの問題は病的局面においてなぜリンパ球が活性化されるかという点である（図 7・11）．

7・3・2　免疫疾患におけるリンパ球活性化

免疫病理におけるリンパ球活性化を理解することは，個々の疾患の病因を理解し，また適切かつ効果的な治療を計画するうえで重要である．

7・3・2・1　リンパ球活性化のシグナル

リンパ球の活性化は病原体に対するいかなる獲得免疫においても必須である．またこれは上述のどのような免疫病原性的な状態の進行にも重要である．このような病因のすべてはおそらく $CD4^+$ T 細胞の活性化に依存しているということを再度強調しておきたい．活性化には二つの異なったシグナルが T 細胞に伝達される必要があり，またさらに付加的なシグナルによりその後の細胞の運命（たとえば，細胞がどのようなタイプの機能を獲得するか）が調節される．

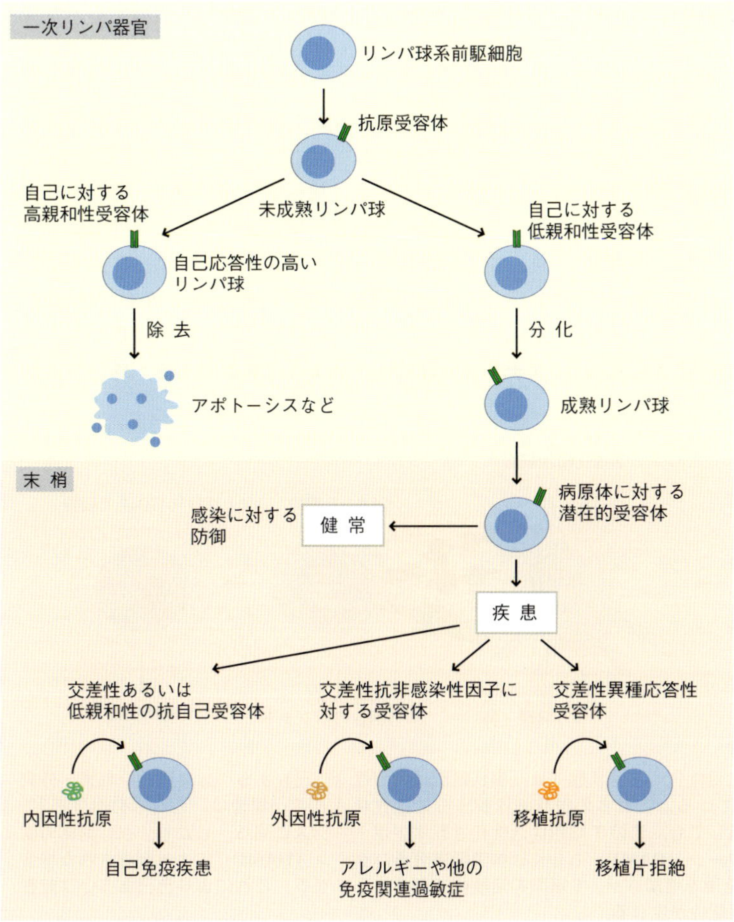

図 7・11　健常状態と疾患状態におけるリンパ球　B 細胞と T 細胞はその発生につれて抗原受容体における先を見越してあらかじめ形成されたレパートリーを発現するが，これは病原体からの抗原を潜在的に認識しうるものである．B 細胞，T 細胞の両者に関して，分化過程の環境に存在する自己抗原に対する受容体を発現する細胞は，二次リンパ器官を含む末梢組織に移行する前に排除される．この過程は必然的に不完全であり，いくらかの潜在的自己応答性リンパ球は末梢に移行し，異常な状況下ではこれらは自己免疫疾患を誘発することがある．花粉もしくは食物などの無害な抗原に対する受容体を発現するリンパ球は発生・分化過程中で排除されず，その活性化を防止するメカニズムが働かない場合は免疫関連過敏症を誘発することがある．T 細胞は高頻度で他個体（異系）に発現する分子に対して応答することが可能であり，これが移植応答の原因となる（拒絶と移植片対宿主病）．

TCR がペプチド−MHC 分子複合体を十分な親和性をもって認識した場合，この認識は活性化に必須のシグナル（**シグナル 1**）を生起する．シグナル 1 を受容した T 細胞が活性化されるか否かは，**補助刺激分子**（costimulatory molecule）に由来するシグナル（**シグナル 2**）により制御される．補助刺激には作動性（ポジティブ）なものと阻害性（ネガティブ）なものがある．補助刺激シグナルの生成は，感染によって示されるような，危険の感知に応答する自然免疫システムに由来するシグナルにより制御されている．たとえば，樹状細胞は，**病原体関連分子パターン**（pathogen-associated molecular pattern, PAMP）に応答して補助刺激分子の発現を増加させる．これらの PAMP は **Toll 様受容体**（Toll-like receptor, TLR）などの**パターン認識受容体**（pattern recognition receptor, PRR）により認識されるものであり，病原体に保存されてきた性状である（§1·2·3·1, p. 8）．それゆえ，これらは PAMP を発現する同じ病原体に由来するエピトープを認識する T 細胞の活性化を開始させることができる．別の例として補体の活性化や特有の補体成分の免疫複合体に対する結合，あるいは補体成分の B 細胞表面への結合などの可能性もあるが，いずれも B 細胞に対し特異的抗体産生応答を促進させる（図 7・12）．

$CD4^+$ T 細胞は活性化されると分化し，あるグループのサイトカインを選択的に産生したり，あるいは特定の組織に移動したりすることが可能になるなど，特徴的な性状を発揮するようになる．どのような性状を獲得するかは，おもに自然免疫関連細胞や他の非免疫系細胞に由来する外来性シグナルにより決定される．これらは概ね**シグナル 3** とも名づけられよう．感染に対する免疫におけるさまざまな病原体の排除にはこれに対応したメカニズムが必要であり，どのメカニズムが活性化されるべきかを T 細胞，特に $CD4^+$ T 細胞が決定する．このため T 細胞活性化と分化の制御は重要である．

7·3·2·2　疾患におけるリンパ球活性化

これまでに末梢リンパ球の一部は必然的に自己あるいは無害な外来抗原を認識可能であることを示してきた．これらの抗原に対して，応答可能なリンパ球が**同族抗原**（cognate antigen）に出会わなかったり，沪胞 B 細胞の場合は，T 細胞からのヘルプを受容しなかった場合は，有害な応答は起こりえない．また，たとえ T 細胞がこのような抗原を認識したとしても，正常な生体環境ではこれら応答可能性のある T 細胞や B 細胞は胸腺外の制御メカニズムにより制御されている．このことは，たとえば FoxP3 および Fas もしくは Fas リガンドなどの遺伝子に欠陥がある人の観察の結果から明らかになったものである（§5·5·5·1, p. 208）．しかし，ある疾患においては，これらのリンパ球が活性化されていることは明らかである．生体内では細胞の再生の一部として自己抗原が常に産生され，また生体は常に無害の外来抗原にさらされ，また人の多くは持続性のウイルスのキャリアであるなどのために，これらを能動的に制御するメカニズム（制御メカニズム）が自己反応性応答を抑制するために重要である．そこで，生体は通常どのように有害な反応を回避しているのか．T 細胞活性化に関する二つのシグナル（§7·3·2·1）に関連してこの問題を考察する．

シグナル 1 の理解は比較的単純である．免疫病原的な局面においては，たとえばシグナル 1 には外因性，内因性，あるいは移植（そしておそらく腫瘍）に由来するエピトープの B 細胞認識や，また同一抗原に由来する MHC 分子結合ペプチドの T 細胞認識が必要である．シグナル 2 の理解はこれよりは複雑である．感染に対する

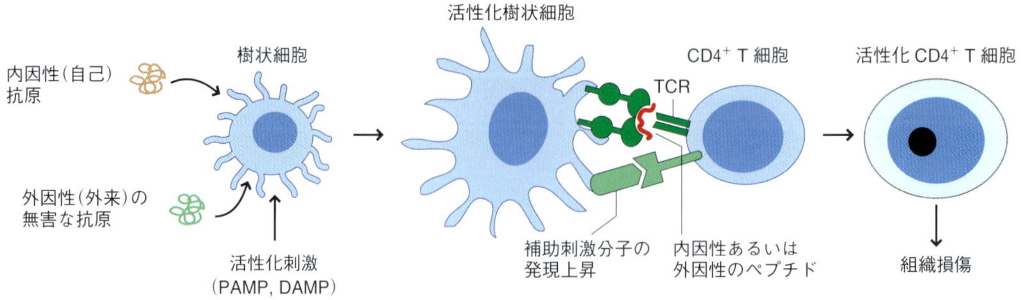

図 7・12　免疫病因性における $CD4^+$ T 細胞活性化　正常状態では，樹状細胞は内因性（自己）あるいは外因性（無害・外来性）のペプチドを MHC 分子上に発現している．これらの樹状細胞が十分に活性化されない場合は，これらのペプチド−MHC 分子複合体に特異的な T 細胞に遭遇しても，この T 細胞は活性化されずアポトーシスに陥る．しかし，もし同様の樹状細胞が末梢において病原体関連分子パターン（PAMP）もしくは損傷関連分子パターン（DAMP）により刺激された場合は，これらの樹状細胞は補助刺激分子の発現を増加させ，T 細胞を活性化できるようになる．これにより自己あるいは無害な抗原に対する損傷的応答を開始させる可能性が生じる．

免疫において，病原体は自然免疫システムを刺激するPAMPを発現している．さらに，感染に付随するものであっても，またそうでなくとも，細胞や組織の損傷は**損傷（危険）関連分子パターン**〔damage (danger)-associated molecular pattern, DAMP〕を生成することが示唆されている（図7・13）．これらDAMPは，たとえば樹状細胞の補助刺激分子の発現増加あるいはおそらく補体の活性化を誘導することができる．しかし自己抗原あるいは無害な外来タンパク質に応答してシグナル2を刺激するのは何なのか．自己抗原あるいは無害な外来抗原は通常PAMPもしくはDAMPを保持しておらず，能動的あるいは受動的免疫寛容の形態を誘導することが予測される．

問 題7·6　免疫活性化に関与する損傷関連分子パターン（DAMP）を同定するにはどうしたらよいか．

率直にいって，ほとんどの自己免疫疾患においてなぜ免疫応答が誘発されるかはいまだに不明である．ある事例では感染がその引き金になるという明らかな証拠があり，またほとんどもしくはすべての自己免疫疾患は，感染により活性化されうることが示唆されてきている．それゆえ，自己応答性T細胞の抗原認識受容体（TCR）による自己抗原の直接認識あるいは交差反応性認識に伴い，PAMPがおそらくT細胞活性化および組織に対する損傷の始動を誘導すると考えられる．このような局面では自己免疫疾患は自己抗原の直接認識によりひき起こされることが明白である．しかし，ある自己免疫疾患を考えた場合，何が最も重要な抗原であるかを特定することは難しい問題である．これは，組織に対する最初の損傷が免疫寛容状態に陥っていないT細胞に対し自己抗原を暴露させることになるためである〔そしておそらく損傷関連分子パターン（DAMP）が生成する〕．それゆえ，このことはこれらの抗原に対する新たなT細胞応答を誘導することができる．これは**エピトープ拡散**（epitope spreading）と名づけられる．エピトープ拡散は病原性B細胞応答においてもみられる（図7・14, p. 268）．

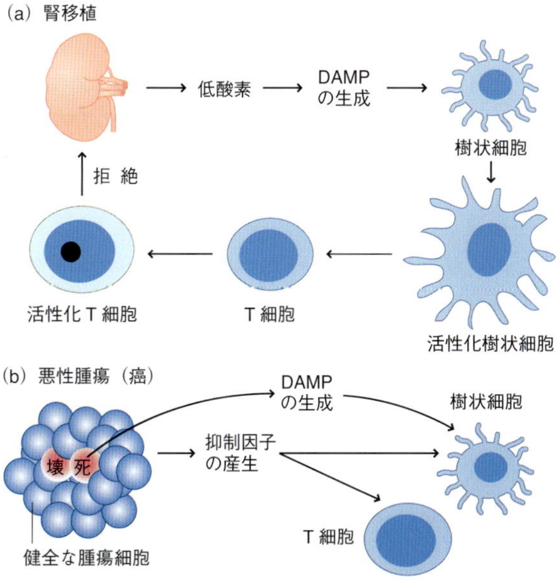

図7・13　損傷関連分子パターン　非微生物抗原に対する獲得免疫応答（たとえば移植片拒絶）の始動は死細胞あるいは損傷細胞（たとえば低酸素状態）に由来する分子の放出に依存し，これらは樹状細胞などの自然免疫関連細胞を活性化する．これらの分子群は損傷関連分子パターン（**DAMP**）と名づけられている．尿酸やアデノシン三リン酸（**ATP**）など，損傷関連分子パターンの候補者のいくつかが同定されている．悪性腫瘍は多くの場合，損傷関連分子パターンを放出するような壊死領域をもつ．しかしこれらの腫瘍は，獲得免疫を防止し腫瘍の拒絶を防ぐための多種多様な手段を進化させている．

問 題7·7　感染が自己免疫疾患の引き金となるということの証拠は，どのようにして集められたのか．

他のアレルギーや免疫関連過敏症（過敏性疾患）の場合においても，多くの事例でなぜこれらがひき起こされ，またこれらの抗原に暴露された人のうち一部の人のみが発症するのはなぜかという点も不明である．アレルゲンのあるものはタンパク質分解酵素であり，これは自己タンパク質を変化させたり，あるいは組織に損傷を与えることが考えられる．このような事例では，たとえ感染が起こらなくとも，DAMPは誘導・放出されて補助刺激の誘導を刺激する．T細胞受容体によるアレルゲンの認識とともに，これは免疫応答をひき起こさせ，最終的に組織を損傷する（感作時はおそらく何も起こらないが）．これは接触過敏症に多くみられる事例であり，皮膚に塗布された薬剤分子は，おそらくこれにより変化させられた自己タンパク質に対するT細胞活性化を誘発する．しかし多くの場合，応答がどのようにして開始させられるのかは不明である．

問 題7·8　自己に対する応答は必ずしも疾患をひき起こすとは限らない．心筋梗塞（心臓発作）を患った患者ではしばしば抗心筋抗体が産生されている．しかし，通常は短期間の限定された事象であり，抗体は無害である．なぜこの応答が限られたものであるのか．一方，少数の人では，心臓発作後10〜21日に心臓障害の症状が出ている．なぜ，これらの状況下では，応答が限定されないのか．

同種他個体からの移植（異系移植）あるいは異種から

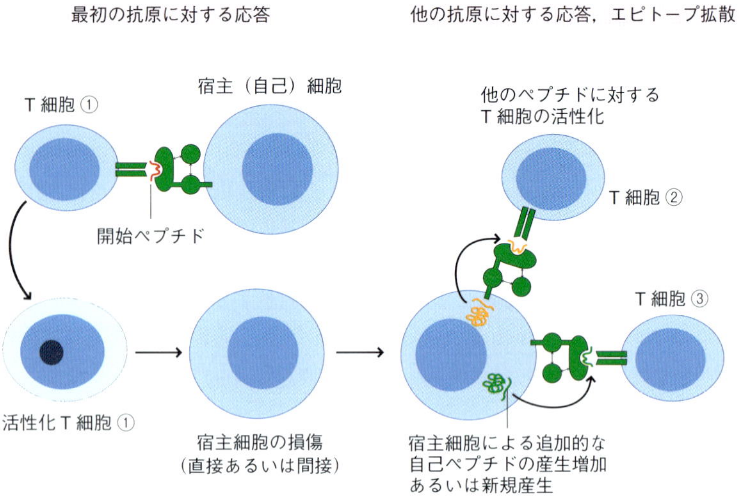

図 7・14 エピトープ拡散 すでに発症した自己免疫疾患においては，**T** 細胞は疾患の影響を受けた細胞や組織に由来する多様な抗原に応答するように見受けられる．しかし，疾患の開始に際してこれらの多様な抗原が直接関与しているということではない．図に示すように最初の一つのペプチド（開始ペプチド）を認識する **T** 細胞（**T** 細胞①）が活性化（活性化 **T** 細胞①）され応答が開始される．活性化 **T** 細胞①により損傷を受けた宿主細胞は開始ペプチドとは別の自己ペプチドを産生あるいは増加させる．これら新たな自己ペプチドは損傷関連分子パターンをもち，これらを認識する **T** 細胞（**T** 細胞②，**T** 細胞③）を活性化する．すなわち **T** 細胞②，**T** 細胞③によりひき起こされる損傷は，宿主細胞（活性化 **T** 細胞①により損傷を受けた）に由来する新たなペプチドが免疫刺激性形態をとって別の **T** 細胞（**T** 細胞②，**T** 細胞③）に提示されたことを意味する．この現象はエピトープ拡散として知られ，自己免疫応答の全体としての強さを増加させるのに寄与していると思われる．

の移植（異種移植）は激烈な応答により拒絶されるが，移植片自体は無害な抗原としての一形態である．しかしどのような移植片も，これをドナーから取出して保存する過程では不自然な刺激を受けることになる．すなわち，取出した臓器は血液循環の停止により酸素供給不足となり，移植臓器を低酸素状態に陥らせる．もしくは臓器や移植骨髄の 4 ℃での保存という非生理的条件下に置くなどのことであり，これらはいずれも臓器にとり損傷をまねく可能性がある．臨床的にはドナーからの臓器の摘出とその移植にかかる時間が短ければ短いほど，移植が成功しやすい．これは一部低酸素状態による移植臓器への損傷を反映しているが，この低酸素状態が臓器内に DAMP の発現を誘導し，これが自然免疫の活性化を誘発し，ひいては補助刺激の増加を導く可能性もあると思われる．

悪性腫瘍細胞は，抗原性においては，それが発生したもとの細胞にきわめて類似している．では，それらが能動的な応答を誘導する可能性について考察しよう．ほとんどの腫瘍は壊死領域をもち，これは腫瘍に十分な血液供給がなされなかったり，あるいは腫瘍が血液供給血管に浸潤したりすることにより壊死領域が形成され，これが DAMP の発現を活性化することがある．多くの腫瘍は獲得免疫応答を回避するメカニズムを発達させてきたという知見はそれ自体，腫瘍が免疫を誘導する可能性をもつということ，また免疫応答自体がこれを回避できるような突然変異体腫瘍を選択している，ということの非常によい根拠である．すなわち，腫瘍細胞は MHC 分子発現を低下させることで T 細胞の認識を回避することができ，またそれゆえシグナル 1 は生起しないことになる．これに加え，腫瘍細胞は樹状細胞による作動性補助刺激分子の発現を阻害するような分子を産生したり，また腫瘍細胞自身が負（抑制性）の補助刺激分子を発現することもある．すなわち，これらによりシグナル 2 の生起を回避もしくはシグナル 2 を積極的に改変する．

感染に対する免疫において，病原体が成功裏に排除された場合は，免疫応答はこれ以上活性化されず抑制性の補助刺激（および他の）シグナルの一連の制御により応答の減弱が助長される．しかし，病原体が排除されない場合は，進行中の免疫刺激は重篤な付帯的組織損傷を導く可能性がある（たとえばこれは結核の場合に起こる肉芽腫である）．同様にアレルギーや他の免疫関連過敏症において抗原が排除された場合には損傷は止む．たとえば花粉症では花粉の時期が過ぎれば症状は治まり，また**小児脂肪便症**ではグルテンを避ければよい．しかし自己免疫疾患においては，多かれ少なかれ自己組織に由来する抗原の供給には限度がなく，関節リウマチにみられるように免疫応答はおそらく際限なく持続し，あるいは 1 型糖尿病における膵 β 細胞の事例のように組織が完全に破壊されるまで応答が続くであろう．

7・3・2・3 免疫病原性における CD4^{+} T 細胞の偏向

少なくともマウスにおいては，感染に対する CD4^{+} T

細胞応答には多少とも応答の偏向がみられる．これは応答の重要な過程であり（T 細胞の場合はシグナル 3 により誘導される），適切なエフェクターメカニズムの生成がなされる（§1･4･5･1, p. 20）．多くの自己免疫疾患や他の免疫病原性疾患においても $CD4^+$ T 細胞の著明な偏向が示されている．1 型（インスリン依存性）糖尿病はその例であり，顕著な Th1 偏向がマクロファージや $CD8^+$ T 細胞を仲介する損傷をまねく．これに対し，稀少な疾患である**好酸球性胃腸炎**（eosinophilic gastroenteritis）では産生される抗体のアイソタイプに関して著明な Th2 偏向と腸管粘膜下組織への好酸球の浸潤が認められる．しかし，多くの，おそらくすべての事例においても，この偏向は不完全であり，どのような免疫関連疾患も混在したメカニズムをもつことが想定される．たとえば，喘息は Th1 と Th2，そしてある場合は Th17 が連携した疾患としてみなされる．実際，元来は Th1 偏向に由来すると考えられていた多くの疾患において，$CD4^+$ T 細胞は実際には Th17 に向けて偏向していることが現在示唆されている．

多くの免疫関連疾患における偏向はおそらく長期にわたる T 細胞の刺激を反映している．マウスにおいては，応答の偏向には抗原刺激が繰返し起こることが必要であるが，ヒトにおいてこれらの偏向を誘導するようなシグナルに関してはまだまだ理解が及ばないところである．個体の遺伝形質が重要な役割を演ずることは双生児における自己免疫疾患の研究から明らかであるが，現在，疾患における偏向の問題を明快に説明するような遺伝子は同定されていない（下記参照）．しかし，偏向のメカニズムを理解することは確かに治療への方策を約束するものである．もし，クローン病のような Th1 偏向性疾患の方向性を再度変化させ，活性化 T 細胞を Th2 の方向へと偏向させれば，それは治療の本当の可能性をひらくことになる．クローン病患者における一つの試みとして，ブタの腸管蠕虫（*Trichuris suis*，鞭虫；Th2 偏向性応答を誘導する）を患者に感染させることが行われ，患者にとって著明な利益となる効果が観察されている．同様に，移植片は一般に Th1 偏向性応答により急激に拒絶される．もし応答を Th2 タイプに再度偏向させる方法もしくは制御性 T 細胞（regulatory T cell, Treg）を誘導する方法が明らかになれば，拒絶をより容易に防止できることになる．腫瘍の場合は，その進行過程で腫瘍環境はおそらく Treg が誘導され，これは生体にとり利益となるような他の応答がたとえ誘導されたとしてもこれらを抑制してしまう．再度強調するが，これら Treg を阻害したり除去したりする手段や，応答を再プログラムする方法を解明することが，効果的な免疫療法につながるのである．

7･3･3　免疫病理の遺伝的基盤

遺伝子は免疫応答を多くの多様な方法で制御している．このことに関しては，タンパク質抗原モデルに対する免疫応答の解析や感染に対する感受性の研究から多くの知見が得られている．したがって，病原性および望ましくない免疫応答が遺伝因子（たとえば異系移植片拒絶における MHC）により強く影響されることは当然といえる．§7・3 では自己免疫疾患を集中的に取扱い，また適切な根拠がある他の異常応答について説明する．同系交配の相同染色体ホモマウスにおいて遺伝子の効果を見極めるのは容易であるが，交雑系であるヒトにおいてはより難しい．通常遺伝子を共有している同族家系集団における研究は，双生児における研究と同様に非常に有益である．

7･3･3･1　双生児研究における同調性

双生児における疾患発生率の研究は，疾患の遺伝的基盤に関して貴重な根拠を提供するものである（図 7・15）．双生児の一人が疾患をもつ場合，双生児のもう一方も疾患を発症する頻度を算定することができる．この頻度は**同調性**（concordance）と名づけられる．もし同調性が**二卵性双生児**（dizygotic twins）よりも**一卵性双生児**（monozygotic twins）において高い場合は，疾患感受性における遺伝的影響を示す強い根拠となる．自己免疫疾患と免疫関連過敏症において，一卵性双生児の疾患同調性はしばしば非常に高くなる．しかし，一卵性双生児における疾患同調性の程度は多くの場合 20～40 %

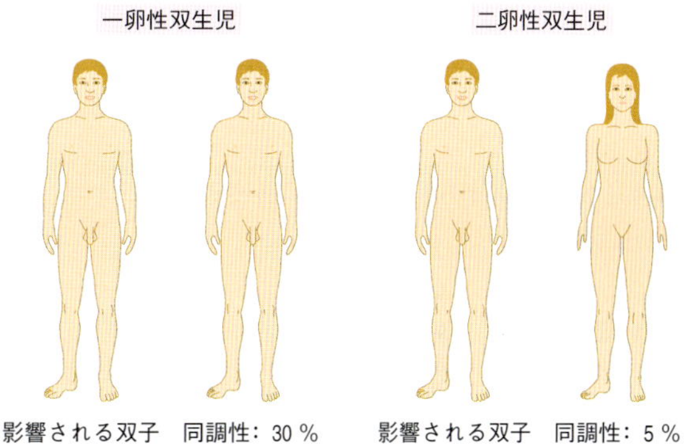

図 7・15　双生児における疾患同調性　疾患に対する遺伝子の関与は，双生児の一方が疾患を患っているような一卵性双生児と二卵性双生児の集団を研究することにより推定することができる．双生児のもう一方における疾患の頻度（同調性）が二卵性双生児に比較して一卵性双生児において高い場合，これは遺伝子の関与の強い根拠である．ほとんどの自己免疫疾患において，一卵性双生児における同調性は 50 %以下である．

である〔経口的グルテン感受性に由来するセリアック病（小児脂肪便症）はこの例外であり，一卵性双生児における疾患同調性は70～90％である〕．疾患同調性のレベルが低いことについては，感染のような環境因子が病因における主要な役割を演ずるためと通常説明されている．

しかし双生児間の疾患同調性に関して考慮すべきもう一つの事柄がある．一卵性双生児は完全に同一であると考えられるが，正しいのはその遺伝子型についてのみである．T細胞受容体（TCR）とB細胞受容体（BCR）（のレパートリー）は一卵性双生児でも同一ではない．一個体におけるBCR，TCRレパートリーの形成に関して，受容体遺伝子断片の無作為な再構成により理論的に莫大な数の多様な受容体が生成される．したがって人類全体を考えた場合はさらに多数・多様な受容体が生成されることを意味している．逆にいえば，任意の一個体はこれら可能性のある全遺伝子再構成の小さな部分集合を形成していることになり，したがって，一卵性双生児が同一のTCR・BCRのセットを保有していることはきわめて考えにくい．もし特有のTCRを保有することによって免疫関連過敏症もしくは自己免疫疾患に罹患しやすくなるとすれば，一卵性双生児の両方ともがこの特有のTCRを発現することになり，それはありそうもないことである．しかし上記の一卵性双生児間にみられる抗原認識受容体のセットの相違により，一卵性双生児間における疾患同調性の低さを説明できるかについては，明らかではない．

問題7·9 “TCRレパートリーにおける相違が自己免疫疾患に対する感受性に影響する”という仮説はどのような証拠によって支持されうるのか．

非同調性を説明するもう一つの可能性はエピジェネティック（後成的，DNAのメチル化など）な問題である．個々の細胞における遺伝子発現は細胞が分裂する際，娘細胞へ遺伝しうるような形態となるように修飾される（たとえばDNAのメチル化やヒストン修飾）．これは新しい研究分野であるが，免疫関連遺伝子のエピジェネティックな修飾は一卵性双生児間で相違がみられることが示唆され，これらの相違は年齢が進むにつれ，あるいは地理的な隔たりに応じて増加することも示されている．しかし現状では，エピジェネティックな修飾の重要性が完全に解明されているとは到底いいがたい．

ヒトの研究から得られた重要な知見の一つは，一個体が同時に二つ以上の自己免疫疾患に罹患することは珍しくないということである．すなわち，**強直性脊椎炎**（ankylosing spondylitis，脊椎の関節炎）に罹患している人のおよそ15％は**乾癬**（psoriasis，皮膚の炎症性疾患）に罹患し，3％はクローン病に，そして5％は**潰瘍性大腸炎**（ulcerative colitis；**炎症性腸疾患** inflammatory bowel diseaseの一つ）に罹患している．また喘息患者のうち，7～13％はクローン病に，8～12％は潰瘍性大腸炎に罹患している．これらの頻度は一般集団にみられるよりも顕著に高く，これを保有する個体を免疫関連疾患の発症へと偏移させるような**対立遺伝子変異型**（allelic variant）が存在することを強く示唆している．

7·3·3·2 免疫関連疾患に対する感受性と抵抗性に関与する遺伝子

一卵性双生児の研究から疾患の遺伝的な基盤を同定することが可能になったが，どの遺伝子が関与するかまでは明らかにならない．したがって実際に関与する遺伝子を同定することが臨床的遺伝子学者の目指す，いわば到達点であり，**連鎖解析**（linkage analysis）から多くの情報が得られてきている．疾患感受性と他の表現形質との関連を解析することにより，疾患感受性に関与する染色体の領域を同定しようとする研究がなされている．ヒトゲノム配列が明らかにされた現在，この領域に存在する候補遺伝子配列の解析，および感受性を説明できるような遺伝的差異（すなわち多型性）の検討も可能である．さらに最近ではゲノム全体に関連した研究も用いられている．これらの研究においては，疾患をもつ，あるいはもたない多数の個体のゲノムを，一塩基多型（single nucleotide polymorphism, SNP）とよばれる莫大な数の遺伝的マーカーを用いて迅速に走査する．この技術より，特定の遺伝子が影響を受けた個体と受けなかった個体の間で，疾患感受性に違いがあるのかどうかを決定することが可能になったのである．

自己免疫疾患の場合，現在までの上述のタイプの研究成果は，MHCが疾患感受性に関連した最も共通の遺伝子集団であり，特にクラスII遺伝子（HLA-DR，HLA-DP，HLA-DQ；HLAはhuman leukocyte antigenヒト白血球抗原の略）が重要である．これら疾患における$CD4^+$ T細胞活性化の重要性を鑑みると，これは別に驚くべきことではない．他の多くの遺伝子もしくはゲノム領域も疾患感受性に関連している．これには，関節リウマチやSLEにおける抑制性補助刺激分子であるCTLA-4の突然変異型，Th17の生存に重要であるIL-23受容体（炎症性腸疾患，強直性脊椎炎および乾癬），I型IFNの産生に関与する**IFN制御因子5**（IFN regulatory factor 5, IRF-5）（関節リウマチとSLE），またT細胞活性化の中心であるIL-2受容体（1型糖尿病と多発性硬化症）などの遺伝子の関与があげられる．さらなる例としては細胞質ウイルスRNA受容体をコードする遺伝子が1型糖尿病に対する抵抗性と関連している（免疫関連過敏症における治験は以下に説明する）．しかし，疾患感受性に対する危険因子として同定されてきたこれらの遺伝子は，全遺伝子基盤のわずかな部分のみであり，多くの場合たかだか10〜20％を説明すると推定されるが，これは驚くべきことではない．すなわち交雑系であるヒト集団では，その機能が不明な多くの遺伝子が存在するが，これらの遺伝子や遺伝子同士の組合わせが疾患感受性に寄与していることが考えられる．

問 題7・10 対立遺伝子に突然変異体を生じることにより，これが自己免疫疾患の発症につながるような傾向をもつ分子にはどのようなものがあるか．

問 題7・11 どのような方法を用いれば免疫関連疾患感受性の遺伝学的基盤について不明点を埋めることができるか．

7・3・3・3 動物における研究と遺伝的感受性

系統の異なる同系交配マウスは自然発症あるいは人為的に誘導した自己免疫疾患に対する感受性において著明な差異が認められる（これはラット，トリおよび家畜にも当てはまる場合がある）．これらのモデル動物のあるものは自己免疫疾患の病因を解明するうえで非常に有用であることが証明されており，また疾患について可能性のある遺伝的基盤に関する情報を提供してきた．これらのモデルのいくつかは§7・4の関連する箇所で説明する．しかし，いくつかの一般的なポイントはこれらモデル動物を用いた研究から浮かび上がってくる．自然発症疾患が疾患感受性系統の実験用マウスのすべての個体で発症することは，普通は起こらない．これらのマウスは遺伝的には同一であり，また同一の環境で飼育されている（多くの場合，同じケージ内で）．このことは，非環境因子が疾患の発症に何らかの役割を担うことを示唆し，またTCRレパートリーの相違，もしくはおそらくエピジェネティックな差異が重要であることを証明していると考えられる．炎症性腸疾患のモデルにおいては，常在性腸内細菌（共生細菌）が存在する場合に限って疾患が発症する．常在菌は明らかに非自己であり，したがって環境の影響が作用していると確定される．驚くべきことに，インスリン依存性糖尿病を発症する**NODマウス**（non-obese diabetic mouse, NOD mouse，非肥満型糖尿病性マウス）は，無菌環境下ではより重篤な疾患に罹患する（§7・4・4・1）．

7・3・3・4 免疫病原性疾患の発生率増加

アレルギー，特に喘息の頻度は先進国において急速に増加している．これは臨床的に大きな問題であり，なぜこのようのことが起こったかはいまだ不明である．農場で成長した子供，多くの兄弟姉妹とともに成長した子供，あるいは幼少期から他の子供達と一緒に成長した子供（たとえば保育園・託児所において）はアレルギーや喘息に罹患しにくい．これらの知見から**衛生仮説**（hygiene hypothesis）が出てくる．衛生仮説とは多様な抗原や病原体に幼少時からさらされることがアレルギー応答に拮抗するように免疫システムを偏向させるということを提唱するものである．もともと上記の抗原・病原体への接触は免疫応答がTh2タイプの応答へと偏向することを妨げることが示唆されていた．しかし，増加しているのはアレルギーだけではない．1型（インスリン依存性）糖尿病などの自己免疫疾患も増加しつつあり，これはまさに典型的なTh1タイプ疾患である．アレルギーの人は制御性T細胞（Treg）もしくはIL-10や形質転換増殖因子（transforming growth factor, TGF-β）といった抗炎症性サイトカインの生成が少ないことを示す知見もあり，これは疾患が一部の免疫制御の欠陥に由来する可能性を示唆している（下記も参照）．しかし，“なぜアレルギーが増加しているのか”の解明からはいまだに遠く隔たっており，それゆえこれらの発生を防止する戦略を開発できるかについてもその道のりは遠大である．しかし一つの臨床的試みが開始されている．それはダニ抗原，ネコ抗原，草抗原を喘息感受性の子供の舌の下に置き，これらの子供が感作状態になることを防止する試みである．著者らは各自の孫や継孫が泥だらけになって遊ぶことを，ひき続き奨励しようと思う．

7・4 免疫病理と実施中の治療

§7・4では，免疫病理学的な臨床例や実験例を選択し，これを用いて関与する原則を例証し，またこれらの状態の病因に関して何が解明され，何が解明されていないかについて洞察していこう．まずはアレルギーについて説明する．つぎに他のタイプの免疫関連過敏症や自己免疫疾患について考察する．後者の二つのタイプの病状（それぞれ外因性抗原と内因性抗原が関与する）を一つの節にまとめる．というのも，これら二つはメカニズムが重複し（§7・2・2），また外因性抗原もしくは内因性抗原に対する応答に厳密に由来することを根拠に多くの疾患を選定することが困難であるためである．つづいて§7・5では移植免疫について概略を論じ，最後に論議のさなかにある腫瘍免疫の領域を紹介しよう（§7・6）．

7·4·1 アレルギー性疾患（Ⅰ型過敏性反応）

アレルギーは外因性抗原に対するIgE抗体の産生に由来する．これは，感作個体から正常個体へとIgEを受動移入することでアレルギーを移行できることから明らかである．アレルギーはかつて神経症の現れであると考えられたが，これは，1941年に米国人の医師が花粉症患者からの輸血により健常人にアレルギーを移入したことにより，誤りであることが証明された（図7・16）．

7·4·1·1 アナフィラキシー

アレルギーは非常に普遍的である．花粉症などのように，多くの場合，アレルギーは軽症であるが不快な状態を伴う．しかしより深刻になることがある．アレルギーの基礎をなすメカニズムは比較的よく解明されている．ある抗原（アレルゲン）にさらされた個体は獲得免疫をひき起こし，B細胞はIgEを産生するようにクラススイッチする．クラススイッチの過程はTh2細胞が産生するIL-4に依存することがほぼ確実である．IgEは肥満細胞上に発現している高親和性Fc受容体（Fcε受容体）に結合する．アレルゲンが肥満細胞に結合しているIgEを架橋すると，肥満細胞は刺激を受けて脱顆粒し，ヒスタミンや数種のサイトカインなどの炎症性伝達物質を放出し，局所的急性炎症をひき起こす．しかし，抗原（アレルゲン）に対する暴露は致死性ともなりうる全身性応答を誘発することもある．これがアナフィラキシーショックである（症例検討7・1）．

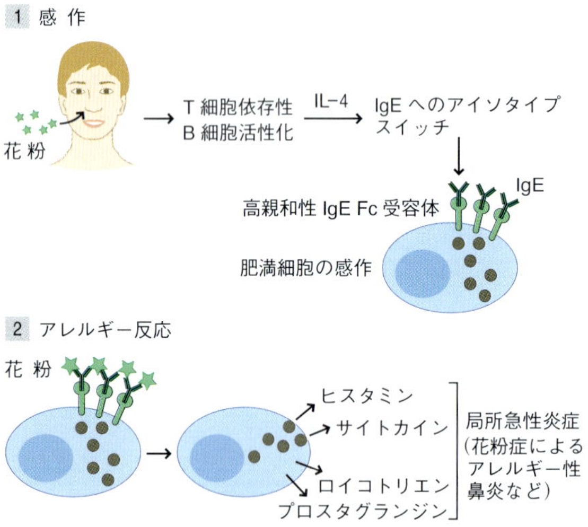

図7・16 アレルギーのメカニズム　ある種の抗原に対する接触は**IgE**産生を誘導し，**IgE**は肥満細胞上の特異的抗体に対する受容体（**Fc**受容体）に結合する．抗原が，肥満細胞に結合した**IgE**を架橋した場合は，肥満細胞は脱顆粒を起こし，ヒスタミンや数種のサイトカインなど，既存のメディエーターを放出する．脂質代謝物（エイコサノイド；炭素数20以下の脂肪酸関連物質）であるロイコトリエンやプロスタグランジンなど他のメディエーターも肥満細胞により合成され分泌される．その結果，花粉症におけるアレルギー性鼻炎（鼻水）などの局所急性炎症が起こる．

アナフィラキシー反応の病因　特定の個体で特定の抗原がIgE産生を刺激する理由については全く不明である（下記）．どのような理由であろうとも，症例検討7・1にみられる少女は確かにIgEを産生し，これは彼女の肥満細胞上に発現している高親和性FcεRに結合した．致死的な状況において，彼女が摂取した抗原はIgE抗体に結合してこれを架橋し，彼女の口内や消化管にある肥満細胞を刺激して脱顆粒を起こさせ，ヒスタミンや他の炎症性伝達物質を放出させた．これら炎症性伝達物質は血液中に入り全身性の作用を誘発した．ヒスタミンは彼女の気道平滑筋を収縮させて気道閉塞をまねき，また血管平滑筋を弛緩させて血液の静脈内貯留と心臓への血流回帰の阻害を誘導した．これらの要因が重なって死亡に至った．この状態はアナフィラキシスとよばれ，彼女の生理機能における変化はショックの一形態を表している．アドレナリンを彼女自身で投与することができたならば，その死は防げたかもしれない．アドレナリンは種々の受容体に作用することにより血管平滑筋を収縮させるが，気道の平滑筋には弛緩を誘導する（図7・17）．

症例検討7·1 ピーナッツアレルギー

臨床所見　12歳の少女．少女は自身がピーナッツに対してアレルギーをもつことを知っている．少女は露店でミートバーガーを購入するが，誤って野菜バーガーが渡された．野菜バーガーにはピーナッツが入っており，このバーガーを食べて数分以内に彼女は呼吸困難に陥った．少女は直ちに自分に何が起こったかを認識したが，アドレナリン注射器は別のジャケットにおいたままであった．少女は倒れ，そして死亡した．

説 明　以前何らかの機会に少女はピーナッツを摂取したことがあった．少女はピーナッツに含まれる抗原に対しIgEを産生し，これは肥満細胞に結合した．少女がピーナッツを再び摂取した際，ピーナッツ抗原が肥満細胞上のIgEに結合し，少女を死に至らしめた応答が開始されたのである．

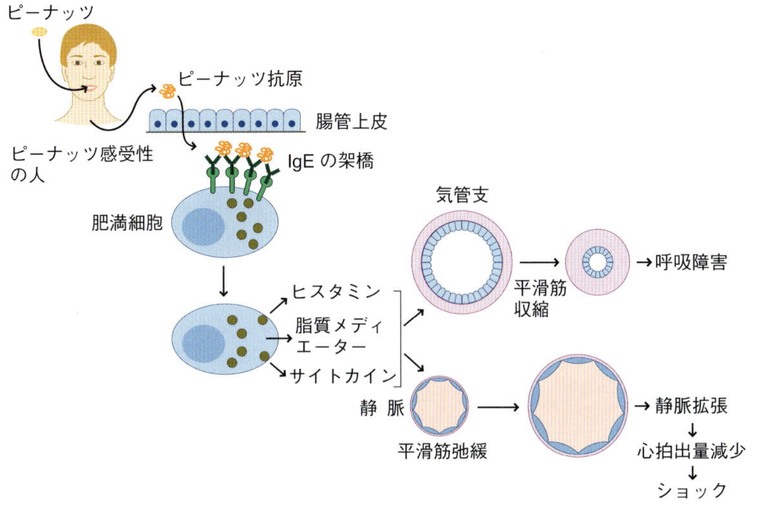

図7・17　ピーナッツアナフィラキシー　炎症性メディエーターが感作肥満細胞から大量に放出された場合，これらは循環系に入り致死性の全身性効果を及ぼす可能性がある．最も重大な効果は平滑筋に対する作用である．これには気道収縮があり，気道収縮は気管閉塞をひき起こし，また静脈拡張は静脈内血液貯溜と心臓への血液の回帰を阻害し，致死的な血圧低下（低血圧）をまねく恐れがある．

7・4・1・2　喘　息

喘息は複合性免疫関連疾患の一例である．先進国において喘息に罹患する子供が増加していることが問題となっている．米国では子供の 8～10 %が罹患し，その罹患率は急速に増え続けている．喘息とは一つ以上の病原性プロセスに対応した，いわば描写的な名前である．子供の喘息のほとんどの事例は最初にアレルギー性の病因，いい換えればⅠ型反応が認められる．しかし喘息状態の持続はⅣ型反応に依存している．他の形式の喘息は，実際のところアレルギーの基盤をもたないこともあるが，ここでは単純化して，その起源をアレルギーに置く喘息を考察する．

喘息の病因　喘息はアレルギー異常というだけではない．喘息はまた慢性炎症状態でもある．急性症状である気道閉塞は肥満細胞による伝達物質の放出に起因し，これは平滑筋の収縮と粘液の過剰分泌といったⅠ型反応を誘導する．しかし，免疫応答が制御されない場合，気道に構造的な変化（組織再構築）が起こる．この変化のうち最も重大なものは，気管壁の肥厚，上皮下へのコラーゲンの付着（繊維化），杯細胞数の増加（粘液分泌の増加を誘導する）である．好酸球がこのタイプの炎症をおもに担い，おそらくは増殖因子である TGF−β の分泌を介して組織再構築にも関与している．後期に認められるこれらの非アレルギー性応答は Th2 偏向型 $CD4^+$ T 細胞により分泌されるサイトカインに依存している．

症例検討 7・2 および軽度から中等度の喘息の他の多くの例において，初期免疫応答は環境抗原のあるものに対する Th2 偏向型応答である（図 7・18, p.274）．症例検討においては，抗原は家庭ゴミのダニ抗原に由来すると推測された．いくつかの異なったタンパク質がアレルゲンとして同定されており，興味深いことに，これらの多くは免疫の誘導に関連すると考えられる生物活性をもっている．これら家庭ゴミのダニ抗原二つが Der P1 と Der P2 である．Der P1 は自然免疫賦活剤として作用する．Der P1 は炎症性分子の放出を誘発することができるシステインプロテアーゼ活性をもつ．Der P1 はまた

症例検討 7・2　喘　息

臨床所見　6 歳の男児．呼吸困難を訴え，かかりつけの医院を受診．男児はこの状態が過去数カ月にわたり進行し，最近悪化した．検査時，男児は苦しそうに呼吸し，呼気は特に長引いてあえいでいた．さらに広汎な喘鳴を聴診した（胸部聴診）．男児は吸入によりサルブタモール（症状を緩和する気管支拡張剤）を処方された．またステロイドを規則正しく吸入することも処方された．それ以降，男児の症状はうまくコントロールされている．イエダニ抗原の皮内投与は急速な局所炎症応答をまねいた（発赤と腫脹，Ⅰ型反応）．男児の母と姉妹の一人も喘息と診断され，また全員乳児期に湿疹が認められた．

説 明　男児はよくみられる環境抗原，おそらく寝具類や家ゴミ一般の中に普通の存在するイエダニの糞のタンパク質に対してアレルギー性過敏症を発症したのであろう．男児の症状は平滑筋の収縮による気道の閉塞によりひき起こされたものである．男児は平滑筋の弛緩を誘導する β_2 アドレナリン作動薬であるサルブタモールによる治療を受けた．男児はまた以後の非アレルギー性免疫応答の結果として起こる炎症応答発症を防止するため，ステロイドを処方された．

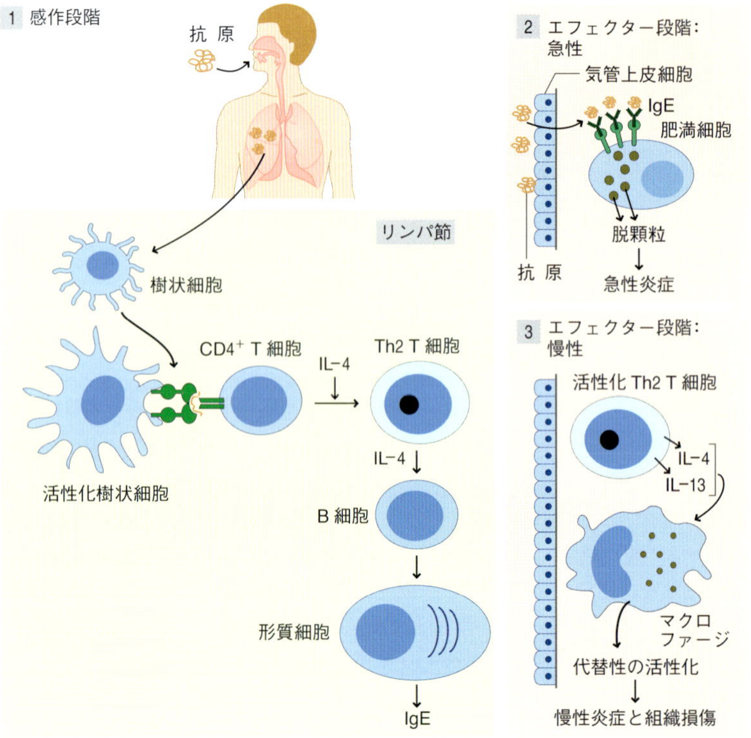

図7・18　喘息　(1) 免疫関連喘息（他のタイプもある）には吸入した抗原（アレルゲン）に対する **Th2** 応答が関与している．**IL-4** 存在下に活性化 **T** 細胞は，反応状態の **B** 細胞に働き **IgE** 産生へとクラススイッチさせる．(2) 抗原に対する急性 **IgE** 依存性応答は肥満細胞からのメディエーターの放出をひき起こし，これらは気道収縮を誘導する．これが呼吸に関する問題（喘鳴）の原因である．(3) **Th2** 偏向型細胞性慢性炎症応答も起こり，この慢性炎症応答は組織再構築として知られる気道の不可逆的構造変化の原因となる．重篤な喘息においては **Th17 T** 細胞が関与していると考えられる．

MD-2 と類似して TLR4 を介するシグナルを伝達し（§4·2·2·3, p. 135），一方 Der P2 は TLR2 を介するシグナルを伝達する．ダニの糞が高レベルの**リポ多糖**（lipopolysaccharide, LPS）を含有することもまた重要と思われる．これは LPS が自然免疫の初期活性化を誘導するからである．喘息の多くの事例では Th2 偏向がみられるが，重篤な喘息患者からの活性化 T 細胞の検討では，多くの場合活性化 T 細胞は Th17 の表現形を示している．

なぜ人はアレルギーになるのか　アトピー（atopy）とは“アレルギーを発症する遺伝的傾向”と定義される．しかし，これはまさに記述的な定義であり，感受性に関する分子レベルおよび細胞レベルの基盤を理解することが必要である．アレルギーに対する感受性における遺伝的影響を示す多くの証拠がある．多くの場合これは家系・家族の検討であり，また一卵性双生児の一方がアレルギーである場合，もう一人もアレルギーとなる同調性は 60～80 % である．二卵性双生児の場合，この同調性は 30～40 % となる．これは強い遺伝的影響があることを示しているが，他の要因も何らかの役割を演じていると考えられる．他の要因とはどのようなものかに関してはほとんど知られていない．感染はこの一つの候補であるが，その関与に関して確たる証拠はない．これまでに 100 種以上の遺伝子が喘息発症の危険性に関与するものとして同定されてきた．これらには IL-4 や IL-13 といった Th2 関連遺伝子や MHC クラス II 対立遺伝子，TNF-α，CD14（LPS 認識に関与），IgE に対する Fc 受容体，そしてその役割が明らかでない多くの遺伝子があげられる．免疫関連疾患と MHC 間の他の相関として，喘息に関連する詳細な分子レベルの基盤は不明である．しかし，糖尿病とおそらく多発性硬化症の場合には，ある種の見通しをつかみつつあると思われる（下記参照）．

アレルギーの動物モデルから何が学べるか　ヒト喘息に多くの類似性を示すような状態をマウスに誘導し構築することが可能である．卵白アルブミンをアラムアジュバントとともに最初に投与し，その後卵白アルブミンを頻回噴霧して気道へ抗原として与える．ある系統のマウスでは，初期および後期喘息性応答の両者を発症する．このモデルの使用は喘息に関して重要な考察を提供してきたが，この結果をヒトへと応用することは常に注意を必要とする．ノックアウトマウスにおける研究では，IL-4 と STAT6 の両者が喘息の発症に必要であることが示されており，これらは Th2 偏向には必須である（§5·4·2·4, p. 195）．マウスは系統により Th2 応答惹起能が異なっている（たとえば BALB/c マウスは C57BL/6 マウスに比べより Th2 に偏向している）．このことを念頭に置くと，IL-5 遺伝子（IL-5 は好酸球の動員に必要とされるサイトカイン）を欠損する C57BL/6 マウスは卵白アルブミンに対して Th2 応答をひき起こすように感作されないが，BALB/c マウスは感作されうる．T−bet は Th1 応答の一般的な $CD4^+$ T 細胞転写因子であり，T−bet を欠損するマウスは自然発症的に喘息様症状を示す．これは $CD4^+$ T 細胞偏向を決定する IFN−γ と IL−4 との間の制御性相互作用を反映すると考えられる（§5・4・2・4）．

問 題7・12 T−bet ノックアウト（欠損）マウスは気道に喘息様の症状を示すが，他の器官や器官系に疾患はみられない．なぜ疾患が気道に限局されているのか．

アレルギーの治療　アレルゲンからの回避は疾患の予防において 100 % 有効であるが，一般に感作された患者に適応できるものではない．感作されたアレルゲンと接触して働かねばならない人は完全な呼吸防護を用いるか，さもなくば仕事を変えるかである．アナフィラキシーは死に至る可能性のある病態であり，アナフィラキシーに対しては迅速かつ強力な治療が必要である．アドレナリンの投与は最初に行われるべき必須の治療法である．上述のように（§7・4・1・1），アドレナリンは気管支平滑筋を弛緩させるが，血管平滑筋に対してはその収縮を促進する．

薬理的な処方は一般により軽症のアレルギーに対し有効である．たとえば，半減期が短いため実際問題として非常に効果的とはいいがたいが，クロモグリク酸ナトリウムは肥満細胞の脱顆粒を阻害する．副腎皮質ステロイドの全身投与はアレルギー応答の炎症効果を防止するうえできわめて有効であるが，多くの副作用を伴い，とりわけ感染リスクの増大，出血傾向，精神異常，および高血圧などの副作用がある．しかしステロイドの吸入は喘息に対して普通に用いられ，過度の全身性副作用をひき起こすことなく局所に抗炎症作用をもたらす．ステロイドは組織再構築を防止するうえでも重要と思われる．

アレルギーを治療する別の手法は**脱感作** (desensitization) であり，これには長い歴史がある．この治療法では，アレルギー患者は非常に少量のアレルゲンから始めて多量のアレルゲンまで徐々に量を増して投与される．この療法によりハチ毒やスズメバチ毒に対するアレルギーなどの治療に成功することが証明されている．しかし，なぜ成功するのかは不明である．おそらくアレルギーに関与する T 細胞が刺激に対し不応答となる（**アネルギー**，anergy），もしくは脱感作が IgG 抗体の産生を刺激し，IgG 抗体が粘膜表面上に拡散して，アレルゲンが肥満細胞に結合する前にこれらをぬぐいさることが考えられる．あるいは脱感作により抗原特異的制御性 T 細胞が活性化されるのかもしれない．

最近，花粉症に対して新しい治療法が認可されている．経口あるいは粘膜免疫寛容はよく知られた現象であり（5 章，§5・5・5・3, p. 210），これをもとに牧草花粉抽出物を舌下に与えることにより花粉アレルギーを治療するというものである．経口投与された抗原は投与個体に，以後に全身投与された同一抗原に対して不応答あるいは低応答性を誘導する．実験的には，非感作動物に経口免疫寛容を誘導することは容易であるが，すでに免疫状態にある動物に対してはさほど容易ではない．しかし，前述の“牧草”（抽出物舌下投与）治療法は，どのようにして作用するのかは不明であるが，花粉症罹患者には有効であるようにみえる．この手法の真の重要性は，これが免疫学的に特異性をもち，それゆえ，他のすべての非特異的治療法に伴う副作用とは無縁という点である．この手法はいくつかの自己免疫疾患（たとえばリウマチ患者にウシコラーゲンを経口投与する）においても試みられているが，これまでのところ患者に益するまでには至っていない．現在は多発性硬化症（§7・4・4・2）に対し，ミエリン由来ペプチドを経鼻的に投与する試みがなされている．

問 題7・13 抗原に基づく治療が適切と考えられる免疫関連疾患の他の例には，どのようなものがあるか．

7・4・2 細胞上の抗体の作用によりひき起こされる疾患（Ⅱ型過敏性応答）

“細胞傷害性”過敏性反応としても知られるⅡ型過敏性反応は，臓器特異的自己免疫疾患と関連している．前述のように抗体は直接細胞に作用することができる．多くの場合，抗体は細胞膜上の受容体に結合することによりその機能を阻害し，またある場合は刺激することもある．さらに抗体は補体とともに細胞に損傷を与えたりまた殺傷するように作用することもありうる．ここではⅡ型反応における種々の病原性メカニズムをいくつかの例を用いて説明していこう．

7・4・2・1 分子相同性

ギラン・バレー症候群の病因　**分子相同性** (molecular mimicry, **分子擬態**ともいう）とは，微生物に由来する抗原が自己抗原とその抗原性に関して交差反応を示すという概念のことであり，また，これにより微生物に対してひき起こされた免疫応答が，自己抗原を標的として疾患をひき起こすことでもある．分子相同性は免疫関連過敏症の原因として一般によく認識されており，その一例として**ギラン・バレー症候群** (Guillain−Barré syndrome) があげられる（症例検討 7・3, p. 276）．

ギラン・バレー症候群は病原体と固有の自己抗原間の分

症例検討7·3　ギラン・バレー症候群

臨床所見　45歳の男性．調理の不十分な鶏肉のバーベキューを摂食．2〜3日後，男性は激しい下痢と嘔吐を発症．男性はこの症状から回復したが，その後2週間前後に，足のちりちりするような感覚があるのに気づいた．そのすぐ後に，歩行困難を自覚した．ほとんど完全に麻痺状態になるまで脱力は急速に進行した．男性は血漿交換を施行され，何カ月も経って，ようやくほぼ完全に回復した．

説 明　鶏肉はよくみられる食中毒の原因菌であるカンピロバクター・ジェジュニ（*Campylobacter jejuni*）に汚染されていた．この細菌は胃腸炎をひき起こす．この細菌はその細胞壁にリポ多糖（LPS）をもち，これに対しIgG抗体産生が活性化された．患者の神経の髄鞘にはガングリオシドであるGM-1があり，これはLPS分子の一部と構造的類似性をもつ．末梢神経において産生された抗LPS IgG抗体はGM-1と交差反応を起こし，これが脱髄をひき起こし，機能の喪失と麻痺を誘導した（細胞性応答も関与していると思われる）．血漿交換は血漿中の損傷性抗体を除去するために施行された．

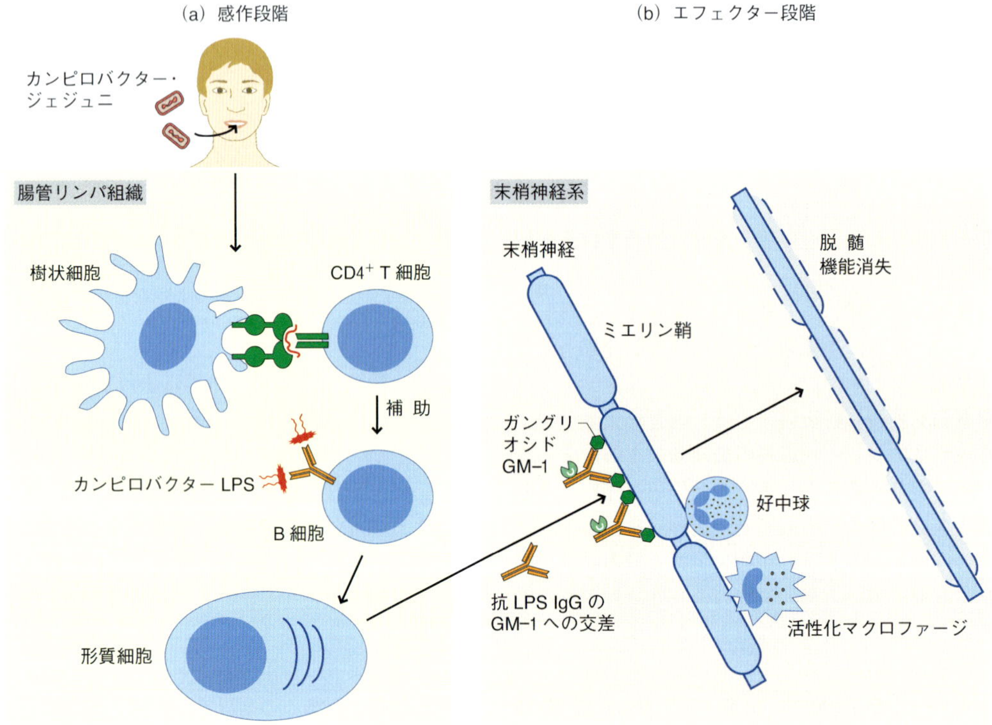

図7·19　ギラン・バレー症候群　ある種の感染（カンピロバクター・ジェジュニの感染が最も一般的である）にひきつづき，進行性の筋肉麻痺が起こる．細菌のリポ多糖（**LPS**）に対して抗体産生応答がひき起こされ，産生された抗体は末梢神経のミエリン鞘に発現しているガングリオシド，**GM-1**に交差反応する．補体がミエリン鞘を損傷し，これが伝導の阻害と麻痺を誘導する．これにはおそらく好中球も関与している．さらに**T**細胞依存性応答もあり，これは神経組織へのリンパ球とマクロファージの浸潤をひき起こす．疾患は長期間にわたる自己制御的なものであるが，非特異的に損傷誘導性抗体を除去するための血漿交換もしくは大量の非特異的抗体の静脈投与（**IVIG**療法）により治療することができる．

子相同性の例である（図7·19）．細菌のリポ多糖（LPS）に対して産生された抗体は自己の分子である神経上のガングリオシド（糖脂質）GM-1を認識し，損傷をひき起こす．これらのまったく異なる二つの分子が偶然にも構造的類似性をもった一つ以上のエピトープを発現し，LPSに対して産生された抗体の交差反応性結合のために起こる現象である．自己分子（GM-1）に対する抗体の産生により，ギラン・バレー症候群を発症した患者には自己応答性B細胞が存在していることが示されたことになる．いい換えれば，これらの自己応答性細胞は免疫寛容状態に陥っておらず，おそらくこれは骨髄におけるB細胞発生分化過程においてB細胞がGM-1（神経の成分）に接触することがなかったためと推測される．正常状態ではこれらのB細胞はおとなしくしているが，感染がこれらを活性化するのに十分な強い刺激を与えたのである（補助刺激と比較せよ，§1･5･3･3, p. 30）．

ギラン・バレー症候群（および他の類似疾患）を理解するうえで一つ困難なことは，疾患を誘発する抗体がIgGクラスであるということである．分裂促進因子（マイトジェン）としてよりむしろ抗原としてのLPSは，一般にT細胞非依存的にIgM抗体を誘導するが，IgG抗体の産生には通常T細胞の助けを必要とする（§6･3･1･2, p. 233）．一つの可能性として，LPSが細菌のタンパク質に結合し，このタンパク質が担体として働くことにより $CD4^+$ T細胞の活性化とB細胞のクラススイッチが可能となり，これにより抗LPS IgG抗体が産生されたことが考えられる．ギラン・バレー症候群はEBウイルス（*EB virus*, エプスタイン–バールウイルス, EBV）など，さまざまな微生物による感染と関連するが，カンピロバクター・ジェジュニ（*Campylobacter jejuni*）は最も一般的である．しかし，感染した個体がギラン・バレー症候群を発症することは非常にまれである．ある研究によれば，カンピロバクター・ジェジュニに感染したことが確認された8000人の中で，ギラン・バレー症候群を発症したのは1人以下である．

分子相同性はまたT細胞依存性の疾患においても関与している．自己ペプチド–MHC分子複合体（§5･5･2, p. 206）に対して免疫寛容になっていない宿主T細胞はこれが活性化されるまでは何の問題もひき起こさない．しかし，病原体タンパク質が樹状細胞によりプロセシングされてペプチドを形成し，これが自己ペプチドと同一である場合には，病原体に付随したPAMPが抗自己T細胞の活性化を刺激すると思われる．活性化されたT細胞は組織の宿主MHC分子上に提示された自己ペプチドを認識し，損傷が開始される．このようなペプチドがT細胞を刺激できるか否かは，感染した個体のMHC分子に依存している．ペプチドがMHC分子に結合するためには，対応するMHC分子のペプチド結合溝の“**アンカー残基**（anchor residue）”に結合するために重要な適切なアミノ酸残基をもつ必要がある（§5･2･1･1, p. 175）．このことがこれらの疾患に多くみられるMHC関連性に対する一つの説明である．

別の疑問としては，むろん，自己免疫疾患の誘発に感染が実際にどの程度関与しているかということがある．すべてではないにしても多くの自己免疫疾患の症例において感染が主要な刺激を担っているという研究者もいるが，これが正しいという実在的な証拠はいまだ得られていない．

7･4･2･2　抗受容体抗体

上述の事例においては，抗体は神経に損傷を与えていたが，抗体が細胞に直接作用してその機能を変化させることにより疾患をひき起こすこともありうる（症例検討7・4）．

甲状腺自己免疫疾患の病因　症例検討7・4（バセドウ病における甲状腺機能亢進症, p. 278）において，患者は**甲状腺刺激ホルモン**（thyroid-stimulating hormone, TSH）受容体に対する抗体を産生しており，この抗体が生体内リガンドであるTSHを模倣してアゴニストとして作用し，甲状腺ホルモンの過剰産生を促進した（図7・20）．この疾患をひき起こしたのは，まさにこれらの抗体であることは二つの理由により示される．

i）妊娠中の女性がバセドウ病に罹患していると，新生児もまた甲状腺機能亢進となる可能性がある．甲状腺機能亢進症はIgG抗体によりひき起こされ，IgG抗体は胎盤を通過する．これら胎盤を通過したIgG抗体が代謝分解されると，子供の症状は消失する．

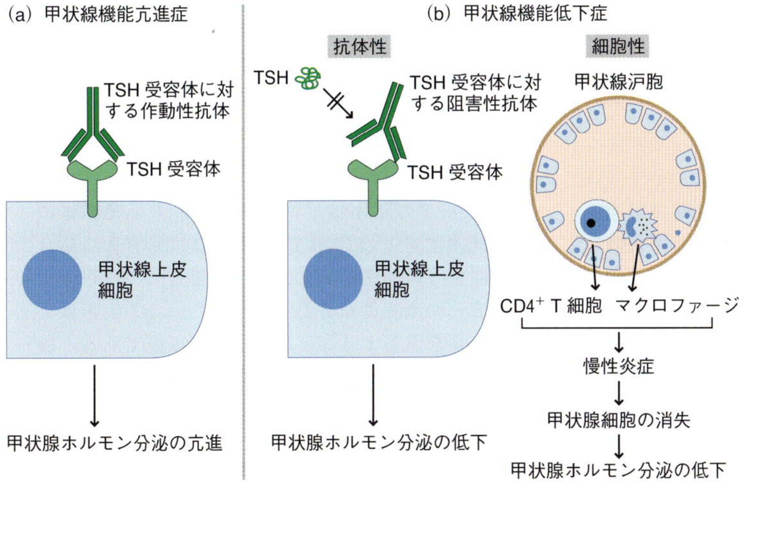

図7・20　甲状腺自己免疫疾患　(**a**) 甲状腺機能亢進症（バセドウ病）はおそらく甲状腺刺激ホルモン（**TSH**）受容体に対する作動性抗体（アゴニスト）によりひき起こされ，この抗体は長期にわたる甲状腺ホルモン分泌刺激を誘導する．(**b**) 甲状腺ホルモンの分泌低下などの甲状腺機能低下症は，おそらく**TSH**受容体に対する阻害性抗体により起こされるが，細胞傷害性**T**細胞や活性化マクロファージなど抗体非依存性細胞性免疫に起因する場合もある（本図**b**の右側）．これはⅣ型応答であり，他の二つのタイプ（本図**a**および**b**の左側）とはまったく異なっている．

ii）このような患者から得た血清を動物に投与した場合，長期の甲状腺刺激がひき起こされる．これを担う要因は，元来は長期作用甲状腺刺激剤（long-acting thyroid stimulator, LATS）とよばれた抗 TSH 受容体抗体である．

もう一つの状況として，**重症筋無力症**（myasthenia gravis）があり，抗体がこの疾患をひき起こすのに必要かつ十分であることが明らかにされている．重症筋無力症において患者は筋力の低下を発症し（多くの場合，眼瞼下垂として最初に気づかれる），これにはアセチルコリン受容体に対する阻害抗体が関与している．妊娠中の女性が重症筋無力症に罹患している場合，新生児はこれらの抗体が胎盤を通過して胎児に移行するため同様の症状をもって生まれてくるが，これらの症状もまた母体由来の抗体が分解されると消失する．

症例検討 7・4 とは対照的に，甲状腺ホルモンの分泌が不十分である自己免疫疾患に罹患する患者もある（**甲状腺機能低下症** hypothyroidism；粘液水腫と関連する）．たとえば**橋本甲状腺炎**（Hashimoto's thyroiditis）では甲状腺は著明な T 細胞の浸潤を伴う慢性炎症像を示し，ホルモン産生細胞の欠失がみられる．さらに血液中には甲状腺抗原に対する自己抗体および TSH 受容体に対する阻害抗体が存在するようである．そのため，抗体もしくは慢性 T 細胞介在性炎症のどちらか（あるいは両方）がホルモン分泌の低下をひき起こしているのかは完全に解明されてはいない．しかし，甲状腺機能低下症の母親から生まれた新生児は，抗甲状腺抗体が新生児血液中に検出されるにもかかわらず，甲状腺機能低下の症状を示さない．このことはこれらの抗体は原因因子ではないことを示唆している．したがって，甲状腺に対する損傷はまず細胞性応答によりひき起こされるとするのがより適切である．この損傷はその後のエピトープ拡散を誘導し（図 7・14），これが抗体産生を刺激する．このことはアレルギーや他の免疫関連過敏症と同様に多くの自己免疫疾患に関して非常に重要なポイントの例証である．多くの場合，多様な免疫エフェクターメカニズムが存在し，実際の損傷にこのうちの一つであれ複数であれ，どれが原因であるかを特定するのは難しいことである．

7・4・2・3　薬剤感受性

II 型疾患のあるものは薬剤に対する免疫関連感受性に起因している．興味深い例は抗高血圧薬剤メチルドパである．この薬剤は現在他の薬剤に取って代わられているが，患者によっては赤血球の欠失（**薬物誘発性溶血性貧血**，drug-induced hemolytic anemia）をひき起こす．これに対する一つの説明はつぎのとおりである（図 7・21）．すなわち，(1) この薬剤は赤血球表面のタンパク質に結合して $CD4^+$ T 細胞が認識する新たなエピトープ（ネオエピトープ）を形成する．(2) この新たなエピトープに対して患者は免疫寛容になっていないため，$CD4^+$ T 細胞は活性化されて (3) B 細胞がこの新たなエピトープに対して IgG 抗体を産生することを助長する．(4)，(5) その結果，赤血球は補体依存性溶血により直接破壊されるか，あるいは (6) 脾臓もしくは肝臓でマクロファージにより捕食されることを通じて消失する．これが溶血性貧血の原因である．この事例は抗体依存性の自己免疫疾患の一つのメカニズムを示すものである．同様の筋書きが，たとえば血小板の破壊（血小板減少症，thrombocytopenia）をひき起こすような他の薬剤にも適応できる．しかし，多くの症例において，なぜ患者が自分自身の細胞に対して抗体を産生するのかは不明である．

症例検討 7・4　甲状腺自己免疫疾患（thyroid autoimmune disease）

臨床所見　18 歳の男子学生．勉強に関して非常に気にかかり，睡眠困難を自覚した．友人はこの学生の目が輝いて見えることに気づいた．検査時，学生は眼が突出し，手に細かい震えがあり，また心拍は速く不規則であった．血液検査の結果は甲状腺ホルモン濃度の増加を示した．この学生は心房細動（atrial fibrillation；甲状腺ホルモンの過剰分泌に応答して心房における異常な信号により，心臓に異常な収縮刺激が起こっている）を伴う**甲状線機能亢進症**（hyperthyroidism）（**バセドウ病**）と診断された．心臓の不整脈を治療するための投薬がなされ，また甲状腺ホルモンの過剰分泌を阻害する薬が投与された．2 年後もこの学生は健康を保っている．

説　明　この学生は甲状腺刺激ホルモン受容体に対する抗体を産生していた．この抗体は受容体に結合して活性化（作動性）シグナルを伝達し，これが甲状腺ホルモンの無制御な分泌をまねいた．この疾患はホルモン合成を阻害することにより治療可能である．以前は外科的に甲状腺を切除し，患者には代替的に甲状腺ホルモンを経口投与経口することにより治療されていた．

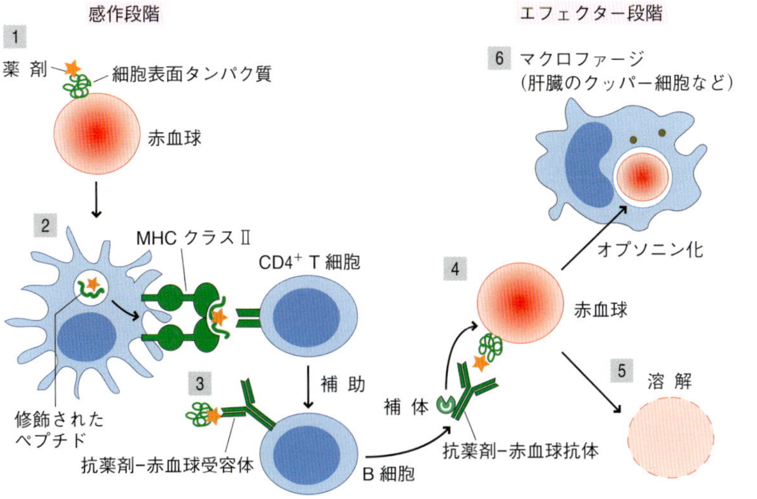

図7・21 薬物誘発性溶血性貧血 高血圧の治療に以前用いられていたメチルドパなどの薬剤は，まれではあるが溶血性貧血をひき起こすことがある．これは薬剤が赤血球タンパク質を変性させ，おそらく **$CD4^+$ T** 細胞を活性化するような変性ペプチドを生成するためと考えられる．**B** 細胞免疫寛容は **T** 細胞免疫寛容に比べより不完全であり，溶血またはオプソニン化による赤血球の破壊を誘導するような抗体産生応答がひき起こされる．投薬の中止により問題は解決する．

問 題 7・14 T 細胞応答を刺激するのに必要な自然活性化危険シグナルはどこに由来するのか．薬剤感受性は増加するのか．

薬剤感受性（drug sensitivity, **薬剤過敏症**ともいう）は上述のように IgG により，あるいはペニシリン代謝物に対する反応にみられるように IgE により仲介されうるということを認識するのは重要である．IgE（IgG ではなく）は致死性のアナフィラキシーを誘発することもあるが，幸運なことにこの事例はまれである．

7・4・2・4 血液型抗体と疾患

われわれの多くはわれわれ自身の赤血球に対する既存の抗体を保有しており，これは輸血が必要となった場合問題をひき起こす可能性がある．これらが**血液型抗体**（blood group antibody）である．ABO 血液型グループは輸血の自由度に対するおもな障壁である．各個体は自身が発現していない AB 抗原に対する IgM 抗体を保有している．いい換えれば，A 陽性の個体は抗 B 抗体をもち，B 陽性の個体は抗 A 抗体をもち，抗原を発現していない個体（O）は抗 A 抗体と抗 B 抗体をもつ．一方 AB 陽性の個体はどちらの抗体も保有しない．これらの抗体は，もともとは腸内細菌に発現している抗原に対してつくられたと考えられるが，これが赤血球上の対応する血液型抗原と交差反応している．その結果として，A 型の人（この血液中には抗 B 抗体が存在する）が B 型の血液を輸血されると，供与者（ドナー）の赤血球は補体依存性溶血あるいはオプソニン化により急速に破壊される．これは貧血をひき起こすだけではなく，致死性のショックを誘発する可能性があり，おそらく大量のサイトカインの放出によるものと考えられる．このため輸血の前には血液型が常にチェックされ，血液型を合わせる必要がある．これに加え，他の抗赤血球抗体が存在する場合に備えて，受容者（レシピエント）の血清が供与者の赤血球に対して反応するか常に試験される（**交差試験**，**交差適合試験**，cross-match test）．

問 題 7・15 血液型が O 型の母親は抗 A 抗体と抗 B 抗体をもっている．もし A 型の胎児を妊娠したら，胎児は溶血性貧血になるのか．

7・4・2・5 新生児の溶血性疾患

アカゲザル（Rhesus, Rh）血液型グループは ABO 血液型グループとは別の問題をひき起こす．ヒトは赤血球上に最も強い**アカゲザルシステム抗原**（Rhesus system antigen；D とよばれる）を発現しているか否かに応じて，Rh 陽性と Rh 陰性に区分される．ヒトは Rh 抗原に対する抗体を生来保有しない（§7・4・2・4 の ABO 抗原に対する抗体とは異なる）．しかし，母親が Rh 陰性であり父親が Rh 陽性である場合，胎児は Rh 陽性となる（図 7・22, p. 280）．この場合であっても最初の妊娠に関しては何の問題もない．しかし，出生時に胎児の血液が母体の血液循環に漏出・侵入することは常時起こり，このため外来性（胎児由来）赤血球は母体にとり強力な抗原となる．したがって母親は抗 Rh IgG 抗体をつくるようになる．母親が再び妊娠し Rh 陽性の胎児を抱えるようになると，IgG クラスの母体由来の抗 Rh 抗体は胎盤を通過して胎児血液循環に入り，胎児赤血球の溶血をひき起こす．これは胎児の子宮内死亡もしくは重篤な溶血性貧血をひき起こす（**新生児溶血性疾患**，hemolytic disease of the new-born）．

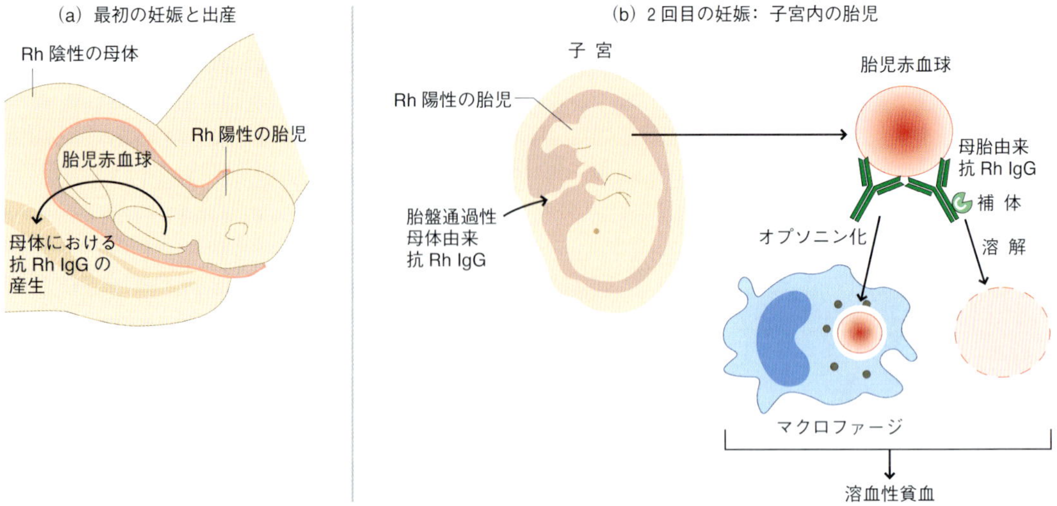

図 7・22　新生児溶血性疾患　**Rh** 陰性の母親が **Rh** 陽性の子供を妊娠した場合，出産時に胎児赤血球が母体の循環に入り，これにより母親は抗 **Rh IgG** 抗体産生応答を起こす．この女性が 2 度目の妊娠で **Rh** 陽性の子供を妊娠した場合，抗 **Rh** 抗体は胎盤を通過し〔**IgG** クラスの抗体（のみ）は胎盤通過性をもつ〕，胎児の赤血球を破壊する．第一児以降の出産直後に母親に対し抗 **Rh** 抗体の投与が速やかになされれば，この事象はきわめて効果的に予防可能である．この処置は母親が **Rh** 抗原に対して感作されることを防止し，抗 **Rh** 応答は起こらない．

問 題 7・16　Rh 抗原に対する獲得免疫応答の活性化は危険シグナルによる自然免疫系の活性化を必要とする．この危険シグナルはどこから来るのか．また胎児の赤血球はいつ母親の循環系に入るのか．

問 題 7・17　Rh 陰性の母親には第一子として Rh 陽性の子供がいるが，第一子誕生時には，抗 Rh 抗体を投与されていなかった．この母親は再び妊娠したが，子供は溶血性貧血にはならなかった．これをどのように説明したらよいか．

これが起こった場合は，子宮内の胎児に Rh 陰性の血液を輸血することにより，このタイプの貧血の治療が可能である．しかし，これはまったく予防可能な疾患である．Rh 陽性の子供が誕生した際，できるだけ速やかに母体に抗 Rh 抗体の投与がなされればよい．これは母体が Rh 抗原により感作されるのを防止するために非常に有効であり，母親は抗 Rh 抗体を生成しない．投与された抗 Rh 抗体は母体血液中の胎児赤血球を除去する．すなわち，胎児赤血球に結合してマクロファージによる破壊を促進し，またおそらく樹状細胞への抗原提示を妨げることが想定される．これとは別に，おそらく母体 B 細胞上の抑制性 FcγRⅡB に結合することにより，抗 Rh 抗体は免疫応答に対し，より微妙なフィードバック効果をもつことが考えられる（§6・3・2・3, p. 237）．メカニズムがどうであれ，これは（受動的）抗体依存性免疫療法の最初の例であり，免疫療法の大きな進展の表れである．この治療はむろん抗原特異的でもある．

7・4・2・6　Ⅱ型過敏症の治療

多くの症例において，治療は直接的である（たとえば溶血性貧血に対する輸血）．他の症例においては，効果的な治療は疾患の原因となる抗体を血液中から除去することによりなされる．これは血漿交換などであり，患者から血液を取り，血漿（抗体を含む）を除去し，血漿除去済みの血液（疾患原因抗体なし）を患者に戻すことである．これは非特異的な治療であるが，ギラン・バレー症候群や重症筋無力症などの疾患に対して非常に有効となりうる．これとは別に，非特異的ヒトポリクローナル IgG 抗体を大量に投与する手法がある（**IVIG 療法**, intravenous immunoglobulin therapy, IVIG therapy）．なぜ IVIG 療法が成功するかは完全に明らかになっておらず，その効果に関してはいくぶんの論議がある．IVIG 療法はおそらく B 細胞上の阻害性の Fc 受容体の刺激により効果を及ぼすか，あるいは病因性抗体による受容体の活性化を何らかの方法により競合していると考えられる．免疫療法における“聖杯”は治療を抗原特異的にすることであるが，このような治療はまだまだ先である．

問 題 7・18　ヒト免疫グロブリンの大量投与（IVIG 療法）は抗体依存性の疾患においてなぜ有益なのか．

7・4・3　免疫複合体によりひき起こされる疾患（Ⅲ型過敏性反応）

Ⅲ型過敏性疾患は補体を活性化し炎症を誘導する抗原抗体複合体の形成に起因する．この疾患は全身性あるいは局所性として特定の組織あるいは器官に発症し，また内因性抗原に対する自己免疫疾患や外因性抗原に対する免疫関連過敏症の両者を含むものである．

全身性の抗原抗体複合体は血液中に形成される．前述のように（§7·2·5），正常な血液循環においては，全身性の免疫複合体は赤血球により輸送され，肝臓や脾臓の類洞表層マクロファージにより処理された後，急速に排除される．しかし，どのような理由であれ，マクロファージによるこの取込みが不全である状況があり（多くの場合免疫複合体のサイズが大きいことによる），これらの免疫複合体は細血管内に沈着して局所炎症を起こすことがある．全身性免疫複合体沈着に関連する多くの臨床状態がある（たとえばSLE．§7·4·3·1および症例検討7・5）．同様に，局所性免疫複合体沈着に関連する多くの疾患がある．抗原が吸入され，粘膜中に沈着するような場合は，免疫複合体が肺に形成され，局所急性炎症を誘導する（たとえば農夫肺．§7·4·3·3および症例検討7・6, p. 282）．SLEなどにみられるような腎臓における免疫複合体疾患の多くは，循環系の免疫複合体が糸球体血管に沈着し，巣状炎症（**糸球体腎炎**，glomerular nephritis）を誘導する．**グッドパスチャー症候群**（Goodpasture's syndrome）のような糸球体腎炎の他の形態においては，糸球体抗原に対し特異的抗体がつくられる．これらの抗体は糸球体の抗原に結合して免疫複合体を形成し，よりびまん性の炎症を誘導する．

7·4·3·1 全身性免疫複合体誘発性疾患

SLEの病因 症例検討7・5参照．SLE患者において免疫複合体が血管に沈着するのはなぜか．免疫複合体中の抗原は多くは細胞核に由来し，一般にDNAとヒストンを含む．抗体は生細胞の核に移行することはないため，抗体は直接細胞に損傷を与えることはできない．アポトーシスを起こしている細胞が効率的に処理されないのであろうか．一卵性双生児におけるSLEの疾患同調性は種々の研究で30〜70 %の間と算定されている．アポトーシスに関連する遺伝子の欠陥が関与することが示されてきており，またおそらくオートファジー（細胞が自身の細胞質細胞小器官を取込み排除しうる特有の過程）に関与する遺伝子の欠陥も関与するのであろう．補体成分はSLEの主要な危険因子である．重要なことに補体はアポトーシス細胞の排除を介助することに関与し，C1，C2，C4成分の欠損はSLEと強く相関している．たとえば，C1q欠損個体の90 %，C4欠損個体の75 %はSLEを発症する．これは非常に強い相関である．SLEの危険因子として他の遺伝子も同定されている．炎症性サイトカインであるTNF-αも関係があるとされ，SLE患者は健常人よりもより多くのTNF-α産生が認められる．当然のことながら，MHCはもう一つの立役者である．これはMHC遺伝子近傍に位置するTNF遺伝子に起因するのか，あるいは独立の因子としてMHC遺伝子自体が関与するのかはいまだ明らかにされていない（図7・23, p. 282）．

> **問題7·19** C1qは免疫複合体による古典的経路を介する補体活性化において必須の成分である．C1q欠損が活性化の効率を低下させ，したがって炎症を低下させることにつながることを予見しないのか．

SLEの動物モデル NZB（New Zealand Black）系統などいくつかの系統のマウスはSLE様症状を自然発症する．これらのマウスでは疾患に関与する三つの遺伝子が同定されている．一つは免疫寛容に関与し，一つはB細胞に，もう一つはT細胞に発現されているものである．しかし，これらの遺伝子座にコードされている遺伝子の機能は十分に解明されていない．補体C1q成分あるいはC4成分の遺伝子を欠損させたマウスもまたSLE様症状を自然発症し，このことは明らかにヒト疾患の多くの症例との類似性を示している．アポトーシス

症例検討7·5 全身性エリテマトーデス

臨床所見 24歳の女性．目の下および鼻をまたぐような発疹（蝶型紅斑）を発症．その後すぐに手の関節痛と関節腫脹を発症した．尿タンパク質が検出され，血液検査の結果，補体C4成分の極度の低下と二本鎖DNAに対する高レベルの抗体の存在が明らかになり，この女性はSLEに罹患していると診断された．女性はステロイドと免疫抑制剤により治療された（この女性は腎疾患があるため）．以後の数十年間にわたり，女性の症状は緩解と増悪が交互に繰返されたが，腎不全が明らかに進行していることが確実であるため，女性は注意深く見守られた．

説 明 女性の症状は紫外線により損傷を受けた皮膚，関節および腎臓の細血管への抗原抗体複合体の沈着によりひき起こされた．これらの免疫複合体は補体に結合してこれを活性化し，この活性化の結果として局所性急性炎症が誘導された．好中球がこの炎症部位に動員され局所組織損傷を担っている．ステロイドは炎症を抑制し，免疫抑制剤は自己抗体の産生を低下させる．

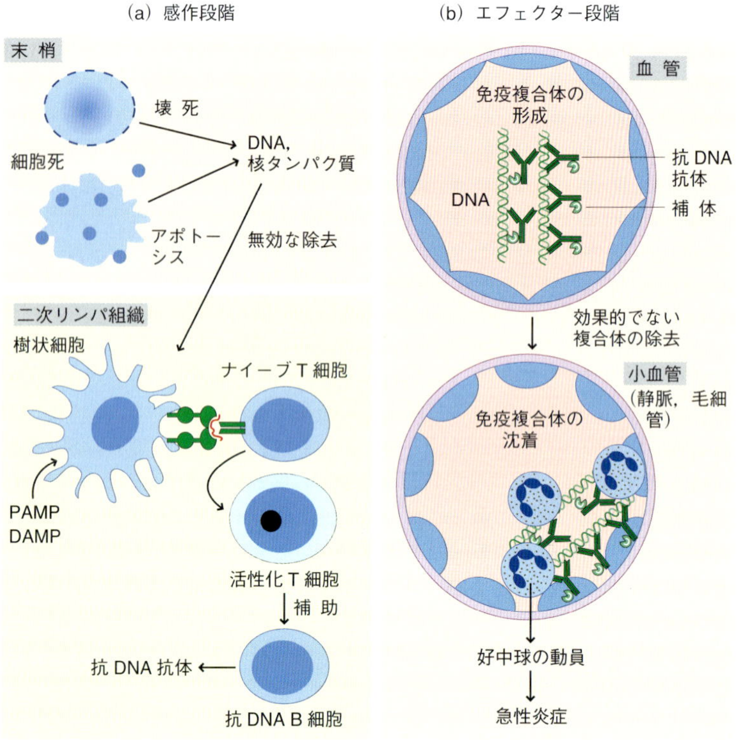

図7・23 全身性エリテマトーデス（SLE）の病因 SLEは皮膚，関節または腎臓にあるような小血管における血液中の免疫複合体の沈着に起因する炎症状態である．これら免疫複合体は補体を活性化し，これが沈着部位への好中球やマクロファージの動員を含む急性炎症を誘導する．SLEにおいては，抗体はDNAもしくはDNA関連タンパク質に特異的である．病因に関しては二つの提言がなされており，一つはアポトーシスを起こした細胞の除去が非能率的であり，これがDNAと関連タンパク質の放出を促すというものである．病因のもう一つは血液中の免疫複合体の排除がうまくいかないことに起因するというものである．SLEの病因はこれらいずれか，もしくは両者ともが考えられる．

細胞排除やBCRシグナル制御における欠陥と関連する突然変異などをもつマウス系統など，他のいくつかの変異マウス系統がSLE様症状を発症する．

7·4·3·2　局所性免疫複合体沈着誘発性疾患

症例検討7・6参照．

7·4·3·3　職業性過敏症（occupational hypersensitivity）の病因

症例検討7・6に示す疾患（**農夫肺**，Farmer's lung, 図7・24）は過敏性肺炎として分類されるものであり，特に肺胞に影響を与える．カビ胞子や胞子抗原を吸入した患者では，これらはリンパ行性に局所リンパ節（縦隔リンパ節）へ輸送される．これら抗原に繰返し接触すると，免疫応答がひき起こされ，抗胞子IgG抗体の産生につながる．IgG抗体は全身に広がり血管から肺の結合組織へと拡散する．患者がつぎにカビを吸入すると，これらはIgGにより結合され，補体が活性化されて，急性炎症がひき起こされる．これは多段階プロセスであるため，呼吸を阻害するようにまで炎症が肺胞に進行するには数時間を要する．この疾患の病因はアレルギー性過敏症（Ⅰ型）とは対照的でありまったく異なる．Ⅰ型過敏症は数分以内に発症する．このタイプの疾患は他にも多くの例があり，外国産鳥類愛好家肺症（鳥類タンパク質による），精製結晶コカイン肺症，サトウキビ肺症，およびコルク塵肺症（カビの生えたコルクゴミ中のペニシリウム属真菌による）などがある．

症例検討7·6　農 夫 肺

臨床所見　54歳の農夫．干し草を収納する納屋で作業をして数時間後にぜいぜいして息切れすることに気づいた．胸部X写真の所見では小さな斑点状の陰影が広範に認められた．血液検査の結果，カビ胞子中に検出される抗原に対して高レベルのIgG抗体が検出された．この男性はステロイドを処方され，可能であればこの納屋で作業するのを避けるようにアドバイスされた．男性はこのアドバイスに従い症状は治まった．

説 明　カビの生えた干し草に存在するカビ胞子に免疫システムが繰返し接触した結果，高レベルの抗カビIgG抗体が産生された．吸入されたカビ胞子は肺粘膜中に局在し，これにIgGが結合し補体が活性化されて局所的急性炎症を誘導した．ステロイドは非特異的抗炎症剤である．

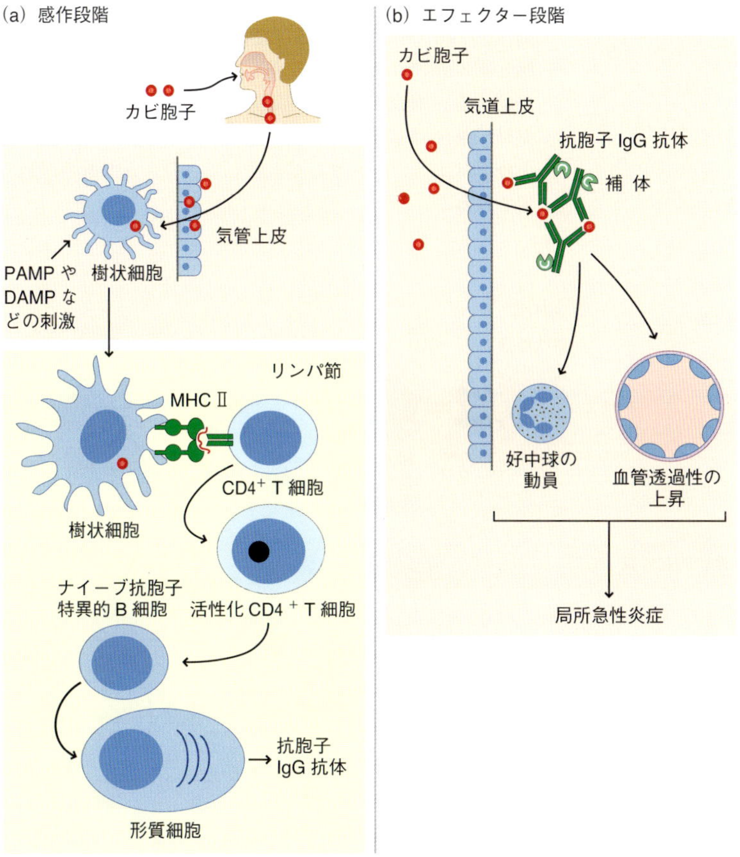

図7・24　農夫肺　**(a)** 長年にわたってカビ胞子を吸入した個体は胞子抗原に対して **IgG** 抗体産生応答が起こる．**(b)** **IgG** は肺に拡散し，つぎに胞子を吸入した際に局所に免疫複合体を形成する．これらが補体を活性化して局所急性炎症につながる．胞子を吸入後数時間で発症する．

7・4・3・4　免疫複合体関連疾患の治療

疾患をひき起こす抗原が環境に由来するもの（たとえばカビ胞子）である場合は，これらの接触を避けることが確実な治療法である．しかし多くの場合，SLE にみられるように特に抗原が自己成分である場合はこれからの回避は不可能であり，治療は損傷をひき起こす炎症を抑制する方向で進められる．使用される薬剤は抗炎症剤であり，非ステロイド性抗炎症薬（non-steroidal anti-inflammatory drug, NSAID；イブプロフェンなど），ステロイド，および免疫抑制剤がある．抗炎症性および免疫抑制性薬剤使用の問題点はこれらが免疫的特異性をもたず，したがって病原体に対する免疫応答をも抑制し，感染感受性を増加させ，あるいは潜伏感染の再顕在化につながることである．

7・4・4　細胞依存性（Ⅳ型）過敏性反応

自己免疫疾患の多くの症例において，細胞依存性応答が関与し，抗体は疾患の病因に関して寄与していないと思われる．これらがⅣ型反応である．多くの場合これらの疾患で抗体は検出されるが，これらは損傷をひき起こすものではないことが明らかである．重要かつよくみられる四つのⅣ型自己免疫疾患の例は，インスリン依存性糖尿病，多発性硬化症，クローン病，および関節リウマチである．これら疾患はその病因と治療に関与する中心的な性状と原理を例示しているが，同時に，それら疾患のさらなる複雑さや，病因とそのもととなるメカニズムに関する明確な結論を描き出すことの難しさをも示している．これらの疾患はいずれも臓器特異的である．抗体依存性（Ⅰ～Ⅲ型）自己免疫疾患にみられるように，この疾患でも二つのおもな段階があり，それは開始と疾患過程の維持である．

7・4・4・1　1 型インスリン依存性糖尿病

1 型糖尿病の病因　症例検討 7・7（p. 284）参照．糖尿病をひき起こすきっかけとなる抗原は同定されていないが，インスリン自身も含めいくつかの候補があげられている．その中では，交差反応性ペプチドを発現するウイルス抗原が引き金となりうることが示唆されてきた．コクサッキーウイルス（*Coxsackie virus*）はよく候補にあげられるが，これが病因に関与しているという確かな証拠はない．引き金が何であれ，組織の損傷は

CD4$^+$ T細胞が最初に活性化されることに依存している（図7・25）．実際の損傷をひき起こすエフェクターが，細胞傷害性T細胞であるのか，あるいは活性化マクロファージであるのか，それともその両者であるかは不明である．しかし，実際のエフェクターメカニズムを知ることが，より効果的な治療を組立てるうえでの助けとなるであろう．

問 題7·20　ランゲルハンス島にはインスリン分泌β細胞とグルカゴン（血糖レベルを上昇させるホルモン）を分泌するα細胞が混在している．一般的に自己免疫性1型糖尿病ではβ細胞のみが傷害されることを考えると，免疫エフェクターメカニズムとしてどのようなものが想定されるか．

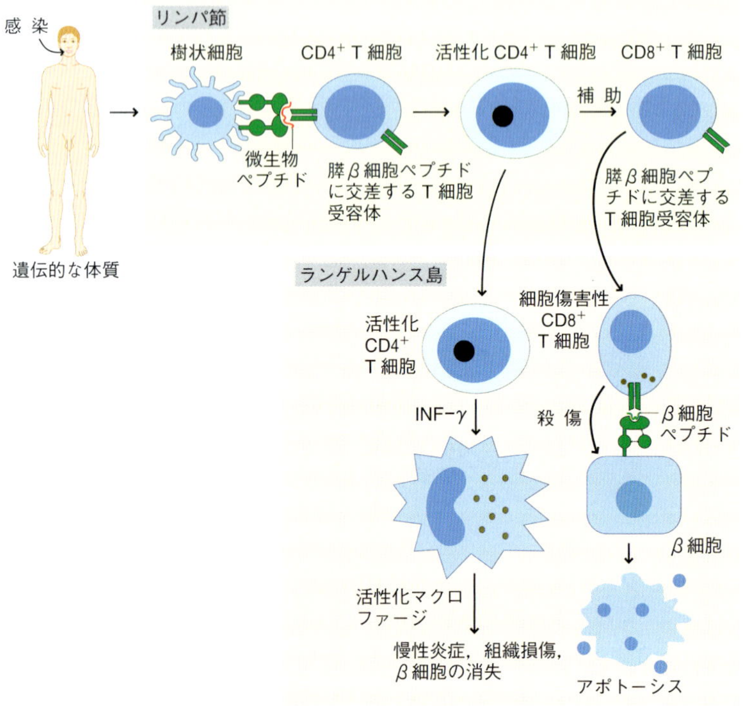

図7・25　1型（インスリン依存性）糖尿病　原因は大部分が不明であるが，ある個体は膵臓ランゲルハンス島にあるインスリン分泌**β**細胞を破壊するような獲得免疫応答を起こす．感染（おそらくコクサッキーウイルス）が**β**細胞ペプチドと交差反応する**CD4$^+$ T**細胞を活性化する．これが**CD4$^+$**および**CD8$^+$ T**細胞を活性化しランゲルハンス島に浸潤して**β**細胞の破壊を誘導する．マクロファージの浸潤も認められ，組織損傷の一部を担う．

症例検討7·7　1型糖尿病

臨床所見　6歳の少年．両親により大量の飲水を指摘され，この少年は常に喉が渇いていると告げた．数日後少年は嗜眠状態となり，よびかけに無応答となった．両親は少年の息がアセトンを思わせる甘い匂いをしているのに気づいた．血液検査の結果は高血糖を示した．少年はインスリン治療を受け，完全に回復したが，血糖レベルをコントロールするため定期的なインスリン投与が必要となった．少年は一卵性双生児であり，もう一人も糖尿病の検査を受けたが，疾患の兆候は認められなかった．不幸なことにこちらの少年はその後すぐ交通事故により死亡し，検死の際，膵臓のランゲルハンス島（インスリン産生β細胞領域）にはリンパ球（おもにT細胞）とマクロファージの著明な浸潤がみられた．

説 明　理由は不明であるが，疾患に冒された少年はランゲルハンス島のβ細胞に発現している抗原に応答する活性化CD4$^+$ T細胞をもっていた．これらCD4$^+$ T細胞はエフェクターメカニズム（細胞傷害性CD8$^+$ T細胞とマクロファージ）を活性化し，これが少年のβ細胞のすべての破壊をもたらし，インスリン分泌が不可能となった．これが血糖の上昇をひき起こし，また代謝作用の変化が少年の息の匂いの原因となったケトン体の産生を誘導した．ランゲルハンス島に対する攻撃は長期間にわたり，少年のβ細胞のすべて，もしくはほとんどすべてが破壊されたときに臨床症状が出現した．交通事故にあった一卵性双生児の検死の結果は，臨床症状はみられないものの，少年の兄弟もランゲルハンス島の慢性炎症が起こっていることを示している．もしこの少年が生存していたら，この少年にもまず確実に糖尿病が発症したと推測される．

遺伝子的基盤　§7・4の他の例にみられるように，MHCは糖尿病発症の危険性に影響するとして同定された遺伝子座である．特にMHCクラスII対立遺伝子は疾患発症リスクの増大あるいはその減少に関連している．この関連性についての分子的な基盤は不明であるが，ヒトおよびマウスにおいて疾患発症リスクの高いMHC対立遺伝子の一つは同一のアミノ酸置換Asp57をもち，これはペプチド結合溝の形態を変化させ，立体構造的により広い結合溝を形成する（§5・2・1・1, p. 175）．MHCは二つの主要な段階で免疫応答を制御している．最初は抗原提示細胞（たとえば樹状細胞）の段階であり，MHC分子は特異的T細胞に対する疾患関連ペプチドエピトープの結合を制御する．2番目はT細胞のレベルであり，胸腺においてどの自己ペプチドがMHC分子に結合するかを制御し，したがって野生型対立遺伝子に関して正あるいは負の選択がなされT細胞レパートリーを変化させる．これら両者に関して，実際に証明されている．

ヒトおよびマウスに関して他の多数（20以上）の遺伝子座が糖尿病リスクの増大に関連するものとして同定されているが，実際に遺伝子が同定されているのはわずか数例においてのみである．これらの一つがインスリン遺伝子そのものである．ごく最近，ゲノムワイド関連解析から，1F1H1−MDA5遺伝子が関係あるとされた．この遺伝子はウイルスRNAの細胞質受容体をコードする遺伝子である．この遺伝子に起こるまれな突然変異が同定され，これが糖尿病発症に対する強い防護に関連していた．長い間ウイルス感染は糖尿病の引き金として示唆されており（他の多くの自己免疫疾患と同様に），この研究は上記仮説を支持する間接的な証拠である．疾患防御性変異体は原則として，たとえばレトロウイルスなどRNAウイルスを除去するためのより効果的な免疫応答を制御していると思われる．

糖尿病の動物モデル　ある系統のマウス（NOD），ラット（BB），およびニワトリは1型糖尿病を自然発症する．NODマウスにおいて発症する疾患はヒト1型糖尿病と類似性を示す．これら両者ともにランゲルハンス島へのリンパ球とマクロファージの慢性炎症性浸潤に始まる．ヒトによく似たNODマウスにおいて高リスクMHC対立遺伝子の構造的同一性（Asp57）については興味深いことであるが，この点はいまだ解明されていない．これは疾患の引き金に関与するペプチドと関係する可能性もある．NODマウスを用いた実験から，疾患の開始に関する$CD4^+$ T細胞の役割が明らかにされてきている．糖尿病発症NODマウスから$CD4^+$ T細胞を採取し，これを糖尿病未発症の若齢NODマウスに移入すると，疾患の発症が早められる．ヒトと同様に，多くの遺伝子座が疾患感受性に寄与しており，上述のようにNODマウスでは20以上の疾患感受性遺伝子座が同定されているが，実際の感受性遺伝子そのものはほとんど同定されていない．MHCとは別に，IL−2遺伝子がおそらく重要と考えられる．IL−2に強く依存する制御性T細胞の欠陥はNODマウスにおける糖尿病の病因を左右する重要な候補であるが，現在のところ，はっきりした結果は得られていない．BBラットとNODマウスに共通する性状の一つはこれらがリンパ球減少を示すことであり，これは自己免疫疾患の他のいくつかの動物モデルでもみられる性状である．しかし，糖尿病易発性のヒトがリンパ球減少症である証拠はない．NODマウスにおける糖尿病のもう一つの興味深い性状は無菌環境で飼育されたマウスでは糖尿病がより好発で重篤になるということである．これは炎症性腸疾患（inflammatory bowel disease, IBD）のモデルとは対照的であり，IBDは常在性腸内細菌に依存し無菌マウスでは発症しない．

問 題7・21　無菌のNODマウスではなぜ糖尿病がより重篤になるのか．

糖尿病の治療　1型糖尿病が臨床的に明らかになる頃には，実質的にすべてのインスリン分泌細胞が破壊されており，実際上これらの再生は不可能である（症例検討7・7）．現在のところ，広く対応可能な治療法は注射によりインスリンを代替することである．ランゲルハンス島移植はいくつかの医療機関で行われたが，すべての異系移植において拒絶の防止が困難であった．将来はβ細胞を生成する幹細胞が用いられるようになるだろうが，依然として自己応答が存在することの問題は残されたままである．

すべてのβ細胞が失われる前に糖尿病を発症するとみられる個体が同定されるとしたら，これは疾患の進行を阻止するよりよい機会である．しかし，現在のところ疾患を発症する個体を特定することはできない．たとえ一卵性双生児であってもその疾患同調性は30％程度にすぎない．しかし，疾患リスクの高い個体が同定されたならば，疾患のマーカー（たとえば自己抗体もしくはβ細胞抗原に特異的な活性化T細胞）を繰返し検査することが可能となるであろうし，おそらくこれらの疾患マーカーをもつ人達の予防的治療をすることが可能であろう．今後の発展性が見込める治療は一般にリスクを伴うものである．そのため，疾患を防止するうえで，治療を行うことの利益が，加療の際の副作用により生体を損傷するという危険性を上回ることの保証が必要と思われる．

7·4·4·2　多発性硬化症

多発性硬化症の病因　症例検討7・8参照．この章で論議する疾患のほとんどに関して，疾患がどのように始まったかを説明することができない．希突起神経膠細胞は中枢神経系の細胞であり，ミエリンを産生する．多発性硬化症のおもなターゲットになると考えられているのがこの細胞である．多発性硬化症患者から採取されたT細胞（$CD4^+$ T細胞，$CD8^+$ T細胞の両者）の解析の結果，主要な抗原はミエリン鞘に最も多いタンパク質である**ミエリン塩基性タンパク質**（myelin basic protein, MBP）であることが示されている．しかしおそらくエピトープ拡散を介した他の抗原も関与しており，また病変部にIgG抗体が検出される．これらの抗体が病因に一役買っているのか，あるいは二次性の現象なのかはいまだ議論の分かれるところである．おもな組織損傷は細胞傷害性$CD8^+$ T細胞におよび/もしくは損傷を起こす活性化マクロファージの分泌産物を伴う慢性炎症によりひき起こされると考えられる（図7・26）．

問 題7·22　多発性硬化症の病因として，抗体が有意な役割を担っているとした場合，それをどのように調べればよいか．また，なぜこの情報が有用であるのか．

多発性硬化症の遺伝子的基盤　多発性硬化症の最も顕著な特徴の一つは，その地理的な分布である．多発性硬化症の頻度は地球の南東領域よりも北西領域に有意に高い（小児脂肪便症も同様の分布を示す）．これら異なった領域での双生児における疾患同調性は定かではないが，あっても30％内外であり，この疾患においても環境の影響が強いことを示唆している．

問 題7·23　なぜ自己免疫疾患は地理的に特定の領域でより多くみられるのか．

MHCは主要な遺伝的危険因子である．多発性硬化症において，DRおよびDQ遺伝子座の対立遺伝子の特有のペアをもつことが疾患の超高リスクと関連している．また，MHC以外の二つの遺伝子も疾患リスクの増大にかかわることが判明している．一つはIL-2受容体α鎖をコードする遺伝子であり，もう一つはIL-7受容体α鎖をコードする遺伝子である．しかし，家族内での多発性硬化症の頻度を検討する研究から，これらの遺伝子はヒト多発性硬化症の全体的な遺伝的基盤のほんの一部分を説明しているにすぎないことが明らかである．

動物研究に由来する証拠　ミエリン塩基性タンパク質をアジュバントとともに投与されたマウスあるいはラットは，**実験的自己免疫性脳脊髄炎**（experimental autoimmune encephalomyelitis, EAE）とよばれる多発性硬化症に類似した脱髄性中枢神経系疾患を発症する．しかし，ヒト多発性硬化症とは異なり，多くの場合治療しなくても自然治癒する（自己限定的）．この疾患は，EAEマウスから活性化$CD4^+$ T細胞を移入することにより健康なマウスに同様の症状を誘発することができる．阻害性抗サイトカイン抗体を用いた研究からIL-23がEAEの病因における主要なサイトカインであることが示されている．ヒト多発性硬化症と同様にMHCはEAE感受性を決定することに重要な要素であるが，現在（ヒトの場合とは異なり）他の疾患特異的遺伝子は同定されていない．

多発性硬化症の別のモデルが研究者により考案されている．それは**ヒト化マウス**（humanized mouse）である．ヒト化マウスとはマウスの免疫システムがヒト免疫システムによって一部が置換されたマウスである．これ

症例検討7·8　多 発 性 硬 化 症

臨床所見　32歳の女性．眼がかすんで見えるのに気づき，その数週間後片方の足に脱力感が生じた．脳のコンピュータ断層撮影（CT）スキャンでは脳白質に巣状病変が認められ，また脳脊髄液に少クローン性（オリゴクローナル，oligoclonal）のIgGが検出された．そのため，この女性は多発性硬化症（MS）に冒されていると診断された．さまざまな治療にもかかわらず，女性の病状は進行した．時に症状が軽快する期間はあるものの，繰返し症状が再発し，徐々に衰弱して最終的に呼吸困難に陥った．最初に多発性硬化症と診断されてから12年後，この女性は肺炎で死亡した．検死の結果，女性の脳と脊髄に神経のミエリン鞘の被覆が破壊されている領域が散在性に存在するとの知見が得られた．

説 明　よくわからない原因により，中枢神経系のミエリンに反応する活性化$CD4^+$ T細胞が出現し，これら活性化T細胞は中枢神経系に移行して局所性の慢性炎症をひき起こした．この炎症が神経の脱髄（demyelination，神経を保護するミエリン鞘の破壊）をひき起こし，時を経て特定の神経領域において機能の完全喪失を誘導した．多くの場合病変部に自己抗体が検出されるが，これらが多発性硬化症の病因に関して重要な役割を演じているかは明らかではない．

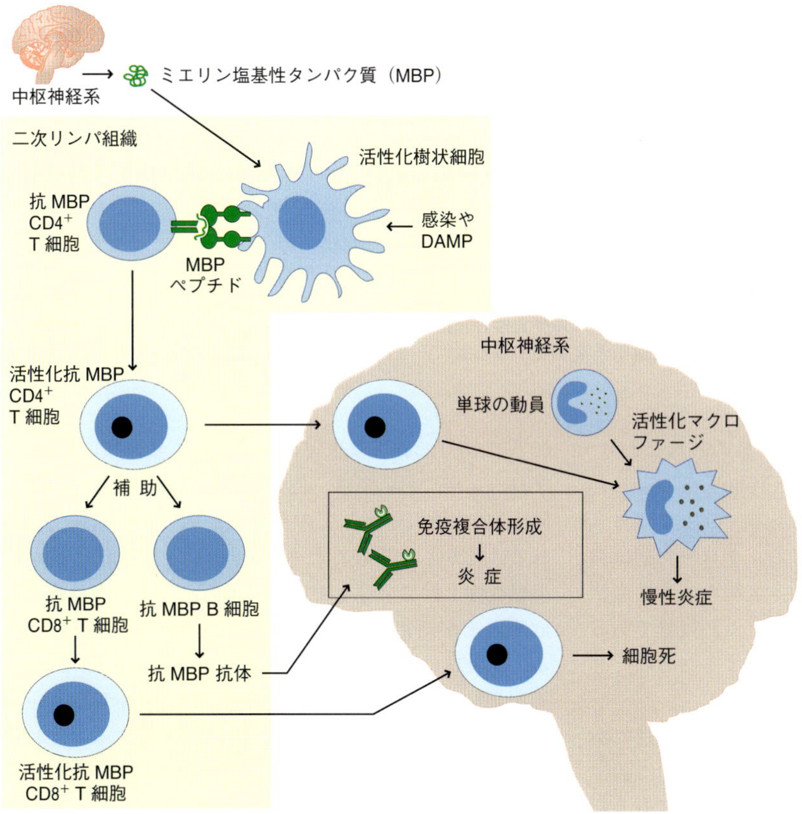

図 7・26 多発性硬化症 原因は大部分が不明であるが，ある個体は中枢神経系に発現するミエリン塩基性タンパク質（**MBP**）に対する獲得免疫応答を起こす．多くの場合，**MBP** がおもな抗原である．活性化 **CD4**$^{+}$ および **CD8**$^{+}$ **T** 細胞が中枢神経系に移行し，またマクロファージもこの部位に動員される．これらの細胞により生起されたエフェクターメカニズムが神経のミエリン鞘に破壊をひき起こして見た目に無秩序な脱髄領域を生じ，これがさまざまに異なる病状を起こすようになる．ミエリンに特異的な抗体も検出されるが，病因におけるその役割は不明である．

は獲得免疫システムをもたないマウス（と問えばRAG欠損マウス，§5・5・1・3）を用い，ヒト造血幹細胞により獲得免疫システムをヒト由来のものに置き換えることで作製される．多発性硬化症の感受性に関連する HLA-DR2 ヒト MHC クラスⅡ遺伝子を，ミエリン塩基性タンパク質ペプチド特異的ヒト TCR およびヒト CD4 をコードする遺伝子とともに遺伝子工学的にこのマウスに導入した場合，このマウスは多発性硬化症様疾患を発症する（図 7・27, p. 288）．この事例のみならず，ヒト多発性硬化症においても種々の MHC クラスⅡ対立遺伝子が疾患の種々の臨床的類型（パターン）に関連しており，これらの対立遺伝子がヒト化マウスに導入された場合，対応する疾患パターンはヒト多発性硬化症にみられるものに類似する．このことは，この疾患における MHC の中心的な役割を示すものであり，このような遺伝子と疾患パターンの関連の分子的な基盤の解析がこの手法により可能になるであろう．

多発性硬化症の治療 多発性硬化症の現在の治療は非特異的なものであり，抗炎症剤および免疫抑制剤が用いられる．これらの薬剤は特に感染のリスクの増大など，むろん大きな副作用がある．最新の薬剤の一つとして接着分子 $\alpha_4\beta_1$ インテグリンに対するモノクローナル抗体の使用があげられる．この抗体の使用により，$\alpha_4\beta_1$ インテグリンは EAE モデルマウスにおいて，活性化 T 細胞が中枢神経系内皮細胞を通過するために必須であることが示された．この抗体を使用する初期の臨床研究の結果は非常に有望であったが，まれに致死性の脳疾患を来すことがあり，そのため一時的にこの治療は断念された．しかしこの抗体，ナタリズマブ（ヒト化抗 α_4 インテグリン抗体）は多発性硬化症の治療薬として米国および欧州連合（EU）で再認可されている．もう一つのヒト化モノクローナル抗体は T 細胞上に発現する CD52 分子に対するもので，商品名は Campath-1（アレムツズマブ）と名づけられた．この抗体は多発性硬化症患者の小亜集団の治療に用いられた際，劇的な効果をもたらした．アレムツズマブはすべての T 細胞に影響するため，感染リスクの増加に関する懸念があり，また最近ではこの薬剤の使用時，サイトメガロウイルス（*Cytomegalovirus*, CMV）感染の問題があることが裏づけられている．他の形の薬理的免疫抑制が多発性硬化症の治療における頼みの綱としてまだ残されている．

7・4・4・3 炎症性腸疾患

いくつかの異なった疾患が**炎症性腸疾患**（inflammatory

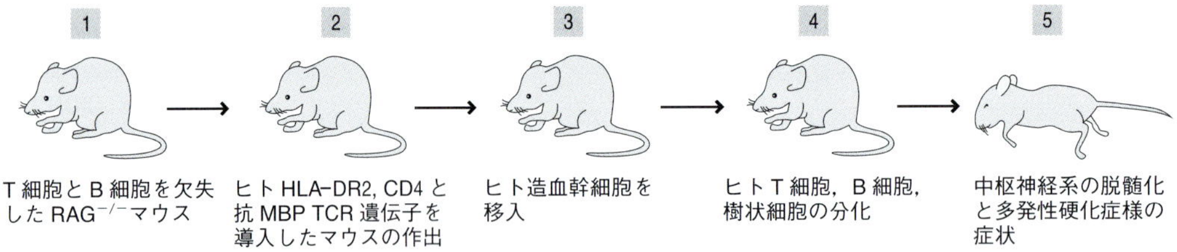

図 7・27　ヒト化マウスにおける多発性硬化症様疾患　**T，B** 細胞をもたないマウス（**RAG**$^{-/-}$）はヒト **MHC** クラスⅡ分子，ヒト **CD4**，およびヒトミエリン塩基性タンパク質ペプチドに特異的な **TCR** を発現する **T** 細胞などの遺伝子を導入することが可能である．これらのマウスにヒト造血幹細胞を移入すると，ヒトリンパ球および樹状細胞が分化してくる．**T** 細胞は胸腺内でヒト **MHC** クラスⅡ分子による選択を受ける．マウスに多発性硬化症感受性に関連する **MHC** クラスⅡ遺伝子が導入された場合，これらのマウスは，同一の **MHC** 対立遺伝子を発現する患者にみられるものと非常に類似した臨床像を示す多発性硬化症様疾患を発症する．

bowel disease, IBD）という名のもとに集められており，二つの最も重要な疾患は**クローン病**（Crohn's disease）と**潰瘍性大腸炎**（ulcerative colitis）である．ここではおもにクローン病に焦点を当てて説明する．クローン病はおもに小腸と大腸を冒す疾患であるが，広範な全身性症状も示し，疾患の基礎にある免疫メカニズムが複雑であることを示唆している．この複雑さを例証するために，クローン病について論議する（症例検討 7・9）．

クローン病の病因　クローン病は慢性炎症状態であり，活性化 T 細胞により引き金がひかれ，おもに活性化マクロファージとおそらく CD8^{+} T 細胞により引き起こされる組織損傷を伴う．この過程に抗体が大きな関与をしているとは考えにくい．

クローン病の発症につながる因子としてどのようなものが知られているのか．遺伝的感受性は重要である．一卵性双生児におけるクローン病の疾患同調性は 50〜60 % であり二卵性双生児においてはより低頻度である．クローン病においては，他の多くの免疫関連疾患に比べ MHC は危険因子としての重要性が低いように見受けられる．しかし，少なくとも 30 種の別々の遺伝子座が疾患感受性上昇に関連している．最近，いくつかの重要な危険因子が同定された．主要な危険因子は NOD2 である．NOD2 は細胞質パターン認識受容体の一つであり，細菌細胞壁の**ムラミルジペプチド**（muramyl dipeptide, MDP；ペプチドグリカンの一種）に応答する（§4・2・2・2）．NOD2 変異対立遺伝子をホモにもつ個体はクローン病発症の頻度が約 20 倍である．しかし，この変異体遺伝子をホモにもつクローン病患者は全体の 20 % のみであり，したがって，他の同定されていない遺伝的危険因子が確実に存在する．クローン病感受性の増加に関連する他の二つの遺伝子はオートファジー，すなわち細胞が自身の細胞質の一部を取込むプロセスに関与する

症例検討 7・9　クローン病

臨床所見　23 歳の女性．持続性の下痢と腹痛を発症．折にふれ，女性の便に血液が検出された．便培養の結果により，感染性が原因ではないことが明らかにされた．大腸内視鏡検査では深い潰瘍と出血を伴う炎症が散見した．炎症部位の生検では肉芽腫の形成を伴う単核球（おもに活性化 T 細胞）の浸潤が認められた．炎症は深く大腸壁にまで達していた．この女性はクローン病と診断され，腸の炎症性伝達物質の分泌を抑制する抗炎症剤であるスルファサラジン（sulfasalazine）を処方された．この処方により，女性の症状は多少の改善はみられたが，時を経るにつれ，症状は悪化した．ステロイドや免疫抑制剤など他の薬物治療を投与しても症状軽快には至らず，その後，この女性は抗 TNF-α モノクローナル抗体であるインフリキシマブ（infliximab，商品名 Remicada）の投与がなされた．これにより女性の症状のほとんどが消失し，スルファサラジンの服用を持続している．

説　明　この女性には大腸をおもに冒す慢性炎症疾患が発症した．この疾患は一般に若年の成人に起こるが，病因はほとんどわかっていない．治療は抗炎症を主眼とし，したがって免疫学的に特異的ではない．スルファサラジンは腸管からほとんど吸収されないため，この薬剤の作用はおもに腸管壁に限局している．ステロイドは感染のリスク増加および他の重大な副作用を伴う全身性の免疫抑制をひき起こす．インフリキシマブは活性化 T 細胞やマクロファージにより産生される主要なサイトカインの一つである TNF-α を中和し，この薬剤は当該疾患の治療に多大の進展をもたらした．しかし，TNF-α は結核菌蔓延の抑制に関与する主要なサイトカインであるため，インフリキシマブを処方される患者で潜伏結核症をもつものは結核の再顕在化の危険性がある．

ものである．通常オートファジーは細胞成分のリサイクルに関与する細胞内リサイクリングメカニズムの一部を形成し，感染細胞の細胞質に入り込むリステリア菌（*Listeria monocytogenes*）や結核菌のような細胞内細菌を破壊する過程の一部を担当すると考えられている．しかし，上述のオートファジー遺伝子の一つ（ATG16L1）が不活化されているマウスでは，小腸陰窩の底部に分布し自然免疫防御の役割を担う特殊な細胞である**パネート細胞**（Paneth cell）の欠陥が認められる．これらのマウスは腸の炎症に対してより高い感受性を示す．

問 題 7・24　クローン病はどの程度自己炎症性疾患と考えられるか（§4・2・2・4）．

遺伝的要因とは別に，環境の影響がクローン病の病因として重要であるという強い根拠がある．多くは動物の研究をもとにしたものであり，腸内常在細菌叢の役割に関して強い関心が寄せられている（下記）．クローン病患者の大多数は出芽酵母（*Saccharomyces cerevisiae*）に特異的な抗体（IgG, IgA のどちらか，または両方）をもつが，この知見の重要性ははっきりしていない．

動物を用いた研究　ヒト炎症性腸疾患，特にクローン病に対して，重要な点で類似性を示す多くのマウスおよびラットのモデルがある．これらには，IL-2（制御性 T 細胞の分化および生存に必須である）ノックアウトマウスや IL-10（枢要な抗炎症サイトカイン）ノックアウトマウスが含まれる．これらモデルのすべてに共通する一つの顕著な特徴は，疾患の発症は動物が常在細菌叢をもつことに依存するという点である．無菌状態の動物では疾患の発症は認められないが，このようなマウスに常在細菌を与えると疾患が発症する．

現在利用可能な最も有益なモデルの一つは，T 細胞欠損マウスあるいはラットに $CD4^+$ T 細胞を移入することにより作製されるものである（図 7・28）．これらのマウスに非分画 $CD4^+$ T 細胞が移入された場合は健康なままであるが（図 7・28 中の a），ナイーブ T 細胞のみが移入された場合はクローン病様炎症性腸疾患を発症する（c）．しかし，ナイーブ T 細胞と CD25（IL-2 受容体）を発現している T 細胞の両者を移入されたマウスはやはり健康なままである（d）．したがって，$CD25^+$ T 細胞がナイーブ T 細胞の疾患誘発能を阻害していることになる．これら $CD25^+$ T 細胞は制御性 T 細胞（Treg）と名づけられ，以前は抑制性（サプレッサー）細胞とよばれたタイプの細胞である．

受容者マウス（T^- は T 細胞欠損）	移入細胞	結 果	説 明
(a) 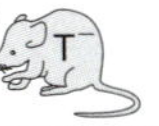	非分画 T 細胞	健 康	正常な T 細胞集団は非病原性
(b) 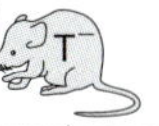	エフェクター / 記憶 $CD25^+$ T 細胞	健 康	$CD25^+$ T 細胞集団は非病原性
(c) 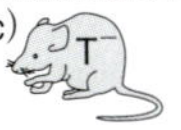	ナイーブ $CD25^-$ T 細胞	炎症性大腸炎	ナイーブ T 細胞集団には病原性細胞が含まれている可能性がある
(d) 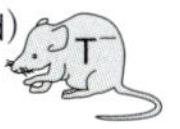	$CD25^+$ と $CD25^-$ T 細胞	健 康	$CD25^+$ T 細胞は病原性のあるナイーブ T 細胞機能を抑制できる
(e) 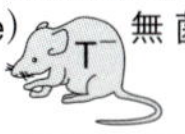 無 菌	ナイーブ $CD25^-$ T 細胞	健 康	ナイーブ T 細胞は腸内細菌が存在する場合にのみ病原性となる

図 7・28　マウス炎症性腸疾患における制御性 T 細胞　**T** 細胞欠損は正常マウスからの **T** 細胞移入により **T** 細胞の置換が可能である．膜表面の発現の有無により **$CD4^+$ T** 細胞をナイーブ（**$CD25^-$**），とエフェクター/ 記憶（**$CD25^+$**）に分画したところ，ナイーブ **T** 細胞の移入は大腸に炎症症状を誘発し（炎症性腸疾患；図中の **c**），これはヒトクローン病に多少とも類似性を示した．しかし，エフェクター/ 記憶 **T** 細胞と考えられる画分をともに移入した場合，炎症性腸疾患は抑制された（**b**）．エフェクター/ 記憶 **T** 細胞画分には抑制機能を果たした **CD25** 発現 **$CD4^+$ T** 細胞，すなわち制御性 **T** 細胞（**Treg**）が含まれると推定された．しかしナイーブ **T** 細胞を無菌マウスに移入した場合は，炎症性腸疾患の発症は認められなかった（**e**）．

7・4・4・4　関節リウマチ

関節リウマチ（rheumatoid arthritis）は自己免疫疾患群の最も重要なものであり，この疾患では特に関節に病変を生じ，人口の 1/200 がこの疾患に冒されている．一方，**変形性関節症**（osteoarthritis）では多くの場合機械的な要因により関節破壊が起こり，また変形性関節症に関して免疫が関与しているとの根拠がいまだ示されていない．したがって関節リウマチとはまったく異なる疾患である．関節リウマチはⅣ型過敏症の多くの特徴をもつ一方で，その病因における抗体の役割はいまだ議論が分かれるところである（症例検討 7・10, p. 290）．

関節リウマチの病因　病変部の関節の組織学的検討からマクロファージの浸潤が認められる（図 7・29, p. 290）．これは関節組織内に存在する TNF-α，IL-1 といった炎症性サイトカインのおもな分泌細胞と考えられる．活性化 $CD4^+$ および $CD8^+$ T 細胞や B 細胞も認められる．慢性炎症の他の例と同様，**三次リンパ構造**（tertiary lymphoid structure）が認められ（§3・5・3, p. 127），これらには多くの形質細胞が分布する．しかし，抗体もしくは免疫複合体が関節損傷の病因の役割を演ずるか否かに関してはいまだ論議されるところである．二つのタイプの抗体が興味を引く．**リウマチ因子**（rheumatoid factor）は抗体群の一つであり，おもに IgM タイプである．この抗体（リウマチ因子）は自己

症例検討 7·10 関節リウマチ

臨床所見 35歳の女性．手および膝の関節のこわばりの症状が出現．こわばりは起床時が最も強く午前中には和らいだ．指関節の腫脹がみられるようになり，かかりつけの医者を受診した．血液検査の結果，環状シトルリン化ペプチドに対する抗体が検出された．この女性は非ステロイド性抗炎症薬（non-steroidal anti-inflammatory drug，NSAID）を処方され，これによりしばらくの間症状は部分的に軽減した．しかし，女性の症状は悪化し，X線検査ではいくつかの関節でびらん（骨びらん）がみられた．この女性は免疫抑制剤を処方されたが，症状は進行し続けた．そこで抗TNF-α治療が施行された．抗TNF-α治療ではエタネルセプト〔etanercept，可溶性TNF受容体をコードする遺伝子をヒト免疫グロブリン（IgG）遺伝子のFc部位と結合し，試験管内で融合タンパク質として発現させたもの〕が投与された．投与後，この融合タンパク質は分泌されたTNFに結合し，TNF産生細胞であるマクロファージによる損傷を防止する（商品名はエンブレル，Enbrel）．女性の症状は劇的に改善され，症状がさらに悪化することなくこの治療が続けられた．

説 明 この女性は関節リウマチを発症した．女性の関節の滑膜における慢性炎症の結果，軟骨と骨にびらんが生じた．環状シトルリン化ペプチドに対する抗体は関節リウマチ患者に特異的に検出され，他の自己免疫疾患や炎症状態では認められない．女性は最初抗炎症薬を処方されたが，最終的に活性化T細胞やマクロファージにより産生されるTNF-αを除去し，損傷を防止するため可溶性TNF-α受容体による治療が施された．この治療法は他のすべての治療に対して難治性となった関節リウマチの症例においても，劇的な改善をもたらすものである．

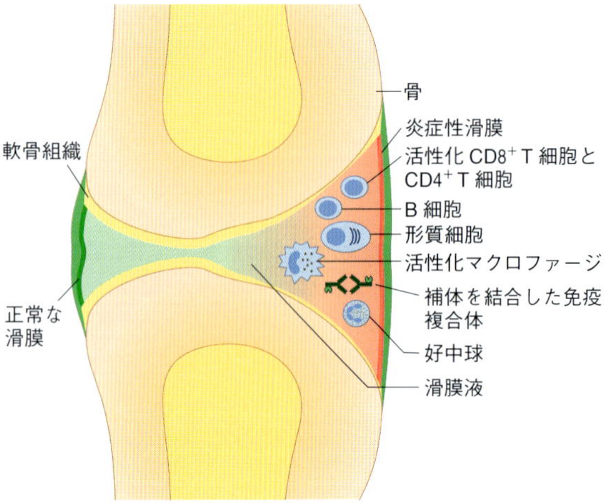

図7·29 関節リウマチの病因メカニズム 関節リウマチにおいては，関節滑膜の慢性炎症応答が軟骨と骨の破壊をもたらす．病変部滑膜の病理所見では**T**細胞，**B**細胞，形質細胞，活性化マクロファージおよび一部の好中球の浸潤が認められる．したがって，獲得免疫のすべてのエフェクターメカニズムが作動していると考えられ，疾患の病因にこれらのどれが，あるいはいくつかが最も重要であるかを決定することの難しさを示している．

のIgGに特異的である（IgMクラスの抗IgG抗体）．しかしこれらの抗体は，関節リウマチ患者のみならず他の炎症状態でも検出される．**シトルリン化ポリペプチド**（citrullinated polypeptide）に特異的な抗体は関節リウマチに関してより特異的であると考えられ，このポリペプチドは炎症状態の関節に存在する．抗体のレベルは疾患の重篤度に相関するが，これは二次性の現象であって病因における役割とは関係がないと考えられる．しかしこれらの抗体は診断のうえでは非常に重要な役割をもっている．後に関節リウマチを発症した患者から採取した血清サンプルの検査結果では，臨床症状が現れるずっと以前に，すでにこの抗体が検出されている．すなわち，これにより関節リウマチを発症するリスクが高い患者の同定が可能であり，実際の関節損傷がみられる前に治療を開始することが可能となる．

再び繰返すが，なぜ関節リウマチが発症するかのについての解答はない．遺伝的感受性はあり，一卵性双生児における疾患同調性は15～20％（二卵性双生児の疾患同調性は4％）を示し，これは他の多くの自己免疫疾患に比して低頻度である．多数の遺伝子あるいは遺伝子座が感受性に寄与する可能性があるとして同定されてきた．これらの多くは炎症をもたらすと思われる免疫応答の制御にかかわるものである．疾患感受性に強く関連している染色体領域の一つは，病因として重要と考えられる二つの遺伝子をコードしている．補体第5成分（C5）とTNF-αである．TNF-αが疾患の過程で重要であることは抗TNF-α治療に関する結果からわかるが，遺伝的データからはTNF-αもしくはC5のいずれかが危険因子であるかは決定できない．

7·4·5 結 論

§7·4では種々の免疫関連疾患の例を示してきたが，これらの疾患がどのようにひき起こされるかに関して，何がわかっており，また何が解明すべき点であるかをこれら疾患例が示していると思われる．重症筋無力症，ギラン・バレー症候群および甲状腺機能亢進症などのいくつかの症例においては，エフェクターメカニズムは明らかにされており（これらの症例では抗体である），このことは患者をどのように治療するかにおいて重要である．しかし，免疫関連疾患のほとんどで，組織損傷をひき起こす際に抗体，細胞傷害性T細胞および活性化マクロファージのいずれかが相対的にどの程度重要であるかいまだに不明である．しかし，これらエフェクターメカニズムの実際の役割（実態）を明らかにすることが，新たな治療戦略を考えるうえで重要である．

なぜある個体のみがこれらの疾患を発症するのかを理解するに至ったところで，それはより不確実な基盤に立ったことにすぎない．ほとんどの場合，疾患発症の危険因子として知られるものを保有する頻度は非常に低い割合である．既述のように，カンピロバクター・ジェジュニ感染が確認された約8000人を検査した最近の研究では，このうち誰一人もギラン・バレー症候群を発症していない（§7・4・2・1）．脊椎の関節疾患である強直性脊髄炎の場合は，罹患者の約95％はMHCクラスI対立遺伝子のHLA-B27を発現しているが，逆にこの遺伝子をもつ個体で実際に強直性脊髄炎を発症する個体は1～5％にすぎない．また一卵性双生児におけるこれら疾患に関する同調性は通常40％以下であることが知られている（セリアック病が唯一の例外である）．感染か，後生的（エピジェネティックな）DNA変化か，T細胞レパートリーの相違か，あるいは他の何らかの因子か，何が疾患の原因であろうか．何もわかっていないのである．

われわれが疾患についての理解を欠いていることは，これらの疾患を解明しようと試みる研究者や疾患に冒された患者を治療している臨床医にとって重要な問題であることは明らかである．実際，ある場合には治療は単純かつ効果的である．著者の1人の親戚の女性は甲状線機能亢進のため甲状腺を摘出し，70年にわたり甲状腺ホルモンを服用しているが，うまく適応し状態は良好である．しかしほとんどの場合，治療はそう単純ではなく，潜在的な危険性を伴う．ステロイドは最初関節リウマチ治療に導入された際はすばらしい治療法であったが，非常に重大な副作用をもつ．最終目的は抗原特異的であるような治療を確定することである．これまで述べてきたように，花粉抽出物の舌下服用は花粉症治療に有効であり，このタイプの手法は多くの動物モデルや他の疾患の臨床的試みなどで開発されつつある．しかし，多くの疾患において疾患の開始やその進行に重要である抗原は同定されておらず，またこの知識なしでは抗原特異的な治療の多くは当て推量ということになってしまう．

これらの分野で疾患の動物モデルは枢要である．これらのモデルでは，エフェクターメカニズムと病因において重要な抗原の同定をすることが可能である．しかし，動物モデルには多くの限界がある．多くの場合これら動物モデルはヒト疾患に非常な類似性をもつものではなく，マウスとヒトの免疫システムは同一とはほど遠いところにある．しかし，動物を用いた研究はヒトの研究に直接有益な情報を提供するものである．この点で，糖尿病と多発性硬化症の例を用いてきたが，臨床研究と実験研究の相互作用が将来の免疫関連疾患の理解と治療に向けた最も有望な戦略を提起するものと思われる．

7・5 移植免疫

腎不全に対する腎移植は，致死性となりうる疾患において最も成功した治療の一つである．その成功率は癌に対するほとんどの治療を上回っており，全体として，約70％の腎移植レシピエントが術後5年を経て生存している．移植が治療適応可能である，あるいは治療可能であったような他の状況があることも事実である．たとえば，心臓，肝臓，肺といった臓器は日常的に移植が施され，骨髄移植は免疫不全症や白血病治療のうえで大きな成功を収めている．すなわち疾患の治療に移植を用いることには多様な可能性がある．本当の問題はなぜ移植臓器が拒絶されるかを理解し，また移植片拒絶をいかに防止するか，という点にある．理想的なゴールは免疫特異的な方法で移植片拒絶を防止することである．

§7・5では移植拒絶，異系移植片に焦点を当てて，これに関与する免疫について説明する．さらに移植拒絶を抑制あるいは防止しうる手法について検討を加える．さらに胎児についても簡単に考究したい．というのも，胎児のMHC遺伝子の半分は父親に由来するものであり，半異系（semi-allogeneic）であるため，胎児はいわば自然な移植といえるからである．

7・5・1 移植片に対する免疫応答

7・5・1・1 移植の専門用語

移植の生物学を論述する前に使用される専門用語を明らかにしておく（図7・30, p. 292）．

1) 一個体の中での移植（たとえば顔のひどい火傷を覆うため太ももからの皮膚を移植するなど）は**自家移植**（autograft）あるいは**自己移植**とよばれる．
2) 移植を必要とし，十分幸運なことに一卵性双生児がいる場合は，この双子の一方からの移植は**同系移植**（isograft）とよばれる．このような2人の関係は**同系**（isogenic または syngenic）と名づけられる．**同系**（inbred）マウスにみられる遺伝的に同一な個体間おける移植も同系移植である．

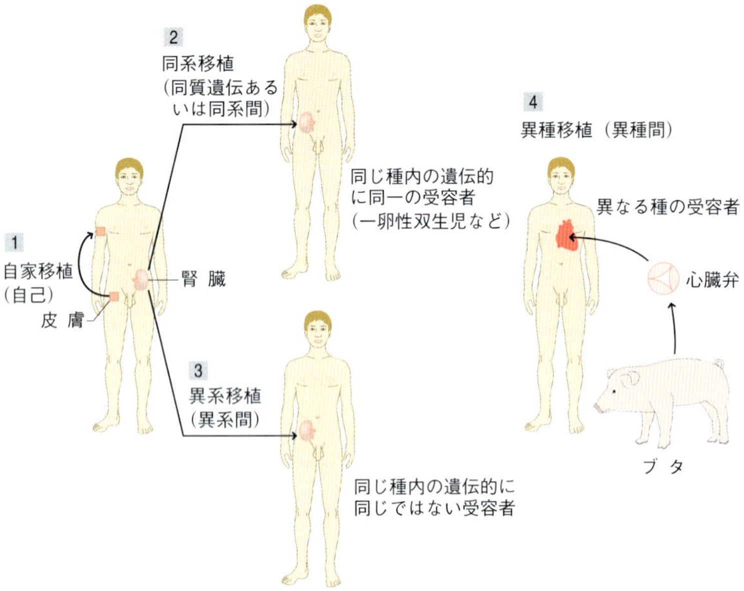

図7・30 移植の用語 (1) 自家移植 (**autograft**) は同一個体内での移植である．(2) 同系移植 (**isograft**) は一卵性双生児や同系統動物といった遺伝的に同一な同系 (**isogenic** または **syngenic**) 個体間の移植である．(3) 異系移植 (**allograft**) は同種ではあるが遺伝的に異なる異系個体間の移植である．(4) 異種移植 (**xenograft**) は一つの種から他の種（異種，**xenogenic**）への移植である．

3) 最も一般的にみられる移植は**異系移植**（allograft）である．すなわち同種間ではあるが遺伝的に同一ではない個体間の移植である．このような状況において，供与者（ドナー）と受容者（レシピエント）の関係は**異系**（allogenic）と名づけられる．

4) ある場合には，種を超えた移植が行われる，たとえばブタからの心臓弁をヒトに移植することであり，これは**異種移植**（xenograft）と名づけられる．

5) 免疫応答が開始されたときの応答の段階は感作として知られ，エフェクター段階がすぐこれに続き，多くの場合拒絶に至る．

未処置の異系移植片や（ほとんどの）異種移植片は，これらが不適合であるため通常は拒絶される．一方，同系移植片や自家移植片はこれらが適合性であるため拒絶されない．

7·5·1·2 主要組織適合性抗原

MHC 分子は異系移植片が生着するかあるいは拒絶されるかを決定する主要な抗原である．MHC 抗原はヒト（HLA）とマウス（H−2）でほぼ同時期に同定された．マウスにおいては，異系移植片拒絶の活性化を担う遺伝子座は古典的な遺伝的方法により同定された（§5·2·1, p. 174）．

異系反応性　同種間ではあるが遺伝的に同一でない異系の個体からの臓器や組織が TCR により認識されることは，これらが外来性であることを考えれば当然のことといえる．移植片拒絶を刺激する抗原は**移植抗原**（transplantation antigen）とよばれ，これまでのところ，MHC 抗原が移植抗原の中で最も強力な抗原である．非自己 MHC を認識する T 細胞の頻度が非常に高いため，非自己 MHC に対しては概して激しい応答が起こる．どの個体でもすべての T 細胞の 1〜5 %が異系 MHC に応答可能と算定されている（標準的なタンパク質に対して反応する T 細胞の頻度は 1 : 10^5〜10^6 のオーダーである）．これが**異系反応性**（alloreactivity, **同種抗原反応性**ともいう）という現象である．このことについての唯一満足が得られる説明は，交差反応性 T 細胞が高頻度に存在するということである（§7·3·1·2）．いい換えれば，自己 MHC 分子–外来ペプチド複合体に通常の反応を示す多くの T 細胞は外来 MHC 分子を認識することもできるということである（ペプチドの結合の有無を問わず）．したがって，異系臓器に対する T 細胞認識は移植臓器に対する非常に広範かつ強力な攻撃を誘導し，最終的な拒絶につながるのである．

7·5·1·3 副組織適合性抗原

多様な（おそらく数百の）**副組織適合性抗原**（minor histocompatibility antigen）が存在し，これらのいくつかは分子レベルで同定されている．理論的には，対立遺伝子形態をとって存在するどのようなタンパク質も，副組織適合性抗原として作用すると考えられる．ドナーの対立遺伝子変異体に由来するペプチドは，移植片のレシピエントによって発現されるペプチドとは異なるものであり，ドナーの対立遺伝子変異体に由来するペプチドが生成されてくることが抗原プロセシングのために必要となる．最近副組織適合性抗原のいくつかはミトコンドリア由来であることが明らかにされ，また他の副組織適合性抗原は内因性レトロウイルスによりコードされていることが判明した（すべての哺乳類はこれらのウイルスの潜在的なキャリアーである）．雄の個体はY染色体上の遺伝子によりコードされる分子を発現し，これらはむろん雌の個体には存在せず，それゆえ，雄の移植片は雌レシピエントにより拒絶されうる．

一般に，副組織適合性抗原はMHCに比して拒絶の刺激は弱い．しかし，副組織適合性抗原は合算して強力な応答を起こすことができる．マウスの系統は同一のMHCを保有するようにして作製されてきたが，他のゲノムに関しては異なっている．したがって，MHCが同一であってもこれらの系統間の皮膚移植は強烈に拒絶される．副組織適合性抗原は臨床的に重要である．ドナーとレシピエントのすべてのMHC抗原を一致させることが可能であっても，すべての副組織適合性抗原を一致させることは不可能である．

7·5·2 移植片拒絶

移植片拒絶は，主として拒絶にかかる時間をもとに三つのタイプに分類される．**超急性拒絶**（hyperacute rejection）は数分から数時間で起こる．急速に起こる免疫介在性現象は既存の抗体に依存すること（§7·2·2）を思い出して欲しい．超急性拒絶の同様のことが**急性拒絶**（acute rejection）にも当てはまる．急性拒絶は数日から数週間で起こり，これは免疫応答の引き金が引かれて実行されるまでの時間がかかるためであるが，異系移植片にみられる通常タイプの拒絶である．一方，**慢性拒絶**（chronic rejection）は数カ月あるいは数年を経て起こってくる．その病因は部分的にしか解明されていないが，おそらく抗体と細胞性免疫の両者が関与していると思われる．

7·5·2·1 超急性拒絶

腎臓が移植され，血管のクランプが解除されると，それまで健常に保つために透明な塩溶液で灌流されており薄い色を示していた腎臓は血流のため暗赤色となる．通常はこのような良好な状態が持続する．しかし移植腎の内皮細胞に発現する抗原に対して既存の抗体をもつレシピエントに誤って腎臓が移植された場合は，血液供給がされなくなり移植腎が死んでしまうため，短時間（数分あるいは数時間以内）のうちに移植腎は暗色を示し尿排出が停止する．組織学的には，腎臓の細血管は血小板とフィブリンの凝集体である血栓によって完全に閉塞される像がみられる．これは以下の事象のためと考えられる．血液中の抗体が内皮細胞抗原，MHC分子，副組織適合性抗原，あるいはABO血液型抗原などに結合し，補体が活性化され，好中球の急速な蓄積が起こる（図7·31）．好中球および/あるいは補体活性化の産物が内皮細胞の損傷をひき起こし，血小板の接着と凝集，血液の凝固を刺激して，血流を完全に阻止する血栓凝固塊を形成したのである．この応答は§7·2·4で既述したII型過敏性応答に類似している．この段階になるとできることは何もない．移植腎は死んでしまい摘出が必要となる．望ましいことに，すべてのレシピエントはドナー抗原に対する抗体の有無を予めチェックされるため，このタイプの拒絶は臨床的に決してみられないようになると思われる．超急性拒絶は多くの場合異種移植でみられ，一般的には，多くの場合ある種の糖質に対して特異的な既存の自然抗体によるものである．

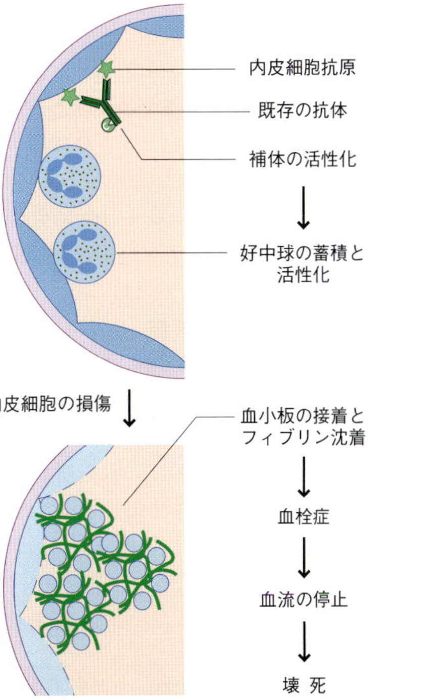

図7·31 超急性異系移植片拒絶 腎臓など血行性の移植片のレシピエントが腎臓内皮に発現している抗原（たとえば**MHC**分子または血液型抗原）に対する既存の抗体を保持している場合，この抗体はこれら抗原に結合し補体を活性化する．これが内皮の損傷につながり（好中球がおそらく損傷をひき起こすことに関与している），これがつぎに血小板の凝集とフィブリンの沈着を誘導し，血栓の形成と腎血管の閉塞に至る．最終的に腎臓は酸素欠乏により壊死する．

7·5·2·2 急性異系移植片拒絶

皮膚の一片を異系レシピエントに移植した場合，最初は同系であるかのように生着し，何日かの間に血管とリンパが移植片中に発達する．しかし8〜9日前後までには，移植片は異常を来すようになり，12～14日までには移植片は収縮し，壊死して剝離が起こる．これは移植片が拒絶されたためである．組織学的検討から，同系移植片と異系移植片において最初にみられる差異は，異系移植片においては血管の周囲に単核球（リンパ球とマクロファージ）の集積が認められることである．時間とともに，浸潤細胞の数は増加し，これらは活性化されるようになる．その後，表皮細胞と血管に損傷の兆候が示されるようになり，これは移植片全体が壊死に陥るまで損傷は増大する．拒絶のこのパターンが急性拒絶とよばれるものである（皮膚移植に関してはかつて一次拒絶とよばれた）．

実質臓器であっても事象の順序は同一であり，ただ，応答はより急速である（げっ歯類のおける腎移植では6～7日以内に拒絶される）．血管のクランプが解除されると血液の流入が直ちに開始されるため，拒絶のこの早さは移植臓器への血行の如何を表している．急性拒絶のこの図式は異系移植片がナイーブ（これまでに移植を受けたことのない）なレシピエントに移植された際に起こることであり，最も臨床的な移植状況を示している（むろんヒト移植のレシピエントは常に免疫抑制処方を施されており，望ましいことに完全な急性拒絶はまれにしかみられない；症例検討7・11）．

移植片に対する宿主の感作　ナイーブT細胞を効果的に活性化しうる主要な細胞は樹状細胞である．ドナー由来樹状細胞は移植片中に存在し（これら樹状細胞がレシピエントにもち越されるため，これらは時にパッセンジャー細胞とよばれる），これら樹状細胞は宿主の異系反応性T細胞を直接活性化しうる（図7・32）．しかし，宿主樹状細胞も移植片に由来する抗原を捕獲して宿主の抗原特異的T細胞を活性化することができ，これは間接経路とよばれる．最初の直接経路が最も重要である．たとえば、取出された甲状腺を試験管内で培養し，その中の樹状細胞が甲状腺外に移出してから異系レシピエントに移植された場合は，拒絶時間は顕著に伸びる．しかし，このような移植片も永久に生着するわけではない．この事実は，宿主樹状細胞がドナーMHC分子および/または多数の副組織適合性抗原を捕獲し提示していることを示している（ボックス7・1）．

急性異系移植片拒絶におけるエフェクターメカニズム

ヌードマウスは無毛であるが，また鰓弓の発達不全のため胸腺をもたない．ヌードマウスでは異系皮膚移植片は永久に生着する（ヌードマウスには他の種からの皮膚移植片も生着し，通常の毛のあるマウスではまずみられない光景である）．皮膚移植片を拒絶する能力はヌードマウスにT細胞を移入することにより回復できる．このことはT細胞が急性異系移植片拒絶には必須であることを示している．しかし，T細胞の存在が拒絶の十分条件であること示しているわけではない．拒絶メカニズムの本質を明らかにするために多大な努力が払われてきたが，統一的な答えは得られていない．さまざまな種における種々の異系移植片（たとえば皮膚，実質臓器，骨髄細胞）や同種内の異なる系統間（たとえばマウス）の移植片は，多様なメカニズムにより拒絶されるように思われる．たとえば，T細胞除去マウスやラットにおいては，$CD4^+$および$CD8^+$T細胞は両者とも皮膚移植片の拒絶をもたらすことができるが，拒絶の過程で抗MHC抗体が生成されるにもかかわらず，抗体は拒絶の重要な役割を演じているようにはみえない．したがって，異系皮膚移植片を生着しているT細胞欠損マウスに移植片

症例検討7·11　急性異系移植片拒絶

臨床所見　34歳の女性．末期腎不全状態となり腎透析を続けていた．この女性には4人の血縁者があった．女性と血縁者はどのMHC対立遺伝子を発現しているか試験された．MHC対立遺伝子のセットに関して女性の兄弟の1人が非常によく適合しており，この女性に腎臓を提供しようと申し出た．手術は成功し，排尿も開始された．女性は反応を抑制するためステロイドとタクロリムス（FK506，作用機序に関しては後述）を処方された．術後10日，女性は発熱し移植された腎臓に圧痛を認め，尿量が減少した．女性は大量のメチルプレドニゾロン（合成副腎皮質ホルモン剤で糖質コルチコイド系薬剤の一種）を処方され尿量は正常にまで回復した．女性は免疫抑制剤の投与を持続し，5年後も状態は良好である．

説明　腎臓を置換するために必要な血管縫合は相対的に単純なものである．移植片抗原に対する初期の免疫応答（これは血管のクランプが解除されるとすぐ開始される）が，女性の処方された薬剤によりある程度抑制されている．タクロリムスはT細胞の増殖を阻害し，一方メチルプレドニゾロンは抗炎症性をもつ．しかし応答は非常に強いため，移植された腎臓への攻撃が開始され，これが初期急性拒絶へとつながった．このためステロイドによるさらなる免疫抑制が必要となった．移植後時を経るに従い，免疫抑制剤の量は低減できるようになったが，実際上完全にこれを中止することは通常行われない．

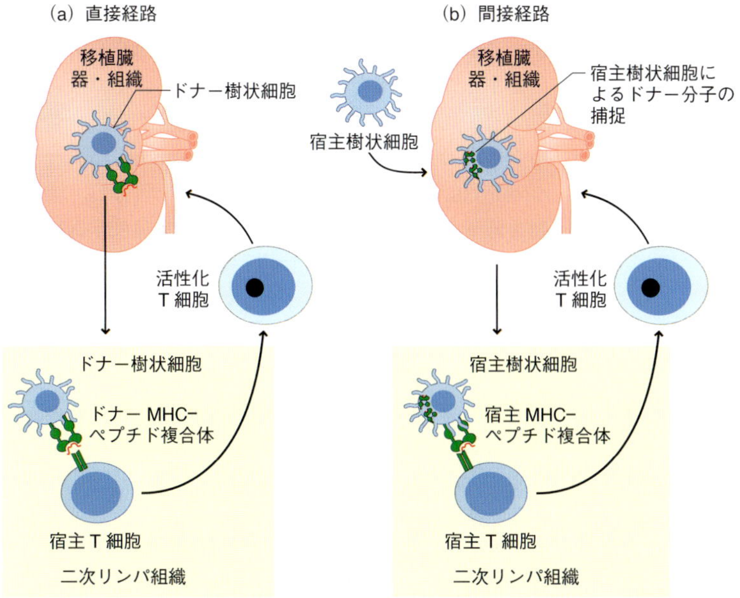

図7・32 異系移植片に対する感作 (a) 直接経路: 移植組織中の樹状細胞(パッセンジャー細胞)は移植片から移出してリンパ組織に至り，そこで異系反応性宿主T細胞を活性化する．(b) 間接経路: 宿主樹状細胞もしくはその前駆細胞が血流から移植組織に移入し MHC 抗原を含むドナー抗原を捕獲する．この樹状細胞は移植片から二次リンパ器官へと移行し，ここで，ホスト MHC 分子に結合したドナー抗原由来ペプチドを宿主T細胞に提示する．間接経路はまさに“通常”抗原に対する応答の誘導に用いられたものであり，一方直接経路は移植という環境に特異的なものである．

ボックス7・1　皮膚および血行性異系移植臓器に対する感作メカニズム

皮膚移植に関しては，感作はおもに所属リンパ節で起こる．これはラットで行われた実験で明確に示されている．ラットの皮膚の一部を切取り血管は接続したままリンパ管との接続は切断し，この場所に異系ラットの皮膚片を移植すると，拒絶されるまで長期間(しばしば 100 日以上)生着した．このことは皮膚移植片拒絶においてリンパ系が重要であることを示している．応答を開始するためには，皮膚移植片からの樹状細胞がレシピエントのリンパ節に移行することが必要であるとして上述の実験結果を説明することができる．

他の実験で，異系間のイヌを用いて腎移植が行われたが，ドナーの腎臓の血管はレシピエントの血管にプラスチックチューブで接続され，移植腎はリンパ系の接続を防ぐため箱に入れられてイヌの背中に置かれた．驚くべきことに，腎臓は通常の異系腎移植と同様の速さで拒絶された．この現象のもともとの説明は，“移植腎の拒絶はドナー組織自体の中で開始され，一方皮膚移植片の拒絶は所属リンパ節で引き金が引かれる”というものであったが，現在前者に対する説明は誤っていることがわかっている(問題7・26の解答参照: p. 321)．

問 題7・25　皮膚移植片拒絶において移動性の樹状細胞の重要性はどのように調べられるか．リンパ系のない皮膚移植片が拒絶されないことについての他の説明は可能か．

問 題7・26　なぜイヌでのリンパ系のない移植腎が正常に拒絶されたのかについて，別の説明にはどのようなものがあるか．

上の MHC 分子に対する抗体を投与しても，移植片は拒絶されない．ヒトにおける皮膚移植に関してもおそらく同様であろう．ただし今日，倫理的な観点から実験によりこれが正しいとすることは困難である．B細胞欠損の子供は抗体をつくることができないが，異系皮膚移植片が拒絶されるかどうかを観察するためこの子供に異系皮膚移植が施行された．異系皮膚移植片は正常の子供と同様の効率でもって拒絶された．このことは，抗体は急性皮膚移植片拒絶に必須ではないということを示している．しかし，正常個体において抗体が急性拒絶過程のある役割を演ずることができない，あるいは演じていないということを示しているわけではない．したがって，異系移植片拒絶は一般に典型的なⅣ型過敏性反応(§7・4・4)，あるいは，少なくともこのタイプのメカニズムが拒絶プロセスの強力な要素であると考えられている(図7・33, p. 296)．

急性拒絶の治療　HLA の一致．予防は治療に勝る．移植片が拒絶されるのを防ぐ最もよい方法は MHC および副組織適合性抗原遺伝子が同一である一卵性双生児から移植を受けることである．血縁者もまたドナーとして良好である．2人の血縁者が一つの MHC 対立遺伝子を共有している場合，同一の MHC をもつ可能性が高く，

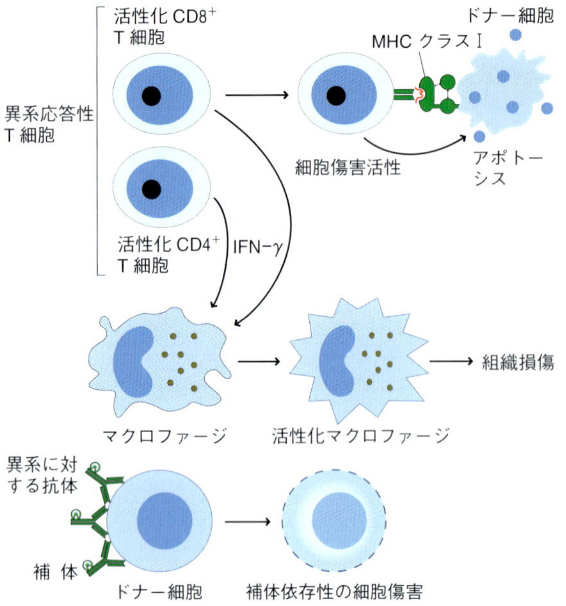

図7・33　異系移植片拒絶におけるエフェクターメカニズム　同種の健常個体間で組織や臓器が移植された際，数日（臓器）あるいは **1～2** 週間（皮膚）で拒絶が起こる．免疫応答は **CD8**$^+$ および **CD4**$^+$ **T** 細胞，マクロファージ，および抗体など免疫システムのすべてのエフェクターメカニズムを活性化する．これらすべてが移植片内で認められ，このうちのどれが（単一あるいは複数）最も重要かは明らかでない．抗体はおそらく細胞性メカニズムより重要度が低いと思われ，また応答の強さは細胞傷害性 **T** 細胞もしくは活性化マクロファージのどちらか一方でも拒絶をひき起こすに十分であると考えられる．

また副組織適合性抗原遺伝子の 50 %を共有していると思われる．非血縁ドナーに関しては，できるだけ多くの MHC 対立遺伝子が共通である人を見いだすことが最良であり，MHC クラスⅠの一致よりも MHC クラスⅡの一致が移植臓器のよりよい生着につながることが最近証拠立てられている．すなわち MHC クラスⅡ一致腎移植の 2 年生着率は 90 %前後であるのに対して，MHC クラスⅠ一致移植片においては 70 %前後となっている．

免疫抑制：T 細胞に選択的に作用する薬剤が免疫抑制の中心である．真菌製剤であるシクロスポリンは T 細胞内の**シクロフィリン**（cyclophilin）に結合し，この複合体は，IL-2 や他のサイトカインの生成に必要な NFAT 転写因子の活性化に必須である**カルシニューリン**（calcineurin）の作用を阻害する（§5·3·3·2 および図 5・15, p. 191 の T 細胞シグナル伝達参照）．この作用はより T 細胞に限定されている．しかし，一般的な免疫抑制に関する問題は残されたままである．タクロリムス（もともとは FK506 として知られる）はもう一つの真菌製剤であり，これは FK506 結合タンパク質（FK506 binding protein, FKBP）とよばれる標的分子に結合するが，これもカルシニューリンおよび NFAT の活性化を阻害する．別の薬剤であるラパマイシン（シロリムスともいう）も真菌製剤であり，FK506 結合タンパク質に結合するがこの複合体は mTOR（mammalian target of rapamycin）とよばれる別の標的分子を阻害し，細胞分裂を低下させる．これら薬剤はいずれも免疫学的に特異的抑制をもたらすとはいえず，異系移植レシピエントの治療に際しては常に薬剤効果と薬剤毒性のバランスの維持に努めなければならない．さらにこれらの薬剤のいくつかあるいはすべてが T 細胞の活性化と増殖をおしなべて阻害することにより，実際有益な可能性のある T 細胞応答の誘導，たとえば Treg 応答をも阻害することが考えられる．

他の薬剤治療には非特異的抗炎症性のステロイドがある．多くの場合ステロイドは急性拒絶が起こった際にこれを治療するために用いられ，長期にわたる治療には一般に使用されない．細胞療法はモノクローナル抗体を用いて特定の T 細胞サブセットを除去することに焦点を当てたものである．免疫抑制にかかわるこれらすべての治療法の問題点はこれらが非特異的であることであり，一般にすべての免疫応答が阻害されるため，感染あるいはある種の癌のリスクの非常な増加するにつながることである（§7・6）．

異系移植片拒絶の実験モデルにおいては，Treg の移入は移植片の生着を劇的に増加させることができる．ヒトにおいて Treg の活性を増加させる手法が案出できれば，これは治療の進歩に関する可能性を推し進めることになる．同様に，Th1 が優勢である異系応答を Th2 方向に再プログラミングすることもまた，有益といえるかもしれない．

7·5·2·3　慢性拒絶

成功裏に終わり，数カ月あるいは数年の間良好に機能してきた移植腎が衰えはじめ，長期間かけてその機能を完全に喪失することが往々にして起こる．これが慢性拒絶である．組織学的に慢性拒絶の最も特徴的な性状は小動脈や細動脈血管壁の肥厚である（図 7・34）．これは血管膜の平滑筋細胞の増殖，およびこれらの細胞から分泌されるコラーゲンや他の結合組織成分に起因する．その結果，血管内腔の狭窄が起こり，腎臓がしだいに虚血状態となって最終的に移植腎が壊死する．慢性拒絶の原因は完全に解明されていない．しかしマクロファージの浸潤や内皮細胞が分泌する平滑筋細胞増殖因子とともに，抗体も何らかの役割を演じているようである．慢性拒絶は非常に難治性である．

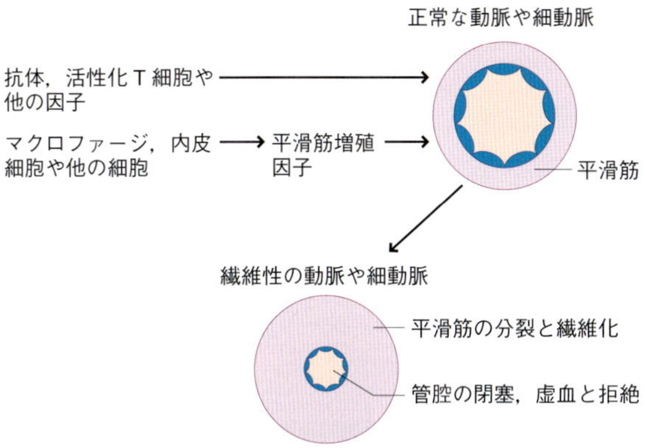

図7・34 慢性移植片拒絶 かなりの期間，時に数年，効果的に作動してきた移植臓器が潜行性に不全になり始めることが時折ある．これはしばしば慢性拒絶の兆候である．慢性拒絶のおもな病理学的変化は平滑筋の増殖と繊維化（コラーゲン沈着）であり，これが細動脈血管壁の肥厚，血流減少（虚血）および臓器不全につながってゆく．液性および細胞性両者の免疫応答が病因に関する役割を演じていると思われ，慢性拒絶は過剰な治癒応答の表れかもしれない．マクロファージや内皮細胞による平滑筋細胞に対する増殖因子の分泌が動脈壁肥厚に何らかの役割を演じていると考えられる．

7・5・3 骨髄移植および幹細胞移植

骨髄移植は皮膚や実質臓器の移植とは異なり，骨髄細胞浮遊液を静脈内に注入する．移植された骨髄細胞中には造血幹細胞（§1・4・1・1, p. 12）が含まれ，これがレシピエントの骨髄に移行し，種々の血液細胞へと分化する．他の異系移植と同様に，免疫抑制なしでは，移植された骨髄細胞は強く拒絶される．しかし，骨髄移植はさまざまな疾患を治療する定評のある成功率の高い方法である．移植骨髄の拒絶は，皮膚や腎臓の急性拒絶と同様に，おもにT細胞依存性である（上述）．しかし，実質臓器の移植とは異なり，ドナー細胞上に自己（この場合移植を受ける側のレシピエント）のMHCクラスI抗原の欠如（むろんドナーのMHCクラスI抗原は発現している）を認識するナチュラルキラー細胞が移植骨髄細胞を殺傷することが実験的研究により証拠立てられている．すなわち，二つのマウス系統（A系統とB系統とする）の交雑（A×B）F_1は，T細胞が分化する過程でA，Bどちらの系統にも免疫寛容となるため，いずれの親系統（A系統もしくはB系統）からの皮膚移植片も生着する．しかし，親であるA系統の骨髄細胞を（A×B）F_1に移植した場合，これらは拒絶されることがある．これは，F_1（A系統およびB系統に由来する両者のMHCクラスIを発現）のナチュラルキラー細胞が移植された骨髄細胞（A系統）上にB系統MHCクラスI抗原が欠如していることを認識し，活性化されたと考えられる．この現象は**ハイブリッド抵抗性**（hybrid resistance）とよばれる．

7・5・3・1 移植片対宿主病

患者が骨髄移植を受けた際，骨髄細胞は拒絶されないが，患者の状態が悪くなることがある．発熱，発赤，肝障害や下痢がよくみられる症状である．これが**移植片対宿主病**（graft-versus-host disease, GVHD）である．骨髄移植のほとんどの場合では，レシピエントとドナーは異系であり，このため，移植骨髄の拒絶を防ぐことが重要である．骨髄移植が免疫不全症に対してなされた場合，レシピエントは免疫抑制なしに移植骨髄を受容するが，他の場合，レシピエントは免疫抑制状態とされる．しかし骨髄細胞中にはドナー由来成熟T細胞が含まれることがある．これらのT細胞は宿主（レシピエント）MHC抗原を認識し，これらに対して活性化される（図7・35, p. 298）．前述の移植臓器の拒絶では活性化されたT細胞は拒絶に関連する組織障害をひき起こすが，骨髄移植の場合は，実際上宿主（レシピエント）を拒絶しようとするのは移植されたドナーT細胞である．骨髄中のドナーナチュラルキラー細胞が有益な効果を発揮することが証拠立てられている．これは宿主造血細胞を選択的に認識しおそらく宿主抗原提示細胞を殺傷し，その結果ドナーT細胞の活性化を阻害するためである．

7・5・3・2 移植片対白血病効果

GVHDを防止するため，移植前に骨髄細胞中からT細胞を除去することができる．骨髄移植はしばしば白血病治療の一環として行われ，T細胞が除去されていない場合に移植された細胞の生存が増加することが臨床データに示されている．このような場合においては，ドナーT細胞は残存している白血病細胞を殺傷するように働くと考えられ，この現象は**移植片対白血病効果**（graft-versus-leukemia effect）とよばれる．

7・5・4 同種異系移植（アログラフト）としての胎児

哺乳類の胎児は同種異系移植である．なぜなら，通常胎児は拒絶されないとはいえ，胎児のMHCおよび副組織適合性抗原の半分は父親に由来するからである．拒絶されないということは出産の成功にとって明らかに重要であるが，なぜ胎児が生存するかはいまだ大きな謎であり，これに対する明快な解答は得られていない．多くの仮説が提出されてきたが，胎児の生存を十分に説明するに足ることが証明された仮説は今のところない．これらの仮説にはつぎのようなものがある．母体と胎児間の細胞および分子の往来を阻害する障壁が存在する可能性が

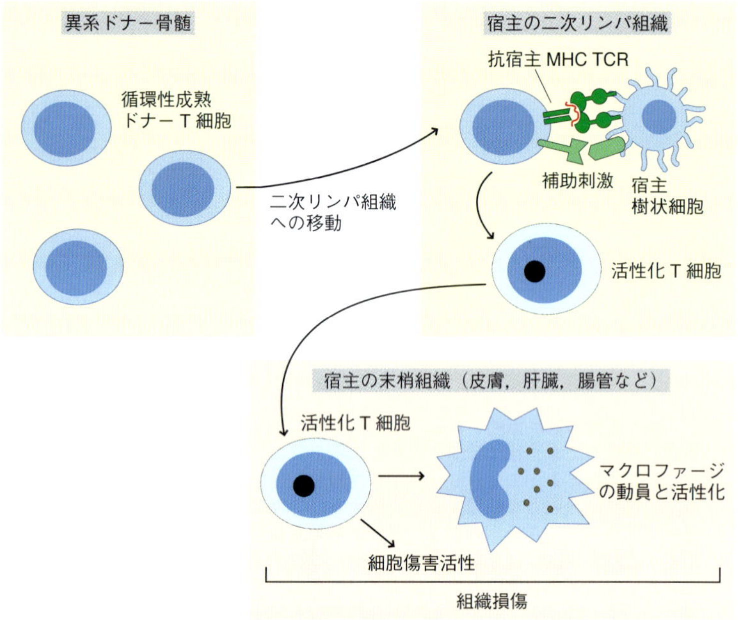

図7·35 移植片対宿主病（GVHD） 移植された骨髄細胞中にはドナー由来成熟T細胞が含まれ，これは宿主により拒絶されない．これらT細胞のあるものは異系応答性であり，宿主MHC分子を認識し活性化される．その後，活性化T細胞は皮膚，肝臓，腸管に移行し，T細胞依存性組織障害を誘導する．これらT細胞は実際上宿主を拒絶しようとしており，この現象はGVHDとよばれる．

その一つである．しかし，母体由来の細胞が胎児循環系で，また胎児の細胞が母体循環系で認められており，この仮説は適切ではない．さらにIgGは胎盤を自由に通過して胎児に移行することも，この仮説が不適切であることを示している．では母体の免疫が抑制されているのか．これもまた適切な仮説とはいえない．なぜならば一般に妊娠中の女性において感染症の発生率が増加することは示されていない．しかし，妊娠中にある種の自己免疫疾患が緩和されることは何らかの意味があるかもしれない*．胎児MHC抗原の母体への接触が防止されているのか．母体と最も直接に接触する**栄養芽細胞**（trophoblast）などの胎児組織はMHC抗原を発現していない．何らかの能動的な阻害メカニズムがあるのか．胎盤にはナチュラルキラー細胞集団が存在し，これが母体の免疫系細胞の活性を阻害している可能性がある．最近インドールアミンジオキシゲナーゼ（indoleamine 2,3-dioxygenase, IDO）が胎盤の細胞に発現していることが示されているが，IDOは局所環境からトリプトファンを除去して細胞を栄養不足に導き，これがT細胞の活性化とエフェクター効果を阻害する可能性がある．全体として，多くのメカニズムが示唆されてきたが，なぜ胎児が拒絶されないかはいまだに明らかではない．胎児が拒絶されないことは種の生存にとってきわめて重要であるため，多くの異なったメカニズムが協働してこれを成就し，そのためどれか一つのメカニズムの欠如により胎児が拒絶されることがないようにしている可能性がある．

問 題7·27 胎児の拒絶を防ぐ機構を明らかにすることは，他にどのような場面で役に立つか．

7·6 腫瘍免疫

免疫学すべてについてと同様に，腫瘍免疫学もまた非常に複雑であり，進歩しつつある領域である．大きくなりつつある腫瘍の拒絶・排除に免疫応答を用いようとする可能性は非常に魅力的なものであり，現在広く研究されている．ここでは将来有望かつ有益ないくつかの基本的概念を紹介する．

腫瘍とは細胞のクローン増殖であり，その分裂は限りがなく（腫瘍は不死である），制御されておらず，細胞外増殖因子には依存しない．すなわち自律的である．腫瘍は固形（たとえば乳癌や骨肉腫）もしくはびまん性（白血球の腫瘍である白血病のような）である．腫瘍には良性と悪性（癌）がある．良性腫瘍は局在性であり，正常組織に浸潤できないため局所から広がることはない．一般に良性腫瘍は臨床的に重大な問題とはならない（しかし脳の深部における良性腫瘍はよいニュースとはいえない）．悪性腫瘍は正常組織に浸潤（侵入）し，リンパや血管に侵入するため他の生体部位に広がる（転移）．患者を死に追いやるのはこの転移である．

* 訳者注：妊娠中はエストロゲンの体内濃度が上昇し，その結果Th1依存性の免疫応答が抑制されるため，関節リウマチや多発性硬化症は軽快することが多い．

7・6・1 腫瘍抗原性

腫瘍は本質的に自己である．それでも腫瘍により発現されるすべての分子に対して免疫寛容にはならないのだろうか．しかし腫瘍が抗原性をもつことは明らかである．すなわち，癌患者や担癌動物は腫瘍を認識する抗体を発現しうるし，また腫瘍に特異的なT細胞クローンを胆癌動物から樹立することができる．なぜ腫瘍は抗原性をもつのであろうか．腫瘍が抗原性をもつようになるにはいくつかの方法がある（図7・36）．

i）突然変異．すべての腫瘍は多くの，おそらく数百あるいは数千の突然変異をもち，これらのいくつかは腫瘍の成長制御を回避するためのものである．これらの遺伝子の一つで起こる突然変異が，抗原プロセシングにより生成される新たなペプチドを誘導するものである場合には，腫瘍は免疫原性となる．

ii）成人でみられるいくつかの腫瘍は正常では胎児（および成体精巣）でのみみられる分子を再発現している．これらが**癌胎児性抗原**（oncofetal antigen）である．免疫寛容は免疫システムに対応可能な形で抗原が連続的に供給されることに依存している．生体内では新たなT細胞が連続的に生成されており，これらT細胞は抗原に遭遇した場合にのみ免疫寛容となりうる．したがって，成人は癌胎児性抗原には免疫寛容にならないと思われる．

iii）ある腫瘍はウイルスにより誘発される．ウイルスゲノムが宿主ゲノムに組入れられる場合では，ウイルスタンパク質が生成され，これは外来抗原ペプチドの供給源として機能する．

iv）生体はすべての細胞性タンパク質に対して免疫寛容になっているわけではない．たとえば免疫寛容を誘導するには量が少なすぎるタンパク質がある．しかし，担癌生体をこれらのタンパク質を発現した腫瘍細胞で免疫することによってT細胞を活性化すれば，活性化T細胞の応答を起こさせるに十分な量のペプチドが腫瘍MHC分子上に発現されることになる．ある場合には，特定のペプチドを結合したMHC分子が10分子以下であっても，細胞は$CD8^+$ T細胞による殺傷に感受性となる．

v）免疫システムに適当な刺激が与えられた場合，いくつかの自己タンパク質に対する免疫寛容が破綻することがある．これらのタンパク質がメラニン細胞におけるメラニン形成に関与するタンパク質のような生命維持に不可欠とはいえない場合，これらは**黒色腫**（melanoma，メラノーマ）を破壊するT細胞の標的となる．これらT細胞は正常メラニン細胞をも殺傷するが，腫瘍を排除するチャンスであるならば正常メラニン細胞を欠失させてもよいとの判断が下されたのであろう．すなわち，免疫療法を施行された黒色腫の患者では皮膚の色素沈着が失われる可能性がある（白斑）．

このように，腫瘍が抗原性を保有するには多様な道筋がある．重要なことは腫瘍の排除につながるような免疫応答の標的となる抗原を同定することであり，またこの応答の効率をいかにして最大限に発揮させるのかという方法を決定することである．

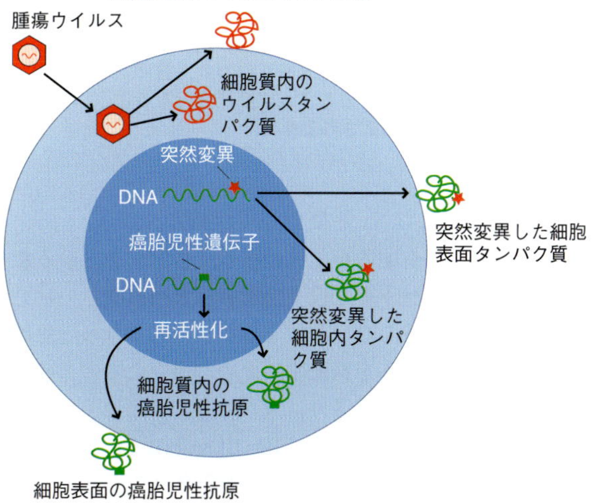

図7・36 腫瘍抗原 腫瘍は少なくとも三つの異なった供給源に由来する抗原を発現している．腫瘍がウイルス感染に関連している場合は，ウイルスに由来する抗原が発現される．すべての腫瘍はその特有な性状を発揮するためには多くの突然変異が必要となる．これらの突然変異はT細胞により認識されうるような新しいペプチドを生成する．ある腫瘍においては，正常では組織や器官の初期発生期間でのみ活性をもつ遺伝子が再活性化され，たとえば，癌胎児抗原を生成する（他の場合として，正常細胞抗原の制御異常があり，たとえば過剰発現につながる．本図には示していない）．

7・6・2 腫瘍免疫監視

免疫システムは個々の腫瘍細胞を早期段階で認識し，それが臨床的な腫瘍へ増大するのを防止している可能性が長い間示唆されてきた．これが**腫瘍免疫監視**（tumor immunosurveillance）と名づけられるメカニズムである．もし免疫監視が腫瘍に対する防御において重要であるならば，免疫不全症では疾患の発生率の増加につながることが予想される．確かに免疫不全状態と腫瘍の増加には関連があるが，この関連は必ずしも因果関係を意味するものではない．腎臓移植のレシピエントは悪性腫瘍の発生率が非常に高くなるが（100倍にまで），ほとんどの場合，これらは皮膚あるいはリンパ系の腫瘍である．移植のレシピエントは免疫応答を阻害するため常時免疫抑制剤を処方されるが，これはまたリンパ系細胞に突然変異を誘導することもある．後天性免疫不全症候群（acquired immunodeficiency syndrome, AIDS）患者ではカポジ肉腫の発生率の高いことが示されている．しかしこの腫瘍はヒトヘルペスウイルスと非常に強い関連がある．腫瘍の発生は腫瘍免疫監視の欠陥のためなのか，あるいは CD4$^+$ T 細胞欠損の結果ウイルス感染を排除できないためなのか．もう一つの例は皮膚の**扁平上皮癌**（squamous cell carcinoma）であり，これは健常人集団に比べ実質臓器移植のレシピエントにおいて非常に高頻度にみられる．多くの症例において，このような腫瘍はヒトパピローマウイルス（*Human papillomavirus*, HPV）もしくは EB ウイルス（*EB virus*, EBV）と関連するという証拠がある．免疫抑制状態の移植レシピエントにみられるすべての腫瘍はウイルス起源であるという可能性は，大いにありえることと思われる．もしこれが正しいならば，免疫不全状態における欠陥とは免疫システムが腫瘍を拒絶できないというよりも，むしろ免疫システムがウイルスを除去できないということになる．

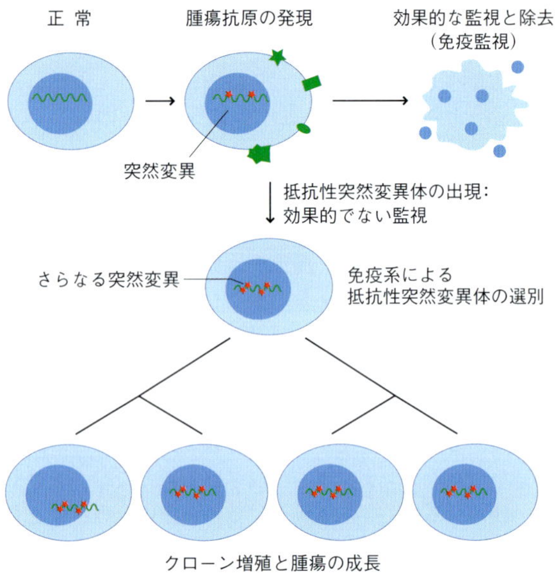

図 7・37　腫瘍免疫のステージ　腫瘍が進行するにつれ，腫瘍抗原を発現するようになり，これはたとえば **T** 細胞応答やナチュラルキラー細胞応答を誘導する．これらの応答は腫瘍が臨床的に明らかになる前に腫瘍細胞を破壊する．これが時に排除段階とよばれる．しかし腫瘍細胞には突然変異が続けて起こる．ある段階では，免疫システムは突然変異細胞の出現に応じてこれを殺傷することができ，平衡段階に達する．しかし腫瘍細胞を殺傷する免疫応答を回避もしくは忌避させることができる突然変異は変異した腫瘍細胞に選択有利性を付与し，突然変異細胞クローンは他の腫瘍細胞を追い越して増大する．これが逃避段階である．時を経るにつれ，腫瘍はすべての免疫エフェクターメカニズムに抵抗性となるように免疫システムにより選択されてゆく．

7・6・3　腫瘍免疫と Darwin

腫瘍は突然変異の頻度が高い．腫瘍細胞の生存能力を高めるようないかなる突然変異も，この突然変異株とその子孫に選択有利性を付与するであろうし，また突然変異クローンが腫瘍の大部分を占めるようになる．腫瘍が免疫原性である場合は，腫瘍に対するどのような免疫応答も選択の圧力として作用し，特定の応答を回避あるいは忌避できるような突然変異株の生存に有利となる．したがって，時を経るに従い，免疫システムが腫瘍を攻撃するすべての手段に対して抵抗性となるような突然変異腫瘍株が選択されることになる．同様の原理がまさに化学療法による腫瘍治療に当てはまる．このことが腫瘍の治療に多剤が併用される理由の一つであり，腫瘍細胞が多剤に抵抗性となるに十分な突然変異を起こす確率は，単剤を順次処方する場合に比べ格段に低いためである．免疫システムによる選択は，後期の腫瘍は免疫の攻撃に対して抵抗性となることを意味し，もしそうであれば，腫瘍の免疫療法に関して，どんなチャンスをもちうるか．もし免疫療法を成功させようとするならば，患者はできるだけ早期の段階，すなわち免疫システムが高抵抗性腫瘍突然変異株を選択する前に施行されるべきである（図 7・37）．

7・6・4　腫瘍による免疫応答の回避

免疫原性を保有する可能性のある腫瘍が生き延びるためには，腫瘍は種々の手段で免疫応答を回避あるいは忌避する能力を獲得しなければならず，当然これらの手段は病原体が免疫応答を回避するために用いたものと非常によく似ている．回避メカニズムの多くは動物モデルで検討されている．すなわち，IL−10 や TGF−β などの免疫抑制性サイトカインの分泌，MHC クラス I 分子や補助刺激分子の発現低下，Treg の誘導および TCR シグナルの阻害などがあげられている．しかし重要なことは，動物モデルにおけるこれらの腫瘍が，ヒトで自然に発生する腫瘍にどの程度当てはまるかということである．むろんこのような研究をヒトで行うことはより困難であるが，たとえば，TGF−β を分泌しているヒト腫瘍や最近では腫瘍抗原に特異的な CD4$^+$ CD25$^+$ Treg がヒトメラノーマ（悪性黒色腫）から単離されたことが証拠立てられている．これらの腫瘍が回避メカニズムを発達させてきたという事実自体が，抗腫瘍免疫の存在および免疫応答による突然変異株の選択の非常に強力な証拠となっている（図7・38およびボックス7・2）．

問 題7·28 腫瘍が自身の抗原に対する免疫応答を抑制的に制御しているという知見は，担癌患者に対する治療の指針に何らかの示唆を与えるものであろうか．

7·6·5 腫瘍に対する免疫療法

動物モデルにおいては腫瘍を移植する前に腫瘍に対して免疫を付与することは比較的容易であることが証明されており，腫瘍に対する免疫は腫瘍の増大を防止する．このことはいろいろな方法でなされているが，ヒト腫瘍への関連性においては隔たりがある．というのも個々人に腫瘍が発生することを確信をもって予測できるような状況はあったにしても非常にまれなためである．しかし

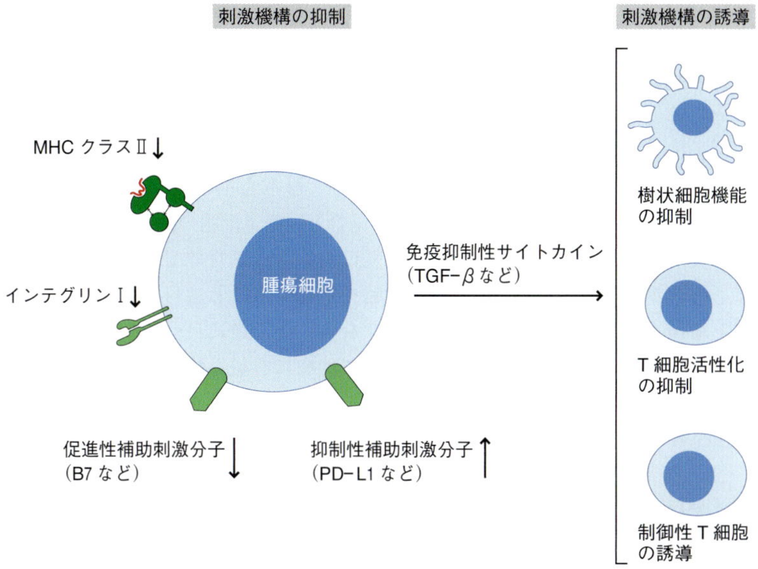

図7・38 腫瘍の免疫逃避メカニズム 腫瘍において免疫応答からの回避を助長する多くのメカニズムが同定されている．腫瘍は **MHC** クラスⅠ分子や免疫の活性化に関与する他の分子（たとえば接着補助刺激分子）の発現を低下させ，また抑制性補助刺激分子の発現を増加させる．腫瘍はまた樹状細胞機能を阻害したり，制御性 **T** 細胞（**Treg**）の生成を誘導したり，さらに **T** 細胞活性化阻害する抑制性サイトカインや他の機能分子を産生することもある．

ボックス7·2 腫瘍による免疫応答の回避

Meth A 肉腫は強力な発癌物質である**メチルコラントレン**でマウスを処置することにより誘発されるマウスの腫瘍である．正常マウスに Meth A 腫瘍細胞を接種した場合，腫瘍細胞は増大して固形腫瘍となりマウスは死に至る．最初の腫瘍細胞の接種の直後に2度目の腫瘍細胞を接種すると，2番目に接種した腫瘍細胞は腫瘍にはならない．これは付随免疫として知られる．しかし，最初の腫瘍を誘導した後長期間おくと，付随免疫は弱くなり，最終的にはまったく消失し，2度目の腫瘍細胞の接種は効率よく腫瘍を発生させる．

腫瘍細胞が T 細胞欠損マウスに投与された場合，腫瘍は徐々に増大して動物は死ぬ．初期の一連の実験で，正常マウスに，腫瘍の完全な退縮を起こす内毒素の投与により腫瘍に対する免疫を確立させておくと，これらのマウスに対し，以後腫瘍細胞を投与しても腫瘍は形成されない．これら内毒素処理マウスから採取した T 細胞を大きな Meth A 腫瘍をもつ T 細胞欠損マウスに移入すると（内毒素処理マウスから採取した T 細胞→T 細胞欠損担癌マウス），この T 細胞は腫瘍を完全に排除する．しかし T 細胞欠損担癌マウスに，腫瘍排除を誘導した T 細胞と付随免疫が弱まってきたマウスから採取した T 細胞を混合して移入した場合（内毒素処理マウスから採取した T 細胞＋付随免疫が弱まってきたマウスから採取した T 細胞→T 細胞欠損担癌マウス），腫瘍は排除されず増殖を続け，マウスは死ぬ．すなわち，担癌マウスに由来する T 細胞は，腫瘍を排除した免疫マウスから採取した T 細胞の能力を抑制することができたことになる．これらのことから，以前は**抑制性 T 細胞**（suppressor T cell），現在は**制御性 T 細胞**（regulatory T cell, Treg）とよばれる細胞が実際に存在していることが明確に示されたことになる．

いくつかの例はある．たとえばBRCA-1およびBRCA-2遺伝子*に突然変異をもつ女性は，乳癌発生のリスクが非常に高いため，このような女性の多くは乳癌予防のため乳房を外科的に切除している．このようなケースでは，効果的な予防的ワクチンが非常に有益となる．別の状況として，肝癌をひき起こすB型肝炎ウイルスに対するワクチンは肝癌予防に大きな成功を収めてきた．予防的ワクチンが用いられているもう一つの例が，子宮頸癌予防のため若年女性におけるヒトパピローマウイルス(HPV；子宮頸癌と強い関連をもつ）に対するワクチン接種である．しかし，後者の両方の例において，ワクチン接種はウイルスによる感染の防止であり，腫瘍に対する免疫を直接活性化しているのではない，ということを認識することが重要である．

腫瘍免疫療法の主要な到達目標は治療用ワクチンであり，既存の腫瘍を排除するような手段に向けた免疫の確立である．現在，さまざまな方法を用いた多くのものが試行されている．これらの試みの中には，抗体を用いるもの，体外で患者由来の抗腫瘍T細胞を増殖させて患者に輸注するもの，および腫瘍由来抗原を発現させた樹状細胞を投与するものなどがある．現在のところ，これらすべての試みは一般的な効果があるものとは示されていない．多くの症例において，一部の患者はいくぶんの臨床的な改善がみられ，またまれではあるが腫瘍が完全に退縮した例もある．しかし全体としての成功率は低い．これらすべての試みにおいては，治療を受けたのは末期癌の患者であり，すでに述べたように，末期癌患者では腫瘍は免疫応答に対して抵抗性を獲得していると考えられる．したがって，もしこれらの療法を成功させようとするならば，腫瘍が成長の間に発達させてきた回避戦略のすべてを考慮に入れなければならない．

問 題7·29 細胞療法での治療の限界は何か．

7·7 結　論

獲得免疫システムにおけるリンパ球抗原認識受容体は，本来生体にとって有害になりうるものとそうでないものを区別することはできない．この結果として免疫システムは有害ではない抗原に対する反応性を回避するための間接的メカニズム，たとえば有害となりうるリンパ球の除去（免疫寛容）あるいはその活性化の防止を進化させてきた．しかしこれらのメカニズムは完全ではない．その結果が免疫関連過敏症や自己免疫疾患であり，両者とも臨床的に大きな問題となっている．抗原特異的免疫療法は達成可能な目標である，というヒントはあるが，現在実際の臨床においてこのような例はほとんどみられない．現在の多くの治療は抗原非特異的であり，感染リスクの増大など重大かつ生命にかかわるような副作用をもたらす．抗原特異的な免疫寛容あるいは抗原特異的制御の効率的な誘導に関与する効果的な抗原特異的療法の立案には，免疫応答の始動や制御に関して，現在のそれよりもさらに深い理解が必要となる．著者らは，このような理解は基礎および臨床両者からの研究を含む総合的な取組みに帰するものであるとの見解をもっている．

移植は疾患ではなく，多くの疾患に対する最も効果的な治療の一形態である．むろん拒絶は主要な問題であり，自己免疫疾患の場合と同様，拒絶の抑制における抗原特異的な手法の開発はおもな到達目標である．移植に関してこのような戦略を開発することは自己免疫疾患の治療にも資することになり，また逆に自己免疫疾患に関する戦略の開発は移植の治療に有益な情報を提供することになる．悪性腫瘍はこれとは対照的な一連の問題を提起している．ヒト腫瘍が免疫原性であるなら，いい換えれば癌の増殖の過程でみられる免疫回避戦略は腫瘍が免疫原性であることの非常に強力な証拠である．問題はこれらの免疫回避戦略をいかに乗り越えることができるかである．これは，たとえば，制御性細胞の活性を抑制したり，または治療的樹状細胞ワクチンなどにより腫瘍に対する宿主免疫応答を後押ししたり，応答の方向性を変えたりして成し遂げることができるかもしれない．

たとえ病原体において免疫回避あるいは忌避メカニズムの進化が推し進められたとしても（宿主との軍拡競争である），獲得免疫システムの進化が感染防御において重要であることは明らかである．獲得免疫システムの不完全さはわれわれすべてにとって明白なことである．獲得免疫を進化させるのとは別の道筋があったかもしれないし，またそのシステムを進化させることが真に必要だったのかについて，もはや何かをいうことは不可能である．結局のところ，大多数の動物は獲得免疫システムなしでうまくやっている．しかしわれわれの獲得免疫システムは，われわれがともに生きてきたものの一つである．免疫システムがどのように働くかについて理解を広げ，さらに深めていくことは，感染性疾患の防止および免疫システムの機能不全に関連した疾患の治療の両者にとり，真に重要なことである．

* 訳者注：BRCA遺伝子（breast cancer susceptibility gene）は癌抑制遺伝子の一種であり，DNA損傷時の修復に作用する．

7章の学習成果

この章を読み終えて，つぎのような話題（該当する節を示す）について，理解し，さらに説明したり，議論したりすることができるようになっているはずである．また，これらの話題を支持するヒトや動物での研究結果についても理解しているはずである．まだ，よくわかっていない領域についても何らかの考えをもてていると思われる．われわれの理解をさらに進める方法についても示唆できるかもしれない．

免疫，疾患および治療（§7・1）
・獲得免疫応答が組織損傷を誘導する一般的な事象は何か．
・害となる免疫によって担われる応答において関与する抗原にはどのようなタイプのものがあるか．
・免疫関連疾患において一般にどのような治療方法が用いられるか．

免疫システムによりひき起こされる組織障害のメカニズム（§7・2）
・過敏応答の異なるタイプとはどのようなものであり，おのおのに関与するエフェクターメカニズムにはどのようなタイプであるのか．

なぜ無害な抗原に対して有害な応答がひき起こされるか（§7・3）
・有害な応答におけるリンパ球による抗原認識の役割について何がわかっているか．
・有害な応答におけるリンパ球活性化の役割について何がわかっているか．
・有害な応答において敏感に反応したり，防止する遺伝子の同定と機能に関して何が明らかであるか．

免疫病理と実施中の治療（§7・4）
・外因性および内因性抗原おのおのに対する害となる免疫応答間の似ている点と異なる点とは何か．
・アレルギーは他の免疫関連感受性とどのように異なるのか．
・抗体によってどのようなタイプの疾患がひき起こされるか．
・免疫複合体によってどのようなタイプの疾患がひき起こされるか．
・細胞依存性の応答によって，どのようなタイプの疾患がひき起こされるか．
・免疫関連疾患において，損傷の原因とそのメカニズムが判明していると考えれらるものの特異的な例をあげよ．
・免疫関連疾患において，原因が不明であるもの，あるいは損傷のメカニズムが重複している特徴的な例をあげよ．
・免疫関連疾患の中で，効果的に処置できるものとできないものの特徴的な例をあげよ．

移植免疫（§7・5）
・急性拒絶はどのように開始され，移植片にどのような損傷を及ぼすのか．
・拒絶のタイプとは何か，またどのように損傷を与えるのか．
・移植片の拒絶はどのように治療あるいは阻止されるのか．
・移植片対宿主病とは何か，また宿主対移植片病とどのように似ており，さらに異なっているのか．
・何が胎児の拒絶を防いでいるのか．
・Gell と Coombs によって同定された過敏応答のメカニズムは移植片の拒絶を説明することができるのか．

腫瘍免疫（§7・6）
・どのような種類の免疫応答が腫瘍に対して形成されるのか．
・異なるタイプの腫瘍抗原とは何か．
・腫瘍免疫監視機構は存在しているか．
・腫瘍はどのように免疫系を回避するのか．
・腫瘍に対する免疫学的治療でどのような新しい試みがなされているか．

一般問題　感染は異なるタイプの免疫関連疾患の誘発にどの程度関与しているのか．

統合問題　Gell と Coombs の過敏応答に対する分類は異なる状況においてどのように有用であるか．

問題の解答

2章　感染と免疫

2·1　[問題] 直感的に免疫システムを考えた場合，それはどのくらい価値があり有益なものと考えられるか．
[解答] 免疫システムは，外部の刺激に対する受容体をもち，これらの刺激に順応して適切に応答し，その応答は情報の中央処理も含むものである．免疫システムの中には特定の外部刺激に対しての記憶もある．ただしこのような直感が，われわれの免疫の理解を助けるのかどうかはわからない．

2·2　[問題] もしインフルエンザウイルスが気道上皮にのみ感染するとしたら，インフルエンザウイルス感染が起こった場合，なぜ体全体の具合が悪いと感じるのか．
[解答] インフルエンザウイルスはその病原体関連分子パターン（PAMP）を介して自然免疫系を活性化する．これが，全身性のIL-1，I型インターフェロンやTNF-αなどのサイトカイン産生をもたらし，その結果，全身的な症状がひき起こされる．この時点で，感染に対する防御に対して全身症状がどのように寄与するのかを自分で考えてみてはどうか．

2·3　[問題] もし免疫不全により多くの人が死亡したり，あるいは疾患を患ったりするならば，なぜ進化において免疫不全が排除されるような選択が起こらなかったのか．
[解答] 免疫不全症の多くはX染色体関連あるいは常染色体劣性遺伝による疾患である．このような場合，ほとんどの女性や常染色体の一方のみに突然変異をもっている人は症状を示さず，突然変異遺伝子をもってはいないようにうまく成育し，その突然変異を次世代へと伝えているためである．

2·4　[問題] 補体のもう一つの重要な機能は血流中から免疫複合体を除去することである．ある特定の補体成分を欠損する個体はしばしば皮膚発疹が，またあるケースでは重篤な腎障害が認められる．ではなぜこのようのことになるのか．
[解答] もし，免疫複合体が効率よく除かれなければ，小血管に沈着し，炎症応答をひき起こす．免疫複合体を除去するのに必要な特異的な補体成分は，このような状況ではしばしば機能的に不完全である．これらの補体成分が欠如しているときにみられる疾患は，補体により免疫複合体が正常に除去されることが重要であることを示す証拠となる．これについては §7·2·5でさらに説明する．

2·5　[問題] 好中球は細胞外細菌に対する宿主防御において重要な役割を果たすが，細胞内細菌に対処する場合の寄与が少ないのはなぜか．
[解答] 抗酸菌のような細菌は細胞質内で増殖する．細胞質内では殺傷作用に対して非常に抵抗性が高い．好中球は短命な細胞であるため，食作用によって取込まれた抗酸菌を殺すために長時間にわたって十分強力な殺傷機構を生み出し続けることはできないのであろう．しかし，マウスにおける研究では，好中球はもう一つの細胞内感染菌であるリステリア菌に対する初期防御においては重要であることを示唆する結果が得られている．

2·6　[問題] マクロファージが細胞外細菌に対する宿主防御において，あまり寄与していないのはなぜか．
[解答] これは数のゲームである．単球は好中球に比べて血液中に存在する数が少ない．したがって，同じ割合で動員されることができない．さらに，いくらかは脾臓に蓄えられていたとしても，急速に感染部位へと配備可能な単球の追加の大きな蓄えはない．また，骨髄にもわずかな前駆細胞が存在するだけであり，このため単球の急速な産生増加ができない．

2·7　[問題] NK細胞がヘルペスウイルス以外のウイルスに対する宿主防御において，あまり寄与していないのはなぜか．
[解答] これに関しては不明である（少なくとも著者らにおいては）．おそらく他のウイルスに対しては，その感染初期過程において効果的な防御を担うことができる別の機構があるのであろう．

2·8　[問題] ウイルスに対するのと同様に，腫瘍細胞に対する宿主防御においてもNK細胞は役割を果たすことが予想されるか．
[解答] おそらく，予想される．新たな抗原を発現する腫瘍細胞（§7·6·1）は，細胞傷害性$CD8^+$ T細胞による攻撃に感受性が高いであろう．MHCクラスIの発現を低下したどのような腫瘍細胞もT細胞に関しては選択的な有利性をもっている．しかし，NK細胞はMHCクラスIの発現レベルを監視しており，もしそれを減じたり発現していないとこれらを標的細胞として殺傷するので（§1·4·4），そのような腫瘍細胞はNK細胞の攻撃に対しては感受性になるかもしれない．

2·9　[問題] $CD4^+$ T細胞応答のすべてが偏向してしまわないことは，宿主にとってなぜ利点となるのか．
[解答] もし，特定の病原体が何時も完全に偏向した応答を誘導すれば，そのような応答を回避することができるどのような病原体内の突然変異も，病原体に選択的有利性を与えてしまうであろう．応答が完全に偏向してしまわないことによって，そのような突然変異体に対しても，応答の他の機構で攻撃することができる．

2·10　[問題] 腸での炎症を誘発するコレラ菌にとって，何が選択的有利性になるのか．
[解答] おびただしい下痢は，飲料水の汚染確率を高め，他

の宿主への感染拡大の可能性を増す．

2·11 ［問題］ほとんどの感染とは反対に，破傷風から回復した患者は，再感染に対して通常は免疫とはなっておらず，強く免疫されることが必要である．これはなぜなのか．
［解答］患者を死亡させるのに必要な破傷風毒素の量は，非常に少なく，有効で防御的な免疫応答を刺激するためには，放出された毒素の量が十分ではない．

2·12 ［問題］肺炎レンサ球菌の莢膜多糖体に対して，正常な個体はIgMとIgGをもっている．そのような多糖体はT細胞非依存性（TI）抗原であること（§1·4·5·3）を考えると，どのようにしてIgGが産生されるのか．
［解答］ある種の多糖体が細菌に由来するタンパク質に結合すると，IgG産生に必要とされるヘルパーT細胞の誘導が可能になる．このことが，ある種の細菌（たとえば髄膜炎をひき起こす主要な原因細菌である *Haemophilus influenzae* B型菌の場合にみられるように）に対する結合型ワクチンが成功した根拠である．

2·13 ［問題］免疫応答を刺激する抗原が，ある理由によって病原体ではなく自己抗原に由来することがあるとすると（たとえばインスリンを産生する膵臓ランゲルハンス島のβ細胞の分子が自己抗原となって），その結果としてどのようなことが起こるのか．
［解答］免疫応答はいったん活性化されると，抗原の供給が枯渇するまで続く．もし，免疫応答の効果が抗原を発現している細胞を殺すことであるとすると，インスリンを供給しているランゲルハンス島β細胞が涸渇して，糖尿病が発症してしまう．しかし，糖尿病はほとんどすべてのβ細胞が殺されて初めて表に出てくる．したがって，病気は臨床的な症状が表れるよりもはるかに前に始まっているはずである．もし，前臨床段階で患者をみつけることができれば，病気の進行を抑えるよりよい機会ということになる．

2·14 ［問題］最初の感染の後，結核菌が休眠状態でどのように維持されるかを説明する仮説を提示できるか．
［解答］再活性化は，休眠状態が活発かつ進行性の免疫応答によって維持されていることを示唆している．一つの仮説は，繰返される事象であるというものである．つまり，細菌が増殖を始めると，これが免疫応答を刺激し，この誘導された免疫応答は再び増殖を開始するまで維持されることである．そして，これは何年にもわたって繰返される．

2·15 ［問題］名声の高いR. Koch（§2·4·1·2）は結核における遅延型過敏反応の重要性を認識し，発症している患者に結核死菌を接種することによって，結核を治せるような方法の開発に努めた．不幸にも，多くの患者が急激に重篤となり死亡した．なぜこのようなことが起こったのか．
［解答］結核抗原を与えられた活動期の結核を患う患者では，おそらく過剰なサイトカイン産生（サイトカインストーム）による非常に強い，有害な免疫応答が誘導される．これらの患者には多くの活性化された結核菌特異的T細胞が存在するために，さらなる外来性の抗原刺激が急激な大量のサイトカイン産生誘導をもたらすことが起こるということが考えられる．

2·16 ［問題］腸の炎症を誘発することは，サルモネラ菌にとりどのような選択的有利性となるのか．
［解答］腸管上皮細胞への侵入と上皮下組織でのサルモネラ菌のさらなる伝播が起こりやすくなることが考える．

2·17 ［問題］下痢や嘔吐は重篤な脱水症状につながるが，これらの応答はしばしば宿主にとって有益でもあると考えられる．なぜか．
［解答］腸管からより早く細菌を取除くことの助けになるかもしれない．

2·18 ［問題］ピロリ菌が胃癌の発生と相関しているだけではなく，むしろ胃癌の原因となっていることはどのように示したらよいか．
［解答］これは難しいことである．ヒトに実験的に感染させて厳密な実験を行い，胃癌が実際に起こるかどうかをみることは倫理的ではなく，現在のところ適した動物モデルも見当たらない．細菌によって誘導される炎症応答が胃の上皮細胞の増殖速度を上げ，分裂中の細胞に癌関連突然変異を誘導する確率を上昇させているのかもしれない．慢性炎症の状態は，多くの場合，この理由によって発癌の危険度の上昇と関連している．

2·19 ［問題］ポリオウイルスは経口でヒトに感染する．しかし，このウイルスに感染したほとんどのヒトは麻痺を発症しない．感染した個々人が麻痺になるかどうかを決定しているのは何か．
［解答］ある系統のウイルスは他の系統に比べて，より病気をひき起こす悪性度が高いこと，あるいは，感染したウイルスの量に関係している可能性がある．宿主のウイルスに対する抵抗力と関係しているかもしれず，これは遺伝的に決定されている可能性が最も高そうでもある．もし遺伝的に決まっているとすると，誰かがこの病気に冒された家族では麻痺性のポリオの発症率がより高くなることが予想される．特に，双生児のどちらか一方が罹患した場合，二卵性に比べて一卵性である場合の方が，もう1人の発症率もより高くなると考えられる（§7·3·3·1）．

2·20 ［問題］なぜ，風邪やインフルエンザは冬の季節に流行するのか．
［解答］風邪とインフルエンザは患者の咳や鼻水から出る水滴によって，少なくともある割合では手と手の接触で広がるが，公共交通機関内などでの水滴表面への接触が非常に効率の高い流行の拡大方法である．もし水滴が乾燥してしまえば，ウイルスは不活化される．水滴は寒い湿った条件下では，暑い乾燥した条件よりも長く残る．

2·21 ［問題］無症状なインフルエンザの初期段階の社会的重大性は何か．
［解答］無症状のためにヒトが感染していることを知らなければ，そのヒトを隔離する処置ができず，感染の拡大を防ぐことはできない．したがって，感染したヒトは症状が現れる前に多くの他のヒトを感染させてしまうことになる．1914～1918年の第一次世界大戦時におけるスペイン風邪の大流行の原因はこれであり，またトリインフルエンザが突然変異を起こし，ヒトからヒトへの感染が拡大することのおもな原因であると懸念されている．

2・22 ［問題］発熱すると，なぜ寒さやふるえを感じるのか．
［解答］体温を高めるためには，熱をつくり出す必要がある．ふるえは筋肉の繰返しの収縮であり，よぶんな熱をつくる．発熱が緩和すると，熱は発汗や蒸散によって失われる．

2・23 ［問題］感染に対する防御において，進化の観点からみた発熱の機能は何か．
［解答］ある種の微生物は，高い温度では増殖効率が低い．直接的な実験には細菌に感染したトカゲが使用された．通常の環境温度では，トカゲは感染に抵抗性であった．しかし，通常の環境温度よりも低い温度で飼育すると，トカゲは感染によって死亡した．

2・24 ［問題］もし，H5N1 トリインフルエンザウイルス感染に応じて大量のサイトカインが産生され，これが死亡の原因となることが証明されたとすると，どのような新しい治療の手法が開発されるべきか．
［解答］サイトカインの全身性の影響を防止する戦略の研究が望ましい．最初の問題は，どのサイトカインが全身性の影響を起こすうえで重要なのかを決定することである．TNF-α がまず第一の候補であろう．サイトカインに対する抑制性の抗体，可溶性のサイトカイン受容体，あるいは受容体のサイトカイン結合部位を阻害する小分子などを用いてサイトカインの作用を阻害できる．しかし，重要なことは，これらの処置によりサイトカインの有益な効果をできるだけ損ねないようにすることである．

2・25 ［問題］ヒトパピローマウイルスに対するワクチンが子宮頸癌の発症を予防するという知見は，これら二つの因果関係を証明しているか．
［解答］因果関係を明らかにはしていない．ウイルス感染が，突然変異細胞が増殖できる許容環境をつくったのであろう．胃癌とピロリ菌のように（問題 2・18），決定的な実験を行うことはできない．実際問題として腫瘍がワクチンにより直接予防できるかどうかは（すなわち直接的かあるいは上記のように間接的なのかは）たいした関心をもたれないかもしれないが，科学的見地からは明らかに興味をひく点である．

2・26 ［問題］§2・4・3・5（p. 89）のようなウイルスの免疫回避メカニズムの発見は，ワクチンの設計を考えるうえで，どのような影響を及ぼすか．
［解答］もし予防ワクチンが開発されているのだとすると，ウイルスは感染することができないので，ウイルスの免疫回避を心配する必要はない．しかし，治療用ワクチンに関しては，ウイルスの免疫回避分子の影響を阻害できる分子やその分子をコードする遺伝子を含むワクチン開発を考える必要がある．非常に漠然としたレベルでは，この点は適切なアジュバント（§4・6）を用いることによって達成できるかもしれない．しかし，もっと精巧な手法としては，重要な免疫回避分子を同定し，これらを妨害する方法を考えることである．

2・27 ［問題］ごく最近まで，実質的にすべての人は新生児期から腸内寄生虫と共存してきた．これらの寄生虫はその宿主に Th2 に偏向した免疫応答を誘導する．先進国では，もはやこれらの寄生虫との共存，すなわち体内に寄生虫がいる人はまれである．この変化は全体的にみて，われわれの免疫応答能にどのような影響をもたらしたか．
［解答］一般に，後生動物寄生体は獲得免疫を Th2 へと偏向させる．これらの応答は宿主の障害を避けるように注意深く制御されてきたので，寄生虫も制御性 T 細胞のような制御機構の発達を誘導してきた．これらの機構が厳密に抗原特異的な方法で作用している．もし免疫系が慢性感染のないところで発達してきたら，これらの制御機構も効率的に発達してはこなかったのではないだろうか．また，このために，食物タンパク質やチリダニの糞のような，普通であれば害とはならない環境抗原に対する応答の不完全な制御もたらしたのではないだろうか．これが，たとえば，われわれが知るアレルギーの増加をもたらしているのかもしれない．このような考え方がアレルギーの増加を説明する“衛生仮説”のもととなっている．

2・28 ［問題］宿主を殺すことによる病原体の利益があるとすれば，どのような例が考えられるか．
［解答］おそらく，死んだ宿主が，病原体がうまく複製できる環境を提供できるかどうかである．クロストリジウム菌のような細菌（破傷風，ボツリヌス菌中毒，ガス壊疽の原因菌）は，完全に嫌気性条件下でのみ増殖可能である．したがって，これらの細菌は，腐生性であり，死んだ組織で増殖するので，死んだ宿主はこれらに対してほとんど無限の栄養供給源を提供することになる．これらの細菌は，後に胞子を形成し，周囲の環境に放出され，直ちに他個体に感染可能となる．

2・29 ［問題］アジュバントを用いずにタンパク質が投与された場合，どのような結果となるのか．
［解答］最大でも非常に弱い応答があるか，あるいはまったく応答しない．投与それ自身はいくらかの組織損傷をひき起こして，アジュバントして働く損傷関連分子パターン（DAMP）を放出させるかもしれない．しかし，投与されたタンパク質は，それ自身が免疫寛容を誘導する可能性もある．凝集のないタンパク質は，もし静脈内に投与されると免疫寛容を誘導することができる．

2・30 ［問題］HIV やマラリアは，それらに対するワクチンを開発するという挑戦において，なぜある程度の類似性を示すのか．
［解答］おもな類似性は，両方が多数の抗原多様性をもっており，これが病原体すべての系統への防御となるワクチンをつくることを困難にしていることである．これに関して，HIV とマラリアの大きな違いは，それらが突然変異を生み出す方法にある．HIV では，非常に高い突然変異率の結果であり，複製過程で不正確な RNA コピーが作成されることに起因する．マラリアに関しては，おのおののマラリアが保有する細胞表面タンパク質をコードする遺伝子が非常に多く存在し，しかもそれらが順次発現することにより，抗原多様性を生み出している．

3章　免疫系の機能的解剖学

3・1 ［問題］皮膚の障壁としての機能を示す何か別の例

はあるか.
［解答］一つの例は，昆虫が感染を伝搬するためには，刺す必要があるということである．マラリアやリーシュマニア症（原生動物），ペスト（細菌），黄熱病や狂犬病（ウイルス）は刺すことによって侵入しなければ，皮膚を通って感染することはできない．

3·2 ［問題］感染に対して気道を守る他の機構は何か．
［解答］咳．寝たきりの患者は多くの場合，咳がうまくできない．その結果，下部気道に粘液がたまり，この粘液が培養液の役目をして細菌が増殖してしまう．理学療法士は，術後の患者に対して効果的に咳ができるように努めている．

3·3 ［問題］トリインフルエンザウイルスである H5N1 はエンベロープウイルスである．鳥類は口糞便の経路を介して伝搬する．ウイルスは鳥類の腸内でどのように生存するのか．
［解答］これを説明することは難しい．トリの消化器官は哺乳類とは異なっている．しかし，鳥は胆囊をもっており，ウイルスのエンベロープを壊すことができる胆汁酸塩を含む胆汁を分泌する．エンベロープのタンパク質は非常に密に詰まっているので，脂質膜が胆汁酸塩の分解活性から守られているのかもしれない．

3·4 ［問題］細菌学の研究室で働いている一人の技術者が重篤な上気道感染にかかり，薬効範囲が広い抗生物質で処置された．仕事に戻ると，普通であれば害のない細菌であるインフルエンザ菌（*Haemophilus influenzae*）の大規模培養を始めた．ところが，インフルエンザ菌の重篤な気道感染で死にそうになった．なぜか．感染を防ぐために，何がなされればよかったのか．
［解答］可能性のある説明としては，抗生物質が気道に存在する常在細菌を殺し，インフルエンザ菌がそこに入り込むことができるようになったというものである．抗生物質の処置が完了してからは長期間にわたり，感染の可能性のある病原体を用いる仕事から遠ざかるべきであった．細菌の取扱いに関する手順や方法をきちんと順守していれば，気道が感染に侵されることもなかったはずである．

3·5 ［問題］肥満細胞が，黄色ブドウ球菌のような化膿性細菌の感染に対して急性炎症を起こすうえで重要であることを，どのように示したらよいか．
［解答］肥満細胞は顆粒をもっており，肥満細胞特異的ともいえるヒスタミンを放出する．肥満細胞の脱顆粒を阻害する薬剤があり，これを用いることが肥満細胞の関与を示す有用な手段かもしれない．また肥満細胞をもたないマウスの系統があるので，これらを用いて肥満細胞の重要性を示すこともできるであろう．

3·6 ［問題］浮腫が宿主にとって有益ではない例を示すことができるか．
［解答］器官や組織が腫張するどのような事例においても，腫張は種々の閉塞をひき起こす．たとえば，アレルギーのヒトが，上気道をハチに刺されると，気管の閉塞が起こる．脳での水腫は頭蓋内圧を上昇させ，脊髄への入り口である脳幹を狭窄するため，中枢神経系の機能を喪失させる可能性がある．

3·7 ［問題］小児での白血球接着不全症はどのように治療されるか．
［解答］まず，どのような感染も抗生物質で治療される．場合によっては，健常人からの好中球を移入することも可能であり，移入された好中球は正常に移動し細菌を殺すことができる．最も効果的で長続きするのは，現在のところ骨髄移植である．しかし，かなりの危険を伴う．将来は，欠陥のある遺伝子を正常なものと置き換えるという遺伝子療法を用いることにより，患者自身の骨髄幹細胞の遺伝子改変が使えるようになるかもしれない．

3·8 ［問題］好中球の内皮細胞への接着に関与する新規分子は，どのように同定すればよいか．
［解答］広く用いられている方法は，接着を阻害するモノクローナル抗体を作製し，その抗体を用いて分子を単離し性質を調べることである．最初に必要なのは，接着の検討である．好中球が接着することができる培養した内皮細胞を調製して，試験管内での実験から始める．つぎに，好中球に対するモノクローナル抗体を作製する（§6·2·5）．候補となる抗体は，好中球の接着を阻害できることを指標にスクリーニングする．得られた抗体をマウスに投与して，その効果を生体内で検討する．好中球の接着阻害を炎症局所で調べることができるし，蛍光標識した好中球を多光子顕微鏡イメージングを用いて直接調べることも可能である．もし抗体が接着を阻害すれば，好中球の細胞膜画分から接着する分子を単離するためにこの抗体を用いることができる．その後で，タンパク質をコードする塩基配列は逆遺伝学によって決定できる．

3·9 ［問題］大葉性肺炎では永久的な組織破壊はほとんど起こらず，起こったとしてもまれである．ところが化膿性の皮膚感染は膿瘍となり，瘢痕が残る．その理由は何か．
［解答］大葉性肺炎における炎症応答は肺胞腔に限局されており，結合組織は驚くほど影響を受けていない．肺胞腔での炎症性浸出物は素早く，また効率的に咳によって排出でき，肺の構造はそのままに保たれる．このような解剖学的排出経路は，膿瘍には存在せず，その場所で除かれるまでに，結合組織での炎症応答が進む．局所組織の障害を除くために必要とされる回復応答が開始されると瘢痕として残る（§2·4·2）．

3·10 ［問題］もし，ラットの肝臓の 90 %が外科的に除かれると，残りの肝細胞は分裂を始め，肝臓がはじめの大きさになるまで分裂を続け，初めの大きさに到達するとそこで分裂を停止する．どのような機構が前の大きさにまで肝臓を再生させることを可能にしているのか．
［解答］これに関する答えはわからない．これは生物学の基本的な問題の一つであり，細胞集団の大きさの制御は免疫系の細胞のみならず他のどのようなタイプの細胞にも適用できる問題である．肝臓の大きさは，体によってどのように測られるのか．肝細胞の分泌産物が自己に作用してその増殖を制御しているのかもしれないし，また，これが一定の濃度に達したときには抑制作用により肝細胞増殖を停止させるのかもしれない．もし外的な増殖因子が関与しているのであれば，肝欠損ラットの血清中にはこの増殖因子が

含まれていないかもしれない．この血清が正常なラットに投与されると肝細胞の増殖を刺激するのであろうか．

3·11 ［問題］二次リンパ器官に，T細胞とB細胞の別々の領域が存在する理由は何か．

［解答］機能的な観点から，これに答えることは驚くほど難しい．一般に，むしろ漠然とした答えとして，リンパ球応答が厳密に制御されることを可能にしているというようなことがいわれる．これまでに確かに，異なるリンパ球がこれらの器官の別々の領域にいかに存在しているのか，そこで何をしているのかを明らかにしてきた．しかし，なぜ異なる区画でこれが起こっているのかについての厳密な理由は，まったく明らかではない．

3·12 ［問題］長期喫煙者の胸腔検査が，リンパ節の沪過機能を例証しているのはなぜか．

［解答］喫煙者においては，肺の流入域である縦隔洞リンパ節は濃灰色あるいは黒色である．これは，リンパ節内のマクロファージが，煙草の煙からの炭素粒子で満たされているからである．

3·13 ［問題］樹状細胞は，頻度としては低いが感染がない正常な定常状態の組織からも移動している．なぜこれが重要なのか．

［解答］これに関して，著者らは完全に明らかな答えがあるとは考えていない．しかし，これらの樹状細胞は自己の抗原を末梢の部位から運搬しているのであろう．もし，感染によって刺激されなければ，これらの樹状細胞は補助刺激分子の発現レベルを低下させている．したがってリンパ節に入ると，それらは自己応答性T細胞と弱く相互作用をして，T細胞は免疫寛容になる．これが，末梢免疫寛容の誘導と維持に関して可能性のある機構の一つであることが示唆されている．

3·14 ［問題］研究者は，応答の後期には，抗原をもたないものよりも抗原を運んでいる標識された樹状細胞はわずかしかリンパ節の中に残っていないことに気づいている．この観察の重要性は何か．

［解答］活性化に続いて，T細胞が相互作用を行った樹状細にアポトーシスを誘導することができたという可能性がある．このことは，さらなるT細胞の活性化を阻止し，それによって免疫応答を制御するという意味がある．

3·15 ［問題］標識されたケモカインがマウスの皮下に投与されると，30分以内にケモカインは高内皮小静脈（HEV）の内腔上に発現されている．この現象が免疫応答をどのように助けているのか．

［解答］ケモカインは白血球の移動を指示する郵便番号の原則の一部を構成している．ケモカインをHEV上に発現することによって，リンパ球の新しい集団（おそらくエフェクター記憶細胞）がリンパ節へとよび寄せられることが可能になる．

3·16 ［問題］T細胞分化に対する末梢での種々の影響の相対的な重要性を，どのように解き明かすことができるのか．

［解答］これは，難しいが重要な問題である．末梢のいろいろな要因がT細胞分化に影響を及ぼすかどうかを最初に考えてもよい．これは，種々のサイトカインの存在下でT細胞を活性化するというような試験管内での実験で調べることができる．もし，特異的なサイトカインが分化に影響を与えていることを見いだしたなら，生体内での妥当性を決めることが重要である．特異的な抗体を用いて可能性のあるエフェクター分子を阻害したり，また，因子の供給源となる特異的な細胞を除去することにより検討を加えることができる．あるいは因子や因子に対する受容体遺伝子を欠損するマウスを用いることによっても，検証可能である．一つ以上の因子が同じ影響を及ぼすことがあることを覚えておくことが重要である．もし阻害抗体が偏向を変えることがなくても，これは因子が関与していないことを示していることにはならない．

3·17 ［問題］脾臓を摘出された子供が成長するにつれて，被包性細菌（莢膜をもつ細菌）による感染に対して感受性が減少するようにみえる．なぜこのようなことが起こるのか．

［解答］わかっていればどれほどよいことか．年齢に関連した感染感受性や感染の重篤性の変化には多くの例がある．あるものは年齢とともに減少し，あるものは増加する．たとえば，小児での水痘は軽微な症状を起こすだけであるが，成人でははるかに重篤である．

3·18 ［問題］正常な定常状態において，単球の生成はフィードバック制御を受けているという仮説は，実験的にどのようにして確かめることができるか．

［解答］もし仮説が正しければ，末梢から単球を除去することが骨髄での単球の生産を高めるはずである．原則として，たとえばマウスでは，特異的モノクローナル抗体が単球の除去に用いることができる．抗体は骨髄において単球の前駆細胞に結合する必要はない．末梢での単球の数は除去後，経時的に測定でき，骨髄での単球前駆細胞の数は，これらの前駆細胞サブセットを特定する細胞表面マーカーを発現する細胞の数を算出することによって，フローサイトメトリーで調べられる（§3·5·1·2）．

3·19 ［問題］T細胞を進化させたすべての動物は，T細胞が分化するため胸腺も同時に進化させた．これはなぜなのか．

［解答］これに関しては，まったく明らかではない．なぜT細胞はB細胞のように，骨髄では分化しないのか．おそらく胸腺が比較的閉ざされた孤立した場所であり，T細胞が胸腺を離れる前に自己抗原に対して免疫寛容にしておくうえで重要な場となっているからであろう．しかし，静注された抗原は胸腺に達することも知られている．そうならば，感染の際には何が起こるのか．これらの抗原に対してT細胞が免疫寛容になることは潜在的に危険ではないのか．感染因子に対して特異的な成熟T細胞をすでにもっているのだから，問題とはならないのか．さらに，上記に関連して，トリはなぜB細胞分化に特化したファブリキウス嚢を発達させたのかという，答えるのに難しい問題もある．

3·20 ［問題］オーストラリアの研究者は，子宮内にまだいる状態の胎児のヒツジから胸腺を取除いた．これらのヒツジが生まれたとき，それらは正常な細胞性免疫応答を示した．そのため，胸腺は細胞性免疫応答に関与するリンパ球の分化には重要ではないと結論づけた．この結論づけはなぜ間違っていたのか．

［解答］異なる哺乳動物種はその発生の過程において異なる時期に生まれる．たとえば，マウスは比較的早く生まれ，目が開いておらず，一定の期間は完全な母マウスによる世話が必要である．ヒツジや他の家畜は，生まれた後はすぐに立ち上がり捕食者から逃げる必要があるため，発生のより遅い時期に生まれる．同様に，免疫系の発達も種によって異なる．ヒツジの胎児から胸腺が除かれた時期には，多くのT細胞がすでに胸腺を離れて末梢に入っていた．ヒトは，発生の比較的遅い時期に生まれるので，幼い子供が心臓手術の過程で胸腺が摘出されても，外見上はその後の弊害はみられない．

3·21 ［問題］炎症器官に存在する二次リンパ組織に似た組織をもつことの機能的な重要性は何か．

［解答］明確な答えはない．しかし，器官からのリンパ液は所属のリンパ節へと流入していることを考えると，器官でリンパ球の活性化が起こる付加的な場所をもつことに対する実際の理由があるとは思えない．この現象は，炎症領域における特定のセットのケモカインやサイトカインの放出の結果起こった，いわば偶発的な事象を表しているのかもしれない．しかし，このことは通常の二次リンパ組織がどのようにして発達してきたか，を探るための糸口を与えてくれるかもしれない．われわれは今のところ三次リンパ組織発生の本当の目的を見いだしてはいないのである．

4章 自然免疫

4·1 ［問題］Tollファミリー分子が発生や感染に対する防御といった非常に幅広い機能に関与できるということは，驚くべきことか．

［解答］著者の1人は数年前にこれを学習して驚いた．発生に関与するToll分子は胎生細胞に発現されており，そこでは背側タンパク質として知られる分子に結合して，分子濃度勾配の形成に関与している．しかし，免疫においては，Tollは種々の細胞に発現され，真菌やある種の細菌産物への可溶性パターン認識受容体の結合後に活性化されるspaetzleとよばれる分子に結合する．これが最後には，抗真菌ペプチドあるいは抗菌ペプチドの産生をひき起こす．これは，同じ分子がそれを発現する細胞やどのような下流の分子と相互作用するのかに応じて非常に異なる作用を担うことができることを示している．したがって，哺乳類の免疫系では，たとえば樹状細胞に発現されている特定のToll様受容体（TLR）が，マクロファージ上の同じ受容体とは異なるセットの応答を誘導することは，驚くには当たらない．

4·2 ［問題］TLRとIL-1受容体からのシグナル伝達の相対的な役割を実験的に分析するにはどうすればよいか．

［解答］二つのクラスの受容体活性を選択的に阻害できる方法を見いだす必要がある．一つの可能性は，抗IL-1受容体抗体を用いることである．それぞれの経路に特異的な遺伝子を阻害する方法もありうる．

4·3 ［問題］なぜ，TLR3からのシグナルの欠陥の影響がヘルペスウイルスでのみ，また中枢神経系でのみみられるのか．

［解答］明確な解答はない．この欠損をもつ細胞はウイルス刺激後もほとんどI型IFNを産生しない．しかし，これらの欠陥をもつすべての子供が単純ヘルペスウイルス感染後に脳炎を患うわけでもない．しかし，これが示しているものは，一つのTLRがある種のウイルス感染に対して特異的に重要でありうることである．

4·4 ［問題］Myd88からのシグナル伝達に障害をもつ人の中で，なぜ小児だけが周期的な化膿性の病気にかかるのか．

［解答］明快な答えはない．おそらく，徐々に抵抗性が出てくるのは抗体産生によるのであろう．年齢に応じて感染性疾患やその他の病気に対する感受性が変わる多くの例があり，ほとんどの場合，その理由は解明されていない．

4·5 ［問題］自己炎症性の病気は，感染の危険率の上昇とは関連していない．なぜなのか．

［解答］自己炎症性の病気は自然免疫系の過剰な活性を反映したものである．それらは制御性遺伝子を介した自然免疫の制御ができなくなるという突然変異や，活性化の増大（機能の獲得）をもたらす突然変異によって，非常に高頻度に誘導される．したがって，感染に対する応答は，もしこれらのうちに維持される何かがあると，増強さえされてしまう．

4·6 ［問題］自然免疫応答において，腸管上皮細胞とマクロファージにおけるTLR活性化の相対的な貢献度を決定するにはどうすればよいか．

［解答］マウスでの一つの可能性は，骨髄キメラを用いることである．最初に，マウスに致死量の放射線照射を行い，骨髄幹細胞を破壊する．その後に，正常マウスからの骨髄細胞を移入する．骨髄のドナーあるいはレシピエントとして，Myd88あるいは他のTLR関連シグナル伝達分子を欠失したマウスを用いることによって，骨髄由来細胞のみが有効にシグナルを伝達できるあるいはできないようなキメラマウスがつくられる．これらのキメラマウスを用いた実験から，感染に対する効果的な防御は骨髄に由来する細胞のTLRシグナル伝達に依存しており，上皮細胞のような宿主の細胞によるものではないことが示されている．

4·7 ［問題］ヒスタミンによって三重反応が誘導されたことを，どのように示すことができるか．

［解答］局所へのヒスタミンの投与は三重反応を誘導し，抗H_1ヒスタミン受容体の活性をもつ薬剤で処置すると，この反応がなくなる．

4·8 ［問題］肥満細胞は機械的な損傷をどのように監視するのか．

［解答］おそらく機械的ストレスによってそれら自身が直接障害されるのであろう．刺激された神経細胞が放出するある種の神経ペプチドは肥満細胞の脱顆粒化を刺激する．したがって局所的なこれらのメディエーターの放出が関与している可能性がある．しかし除神経（神経伝達切断）を施した組織においても初期応答が起こることから，肥満細胞

への直接の作用であることを示唆している．

4·9 ［問題］クッパー細胞をマウスの肝臓から調製して，それらの活性酸素の合成活性を調べると，新規に動員されたマクロファージに比べてはるかに活性が低い．なぜクッパー細胞はこのように適応しているのか．
［解答］クッパー細胞は肝臓の類洞に分布し，おもに防御的役割ではなく，体内の清掃（古くなった赤血球や免疫複合体の除去など）を主体として行っている．もしクッパー細胞がこのような体内の清掃を行うたびに活性酸素を産生するとなると，これは肝臓において二次的組織障害が現実的にひき起こされる可能性があることを示している．

4·10 ［問題］新規のマクロファージの食作用を担う受容体を発見するためには，どのような試みをすればよいか．
［解答］通常の方法は，食作用を阻害するモノクローナル抗体を作製することである．ラットをマウスマクロファージで免疫し，そのB細胞芽球をBリンパ腫と融合させて，できたハイブリドーマを阻害抗体の分泌を指標としてスクリーニングする（§6·2·5）．これには試験管内での食作用検定方法が必要である．ウェスタンブロット法（図4・7）は，抗体が認識する分子の大きさを測定するために用いることができる．もし，既知の受容体と大きさが異なれば，新規の分子である可能性が高まる．部分的なアミノ酸配列は確認でき，これから予想される部分的な遺伝子配列はマクロファージのmRNAを探ることに使用できる．これにより，同定のための最も信頼がおける全長の遺伝子配列が解明される．あるいは，既知の受容体の遺伝子配列を用いて，マウスのゲノムを探り，関連するが既知のものとは異なる遺伝子をみつけることができるかもしれない．

4·11 ［問題］L−セレクチンはリンパ球がリンパ節高内皮小静脈の内皮細胞に緩やかに接着するための分子である．好中球や単球もL−セレクチンを発現しているが，定常状態ではリンパ節へは移動しない．これはなぜなのか．
［解答］セレクチンは白血球と内皮細胞の接着に関与する通常3種の分子のうち最初のものである．ケモカインやインテグリンとそれぞれ対応する受容体の必要とされる組合わせがないと，細胞の血管外遊出は起こらない．リンパ球の場合とは違って，好中球や単球は必要とされる組合わせを発現していない．

4·12 ［問題］郵便番号の原則を理解することが病気の治療法の開発につながる状況は考えられるか．
［解答］関節リウマチ（§7·4·4·4）のような炎症性疾患の治療において最も明白である．単球のような細胞の関節組織への流入の阻害が，さらなる炎症障害を防ぐことになる．上記ほど明白ではないが，悪性腫瘍の転移を阻止することも考えられる．血液腫瘍は，転移を起こすには小血管に停留しなければならない．これは腫瘍細胞が血小板や白血球に結合すると促進されると考えられており，これはセレクチンに対して腫瘍細胞が発現しているリガンドによって担われている．インテグリンは腫瘍細胞の内皮細胞への接着を促進するかもしれない．このような相互作用を阻害することは転移を阻止する助けになるかもしれない．このような相互作用の選択性は，なぜある腫瘍が特定の組織や器官へ転移するのかを説明する一助となる可能性もある．

4·13 ［問題］炎症組織へと入るすべての分子はどこへ向かうのか．
［解答］おもに，リンパに入り，最終的には血流中に移行し，希釈される．もし生物活性のある分子が十分高い濃度で存在すると，それらはIL−1による発熱のように，全身的な作用を及ぼす可能性がある．

4·14 ［問題］サルモネラ菌と培養したときに，腸管上皮細胞によって分泌される新規の小型タンパク質を同定したとしよう．この分子が好中球に対して走化性であることは，どのように調べることができるか．
［解答］いくつかの走化性検定方法を用いることができる．最も広く用いられているのが，ボイデンチェンバーである．これは，細胞が通過可能な膜によって仕切られた二つの区画から成る．可能性のある走化性タンパク質を下の区画に，好中球を上の区画に入れる．タンパク質は仕切りの膜を越えて濃度勾配を形成する．検定方法は，与えられた時間のうちに膜を通過して移動した好中球の数を調べることである．対照群（コントロール）をきちんととった実験として，一つの対照群は両方の区画に想定される走化性タンパク質をおいている．これは，ある種の分子はどのような方向性の要素（化学運動性）をもたずに一般的な細胞の動きを刺激する可能性があるからである．また，走化性がないままに移動してきた細胞の数を増やすことにもなる．もし，両方にタンパク質がある場合にも移動が増加したら，それは走化性によるものではない．

4·15 ［問題］好中球が試験管内で低濃度のアルコールで処理されると，活性酸素を生成する能力が低下する．この観察結果は臨床的な意義をもつか．
［解答］慢性アルコール疾患のヒトは，化膿性感染を含む多くの感染に対して危険度が高まっている．好中球の感染に対する防御における重要性を考えると，アルコールは好中球を障害することによって化膿性感染における感受性を高めているということは，筋道だった仮説である．しかし，慢性アルコール疾患の患者は，易感染性に寄与する他の多くの問題があるかもしれない．

4·16 ［問題］細菌は好中球による傷害を避けるように進化してきたということに関して，他の回避方法を提示できるか．
［解答］抗酸菌のようなある種の細菌は，消化に非常に抵抗性の高い細胞壁をもっている．これらの細菌はファゴソームとリソソームとの融合を阻害することもできる．一方，リステリアのような他の細菌では，感染細胞の細胞質へと移動することができる（図2・13）．これらは，単に少数の例であり，もっと多くの例をみつけられるはずである．

4·17 ［問題］チェルノブイリでの放射線もれによって影響を受けた人達において，臨床的に現れるかもしれない二つの局面を提示できるか．
［解答］好中球は非常に短命であるので，被爆後急速にその数が減少する．したがって，化膿性感染がありうる一つの表現型となる．血小板も短命であり，その数の減少が出血につながり，ガムをかむだけでもしばしば出血する．長期

にわたっては，放射線による突然変異誘発の影響による腫瘍頻度の上昇がみられるようになることも予想される．実際には，チェルノブイリの周辺地区において，放射性ヨウ素の放出と関連した甲状腺癌の発症率の大きな増加は別にして，その他の癌の増加率はごくわずかである．

4·18 ［問題］慢性肉芽腫症の患者はどのように治療されるのか．これらの治療法における問題は何か．
［解答］現在起こっている感染の治療のために，抗生物質が使用される．また，疾患の治療には効力はあるが同時にある程度の危険を伴う骨髄移植（§7·5·3）という方法がある．将来は，骨髄幹細胞中の欠陥のある遺伝子を正常な遺伝子と試験管内で置き換えた後に，患者に戻すという遺伝子治療ができるようになるかもしれない．骨髄移植の問題は，まず第一に，移植の拒絶を防ぐために必要な免疫抑制に付随して起こる易感染性の増加であり，また，移植する骨髄中のT細胞による宿主の攻撃，すなわち，移植片対宿主病（GVHD）も大きな問題である．遺伝子治療の問題点は骨髄移植に比して明確ではないが，一つの問題は遺伝子が正しい位置に確実に挿入されることが難しい点であり，もう一つは，増殖の制御遺伝子の近くに挿入されてしまうと，白血病と同じような制御不可能な細胞増殖をもたらすかもしれない点である．

4·19 ［問題］腹腔のマクロファージがIFN-γを産生することができるという研究者がいるが，他の研究者は，これは混入している少数のナチュラルキラー（NK）細胞が放出していることによるとしている．この論争の解決を助けるには，どのような実験をすればよいか．
［解答］完全に混入のない純粋な種々の細胞集団を調製することは非常に困難であることを考える必要がある．細胞特異的なモノクローナル抗体と細胞のソーティングや磁気ビーズを用いた選択的な除去は非常に有効ではあるが，1％以下とはいえ混入細胞の存在を検出してしまうこともある．骨髄や末梢血単球から試験管内で誘導してきたマクロファージを用いることはできないか．現在では，一つの細胞における逆転写PCR法（RT-PCR, 逆転写ポリメラーゼ連鎖反応 reverse transcription polymerase chain reaction の略）が確立しているので，この方法が助けになるかもしれない．

4·20 ［問題］ヘルペスウイルス感染に対するNK細胞による防御は，NK細胞の細胞傷害活性によるのか．それともサイトカインを産生する能力によるのかを調べるには，どのようにすればよいか．
［解答］ヒトでは，NK細胞に限定して細胞傷害活性やサイトカイン産生に欠陥が見いだされているものはないので，これを調べるのは非常に難しい．マウスではパーフォリンとFasリガンドの両方の遺伝子を除いて細胞傷害活性をなくしたマウス系統を用いることができる．これはむろんのことCD8$^+$T細胞にも影響を与えている．しかし，細胞傷害性T細胞が検出される前の感染初期において，マウスに何らかの影響があれば，NK細胞の傷害性の役割を示唆することになる．同様に特異的なサイトカインが除かれたあるいはモノクローナル抗体で阻害されていて初期の感染に影響があれば，これもまたNK細胞の役割を示唆するかもしれない．しかし，形質細胞様樹状細胞が速やかなサイトカイン産生細胞であることには注意しなければならない．

4·21 ［問題］IL-1とTNF-αの全身性炎症応答におけるそれぞれの役割は，実験的にどうすれば解析できるか．
［解答］ねらいは，炎症応答におけるこれらのタンパク質の一方の活性だけを選択的に阻害することである．タンパク質自身は特異的抗体を用いることによって阻害可能である．実験動物では，遺伝子を欠失させたり，mRNAを阻害する低分子干渉RNA（small interfering RNA, siRNA）によってタンパク質合成を阻害することも可能である．別の方法は，正常な動物にタンパク質（IL-1もしくはTNF-α）を直接投与して，その作用を調べることである．これらの実験手法すべてに共通する問題として，観察される事象がタンパク質それ自身による直接的な影響によるものなのか，あるいは他のタンパク質を介した間接的な影響であるのかを見分けることが重要である．たとえば，IL-1を投与すると，IL-6の産生が刺激されるかもしれない．

4·22 ［問題］血清アミロイドAのような急性期タンパク質の機能を調べるための，二つの方法を提示できるか．
［解答］これは，本当に難問であり，これらのタンパク質の真の機能についての理解は著しく欠如している．ある方法は，問題4·21で述べられたものに似ている．タンパク質の阻害に続く，あるいはタンパク質の投与後の変化を調べることである．もう一つの方法は，オプソニンとして働くことができるのかどうかや，白血球の機能を変化させることがあるのかどうかなどについて，試験管内でのタンパク質の性質を解析することである．これらのことは，どこから研究に着手するかを決めるには明確な作業仮説をもつことが重要であることを示している．

4·23 ［問題］化膿性の感染において，循環している好中球の数が大きく増加する．この増加が血液に存在する増殖因子に関連しているという仮説を調べるには，どのように実験を組立てればよいか．
［解答］最も直接的な実験は，初期段階の化膿性感染のような好中球の数が増加し始めた時期の動物からの血清を調製することである．増殖因子の存在は，正常マウスにその血清を直接投与して，好中球の産生を調べることで可能である．あるいは，骨髄細胞の培養にこの血清を加え，好中球のコロニー形成を調べることもできる．それぞれの増殖因子に対する特異的中和抗体を添加することによって，推定される因子の性質に関して，手掛かりが得られるかもしれない．

4·24 ［問題］ワクチンのために，完全に副作用がまったくないアジュバントを開発できる可能性はあるのか．
［解答］これは，憧れのゴールであるが，実現可能か．効果的なアジュバントは，ほとんどが自然免疫系を効率的に活性化する必要があり，そのような活性化が局所炎症のような副作用をひき起こすことは避けられない．自然免疫応答を克明に調べ，獲得免疫応答に必要な自然免疫応答の一部だけを活性化するには，どのように刺激すればよいのかが明らかになれば，副作用は最小限になるであろう．

5章 細胞性免疫系

5·1 ［問題］マウスにおけるT細胞の寿命はどのようにして測定することができるのか.

［解答］最も直接的な方法は，特定の遺伝子（たとえばThy−1）の異なる対立遺伝子を発現するドナーマウスT細胞を取出して，他の対立遺伝子を発現するマウスに移入する．一定の間隔ごとに，受容者のマウスを採血して，生き残っているドナーの細胞数を数える．$CD4^+$ T細胞と$CD8^+$ T細胞の寿命は異なるかもしれないので，どのT細胞を調べているのかに注意を払う必要がある．これらのマーカーをもとに，サブセットを分画することも重要である．適切なマーカーを用いることでエフェクターや記憶細胞のサブセットにも，この方法は適用できる．しかし，移入した細胞の検出に使用する対立遺伝子が安定的に発現され，しかもそれ自身が細胞の拒絶を誘導しないことにも注意が必要である.

5·2 ［問題］ヒトでは一体いくつの異なるMHCクラスII分子が発現されると考えられるか.

［解答］ヒトは，MHCクラスII分子をコードする三つの遺伝子座，DP，DQ，DRがある．それぞれの遺伝子座は，共優性に発現されるα鎖とβ鎖に対する構造遺伝子を含んでいる．これらの遺伝子座のほとんどで非常に効率の多型性があることを考えると，ほとんどのヒトはこれらの構造遺伝子の多くで異型接合と考えられる．したがって，ほとんどのヒトは，それぞれの染色体の三つの分子，すなわち六つのMHCクラスII分子を発現していることが期待される．しかし，MHCクラスIIについては，もっと複雑である．たとえば，DRは実際には四つの構造的β遺伝子をもっている．また，たとえば，父系染色体のDPのα鎖は母系染色体上のβ鎖と異型接合することも可能である．したがって，実際に発現されるMHCクラスII遺伝子の数は，最初に予想されるよりもはるかに多いと考えられる.

5·3 ［問題］長期間の養子移入実験に対して蛍光標識リンパ球を用いることの問題はあるのか.

［解答］リンパ球は活性化されると何回も分裂し，それぞれの分裂に標識の量は半減する．したがって，分裂の回数が多くなると標識した蛍光が検出できなくなる．遺伝子的標識ではこのようなことは起こらず，これが遺伝子的標識を用いることの重要性である．もし移入した細胞が分裂せず，実験が短期間であれば，蛍光標識は有用な手法である.

5·4 ［問題］中枢神経系のニューロンがMHCクラスI分子を発現しないのには，どのような理由が考えられるか.

［解答］ほとんどの中枢神経系ニューロンは死んでしまうと，再生されない．そのため，それらを殺すことは容易ならない事態につながる．したがって，たとえば全身性のウイルス感染になっても，細胞傷害性T細胞によってニューロンが殺されるよりむしろ生き続けることの方がおそらく重要と考えられる．もし，それらがMHCクラスI分子を発現していないのであれば，なぜNK細胞によって殺されないのかも考えてみるとよい.

5·5 ［問題］上皮細胞では，MHCクラスII分子は細胞表面に発現されてはいないが，細胞質内には存在する．この発見には，どのような意味があるのか.

［解答］明確な回答はない．しかし，上皮細胞を含む多くの細胞がエキソソームとよばれる小胞を放出することができる．この小胞はMHCクラスII分子や補助刺激分子を発現している．エキソソームの生理学的な機能は明らかではないが，臨床試験では，抗腫瘍免疫応答を刺激するのに有効であることが主張されている．また，免疫寛容の誘導に関与している可能性もある.

5·6 ［問題］抗原プロセシング機構は正常な自己タンパク質と病原菌に由来するタンパク質をどのようにして区別しているのか.

［解答］一般的には，区別できない．MHC分子から分離されたペプチドを調べると，ほとんどのペプチドは宿主の細胞に由来している．MHCクラスII分子の場合にはその外環境に由来するものもある（訳者注：MHCクラスI，クラスII分子より分離されたペプチドにはむろんのこと宿主の細胞に由来しないもの，たとえば病原体に由来するものもある）．潜在的な自己応答性のT細胞は胸腺で除去されているので，このことは通常は問題とならない．したがって，自己のペプチドが認識されることにはならない．自己免疫疾患（§7·3）を発症することは，この除去の過程が必ずしも効果的ではないことを示している.

5·7 ［問題］もしペプチドがMHCクラスIの細胞表面への輸送に必要だとすると，培養中に添加されたペプチドはどのようにしてMHCクラスI分子に結合するのか.

［解答］β_2−ミクログロブリンは，MHCクラスI分子の重（α）鎖に共有結合で結合しているのではなく，絶えず遊離のβ_2−ミクログロブリンと置き換わっている．β_2−ミクログロブリンが解離すると，重鎖のペプチドに対する親和性が大きく低下し，ペプチドが遊離する．ここに高濃度のペプチドを添加すると，もとのペプチドと置き換わると考えられる.

5·8 ［問題］抗原提示細胞とタンパク質の培養に添加されたクロロキンは，抗原提示を大きく低下させる．タンパク質分解の阻害以外に，これを説明できるか．他の可能性を除外するための対照実験はどのように組立てればよいか.

［解答］クロロキンは，抗原提示細胞に対して細胞毒性を示す可能性がある．実際に，高濃度の場合には細胞が死ぬ．したがって，抗原提示の欠如は，プロセシングの阻害というよりむしろ細胞死や抗原提示細胞への傷害を反映したものであるかもしれない．それゆえ，抗原提示細胞が機能的であることを他の方法で示す必要がある．一つの方法は，異系白血球混合応答を用いることであり，この実験系においては抗原提示細胞は異系T細胞を刺激し，これを増殖させる．この刺激は完全な抗原プロセシング機能に依存しないからである．この系を用いて，クロロキン処理樹状細胞がナイーブT細胞を刺激できることを直接調べることができる．しかし，マクロファージは通常ナイーブT細胞を活性化することができないので，T細胞クローンやT細胞株を用いて調べなければならない.

5·9 ［問題］エンドソーム経路においてペプチドが酸性条件下でMHCクラスII分子に高い親和性で結合しやすく

なるメカニズムをもつことの重要性とは何か.
[解答] ペプチドのMHCクラスII分子への結合は一般にpHに対する依存性が非常に高い. ペプチド–MHCクラスII分子複合体は細胞表面での中性のpHで安定であることが重要である. そのため, 高親和性の結合が必要である. これらのペプチドがエンドソーム内の酸性条件下でも安定な結合を維持するために, HLA–DMやおそらくDOといった分子に依存する他の機構が重要であり, これにより, より親和性の高いペプチドを選択している.

5·10 [問題] インバリアント鎖の細胞質末端がMHCクラスII分子のエンドソーム経路への輸送を担っていることを示すには, どのように調べればよいか.
[解答] インバリアント鎖の細胞質末端をコードする遺伝子の一部を遺伝的に改変した細胞を用いることで可能となる. 個々のアミノ酸を変換 (すなわち部位特異的突然変異誘発) した分子を作製することにより, 分子の細胞内局在に分子中のどの領域が必要であるかを調べることができる.

5·11 [問題] クロスプレゼンテーションにおいて, TAPが粗面小胞体へのペプチドの輸送に必要であるかどうかをどのように検証できるか.
[解答] マウスにおける主要なクロスプレゼンテーションを行う細胞は, 特にCD8を発現している樹状細胞である. TAP遺伝子の一方を欠失したマウスを用いることができ, $CD8^+$ 樹状細胞をこのマウスから調製して試験管内で調べることも可能である. あるいは, $CD8^+$ 樹状細胞を正常マウスから単離して, TAPのmRNAに特異的な低分子干渉RNA (siRNA) を樹状細胞へ導入することによってTAP合成を阻害し, 検証することもできる.

5·12 [問題] 粗面小胞体のような細胞内において, MHCクラスI分子の形成の過程で結合している可能性がある他の分子については, どのよう解析すればよいか.
[解答] 電子顕微鏡といえどもその解像度が十分ではないために, 顕微鏡的技術を用いることは不可能である. 生化学的な手法が必要である. 細胞分画は粗面小胞体のような種々の細胞組成を単離するために使用できる. 異なる組成に存在する分子はその後同定できるが, それらがMHCクラスI分子に結合しているのかどうかはわからない. これを確かめるためには, 免疫沈降が必要である. MHCクラスI分子に対する抗体は, 他の分子を結合したままのMHC分子を精製することに使える. したがって, これらの結合分子を単離し同定することができる. これらの手法を細胞分画やパルスチェイス標識と組合わせ用いることにより, MHC分子の形成の過程で起こるいろいろな分子との結合を決定することができる.

5·13 [問題] CD1分子に対する天然リガンドを同定するにはどのような試みをしたらよいか.
[解答] 多くの試みがなされているが, 現在のところほとんど成果がない. CD1欠損マウスはα–プロテオバクテリアに対する感染感受性が変わることから, iNKT細胞の関与が示唆されている. これらの細菌の感染において, 感染部位から抗原提示細胞を単離して, 抗原提示細胞からのCD1分子を精製し, CD1に結合している分子を同定することが可能かもしれない.

5·14 [問題] 内皮細胞はMHCクラスI分子を発現している. このことは, MHCクラスI分子が通常の郵便番号コードシグナルに加えて, 抗原特異的 $CD8^+$ T細胞を指向させる役割をも担っていることを示唆しているのか (§3·3·3·2).
[解答] $CD8^+$ T細胞の認識に適合したペプチドを内皮細胞のMHCクラスIが発現しているのだとすれば, ありうるかもしれない. 脳内への抗原投与がそのような発現を誘導することや, これが抗原特異的 $CD8^+$ T細胞が脳内への内皮細胞を通過して脳内へと指向する助けとなっていることが示されている.

5·15 [問題] 免疫シナプス内で分泌される特定の分子の濃度をどのように算定することができるか.
[解答] これは重要ではあるが難しい問題である. たとえば, 培養中での細胞に対するサイトカインの影響は一般に濃度依存的である. もし, 分子をコードする遺伝子が緑色蛍光タンパク質 (GFP) のような蛍光タンパク質をコードする遺伝子と連結されていれば, 蛍光強度を用いてタンパク質濃度を算出できるかもしれない. 他の細胞と接触している場所で一方の細胞から分泌されるようなサイトカインの場合, その量はごく少ない. しかし, 非常に小さい領域に分泌されるために, 局所での有効濃度は大きく上昇すると考えられる.

5·16 [問題] 免疫シナプスはT細胞活性化や機能に関与する以外に感染において何らかの役割を担うことがあると考えられるか.
[解答] ウイルスの伝染の場である可能性が示唆されてきている. 末梢における樹状細胞はウイルス感染に関しては理想的ともいえるところに分布しており, T細胞と接触し活性化の後, この細胞をウイルス複製の場として提供してしまう. このような経路が麻疹ウイルスやHIVで示唆されている. しかし, 直接的な証拠はない.

5·17 [問題] なぜ活発なIL–2合成の誘導には強力なシグナルが必要なのか.
[解答] おそらく, ウイルスと微生物抗原の両方が存在し, 自然免疫系が強く活性化されるような実際の感染でなければ, $CD4^+$ T細胞が活性化されてしまうことを防ぐためと考えられる.

5·18 [問題] なぜこれほどまでに多様な樹状細胞が必要なのか.
[解答] 異なる樹状細胞のいくつかの特殊化した性質 (たとえば, サイトカイン産生パターン, クロスプレゼンテーション能力, 分布域の違いなど) がようやくわかりかけてきた. しかし, なぜこれらの機能が別々の細胞によって担われる必要があるのかについては明らかではない. ワクチンや免疫療法のために樹状細胞を標的とすることを考えると, これを理解することは重要である.

5·19 [問題] Th2応答への偏向において, 重要な役割を果たすIL–4分泌細胞のタイプを正確に同定するには何から始めたらよいか.
[解答] 決定的な解答は肥満細胞や好塩基球などの特異的な

細胞タイプでのみIL-4産生が阻害されているマウスを作製することから得られるかもしれない．理論的には生体内であるタイプの細胞特異的に遺伝子を欠損させることや試験管内で細胞特異的にsiRNAを導入することによって検証が可能である．むろん，別のタイプの細胞が別の条件下ではIL-4産生に重要である可能性も考えなければならない．

5·20［問題］上皮細胞におけるIIFN-γ誘導性のMHCクラスII発現の重要性は何か．

［解答］CD4$^+$ T細胞の最初の活性化が厳密に制御されていることは自己免疫疾患を避けるうえで重要である．したがって，樹状細胞だけが定常状態においてナイーブCD4$^+$ T細胞を活性化できる．しかし，活性化されたCD4$^+$ T細胞は感染がある限り活性化状態を維持され，それに対応する必要がある．また，上皮細胞がそうであるようにMHCクラスIIを発現しているどのような細胞も活性化されたCD4$^+$ T細胞に抗原を提示できることも考えうる．一方で，CD4$^+$ T細胞は上皮細胞が自身を感染抵抗性にして感染源を除くという特化した機能を獲得することを助けているかもしれない．

5·21［問題］なぜパーフォリンは細胞傷害性T細胞（CTL）の細胞膜で重合して，自殺をひき起こさないで済んでいるのか．

［解答］もし適切なペプチド-MHCクラスI複合体を発現していれば，CTLでさえも他のCTLの標的として殺される．しかしCTLはカテプシンBとよばれるタンパク質分解酵素を細胞内顆粒の膜上に発現しており，顆粒の細胞外放出の過程で細胞膜に接触するようになる．カテプシンBはパーフォリンを分解することができるので，おそらくこれがCTLの膜上でのパーフォリンの重合を阻害しているのであろう．したがって，もし，CTLがカテプシンB阻害剤の存在下で細胞傷害活性の検定に用いられれば，それら自身がアポトーシスによって死ぬかもしれない．

5·22［問題］直接的な細胞融解に比べて標的細胞にアポトーシスを誘導することは，宿主にとってどのような利点があると考えられるか．

［解答］アポトーシスは一般に免疫学的には無症状な事象であり，アポトーシス細胞はマクロファージのような細胞によって速やかに取込まれてしまうので，炎症応答を誘導しない．しかも，アポトーシスは感染細胞とおそらくウイルスの両者の核酸の破壊を誘導し，その結果新たなウイルスの生成を阻害している．

5·23［問題］感染源除去のために細胞傷害性T細胞（CTL）による細胞の殺傷とサイトカイン産生のどちらがより有効であるかは，どのようにすれば調べることができるか．

［解答］一つの方法は，顆粒依存性（パーフォリンやグランザイム）と非依存性（Fas）経路の両者を阻害したマウスを作成することである．これは，二重欠損マウスを作出することによって可能であり，それを用いて感染に対する抵抗性が調べられる．あるいは，もし特定のサイトカインが関与することを疑うのであれば，サイトカインの分泌やその受容体の発現を，試験管内あるいは生体内でsiRNAなどの方法を用いて阻害する方法もある．ただし，IFN-γのようなある種のサイトカインは，MHC分子の発現様態を変化させるので，殺傷に対する細胞の感受性が変わる可能性があることを念頭におく必要がある．

6章　抗体依存性免疫系

6·1［問題］なぜ変性したコラーゲンであるゼラチンに対して抗体をつくることができないのか．

［解答］B細胞に対する抗原エピトープは安定な三次元構造をもつことが必要である．ゼラチンは変性したコラーゲンであり，その三次元構造を失い，分子全体が締まりのない形となって，安定したエピトープがなくなってしまっている．

6·2［問題］もし対立遺伝子排除やアイソタイプ排除が起こらなければ，B細胞においていくつの異なる抗体が産生されることになるのか．

［解答］重鎖とκ鎖とλ鎖に関して母系と父系に由来する対立遺伝子をもっている．抗体がどちらかの軽鎖のみから成るとするとB細胞は8種類の異なる抗体をつくることが可能である．しかし，もし抗体が，重鎖が母系と父系の混成分子で形成され，さらにこれに軽鎖に関しても母系と父系κ鎖とλ鎖のいろいろな組合せの混成分子でできているとすると，その数はかなり増加することになる．

6·3［問題］抗体とT細胞受容体がそれぞれに対応するリガンドに対して，親和性が大きく異なっていることの生物学的な妥当性はどのように考えられるか．

［解答］ほとんどの場合，抗体はもしそれらが対応する抗原に結合したままの状態であれば，感染防御にのみ機能することができる．したがって，結合力が高いほど優れている．これに対して，T細胞抗原受容体はCD3を介するシグナル伝達に関与しているようにみえる．いったんシグナルが伝達されると，T細胞受容体はペプチド-MHC分子複合体に結合し続ける必要はない．実際，もし非常に高い親和性をもっていると，T細胞が樹状細胞のような抗原提示細胞から離れることが阻害され，必要とされる場所へと移動することができなくなる可能性がある．

6·4［問題］自然抗体がいかなる抗原刺激もない状況で産生される可能性はどの程度あるのか．

［解答］この問題に対して的確に答えることはおそらくできないであろう．たとえ，常在性細菌がいない無菌マウスであってもタンパク質を食餌されれば，いくらかはそのまま血液循環に入り，B細胞によって認識され，これが抗原刺激となりうる可能性がある．ただし，このような抗原は通常免疫寛容を誘導すると考えられるものである．

6·5［問題］正常な個体の中でみられる腸管内IgA抗体の産生を刺激する機構において，常在性細菌の役割は何か．

［解答］無菌動物では，粘膜固有層におけるIgA陽性形質細胞の数は非常に少なく，腸管のIgA量もきわめて低い．非常にわずかの量のIgAが常在性細菌とは関係なくつくられている可能性を排除することはできない．しかし，重要な点は，無感染の動物において存在する非常に多量のIgAは常在性細菌依存性につくられていることである．研究者達

は今，このIgAが経口免疫寛容の制御に関与している可能性に注目している．

6·6 ［問題］もし，ポリ免疫グロブリン受容体がIgAとIgMの両方を結合できるのであれば，なぜ，IgAが粘膜分泌物の中で最も多いアイソタイプとなるのか．

［解答］IgMは通常形質細胞によって非粘膜系の組織で分泌される．定常状態の非炎症性の条件下では，IgMは血液中に限られており，血管外の組織へは浸透しない．これに対して，IgAは血管外結合組織に分布する形質細胞によって分泌され，輸送に必須である上皮細胞へ直接接近することができる．粘膜組織に入ったIgMは管腔の表面上へと輸送されることができ，また実際に輸送されている．

6·7 ［問題］母乳と感染防御の関係は，説明ではなく，相関関係である．何か他の解釈はありうるか．

［解答］いくつもある．たとえば，母乳で育てられている子供は一般によく世話をされていたり，よい食事を与えられていたりすることが考えられる．しかし，このようないろいろな解釈を混じえずに母乳と感染防御の相関関係を臨床的に検定するためには，多様な因子を共通にし，母乳で育てられたかどうかを唯一の相違とした集団間で比較することが重要である．そのうえで，得られた結果は，非常に相関性が高いことが示され，他の多くの独立した研究でも同じ結果が得られている．

6·8 ［問題］共通粘膜免疫系の概念は，粘膜における感染に対するワクチン開発のためには，どのような適切性があると考えられるか．

［解答］たとえば，気道や尿生殖路での感染に対するワクチンは，経口，あるいは腸管でのワクチンの消化を防ぐために経鼻で行えるかもしれないという可能性が考えられる．実践的観点から，投与の容易さや注射による投与に伴う苦痛がないことを考えると，これは非常に望ましいことである．さらに，粘膜でのワクチン接種は全身での非粘膜系での防御にも一定の効果を出しているようでもある．これに対して，たとえば皮膚へのワクチンは粘膜での防御には効果が認められない．

6·9 ［問題］なぜ遺伝的に同一の動物が同じ抗原に対して異なる抗体産生応答をするのか．

［解答］遺伝的に同一の動物といえども，まったく同じB細胞あるいはT細胞受容体のレパートリーをもっているわけではない（§7·3·3·1）．どのような動物個体も，すべての可能性のある遺伝子再構成のわずかなパーセントを，無作為につくっているだけであり，受容体のレパートリーは当然のことながら異なる．加えて，免疫応答でつくられた抗体は，抗原が到着したときに二次リンパ組織に存在したB細胞に依存している．最後に，大きな抗原は多くの異なるエピトープを発現しており，抗原に対してつくられる抗体は異なるエピトープに対する抗体の選択の結果であり，これらがおのおの個体において異なる可能性もある．

6·10 ［問題］破傷風毒素に対する受動免疫のように，別の種の抗体を疾患の治療に使う場合の限界は何か．

［解答］抗体は免疫系によって外来性タンパク質としてみられており，これらに対して宿主の抗体がつくられうる（これは実際に起こっている．しかし，可溶性タンパク質の静脈投与のどこに“危険シグナル”があるのかを考えると，不思議でもある）．投与された抗体に対してつくられた抗体は，循環中の抗体を速やかに除いてしまい，その効果を減じてしまう．投与された抗体に対する抗体はまた，投与された抗体と免疫複合体を形成して小血管に沈着して血清病をひき起こし，補体の活性化と局所における炎症を誘導する（§7·2·5）．

6·11 ［問題］ハイブリドーマが，特定の抗原に対してモノクローナル抗体を産生していることを，どのような方法で調べることができるか．

［解答］これは，検出したいと思う抗原の性質に大きく依存している．もし，細胞や組織に関連している分子の場合，凍結切片での免疫組織学的な方法は非常に有益である．もし浮遊細胞に発現しているのであれば，フローサイトメトリーが一つの選択枝である．もし，機能的な分子に対してであれば，その機能を阻害するものや刺激するものを捜すことも可能である．たとえば，新しいFc受容体をみつけようとするのであれば，オプソニン化した粒子のマクロファージへの結合阻害するものを捜すとか，可溶性のタンパク質に対してであれば，目的とする分子を吸着させたプレートを用意し，酵素結合免疫吸着測定法（ELISA，ボックス4・3）を用いて，それに対するモノクローナル抗体の結合を検出しようとすることも可能である．もちろん他の多くの方法もあり，個々の問題に対してそれぞれの必要性に対応していかなければならない（ボックス6・4）．

6·12 ［問題］免疫学以外のどのような分野でモノクローナル抗体が使用されているのか．

［解答］きわめて多くの分野でモノクローナル抗体が利用されている．植物における細胞接着分子の同定，食物中に混入しているタンパク質の検出や法医学における使用など，多様である．

6·13 ［問題］CD4，CD8，CD25に対するモノクローナル抗体は，マウス生体内のT細胞サブセットを除去するのに用いられてきている．他の細胞もこれらの分子を発現しているのに，なぜこの処置が妥当なのか．

［解答］CD4とCD8はT細胞と同様にある種の樹状細胞にも発現されている．CD25は，制御性T細胞に加えて活性化された$CD4^+$T細胞や樹状細胞にも発現されている．重要なポイントは，目的とする細胞以外にもこのようなマーカーが発現している細胞が存在するため，モノクローナル抗体によりこれらの細胞も除去されてしまう可能性である．これにより誤った結論が導かれる場合があることに留意しなければならない．このような懸念は一般的に，一つのマーカーだけの使用に依存することで結論を導こうとするどのような研究にも当てはまるものであり，注意深い考察が必要である．

6·14 ［問題］マクロファージの中で生存し複製可能なヒト免疫不全ウイルスを考えたとき，ワクチン作製のデザインをいかに考えるべきか．

［解答］黄熱病やデング熱ウイルスの場合と同じように，オプソニン化抗体を誘導しようとするワクチンの場合，HIV

をより効率高くマクロファージへと標的化してしまう可能性を心配する必要がある．このことは，ワクチンのデザインにおいて重要なポイントは病原体に対する防御性免疫応答の本質を理解することであると強調している．

6·15 ［問題］血清中のIgEレベルはほとんど検出できない程度であるにもかかわらず，どのようにして肥満細胞はIgEで被覆されるのか．

［解答］IgEがリンパ組織で合成されるのか，粘膜組織のような局所で合成されるのかを知ることが重要である．リンパ系と末梢組織でのIgEを含む細胞に対する免疫組織化学染色は，有用である．もし，IgEがおもに局所的に分泌されるのであれば，周囲の肥満細胞に直接結合するであろう．局所でのIgE合成と肥満細胞による捕捉が，血液中にはごく微量しか検出できないということに対する説明となりうるのではないか．

6·16 ［問題］種々の白血球が混在している場合，抗体依存性細胞傷害作用（ADCC）がNK細胞か単球かあるいはこれらとはまったく別のタイプの細胞により起こされているのかは，どのように決定することができるか．

［解答］全体の細胞集団から，特異的な細胞を正の選択によって精製したり，特異的な細胞を負の選択によって除去することができる．細胞ソーティングや磁気ビーズ法などの分画手法を用いて，比較的純粋な細胞集団を調製もできる．それぞれの細胞集団に対する特異的抗体をもっていなければならない．細胞の純度は蛍光活性化セルソーター（FACS）で調べる必要がある．その後，分画された集団を用いてそのADCC活性を調べることができる．混合集団から特異的な細胞の選別方法を考えてみよう．原理は負の選択と正の選択にある．このような選別がどのようになされたのか．また，それぞれの選別方法の利点と欠点は何か．異なる細胞が試験管内で，ADCCを担うことが可能であるかどうかを知りたいのか．

6·17 ［問題］もし体細胞高頻度突然変異の過程でつくられた突然変異したV領域が自己反応性抗体を産生するとすると，その結果として何が起こるのか．

［解答］もちろん自己免疫疾患が誘導されうることになる．しかし，これにはT細胞からの助けが必要であり，T細胞はB細胞よりはるかに厳密に免疫寛容になっている．もし，B細胞がT細胞からの助けがなく自己抗原を認識すると，B細胞受容体は遺伝子再構成を担うRAG遺伝子の再活性化によって自身を変えることが可能である（受容体改訂，§6·5·3）．もしこれが成功しないと，B細胞はアポトーシスによって死ぬと考えられる．

6·18 ［問題］リポ多糖に対するTI-1応答の進化的な有利性（強み）は何か．

［解答］Toll様受容体（TLR）刺激はB細胞の活性化を助け，これはグラム陰性細菌の対する抗体産生を助けるうえでリポ多糖応答の生理学的な機能であるかもしれない．通常，リポ多糖は非常に低濃度でしか存在しておらず，高濃度のリポ多糖は生体内では致死性である．そのため，高濃度リポ多糖に対するポリクローナルな応答は試験管内でのみ検出される実験的な応答なのであろう．

6·19 ［問題］なぜ，常在性細菌はT細胞非依存性にIgA産生を刺激するのか．

［解答］これは最近の研究結果であり，そのメカニズムはよくは解明されていない．IgAは腸管へ移動するB-1細胞により分泌されることが示唆されている．しかしB-1細胞は一般に明らかな抗原刺激がないような状況でIgMを産生する細胞である．もう一つの可能性は，常在細菌の病原体関連分子パターン（PAMP）がB細胞のパターン認識受容体を介して，T細胞からの助けを迂回する活性化刺激を与えるのではないかというものである．さらに別の一つは，細菌表面の抗原がB細胞抗原受容体を効果的に架橋する配列として働き，T細胞からの助けを迂回する可能性がある．これらの仮説はB細胞の活性化を説明できるが，IgAへのクラススイッチを説明することはできない．

6·20 ［問題］実験的にB細胞を活性化する場合，抗免疫グロブリン抗体の完全な分子よりむしろ$F(ab')_2$フラグメントが好んで用いられるのはなぜか．

［解答］B細胞は抑制性のFc受容体を発現しているためである．もし抗免疫グロブリン抗体がこの受容体に結合すると，B細胞活性化は抑制されてしまう．

6·21 ［問題］B細胞との相互作用を必要とするT細胞がすでに樹状細胞によって活性化されていても，なぜ沪胞B細胞はT細胞活性化に関与する補助刺激分子を発現している必要があるのか．

［解答］これについては，樹状細胞が$CD4^+$ T細胞を活性化した後に沪胞へと移動するという適切な証拠はない．したがって，T細胞の活性化を維持するためにB細胞からのシグナルが必要とされているのかもしれない．

6·22 ［問題］樹状細胞のように，B細胞以外の細胞もCD40を発現している．そのような細胞上のCD40の欠損が高IgM症候群の発症に働いていることはどのように検証できるか．

［解答］この問題についての解答はわからない．また，これについての論文も非常に少ない．しかし，これらの患者での感染のタイプを決定することが重要かもしれない．マウスでは，選択的遺伝子標的によって特定のタイプの細胞における特定の分子の発現を阻害することができる．したがって，B細胞あるいは樹状細胞，どちらかのCD40の発現を阻害できるので，高IgM症候群の臨床例で典型的にみられる種々のタイプの感染感受性を比較検討することが可能であろう．

6·23 ［問題］沪胞ヘルパーT細胞と比較して，分化したTh1あるいはTh2細胞のB細胞応答における相対的な役割は何か．

［解答］偏向した$CD4^+$ T細胞がB細胞とどのように相互作用するのかという問題は完全には解明されていない．沪胞ヘルパーT細胞はB細胞のクラススイッチに必要とされるサイトカインを分泌していないようである．しかし，Th1とTh2が沪胞へと移動することについても明らかではない．試験管内で偏向させられたTh1とTh2細胞は，養子移入にすると沪胞へと移動する．しかし，これが生体内で活性化されたT細胞とどのように関係しているのかは明ら

かではない．Th1とTh2細胞がおそらく沪胞外においてもクラススイッチを制御していることは不可能ではない．これに対して，沪胞ヘルパーT細胞は沪胞内や胚中心でのB細胞の増殖をさせている．

6·24 ［問題］B細胞やT細胞を生じるが，他の細胞へとは分化しないタイプの骨髄細胞が存在することをどのように示すのか．

［解答］一つの手法は，養子移入の系を用いることである．(i) 骨髄細胞サブセット間の表現型の違いを同定し，(ii) これらの違いを用いて，FACSなどによりサブセットを分画した後，(iii) 放射線照射マウス（自身の幹細胞は放射線照射により殺されている）に各サブセットを移入する．そして，(iv) T細胞とB細胞のみを生じたサブセットがあるかどうかを調べる．あるいは，遺伝性のマーカーをそれぞれの骨髄細胞に導入する手法を用いることである．これには，個々の細胞に特定の染色体異常を誘導する中程度の照射，個々の細胞のゲノムに特定の組込みパターンを示すレトロウイルスでの感染などが含まれる．その後で，これらの骨髄細胞を放射線照射マウスに移入して，どのマウスにおいても同じマーカーをもつT細胞とB細胞が存在するのか，また他のどのようなタイプの細胞にもこの特定のマーカーをもつものが存在しないことを調べる．

7章 免疫，疾患および治療

7·1 ［問題］なぜヒトは，自己免疫疾患，アレルギーやその他の免疫関連感受性を防止するように進化しなかったのか．

［解答］これらすべての病気は，感染に対する防御機構として重要な獲得免疫応答の機構によってひき起こされており，その機構がなくては生きていけない．さらに，病原体は絶えず突然変異しており，免疫応答を無効にし，回避することができる突然変異体が選別されてきている．ヒトは病原体の突然変異に対応できるほど十分早くは進化できない．そのため，獲得免疫は病原体のこのような突然変異に対して先を見越したものでなければならず，無作為な受容体の生成は，いわばこの先行メカニズムの一つである．内因性抗原に反応するどのリンパ球も確実に除去することはほとんど不可能であり，これらの受容体が外因性抗原に交差反応する機会があることは避けられない（図7·11）．最後に，これらの病気の多くは，多数の遺伝的要因と関連しており，しばしば感染に重要な遺伝子における突然変異によってひき起こされている．ただし，それら遺伝子での突然変異は，感染に対処する能力には影響しないようにみえる．したがって，これらの遺伝子は進化の過程では選択されることはなかったと考えられる．

7·2 ［問題］無脊椎動物は，§7·1·1·1で説明した免疫関連疾患もしくは類似した状態に罹患する可能性はあるか．

［解答］これらの病気のほとんどに無脊椎動物にはない獲得免疫応答が関与している．自己炎症性の疾患やある種の免疫不全には自然免疫が関与している（§4·2·2·4）．しかし，野生動物がそのような欠陥をもてば，おそらく死んでしまうであろうし，それがみつけられることもありそうにない．ところが，無脊椎動物といえども多くの性質が哺乳類と似た癌になる．

7·3 ［問題］花粉症の人では，どのようにして花粉のような粒子が眼の上皮細胞を通過して，肥満細胞の脱顆粒をひき起こすのか．

［解答］これは，明らかではない．フィンランドでの，医学生の生検で得られた眼の結膜の電子顕微鏡解析で，カバノキの花粉に感作されている人では，結膜に置かれた花粉粒子は数層から成る上皮を2～3分で通過することが示されている．しかし，未感作の学生では，このようなことは起こらなかった．ただし，輸送のメカニズムはまったくわからない．

7·4 ［問題］負の選択の結果，腫瘍抗原を認識する能力に対してどのような潜在的影響を及ぼすか．

［解答］多くの腫瘍抗原は正常な自己の分子に由来する．これらの分子に由来する関連ペプチドが危険シグナルがない状態で胸腺や末梢組織に発現されていると，そのような分子を認識したT細胞は免疫寛容になる．よって，このタイプの抗原を認識できるリンパ球頻度は非常に低い．しかし，腫瘍は突然変異しやすく，突然変異したペプチドをMHC分子上に発現している可能性もある（§7·6）．それらのペプチドに対しては，T細胞は免疫寛容にはなっていないので，抗腫瘍効果が期待できる．

7·5 ［問題］どのようにすれば，T細胞受容体の交差反応性の範囲を推定することができるか．

［解答］これは複雑であるが，免疫の問題としては重要である．ほとんどの実験では，特定のペプチド–MHC分子の組合わせに対してつくられた単一のT細胞クローンが用いられており，異なるペプチドがそのクローンを活性化できる頻度が調べられている．もちろん，ペプチドにおいて可能性のあるすべての組合せと順列を合成し調べることは現実的ではない点が問題である．しかし，他の手法から，個々のT細胞は約10^8個の異なる11残基酸性ペプチドに反応できるという驚くべき結果が得られている．しかし，タンパク質から生成されるペプチドで，特定のMHCクラスII分子に対する適切なアンカー残基をもつものの全体の数は10^{12}のオーダーであるとも推定されている．このことは，特定のペプチドに対して活性化されたT細胞が実際に交差性ペプチドに出会う可能性は非常に低いに違いないことを示唆している．

7·6 ［問題］免疫活性化に関与する損傷関連分子パターン（DAMP）を同定するにはどうしたらよいか．

［解答］まず，自然免疫の活性化に対する検定方法が必要である．一つの研究では，死にかけている細胞を抗原とともにマウスに接種して，$CD8^+$ T細胞活性化の増強を示している．死にかけている細胞を可溶化し，分子量に応じて分画する．その後，質量分析が活性のある分画の分子の性状解析に用いられ，それが尿酸であることが示された（§4·6·1）．同様の原理が他の可能性のあるDAMPの同定にも用いることができる．しかし，これらの実験からは，尿酸や他の可能性のあるDAMPが生体内でどのように働いたのかについてはわからない．

7·7 ［問題］感染が自己免疫疾患の引き金となるという

ことの証拠は，どのようにして集められたのか．
［解答］実験条件下においては，証拠は直接得ることができる．たとえば，一つのモデルでは，ウイルスタンパク質が組織特異的プロモーター下に導入遺伝子として発現するようにされた．すなわちインスリンプロモーターの制御下のウイルスエンベロープ遺伝子は，膵臓のβ細胞に発現される．実験において，マウスがこのウイルスに感染するとβ細胞が破壊されて，糖尿病を発症する．このことは，原理を証明している．しかし，これがヒトの病気でも起こることを示しているわけではない．たとえば，肺炎レンサ球菌感染とリウマチ熱などある種のヒトの病気では，感染性病原体との関連が非常に強いが，ほとんどの場合，統計学的な有意差はあったとしても，非常に低い．他の場合では，示唆的ではあっても，証拠はない．1型糖尿病患者と対照群との比較は，病気と抗原プロセシング遺伝子における多型およびトリの抗酸菌に感染したことの両者とには関連があることが示されている．

7·8　［問題］自己に対する応答は必ずしも病気をひき起こすとは限らない．心筋梗塞（心臓発作）を患った患者ではしばしば抗心筋抗体が産生されている．しかし，通常は短期間の限定された事象であり，抗体は無害である．なぜこの応答が限られたものであるのか．一方，少数の人では，心臓発作後10〜21日に心臓障害の症状が出ている．なぜ，これらの状況下では，応答が限定されないのか．
［解答］心臓発作によって心臓に起こった障害は，免疫寛容になっていない自己の抗原（これらは正常であれば，組織内に隔離されていて，応答性T細胞は除かれるはずの胸腺でも提示されていない）をさらすことになる．さらに，酸素欠乏は，抗心筋抗体を産生するB細胞を含むリンパ球の活性化をひき起こすDAMPの放出をもたらす．限定された応答であることについては，大きく二つの可能性が考えられる．心筋が修復されて，抗原の供給が持続されないために，免疫応答はこれ以上の抗原の放出をもたらすような心筋の傷害がもはやできなくなるのかもしれない．もう一つの可能性は，応答を停止させる制御機構が働くことである．ではなぜ，ある場合には応答が限定されていないのかについては明らかではない．自己免疫疾患の危険因子をもつ人では，抗心筋応答がより強く，長く持続するのかもしれない．

7·9　［問題］TCRレパートリーにおける相違が自己免疫疾患に対する感受性に影響するという仮説はどのような証拠によって支持されうるのか．
［解答］個々のT細胞におけるT細胞受容体のCDR3領域の違いを解析することが可能であり（§5·1·2を図6·2と比較），多様性分析によって疾患に関与する可能性のあるT細胞レパートリーの概念が得られる．たとえば，もし同じ自己免疫疾患を患っている一卵性双生児は同じT細胞受容体を用いているT細胞クローンをもっているが，二卵性双生児ではこのようなことはないことが示されたなら，病因における特定のT細胞受容体の役割についてのある程度の証拠を提示している．しかし，知る限り，これが起こることに関して，明確な証拠はない．

7·10　［問題］対立遺伝子に突然変異体を生じることにより，これが自己免疫疾患の発症につながるような傾向をもつ分子にはどのようなものがあるか．
［解答］すでに，転写因子FoxP3（§5·5·5）の発現の制御に関する遺伝子のように，制御性T細胞の分化に関与する分子がこの例である．原理的には，$CD4^+$ T細胞応答の偏向に関与する分子が含まれていることが予測される（たとえば，IFN-γ，IL-4，IL-12やIL-23のようなサイトカイン）．IL-10やTGF-βのように制御機能をもつサイトカインも重要である．さらに，構造遺伝子内の対立遺伝子突然変異よりもっと重要かもしれないのが，プロモーターのような遺伝子発現を制御する領域における突然変異体であろう．

7·11　［問題］どのような方法を用いれば免疫疾患感受性の遺伝学的基盤について不明点を埋めることができるか．
［解答］遺伝学者にとってこのことが困難であるとすれば，免疫学者にとってもこのことが困難であることは驚くには値しない．単独では有意な危険因子とはならない種々の遺伝子の突然変異があるが，それぞれが組合わされると，疾患の危険率の上昇となるかもしれない．これは，ポーカーゲームで悪いカードが配られたことに似ている（1枚1枚のカードそれ自体ではなく，5枚まとまって結果的に悪い手になる）かもしれない．

7·12　［問題］T-betノックアウト（欠損）マウスは気道に喘息様の症状を示すが，他の器官や器官系に疾患はみられない．なぜ，疾患が気道に限局されているのか．
［解答］そのような限定的な応答には，特異的なタイプの微生物感染のような他の付随する外的あるいは内的な要因あるいは，気道にだけ存在する特定組織の微小環境の存在が必要であるのかもしれない．しかし，これらが意味することは，われわれがこの状況を十分理解できてはいないということである．

7·13　［問題］抗原に基づく治療が適切と考えられる免疫関連疾患の他の例には，どのようなものがあるか．
［解答］最初に必要なことは，病気を起こすうえで最も重要である抗原をすでに同定しているということである．これが実際に最初の抗原であるかもしれないが，エピトープ拡散（§7·3·2·2）によって免疫応答を誘導している抗原かもしれない．臨床的な治療に試された抗原には，関節リウマチでのコラーゲンやぶどう膜炎でのぶどう膜抗原がある（ぶどう膜は虹彩を含む眼の一部である）．使用前に抗原自身は害がないことを確認しておかなければならない．たとえば，1990年代に投与されたウシのコラーゲンには，ウシ海綿状脳症（BSE）が混入していたのではないか．

7·14　［問題］T細胞応答を刺激するのに必要な自然活性化危険シグナルはどこに由来するのか．薬剤感受性は増加するのか．
［解答］難しい問題であり，厳密な答えはない．タンパク質に結合した薬剤に由来する新しいペプチド-MHC分子エピトープがつくられると，T細胞はそのエピトープに対して免疫寛容にはなっていない．したがって，改変されたペプチドをもっている樹状細胞がPAMPやDAMP，多分時期を同じくした感染によって活性化されると，樹状細胞は改変されたペプチドに特異的なT細胞を活性化する．

7·15 ［問題］血液型がO型の母親は抗A抗体と抗B抗体をもっている．もしA型の胎児を妊娠したら，胎児は溶血性貧血になるのか．
［解答］胎児は溶血性貧血にはならない．ABO抗体はIgMであり，胎盤を通過できない．しかし，母親が予めABO抗原によって感作されていると（多分，不適合輸血など），IgGの抗A抗体あるいは抗B抗体を産生しており，これらは胎盤を通過するので，胎児は非常に重篤な溶血性貧血になる．

7·16 ［問題］Rh抗原に対する獲得免疫応答の活性化は危険シグナルによる自然免疫系の活性化を必要とする．この危険シグナルはどこから来るのか．また胎児の赤血球はいつ母親の循環系に入るのか．
［解答］薬剤感受性と同じように，困難であり明確な答えはない．出産時の外傷は当然のことであり，これにより，自然免疫シグナルを生み出すDAMPが放出されるということもありうる．しかし，胎児の赤血球が母体の循環系に入るとすると，応答はおもに脾臓で起こる．この器官にどのようにして十分量のDAMPが輸送されるのかを知ることは難しい（可能ではあるが）．さらにもう一つの問題は，なぜIgGが合成されるのかである．なぜならば，胎児の赤血球は一次免疫を刺激するものであり，二次刺激を行うものではないからである．

7·17 ［問題］Rh陰生の母親には第一子としてRh陽性の子供がいるが第一子の誕生時には，抗Rh抗体を投与されていなかった．この母親は再び妊娠したが，子供は溶血性貧血にはならなかった．これをどのように説明したらよいか．
［解答］二つの可能性が考えられる．第一は，父親がRh抗原遺伝子に対してヘテロ接合体であり，胎児はRh抗原遺伝子をもっていなかったので，抗Rh抗体に対する感受性がなかった．第二は，父親が異なることである．

7·18 ［問題］ヒト免疫グロブリンの大量投与（IVIG療法）は抗体依存性の疾患においてなぜ有益なのか．
［解答］IVIG療法は抗体依存性の病気の場合だけではなく，多くの状況下で有効であるにもかかわらず，それがどのように働いているのかについての明確な答えはいまだにない．最もありそうなことは，治療されている実際の状況に即して，いろいろなやり方で働いていると考えられる．作用機構として考えられるものには，投与された抗体が，B細胞の抑制性Fc受容体を介して結合し（§6·3·2·3），障害作用のある抗体の合成を阻害する，マクロファージの活性化とその炎症性メディエーターの産生を抑制する受容体へシアル酸を介して結合する，障害作用のある抗体に対して$F(ab')_2$を介して結合し，免疫複合体を形成してこれが除去されるということ などである．他の機構も示唆されている．この問題をさらに考究していくことにより，これに興味をもった読者は，免疫の制御について，何を考え，何を知っており，何をおそらく知らないでいるのかに関するより深い洞察を得ることができるであろう．

7·19 ［問題］C1qは免疫複合体による古典経路を介する補体活性化において必須の成分である．C1q欠損が活性化の効率を低下させ，したがって炎症を低下させることにつながることを予見しないのか．
［解答］炎症応答は全身性エリテマトーデス（SLE）の大きな特徴であり，SLEがC1q欠損のヒトに共通して起こるということは難しい問題である．古典経路を介して補体を活性化するうえでのC1qの中心的役割を考えたとき，SLEにみられる免疫複合体がC1q欠損患者での炎症を低下させていると予想できる．しかし，SLE病変部には補体を含む免疫複合体が存在しているので，SLEでは免疫複合体がC1q依存性の古典経路に関係しない他の方法で補体の活性化をしていることが示唆される．これは，他の二つの経路を介して起こると思われる．

7·20 ［問題］ランゲルハンス島にはインスリン分泌β細胞とグルカゴン（血糖レベルを上昇させるホルモン）を分泌するα細胞が混在している．一般的に自己免疫性1型糖尿病ではβ細胞のみが傷害されることを考えると，免疫エフェクターメカニズムとしてどのようなものが想定されるか．
［解答］マクロファージ依存性の遅延型過敏機構が担っているとしても，この選択的なβ細胞の破壊を説明することは難しい．細胞傷害性T細胞（CTL）による破壊はより細胞特異的であり，β細胞だけが影響を受けるという事実はCTLが関与していることを示唆している（おそらく，β細胞はCTLにとって近づきやすいのであろう）．しかし，非常に重篤な1型糖尿病では，αとβの両細胞が破壊されており，二次的な障害を与えるマクロファージによってひき起こされる非特異的な機構も示唆される．

7·21 ［問題］無菌のNODマウスではなぜ糖尿病がより重篤になるのか．
［解答］これについての決定的な答えはわからない．常在性細菌が抗原非特異的制御性T細胞を誘導するうえでの役割を担っているのかもしれないが，もしそうだとすると，炎症性大腸炎のモデルにおいて，なぜ常在性細菌が必須（§7·4·4·3）であるのかという問題に直面することになる．この点に関しても明らかではない．

7·22 ［問題］多発性硬化症の病因として，抗体が有意な役割を担っているとした場合，それをどのように調べればよいか，また，なぜこの情報が有用であるのか．
［解答］抗体が役割を担うのかどうか，これが単に二次的な現象であるのかどうかを見いだすことは重要であり，これが治療方法を考えるもととなる．動物モデルは有用ではあるが，この点に関しては決定的ではない．実験的アレルギー性脳脊髄炎は，多くの面から多発性硬化症とは異なる．血漿交換のように抗体を除くためにデザインされた治療が情報を与えるかもしれない．たとえば，それが病気を緩和すれば，病因性の抗原が役割を担っていることが示唆される．しかし，多くの自己免疫疾患において主要でかつ重要な点は，典型的に緩解と再発のパターンを示すことである．一部の患者では，緩解が治療方法と関係しており，それが間違った説明につながっているのかもしれない．

7·23 ［問題］なぜ自己免疫疾患は地理的に特定の領域でより多くみられるのか．
［解答］これは難問であり，決定的な答えはない．地理学的

な違いを示す病気はしばしば感染に基づくものである．感染が多発性硬化症のような病気の引き金となり，感染は一部地域で流行している．しかし，多発性硬化症は北の地方でより多いが，風土性の感染として知られているものとの関連をつけることは，今のところ不可能である．

7·24 ［問題］クローン病はどの程度自己炎症性疾患と考えられるか．
［解答］自己炎症性の疾患は自然免疫系が異常に活性化された状態にある大きなグループのことである（§4·2·2·4）．多くの場合，これらの病気は獲得免疫とは独立しているようにみえ，組織損傷はT細胞非依存性の炎症である．クローン病では，少なくともある程度の患者で，NOD遺伝子の突然変異が自然免疫の異常な活性化につながっている．しかし，Th1とTh17がクローン病の病変部に存在しているので，T細胞が関与しているという強力な証拠もある．動物モデルでの証拠はT細胞，特に制御性T細胞と常在性細菌叢への応答の関与が支持されている．したがって，クローン病には自然免疫系と獲得免疫系の両方が関与しており，自己炎症性の疾患としてだけに分類することが特に有益とは思えない．

7·25 ［問題］皮膚移植片拒絶において移動性の樹状細胞の重要性はどのように調べられるか．リンパ系のない皮膚移植片が拒絶されないことについての他の説明は可能か．
［解答］マウスにおいて，樹状細胞を選択的に除くことが可能になっている．これは，ヒトジフテリア毒素受容体（DTR）を樹状細胞選択的に発現する遺伝子導入マウスに毒素を投与することによって行うことができる（ボックス5·7）．もし樹状細胞だけが毒素に対する受容体を発現していれば，選択的に除去される．そのように処置されたマウスからの組織を正常な異系受容者マウスに移植し，拒絶を調べればよい．実験は，毒素処理DTRマウスを受容者として，受容者の樹状細胞の役割が検討できるように，逆方向にも行える．ドナーとレシピエントの両方が毒素で処理されたDTR遺伝子導入マウスを用いて，樹状細胞が本当に必要であるのかどうかを調べることも可能である．リンパ系のない皮膚移植片が拒絶されにくいことは，移植片中の未熟な樹状細胞が血行性に脾臓へと移動することが関与しているのかもしれない．そこで免疫寛容や制御性T細胞が誘導されている可能性もある．また，血中の可溶性MHC抗原が同様の影響を及ぼす可能性もある．

7·26 ［問題］なぜイヌでのリンパ系のない移植腎が正常に拒絶されたのかについて，別の説明にはどのようなものがあるか．
［解答］腎臓は，樹状細胞を直接血液中へと流出させることが可能であり，これらの細胞は脾臓へと移動し，強い異系応答を開始させる可能性がある．これについて明快な証拠がある．たとえば，マウスにおいて血管を付けた心臓移植の拒絶の過程でこれが起こっている．移植後，ドナーの樹状細胞がレシピエントの脾臓に存在することが見いだされている．どのような感作様式が重要なのかという点に関しては，皮膚移植と腎臓移植間で異なっているであろうし（他の実験から恐らくそうである），マウスとイヌの間でも異なっている可能性がある．

7·27 ［問題］胎児の拒絶を防ぐ機構を明らかにすることは，他にどのような場面で役に立つか．
［解答］半異系の胎児がいかに生存できるのかを理解することができれば，自己免疫疾患における異常な応答や移植における不要な応答を抑制するために，よりよい立場に立つことができる．

7·28 ［問題］腫瘍が自身の抗原に対する免疫応答を抑制的に制御しているという知見は，担癌患者に対する治療の指針に何らかの示唆を与えるものであろうか．
［解答］可能性はある．もし，MHCクラスⅠの発現が低下していれば，腫瘍の中でNK細胞が活性化されうるか．もし，樹状細胞の活性化が腫瘍によって阻害されていれば，外来性の活性化樹状細胞を効率的な応答を刺激するために用いることができるか．もし腫瘍が制御性T細胞を誘導するのであれば，抗CD25抗体によって，これらを除くことができるか，などが考えられる．

7·29 ［問題］細胞療法での治療の限界は何か．
［解答］重要な問題は，用いる細胞が患者由来のものでなければ，他の異系間での移植の場合と同様に拒絶されることである．このような状況下では通常，患者は癌の結果として，あるいは積極的な免疫抑制によって免疫力が低下している．そのため患者は感染の危険が高く，ウイルス性の腫瘍を発症することもありうる．治療には，患者の細胞を用いることが望ましい．しかし，これは，一人一人の個々の患者から細胞を調製する必要があり，細胞を再投与する前に労力と時間を要する仕事であるという付加的な面倒を伴うものである．

和 文 索 引

お

か

き

す

せ

そ

た

ち

つ，て

と

な

に

ね，の

は

ひ

や～よ

ら～ろ

わ

欧 文 索 引

R

S

T

U～Z

稲葉カヨ（いなば）
1950年　岐阜県に生まれる
1973年　奈良女子大学理学部 卒
1978年　京都大学大学院理学研究科
博士課程 修了
現 京都大学大学院生命科学研究科 教授
専 攻　免疫生物学
理 学 博 士

第1版 第1刷 2014年3月10日 発行

免疫学 ―基礎と臨床―

訳　者　稲葉カヨ
発行者　小澤美奈子
発　行　株式会社 東京化学同人
東京都文京区千石3丁目36-7（〒112-0011）
電話（03）3946-5311・FAX（03）3946-5316
URL: http://www.tkd-pbl.com/

印　刷　株式会社 シナノ
製　本　株式会社 松岳社

ISBN978-4-8079-0835-6 Printed in Japan